AF469273

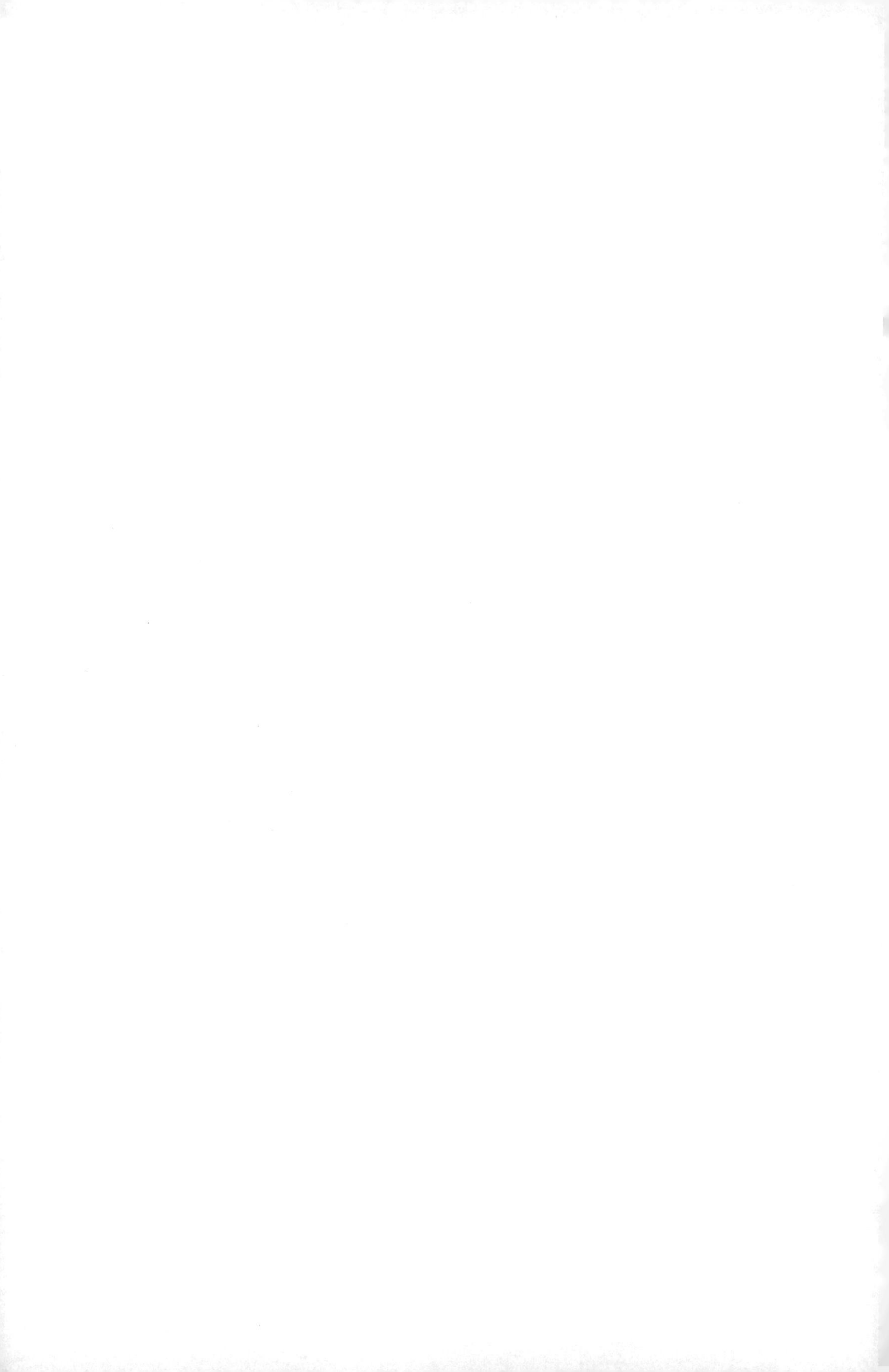

MALADIES DU CUIR CHEVELU

II. — LES MALADIES DESQUAMATIVES

Pityriasis
et
Alopécies pelliculaires

PAR

Le Dr R. SABOURAUD

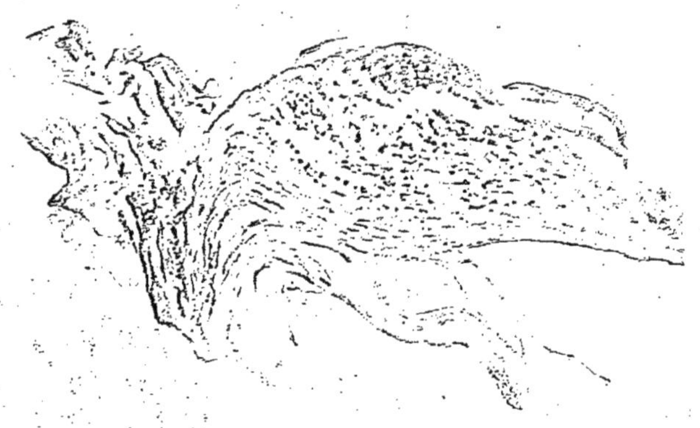

PARIS
MASSON ET Cie, ÉDITEURS
Libraires de l'Académie de Médecine
120, BOULEVARD SAINT-GERMAIN

LES MALADIES DESQUAMATIVES

PITYRIASIS

ET

ALOPÉCIES PELLICULAIRES

PUBLIÉ ANTÉRIEUREMENT

I. — **Maladies Séborrhéiques. — SÉBORRHÉE, ACNÉS, CALVITIE.** 1 volume in-8°, avec 91 figures dans le texte dont 40 aquarelles en couleurs. . . . . **10** francs

50752. — Imprimerie LAHURE, rue de Fleurus, 9, à Paris.

MALADIES DU CUIR CHEVELU

II. — LES MALADIES DESQUAMATIVES

PITYRIASIS

ET

ALOPÉCIES PELLICULAIRES

PAR

LE DOCTEUR R. SABOURAUD
Chef du laboratoire de la Ville de Paris à l'hôpital Saint-Louis

AVEC 122 FIGURES EN NOIR ET EN COULEURS

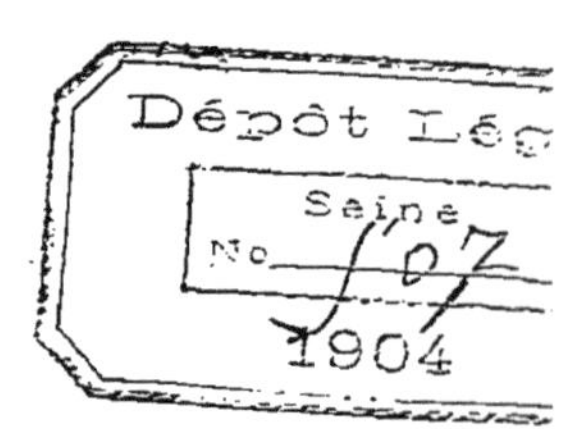

PARIS
MASSON ET Cie, ÉDITEURS
LIBRAIRES DE L'ACADÉMIE DE MÉDECINE
120, BOULEVARD SAINT-GERMAIN

1904

AVANT-PROPOS

Ce livre est le second de mon *Traité des Maladies du Cuir chevelu*. Il a pour objet LES MALADIES DESQUAMATIVES. Or, en dépit des travaux qui les ont prises pour objet, les maladies desquamatives sont devenues de plus en plus confuses, au cours des vingt dernières années ; et elles se trouvent être aujourd'hui moins bien définies qu'à la fin de l'avant-dernier siècle (l'histoire que je ferai du sujet le prouvera) ; ce livre arrive donc à son heure.

Autrefois les maladies desquamatives avaient pour centre descriptif le *Pityriasis capitis* ou *simplex*. Maintenant, le pityriasis simplex n'est plus considéré par personne comme une espèce morbide. En Allemagne, Unna l'a incorporé à son « eczéma séborrhéique » comme il a ensuite incorporé son eczéma séborrhéique à l'eczéma en général. Et, dans l'École française, la théorie des *Séborrhéides*, fille de la théorie de Unna, en reproduit naturellement les défauts.

Ce livre va restituer au PITYRIASIS SIMPLE d'autrefois son existence propre, et fournira un critère anatomique et bactérien de sa spécificité. Il le replacera dans la nosographie comme une espèce morbide, et non comme une phase symptomatique contingente. Et non seulement le pityriasis capitis de Willan va reprendre son autonomie distincte, mais il va devenir l'Espèce *princeps*, la *Maladie-mère* d'où procèdent tous les pityriasis à squames grasses ou stéatoïdes, diffus ou figurés, à tort rattachés par les uns à l'eczéma et par les autres à la séborrhée sébacée.

Dans ces conditions, ce n'est pas une étude séméiologique de la squame qu'il faut chercher en ce livre, mais bien une monographie de la Maladie Pityriasis, du groupe considérable de ses formes dérivées ou secondaires et de ses complications, parmi lesquelles les *Alopécies pelliculaires*, étant donnée leur importance en clinique, doivent naturellement tenir le premier rang.

Toutefois, pour que cette monographie soit complète, il me faut non seulement délimiter cette entité morbide du pityriasis, et en fournir la formule histologique et microbienne, mais il me faut aussi donner la définition précise de toutes les entités morbides limitrophes. Or, ces définitions n'ayant été établies par personne, je dois les fournir moi-même.

D'abord, j'élimine, hors du cadre des pityriasis, la *Séborrhée* sébacée, dont le premier volume de cet ouvrage a donné la définition clinique, anatomique et bactérienne.

Je trace ensuite du *Psoriasis* un portrait histologique, suffisamment précis pour qu'il soit désormais impossible d'en confondre aucun exemplaire avec des cas appartenant aux maladies circonvoisines. Et cette étude différentielle nécessaire était si peu faite par quiconque, qu'elle se trouve rendre au psoriasis un tiers au moins des types morbides attribués par Unna à son eczéma séborrhéique et symétriquement en France à la classe des séborrhéides....

Enfin, ne pouvant donner encore une définition de la maladie ou du syndrome *Eczéma*, j'en fournis provisoirement une formule histologique d'attente : le volume suivant de cette série devant étudier en lui-même ce processus singulier, qui demeure si énigmatique encore aujourd'hui.

Dès lors, l'étude expérimentale des pityriasis permettant de comprendre la genèse de leurs diverses formes cliniques, et de les situer entre les entités morbides qui sont leurs riveraines, il devient possible d'établir la *Doctrine synthétique des pityriasis*, de dire quelle est leur nature, leur mécanisme, et quelle doit être en conséquence leur vraie place dans les cadres de la nosographie dermatologique.

Cela fait, le *Traitement des pityriasis*, — qui diffère suivant que leurs squames sont sèches, grasses ou humides, — peut être établi en tous détails, et ses prescriptions les plus complexes demeurent simples pour l'esprit, parce qu'elles sont déduites de principes clairs et peu nombreux.

Si l'on compare les conclusions auxquelles ce livre est conduit aux théories qu'elles remplacent, on trouvera qu'elles éclairent d'une grande lumière et qu'elles simplifient étrangement un des sujets restés les plus obscurs dans la dermatologie contemporaine.

A la vérité, l' « Eczéma séborrhéique de Unna » et les « Séborrhéides » françaises (deux mots dont on ne peut donner pour le moment aucune définition nette et concrète) comprennent, dans leur domaine illimité, une infinité de faits cliniques, que le champ plus restreint des pityriasis rejette expressément hors de ses bornes.

Ainsi, même en admettant les conclusions de ce livre, on pourrait reconstituer l' « Eczéma séborrhéique » de Unna et les « Séborrhéides » en dehors des Pityriasis, et leur domaine serait bien vaste encore, s'il devait comprendre tous les faits cliniquement proches de mon sujet et qui demeurent incompris.

Mais, en tout cas, il faudra distraire désormais de ces

nouveaux groupements synthétiques : LES PITYRIASIS, qui, après ce livre, ne peuvent plus être confondus dans la foule des éruptions squameuses et grasses qui demeurent indifférenciées.

Au reste, peu importent, ici comme toujours, les théories et les systèmes. La théorie à laquelle j'incline peut n'avoir qu'une vérité passagère; il suffira seulement, pour qu'elle vive, qu'elle soit plus vraie que celles qu'elle remplace. Ce qui est important en ce livre, c'est la moisson de faits nouveaux qu'il apporte, parce que toute théorie à venir devra, pour être durable, les comprendre et les respecter.

15 janvier 1904.

R. SABOURAUD.

LES MALADIES DESQUAMATIVES

PITYRIASIS
ET ALOPÉCIES PELLICULAIRES

PREMIÈRE PARTIE

HISTOIRE DU PITYRIASIS

POURQUOI CE LIVRE COMMENCE PAR UNE ÉTUDE HISTORIQUE

Le premier volume de cet ouvrage a été consacré aux *Maladies séborrhéiques* [1]. La séborrhée était inconnue des anciens dermatologistes; elle fut étudiée seulement à partir du siècle dernier; étudiée scientifiquement et par les méthodes expérimentales depuis les quelques années dernières seulement; elle se présentait donc devant une étude monographique, comme de naissance assez récente pour que son histoire n'occupât dans ce volume qu'une place restreinte.

Le second volume que voici est consacré aux *Maladies desquamatives ou pelliculaires*, question tout autre, car elle est née avec la médecine elle-même. Avant que la dermatologie ne devînt une science médicale spéciale, ce sujet avait déjà des siècles d'histoire!

[1] SÉBORRHÉE, ACNÉ, CALVITIE. Masson, éditeurs, 1902.

L'évolution des *maladies pelliculaires* est facile à suivre en effet, et c'est pour cela qu'elles furent connues déjà de l'antiquité et du moyen âge, et, à diverses reprises, décrites même fort exactement.

Il ne m'est donc pas permis de présenter ici comme une étude exclusivement personnelle un travail auquel auraient contribué des centaines de collaborateurs anonymes. Chacun d'eux a droit à un souvenir. Il y a quelque délicatesse à ne pas oublier dans le sujet que l'on traite ce que ce sujet doit aux autres.

Mais ce n'est pas seulement cette considération qui m'a porté à étudier de très près l'évolution des idées scientifiques sur cette question. Cliniquement, les maladies pelliculaires se trouvent placées entre trois autres types morbides : les affections exsudatives englobées sous le nom commun d'*eczéma*; les flux de graisse — la *séborrhée* que nous connaissons —; enfin l'affection squameuse en taches nummulaires connue sous le nom de *psoriasis*. De ce fait, le nombre des opinions doctrinales que l'on a pu formuler sur les affections pelliculaires s'est trouvé très limité. Certains auteurs ont fait de ces affections une maladie particulière sous des noms divers, parmi lesquels le nom de *pityriasis*, que nous lui conserverons. Les autres, refusant au pityriasis son autonomie, l'ont rattaché à l'une quelconque des entités morbides environnantes : les premiers aux eczémas, les seconds au psoriasis, d'autres à la séborrhée. Ainsi l'on a pu voir périodiquement, depuis deux mille ans et plus, les mêmes opinions inverses être périodiquement soutenues comme neuves, voire même comme révolutionnaires, et peut-être n'étaient-elles pas neuves lorsque les premiers dermatologistes dont nous avons eu connaissance les ont formulées.

Il y a donc, pour nous engager à faire l'étude historique qui va suivre, plus qu'un motif de simple curiosité, il y a un intérêt philosophique. Les mêmes opinions, sur le même sujet, de tous temps se sont appuyées sur les mêmes raisons, raisons probablement insuffisantes, puisqu'elles n'ont jamais empêché d'autres opinions inverses, et également toujours les mêmes, de se reproduire à intervalles réguliers....

Cette histoire pourrait avoir un but encore plus général et d'un intérêt puissant pour tous ceux qui pensent, car c'est l'histoire d'une question scientifique *depuis son origine jusqu'à nos jours*, histoire bien incomplète à la vérité, mais beaucoup plus complète qu'on n'avait jamais tenté de la faire, et par cela même fertile en rapprochements inattendus. C'est tout le processus d'enfantement d'une vérité scientifique; et la question dont il s'agit, en soi infiniment petite, nous fait, mieux qu'aucune autre, concevoir ce qu'a dû être en tous sujets le labeur humain des centaines de générations qui nous ont fourni la science moderne.

De plus, lorsque l'on constate l'insuffisance des connaissances de tous les temps en ce chapitre de dermatologie, et le retour périodique des quelques cinq ou six opinions que l'on peut professer sur le sujet, on en conclut forcément que tant que de nouveaux moyens d'investigation scientifique n'auront pas montré de nouvelles vérités, les mêmes erreurs seront indéfiniment possibles.

Et c'est résolument que l'on se promettra, en étudiant le sujet, de fonder son opinion sur d'autres critériums de certitude. C'est pitié de voir aujourd'hui des dermatologistes poursuivre une enquête nosographique avec les mêmes moyens que Celse et Oribase. Et l'étonnement grandit ici au fur et à mesure que l'on connaît mieux la montagne de documents contradictoires déjà entassée inutilement sur le sujet.

Enfin, on dit volontiers que les observateurs au courant des techniques de laboratoire ignorent tout de ce qui a été écrit avant eux sur les questions dont ils traitent. Il n'est pas mauvais, quand le sujet peut y prêter, de faire de l'histoire de la médecine un délassement à la médecine expérimentale.

Donc, avant de raconter ce que nos recherches personnelles nous ont appris, il faut dire à quel point ces mêmes questions que nous allons étudier avaient été creusées par d'autres, et montrer quelle a été, en ce sujet, la part de chacun. On évaluera mieux la valeur scientifique des anciens, je le dis sans ironie, et aussi celle des modernes.

PÉRIODE GRÉCO-LATINE

« *Est morbus qui a Græcis πιτυρίασις vocatur; Corn. Celsus et* « *Latini appellant porriginem; Barbari vero furfurationem; qui* « *morbus frequentissime homines exercere consuevit.* » Ainsi commence Mercuriali (¹), parlant des maladies auxquelles va être consacré le présent volume.

Πιτυρον en grec, en latin *furfur*, c'est en français l'écorce du blé, le *son*. *Porrigo* est le mot latin d'origine populaire qui traduit le grec πιτυρίασις. Tous ces termes ont vécu dans la langue dermatologique jusqu'à nos jours.

De la médecine grecque, rien ne nous est parvenu sur ce sujet que par intermédiaire. Dans les premiers siècles de l'ère chrétienne, quelques auteurs se sont occupés des états squameux de la peau. Ce sont les premiers dont les ouvrages nous soient parvenus : Celse (Iᵉʳ siècle), Galien (IIᵉ siècle), Paul d'Égine (VIᵉ siècle) et Alexandre de Tralles (VIIᵉ siècle), et dans les quelques lignes que chacun d'eux avait consacrées à cette question, nous trouvons déjà, très précisément exposés, trois points qui sont demeurés litigieux depuis lors.

Admettons d'abord, ce qui paraît peu discutable, que, suivant les auteurs, les mots *pityriasis*, *porrigo* et *furfuratio* aient désigné le même type morbide fondamental (²). Tous les

(¹) Mercurialis, *De morbis cutaneis* (libri duo), Lib. I : De vitiis *capitis generatim*, Cap. VIII, § 15 : *De porrigine* (Opera Pauli Aicardii. Venise, 1577). Paul Aicard publia les deux livres de Mercuriali quarante-cinq ans après sa mort.

(²) Un mot désignant un concept abstrait ne passe jamais d'une langue dans une autre, ou n'est jamais traduit sans altération et ambiguïté. La traduction du grec *pityriasis* par *porrigo* en latin n'est pas au-dessus de toute discussion. La note suivante de Willan (*Description and treatment of cutaneous diseases*, 1778, p. 190) en fait foi. Et les faits tels que les présente Willan seraient eux aussi discutables :

« Under the term porrigo, Celsus (Lib. VI, cap. 2) has included the pity-« riasis, Achores and Ceria of the Greeks; he is followed in this arrange-« ment by most of the writters; as Massard, Epist. med., VII, cap. 8. — Mer-« curialis, De morb. cut., p. 75. — Sennert, Pract. med., Lib. V, Part. III, « sect. 2, cap. 7, and Guido de Ghauliaco, Tract., VI, II, 1, who confounds « it with tinea lupinosa; as does also Amb. Paré, XVI, 1, and Sauvages, « Nosolog. meth. — Some with still greater impropriety, rank the pityriasis as « a species of scabies: Haffenreffer, De cutis affectibus, Lib. I, cap. 15.

auteurs que je viens de citer conviennent d'abord que ce qui caractérise le pityriasis ou porrigo, c'est la squame :

« *Porrigo est ubi, inter pilos, quædam quasi squamulæ surgunt, eæque a cute resolvuntur* (1). »

Mais en dehors de ce caractère fondamental, consenti par tous, chaque auteur attribuera au pityriasis des caractères seconds différents, et de ces différences sortiront des querelles doctrinales.

Celse décrit les squames du porrigo comme très habituellement sèches : *multo sæpius siccæ sunt*, mais pourtant elles sont quelquefois humides : *interdum madent*. L'auteur ajoute dès lors très judicieusement que ce fait tend à rapprocher le pityriasis — ainsi défini — des *achores*, c'est-à-dire des gourmes, des eczémas impétigineux de l'enfance « *qua in specie videtur porrigo aliqua ratione ad achores referri* ». Mais des squames humides ne peuvent s'observer qu'au-dessus d'un épiderme excorié; le porrigo de Celse, ayant tantôt des squames sèches, tantôt des squames humides, s'observera *modo sine ulcere, modo exulcerato loco*. Pour l'auteur latin, le porrigo est limité aux régions pilaires : *Fere id in capillo fit, rarius in barba, aliquando etiam in supercilio*. Notons enfin que pour Celse le porrigo ainsi compris, c'est-à-dire les pellicules et l'eczéma des régions pilaires devaient être respectés : « *Non incommodum est summam cutem subinde potius corrumpi, quam id quod nocet in aliam partem magis necessariam verti* ». C'est la doctrine des répercussions, un vieil héritage que Celse lui-même avait pieusement reçu de ses pères, et qui a été transmis jusqu'à nous de main en main.

Pour Galien et pour ses commentateurs, la définition du pityriasis (qu'il appelle *furfuratio*) est plus étroite. Les *furfurationes* sont des squames *sèches* (πίτυρον). Il y a pityriasis : *quando hominibus sese secundum cutem capitis scalpentibus*,

« — Theod. Corbeius, Pathol., Lib. II, sect. V, cap. 5. — Dolaeus, Encyclop. « chirurg., vol. XIV. — Platerus. De Doloribus, cap. 17, etc., etc.
« Lorry, De morb. cutan., p. 459 refers it to the lichenes. It may not be « amiss to observe than one Roman author, posterior to Celsus, has distin- « guished Porrigo and pityriasis in the same manner as I have proposed; « see : Marcellus, De medic., IV, Pliny, LXX and XXII, and Herm. Barbar, « Glossem in Plinium. »

(1) Celse, *De re medica*, Lib. VI, cap. 2.

exeunt squamulæ quædam, veluti furfures; et il appelle πιτυρώδεις : *furfurosi*, les gens *quibus assiduè furfures in capite creantur* (1).

C'est la désignation non douteuse de ce que le vulgaire appelle aujourd'hui les pellicules, et que la médecine a continué d'appeler le *pityriasis* presque jusqu'à nos jours.

Ainsi donc, en face du *porrigo* de Celse qui peut s'accompagner de squames humides et de suintement, il faut placer la *furfuratio* de Galien qui ne s'en accompagne jamais. Paul d'Égine affirme le plus clairement du monde que tout cet état morbide évolue sans exulcération aucune (2).

Et Alexandre de Tralles est aussi précis quand il dit que : *tenuia et furfuracea corpuscula ex capitis superficie... citra exulcerationem resolvuntur* (3).

Entre le porrigo de Celse et le pityriasis (*furfuratio*) de Galien, ce n'est pas la seule différence. Le porrigo de Celse n'atteint que le cuir chevelu, plus rarement la barbe ou les sourcils; le pityriasis de Galien, de Paul d'Égine et d'Alexander peut exister sur un point du corps quelconque : *ex superficie capitis aut etiam ex reliquo corpore* (Alexander). Le texte de Paul d'Égine certifie la même opinion et fournit en même temps l'acception courante et vulgaire du mot pityriasis (4).

Ce point est capital, car si, en écartant les exsudations et le suintement de la description du pityriasis, Galien le rapprochait des maladies générales exfoliatives, prurigineuses et lichéniennes (5), l'extension du pityriasis aux desquamations

(1) Galien, *Galeni opera omnia*. Venise, 1565. *Furfurationem quid vocant medici* : I. *De compositione medicamentorum secundum locos*. Lib. V, p. 128. D. Voici d'autres textes de Galien se rapportant à la question : *De morb. vulg. Hippoc.* Comment., III. lib. VI. — *Furfures unde fiant. De morb. vulg.* Comm., lib. III, p. 172, D. — *Furfurationum capitis remedia*. De comp. med. sec. loc., lib. V. 128, D., etc., etc.

(2) Pauli Æginetæ, Lib. III, cap. 3.

(3) Alex. Trallianæ, Lib. I, cap. 4. *De Arte medica*, édit. gréco-latine de Bâle, 1556.

(4) Η πιτυρίασις εσιν λεπτων και πιτυρώδων σωματων εκ τε της επιφανειας της κέφαλης, και εκ τον αλλου σωματος αποληξις χωρις ελκωδεως. Πιτυροις ομοια απο του της κεφαλης δερματος αποπιπλει πολλακις ενιοις κνωμενοις, και δια τουτο πιτυριασιν ονομαζουσιν οι ιατροι το συμτωμα τουτο. (Paul d'Égine, *loc. cit.*)

(5) Lorry en fera la remarque plus tard. *De morb. cutan.*, 1777, p. 458. « *Hinc ergo ad furfuraceos et lichenosos morbos refertur porrigo.* »

de toute la surface du corps devait amener ce terme à comprendre les *ichtyoses*, ce qui est une confusion très fâcheuse.

Si déjà nous cherchons à sommer la sagesse antique sur ce sujet, nous verrons, avec un certain étonnement, que les doctrines qui se sont heurtées les unes contre les autres jusqu'à nos jours étaient émises de la façon la plus explicite par la médecine gréco-latine. Les mêmes points, qui dans le sujet sont demeurés litigieux entre les dermatologistes de tous les âges, avaient déjà préoccupé les premiers observateurs.

Nous verrons ainsi, près de deux mille ans après Celse, des auteurs partir de l'étude du pityriasis capitis pour y inclure progressivement l'eczéma entier (*achores*). Inversement, nous en verrons d'autres, jusqu'à nos jours, ranger le pityriasis à côté des *ichtyoses*, comme Paul d'Égine et Alexandre de Tralles.

Notons bien que ces contradictions, après avoir préoccupé les maîtres de jadis, préoccupaient leurs commentateurs, qui s'en tiraient en subdivisant le chapitre porrigo ou pityriasis des premiers jours.

Ainsi Mercuriali, dans un très bref exposé, résumera toutes les contradictions que nous venons de mettre en évidence (1) et concluera : « *Pro hac contradictione tollenda, recurrendum est ad Avicennam*, 7.5, tract. 1, c. 25, *quo in loco scribit triplicem esse porriginem.* »

MÉDECINE ARABE ET MÉDIÉVALE

Les médecins arabes semblent avoir désigné sous le nom de *sáfatim* (MESUEN) (2) ou *sahafatim* (AVICENNE) (3), à peu près le groupe morbide désigné par Celse sous le nom de *porrigo*,

(1) Voici ce passage de Mercuriali : *Ex quibus verbis oritur contradictio inter Paullum (Æginet.) et Corn. Celsum. Nam hic non vult hunc morbum fieri interdum in toto corpore; vult præterea nonnunquam fieri cum ulcere. Ille ex adverso scribit, fieri in toto corpore atque esse sine ulcere.*

(2) *Pract.* MESUE *summ.*, j, cap. 5.

(3) AVICENNÆ, feu 7, tract. 3, cap. 10.

peut-être même un groupe morbide plus composite encore (1). La phase première de la maladie, la phase *préexsudative*, s'appelait *al bothor* (Avicenne), *al bacore* (Rhazès). On distinguait deux espèces de *sahafatim* : une espèce humide à laquelle le nom de *sahafati* était ordinairement réservé et une espèce sèche; cette dernière avait pour nom *alvâtim* ou *alvarathim* (Avicenne), *al bâthim* (Rhazès) (2). C'est celle-là qui semble correspondre au *pityriasis* (capitis) grec, à nos pellicules (3).

Nous avons vu, lorsque le mot grec πιτυρίασις est passé dans la langue latine, un schisme se faire entre Celse et Galien, Celse traduisant pityriasis par *porrigo* et Galien par *furfurationes*, les deux définitions cessant d'être dès lors identiques et superposables. Nous avons même ajouté que dans la traduction d'un concept abstrait cette conséquence était constante. Le même phénomène se reproduit chez les traducteurs des médecins arabes. Les premiers traduisirent *sahafati* par *tinea* — teigne — (Gordon, Nicolas de Florence, Arnauld de Villeneuve). D'autres décrivirent d'un côté les *sahafatim* d'Avicenne et d'Avenzoar, et de l'autre les teignes (Guy de Chauliac), d'où des confusions nouvelles....

Ce mot de teigne va désormais prendre en ce sujet une telle importance que nous sommes obligés de chercher ses origines, ses définitions diverses et en un mot sa destinée.

Le mot *tinea* a désigné d'abord l'insecte qui ronge les vêtements et les livres (Horace). L'histoire naturelle lui a conservé cette signification.

Pourtant, déjà Pline, lorsqu'il parle des enfants, *a tinearum vitio laborantibus*, désigne par *tinea* une maladie de peau vermi-

(1) Le texte suivant d'un commentateur semble prouver que le nom de *sahafatim* serait mieux la traduction du latin *impetigines* : « Scias quod furfures qui accidunt in capite sunt corpora subtilia, parva, tenuia, sicut furfures, quæ cadunt de superficie capitis, et fiunt absque materia quæ appareat, *sicut apparet in pustulis quæ affluunt extra caput in sahafati* ». (I. f, Sérapion, *Breviar*, Tr. I. 4.) Mais il faut toutefois se rappeler que le mot pustule a désigné la papule willanique jusqu'à Plenk.

(2) Rhazès, *De re medica*, Lib. V, 4.

(3) « Est modus excorticationis levis accidentis capiti propter corruptionem accidentem in complexione proprie cum impressione in superficie cutis. » (Avicennæ, Lib. IV, Ann. 7, Tr. 2, cap. 24.)

(4) Arnaldi da Villanova, *Breviar*, Lib. I, cap. 24.

neuse ou parasitaire. Galien emploie le mot dans le même sens lorsqu'il conseille des remèdes pour détruire « *lendes, pediculos et tineas* » (1). C'est avec cette acception que le mot *tinea* passa dans la langue latine mérovingienne. Au VIe siècle, un hagiographe, l'évêque Fortunat, décrit sainte Radegonde : *lavans capita egenorum, defricans quidquid erat, crustam, scabiem, tineam, nec purulentam fastidiens* (2).

C'est ainsi que le mot, avec la même signification, demeura au moins dans trois langues latines : tigna (italien), tinha (portugais) et teigne en français. Et peu à peu il cessa de désigner exclusivement une maladie parasitaire, pour prendre un sens de plus en plus général. Au XIIe siècle, dans la langue d'ÉTIENNE D'ANTIOCHE, le traducteur d'HALY-ABBAS (3) « tinea » désigne déjà toutes les maladies du cuir chevelu.

Depuis lors et jusqu'au XIXe siècle, ce mot demeurera dans la langue populaire, avec cette large et vague signification si pittoresquement exposée par le traducteur de Guy de Chauliac :

« Le commun vulgaire tient que la teigne est rongne de « la teste, avec escailles et croûtes, et quelque humidité et « arrachement de poil, et couleur cendreuse, odeur puant et « aspect horrible » (4).

Et Alibert, en 1808, sera le dernier chef d'école à employer le mot *teignes* avec cette signification générique de maladies du cuir chevelu.

A partir de ce moment et après un oubli de quelques années, le mot ne reparaîtra plus — dans la langue de Bazin — que pour désigner exclusivement les maladies parasitaires cryptogamiques, ou réputées telles, du cuir chevelu.... Il sortira dès lors de notre sujet.

Donc le mot *tinea*, déjà populaire, paraît être entré dans

(1) GALIEN, De simpl. medic. facult. *Loc. cit.*, p. 50. E.

(2) FORTUNATI, Venantii Honorii Clementiani. *Opera omnia*, 1786, t. II, p. 85. Cité *in* thèse de Feulard, *Teignes et teigneux*. Paris, Steinheil, 1886.

(3) HALY, FILIUS ABBAS (XIe siècle), *Liber totius medicinæ necessaria continens, a* STEPHANO ANTIOCHENO *translatus*, 3e édit. (1525). Bibliothèque de la Faculté, no 5992.

(4) GUY DE CHAULIAC, *La grande chirurgie*, restituée par M. *Laurens Joubert*, etc. Lyon, 1641, p. 598.

la langue médicale en 1127 avec le traducteur d'Haly-Abbas.

Celui-ci décrivait cinq espèces de teigne (1).

1° La tinea *favosa* (comparée aux rayons de miel) ;

2° La tinea *ficosa* (comparée à la chair de la figue) ;

3° La tinea *ameda* (humide) ;

4° ..... *cujus species pustulæ sive parvæ rubeæ....*

5° ..... ejus species *sicca, colore alba, lupinis similis, a qua quasi cortices et squamæ fluunt albæ....*

Cette dernière description ne peut évidemment convenir qu'aux maladies desquamantes du cuir chevelu, à l'eczéma sec, au psoriasis et à nos pellicules vulgaires, les *furfurationes* de Galien, l'ancien *pityriasis*, l'ancien *porrigo*.

Parmi les auteurs du moyen âge, les uns tiendront pour Galien et Avicenne « *qui scribit triplicem esse porriginem* », les autres pour Haly-Abbas et ses cinq espèces de teigne, mais ce seront toujours de simples commentateurs, et quelquefois de simples copistes.

Guy de Chauliac, par exemple, distingue toujours les cinq teignes d'Étienne d'Antioche, dont il donne, dans un latin un peu plus correct, une description un peu plus explicite (2). Nous retrouvons la tinea *favosa*, la tinea *ficosa*, l'*amedosa*, l'*uberosa*, et enfin (5°) la « *tinea lupinosa similis colore et figura lupinis, a* « *qua quasi cortices et squamæ flunt albæ et siccæ. Et sub ista* « *potest comprehendi furfurea in qua sunt corpora subtilia furfuri* « *similia, quæ a capite fluunt sine ulcere.* » Et Laurens Joubert traduira (3) :

« Entre les passions communes, il en advient plusieurs pro-
« pres à la tête, comme teigne, pelade, ou chauveté et défor-
« mité de poils, desquelles il nous faut dire....

« Teignes sont petites ulcères qui adviennent à la tête....
« Elle a plusieurs espèces. La première est bournalière.... La
« seconde est figueuse.... La troisième est amedose.... La
« quatrième tettineuse.... La cinquième est lupineuse, sem-
« blable à lupins en couleur et en figure; de laquelle fluent

(1) *Loc. cit. Pars prima.* Sermo VIII.
(2) Guidonis de Chauliaco, *Chirurgia magna.* Lugduni, 1585, p. 275.
(3) *Loc. cit.*, p. 398. Des maladies de la tête. Des passions des poils.

« comme escorces et escailles blanches et saiches : sous cette-
« cy peut être comprise la *Braneuse*, en laquelle y a des corps
« subtils, semblables à du bran ou son, qui chéent de la teste
« sans ulcération....

« Mais, ajoute l'auteur, il ne faut se soucier mie des noms
« pourvu seulement que l'on connaisse les choses [1]. »

Lorry a fait honneur à Ambroise Paré d'avoir réduit à trois les cinq teignes de Guy de Chauliac : c'est seulement que Paré suivait Avicenne et les Galénistes [2].

Quoi qu'il en soit, au premier rang des teignes, il place l'ancien pityriasis :

« La première teigne est appelée *squamosa*, à cause que
« lorsque le malade se gratte, fait sortir grande quantité de
« petites écailles blanchastres, semblables à du son : d'aucuns
« praticiens est dite teigne sèche, pour la grande adustion de
« l'humeur » [3].

Jusqu'ici, même avec ces derniers auteurs contemporains de la Renaissance, nous sommes encore restés dans le moyen âge. Ambroise Paré, qui à tant d'égards peut être revendiqué par la chirurgie moderne, est, pour sa description des maladies cutanées, un continuateur des âges précédents.

En ce qui concerne la question du *pityriasis*, l'époque des précurseurs et des fondateurs de la dermatologie moderne commence avec Hieronymus Mercuriali, dont nous avons déjà deux fois cité des textes.

Avant de passer à cette période de l'histoire, si nous résumons celle qui s'achève à cette époque, nous voyons que les mots anciens *porrigo* et *pityriasis* oubliés, ont disparu des nomenclatures et des descriptions médicales. Ils ont fait place, soit aux mots arabes qui les suppléent, et que certains commentateurs ont même conservés [4], soit au mot d'origine

[1] *Loc. cit.*, p. 398.

[2] « *Quinque has tineæ species ad tres reduxit Amb. Paraeus, ad naturam observandam factus homo, nec tam intricate doctus.* » Lorry, *De morbis cutaneis*, p. 464.

[3] Ambroise Paré, Œuvres en 16 livres, chez Gabriel Buon, 1575. *Livre traitant de plusieurs indispositions*, chap. II. De la teigne, p. 496.

[4] Ainsi Guy de Chauliac, en dehors des teignes, décrit un type morbide qui doit être l'impétigo contagieux des modernes, sous le nom Avicennien de *Sahafati*.

latine : teigne, dont la signification modifiée est devenue celle du *porrigo* composite de Celse, encore amplifiée.

Sous ce nom de teigne, qui a fini par prévaloir complètement, toutes les maladies du cuir chevelu sont étudiées. On les subdivise en espèces nombreuses qui sont à coup sûr notre favus moderne, notre folliculite pustuleuse cohérente, notre impétigo contagieux, notre eczéma suintant du cuir chevelu; mais il reste toujours, parmi les teignes, une teigne sèche, *squamosa*, *furfurea*, *sicca*. Cette teigne sèche comprend bien encore sans doute l'eczéma sec, le psoriasis et l'ichtyose du cuir chevelu, mais il est impossible de n'y pas reconnaître d'abord et surtout la description de nos pellicules vulgaires, du *pityriasis* des Grecs, qui était aussi le *porrigo* à forme sèche de Celse et les *furfurationes* de Galien.

PÉRIODE DE TRANSITION

XVIe-XIXe SIÈCLE

ÉCOLE DE TRADITION GRÉCO-LATINE. — ÉCOLE DE TRADITION MÉDIÉVALE

A partir de la Renaissance, avec la rénovation des lettres gréco-latines l'antiquité revint en honneur. Alors, pendant que les humanistes, avec Rabelais et tant d'autres, créaient, à côté de notre ancienne littérature indigène, savoureuse mais un peu barbare, une littérature nouvelle d'un éclat extrême, en même temps les médecins érudits de la Renaissance édifiaient, à côté de l'école médicale indigène traditionnaliste, une autre qui n'était qu'un rejeton nouveau de la médecine antique.

Dès lors, et du XVIe au XIXe siècle, si nous envisageons la littérature dermatologique, il est facile d'y reconnaître l'existence parallèle et constante de deux courants scientifiques distincts, de deux écoles. L'une, fondée à la Renaissance, procède directement de l'antiquité grecque et latine. L'autre continue la médecine arabe et la médecine du moyen âge.

La médecine académique de tradition gréco-latine, pratiquée et cultivée par des humanistes, avait la gravité des classiques, et jusqu'au XIXe siècle sa langue sera le latin. Ce fut comme une religion, dont la médecine antique avait fait les dogmes, dont la littérature médicale antique constituait les livres sacrés. Beaucoup des médecins de cette école, jusqu'au XVIIIe siècle, sont de simples glossateurs, des exégètes d'Hippocrate, de Celse et de Galien.

L'autre école est moins aristocratique, elle est même franchement plébéienne, elle s'inspire de toutes les traditions indigènes, elle a joint la pharmacopée des alchimistes aux recettes des commères. Sa langue est en général le mauvais français du temps. Les médecins de cette école manquèrent souvent, et à un point étonnant, de culture première, de discernement et de sens critique.

Sans doute, cette école s'inspirait, par l'intermédiaire du moyen âge, de la médecine arabe qui elle-même avait été galéniste, mais ses origines latines étaient lointaines. Dans les livres dermatologiques de cette époque et de cette école, l'étude symptomatique de chaque type morbide est mauvaise, elle tient en quelques lignes, les hypothèses pathogénétiques sont extraordinairement fantaisistes : la thérapeutique traitée avec prolixité est généralement absurde [1].

Lorsqu'on a relevé depuis la Renaissance l'existence de ces deux familles médicales, si étonnamment distinctes d'origine, d'éducation, de recrutement, de niveau social, et de tendances, on les retrouve ensuite tout le long de l'histoire, car elles vécurent côte à côte quatre cents ans sans se connaître ou tout au moins sans se mêler.

L'une et l'autre vécurent jusqu'au XIXe siècle conjointement, et elles furent détrônées ensemble, au même moment, par l'avènement des doctrines willanistes. Depuis lors, elles conservèrent pourtant jusqu'à nos jours quelques rares représentants. Je crois qu'on trouverait encore dans la dermatologie quelques auteurs plébéiens, très certainement héritiers de la seconde école, à côté de ceux, très rares aussi, qui représentent encore la première.

(1) Il ne faudrait pas croire cependant que ces défauts fussent tous et toujours particuliers à notre école traditionnaliste indigène. On les retrouverait dans Galien!... mais ils sont notablement moins marqués dans l'école médicale académique née de la Renaissance.

I. *École dermatologique gréco-latine de la Renaissance.* — Mercuriali (1) fut assurément au XVe siècle l'un des fondateurs de l'école dermatologique gréco-latine. J'ai dit déjà quel résumé concret et précis il présenta de l'histoire de notre question depuis l'antiquité jusqu'à lui.

C'est dans le groupe enseignant fondé par lui et dont il fut le premier représentant qu'il faut ranger plus tard MINADOUX (2) et Daniel SENNERT (3) auxquels tous leurs successeurs firent des emprunts incessants. Et aussi CAMPOLONGI (4) qui n'est plus jamais lu et jamais cité par personne et qui fut pourtant l'intermédiaire entre Minadoux et Lorry. Au XVIIIe siècle, Sauvages, Lorry et Roussel furent les auteurs qui résumèrent toute cette lignée et en fixèrent définitivement la haute culture et l'intelligente expérience. Nous étudierons plus loin l'œuvre de Lorry et de Roussel, mais il nous faut dire un mot en passant du livre de Sauvages.

François BOISSIER DE SAUVAGES avait le désir de créer des cadres à la nosologie de l'avenir. Beaucoup eurent cette hantise qui devait déterminer plus tard l'œuvre de Plenk et de Willan. Le titre choisi par Sauvages témoigne de ses préoccupations doctrinales (5).

En ce qui concerne notre sujet, l'auteur n'introduisait pas d'innovation. Pour lui, toute maladie du cuir chevelu est une teigne. Il en distingue neuf espèces (6).

L'une seulement nous intéresse, la *teigne volatile*, qui correspond aux pellicules. C'est à son propos que Sauvages écrit : *La teigne volatile a son siège dans les glandes sébacées de la peau qui séparent une matière destinée à l'humecter, laquelle est plus abondante, épaisse, furfuracée sur la tête.* Tel est le

(1) Voir à son sujet la note 1, p. 4 et la note 1, p. 7.

(2) MINADOUX, *De humani corporis turpitudinibus cognoscendis et curandis*, Libri III. Patavii, 1600.

(3) SENNERT, *Tractatus de arthritide.* Wittenberg, 1631. — *Sennerti Opera omnia.* Lyon, 1666, 2e édit.

(4) CAMPOLONGI, *Tractatus de morbis cutaneis.* Paris, 1634.

(5) *Nosologie médicale*, suivant l'esprit de Sydenham et la méthode des botanistes (1759-1763). Je n'ai eu en mains que la traduction faite par M. Gouvion sur la dernière édition latine, 1772, 10 volumes in-12.

(6) *Loc. cit.*, t. IX, p. 441-452 : *Tineæ lactea, volatilica*, favosa, ficosa, humida, porriginosa, crustacea, lupina, syphilitica.

premier texte que j'ai rencontré, où les pellicules sèches sont rapprochées du flux gras du cuir chevelu. C'est, si l'on veut, le premier germe de la théorie que Hebra, quelque soixante ans plus tard, devait édifier sur ce même sujet.

II. *École dermatologique traditionnaliste indigène.* — En face de l'école dermatologique classique et de souche gréco-latine qui n'était vraiment née qu'à la fin du xve siècle, notre école traditionnaliste indigène, déjà vieille quand l'autre était née, continua pourtant de vivre.

C'était celle des Étienne d'Antioche, des Gourdon, des Arnaud de Villeneuve, des Guy de Chauliac, des Laurens Joubert, qui comprenait encore au xviiie siècle les Poupart [1], les Astruc [2], les Lalouette [3]; c'est à cette école que se rattachent aussi par toutes leurs tendances les Anglais Turner et Mason Good [4].

Écoutez Turner [5] parler du pityriasis : « La partie chevelue « de la tête, dit-il, est soumise à une autre incommodité.... « Les Latins lui ont donné le nom de *furfuratio* et de *porrigo* à « cause des écailles farineuses qui s'étendent sur toute la « même partie, et qui, détachées avec les ongles ou avec le « peigne, ont été nommées par le peuple : crasse de la tête, « de la barbe, et des sourcils. Les Grecs ont donné à cet « accident le nom de πιτυρίασις. »

Après cette définition, un mot de pathogénie copié dans Sennert : « La cause de cette maladie est une humeur icho« reuse, saline ou bilieuse apportée avec le suc nourricier « des racines des cheveux, autour desquelles les parties gros« sières et terrestres de cette humeur, étant retenues, forment « des écailles semblables à du son. »

(1) Poupart, *Traité des dartres*. Paris, 2e édit., 1784.

(2) Astruc, *Traité des tumeurs et des ulcères*. Paris, 1759, 2 vol. in-12.

(3) Lalouette, *Traité des scrophules*. Paris, 1780.

(4) Turner, *On diseases of the skin*, 1714. — Mason Good, *Study of medicine*, vol. IV.

(5) Je me sers du texte suivant : *Traité des maladies de la peau en général*. Traduit de l'anglais du Dr Turner, par M. XXX, 1743. Paris, t. I, 2e partie, p. 304.

Et tout le reste est un formulaire thérapeutique[1]. Cette école garda constamment la traditionnelle méthode du moyen âge, que Mercuriali lui-même avait adoptée du reste, de réunir d'abord toutes les affections du cuir chevelu sous un nom commun qui les distingue des maladies du corps.

Ce sont les teignes dans Astruc[2], les *dartres* dans Poupart[3], c'était le groupe des teignes dans Sauvages[4], qui en distinguait 9 espèces dont une teigne *syphilitique*. Là est l'écueil évident de ces nomenclatures nosographiques régionales.... Poupart ne compte que 7 dartres : *farineuse*, *écailleuse*, *discrète*, *croûteuse*, *miliaire*, *érysipélateuse* et *carcinomateuse*.

« On nomme les premières *farineuses*, lorsqu'elles parais-
« sent presque insensiblement en attaquant seulement la
« superficie de la peau et qu'*elles convertissent l'épiderme en*
« *une espèce de poussière semblable à de la farine* [5]. Cette
« poussière se détache par le frottement.... Après la chute de
« cette farine, la peau est rouge... chaude, et prurigineuse....

« Elles se fixent ordinairement, surtout les farineuses, au
« menton, aux paupières, au col, à la gorge et aux autres par-
« ties exposées à l'air, et les écailleuses au front, dans les
« cheveux, aux aisselles, aux aines et aux parties natu-
« relles. »

N'insistons pas davantage sur les auteurs qu'on peut rattacher à l'école traditionnaliste française. Leur doctrine offre cette particularité d'avoir vécu en France 900 ans, sans s'être pour ainsi dire modifiée. Telle nous l'avons connue avec Étienne d'Antioche, telle nous la retrouvons dans Guy de Chauliac. Elle est encore presque identique dans Poupart, et

(1) Pourtant il faut consulter aussi le chapitre premier de la deuxième partie du volume I intitulé : *De la chute des cheveux et de leurs autres maladies*, où quelques mots semblent concerner l'alopécie pelliculaire.

(2) Astruc, *loc. cit.*, vol. II, chap. XI et XII.

(3) Poupart, *loc. cit.*, p. 6.

(4) Sauvages, *loc. cit.*, t. IX, p. 440.

(5) Poupart, *loc. cit.*, p. 6, 7, 8. — Ce texte qui donne pour origine aux pellicules une exfoliation de surface pourrait être opposé à celui de Sauvages qui leur donne pour origine un flux sébacé d'origine glandulaire. Il y a trente ans, la dermatologie comptait encore à peu près en nombre égales partisans de ces deux opinions adverses.

nous la retrouvons à peu près sans modification dans Alibert, malgré l'extraordinaire anachronisme qu'y constituait alors sa seule survivance.

C'est maintenant qu'il nous faut étudier, en face l'une de l'autre, l'œuvre de Lorry et celle d'Alibert. Au seuil du XIXe siècle, en effet, les deux écoles dermatologiques françaises, l'une avec Lorry, l'autre avec Alibert, au moment où elles allaient mourir l'une et l'autre, se trouvèrent fournir l'une et l'autre leur plus illustre représentant, le dernier.

LES FONDATEURS DE LA DERMATOLOGIE MODERNE

On fait dater communément le début de la dermatologie moderne des dernières années du XVIIIe siècle. Et l'on accorde particulièrement cet honneur de l'avoir fondée à quatre maîtres, qui sont Plenk, Lorry, Willan et Alibert.

Si l'étude que je poursuis était un tableau chronologique, c'est dans l'ordre où je viens de les nommer que je devrais les présenter ici, eux et leur œuvre. L'ouvrage de Plenk fut publié en 1776, et celui de Lorry en 1777. De même, l'œuvre princeps de Willan est de 1798, et Alibert, qui ne fut médecin de l'hôpital Saint-Louis qu'en 1803, publia jusqu'en 1835.

Mais l'histoire telle que je la comprends n'est pas un tableau chronologique et, si l'on considère l'esprit des œuvres de ces maîtres plus que la date de leur publication, il est aisé de voir que les deux auteurs français appartiennent à d'anciennes écoles qui meurent avec eux, tandis que de Plenk, de Willan et de Bateman naît tout entière la dermatologie qui suivra. De même que Plenk engendre Willan et que Willan engendre Bateman, Bateman à son tour engendre Biett et l'école des willanistes français. Ainsi, à partir de Plenk, la généalogie des dermatologistes du XIXe siècle est claire et sans lacune; elle ne comporte aucune brisure. Elle doit être étudiée dans sa suite chronologique qui à elle seule est un enseignement.

Inversement, Lorry et Alibert, le premier ignorant l'œuvre de Plenk, née de la veille, et le second insoucieux de l'œuvre de Willan qu'il ne voulait pas connaître, personnifient au contraire et d'une façon magistrale les vieilles écoles dermatologiques françaises qui finissent avec eux, dont l'histoire d'ailleurs n'est pas faite et reste à faire, car elle présente un admirable intérêt. L'histoire de leur œuvre viendra clore dignement les pages qui précèdent. Et j'y joindrai celle de leurs contemporains plus obscurs dont le nom mérite encore d'être sauvé de l'oubli : Roussel et Franck, par exemple.

CH. LORRY

C'est en 1777 que Ch. Lorry publia son traité *De morbis cutaneis*, œuvre de dix ans, livre admirable qui sortira un jour de l'oubli où le tiennent les générations présentes.

Avec cet auteur nous renouons la chaîne des classiques. Les auteurs auxquels il se réfère d'habitude sont les meilleurs de la période gréco-romaine. Sa langue est d'une excellente latinité. Et c'est toujours avec un certain mépris qu'il parle des auteurs du moyen âge et de la Renaissance. Il ne rappellera les cinq espèces de teigne de Guy de Chauliac que pour leur opposer la classification plus simple des trois teignes d'Ambroise Paré, et, de suite, il mentionnera la *tineam furfurosam, quam jure porriginem vocamus*; c'est donc sous le vieux nom de *porrigo* que nous allons avec Lorry retrouver et étudier les affections squameuses du cuir chevelu.

Contrairement à Mercuriali, Lorry n'est pas un homme de *doctrine* précise, mais d'*observation* précise. On pourrait lui appliquer l'épithète laudative dont il qualifiait Ambroise Paré : « *ad naturam observandam factus homo* », mais on l'embarrasserait sans doute si l'on cherchait où le conduisent ses opinions, car lorsqu'il reproduit les textes d'Alexander sur le *porrigo* dont les squames *sine exulceratione resolvuntur*, il en conclut que ce signe rattache son porrigo aux maladies exfoliatives et lichéniennes[2]. Et, quelques lignes plus loin, il donne l'opinion de Celse comme parfaite[3]. Or Celse, à

(1) *Loc. cit.*, p. 464.

(2) « Hinc ergo ad furfuraceos et lichenosos morbos refertur porrigo. »

(3) « Verum omnia quæ de porriginis descriptione dici possunt brevibus « verbis, Celsus expressit. »

propos du porrigo qui est quelquefois humide, dit expressément que cela donnerait quelque raison de rattacher le porrigo aux maladies exsudatives et gourmeuses [1].

Plus loin, Lorry dira lui-même : « *Verum illud porriginis non dubitavi ad herpetes referre* [2]. » Or les *herpetes* dans sa langue sont les eczémas de la nôtre.

Donc, si les porrigos humides se rapportent aux eczémas et les porrigos secs aux lichens, qui sont pour Lorry les maladies exfoliantes, ou « dartres farineuses » [3] parmi lesquelles notre psoriasis, le chapitre *porrigo* est bâtard et devrait être démembré au profit du psoriasis d'une part et des eczémas de l'autre [4]. Ou bien on pourrait faire du total un seul groupe dont les différents types cliniques constitueraient de simples variétés ; c'est là d'ailleurs une théorie que nous verrons soutenue à plusieurs reprises [5]. Laissons ces débats de doctrine et envisageons seulement les descriptions cliniques que Lorry va faire. Là éclate sa maîtrise.

Après avoir rapporté l'opinion de Celse et d'Alexander sur le porrigo, il ajoute : « Du peu de choses que nous ont appris les anciens, on en peut assez conclure la nature et la forme des porrigos. *Lichenes sunt in capite nati.* Ce sont des lichens nés sur la tête, et bien qu'il soit rare de rencontrer le porrigo à son maximum d'intensité chez ceux qui ont soin de leur chevelure, pourtant, il faut avouer, dit-il, qu'il n'est pas rare d'en rencontrer chez eux quelques traces. » Et il ajoute : « *Quoties, scilicet acri, aliquo levi, humor sebaceus atque lemosus* « *folliculorum in capite hiantium intingitur.* »

Après les quelques lignes de Sauvages que j'ai citées en leur place et quelques mots de Plenk que je signalerai plus loin, voilà le premier texte où j'ai pu rencontrer posé le problème quotidiennement offert à nous par le mélange des états pelliculaires et des exsudations grasses du cuir chevelu.

La question de l'âge et du sexe que les affections furfureuses

(1) « Qua in specie, videtur porrigo aliqua ratione ad achores referri. »
(2) *Loc. cit.*, p. 461.
(3) *Loc. cit.*, p. 242.
(4) « Ea quæ de herpetibus dicta sunt ad porriginem referantur humidam « et ea quæ de lichenibus prolata sunt alibi pertineant ad siccam » (p. 462).
(5) Voir la doctrine de Hardy, p. 81.

atteignent le plus souvent se trouve ensuite discutée. Il faut éliminer du sujet la calotte du nourrisson : « *quædam porrigo naturalis* ». L'enfance connaît peu le porrigo sans avoir contre lui d'immunité. Mais c'est surtout chez les mâles et après la puberté que cet état se prononce : *Post pubertatem, in maribus sæpe arescit cutis capitis.*

La raison de la localisation du porrigo aux régions pilaires est donnée ainsi : « *Ariditati autem illi ut maxime subjecta est et « folliculorum sebaceorum et bulborum vicinia, ita præcipue in « locos pilis obsitos sævit porrigo.* »

Mais c'est la vieillesse qui est la plus soumise à cette incommodité (¹).

Jusqu'ici Lorry n'a parlé que de ce qui est pour nous la plus fréquente des maladies pelliculaires du cuir chevelu, le pityriasis sec ou mélangé aux flux sébacés. Il va le quitter pour décrire et avec une perfection admirable l'eczéma sec d'une part, et d'autre part le type clinique qui est devenu dans la suite l'*eczéma séborrhéique de Unna.*

Pour lui, ce sont là deux formes d'un même type morbide. C'est un autre porrigo, tantôt sec et tantôt humide : « *alia porrigo... nunc sicca, nunc madens* ». Mais ce diagnostic est aisé de ces deux formes avec les précédentes : « *utramque* CUM PRIORI ET SIMPLICI PORRIGINIS SPECIE *nunquam confusam velim* ».

Ce porrigo (disons cet eczéma) sec atteint tous les âges. Et en voici la description vraiment parfaite : « *Ipsa cutis capitis, « si deradatur, aliquando œdematosa apparet, et digito tangenti « cedit, doloremque levem excitat.* » Voilà donc des symptômes nettement inflammatoires auxquels succédera une phase d'exfoliation cornée : « *Tum apparent maculæ furfure tenuissimo et per aera volitanti, dum frictio adhibetur plenæ.* » Sous ces macules, la peau est rougeâtre : « *fundus macularum rubicun-*

(¹) « *Cum autem, inclinante ætate, ariditas illa ex naturæ ordine eveniat, nil « mirum est si porrigo eam ætatem affligat.* »

Voici en outre comment Lorry parle de la calvitie proprement dite : « Chez « les individus, *qui calvescunt, cutis prætermodum arescat, ita ut ubi nulla « porriginis suspicio est, cutis calvorum prætermodum lævis et nitens oculis « appareat, imo et in ipsa sanissima capitis conditione, lemæ ingentes epider- « midis facile a cute subjecta detrahantur.* »

dior ». C'est une maladie qui peut s'étendre des cheveux aux sourcils, à la barbe, et qui est récidivante. Elle peut être provoquée par tous les traumatismes y compris ceux des teintures, etc.

Il est impossible, je crois, de mieux exposer un type clinique et de le faire plus reconnaissable ; pour tout le monde aujourd'hui ce type n'est pas celui d'un simple état pelliculaire, il ne se réfère pas à l'espèce *priori et simplici, porriginis*. Nous verrons précisément plus tard des dermatologistes éminents ne pas faire entre ces deux types morbides la différenciation nécessaire, et que Lorry proclame justement aisée.

La deuxième espèce, continue Lorry, a été décrite par Celse comme *species madens*, — humide, — *elle est propre aux seules régions pilaires* et peut-être n'existerait que chez les femmes à cheveux trop abondants.

Sur ces têtes s'accumulent une grande quantité de déchets pelliculaires, à ce point que plus on enlève de pellicules avec le peigne, et plus il en naît de nouvelles. Sous ce déchet, on trouve des taches de surface humide sans qu'on voie d'où peut sourdre cette humidité. Et les cheveux eux-mêmes viennent au peigne avec les pellicules toujours renaissantes ; chute de cheveux passagère d'ailleurs si le mal est enrayé (1).

Après quelques heures, ces taches humides sont devenues sèches et pelliculaires ; d'autres naissent ailleurs et se succèdent. Chacune est évidemment humide et l'œil voit à peine d'où peut provenir cette moiteur (2).

Ici encore, il s'agit d'une maladie de poussées passagères, mais très récidivante : « *Consopitur brevè malum, mox recrudescet* ». Et Lorry ne doute pas qu'il ne s'agisse là d'un eczéma : « *Verum genus illud porriginis non dubitavi ad herpetes referre.* »

(1) « His caput quidem ingentem excrementorum copiam accumulat, ita « ut quo plus pectendo detrahas, eo plus farris illius videatur ingenerari : « interea vero nascuntur *sine ullis evidentibus foraminibus* maculæ ingentes, « sero acri *totæ humidæ*, quod vulgo coït cum capillis, imo sæpe capilli ipsi, « inter pectendum cum magnis epidermidis frustulis quibus innascuntur « decidunt, brevi tamen renascentes, si malum curatum fuerit. »

(2) « *Maculæ hæ post aliquot horas totæ siccæ sunt et farre plenæ. Cetera « alibi exurgit et plures sic sibi succedunt. Madorem in cutem evidentem « deprehendas, unde mador ille pendeat oculus vix invenit.* »

Si l'on résume en quelques mots l'œuvre de Lorry sur ce point, on voit qu'il a posé et discuté tous les problèmes principaux que soulèvent les maladies pelliculaires. Le premier, ou l'un des premiers, après avoir décrit le type sec du pityriasis, il insiste sur l'état séborrhéique auquel les pityriasis se trouvent si souvent mêlés. Il montre à la fois et oppose l'une à l'autre les formes tout à fait sèches de son porrigo aux formes inflammatoires sèches ou humides qui accompagnent ou suivent certains pityriasis. Et il affirme nettement la nature eczémateuse de celles-ci.

Il n'est pas sans agrément de penser que la dermatologie tout entière, dans le monde entier, s'est particulièrement exercée sur ces problèmes, en ces cinquante dernières années, sans qu'on puisse dire encore qu'ils soient résolus.

ROUSSEL

Les grands noms de la dermatologie ne doivent pas nous faire oublier tout à fait ceux de leurs contemporains. Un dermatologiste attentif trouverait encore beaucoup à glaner dans leurs écrits. Je voudrais le montrer ici en quelques lignes.

ROUSSEL (1) fut un contemporain de Lorry. Il est complètement oublié aujourd'hui. Je ne l'ai jamais vu citer par personne. Son livre intéresse surtout par ce fait que, sur chaque sujet, il donne une bibliographie admirablement complète jusqu'à lui. Ce sera un ouvrage précieux lorsque la dermatologie osera essayer d'esquisser son Histoire universelle. On en jugera, par ce qui suit, de son texte et par les références qu'il y fournit. Il commence par une définition qui contient la nomenclature synonymique savoureuse des treize noms employés jusqu'à lui pour désigner le pityriasis. Et il est assez singulier de remarquer que le mot de pityriasis y est à peine mentionné.

(1) ROUSSEL, *Dissertatio de variis Herpetum speciebus, causis symptomatibus morbis ab herpetica lue oriundis*, et *remediis expugnandæ cuilibet affectioni herpeticæ idoneis*. Auctore H. F. A. DE ROUSSEL, medicinæ professore in Academia Cadomensi. Cadomi, 1779.

Ainsi l'incohérence des appellations et des définitions apparaît dans la dermatologie comme un vice originel demeuré permanent, parce qu'il est probablement nécessaire ou inévitable.

De herpetis speciebus. — LII. « Herpes furfuraceus, *dartre* « *farineuse* (1), papula mitis (2), herpès siccus (3), lichen mi- « tis (4), impetigo sicca, impetigo furfuracea (5), impetigo (6), « serpigo (7), furfur, porrigo levis (8), porrigo furfurosa (9), fur- « furatio Barbarum (9), pityriasis quorumdam (10), darta (11), « darta terna (12), etc..., iis potissimum in cutis regionibus « efflorescit in quibus epidermis est tenerrima, adeoque in « mento et cute capillata frequenter occurrit. »

Avec une précision d'exégète, Roussel ajoute que Cardan avait remarqué que cet herpès furfuracé n'envahissait que les couches de la peau les plus superficielles et les résolvait en écailles (13). Il ajoute encore que la saillie légère du bord des *furfurs* était signalée dans Platerus (14), le prurit léger dans Perdulcis et dans Vigier (15 et 16)....

Ce qu'il y a de très intéressant en tout ceci, c'est que plus loin Roussel opposera à cet herpès furfuracé, qui est notre pityriasis simplex ou le porrigo simplex de Lorry, ce qu'il appellera l'*herpès squamosus*, et qui comprend très explicitement ce que les modernes d'hier ont appelé l' « eczéma séborrhéique »; or, il en donne aussi la bibliographie, ce qui

(1) Astruc, *Traité des tumeurs.*
(2) Celsus, *De re medica*, cap. XXVIII, § 18.
(3) Vigo, Blanchardus.
(4) Hyeron, Rubeus Ravennas, Comment. in *Cels.*, Lib. V, sect. XVI-XVII, fol. 216. — H. Tryver, Brachel, Comm. in *Eumdem Celsi locum.*
(5) Amat. Lusitanus, *Curationum medicinalium*, Centuria II, Curatio 29. (C'est par erreur que Roussel indique ici Centuria II, Curatio 39.)
(6) R. Morthon, *De variol. declinat.*, Cap. X, p. 129. Impetigo mitis veterum, Amati Lusitani. *Ibid.*, p. 171. Perdulcis, etc.
(7) Hercules, *Locor. Commun.*, Lib. V, Cap. IV, p. 313.
(8) Nic. Piso. *De Cognosc. et cur. morbis*, t. I, lib. I, cap. III, p. 13.
(9) Mercurialis, *De morb. cutaneis*, cap. VII, p. 31.
(10) Vigier, *Des maladies de la tête*, cap. IV, p. 495.
(11) Riolanus, *Eucheiridion Anatom.*, lib. IV, p. 300.... Derbia de Vigo, *Pratique de chirurgie*, lib. IV, tr. II, chap. XIV, fol. 192.
(12) Cassius Felix.
(13) Cardanus, In *Aphor. Hippocrate*, sect. V, aphor. XXII, p. 515.
(14) Platerus, *De superfic. corpor. dolorib.*, cap. XVII, p. 765.
(15) Perdulcis, *De contagiosis et cutaneis affectib.*, lib. XVI, cap. VI, p. 581.
(16) Vigier, *loc. cit.*

démontre une fois de plus que nos idées neuves sont souvent vieilles.

L'HERPÈS FURFURACEUS de Roussel s'opposait donc à un HERPÈS SQUAMOSUS. Celui-ci était la *dartre écailleuse* d'Astruc, ou *dartre vive*, ce que Allen [1] appelait simplement *tetter*. C'était aussi l'ancien *herpes humidus*, l'*impetigo humida* d'Avicenne, le *lichen ferus* d'Amatus Lusitanus, l'*impetigo agria* de Marcellus, le *lichen agrestis*, l'*agria papula* de Celse, qui était appelé *chrismos* dans Platerus, *rubrica* dans Hierem, Tryver, Brachel; *herpeticum ulcus* dans Trincavel; *serpigo humida* dans Nicolas de Pise; *furfuratio cum ulcere* dans Mercuriali.

Alors Roussel en donne cette description merveilleuse, que certainement Unna a cru avoir apportée le premier :

« *Hoc vitium... præ cæteris impetit ea loca cutis ex quibus adeps,* « *serum, gluten, uberiùs exhalantur.* »

Et Roussel s'en réfère sur ce point à ses aînés, car il cite encore Trincavel [2] comme l'ayant dit avant lui. Et pour qu'il n'y ait aucune erreur sur le type clinique dont il parle, il ajoute : « *Hinc in inguinibus præcipue, scroto, perineo, et cute* « *capillata, vel et in brachii et genu flexuris solet frequentius* « *accidere* [3]. » C'est là un texte, me semble-t-il, qui mérite d'être placé à côté de ceux de Sauvages et de Lorry que nous citions tout à l'heure....

La bibliographie a de ces surprises, qui ne diminuent d'ailleurs en aucune façon le mérite et la gloire des modernes dermatologistes.

J.-P. FRANCK

Quand on connaît Lorry et Roussel, tous les auteurs de même époque paraissent, à côté d'eux, d'une extrême médiocrité. Ainsi en est-il de FRANCK, le seul homme pourtant que l'Allemagne puisse leur opposer à cette époque [4].

Son porrigo est bien défini : « *Desquamatio epidermidis nullo*

(1) ALLEN. *Synops. med.*, cap. XI, § X, p. 280.
(2) TRINCAVELLIUS, *Consil. medicinal.* lib. III, consil. CXIX, column. 687.
(3) ROUSSEL, *loc. cit.*, p. 16.
(4) JEAN-PIERRE FRANCK (1745-1821), *Tract. de medic.*

« *prævio aut præsenti evidenti cutis vitio originem debens, relicta* « *abnormi pellis subjacentis conditione, porrigo dicitur.* »

Mais, après cette définition première, qui semble exclure toutes les desquamations post-eczématiques, on trouve des commentaires tout pleins des symptômes de l'eczéma; car, sous la desquamation furfuracée : « ... la peau se présente au-« dessous sèche ou légèrement tuméfiée, humectée par une « humeur âcre et même fétide. D'autres fois, elle offre une « couleur pâle ou d'un jaune tirant sur le rouge, etc. (1). »

Dans ces conditions, le porrigo de Franck paraît plus complexe encore que celui de Lorry. Et comme il est moins bien étudié! Combien les variétés du porrigo y sont moins distinctes, moins sobrement et moins clairement décrites!

Enfin, et comme dans les œuvres de tous ceux qui de loin nous apparaissent médiocres, dans les œuvres de Franck, les faits sont obscurcis par une foule d'exposés théoriques qui, à leur époque, devaient pourtant paraître ingénieux! Ainsi Franck veut voir dans la desquamation furfuracée une homologie avec la fausse membrane des entérites muco-membraneuses, avec le sable urinaire, etc....

Pour un rapprochement inattendu et génial qu'on rencontre ainsi dans l'œuvre des anciens, combien d'autres nous apparaissent aujourd'hui de véritables conceptions délirantes!

ALIBERT (2)

ALIBERT ne fut pas un chef d'école, comme d'aucuns le pensent encore; il fut l'aboutissant et le dernier terme de toute une lignée médicale qui commença, je l'ai dit, aux médecins arabes, pour se terminer à lui et à ses élèves immédiats. C'est avec lui qu'on retrouve, pour la dernière fois, les divisions admises depuis un millier d'années, par une suite ininterrompue de médecins français. Alibert offre donc un cas étrange de survivance d'un système. C'est, si l'on peut dire, le dernier des médecins traditionnalistes du moyen âge. Avec

(1) J.-P. FRANCK, *Traduction J. M. C. Goudareau*, 1842. Paris, p. 351.
(2) 1766-1837.

lui, c'est toute une doctrine qui meurt, comme une autre, au même moment, naissait avec Willan. L'opposition intransigeante de ses opinions aux doctrines anglaises est curieuse à constater. Et l'abandon de son école par Biett son élève, converti au willanisme, est expressif comme un symbole.

Alibert était un homme assurément très intelligent, mais, à ce qu'il semble, sans beaucoup de culture spéciale préalable, sans lectures dermatologiques, probablement un autodidacte. Ce qu'il tenait d'autrui dans l'étude des maladies du cuir chevelu, il semble l'avoir appris de Mahon l'aîné qu'il fréquenta. C'est par lui qu'il dut recueillir l'héritage oral de la tradition des siècles passés; ainsi les opinions de ses premiers livres ressemblent-elles plus à celles de Guy de Chauliac qu'à celles de Lorry, médecin dermatologiste de carrière, son aîné de quarante ans seulement, et dont il semble qu'il n'ait jamais lu la moindre ligne.

Comme Mercuriali, Alibert divise les maladies de la peau en deux groupes : celles du corps et celles du cuir chevelu, *dartres* et *teignes*. Et il divise les teignes, qui vont ainsi comprendre toutes les maladies du cuir chevelu en cinq classes : teignes faveuse, granulée, furfuracée, amiantacée et muqueuse (1).

C'est presque la classification qu'Haly-Abbas avait donnée au XIe siècle.

Les défauts d'instruction médicale première étaient, chez Alibert, compensés par une précision, dans l'examen du détail, dont très peu d'hommes ont fourni l'équivalent. Je l'ai dit ailleurs (2), c'était un visuel et un artiste. Ce qu'il avait vu était vu définitivement et décrit de main de maître. C'est ainsi qu'en dépit de ses classifications générales, remaniées toute sa vie et restées informes, et qui ne devaient jamais faire d'élèves, on trouve dans son œuvre d'admirables morceaux de détail qui ne seront point surpassés.

Dans son dernier livre, Alibert (3) admettait douze familles

(1) *Description des maladies de la peau observées à l'hôpital Saint-Louis, et exposition des meilleures méthodes suivies pour leur traitement*, 1806, 2e édit., 1826.

(2) SABOURAUD, art. *Impétigo* de la *Pratique dermatologique*. t. II, p. 837.

(3) *Monographie des dermatoses*, 1832-1835.

dermatologiques. La *troisième* était constituée par les *dermatoses teigneuses*, lesquelles comprenaient quatre groupes [1]. Le deuxième réunissait quatre des anciennes *teignes*, devenues des *porrigines* [2]. Alibert en donne d'abord une définition que l'on supposera sans peine médiocre, puisqu'elle devait résumer les caractères généraux des quatre porrigines, à savoir : le pityriasis simple de Willan (les pellicules), l'eczéma sec du cuir chevelu, l'impétigo pédiculaire et la trichophytie [3].

C'est dans cet ensemble très informe qu'Alibert va pratiquer quatre divisions, et alors les quatre tableaux de détail qu'il en tracera seront assez véridiques pour être demeurés jusqu'à nous.

Le premier est celui de la *porrigine furfuracée*, qui correspond à peu près au même groupe morbide que le porrigo de Lorry.

Le second est la *porrigine amiantacée*, type clinique spécial, si bien vu et si précisément décrit par Alibert, qu'il restera comme une variété d'eczéma, avec son nom même, dans tous les traités d'eczématologie jusqu'à nos jours.

Le troisième est la *porrigine granulée*, l'impétigo du cuir chevelu, si parfaitement nommé aussi, que le nom d'*impetigo granulata* lui est encore couramment donné.

Enfin le quatrième, la *porrigine tonsurante*, c'est la teigne tondante, découverte et nommée par Mahon l'aîné, peu d'années auparavant (1820).

(1) PREMIER GROUPE. — *Achores* qui comprenait deux espèces : *achores muqueux*, *achores lactumineux*.

2e GROUPE. — *Porrigine* qui comprenait quatre espèces : *porrigine furfuracée*, *porrigine amiantacée*, *porrigine granulée*, *porrigine tonsurante*.

3e GROUPE. — *Favus* qui comprenait deux espèces : *favus vulgaire*, *favus scutiforme*.

4e GROUPE. — *Trichoma* : *plique polonaise*.

(2) *Monographie des dermatoses*. 1835, p. 39 et suiv.

(3) Voici cette définition : « Teigne se manifestant sous divers aspects, « tantôt par de petites écailles plates ou roulées, se formant à la racine des « cheveux et s'en séparant avec assez de facilité, quand on les gratte; tantôt « par des croûtes brunes, inégales, friables sous le doigt, souvent très dures, « assez semblables aux graines de certaines plantes » (toujours la hantise de la *tinea lupinosa*, cette comparaison qui durait depuis Étienne d'Antioche !), « tantôt par de simples rugosités ou gerçures de l'épiderme qui amène des « alopécies partielles. Ce genre d'affection est accompagné d'un prurit plus « ou moins violent : le cuir chevelu est souvent baigné d'une humeur fétide « assez analogue à du beurre rance. »

Autant de types décrits, autant de tableaux cliniques d'une vérité absolue et parfaite. L'erreur est dans leur rapprochement; Alibert manquait d'idées *cliniques* générales, lui qui ne manquait pas de philosophie.

Pour lui, toutes ces teignes ont une action dépurative. La porrigine « est une affection le plus souvent critique, elle « n'attaque guère que les enfants ou les petits garçons (*sic*) « qui abondent en humeurs superflues » (¹).

Et c'est le même homme qui affirme sans un doute cette proposition, basardée au moins en ce qui concerne plusieurs de ces types morbides, qui doute de la contagion des porrigines (parmi lesquelles la teigne tondante) : « Le doute philosophique nous est resté sur ce point comme sur beaucoup « d'autres » (²).

Sa description de la porrigine furfuracée vaut celles que nous en connaissons, pour les avoir rapportées si souvent déjà : « La porrigine furfuracée est caractérisée par des « écailles furfuriformes qui tombent en plus ou moins grande « abondance selon le degré d'irritation du cuir chevelu; c'est « cette teigne qu'a voulu désigner un auteur du moyen âge « quand il a dit (³) :

Glomeretur farrea nubes, et gravis crebræ porriginis imber.

« Les écailles de cette porrigine, pour la couleur et pour la « forme, représentent exactement celles du son. Il ne faut pas « la confondre avec la *dartre farineuse* des régions glabres; « la porrigine irrite la base des cheveux et des poils (⁴). »

Pour Alibert, cette porrigine débute souvent comme un exanthème aigu : deux jours de douleurs de tête, puis vient un prurit plus ou moins intense, puis « un suintement gluti-

(¹) *Loc. cit.*, p. 460.

(²) *Loc. cit.*, p. 473.

(³) Vers 34. QUINTUS SERENUS SAMONICUS, « *poeta medicus vere in utroque genere mediocris* » disait Lorry. Nous ne l'avons pas cité parmi les auteurs qui méritent de l'être en cette question. Cet auteur est du IIᵉ siècle de Jésus-Christ et non du moyen âge. Son poème : *De Medicina*, a été édité par le Dʳ Akermann. Leipsick, 1786.

(⁴) Il est intéressant de remarquer qu'Alibert n'identifie pas l'herpès volatil (*dartre farineuse* des régions glabres) et la porrigine furfuracée, les *pellicules*.

« neux de couleur roussâtre : l'épiderme se détache et se « réduit en parcelles tout à fait semblables à des écailles « de son ».

Il n'y a pas à se tromper à cette description : c'est celle de l'eczéma aigu du cuir chevelu. Cette opinion. qui provient d'une généralisation erronée, donne à tous les pityriasis un début semblable à celui de l'eczéma, *parce que l'eczéma se termine par une phase pityriasique.* Cette erreur que nous verrons reproduite par tant d'auteurs qui, sans doute, n'avaient jamais présenté eux-mêmes de pellicules, n'avait point été commise par Lorry.

« D'après Alibert, la porrigine furfuracée, bien qu'elle éta-« blisse son siège de prédilection sur le cuir chevelu, se voit « quelquefois s'attacher aux sourcils dans les deux sexes et « à la barbe chez l'homme. »

Enfin l'alopécie, d'après Alibert, est constante, comme le prurit. « Le grattage est constamment suivi de la chute des « cheveux, qui, en se détachant, sont presque toujours accolés « à une écaille blanche et comme brillante. »

Je n'insiste pas sur la description des autres teignes. Avec Alibert, nous sommes loin, remarquons-le, de l'admirable tableau tracé par Lorry. Il ne reconnaît plus le pityriasis *simple*, les pellicules ; il n'admet cette furfuration que comme dernier stade d'un eczéma fluent. (Combien de gens pourtant ont eu des pellicules, sans avoir jamais présenté ni au cuir chevelu, ni ailleurs, d'eczéma aigu !)

Et il confond en un seul tableau le triple tableau de Lorry : du pityriasis vulgaire et simple, de l'eczéma sec ou à peine humide se terminant par une phase pityriasique, et enfin celui du pityriasis à squames grasses, à surface humide sous les squames, variété si importante parmi tous les types cliniques que le cuir chevelu peut présenter.

LES MAHON

Mahon l'aîné, le fondateur de la dynastie des Mahon, qui ont eu leur heure de célébrité, fut un prédécesseur et un des contemporains d'Alibert. Il n'a jamais rien écrit. Son frère,

MAHON LE JEUNE, a publié un opuscule qui ne paraît pas écrit pour les médecins [1], et dans lequel aucune contribution n'est apportée au sujet qui nous occupe.

Dans ce livre, il adopte ou à peu près la nomenclature d'Alibert. Sa teigne *furfuracée* [2] confond aussi le pityriasis simple et l'eczéma.

« La teigne furfuracée se reconnaît à la manifestation « d'écailles plus ou moins épaisses et larges, humides et « adhérentes aux cheveux, ou bien sèches et sans adhérence, « selon la présence ou la disparition d'un suintement vis- « queux et fétide, dont l'odeur est semblable à celle du lait « aigri. »

Du reste, dans ce petit livre écrit par un empirique qui a laissé la réputation d'un praticien consommé, on s'attend à rencontrer tout ce qu'il sait des choses auxquelles lui et les siens avaient consacré leur vie. On n'y trouve, au contraire, presque rien : une phraséologie ridicule, des tableaux cliniques diffus, des phrases à effet, des truismes misérables proposés comme de hautes vérités philosophiques, etc....

En dehors d'une excellente description de la teigne tondante, et de deux planches, l'une parfaite, de *favus du cuir chevelu*, l'autre bonne, d'*impetigo granulata pédiculaire*, ce livre ne vaut pas le temps qu'on passe à le feuilleter.

Nous avons dit qu'Alibert est le type d'une survivance. Étant donné son époque, c'est un cas particulier d'où ne pouvait sortir ni une école ni une tradition.

Si l'école française avait suivi un développement régulier, elle eût pris pour modèle et pour chef Lorry, à qui il n'a manqué sans doute qu'un peu plus de ce que j'appellerai le *didactisme* pour être sacré chef d'école.

Mais un accident historique fit que Plenk et Willan, ce dernier issu de l'autre, surent créer, à côté de la nosographie dermatologique si confuse d'alors, un édifice si régulier et de distribution si apparemment logique, qu'on put croire, en

(1) *Recherches sur le siège et la nature des teignes*, 1829.
(2) *Loc. cit.*, p. 182.

voyant leurs classifications, que rien n'était plus obscur dans la dermatologie. Il s'ensuivit que, de gré ou de force, suivant la mode qui dédaigne les choses complexes en fait de science, parce qu'elle suit en tout la loi du moindre effort, tous les médecins du monde savant, pendant une longue période, ne purent pas ne pas être willanistes : Biett, Cazenave, Schedel, Chausit. Gibert, Devergie, etc., — je ne parle que des Français, — furent forcément des willanistes, willanistes convaincus. willanistes sans le savoir, et, pour quelques-uns du moins, willanistes sans le vouloir. C'est cette époque dermatologique que nous allons étudier désormais.

JOSEPH PLENK

On dit communément qu'il faut dater de Plenk l'avènement de la dermatologie moderne.... L'histoire ne commence pas plus qu'elle ne finit ; elle continue : Plenk fournit à la dermatologie une classification neuve des faits anciens ; cette classification, à cause de sa clarté, de sa brièveté, de sa simplicité, fit fortune : telle est l'histoire.

L'opuscule de Plenk (1) est de très peu d'apparence. Il est conçu comme un alphabet dermatologique, on dirait presque un almanach. A sa lecture, d'abord, son auteur apparaît plutôt maître d'école que chef d'école. En juger ainsi serait pourtant une lourde erreur.

D'abord, Plenk, chirurgien de l'École de Vienne, professeur à Ofen, n'était pas un dermatologiste de carrière, c'était un polygraphe ; il a écrit sur tous sujets médicaux, et toujours avec la même brièveté, le même sens pédagogique, la même précision du verbe.

L'homme qui a écrit cette brochure avait trente-huit ans alors. Il fut très certainement le maître et l'inspirateur de Willan, dont nous verrons tout à l'heure l'œuvre immense, et inaugura l'enseignement des dermatoses dont l'École de Vienne eut plus tard une fois encore le monopole.

(1) J. Plenk, *Doctrina de morbis cutaneis qua hi in suos classes genera et species rediguntur*, 1776, 2e édit., 1783.

Lorsqu'on se rappelle tout cela, on considère la brochure de Plenk ([1]) d'une façon plus respectueuse et moins légère.

Plenk divisait les maladies cutanées par la forme extérieure de leurs lésions et basait sur elle sa classification.

Son livre partage les maladies cutanées en quatorze classes ([2]) :

La classe septième des maladies squameuses, SQUAMMÆ, comprend trois espèces, classées d'après la seule dimension des squames :

1° Il y a d'abord la *Furfuratio*, « *qui... est epidermidis secessus sub forma furfurum* ». C'est un état existant rarement par lui-même et habituellement symptomatique d'un porrigo ou d'un herpès ([3]).

2° Il y a ensuite la *Desquamatio*, exfoliation épidermique sous forme de squames.

3° Et enfin l'*Exuvia epidermidis*... sous forme de grandes lames épidermiques.

Dans la première espèce des SQUAMMÆ, dans la *Furfuratio*, sont rangés trois porrigos.

Le *porrigo* est une maladie des parties chevelues de la tête d'où tombent perpétuellement des écailles sèches, blanches. Il y en a trois sortes :

1° Le *porrigo furfuracea*, auquel convient la description précédente ;

2° Le *porrigo lupina*, à écailles plus grosses ;

3° Et le *porrigo farinosa seu spuria*, qui couvre le cuir che-

([1]) « Plenk a-t-il eu conscience de la portée de son œuvre? A-t-il suivi, « tout droit, l'instinct du réel, qui est le privilège de quelques hommes? Un « long commerce avec les doctrines médicales et les philosophies l'a-t-il « conduit laborieusement à cette vue simple et empirique des choses qui « est peut-être le dernier mot de la sagesse? Nous ne saurions le dire. Quoi « qu'il en soit, sa brochure fut l'origine d'une orientation nouvelle de la « pensée médicale. » (H. TENNESON, *Traité clinique de dermatologie*, 1893. Introduction, p. XII.)

([2]) Les quatorze classes de Plenk sont : Affections : 1° maculeuses, 2° pustuleuses, 3° vésiculeuses, 4° bulleuses, 5° papuleuses, 6° croûteuses, 7° squammeuses, 8° calleuses, 9° les excroissances cutanées, 10° les ulcères cutanés, 11° les blessures cutanées, 12° insectes cutanés, 13° les maladies des ongles, 14° les maladies des poils. (Nous suivons l'édition de 1783, la seule que nous ayons eue en mains.)

([3]) Furfuratio est raro morbus per se, sed ut plurimum symptoma porriginis, herpetis. Curatio hinc juxta morbum, a quo oritur institui debet. (*Loc. cit.*, p. 84.)

velu d'une croûte sordide et fétide composée d'une matière pulvérulente agglutinée [1].

Si donc nous sommons ce qui ressort de la lecture de Plenk, on trouve dans son lexique trois catégories de porrigo. L'un, *furfuracea*, est certainement le même que le *porrigo simple* de Lorry, les pellicules vulgaires, car Plenk ajoute plus loin : « Porrigo autem *vera* seu *furfuracea*... » [2]. Le second (*lupina*) est peut-être une variété du premier; quant au troisième, c'est notre *impetigo granulata* vraisemblablement. Car il comporte des croûtes sordides et fétides « sous lesquelles une pullulation copieuse de poux s'abrite... ».

Combien ces descriptions incomplètes et médiocres de choses disparates, faites en dehors de toute préoccupation médicale générale, et parmi lesquelles on ne trouve mentionné aucun des problèmes que Lorry, un an plus tard, mit si explicitement en lumière, combien, dis-je, cet abrégé artificiellement clair paraît inférieur!

Pourtant c'est à Plenk qu'il faut faire remonter Willan, comme nous l'allons voir. Et c'est de Willan que toute la dermatologie du dernier siècle est sortie.

(1) Voici le texte de PLENK, *loc. cit.*, p. 85. : « PORRIGO est morbus in quo, « in capillata capitis parte rimæ siccæ et callosæ oriuntur, quæ perpetuo « scatent furfure albescenti inter pectinandum deciduo.

« Species sunt :

« 1° *Porrigo furfuracea* quam mox descripsi;

« 2° *Porrigo lupina* quæ squammas instar cicerum format (vide : scabies « capitis lupina);

« 3° *Porrigo farinosa* seu *spuria* est congeries materiæ unguinosæ pulverulentæ quæ crustam sordidam atque fœtidam sub pectine farinæ crassæ « forma delabentem constituit.... Sub his sordibus copiosa proles pediculorum tuta hospitatur. »

« D'autre part (p. 74) au chapitre CRUSTÆ, on trouve que *achores* seu *scabies* « *capitis* format ulcera crustosa, humida, in capillato capitis parte. Species « hupus scabiei sunt :

« 1° *Scabies capitis simplex* » qui semble notre impétigo pédiculaire;

« 2° *Scabies capitis favosa* » qui semble l'impétigo vulgaire de l'enfant;

« 3° *Scabies capitis ficosa* » qui est le favus;

« 4° *Scabies capitis lupina* » qui semble être le lupus érythémateux du cuir chevelu ? »

Cette classification renouvelle, sous le nom nouveau de scabies : gale (ou plus exactement galle ou gallon, vieux mot populaire français qui veut dire croûte), les cinq teignes de Guy de Chauliac. Ainsi les doctrines des fondateurs de la dermatologie moderne avaient plus de racines dans l'école traditionnaliste issue du moyen âge, que dans la dermatologie gréco-latine dont Lorry est le représentant au XVIIIe siècle.

(2) *Loc. cit.*, p. 86.

Avant d'en finir avec Plenk, un dernier mot pour souligner quelques lignes de lui, qui, dans la doctrine de Hebra, deviendront pour un temps le dogme fondamental de toute la théorie des maladies pelliculaires. Plenk [1], parlant du *porrigo farinosa*, après en avoir décrit les squames, ajoute : « *Materies hæc farinosa, vel furfuracea, humor sebaceus glandularum capitis esse videtur.* » C'est de cette phrase, qui semble inspirée du texte précité de Sauvages, que sortira, dans l'histoire des mots et des choses que nous racontons, un schisme qui a retardé pendant cinquante ans le progrès de la vérité.

WILLAN [2]

Par la forme de son esprit, WILLAN se rapproche bien plus de Plenk que de Lorry. Sa classification doctrinale est celle de Plenk, remaniée par un cerveau plus large et moins artificiellement simplificateur. Son œuvre sera donc plus viable que celle de Plenk, et le cadre qu'il a fourni aux maladies cutanées, même en ce qu'il a d'artificiel pour nous désormais, reste si clair, qu'il persiste à conserver quelque valeur, et à durer, en dépit de remaniements perpétuels et divers.

Comme Plenk, Willan base sa classification sur « la lésion élémentaire » des maladies cutanées [3]. Comme Plenk, Willan aura ses ordres dermatologiques, fournis par les papules, par les squames, les exanthèmes, les bulles, etc.

L'ordre II des squames comprend comme espèces : la lèpre commune (psoriasis figuré), le psoriasis, le pityriasis et les ichtyoses [4].

(1) *Loc. cit.*, p. 86.
(2) 1757-1812.
(3) *Descriptions and treatment of cutaneous diseases*. London, 1798, in-8°.
(4) Voici le tableau des ordres et des espèces willaniques. Étant donné son importance dans l'histoire dermatologique générale, il importe de le noter :

Ordre I. — PAPULÆ.	*Ordre II.* — SQUAMMÆ.
1. Strophulus.	1. Lepra.
2. Lichen.	2. Psoriasis.
3. Prurigo.	3. Pityriasis.
	4. Ichthyosis.

Le pityriasis comprend trois variétés : 1° *pityriasis capitis*; 2° *pityriasis rubra*; 3° *pityriasis versicolor*, auxquelles Willan en ajoutera encore une quatrième : *pityriasis nigra*.

Et d'abord, se fondant sur l'opinion supposée des Grecs, sur l'opinion éternellement reprise de Paul d'Égine et d'Alexander; aussi, sur l'opinion de trois auteurs latins postérieurs à Celse [1], Willan sépare résolument les *pityriasis* des *porrigos*.

Le *pityriasis de Willan* est avant tout et exclusivement caractérisé par une desquamation *sèche*. Jamais il ne présente de phase exsudative.

Et l'on réservera le nom de *porrigo* à des affections qui peuvent accessoirement être desquamantes, mais qui sont surtout pustuleuses, exsudatives et croûteuses.

Ceci est une véritable révolution terminologique; utile en quelque chose, puisqu'elle précise des définitions, et puisqu'elle sépare des types morbides entre lesquels la séparation a toujours paru nécessaire quoique souvent difficile, mais fâcheuse aussi, en ce qu'elle rendit les auteurs précédents, comme

Ordre III. — EXANTHEMATA.

1. Rubeola.
2. Scarlatina.
3. Urticaria.
4. Roseola.
5. Purpura.
6. Erythema.

Ordre IV. — BULLÆ.

1. Erysipelas.
2. Pemphigus.
3. Pompholix.

Ordre V. — PUSTULÆ.

1. Impetigo.
2. Porrigo.
3. Ecthyma.
4. Variola.
5. Scabies.

Ordre VI. — VESICULÆ.

1. Varicella.
2. Vaccinia.
3. Herpes.
4. Rupia.
5. Miliaria.
6. Eczema.
7. Aphta.

Ordre VII. — TUBERCULÆ.

1. Phyma.
2. Verruca.
3. Molluscum.
4. Vitiligo.
5. Acné.
6. Sycosis.
7. Lupus.
8. Éléphantiasis.
9. Frambœsia.

Ordre VIII. — MACULÆ.

1. Ephelis.
2. Nævus.
3. Spilus.

(1) MARCELLUS, *De Medic.* IV. — PLINE, LXX et XXII, et HERM. BARBAR, Glossem. in Plinium.

Lorry, de plus en plus inintelligibles aux générations suivantes. Le *porrigo de Lorry*, traité d'après le *porrigo de Celse*, n'a plus rien de commun avec le *porrigo de Willan*.

Le porrigo de Willan exclut le pityriasis des Grecs, et comprend une quantité de lésions pustuleuses, croûteuses et ulcéreuses, que jamais les anciens ne paraissent avoir décrites sous ce nom. Le *porrigo de Willan* sera la *scabies de Plenk*, la *tinea de Guy de Chauliac* et de Sauvages, un *caput mortuum* où voisineront les maladies les plus disparates. Que de différences avec les tableaux cliniques fournis par Lorry sous le même nom!

Au reste, le mode de classification de Willan, de même que celui de Plenk, isolant chaque type morbide, put avoir ce résultat d'en préciser les définitions, mais cet isolement artificiel brisa les liens généraux déjà établis entre maintes entités morbides voisines, conformément à la vérité clinique, par des observateurs précédents.

Ainsi Willan, éliminant du tableau de ses pityriasis tout ce qui n'est pas la squame sèche, se trouvera rejeter hors des pityriasis les *pityriasis à squame grasse* et les *pityriasis à surface humide* sous la squame, sans tenir compte du progrès que constituait cette notion, apportée par Lorry le premier.

Et en outre Willan, admettant dans le même groupe toutes les maladies auxquelles on peut donner la squame sèche pour « lésion élémentaire », se trouvera réunir trois types morbides : le *pityriasis capitis*, maladie locale et régionale; le *pityriasis rubra*, mal défini et dont l'époque suivante caractérisera l'une des grandes dermatoses rouges; et le *pityriasis versicolor*, mycose externe, trois types morbides différents dont les deux premiers au moins sont tout à fait hétérogènes.

Il me semble inutile de faire ressortir tout ce qu'une classification comme celle de Willan a de défectueux. Elle crée des liens apparents et artificiels aux dépens des liens cliniques naturels des diverses entités morbides. Pourtant l'esprit humain a tellement besoin de classifications que celle-ci resta durable. Il y a dans des œuvres comme celle-là une raison d'être et un bon sens supérieur, que notre bon sens commun ne voit pas. La classification de Willan a été le canevas fruste et solide sur lequel tous les dermatologistes du XIXe siècle ont brodé leur œuvre propre. En soi, cette classification est illogique; pourtant elle a servi à tout le monde.

Quant aux descriptions du *pityriasis capitis* de Willan, elles n'ont ni la perfection dans le détail, ni les vues générales d'ensemble des descriptions de Lorry [1].

Du reste, l'œuvre de Willan, inachevée, ne prit sa véritable valeur et sa dimension dans la dermatologie du début du siècle dernier, qu'après avoir été exposée, complétée et commentée par Bateman, en Angleterre, et en France par Biett et Cazenave.

TH. BATEMAN

BATEMAN [2] fut le premier élève et le continuateur direct

(1) Pour ne pas être accusé de partialité, j'en fournis le propre texte ci-contre. — WILLAN, *On cutaneous diseases*, 1808 (with an atlas), p. 190. *Order II.* SQUAMMÆ. — 3. *Pityriasis* : « The pityriasis consists of irregular patches of thin slight scales, which are repeatedly produced, and separated, but which never form crust not are attended with fissures or excoriations. I think Pityriasis should be distinguished from Porrigo. The latter term is employed by Roman medical anthors to express a disease of the scalp, which often terminates in ulceration, whereas Pityriasis is by the best greek authors said to be always dry and scaly. Thus according to Alexander and Paulus, Pityriasis is characterised by the separation of slight « furfuraceous sub« stances from the surface of the head or others parts of the body without « ulceration ». I have observed three varieties of the complaint, viz. Pityriasis capitis, Pityriasis rubra and Pityriasis versicolor.

« PITYRIASIS CAPITIS when it affects very young infants is termed by nurses *The Dandriff*. It appears at the upper edge of the forehead and temples as a sight whitish scurf, set in the form of a horse-shoe; on other parts of the head, there are large scales, at a distance from each other, flat and semi-pellucid (Pl. XVII, fig. 1). Sometimes however they nearly cover the whole of the hairy scalp, being close together like tiling. A similar appearance may take place in adults, but it is usually the effect of Lepra (psoriasis), Scaly Tetter, or some general disease of the skin. Persons at an advanced age have the Pityriasis capitis in nearly the same form as infants have it : the only difference is that the complaint, in old people, occasions larger exfoliations of the cuticle.

« When the hair is thin, or the head shaven, the scales may be removed by the careful use of soap and warm water, or by an alcaline lotion. It is particularly necessary to enforce this practice, for if scales intermixed with sordes be permitted to over the scalp for a length of time, Pustules, containing an acrimonious lymph, are formed under the incrustation and the true Porrigo often supervenes. »

(2) 1778-1821.

de l'œuvre et de la pensée de Willan (1). Et son nom demeure étroitement uni au sien dans une œuvre qui leur fut presque entièrement commune. Comme Willan, Bateman distingue, en dehors des *porrigos* (teignes, impetigos, favus, etc.), des *pityriasis* — qui sont desquamatifs et ne sont que cela.

Il admet, comme Willan, le *pityriasis capitis*, le *pityriasis rubra*, entité morbide longtemps débattue et différemment décrite, et dont je dirai quelques mots plus loin, le *pityriasis versicolor*, dont l'origine mycosique fut plus tard démontrée; et, enfin, un *pityriasis nigra*, qui, à ce qu'il semble, fut d'après la description willanique une trichophytie d'origine indienne.

Dans ses derniers textes, Bateman (2) donne des pityriasis en général la définition suivante : « Irregular patches of thin « bran-like scales, which repeatedly exfoliate and recur, but « *which never form crusts, nor are accompanied with excoria-* « *tions.* »

Notons cette définition pour son intransigeance très significative. Le pityriasis ne s'accompagne ni de croûtes ni d'excoriations.... Nous verrons bientôt qu'une définition aussi serrée, qui pouvait être applicable au *pityriasis versicolor*, ne pouvait pas convenir tout à fait au *pityriasis capitis*.

Aussi la description du *pityriasis capitis*, dans Bateman, se trouvera-t-elle médiocre. Elle est courte, insuffisamment précise, et note mal exactement l'un des types peut-être les moins fréquents qu'il peut revêtir (3).

Lorsqu'on a lu bien attentivement les textes de Willan et de Bateman sur ce pityriasis « du nourrisson et du vieillard »,

(1) *Delineations of cutaneous diseases*, exhibiting the appearances of the principal genera and species in the classification of Dr Willan, by Dr Thomas Bateman, 1817. Le pityriasis y a une planche, plate XV.

(2) *A practical synopsis of cutaneous diseases*, by Thomas Bateman, 7e édit. anglaise. 1829, p. 71.

(3) Species I. *Pityriasis capitis. Dandriff of the head.* « This affection which « in infants is called simply dandriff, appears in a slight, whitish scurf along « the top of the forehead and temples, but in larger flat separate semitrans- « parent scales on the occiput. A similar affection occurs on the scalp of « aged persons. » Dans une note, Bateman ajoute qu'une bonne représentation du pityriasis de l'occiput d'un adulte a été donnée par Alibert, pl. XI, sous le nom de *dartre furfuracée volante*. Cette synonymie approuvée par Bateman est à noter comme point de repère.

on se demanderait presque si cette définition comprend aussi les pityriasis des adultes et si, en d'autres termes, les pellicules vulgaires étaient bien, pour Willan et pour Bateman, des *pityriasis*. Ce qui le fait croire, c'est que leurs élèves directs l'ont toujours dit, bien plus précisément, nous allons le voir.

Alors, il faudrait en conclure qu'au contraire de beaucoup d'auteurs antérieurs à eux et que nous avons cités, Willan et Bateman n'ont rien apporté dans la question, qu'un nom nouveau, « pityriasis », ressuscité du grec, et une définition étroite du pityriasis par la seule squame sèche....

BIETT [1]

La classification de Willan-Bateman passa le détroit et s'implanta en France à l'hôpital Saint-Louis, grâce à BIETT, élève ancien d'Alibert, mais qui, « séduit par la netteté de la « méthode anglaise, s'était séparé de son maître, adoptant la « classification de Willan et la perfectionnant. C'est à lui que « revient la gloire de l'avoir naturalisée en France et d'y avoir « créé la science des maladies de la peau par la gravité et la « richesse de son enseignement [2] ».

En dehors des articles du *Dictionnaire de médecine* en vingt volumes, Biett n'écrivit rien. Son enseignement, tout oral, fut recueilli et noté par Cazenave, dont le premier volume, semble-t-il, aurait pu être signé de Biett lui-même [3].

L'ordre des SQUAMES y est placé le sixième. Il comprend, comme l'ordre willanique correspondant :

1° La lèpre (psoriasis figuré);
2° Le psoriasis;
3° Les pityriasis;
4° L'ichtyose.

(1) BIETT, 1781-1840. Médecin de l'hôpital Saint-Louis depuis 1814.

(2) A. CAZENAVE, *Pathologie générale de la peau*, 1868, p. 13 et 14.

(3) *Abrégé pratique des maladies de la peau*, d'après les documents puisés dans les leçons cliniques de M. le Dr Biett, médecin de l'hôpital Saint-Louis, in-8°, Paris, 1828, par MM. ALPHÉE CAZENAVE et SCHEDEL (2e édit., 1833, que nous suivons); il y en eut une troisième en 1838 et une quatrième en 1847.

La définition générale du pityriasis y est strictement willanique. « Inflammation chronique légère des couches les plus « superficielles du derme (*sic*), accompagnée d'une exfoliation « continuelle de petites écailles furfuracées qui se renouvel« lent sans cesse [1]. » De même les quatre subdivisions du genre (*pityriasis capitis*, *rubra*, *versicolor et nigra*).

Le *pityriasis capitis*, sans doute sous l'influence des travaux antérieurs des Lorry et des Alibert, y est beaucoup mieux décrit que par les premiers livres willaniques, mais il reste partiellement inférieur encore aux modèles français du XVIIIe siècle.

« Il est difficile de suivre son développement (du pity« riasis capitis) et on ne le reconnaît guère que par la pré« sence de petites écailles. Il ne s'accompagne jamais d'autres « symptômes que d'une démangeaison quelquefois assez vive : « le malade se gratte, il fait tomber des parcelles d'épiderme ; « ces squames sont presque immédiatement remplacées, et, « à leur chute, on n'aperçoit pas de point enflammé ; au « contraire, si avec l'ongle on enlève une petite squame, ce « qui est très facile, souvent on trouve au-dessous un point « mou ; en le grattant, on enlève encore une petite lame ana« logue à la première, et quelquefois on en détache ainsi suc« cessivement plusieurs, sans arriver à une surface enflammée.

« Quoi qu'il en soit, on aperçoit sur la peau une foule de « lamelles extrêmement petites et minces, blanches, sèches, « le plus souvent adhérentes par une extrémité, et libres par « l'autre. Quelquefois elles ressemblent à une enveloppe uni« que qui aurait été tellement fendillée qu'elle serait réduite à « des lamelles très minces et très petites. Le moindre mouve« ment suffit pour donner lieu à une desquamation furfuracée « des plus abondantes.

« Quelquefois cette exfoliation se compose de petites por« tions d'épiderme semblables à de véritables molécules de « son, comme au menton, par exemple ; il suffit de passer « la main pour les faire tomber ; en peu d'instants elles sont « reformées. Au cuir chevelu, au contraire, les squamules sont

[1] *Loc. cit.*, p. 351-352.

« peu étendues; elles égalent quelquefois la largeur d'une « petite lentille, dont elles ont assez bien la forme, d'ailleurs, « si ce n'est qu'elles sont tout à fait aplaties. »

Biett, dans son diagnostic, écartera la lèpre-psoriasis, les desquamations consécutives à l'*eczéma*, qui seront mieux discernées et décrites plus tard par Cazenave, celles qui suivent les exanthèmes, le lichen et l'ichtyose. « Enfin, on ne « saurait confondre le pityriasis avec le porrigo. Les pustules « faveuses qui constituent essentiellement cette dernière ma- « ladie ont des caractères assez spéciaux et assez tranchés « pour éviter toute erreur. »

Naturellement, comme presque tous les auteurs de presque tous les temps, Biett accusera les descriptions antérieures d'avoir confondu dans le pityriasis des types cliniques qui demandent à en être soigneusement distingués.

« La confusion que l'on a répandue longtemps sur les « diverses éruptions du cuir chevelu en s'obstinant à les ratta- « cher à un seul et même genre (Alibert) a été souvent la « cause de méprises graves [1]. »

La description donnée par Biett du *pityriasis rubra* et du *pityriasis versicolor* est willanique. Celle du *pityriasis nigra*, obligatoire chez tous les disciples du maître, ne concerne plus une trichophytie, mais se rapporte à une desquamation furfureuse qui suivait fréquemment les cas d'une épidémie d'Acrodynie (?) observée à Paris en 1828-1829.

LES WILLANISTES FRANÇAIS

Une doctrine scientifique donne rarement d'emblée tout ce qu'elle peut donner. Elle a comme toutes choses sa naissance ordinairement précaire, son développement et son apogée, ordinairement proche de sa ruine.

Cazenave, Devergie et Gibert représentent à ce qu'il me semble, Cazenave surtout, le plus complet développement de la doctrine willanique, et son état le plus parfait. Ensuite, la

(1) *Loc. cit.*, p. 335.

conservation de ces vieux cadres ne pouvant plus aider au progrès de la dermatologie, ils furent brisés. Mais, avant de disparaître, ils avaient beaucoup servi. L'étude attentive de Cazenave, de Gibert et de Devergie montre, d'une façon toute particulière, combien une théorie générale peut être féconde, combien l'étude minutieuse des faits particuliers en bénéficie, peut-être parce que la théorie générale consentie empêche les luttes stériles de doctrine — la doctrine étant acceptée par tous. Ainsi l'effort ne s'éparpille pas, il est concentré sur l'étude des faits, la seule qui soit sûrement efficace et profitable.

Désormais, en effet, la dermatologie a reçu une langue que sa simplicité même va faire internationale. Pendant un temps, tous ou presque tous les dermatologistes la parleront. Et la langue willanique survivra même partiellement aux idées qu'elle était destinée d'abord à recouvrir. Nous venons de voir, avec Biett, l'introduction en France de cette doctrine. La période suivante, toute willanique et pourtant française, comprendra les travaux de Gibert, de Cazenave, de Schedel, de Chausit et de Devergie.

Et pendant les quarante ans que cette période a duré, non seulement la langue mais la pensée de Willan-Bateman sera religieusement conservée presque sur tous points et à peu près considérée comme indiscutable.

Mais peu à peu, à mesure que les fondateurs de la religion willanique, de plus en plus, s'enfonceront dans l'histoire, en même temps, des variantes s'introduiront dans les classifications, des modifications seront apportées aux conceptions des premiers fondateurs de la doctrine. Et c'est quand l'anarchie aura de nouveau permis à des personnalités neuves de se produire que nous verrons Bazin survenir en France, Hebra en Allemagne.

L'ère que résume les noms de Cazenave, Schedel, Chausit, Gibert, Devergie, est une ère de travail régulier pendant laquelle beaucoup de points de détails se préciseront peu à peu et sans tapage. Elle n'a point fait le bruit d'une révolution. La science dermatologique n'en a point pour cela peut-être recueilli moins de profit.

CAZENAVE [1]

Ce n'est pas que Cazenave ait ajouté quelque perfection aux classifications willaniques elles-mêmes. Les améliorations qu'il y introduisit sont fort contestables. Ainsi il ajouta la *Pellagre* et le *Rupia* de Bateman (notre ecthyma d'aujourd'hui) au groupe des maladies squameuses de Willan sous le titre d'*Éruptions non spécifiques existant toujours à l'état chronique* [2]. Ce groupe se trouva donc comprendre le *Rupia*, la *Lèpre willanique*, le *Psoriasis*, le *Pityriasis* et la *Pellagre*. Son homogénéité ne me paraît pas supérieure à celle du groupe des maladies squameuses de Willan qu'il remplaçait.

Mais peu importe; malgré tout, malgré ces changements mêmes à la doctrine dont il fut avec Biett le meilleur représentant, Cazenave demeura un willaniste convaincu, pratiquant, et son exposé didactique garde cette précision sèche un peu artificielle mais parfaitement claire qui fut la caractéristique de toute l'école.

Cazenave a beaucoup écrit. C'est lui qui fut le porte-parole de Biett; nous avons signalé plusieurs de ses ouvrages, il nous reste à étudier ce qu'il a dit des maladies squameuses en général, et du pityriasis en particulier, dans trois de ses livres, dans son *Traité des maladies du cuir chevelu* (1850), dans ses *Leçons sur les maladies de la peau*, publiées avec un atlas en 1856, enfin dans sa *Pathologie générale de la peau*, publiée en 1868.

Sa théorie de la desquamation en général est fort supérieure à celle de ses contemporains. « Les lamelles ou squames « en général, dit-il, surmontent des élevures d'un rouge plus « ou moins prononcé. Véritable sécrétion morbide de l'épi- « derme, elles diffèrent *essentiellement* des squames que l'on « observe dans les inflammations vésiculeuses et qui sont le « résultat d'un liquide concrété [3]....

« Dans les affections squameuses, il n'y a pas atrophie

[1] 1802-1877.
[2] CAZENAVE. Cours professé à l'École de médecine, 1841, 1842, 1843, 1844.
[3] CAZENAVE, *Pathologie générale de la peau*, p. 125.

« comme ont dit les uns, ni hypertrophie de l'épiderme comme « ont pensé les autres. Il y a une véritable inflammation du « derme, vitalité exagérée du corps muqueux, transformation « incessante du plasma, renouvellement de la couche cornée « et en définitive hypersécrétion de la matière épidermique. « C'est à un travail analogue qu'il faut attribuer ces desqua- « mations que l'on observe normalement chez certains indi- « vidus, et accidentellement dans quelques cas de maladies, « chez les phtisiques, les cancéreux, etc. C'est au contraire « par le défaut d'activité de cette sécrétion que l'on peut « expliquer la desquamation que l'on observe souvent chez « les vieillards. »

Je note tout cela, d'abord, pour montrer que nos willanistes français ne se basaient point si exclusivement qu'on a voulu le dire sur la forme objective des lésions pour en constituer des familles artificielles, et que par exemple Cazenave ne plaçait point les exfoliations épidermiques, séniles et marastiques dans le pityriasis vrai. Elles ne sont pas pour lui du pityriasis. Je note encore cela pour bien montrer que notre école française d'alors considérait bien les squames pulvérulentes comme des *exfoliations épidermiques* et non (ainsi qu'un texte de Hebra tendra plus tard à le faire croire) comme des hypersécrétions des glandes sébacées [1].

Sur ce point Cazenave est on ne peut plus explicite et son texte ne laisse prise à aucun doute. Car il dira encore : « Ce « mouvement (ascensionnel) incessant (des cellules épider- « miques) à l'état normal, est activé quelquefois d'une manière « incroyable dans l'état morbide, de manière à former les « disques caractéristiques et à fournir une exfoliation si abon- « dante et si incessante, si je puis m'exprimer ainsi, que l'on « a pu dire que les écailles se reformaient instantanément « sous l'ongle qui avait enlevé la première » [2].

Parmi ceux qui ont eu à traiter de l'eczéma, du psoriasis et du pityriasis, Cazenave est le premier à attribuer à chacun de ces types morbides, à très peu près, ce que l'étude anatomo-

(1) *Loc. cit.*, p. 126.
(2) *Loc. cit.*, p. 223.

pathologique d'aujourd'hui attribuera à chacun. La part du pityriasis est peut-être un peu trop strictement mesurée, c'est presque la seule restriction à faire. Un homme de laboratoire souscrirait presque à toutes les opinions de Cazenave aujourd'hui : qu'on en juge.

Voici d'abord ce qu'il dira de l'eczéma du cuir chevelu [1] :

« L'eczéma du cuir chevelu a deux formes : l'une caractérisée par un suintement plus ou moins abondant, l'autre par un état de sécheresse, un état squameux, forme à marche essentiellement chronique et d'une ténacité quelquefois désespérante ».

Et à l'article *Eczéma squameux* [2] :

« Dans certains cas, rares d'ailleurs, les lamelles de l'eczéma affectent en se détachant une disposition toute particulière qui donne à l'éruption un cachet si distinct qu'Alibert avait cru en devoir faire une variété à part qu'il a appelée la *teigne amiantacée.* »

Suit la paraphrase de la description d'Alibert....

Puis Cazenave continue :

« Enfin il arrive le plus souvent que le liquide, peu abondant d'ailleurs, même dès l'origine, se tarisse de bonne heure, et se convertisse en une foule de lamelles blanches, sèches, furfuracées, ne laissant apercevoir que par instants et çà et là des surfaces humides. *Cette forme est souvent la terminaison de l'eczéma humide ; j'en ai observé un grand nombre de cas* ».

Mais « *si la forme squameuse est ainsi et le plus souvent un état secondaire, dans quelques circonstances cependant je l'ai vue se manifester d'emblée* [3] ».

Dans cette forme « presque tout le cuir chevelu est parsemé de petites lamelles très minces, très légères, très peu adhérentes, excepté dans quelques points où elles sont un peu plus jaunes, et où elles recouvrent des places humides, comme au-dessus des oreilles.... L'éruption est accompagnée dans certains cas de démangeaisons très vives, elle

(1) CAZENAVE, *Traité des maladies du cuir chevelu*, 1850, p. 111-112.
(2) *Loc. cit.*, p. 114, § 3.
(3) *Loc. cit.*, p. 116.

« présente d'ailleurs ceci de remarquable, c'est que, sous « l'influence de l'action des ongles, la peau rougit, s'anime et « peut même devenir le siège d'un léger suintement. Il semble « que la maladie passe à l'état d'eczéma humide, pour revenir. « plus tard et par degrés, aux caractères de sécheresse que « nous savons lui appartenir. » A cette forme Cazenave rattache de l'alopécie qui est fréquente, mais dans tous les cas passagère.

Après cette analyse clinique, d'une véracité si parfaite, Cazenave ne pouvait manquer d'ajouter les signes différentiels qui séparent l'eczéma sec du pityriasis, et, en vrai savant, il ne laissera dans l'ombre aucune des difficultés que cette différenciation peut présenter [1].

« J'ai vu souvent la forme squameuse être méconnue, et « l'eczéma en imposer pour une des maladies les plus inté- « ressantes du tégument pileux et avec laquelle, il faut bien le « reconnaître, il présente quelques points de ressemblance; « je veux parler du pityriasis dont j'aurai à faire bientôt « l'histoire et qui, lui aussi, consiste dans une desquamation « des plus abondantes. Cette analogie a pu paraître telle « qu'Alibert a confondu ces deux formes en une seule espèce « (porrigine furfuracée). »

Suit une observation clinique admirable. Il s'agit d'une jeune fille de seize ans, incomplètement formée, atteinte « d'un de ces eczémas secs qui sont tout près, au moins pour « l'aspect, d'un véritable pityriasis ».

« Depuis un an, la jeune fille s'était aperçue qu'en se « peignant il lui tombait de la tête une grande quantité de « lamelles minces, *molles*, de la grandeur à peu près de molé- « cules de gros son.... Il y avait *au front, sur le cou, autour « du cuir chevelu*, des points recouverts de squames minces « mais *distinctement jaunâtres*; dans les cheveux, elles étaient « plus blanches, plus sèches.... Nulle part il n'y avait de « suintement....

« Assurément si, en présence de cet ensemble de phéno- « mènes, on se bornait à un examen superficiel, l'erreur serait

(1) *Loc. cit.*, p. 120.

« possible et même facile, continue Cazenave; mais dans « l'espèce comme toujours, indépendamment des caractères « qui appartiennent en propre au pityriasis et que je décrirai « en leur lieu et place, il me suffira de rappeler ceux qui ne « lui appartiennent jamais, et qui distinguent si bien l'eczéma, « c'est-à-dire l'humidité, et alors même que, comme dans « l'observation ci-dessus, cette humidité n'existe pas, la rou« geur sous les squames, la mollesse des produits lamelleux, « leur couleur jaunâtre, enfin la présence de plaques évidem« ment eczémateuses dans les environs du cuir chevelu. »

Voici la première observation que je connaisse où est présenté « en pied » le type même du *pityriasis* ou d'*eczéma*, sur lequel se sont livrés depuis lors quinze ans de batailles doctrinales et qui prit en 1887 le nom d'*Eczéma séborrhéique de Unna*, nous verrons après quelles vicissitudes [1]!

Quel que soit le nom que Cazenave lui donna, et ce texte, je crois, montre ses hésitations, l'important est moins un nom qu'un fait. Ce qui est certain, c'est qu'en 1850 Cazenave traçait de ces pityriasis ambigus, à squames molles, un peu jaunes, couvrant le cuir chevelu et empiétant sur la peau glabre de ses entours, un portrait d'une exactitude rigoureuse, et qu'il les plaçait sur les confins du pityriasis et de l'eczéma. Je le demande. Y a-t-il beaucoup d'auteurs, aujourd'hui vivants, qui se croiraient en droit d'affirmer davantage et de donner à ce type morbide une classification plus précise?

Donc Cazenave connaissait les divers types d'eczéma du cuir chevelu et les différenciait parfaitement. Il distinguait l'eczéma suintant, l'eczéma sec, et le type à squames jaunes et molles, qu'il fut le premier à décrire et à placer à côté du pityriasis sur les confins du territoire de l'eczéma.

Voyons maintenant comment il envisageait les pityriasis et quelle fut sa part contributive dans leur description.

Il définit le *pityriasis capitis* « une véritable inflammation « chronique du cuir chevelu, caractérisée par une desquama« tion ordinairement très abondante, sans rougeur, sans suin-

[1] N'oublions pas cependant le texte de Roussel que nous avons noté en son lieu sur l'*Herpès squamosus*, type morbide qui correspond très évidemment à la forme généralisée de l'*Eczéma séborrhéique de Unna*.

« tement, *sans la moindre humidité*, compliquée dans la « plupart des cas d'une alopécie plus ou moins complète [1] ».

Aussitôt après, ayant fait une simple mention de la *crasse sèche*, commune sur le cuir chevelu des jeunes enfants (la *calotte* des nourrissons), Cazenave passe à la description du *pityriasis capitis* de l'adulte. Il parle de son début, toujours difficile à surprendre, car il ne présente « ni symptômes géné- « raux précurseurs, ni même de symptômes locaux capables « d'attirer l'attention du malade. Point de gonflement, de « tension, de douleur, mais seulement, et tout d'abord, un état « squameux qui n'est guère appréciable que quand les lamelles, « détachées par l'action des ongles, tombent, en quantité d'ail- « leurs assez restreinte au début; les démangeaisons plus ou « moins vives qui sollicitent le malade à se gratter deviennent « ainsi et très probablement une cause de progrès pour le « pityriasis. Bientôt, en effet, la desquamation augmente... « l'usage des peignes fins, des brosses dures, devient une « cause incessante d'exacerbations sous l'influence desquelles « la desquamation s'accroît sans cesse.... Elle est alors con- « stituée par des pellicules blanches, sèches, très minces, « dépassant rarement la grandeur, en superficie, d'une len- « tille [2]. »

« Une heure après un nettoyage, les pellicules sont renouvelées. Il y a des cas où le grattage avec l'ongle amène incessamment de nouvelles squames tant leur reproduction est soudaine. »

A ce summum d'intensité..., « le pityriasis consiste en une « sorte de flux farineux, si je puis dire ainsi, » extrêmement pénible pour le patient.

L'alopécie est un résultat ordinaire du pityriasis. « Le « cheveu tombe avec une grande facilité. Il n'est pas rare, « quand le pityriasis dure depuis un certain temps, de voir les « cheveux tomber par poignées. »

Cazenave considérait cette chute du cheveu comme une épilation mécanique par la desquamation, le cheveu étant inces-

(1) A. CAZENAVE, *Traité des maladies du cuir chevelu*, 1850, p. 168.
(2) *Loc. cit.*, p. 169.

samment tiraillé par la squame en exfoliation perpétuelle.

« Heureusement que cette alopécie, si rapide, si étendue « qu'elle puisse être, n'est ni absolue, ni définitive. »

Quant à l'évolution du *pityriasis capitis*, la voici :

« Le pityriasis peut ainsi durer pendant un temps indéfini, « avec des intervalles de rémission momentanée et des recru- « descences plus ou moins marquées. Cette affection suit « toujours une marche chronique : elle n'est à aucune époque « accompagnée de chaleur; elle ne donne lieu à aucun des « produits secondaires de l'inflammation. Quand elle touche « à la guérison, les squames sont de moins en moins abon- « dantes; le prurit diminue et cesse; les cheveux reprennent « leur éclat.... Enfin toute desquamation disparaît. »

Cazenave constate qu'on ignore la cause du pityriasis; beaucoup de causes secondes lui paraissent agir; il incrimine le chaud, le froid, le coup de soleil, le peigne fin, les brosses dures, les cosmétiques, les lotions, les teintures. Le sexe féminin y est plus disposé, dit-il, et beaucoup d'auteurs avant lui (Lorry), et après lui (Bazin, Gintrac, etc.) ont fait la même remarque.

Quant aux causes générales du pityriasis, il n'en a reconnu aucune : « Une étude attentive des faits observés ne « m'a pas permis de trouver un rapport, je ne dis pas exact, « mais probable, entre cet état furfuracé du cuir chevelu et « quelque trouble apparent de l'économie. Si l'on interroge « la constitution du malade, on trouve dans la plupart des « cas que l'éruption coïncide avec une santé générale par- « faite [1]. »

Pourtant il note la concomitance de névralgies, il admet « une prédisposition que j'appellerai spéciale de la peau ».

« On a pensé, ajoute-il, que l'apparition de cette maladie « coïncidait manifestement avec l'époque de la puberté. Cette « coïncidence pourrait être vraie sans qu'il y eût de rapport « tant soit peu positif entre la cause prétendue et l'effet sup- « posé [2]. »

(1) *Loc. cit.*, p. 173.
(2) *Loc. cit.*, p. 174.

Enfin, pour lui « le pityriasis n'est jamais contagieux ». Le pityriasis est aisément distingué du *psoriasis* à squames plus larges, plus écailleuses, à distribution figurée, etc.

Le pityriasis doit être distingué aussi des pityriasis secondaires aux fièvres exanthématiques et du *favus sans godets*. Et Cazenave donne en passant une bonne description de ce favus squameux en placards que Dubreuilh appellera plus tard le favus à forme *pityriasique*.

Cazenave insiste surtout sur le diagnostic avec l'*eczéma* et l'*herpès tonsurant*. Avec l'eczéma, j'ai donné d'assez longs extraits de ses descriptions pour qu'il n'y ait point lieu d'y revenir; il insiste surtout sur « la surface rouge, légèrement « humide, quelquefois même un peu suintante », que montre l'eczéma squameux quand on le dépouille de ses squames [1].

Quant à l'herpès tonsurant, on le distingue des pityriasis, aux taches orbiculaires qui le caractérisent, et aux cheveux coupés court qui en garnissent la surface [2].

Dans l'œuvre de Cazenave, il existe encore un chapitre à consulter, lequel concerne à la fois l'objet de la présente enquête et le sujet du premier volume de cet ouvrage [3]. C'est le chapitre qui traite de l'acné sébacée fluente et de l'acné sébacée sèche [4].

On se rappelle que l'acné sébacée avait été décrite non par Willan, mais par Alibert, que Biett avait ajouté l'acné sébacée aux acnés de Willan-Bateman, et que depuis lors cette espèce morbide était demeurée dans la dermatologie [5].

(1) *Loc. cit.*, p. 177.

(2) Cazenave a fourni deux autres descriptions du pityriasis, l'une dans l'article *Pityriasis* du *Dictionnaire de médecine* (1841). Cet article assez bref reproduit les caractéristiques que le même auteur avait concédées au pityriasis dans ses ouvrages plus complets.

La seconde description du pityriasis est donnée dans ses *Leçons sur les maladies de peau*, professées à l'École de médecine de Paris, 1856, grand in-folio avec planches en couleurs. La planche consacrée au pityriasis est mauvaise et, sans la légende, semblerait mieux se rapporter à un état ichtyosique léger *de la face*.

Je note seulement, page 92, un passage où l'auteur met en doute la réalité des *pityriasis généralisés*, admis par d'autres auteurs et qui devaient être des cas d'ichtyose très superficielle.

(3) SABOURAUD, *Les maladies du cuir chevelu*, 1er vol. *Les maladies séborrhéiques*, déjà cité.

(4) CAZENAVE, *Traité des maladies du cuir chevelu*, p. 127.

(5) SABOURAUD, *loc. cit.*, p. 152.

Cazenave avait donc reçu l'acné sébacée avec le reste de l'héritage de Biett. Mais Biett ne l'avait point observée au cuir chevelu. Cazenave l'y avait observée, au contraire, et la classe comme une espèce distincte. Et il la divise en deux variétés, suivant l'aspect que prend la matière sébacée hypersécrétée.

L'une est l'acné sébacée fluente, *la séborrhée vraie*, au sens que Fuchs de Gottingen a donné à ce mot, et au sens que je lui ai restitué. Je n'ai plus à en parler ici, puisque j'ai fait ailleurs son histoire.

L'autre est l'*acné sébacée sèche,* et voici la description qu'en fournit Cazenave :

« Elle est, comme les précédentes, remarquable par l'ab-« sence de chaleur et de prurit et de douleur. Elle se mani-« feste par l'hypersécrétion, souvent inappréciable au début, « d'un liquide sébacé peu abondant. Celui-ci se dessèche et « forme, peu à peu, des plaques plus ou moins étendues, or-« dinairement si minces que le doigt, promené dessus, ne « perçoit pas la sensation d'une saillie appréciable. Elles sont « d'un gris verdâtre, comme sale, très adhérentes. On com-« prend qu'elles constituent, à la longue, un obstacle méca-« nique qui provoque la chute des cheveux et peut déterminer « une véritable alopécie. Celle-ci est souvent le premier phé-« nomène qui attire l'attention et permet de reconnaître l'exis-« tence de l'acné. »

Cazenave fait ici une erreur anatomique en appelant ce type morbide *acné sébacée*, une erreur anatomique moins grosse, mais aussi certaine que celle qui — nous le verrons plus loin — a illustré l'école de Vienne avec Hebra. Il s'agit non d'une sécrétion effusée à la surface de la peau, mais d'une hyperkératose d'un type objectif particulier. C'est là encore une variété de pityriasis, non pas une variété d'acné ou, comme on dira plus tard, de séborrhée.

Quoi qu'il en soit, c'est sur ce texte et sur son erreur de fait, démesurément amplifiée, que Hebra appuiera sa définition fausse de la séborrhée. J'avais donc une double raison de ne pas oublier de le mentionner dans la revue bibliographique

que je poursuis. D'abord ce texte définit d'une façon très précise et véridique un des types morbides que nous devrons étudier nous-même plus loin. En outre l'erreur anatomique que consacra cette définition en a, semble-t-il, partiellement engendré de beaucoup plus graves.

CHAUSIT

Maurice CHAUSIT fut l'élève, et plus tard le gendre de Cazenave. Il a fait un *Traité élémentaire des maladies de la peau* (1855), qui est excellent. L'ouvrage porte en sous-titre : *d'après l'enseignement théorique et les leçons cliniques de M. le Dr Cazenave*. Et en effet, tout le livre est un reflet de l'enseignement du maître. Il manque donc forcément d'originalité. En revanche, le style est net, clair, concis. De ce fait, ce petit livre se trouve être un des meilleurs précis que nous ayons gardés de la doctrine willanique française, et où elle se trouve le plus parfaitement condensée.

Nous y retrouvons le pityriasis avec une définition générale tirée de sa desquamation furfureuse; le *pityriasis capitis*, sans aucune phase suintante et humide, présente quelques bons détails cliniques.

Chausit en décrit sans les distinguer plus précisément trois variétés : 1° la calotte du nourrisson; 2° le pityriasis pseudo-ichtyosique des vieillards; 3° le pityriasis vulgaire de l'adulte.

Il mentionne les squames plus fines dans le pityriasis de la barbe, plus grosses dans le pityriasis du cuir chevelu. En ce siège, « les squames adhérentes par un côté, soule« vées par l'autre, semblent tenir à la base du cheveu luimême.... »

La profusion des écailles épidermiques, leur reproduction incessante, entretenue et sollicitée par les soins de toilette, l'alopécie des pityriasis, tout cela est décrit avec grand soin.

Nous noterons que Chausit, comme Cazenave, fait des

réserves sur la réalité du *pityriasis généralisé* à la totalité de la surface du corps [1].

Chausit sera le dernier à refuser aux pityriasis toute possibilité d'exsudation. « Dans l'eczéma, dira-t-il. la desquama-« tion a été précédée d'une éruption et d'un suintement, ca-« ractères que ne présentent *jamais* les pityriasis [2]. »

En bon willaniste, Chausit décrit à la file les quatre pityriasis, mais nous savons que quelques-unes de leurs étiquettes, celle du *pityriasis nigra*, par exemple, en étaient venues à recouvrir les types cliniques les plus disparates. Pour Chausit, le *pityriasis rubra* n'est pas, comme il est devenu pour beaucoup d'autres de son époque, une grande dermatose exfoliante. C'est, à n'en pas douter, l' « eczéma flanellaire », ce type clinique qui, à la génération médicale suivante, sera l'occasion de tant de discordes doctrinales.

Tout ce qu'en dit Chausit tient en six lignes, mais ces lignes sont définitives, parce qu'elles sont copiées sur la nature, et ne comportent pas un mot de théorie et d'hypothèse :

« *Pityriasis rubra.* — Cette variété rare se montre presque « exclusivement à la poitrine, où elle débute sous forme de « plaques rouges ne dépassant guère les limites d'une len-« tille; elles s'étendent bientôt, acquièrent des dimensions « plus considérables, et sont toujours le siège d'une exfolia-« tion farineuse assez abondante qui tombe et se reproduit « sans cesse [3]. »

Ainsi voyons-nous les élèves, moins préoccupés que les maîtres par les idées théoriques, donner quelquefois des descriptions cliniques plus simples, plus exactes et plus parfaites.

(1) « Le pityriasis n'envahit jamais toute la surface du corps. Il est dou-« teux que les faits de pityriasis général cités par quelques auteurs se « rapportent réellement à cette affection; il est bien plus probable, comme « l'exprime M. Cazenave, qu'il aura été alors confondu avec certaines formes « légères de psoriasis ou d'ichtyose. » (*Loc. cit.*, p. 151.)

(2) *Loc. cit.*, p. 153.

(3) *Loc. cit.*, p. 151-152.

GIBERT [1]

Comme avec Willan-Bateman, comme avec Biett et Cazenave, avec Gibert nous retrouvons la sixième classe des maladies squameuses comprenant l'ichtyose, le pityriasis et le psoriasis.

Gibert conserve de même les quatre classes willaniques; il appellera *simplex* le *pityriasis capitis*, mais il conserve le pityriasis rubra, le pityriasis versicolor et le pityriasis nigra.

Le *pityriasis simplex* est bien décrit. Gibert, le premier je crois depuis Lorry, ose lui donner une phase érythémateuse préalable à la desquamation, une phase en taches rouges que Cazenave aurait certainement, et peut-être avec raison, rattachée à l'eczéma, comme la plupart des dermatologistes français vivant aujourd'hui. Ce phénomène érythémateux prépityriasique dans le pityriasis simplex n'est d'ailleurs mentionné par Gibert que quand son évolution est un peu aiguë. Voici, du reste, en quels termes il en parlera :

« J'ai vu un jeune homme d'une constitution lymphatique,
« chez lequel se reproduisaient constamment, tous les hivers,
« dans le cuir chevelu, les sourcils et les favoris, de petites
« taches rouges de la largeur d'une lentille à une pièce de
« 50 centimes, qui se recouvraient de petites lamelles blan-
« châtres que le moindre frottement détachait [2].... »

Dans l'histoire des pityriasis, Gibert a apporté une plus importante contribution en décrivant le premier le *pityriasis rosé*, qui porte son nom et qui était resté jusqu'à lui confondu parmi les psoriasis et les syphilides secondaires. La description qu'il en donne est vraiment parfaite d'emblée. Bien que le *pityriasis rosé de Gibert* ne se rattache au *pityriasis simplex* que par des liens fort lâches, pourtant nous aurons à en reparler maintes fois, à titre comparatif. Il faut donc que le lecteur sache de quel type morbide il est question quand on le nomme. A ce titre, voici la descrip-

(1) 1799-1866.

(2) Gibert, *Traité pratique des maladies spéciales de la peau*, 2e édit., 1840, p. 300.

tion d'ailleurs très succincte, qu'en avait donné Gibert [1] :

« J'ai observé une autre variété de pityriasis que l'on pour-
« rait désigner sous le nom de pityriasis rosé, et qui offre les
« caractères suivants : de petites taches furfuracées très légè-
« rement colorées, irrégulières, d'une étendue qui ne dépasse
« guère celle de l'ongle, nombreuses et rapprochées, quoique
« séparées toujours par quelque intervalle de peau saine,
« prurigineuses, qui se répandent sur les parties supérieures
« du corps, de préférence sur le cou, le haut de la poitrine,
« le haut des bras, mais peuvent successivement se propager
« de haut en bas, jusque sur les cuisses, en sorte que la
« durée totale de l'éruption, qui s'efface peu à peu dans les
« parties qu'elle avait occupées en premier lieu, à mesure
« qu'elle descend plus bas, se prolonge assez ordinairement
« pendant six semaines ou deux mois. Cette éruption, plus
« commune chez la femme que chez l'homme, s'observe assez
« fréquemment durant la saison chaude de l'année. Elle ne se
« montre guère que dans la jeunesse et chez les individus
« dont la peau est blanche, fine et délicate. »

Telle est la première description de la maladie qui depuis lors a pris et gardé, en France du moins, le nom de *pityriasis rosé de Gibert*. Nous en reparlerons plus loin, lorsque nous montrerons comment, à la génération médicale suivante, les pityriasis willaniques achèveront de s'émietter en types cliniques distincts.

En outre, Gibert a écrit sur la question dont nous retraçons l'histoire une page philosophique que tous ou presque tous les auteurs se sont cru en droit d'écrire, et chacun d'ailleurs différemment :

« On reconnaît facilement, dit-il, que les mêmes erreurs de
« diagnostic auxquelles ont donné lieu, de nos jours, les di-
« verses maladies du cuir chevelu qui peuvent être suivies de
« desquamation, comme le pityriasis, l'eczéma, le psoriasis,
« la teigne, avaient déjà été commises par plusieurs auteurs
« anciens ; d'où la confusion qui s'est introduite dans la
« description de la maladie, dont quelques écrivains ont ad-

[1] GIBERT, *loc. cit.*, p. 402.

« mis, à tort, par exemple une variété humide et une variété « avec excoriations ou ulcérations : ces prétendues variétés se « rapportaient évidemment à d'autres affections, et, en parti- « culier, à l'eczéma du cuir chevelu. Il ajoute que Lorry, très « judicieusement, distingue dans le porrigo les dartres — « humides — qui sont notre eczéma, et les lichens — secs — « qui sont notre pityriasis. »

Nous connaissons déjà l'opinion de Lorry, plus complexe que Gibert ne semble le dire. Les faits, d'ailleurs, ne se prêtent pas à des catégorisations si absolues. Nous ne tarderons pas, dans quelques années, à voir le pityriasis *toujours sec*, de Willan et des willanistes, reprendre avec Rayer une variété *humide*, comme le porrigo avait fait en son temps, lui qui avait primitivement désigné, du reste, les mêmes types morbides.

A. DEVERGIE [1]

A. Devergie était un observateur précis et méticuleux aimant les classifications à l'infini, aimant à découper les grands types morbides en espèces, et les espèces en variétés.

Il était de ces esprits à ce point observateurs du détail qu'il y a pour eux autant de maladies que de malades. Projetant sur les choses leur esprit incapable de grandes synthèses, ils ne voient la nature que sous la catégorie des faits particuliers.

En pathologie dermatologique, son attention s'est portée surtout sur ce que l'on a appelé plus tard les « faits de passage » et ce fut lui qui inventa pour représenter la même idée de *maladie mixte* le nom de *dermatoses composées*.

Un esprit de cette sorte est le contraire de l'esprit des Plenk et des Willan. Mais toutes les formes de cerveaux peuvent servir au progrès des sciences. L'étude de Devergie ne fut pas inutile à l'avancement des questions dont nous retraçons l'histoire.

Comme les willanistes parfaits il définira le pityriasis [2] par

(1) 1798-1879.

(2) Alphonse Devergie, *Traité pratique des maladies de la peau*, 1re éd., 1854, 2e éd., 1857, 3e éd., 1863 (que nous suivrons), *Pityriasis*, p. 340.

la squame seule. Mais les variétés dépendent de la couleur des taches écailleuses ; il appellera donc le *pityriasis capitis*, *pityriasis alba*, les autres resteront le *pityriasis rubra*, *versicolor* et *nigra*. C'est, en somme, la classification de Willan-Bateman, mais il y ajoute des variétés : *fugax*, *perstans*, *diffusa* et *circumscripta*, variétés moins importantes à ses yeux pourtant que les quatre variétés willaniques.

Le *pityriasis alba* (*pityriasis capitis* de Willan et *pityriasis simplex* de Gibert) présente pour Devergie deux variétés : l'une fugace sur la peau glabre, l'autre persistante sur les régions pilaires. Voici comment il parle de celle-ci :

« La seconde variété de pityriasis alba, c'est celle qui est « persistante. Elle constitue le pityriasis du cuir chevelu, des « sourcils, de la barbe et des poils du pubis. Beaucoup plus « commune à la tête et aux sourcils que partout ailleurs, elle « a été décrite par les auteurs sous la dénomination de pity- « riasis capitis. »

La description de Devergie est longue, mais excellente, je la transcrirai textuellement.

« C'est une maladie très commune dans les deux sexes et « principalement chez la femme. Elle débute toujours par une « exaltation de la sensibilité du cuir chevelu, qui se change « bientôt en démangeaison. Celle-ci reste tenace pendant des « mois entiers. En même temps et au début du mal, apparaît « une petite sécrétion d'épiderme qui se détache de la peau « sous la forme de son ou de farine, parcourant ainsi la lon- « gueur des cheveux, en tombant sur les vêtements, de sorte « que le collet des habits des hommes qui en sont atteints se « recouvre continuellement de cette poussière blanche. Les « femmes, qui ont grand soin de leur chevelure et qui s'atta- « chent surtout à faire disparaître tout ce qui peut en détruire « le charme et la beauté, passent alors deux ou trois heures à « leur toilette pour se faire enlever, à l'aide du peigne et des « brosses, la sécrétion de farines épidermiques qui ont pu se « former pendant la nuit ; elles se frottent et se grattent le « cuir chevelu, et alors il arrive ceci : c'est que plus elles « prennent soin de leur chevelure, plus elles apportent de « ténacité dans l'emploi des peignes et des brosses, dans

« l'enlèvement des pellicules, plus elles en accroissent et en « multiplient les effets. La maladie dure pendant un temps « plus ou moins long, quelques mois ou même quelques « années, sans porter atteinte aux cheveux; mais bientôt et « sous l'influence de ses progrès, ceux-ci commencent à tom- « ber; alors on redouble de soins, on accroît l'usage du « peigne, et chaque matin on enlève une masse de cheveux « plus ou moins grande. Chose remarquable, c'est principa- « lement dans les parties supérieures de la tête que la ma- « ladie se montre en premier lieu, et c'est aussi dans ce « point qu'il est ordinaire de voir survenir la chute précoce « des cheveux. »

Alors Devergie entame une assez longue digression sur l'alopécie. Il y paraît d'abord qu'il confond l'alopécie pityrode avec l'alopécie séborrhéique. Il y paraît aussi que les alopécies dans leurs relations avec les maladies infectieuses étaient encore à cette époque assez mal connues. Après la lecture de ce passage on ne sait si l'auteur attribuerait la chute des cheveux qui suit une fièvre typhoïde à la fièvre typhoïde ou à l'absence de tous soins de la tête pendant l'évolution de la maladie. Mais aussitôt après, il revient à la transformation apparente des pityriasis en séborrhée vraie, et ce passage d'une observation clinique vraiment admirable ne peut pas ne pas trouver ici sa place. Le voici : « La chute des « cheveux peut être naturelle, elle peut suivre une longue « maladie où la tête a été tenue enveloppée et les cheveux « non démêlés; elle peut surtout se montrer à la suite des « couches, tout cela sans aucun phénomène appréciable à la « peau, sans *pityriasis*; ce sont donc d'autres conditions « morbides; comme aussi elle peut dépendre d'affections *de « la peau de la tête autres que le pityriasis*, de sorte que dans « le pityriasis, ou la peau seule est malade, ou les bulbes « des poils le deviennent aussi et quelquefois secondaire- « ment. Je suis d'autant plus fondé à établir cette proposition « qu'ayant donné très fréquemment des soins propres à « guérir cet état si commun, la chute des cheveux, j'ai vu « survenir une autre maladie, celle des follicules sébacés, « consécutivement à l'emploi de douches sulfureuses, par

« exemple, et un phénomène tout opposé à celui qui est « propre au pityriasis se produire alors, c'est-à-dire la trans- « sudation graisseuse [1].

« *Il résulte en effet de mes observations que*, dans le *pityriasis* « *chronique de la tête, les cheveux sont toujours secs*, contraire- « ment à ce qu'avance Rayer en vue de rapprocher le pity- « riasis de l'adulte, de la teigne amiantacée d'Alibert, ce qu'il a « fait avec raison; mais Alibert a lui-même confondu la teigne « *amiantacée* avec l'eczéma chronique du cuir chevelu. Eh « bien, si *en présence de ces cheveux secs, on détermine par l'em-* « *ploi de douches excitantes prolongées* une modification utile « à la peau, *en ce sens que le pityriasis disparaîtra et que la* « *chute des cheveux s'arrêtera, on amène*, en continuant les « douches, *une surexcitation des follicules sébacés qui donne* « *alors lieu à une sécrétion huileuse abondante, qui renouvelle à* « *son tour la chute des cheveux. De secs qu'ils étaient, les cheveux* « *deviennent donc très gras et trop gras.* »

Et Devergie poursuivant son analyse clinique impeccable ajoute : « Deux maladies de la peau se sont donc succédé « avec un siège différent, et avec le même résultat final : dans « le passage de l'une à l'autre, l'affection qui amenait la « chute des cheveux s'est guérie; celle-ci a été arrêtée, puis « elle a reparu, alors que des organes étrangers aux bulbes « des poils ont été malades; d'où j'en conclus que dans les « deux cas les bulbes des poils ont été étrangers aux deux « maladies, malgré la chute des cheveux; mais que ces mala- « dies exercent toutes deux une influence sur la nutrition du « bulbe des poils et des cheveux puisqu'elles amènent la chute « de ceux-ci. Quoi qu'il en soit, l'affection accidentellement « développée par les douches est *une* ACNÉ SÉBACÉE. »

Je n'insiste pas sur la perfection de cette description, ce sont les faits mêmes que j'ai étudiés en leur place[2]. Devergie rattache à un effet thérapeutique ce qui n'est ordinairement qu'une évolution morbide spontanée. Prendre un rapport de coïncidence pour un rapport de causalité est une faute que cet

(1) *Loc. cit.*, p. 342.
(2) SABOURAUD, *Les Maladies séborrhéiques*, 1902. Transformation « in situ » du pityriasis simplex en séborrhée huileuse du vertex, p. 203.

auteur a faite bien des fois [1], mais cette réserve faite, l'observation des faits n'en demeure pas moins. Et je ne l'ai retrouvée aussi précise dans aucun auteur.

Poursuivant son analyse, Devergie note l'alopécie séborrhéique diffuse des régions pilaires [2] : « Ce qui se passe aux « cheveux, s'opère de la même manière aux sourcils et à la « barbe, on les voit s'éclaircir peu à peu ; la croissance de « ceux qui restent est suspendue, et enfin ils tombent tellement qu'ils menacent d'une chute complète. »

Puis il revient sur la fréquence de l'alopécie dans le pityriasis pour noter qu'elle ne se produit pas toujours.

« Je dois faire remarquer qu'il est quelques pityriasis que « l'on garde durant des années et même toute la vie sans que « pour cela il en résulte la chute des cheveux....

« Ainsi la maladie *pityriasis* est primitive; elle peut exister « pendant huit ou dix ans dans quelques cas, sans amener la « chute des cheveux; j'en ai vu de nombreux exemples; elle « finit toujours par la produire. La peau seule est-elle « malade? Je le crois. Le bulbe reste-t-il sain? Je ne pourrais « l'affirmer. »

Devergie va même plus loin, jusqu'à signaler une variété de *pityriasis alba capitis* dans laquelle la production épidermique est très abondante, mais dans laquelle les squames sont moins caduques et il ajoute : « C'est peut-être à cette circon- « stance qu'il faut attribuer ce fait que les cheveux tombent « presque tous ». Mais il n'indique pas pourquoi les squames ne tombent pas, il n'a pas remarqué leurs caractères spéciaux, leur mollesse grasse qu'avait vue Cazenave.

Pour Devergie, la *teigne amiantacée* d'Alibert recouvrait des cas de pityriasis et des cas d'eczéma, — ce qui est certain, — car, dit-il, « le pityriasis ne sécrète pas *ordinairement*, et si par « hasard il donnait lieu à une sécrétion accidentelle, ce serait « comme dans les maladies squameuses (il veut parler de « son pityriasis rubra où le fait est remarquable) une trans-

(1) Pourtant il faut dire que le traitement d'une séborrhée huileuse commençante par les excitants énergiques, particulièrement par les savons mordants, comme le savon noir, amène très visiblement une exagération du *symptôme-séborrhée,* du flux visible de sébum.

(2) *Loc. cit.*, p. 342-343.

« piration aqueuse née d'un état suraigu, qui loin d'agglu-
« tiner les cheveux, comme dans l'eczéma, se bornerait à les
« mouiller ».

Alibert, en effet, parle dans sa teigne amiantacée de la sécrétion d'une « humeur glutineuse » que le pityriasis ne montre jamais.

C'est dans l'eczéma qui affecte la tête des enfants que l'on voit surgir une humeur assez visqueuse pour agglutiner les cheveux; « et, continue Devergie, dans la période décrois-
« sante et chronique de cette affection, il se forme des la-
« melles épidermiques, rompues, brisées, qui peuvent être
« prises pour celles du pityriasis ». On ne saurait mieux dire aujourd'hui.

Quant à la description du pityriasis des régions pilaires autres que le cuir chevelu, elle est assez succincte et certainement moins parfaite que celle des pityriasis du cuir chevelu.

« Le pityriasis des cheveux (*sic*) peut aussi se rencontrer
« sur les parties du corps et des membres qui sont couvertes
« de poils; il s'y manifeste par des plaques diffuses et sans
« forme régulière; la peau *farine*, elle est le siège de déman-
« geaisons peu intenses; la maladie n'offre plus alors la même
« ténacité, et au lieu de se développer sur des jeunes gens,
« comme nous l'avons dit quand elle siège à la figure, elle se
« montre sur des personnes adultes de préférence, la peau
« conservant d'ailleurs la couleur qui lui est propre [1]. »

Comme Cazenave, Devergie ne croit pas que les pityriasis soient sous la dépendance d'un état général.

« Il résulte de notre expérience que cette maladie est sou-
« vent indépendante d'un état de la santé générale ou même
« d'une affection des voies digestives et biliaires, non pas
« qu'elle ne puisse s'y rattacher, mais il est beaucoup plus
« commun de rencontrer cette affection avec de bonnes condi-
« tions de santé, que de la voir se relier à un état morbide
« général ou local. »

Ainsi deux des cliniciens les plus avisés que l'école dermatologique française ait jamais eus, deux de nos meilleurs

[1] *Loc. cit.*, p. 344-345.

dermatologistes se refusaient à croire à l'origine diathésique du pityriasis simplex. Le fait est à recueillir et à bien remarquer en passant.

Il n'est que juste également, en terminant cette analyse, de reconnaître quelle part immense Cazenave, Devergie et leurs élèves ont apportée en ce sujet, par l'analyse méthodique et l'observation minutieuse des faits. Beaucoup d'autres auteurs sans aucun doute ont apporté aux mêmes faits une part contributive importante, mais leur part est, en somme, moins valable et pourtant ils sont partout plus souvent cités.

Il est remarquable aussi de voir deux très bons esprits, travaillant à l'ombre de la doctrine willanique, sans doctrine nouvelle, sans tapage, faire plus avancer l'étude de la question que tous les autres. Et pourtant ni Cazenave, ni surtout Devergie ne considéraient le rapprochement des quatre espèces de pityriasis comme absolu. Ils ne considéraient point ces catégories comme constituant un groupe morbide naturel. *Mais ce classement était pratique.* Ils le conservaient donc simplement.

Autre point à mettre encore en lumière. Si nous récapitulons tout ce que nous savons déjà de l'histoire du pityriasis, nous serons frappé de voir (sans esprit de parti et surtout sans chauvinisme scientifique, car c'est bien là le plus absurde de tous), l'énorme part contributive apportée en ce sujet par la dermatologie française. C'est elle jusqu'ici qui a établi point par point tous les côtés importants du sujet. Nous verrons qu'il en sera encore ainsi presque jusqu'au bout, et que l'histoire scientifique des pityriasis est l'une de celles que la dermatologie française aura le plus contribué à édifier à elle seule.

RAYER (1)

RAYER (2) donne aux inflammations squameuses pour carac-

(1) 1793-1867.

(2) RAYER, *Dict. de méd. et de chir. prat.*, t. XIII, 1835, art. *Pityriasis.* — *Traité théorique et pratique des maladies de la peau*, fondé sur de nouvelles recherches d'anatomie et de physiologie pathologiques. Paris, 1re édit., 1826-1827, 2e édit., 1835 (que nous suivrons, 3 vol. in-8° avec atlas de 26 planches).

tère (¹) de s'annoncer par « des élevures ou des taches rou-
« geâtres sur lesquelles se forment, se détachent et se renou-
« vellent des squames, c'est-à-dire des lames ou lamelles
« d'épiderme plus ou moins altéré ».

Il compte six inflammations squameuses : la pellagre et l'acrodynie qu'il écarte comme exotiques, la syphilide squameuse à étudier avec la syphilis, la lèpre willanique (psoriasis figuré), le psoriasis vulgaire et enfin le pityriasis.

Des pityriasis willaniques, il détache deux variétés : le *pityriasis nigra* sous le nom de *mélasma* et le *pityriasis versicolor* sous le nom de *chloasma*.

On peut trouver bon ce déclassement puisqu'il écarte du type principal du groupe (*pityriasis capitis*), des types morbides que chacun croit aujourd'hui ne pas devoir être décrits près de lui. Mais les raisons de Rayer pour les disjoindre ne valaient guère mieux que celles de Willan pour les associer. Rayer les rejette comme *affections pigmentaires*. Il ne garde donc que le *pityriasis capitis* et le *pityriasis rubra*. Encore le premier s'éloigne-t-il considérablement du pityriasis capitis de Willan (²).

Rayer donnera du pityriasis en général la définition suivante. « Le pityriasis est une inflammation chronique et non
« contagieuse de la peau, qui s'annonce par des points et
« plus souvent par des taches rouges sur lesquelles s'établit
« et se renouvelle une desquamation *farineuse* ou *foliacée* de
« l'épiderme (³). »

Et il ajoute : cette inflammation peut se montrer dans un court espace de temps successivement sur presque tous les points du corps (pityriasis général) ou rester bornée à l'une d'elles (pityriasis local).

Il faut faire bien des réserves touchant la conception qu'avait Rayer du pityriasis. Il déclare le pityriasis général

(¹) *Loc. cit.*, t. II, p. 107, § 664.

(²) De tous les auteurs que nous avons déjà étudiés, Rayer est celui qui trace le meilleur résumé bibliographique du sujet. Il prouve à ceux qui étudient après lui le même sujet à quel point il avait pratiqué sur cette question les auteurs anciens. (*Inflammations squameuses. Pityriasis. Historique et observations particulières*, t. II, p. 175 et suiv., § 706.)

(³) *Loc. cit.*, t. II, p. 160, § 694.

une maladie des plus rares [1]. Il lui décrit une phase suintante, un aspect d'intertrigo, un prurit féroce. Il mentionne dans son évolution des troubles généraux qui ne sont pas ordinaires mais qui peuvent survenir et conduire le malade à la mort [2]; il en décrit enfin une foule de variétés individuelles. Autant qu'on peut reconnaître ces types morbides, chacun plutôt crayonné que décrit à fond, je crois qu'il y a dans ces cas, des cas de *pityriasis rubra* du type mieux décrit plus tard par Hebra et sans doute aussi du type des pyodermites que j'ai décrites sous le nom d'épidermite chronique à streptocoque [3].

Les observations que Rayer annexe à ses descriptions didactiques ne sont pas pour éclairer complètement le contexte.

Le « *pityriasis* » de l'observation CXIX [4] paraît un eczéma vrai, celui de l'observation CXX, une érythrodermie difficile à dénommer sûrement. L'observation CXXI, après avoir commencé par une épidermite intertrigineuse de l'aisselle, etc., aboutit après généralisation de l'éruption à tout le corps, à la cachexie, et à la mort. Enfin l'observation CXXII paraît celle d'un érythème scarlatiniforme récidivant. On trouve encore celle d'un eczéma sec de la lèvre supérieure et inférieure. Rayer y mêle des cas de *pityriasis tabescentium*.

Je ne retiendrai donc point la description des pityriasis généralisés de Rayer, mais bien celle du pityriasis capitis.

Comme tous les auteurs précédents, il ne manquera pas d'ailleurs de marquer les confusions faites en ce sujet....

« Le *pityriasis capitis* est de toutes ces variétés la plus fré-
« quente et la plus anciennement connue, mais on l'a souvent
« confondue avec des desquamations consécutives au pso-
« riasis, au lichen et à l'eczéma, et avec celles qui s'opèrent
« sans inflammation du cuir chevelu chez quelques per-
« sonnes [5]. »

(1) *Loc. cit.*, p. 160-161.
(2) *Loc. cit.*, p. 162-163.
(3) SABOURAUD, Étude clinique et bactériologique de l'impétigo. *Ann. de dermat.*, janvier, mars, avril 1900.
(4) *Loc. cit.*, t. II, p. 175.
(5) *Loc. cit.*, p. 163.

Rayer donne ensuite une très parfaite description des taches érythémateuses, qu'on peut observer sous-jacentes aux squames, dans l'eczéma sec du cuir chevelu :

« Après avoir écarté plusieurs mèches de cheveux, si on « examine la peau, on aperçoit, au-dessous des squames, de « petites taches rouges irrégulières, très superficielles, disséminées sur le cuir chevelu. Sur ces points la peau est « luisante, sèche et rude au toucher. Au reste, ces petites « taches rouges ne sont bien distinctes que sur les points où « la desquamation ne s'est pas établie depuis longtemps; à la « suite d'un grand nombre de desquamations, la peau, au lieu « d'être rouge, devient au contraire d'un blanc assez mat sur « les points affectés. »

C'est là certainement l'une des meilleures descriptions que l'on puisse donner des eczémas secs à tendance inflammatoire. Au reste, nous l'avons rencontrée déjà dans Lorry, puis dans Gibert, à peu de chose près. Et même son exposition dans Lorry nous paraît être plus conforme à la vérité. Car ces cas à tendance inflammatoire sont soigneusement distingués par Lorry du pityriasis commun et ordinaire, dont ils sont aisément différenciables. Rayer, au contraire, passe de l'un à l'autre type, du type sec au type humide, par des transitions insensibles. « Il est rare que cette inflammation soit portée « à un plus haut degré d'intensité. J'ai vu cependant quel- « ques malades se plaindre d'une raideur, d'une tension, d'une « vive chaleur, et d'une démangeaison insupportable. »

Et Rayer ajoute :

« Dans cet état, *indépendamment d'une desquamation abon- « dante de l'épiderme*, on observe presque toujours un suin- « tement d'une humeur séreuse, gluante, *analogue à celle que « fournit l'eczéma.* »

« Cette humeur agglutine les cheveux et, lorsque ces acci- « dents ont persisté plusieurs mois, la tête semble enveloppée « dans une espèce de calotte blanchâtre, dont les couches « superficielles ont sur quelques points la plus grande ana- « logie avec l'amiante (Teigne amiantacée d'Alibert). »

Dans d'autres cas, Rayer mentionne la propagation de l'état inflammatoire aux paupières chez les jeunes enfants, au visage, au corps, avec durée « de plusieurs mois à plusieurs années ». Et alors « la tendance à la guérison est annoncée « par la diminution de la sécrétion épidermique et par la ces-« sation du suintement séreux lorsqu'il avait lieu ».

Comme variétés, Rayer mentionne le pityriasis des paupières, des lèvres, de la paume des mains, de la plante des pieds, de l'intérieur de la bouche. Enfin le prépuce même présente une affection analogue.

Si l'on veut bien, après ce bref résumé, se reporter à ce que Lorry écrivait en son temps sur la question, Rayer paraîtra son fils légitime. La filiation de ces deux auteurs est évidente. Qu'on se rappelle bien désormais ce pityriasis local ou général qui affecte le plus souvent le cuir chevelu, mais peut se voir partout ailleurs, qui du cuir chevelu peut gagner la peau glabre, envahir de haut en bas les paupières, les lèvres, le corps, s'accompagner de suintement et guérir par dessiccation et desquamation. Nous le retrouverons plus loin dans la conception de Unna, de son eczéma séborrhéique. Mais, pour éviter les confusions inévitables, il est nécessaire de rappeler que le *porrigo de Celse* et celui de Lorry sont devenus le *pityriasis de Rayer*, et que le pityriasis de Rayer, avec des phases exsudatives possibles et des croûtes, n'a plus beaucoup de caractères communs avec le *pityriasis de Willan*, qui n'en présente jamais....

De même que nous avons vu le pityriasis grec, dont le nom même définit la squame sèche, devenir le porrigo de Celse quelquefois humide, de même le pityriasis, créé à nouveau par Willan pour désigner la squame sèche, après trente ans, revient à désigner des affections à phase humide. Rien ne prouve mieux l'impossibilité où nous sommes, en dermatologie, de cantonner le pityriasis tout à fait en dehors des maladies exsudatives, avec lesquelles il se trouve cliniquement lié. Et décidément Celse et Lorry ont dit l'un et l'autre deux grandes vérités inverses, le premier en trouvant quelque raison de placer son porrigo sec (le *pityriasis capitis*) près des maladies exsudatives, et le second en indiquant comme une chose fondamentale la parenté de son porrigo sec (pityriasis capitis) avec les maladies desquamatives de tous sièges (*lichenes*).

Nous venons de voir varier les opinions de chaque auteur sur ce point, nous les verrons encore varier dans la suite; mais ce que nous verrons uniformément, c'est l'impossibilité où l'on est de faire une démarcation sûre et certaine, entre les maladies exsudatives du type eczéma et le pityriasis simple à squames furfureuses....

L'œuvre de Rayer est immense: il faudrait glaner, en son *Traité des maladies de la peau*, bien d'autres paragraphes disséminés, pour se faire une idée complète de sa doctrine sur ce que nous appelons le pityriasis et sur ses rapports avec l'eczéma et la séborrhée.

On sait que Rayer [1] est l'un des premiers qui étudia les flux séborrhéiques; il avait reçu d'Alibert et de Biett l'*acné sébacée*, mais ce fut lui qui décrivit le premier ce qu'il appela le *flux sébacé*, et que Fuchs cinq ans plus tard dénomma séborrhagie.

Toutefois il est remarquable de voir le terme de *flux sébacé*, dans la langue de Rayer, dénommer aussi des flux *séreux* se concrétant en croûtes mielleuses. Cette confusion entre les *flux gras* et les flux séreux donnant des croûtes onctueuses est très ancienne, nous l'avons observée dans le texte que nous avons cité de Roussel. Mais il est plus étonnant de voir très expressément cette confusion se continuer après Rayer, jusqu'à nos jours, soit dans la langue de Unna, soit dans les descriptions cliniques de Audry (de Toulouse).

SAMUEL PLUMBE

Après Rayer, il faut nécessairement laisser une place à Samuel Plumbe [2], qui essaya de 1824 à 1840 de n'être pas willaniste en Angleterre, mais qui fut le plus souvent un glossateur de Rayer, et très souvent même, comme il le reconnaît en sa préface, un simple traducteur du maître français.

Samuel Plumbe ne trouve pas suffisant de s'appuyer sur la forme extérieure des lésions, mais il veut faire la part des

(1) Rayer, *Traité théorique et pratique des maladies de la peau*, t. III, 2e éd., 1835, p. 699.

(2) Samuel Plumbe, *A practical treatise on diseases of the skin*. London, 1824, 4e édit., 1837.

causes constitutionnelles; et alors on trouve dans son livre toute une classe d'affections ayant une influence salutaire et dépurative comme dans Lorry, cinquante ans plus tôt.

Je n'ai eu en mains que l'édition de 1837 de l'auteur anglais. En ce qui concerne le pityriasis, c'est un contempteur de Willan et un fervent disciple de Rayer. Il définit le pityriasis (¹) : « *Scurfy exfoliation of the cuticle in different parts of* « *the body usually unaccompained by much irritation or fluid* « *secretion.* » Nous sommes loin, on le voit, de la définition willanique.

Il nomme d'abord la calotte des nourrissons. Il constate que quelquefois elle est suivie d'une « *considérable irritation,* « *fluid secretion, and scabling* », ou d'un état très ressemblant au porrigo furfurans (teigne amiantacée d'Alibert).

Pourtant S. Plumbe, d'après les exemples cliniques qu'il donne, sépare mieux que Rayer, à ce qu'il semble, le pityriasis de l'eczéma. Car s'il mentionne dans le pityriasis la déhiscence de squames très fines, tantôt humides et tantôt sèches : « *some* « *soft and moist, others dry and thin scales* », montrant au-dessous d'elle une surface bien près d'être eczématique (²), pourtant il ajoute un trait caractéristique des pityriasis, et que nous connaissons déjà par Chausit : « La peau de la poi-« trine et du dos sont le siège commun de cette forme de « l'affection. » Il ajoute encore que : le cuir chevelu et son pourtour (*its margin*) montrent quelquefois la même humidité sous la squame, la même couleur jaune cuivré de l'épiderme malade, et cette couleur se rapproche du rouge après un lavage ou une friction (³).

Il mentionne la forme circulaire fréquente des taches, leurs festons géographiques, leur dimension restreinte.

Il décrit un pityriasis généralisé qui confine à l'ichtyose, un autre qui paraît bien probablement eczématique et qui est aussi généralisé.

(¹) *Loc. cit.*, p. 241.

(²) « The whole of the parts from which they have been separated, exhi-« biting a rep shining, glossy and sometimes slightly moist surface. »

(³) « The colour of the affected parts when covered by the diseased cuticle « is of a lightish yellow or copper hue; when this has been washed or « rubbed off its approaches more to red (p. 242-243). »

Puis il revient au *pityriasis capitis* (1) pour constater, après tant d'autres, que ses limites sont imprécises, qu'on l'a confondu avec le psoriasis, le lichen, l'eczéma. Il insiste sur le prurit qui signale l'exacerbation de l'état chronique antérieur. Il décrit les écailles : « *a witish powder detached, consisting* « *of minute epidermic squamæ.* » La sécrétion qui les produit est continuelle.... « En écartant les cheveux, on trouve de « petites taches rouges, irrégulières et très superficielles « sous les squames, des taches qui sont disséminées sur tout « le cuir chevelu. La peau s'y montre brillante, sèche et rude « au toucher. La couleur rouge signale les taches récentes, « les taches plus anciennes sont blanches. »

Cette description de ce qui sera plus tard l'eczéma séborrhéique de Unna au cuir chevelu et à la face est calquée sur la description de Rayer ; elle se relie aussi aux descriptions de Lorry et prépare celles de Wilson (2).

« Soit que le pityriasis *capitis* consiste en une desquama- « tion furfureuse, soit qu'il ait pris la forme de la teigne « amiantacée, il peut dans les deux cas s'étendre aux pau- « pières et amener la chute des cils. Chez les jeunes enfants, la « maladie se voit plus communément à la partie supérieure « du front et des tempes; chez les gens âgés, plus fréquem- « ment son extension se fait aux sourcils et, quand elle est « sévère, elle s'étend uniformément sur la face et les diffé- « rentes autres régions du corps.

« Le pityriasis capitis est une maladie toujours longue; il « dure des mois, des années. On reconnaît un prochain amen- « dement de ses symptômes à la diminution des pellicules, « ou quand l'exsudation séreuse, lorsqu'elle est survenue, se « tarit. »

Enfin Plumbe termine, comme Rayer, en décrivant un pityriasis des paupières, des lèvres, un pityriasis circumbuccal, palmaire, plantaire, préputial, vulvaire. C'est la traduction stricte du texte de Rayer.

(1) *Loc. cit.*, p. 250.
(2) *Loc. cit.*, p. 252.

NELIGAN ET BELCHER

La même influence de Rayer se retrouve dans l'œuvre de NELIGAN ET BELCHER (1). Il est assez intéressant de voir que le maître français eut quasi plus d'élèves en Angleterre qu'en France. Sur la question du pityriasis, cet ouvrage se rapproche trop de l'opinion et des textes de Rayer pour mériter plus qu'une mention.

P. BAUMÈS

Vers cette époque, nous trouvons dans BAUMÈS, auteur français de second ordre, quelques détails, cliniquement très exacts, et qu'on ne rencontre pas énoncés dans beaucoup d'autres.

Baumès était un élève d'Alibert, demeuré fidèle aux traditions dermatologiques déjà si vieilles au temps de son maître (2).

« Les éruptions squameuses, dit-il, renferment les érup-
« tions à écailles (squames) et les éruptions à très petites et
« très fines écailles (furfur), c'est-à-dire les éruptions squa-
« meuses proprement dites et les éruptions furfuracées ou
« furfureuses, ce que les auteurs appellent plus particulière-
« ment *pythiriasis* (*sic*). »

Plus loin, il mentionne la forme circinée des *pityriasis du visage et du devant de la poitrine*. Puis il continue : « Ces
« éruptions peuvent-elles consister dans la simple production
« du furfur qui se détache facilement par le moindre frotte-
« ment et est remplacé par un furfur semblable, sans aucun
« changement de couleur ni de texture de la peau sous-jacente?
« C'est ce qu'on voit assez souvent sur le cuir chevelu, où il
« semble parfois que cette production furfuracée s'accom-

(1) MOORE NELIGANS', 2e édition par le Dr T. W. BELCHER, *A practical treatise on diseases of the skin*. Dublin, 1866.

(2) P. BAUMÈS, *Nouvelle dermatologie ou précis théorique et pratique sur les maladies de la peau*. Lyon, 1842, t. II, chap. VI, ordre V. *Éruptions squameuses*, p. 34.

« pagne d'une légère altération des follicules pileux, suivie « de la chute d'une plus grande quantité de cheveux, dont le « retour d'ailleurs a lieu avec facilité.... »

Pour Baumès, les variétés du pityriasis décrites sous les noms *rubra*, *simplex*, *nigra*, *versicolor*..., doivent être énoncées, *mais n'offrent aucune importance médicale* (1).

Comme chez son maître Alibert, c'est au chapitre *Teignes* que sont décrites la plupart des maladies du cuir chevelu. Nous retrouvons la teigne muqueuse, la teigne granulée, la teigne furfuracée, amiantacée, faveuse (2).

Ici il faut se garder d'ailleurs d'une confusion. La teigne furfuracée de Baumès est la teigne tondante ou tonsurante de Mahon. Il dit d'ailleurs explicitement (3) : « Il ne faut pas « confondre avec la teigne furfuracée l'éruption simplement « furfuracée ou érythémato-furfuracée (*pythiriasis* des au- « teurs), qui peut survenir sur le cuir chevelu *comme ailleurs*, « qui se montre surtout chez les adultes, et qui n'offre rien « de particulier, de distinct, si ce n'est que le mouvement « fluxionnaire qui lui donne lieu peut aussi, en enflammant, « non seulement le tissu cellulaire de la peau, mais encore les « bulbes pileux eux-mêmes, déterminer la chute des cheveux, « mais ceux-ci repoussent ensuite le plus souvent. »

Pour la teigne amiantacée, il s'en réfère à Alibert, qu'il cite textuellement (4) :

(1) *Loc. cit.*, p. 42.

(2) *Loc. cit.*, p. 442-456.

(3) *Loc. cit.*, p. 451.

(4) « On regarde ces éruptions (squameuses) comme non contagieuses », ajoute Baumès. Et en note il relate une épidémie de *pityriasis* qu'il appelle dartres furfuracées et qui est très évidemment une épidémie de teigne tondante dont la place devrait être avec ses teignes furfuracées.

Il traite ensuite du mécanisme général des éruptions squameuses et il leur applique un système pathogénétique dont il est l'inventeur et qu'il applique à toutes les éruptions cutanées.

Celles-ci peuvent survenir :

a. Par fluxion par cause externe : type « insolation »;

b. Par fluxion réfléchie : sympathiques de lésions gastro-intestinales;

c. Par fluxion déplacée : suppressions menstruelles, hémorroïdaires;

d. Par fluxion excentrique : s'exerçant par l'intermédiaire du système nerveux (exemple : dermatoses consécutives à une émotion morale);

e. Par fluxion par diathèse : syphilitique ou scrofuleuse;

f. Par fluxion complexe : mélange des précédentes.

On peut dédier, il me semble, cette théorie aux théoriciens d'aujourd'hui.

FUCHS

Fuchs, dont la part fut si grande dans l'identification et la description des séborrhées, n'a pas montré la même originalité lorsqu'il traita du pityriasis ([1]).

Il lui donne comme synonymes les termes suivants : πιτυρίασις, *porrigo* de Celse et de Franck (sans mentionner Lorry); *furfurisca* de Gilbert (Angli); *herpès furfureux volatil* d'Alibert, Kopfschabe, Dandriff.

Le pityriasis est le 8e groupe clinique de Fuchs. Il comprend quatre espèces, toutes caractérisées par la desquamation épidermique.

1° La première est le *pityriasis simplex* (capitis de Willan) brièvement décrit et dont il indique les rapports avec l'alopécie prématurée, comme tous les auteurs du temps, sans séparer l'alopécie pityroïde de l'alopécie séborrhéique;

2° La seconde est le *pityriasis infantilis*;

3° La troisième le *pityriasis senilis*, les deux variétés expressément comprises par Willan et Bateman dans leur pityriasis capitis;

4° La quatrième est le *pityriasis rubra*.

Fuchs ne commet pas la faute d'Alibert, répétée elle aussi en quelques ouvrages des plus modernes, de décrire l'amiantacée à côté du pityriasis. Il le place très loin d'elle quoique dans la même famille des *eczématoses*, dans le groupe des *psydracia*, inspiré d'Alibert, et qui correspond aux *achores* des anciens, à nos eczémas infantiles d'aujourd'hui ([2]).

Notons aussi que la calotte des nourrissons, le *pityriasis neonatorum*, est décrite aux séborrhagia ([3]), erreur que nous avons vu faire à Rayer et que Hebra et son école vont amplifier sans mesure.

([1]) Fuchs, *Die krankhaften Veränderungen der Haut und ihrer Anhänge*, in nosologischer und therapeutischer Beziehung durchgestellt von Conrad Heinrich Fuchs, Professor in Göttingen (1840), p. 121 et suiv.

([2]) *Loc. cit.*, p. 202, 203.

([3]) *Loc. cit.*, p. 227.

BAZIN

Avec Bazin nous quittons, non pas définitivement mais pour un temps, toutes les classifications willaniques. L'œuvre de Bazin ne ressemble à aucune autre. Elle en diffère même à ce point qu'elle exige quelques explications préalables.

Bazin s'est créé, en pathologie générale dermatologique, des conceptions tellement particulières et une terminologie si spéciale, que, tant qu'on ne connaît pas ce que l'on pourrait appeler la règle du jeu scientifique et dermatologique qu'il a inventée, il est impossible de suivre ce qu'il a voulu dire. C'est ainsi que cet auteur — français — se trouve pourtant difficile à lire pour un Français, et que plusieurs de ses contemporains, qui ne s'étaient pas donné la peine d'apprendre sa langue, ne le comprenaient aucunement.

En face d'un état morbide quelconque, Bazin distingue la *maladie*, la *diathèse*, l'*affection*, la *lésion* et le *symptôme;* autant de termes qui demandent une définition. Pour comprendre celles que donne Bazin, il faut de toute nécessité prendre pour exemple la syphilis, car « la syphilis, a dit justement « Cazenave, est le patron sur lequel Bazin a taillé ses mala- « dies constitutionnelles [1] ».

Supposons donc une roséole syphilitique, elle se sera accompagnée d'un peu de fièvre et d'anorexie, voilà des *symptômes;* la *lésion* est la macule légèrement papuleuse dont la répétition à l'infini fait la roséole; la roséole est non pas une maladie (puisque, lorsqu'elle se terminera, la maladie dont elle dépend continuera d'évoluer), mais une *affection générique* comportant à elle seule des degrés, une forme, une évolution, un pronostic, etc.... Enfin la *maladie*, c'est la syphilis.

Eh bien, répétons pour tous les types morbides cutanés la même série de raisonnements, et nous comprendrons le système bazinien.

Ainsi, quand nous rencontrons une *lésion élémentaire :* vésicule, papule, macule, pustule ou squame, elle est caractéris-

[1] A. Cazenave, *Pathologie générale de la peau*, 1868, p. 45.

tique d'un genre, d'une *affection générique*, par exemple d'un eczéma, d'un impétigo, d'un lichen; mais cette affection générique est seulement l'un des tableaux d'une pièce en plusieurs actes qui est : la *maladie constitutionnelle*. De ces maladies, il y en a quatre qui sont : la syphilis, la scrofule, l'ARTHRITIS et l'HERPÉTIS. Encore faut-il ajouter que le patient (qui est le théâtre de l'action) a toujours en lui des prédispositions morbides, des *diathèses* qui influeront forcément sur tous les actes de la pièce et y introduiront des variantes (1).

Bazin définit la maladie « un état accidentel et contre na-
« ture de l'homme, qui produit et développe un ensemble de
« désordres fonctionnels et organiques, isolés ou réunis, si-
« multanés et successifs (2) ».

Il définira l'ARTHRITIS « une maladie constitutionnelle non
« contagieuse, caractérisée par la tendance à la formation
« d'un produit morbide (tophus), et par des affections variées
« de la peau, de l'appareil locomoteur et des viscères, affec-
« tions se terminant généralement par résolution (3) ».

Quant à l'HERPÉTIS, « c'est une maladie constitutionnelle
« non contagieuse, non inoculable, qui se traduit par des

(1) Je simplifie autant que possible l'exposé de ces conceptions compliquées. Au début de son enseignement, Bazin admettait comme maladies constitutionnelles : la scrofule, l'*arthritisme*, la syphilis, la *lèpre*, la *pellagre*, la dartre ou *herpétisme*, le *scorbut* et le *rachitisme*. A l'époque terminale de sa carrière il n'admettait plus au rang de maladie que quatre de ces états constitutionnels : scrofule, syphilis, herpétis et arthritis.

Ses diathèses n'étaient pas moins compliquées, il en avait créé quatre groupes. Le premier comprenant les diathèses *hémorragiques*, *saccharriques*, *séreuse*, *calculeuse*. Le second : les diathèses *purulentes*, *pseudo-membraneuse*, *gangréneuse*. Le troisième : les diathèses *graisseuse*, *fibreuse*, *chondromateuse*. Le quatrième : les diathèses *tuberculeuse* et *cancéreuse*. Notons encore qu'entre l'affection générique et la maladie constitutionnelle Bazin admettait des rapports plus ou moins étroits. En effet, si une éruption quelconque appartient toujours — en dehors de cas prévus — à l'une des maladies constitutionnelles, ou bien elle lui appartient *en propre* (comme la plaque muqueuse appartient à la syphilis); ou bien elle lui appartient à titre d'*affection générique* dont le type objectif sera modifié par la maladie constitutionnelle dont elle relève (ainsi l'eczéma est orbiculaire dans l'arthritis et diffus dans l'herpétis); ou bien à titre d'*affection accidentelle* « n'empruntant au con-
« traire à la maladie constitutionnelle aucun caractère particulier et pouvant
« survenir à toute époque de la maladie, comme les verrues dans la scro-
« fule, comme le vitiligo dans la syphilis, les hémorragies de la peau dans
« l'arthritis, et les hydropisies pour la dartre ». (*Les affections cutanées de nature arthritique et dartreuse*, 1868, p. 70.)

(2) BAZIN, *Les affections de nature arthritique et dartreuse*, 1868, p. 4.

(3) BAUDRON, *Thèse de Paris*, 1864.

« affections spéciales sur les membranes tégumentaires, les « nerfs et les viscères, et qui est principalement caractérisée « par la ténacité, l'invasion progressive et les récidives fré- « quentes des manifestations cutanées [1] ».

Ainsi, ce qu'il faut bien se rappeler toujours quand on lit Bazin, c'est que pour lui, quand il parle de l'ARTHRITIS ou de l'HERPÉTIS, il ne considère pas ces mots comme représentant des tendances morbides individuelles, des prédispositions innées ou acquises; encore moins considère-t-il ces mots comme figurant des êtres de raison créés pour formuler toute une hypothèse et la résumer en évitant des redites. Non, pour Bazin, l'arthritis, l'herpétis sont deux maladies proprement dites, qu'il comprenait comme nous comprenons aujourd'hui la lèpre, par exemple, des maladies chroniques, de développement lent, copiant ou à peu près dans leur évolution celle de la syphilis, pouvant évoluer sourdement pendant des années, et ne se traduire au dehors que par des manifestations cutanées ou viscérales intermittentes : *affections génériques;* lesquelles dépendent de l'*arthritis* ou de l'*herpétis* au même titre que la gomme tertiaire dépend de la syphilis, d'une syphilis qui peut être vieille de vingt ans.

Cette conception se trouve aujourd'hui être partiellement vraie en ce qui concerne la *scrofule*, c'est-à-dire la tuberculose externe. Bien que Bazin ne considérât pas la scrofule comme contagieuse, à cela près, le tableau que l'on en tracerait aujourd'hui se rapprocherait de la conception qu'en avait Bazin beaucoup plus que de celle d'aucun maître de la même époque.

Je ne discuterai donc pas ici le tableau général de la scrofule tel que Bazin l'a fait, après Lalouette d'ailleurs, après Astruc, Hafenreffer et beaucoup d'autres. Mais ce qui est vrai pour la syphilis, et presque aussi vrai pour la scrofule, n'est pas indéfiniment vrai pour toute la pathologie. Cette vue de l'esprit qui consiste à envisager toute la pathologie comme composée d'entités morbides similaires, toutes syphiliformes, est trop évidemment artificielle. Et, en ce qui

[1] BAZIN, *Les affections de nature arthritique et dartreuse*, 1868, p. 92.

concerne l'*arthritis* et l'*herpétis*, je crois que personne n'en suppose plus la conception défendable [1].

Mais laissons là la critique générale de la doctrine, et voyons comment Bazin avait observé les faits :

« Le pityriasis de cause interne, dit-il, est symptomatique « de l'arthritis et de la dartre ; la syphilis et la scrofule ne lui « donnent jamais naissance [2]. »

(1) Les jugements que l'on a portés sur Bazin l'ont été presque toujours en termes excessifs soit en éloge soit en blâme. Pour les uns, c'est un simple idéologue, pour d'autres, c'est le maître dont le nom domine l'histoire de l'École dermatologique française. A mon avis, Bazin est un clinicien consommé, ayant vu clair et juste, presque toujours, partout où il s'agissait de l'observation directe du fait particulier.

Mais c'était en outre un cerveau malheureusement porté aux créations spéculatives et aux discussions d'école. Et on doit le regretter, car il semble bien avoir été moins doué de ce côté que de l'autre.

En certaines de ses parties, son œuvre de Pathologie générale est comparable aux œuvres des théologiens de l'époque byzantine nommant et dénombrant les divers esprits célestes. Bazin classifie à perte de vue les choses dont il ne peut même prouver qu'elles existent. Ainsi sa doctrine prend forcément une allure ésotérique et son enseignement un caractère confessionnel. Aussi a-t-il commandé le respect à bien des gens qui ne l'ont jamais étudié. Cette tendance à révérer ce que l'on ne comprend pas est très humaine. De même la tendance des philosophes à être dupes de leurs conceptions. Cette tendance d'esprit que Bazin présentait à un degré quasi caricatural, beaucoup d'hommes la présentent à l'état de traces. Bazin a eu même parmi les médecins des ascendants innombrables. Il a de même une filiation. Il aura toujours des dévots. On suivrait dans l'histoire de la médecine l'histoire de cette forme de l'esprit. Il faut bien se rappeler qu'à l'origine des temps le médecin et le prêtre étaient toujours un même homme. Dans les organismes sociaux primitifs c'était un organe indifférencié. Et même chez les peuples civilisés, où cet organe est devenu double, il reste toujours un peu du guérisseur dans le prêtre et un peu du prêtre dans le médecin. Que le médecin soit demeuré un apôtre, rien de mieux, mais qu'il reste un mystagogue, cela n'est pas à désirer. Bazin l'est resté toute sa vie.

Vraiment quand on vient de lire par douzaines des phrases comme celles-ci : « Le dartreux présente un caractère d'une susceptibilité très « grande ; il est irascible et porté à la mélancolie ; nous trouvons le con- « traire chez l'arthritique... » on constate forcément que les plus grands observateurs, quand leurs idées générales les obnubilent, en viennent à perdre le sens commun.

Bazin est admirable dans l'étude froide, consciencieuse et aiguë des types morbides pris à part et considérés en eux-mêmes, mais vraiment ses descriptions sont noyées dans un fatras doctrinal dont les meilleures parties valent peu et que notre médecine d'aujourd'hui continue pourtant à traîner comme une défroque.

« Tout le monde n'a pu encore dépouiller l'habit du vieil homme, disait « Cazenave, et même il y a tendance aujourd'hui à le réparer. » (*Path. gén. de la peau*, 1868, p. 231.) Cette phrase mordante semble avoir si peu vieilli en trente-cinq ans, qu'elle sera probablement jeune encore dans un siècle.

(2) BAZIN, *Les affections génériques de la peau*, t. II, p. 543.

Puisque c'est précisément parmi les maladies arthritiques et dartreuses que Bazin a placé les pityriasis, l'importance que nous avons donnée à l'exposé de sa doctrine sur ce point était nécessaire, on n'eût pas compris sans cela ce qui va suivre.

L'ordre des squames de Bateman comprenait trois affections : le pityriasis, le psoriasis et l'ichtyose, celle-ci n'étant qu'*une difformité*, Bazin l'exclut du nombre de celles dont il parlera.

Il définit alors le pityriasis [1] :

« Une *affection* cutanée en voie d'évolution, caractérisée à « sa période d'état par des squames minces, sèches, furfuracées ou foliacées, et siégeant sur des surfaces tégumentaires qui ne font aucune saillie appréciable au-dessus des « parties voisines, offrent une étendue plus ou moins considérable, et présentent ou non un changement dans leur coloration normale. »

L'évolution de cette maladie la sépare de l'*ichtyose*, laquelle est permanente; la sécheresse des squames la sépare de l'eczéma, dont l'exfoliation est humide; quant aux écailles du psoriasis, elles siègent sur des surfaces épidermiques surélevées.

Les pityriasis étant ainsi distingués de toute éruption similaire, combien de types Bazin en admettra-t-il?

Il commence par distinguer en un groupe spécial le pityriasis de cause externe :

1° Un *pityriasis artificiel*, dû au feu du rasoir, à l'impression cutanée trop vive du froid et du chaud, etc.

2° Le *pityriasis alba parasitaire* est l'exfoliation épidermique cornée des plaques de teigne fondante, due au trichophyton tonsurant.

3° Le *pityriasis versicolor*, dû à un épidermophyton découvert par Eichstedt.

Ces trois types morbides spéciaux étant éliminés, Bazin décrira dans l'HERPÉTIS deux formes de pityriasis.

α. Le *pityriasis simple.*

(1) BAZIN, *Les affections génériques de la peau*, 9e leçon, p. 330.

β. Le *pityriasis inflammatoire*, tous deux diffus.

Et dans l'ARTHRITIS :

α. Un *pityriasis rubra*, avec deux variétés : *maculata* et *circinata*.

β. Un *pityriasis circonscrit* avec une variété : *pityriasis acnéique*... tous, pityriasis figurés [1].

Envisageons chacune de ces *affections*, nous verrons, par la précision avec laquelle en sont traités les tableaux, que l'œuvre clinique de Bazin rachète les erreurs philosophiques de sa doctrine.

D'après Bazin, les « *herpétides squameuses* » sont : 1° un pityriasis ; 2° le psoriasis.

Ce pityriasis [2] est celui-là même que Biett avait décrit (Bazin cite sa définition), c'est le pityriasis capitis de Willan-Bateman, décrit déjà par tant d'autres. Il faut en distinguer une forme ne s'accompagnant d'aucune congestion dermique, *pityriasis simple;* une autre qui s'en accompagne, *pityriasis inflammatoire*.

Le pityriasis simple « se montre sous la forme de plaques « irrégulières, grisâtres, accompagnées d'un prurit plus ou « moins marqué; ces plaques ne présentent habituellement « aucune saillie; cependant *elles ont quelquefois des bords légè-* « *rement relevés*.

« Elles sont couvertes de squames petites, peu adhérentes, « et se détachant sous la forme d'une poussière grisâtre. Au « début, les plaques offrent de petites dimensions; elles pré- « sentent la largeur d'une pièce de 50 centimes à 1 franc. « *Elles sont d'abord séparées par des intervalles de peau saine;* « *mais, après une certaine durée, elles se réunissent* et s'étendent « à de grandes surfaces. »

(Je souligne, en ces textes, les points qui me paraissent exprimés pour la première fois ou bien avoir, dans ce sujet, une valeur particulière.)

« Le pityriasis herpétique détermine *des démangeaisons*

[1] Bazin décrit en outre un *pityriasis rubra*, *aigu idiopathique*, s'accompagnant, comme un exanthème, de phénomènes généraux et échappant à notre sujet.

[2] BAZIN, *Les affections cutanées de nature arthritique et dartreuse*, 1868, 2e édit., p. 379.

« vives *qui augmentent sous l'influence* de la chaleur, *des excès* « *de table* ou de l'exposition à la chaleur.

« Il se développe dans toutes les régions; il diffère sur ce « point du pityriasis arthritique, qui occupe toujours les ré- « gions velues. Néanmoins il peut aussi, à l'exemple de ce « dernier, se manifester sur des surfaces garnies de poils. Il « n'est pas rare de l'observer à la tête. Dans ce cas, l'inflam- « mation reste limitée longtemps au réseau papillaire du « derme; elle n'envahit qu'accidentellement le follicule pi- « leux. Il en résulte que les poils sont respectés et que leur « chute n'a lieu qu'après une longue durée de l'affection.... » « Au contraire, le pityriasis *arthritique* s'accompagne fré- « quemment et rapidement de la chute des poils, dont le « bulbe est primitivement affecté.... » Ce pityriasis très chronique guérit par une diminution progressive de ses symptômes, mais il récidive souvent.

Voici une description clinique du *pityriasis simplex* excellente, et certainement supérieure à la plupart de celles que nous connaissons déjà. La précision du tableau du début de cette affection est à opposer à ceux des textes précédents, dont les auteurs s'excusent de n'avoir pu observer précisément comment le pityriasis commence.

Voici maintenant la description de la seconde variété : *pityriasis inflammatoire :*

« Dans cette affection on observe, comme son nom l'in- « dique, un certain degré d'inflammation. Les surfaces sont « rouges, irrégulières, et *parfois un peu saillantes; les squames* « *sont plus larges et plus adhérentes* que celles du pityriasis « simple. Les parties malades sont le siège de cuissons et de « vives démangeaisons, qui entraînent les malades à *des* « *grattages répétés, sous l'influence desquels il n'est pas rare de* « *voir se développer un certain degré d'humidité.* Lorsqu'il oc- « cupe le cuir chevelu, il amène souvent la chute des cheveux, « mais ceux-ci ne tardent pas à repousser, à moins que l'af- « fection ne se prolonge indéfiniment. »

Plus loin, Bazin ajoute :

« En considérant les rapports qui existent entre le pity- « riasis et l'eczéma, M. Hardy est tenté de les regarder comme

« des degrés différents d'une même affection. Pour nous, « nous ne saurions confondre une période de l'eczéma, l'état « squameux, qui persiste longtemps dans l'eczéma chronique, « avec le pityriasis, qui débute d'emblée par l'état furfuracé, « et ne s'accompagne jamais de suintement, à moins d'une « cause irritante accidentelle. »

Pourtant, cette confusion entre l'eczéma sec et le pityriasis qu'il veut éviter, il nous semble bien qu'il la commet lorsqu'il écrit les lignes suivantes (1) :

« Le pityriasis inflammatoire occupe des régions étendues : « *la face*, le cuir chevelu, *le cou*, *les membres*, etc.... Quel- « quefois il s'étend à toute la surface du corps. Il se prolonge « ordinairement pendant plusieurs mois, et présente de temps « en temps des exacerbations. »

Tout cela paraît bien être de l'eczéma.... Nous retrouverons entre temps cette question si difficile, sur laquelle nous aurons à apporter, après tant d'autres, notre contribution personnelle.

Si nous résumons les exposés précédents en quelques lignes, nous dirons que c'est sous le nom de pityriasis HERPÉTIQUE qu'il faut, dans Bazin, rechercher notre pityriasis vulgaire. Son pityriasis herpétique *simple* en est très évidemment le type sec vulgaire, que nous avons déjà tant de fois étudié sous divers noms.

Sous le nom de pityriasis *arthritiques*, Bazin étudie ensuite des types cliniques tout à fait différents des précédents, et qui pourtant appartiennent pour la plus grande part à notre sujet. Ce sont des pityriasis ayant les sièges d'élection des séborrhées, et ayant pour principaux caractères objectifs leur forme figurée, historiée.

Nous en avons déjà vu quelquefois des formes diverses décrites par Biett, par Rayer, par Cazenave et Chausit, mais jamais encore avec la précision que l'on retrouve dans les descriptions de Bazin. Nous les présenterons lorsque nous étudierons, en un chapitre spécial, l'histoire des pityriasis figurés (2).

(1) *Loc. cit.*, p. 582.
(2) Voir ce volume p. 145.

Suivant Bazin, il y a deux types de pityriasis *arthritiques*. L'un est pseudo-exanthématique et généralisé; Bazin l'appelle *pityriasis rubra*, et il en distingue une variété aiguë, maculeuse, qui est le *pityriasis rosé de Gibert*, et une variété circinée qui, à n'en pas douter, est le pityriasis rubra de Chausit, l'affection qui sera décrite par Duhring sous le nom de *seborrhœa corporis*, et vulgairement, à l'hôpital Saint-Louis, sous le nom d'*eczéma flanellaire*.

Pour des cliniciens attentifs, chacun de ces tableaux est une merveille de vérité, de précision. Il n'est que juste de le signaler ici, et de faire remarquer en même temps que toutes ces variétés cliniques, qui même plus tard ont été rangées par les cliniciens sous les étiquettes les plus diverses, étaient toutes et justement décrites par Bazin sous le nom de pityriasis, qui affirmait *leur analogie* formelle, la proche parenté de leur morphologie objective.

La vérité nous oblige à dire pourtant qu'il adjoignait à ces pityriasis des affections qui ne semblent pas devoir leur être jointes, telles que le pityriasis rubra aigu et le pityriaris rosé de Gibert, — l'école moderne revient depuis dix ans à cette opinion) [1] — et surtout que les différences réelles existant entre les *pityriasis figurés* et le *pityriasis simplex* ne justifient pas l'arbitraire séparation qu'en faisait Bazin en plaçant les uns dans le pityriasis arthritique, les autres dans le pityriasis herpétique, c'est-à-dire dans deux maladies constitutionnelles pour lui tout à fait distinctes.

HARDY

La figure intellectuelle de HARDY est assez difficile à bien tracer, car une grande partie de son originalité lui vient de son contraste avec celle Bazin.

Bazin avait compliqué extrêmement les descriptions nosographiques par l'introduction de ses maladies constitutionnelles dans les vieux cadres de la dermatologie. On trouvait,

(1) Voir sur ce point les opinions de Brooke (de Manchester) et de Brocq, p. 184 et 229.

nous l'avons vu, des pityriasis différents dans tous les chapitres de sa dermatologie.

Devant l'intrication de ses doctrines Hardy fut simplificateur à outrance. Pour lui d'abord qui ne voyait dans la dermatologie qu'un coin de la pathologie générale, il ne pouvait s'attarder à l'observation du détail et des types morbides particuliers. L'encyclopédiste s'interdit forcément les sciences spéciales ou, s'il ne veut pas se les interdire, il est contraint de les simplifier artificiellement. Pour ne pas s'interdire la dermatologie, Hardy la simplifia sans mesure. On va lire son texte, je puis donc le critiquer librement. Une seule maladie de peau existe désormais, c'est l'eczéma, dans laquelle rentre le pityriasis, l'impétigo et le lichen.

Il est évident que plus on s'éloigne du détail plus on voit l'ensemble distinctement. Ainsi la meilleure façon de faire disparaître les points épineux d'une science c'est de se placer assez loin d'elle pour ne pas les voir. C'est ce que Hardy fit toujours. L'exposé des faits tels qu'il les comprend est d'ailleurs toujours fait en une langue excellente. Sa lecture en est doublement aisée, puisque les idées exprimées sont simples. Et le lecteur croira toujours savoir la dermatologie qu'il enseigne. Mais si ce lecteur est un homme qui aime plus les faits que les livres, il trouvera toujours que les livres de Hardy détruisent ce qu'il savait et ne lui apprennent rien.

D'abord pour Hardy, un nombre immense de maladies de la peau procède d'une *diathèse* dite *dartreuse*. Or qui dit diathèse dit propension morbide générale de cause inconnue, et la dartre dans la langue de Hardy désignait les maladies cutanées en général. Diathèse dartreuse voulait donc dire propension aux maladies de la peau. Comme idée négative, celle-ci me semble assez caractéristique.

Voilà du reste la définition de Hardy pour qu'on ne m'accuse pas d'exagérer :

« Nous appelons dartres les affections de la peau à lésions « élémentaires différentes, non contagieuses, se transmettant « souvent par hérédité, se reproduisant d'une manière presque « constante, présentant pour symptôme principal des déman-

« geaisons, disposées à s'étendre, à marche habituellement « chronique, et dont la guérison a lieu sans cicatrices, bien « qu'elles s'accompagnent souvent d'ulcérations. Ces affec- « tions sont dues à une disposition générale de l'économie que « nous appelons diathèse dartreuse ([1]). »

En 1858, Hardy admettait quatre pityriasis([2]). En 1862 il n'en admet plus que trois : *pityriasis rubra*, *pilaris*, *et circiné*. C'est que le pityriasis commun était devenu de l'eczéma. Le premier paragraphe du chapitre schématise la tendance d'esprit de l'auteur ([3]).

« A mesure que nous avançons dans l'étude de l'eczéma « nous rencontrons plus d'obstacles à surmonter pour faire « triompher nos idées et pour faire admettre dans un même « genre des affections qu'on a toujours eu tort de considérer « isolément à leur période d'état sans s'inquiéter de leur début « et sans chercher à retrouver la filiation qui les unit à « l'eczéma type dont la description si connue se retrouve dans « les écrits de tous les dermatologistes. Déjà l'assimilation de « l'impétigo à l'eczéma avait trouvé, malgré son évidence, de « nombreux contradicteurs ; que sera-ce donc du pityriasis et « du lichen? Cependant pour peu qu'on fasse un examen « comparé de ces dernières éruptions et qu'on les suive depuis « leur début jusqu'à leur terminaison, le doute nous semble « bien difficile et il suffit d'avoir regardé sans idées pré- « conçues quelques malades atteints d'eczéma pour se con- « vaincre du passage progressif et insensible de la forme « vésiculeuse à la forme squameuse ou papuleuse, et de la « multiplicité des lésions élémentaires qui se succèdent dans « le cours d'une même affection ([4]). »

Donc « le plus commun de tous les pityriasis » le pityriasis communis alba ou simplex « se rattache directement à « l'eczéma dont il n'est que la période ultime, que le dernier « degré et le mode constant de terminaison ».

([1]) Hardy, *Leçons sur les affections cutanées dartreuses*, 1862.

([2]) Pityriasis *alba* ou commun, *rubra*, *nigra*, *pilaris*. *Leçons sur les maladies de la peau*, 1858.

([3]) *Leçons sur les affections cutanées dartreuses*, 1862, p. 85.

([4]) *Loc. cit.*, p. 86.

« Ce pityriasis est diffus et ce caractère le distingue du « pityriasis rosé et circiné; on peut toujours le considérer « soit comme l'expression la plus bénigne et la plus super- « ficielle de l'eczéma, soit comme la terminaison de cette « même éruption qui a pu offrir dans ses périodes précé- « dentes une intensité variée; ce qui revient à dire que ce « pityriasis peut exister d'emblée ou n'être qu'un degré de « l'eczéma. Aucun signe ne permet de distinguer les pityriasis « de ces deux origines et c'est en vain que les médecins willa- « nistes cherchent à établir entre eux des différences spé- « cieuses. La pratique vient donner un démenti formel à ces « prétentions, si bien que nous avons vu dans son service « leur plus chaud défenseur, M. Devergie lui-même, recevoir « des faits la négation complète de ses opinions (¹) ».

« Laissant donc de côté la distinction tout hypothétique « du pityriasis idiopathique et du pityriasis eczémateux, nous « dirons que le *pityriasis diffus, commun* ou *blanc*, est carac- « térisé par une abondance de petites squames épidermiques « blanches, parfois lamelleuses, et dans d'autres cas furfu- « racées. Elles reposent sur la peau de couleur normale ou « bien sur un fond un peu rouge. Elles s'accompagnent de « très légères démangeaisons, et l'on peut dire que la des- « quamation forme le seul caractère important de cette affec- « tion. »

Nous avons vu jadis Lorry exposer sur le même sujet des idées générales quelque peu antinomiques entre elles et qui, poussées à bout, auraient pu conduire leur auteur à des confusions doctrinales semblables à celles-ci. Mais en vrai médecin, Lorry laissait dormir ses conceptions théoriques lorsqu'il observait les faits. Aussi les descriptions des variétés de son porrigo sont-elles aussi vraies aujourd'hui que lorsqu'il les écrivit.

Il est facile par contraste de montrer que Hardy ne voit ces faits qu'au travers de ses convictions doctrinales. Car après l'exposé clinique qui précède, il ajoute :

« Toutefois elle (cette affection, ce pityriasis) tire une

(¹) *Loc. cit.*, p. 87.

« certaine gravité, sinon de son pronostic immédiat, du moins « de son pronostic éloigné. Le pityriasis commun est, en effet, « une maladie dartreuse, et, comme telle, nous pouvons lui « appliquer les principes généraux que nous avons donnés sur « le pronostic des dartres. De plus ce n'est qu'une espèce « d'eczéma et nous en trouvons la confirmation dans le « nombre relativement considérable de malades qui, soignés « par nous pour du pityriasis, notamment de la tête, sont « revenus plus tard nous consulter pour des eczémas francs « survenus en différents points du corps, principalement au « cuir chevelu, à la face et aux oreilles. Il est, d'un autre côté, « un grand nombre de cas où une interrogation conscien- « cieuse du malade révèle un suintement eczémateux, avant « l'apparition de la desquamation, et ces faits comme de juste « doivent rentrer sous la loi commune qui régit le pronostic « des maladies eczémateuses [1]. »

Sans doute, il y a dans ces faits une grande part de vérité, il y a des pityriasis qui se conduisent ainsi. Mais tous ne le font pas et il reste à déterminer s'il est possible de distinguer l'un de l'autre, un pityriasis simple et la phase pityriasique terminale d'un eczéma vrai.

C'est un problème que nous aurons à étudier nous-même. Je me contente ici de rappeler que Lorry distinguait comme spéciales deux formes de porrigo qu'il rapportait aux eczémas (*ad herpetes*), et qu'il déclarait facile de ne pas les confondre avec le porrigo simple, le pityriasis capitis vulgaire.

Plus loin Hardy décrit sous le nom de pityriasis (au pluriel) un groupe d'affections qui, pour lui, sont bien toujours dartreuses mais gardent dans ce groupe une autonomie distincte [2].

« L'eczéma, envisagé comme nous venons de le faire, en y « rattachant les nombreuses variétés anatomiques impétigi- « neuses, lichénoïdes, pityriasiques, comprend à lui seul le « plus grand nombre des affections cutanées dartreuses. Il « existe cependant quelques autres manifestations de l'herpé-

(1) *Loc. cit.*, p. 88.
(2) Chap. IV. *Pityriasis*, p. 153.

« tisme qui se caractérisent par des lésions spéciales et dont « l'histoire est sinon aussi longue et aussi compliquée, du « moins aussi importante que celle de l'eczéma. »

Et alors Hardy distingue les trois pityriasis spéciaux qu'il conserve dans sa classification nosographique dernière. Ce sont le *pityriasis rubra*, le *pityriasis circiné* et le *pityriasis pilaire*.

Son *pityriasis rubra* n'évoque aucun type clinique précis, et je crois impossible de le qualifier nettement aujourd'hui. Peut-être certains cas d'eczéma flanellaire, de pityriasis circiné du devant de la poitrine y demeurent-ils confondus (?). Il en fait le diagnostic différentiel avec le pityriasis simplex, avec le lupus érythémateux, et avec certains psoriasis.

Son *pityriasis circiné* est le pityriasis rosé de Gibert [1].

Enfin son *pityriasis pilaire* est la kératose ou ichtyose pilaire [2].

Je n'insiste pas sur le *pityriasis versicolor* dont Hardy traite dans un chapitre spécial. Ce n'est pas que l'histoire des variations de Hardy sur ce dernier sujet ne soit intéressante, mais elle ne serait pas à sa place ici.

Après ce que nous venons de rappeler, un résumé bref des opinions de Hardy sur le pityriasis est aisé. Il existe un principe inconnu (la diathèse dartreuse) qui est la cause de la plupart des maladies de la peau, et en particulier d'une maladie infiniment vaste et polymorphe qui est l'eczéma. Le pityriasis comme les lichens, comme les impétigos, sont à réunir à l'eczéma, ils s'y perdent comme des ruisseaux dans la mer.

Leur description tient donc en quelques lignes. Les problèmes qui avaient agité tant d'auteurs : la différenciation des pityriasis et des eczémas, la différenciation des pityriasis à squames sèches et des pityriasis à squames grasses, des pityriasis secs et des pityriasis à phase suintante, tout cela naturellement n'a plus de raison d'être, puisque tout cela c'est la même chose. Beaucoup croient simplifier la dermatologie lorsqu'ils la rendent inextricable.

(1) *Loc. cit.*, p. 162.
(2) *Loc. cit.*, p. 164.

ERASMUS WILSON

Je rapprocherais volontiers les idées d'Erasmus Wilson sur le pityriasis et sur ses rapports avec l'eczéma, des idées exprimées en France par Hardy. Ce n'est pas exactement la même terminologie, mais c'est presque la même doctrine. On va pouvoir en juger par la brève analyse qui va suivre (1) :

Pour E. Wilson, « le pityriasis est une inflammation super-« ficielle de la peau, accompagnée d'une desquamation furfu-« reuse semblable à du son, *et d'un degré considérable de prurit.* « Son siège spécial est le cuir chevelu, mais il peut acciden-« tellement se rencontrer aux sourcils, parmi les cheveux *et* « *au sternum*, quelquefois sur la face des jeunes gens et des « enfants ».

Ses signes particuliers sont de la *rougeur*, « de la chaleur, « du prurit, et la desquamation de la cuticule en fines écailles « qui ont été comparées à du son et qui sont quelquefois si « fines qu'on pourrait les dire de la farine ».

N'est-il pas étrange de voir noter parmi les premiers signes du pityriasis vulgaire la *rougeur*, la *chaleur* et le *prurit*, alors que dans la majorité des cas, la rougeur et la chaleur n'existent pas, et que le prurit reste modéré. C'est que, en vérité, l'auteur anglais décrit non pas le pityriasis simplex des willanistes français mais, comme il le dit, l'*eczéma pityriasicum.*

Qu'on se rappelle les descriptions de Lorry, on y trouvera la description de l'eczéma sec pityriasique aussi exacte, aussi parfaite, mais après celle du pityriasis simplex ou vrai (son porrigo simplex) qu'il en différencie expressément. On pourrait donc faire à E. Wilson le même reproche que nous avons fait à Hardy en France d'avoir placé ses idées doctrinales entre lui et les faits qu'il observait. Ses idées doctrinales les lui déforment.

Du reste Wilson un peu plus loin (2) différencie les cas

(1) Erasmus Wilson, *Diseases of the skin*, 1842. London, 5e édit. 1867. *Pityriasis*, p. 174. — E. Wilson donne comme synonymie à ce mot : lepidosis pityriasis (Mason Good), erythema pityriasicum, eczema pityriasicum, psoriasis furfuracea, dartre furfuracée (Alibert), branny tetter, dandriff.

(2) *Loc. cit.*, p. 175.

où le pityriasis siège sur une peau blanche non congestionnée, mais il dira : « Dans d'autres cas, la congestion « vasculaire s'étend plus profondément; il y a un certain « degré d'infiltration séreuse avec écailles plus épaisses « (*coarser scales*). Et c'est là le type commun du pityriasis. » Or, cette proportion est certainement contraire à la vérité, et ces cas d'eczéma pityriasique sont en nombre infime comparé au nombre des gens qui présentent des pellicules simples sans rougeur, sans chaleur, accompagnées d'un prurit très modéré. Mais pour Wilson, ce qu'il veut pouvoir dire, c'est que « ce pityriasis est fréquent chez les personnes de diathèse « eczémateuse, ou comme une suite de l'eczéma capitis ».

Donc Wilson confond le pityriasis vulgaire avec l'eczéma, comme Hardy; mais il fait plus, car nous lisons un peu plus loin :

« Une apparence (*a condition*) qui serait appelée *psoriasis* « sur la surface générale de la peau, sur le cuir chevelu est « appelée *pityriasis.* »

Donc, pour Wilson, non seulement entre l'eczéma et le pityriasis les frontières sont indistinctes, mais il en est de même entre le psoriasis et le pityriasis.

Wilson ajoute même en passant une autre affirmation qui me paraît erronée : cette maladie peut causer la chute des cheveux (*trichorræ*), et l'alopécie peut devenir définitive (*decided*); ce qui n'est pas conforme aux observations des auteurs précédents.

Parlant ensuite du pityriasis des nouveau-nés, il décrit les plaques fendillées que l'on observe sur leur tête comme formées de *substance sébacée*, erreur illustrée, nous allons le voir, par Hebra.

Enfin, pour se résumer, Wilson dira :

« Nous pouvons donc considérer le *pityriasis* comme le « terme convenable pour désigner une congestion de la peau « plus superficielle que celle du psoriasis, c'est en réalité et « simplement *une forme légère de psoriasis*, avec une desquamation plus légère et plus fine [1]. »

[1] *Loc. cit.*, p. 175.

« Dans ce sens, nous appliquons le terme à des taches « écailleuses, petites, circulaires, qui apparaissent sur la face « et le cou des enfants. Dans la majorité des cas, le *pityriasis* « *procède d'une débilité nutritive.* Il est chronique dans sa « nature et s'observe souvent plusieurs années. »

N'est-il pas curieux de juxtaposer les opinions de Cazenave et Devergie à celle de Wilson touchant la pathogénie et l'étiologie du pityriasis. Les premiers n'ont jamais vu qu'il pût être attribué à une cause générale quelconque, et il ne s'accompagne d'aucune altération perceptible de la santé générale. Pour Wilson, il procède d'une débilité nutritive.

Qu'est-ce qu'une débilité nutritive? Est-ce que ces mots pesés sérieusement ont un sens, et pour Wilson, n'est-ce pas seulement une façon d'expliquer la phrase suivante : « Il est « chronique dans sa nature et s'observe souvent plusieurs « années ».

Quand donc les maîtres en dermatologie se refuseront-ils à mettre au même rang les faits expérimentaux certains, les coïncidences cliniques relevées une fois par hasard et les simples hypothèses que leur esprit leur suggère, comme leur esprit suggère à d'autres l'hypothèse inverse?

Dans Erasmus Wilson, il ne faut pas se contenter d'étudier les pityriasis au chapitre du *Pityriasis.* Étant donné que le maître anglais admet son origine eczématique, il faut voir ce qu'il en dira au chapitre de l'*Eczéma*. En étudiant l'eczéma de la tête, Wilson en compte trois formes : la forme *ichoreuse*, la forme *pustuleuse* et la forme *squameuse* ([1]). Et la forme squameuse est le stade terminal de l'eczéma d'abord suintant, ensuite purulent :

« Quand l'eczéma capitis a épuisé son pouvoir sécré- « tant et beaucoup de son activité, le cuir chevelu reste « rouge, rude, épaissi, prurigineux et écailleux. C'est l'*eczéma* « *squamosum*. C'est aussi l'état dit *psore sèche*, auquel le terme « de psoriasis est correctement applicable : la psore qui n'est « plus humide ni suintante (*psora humida*), mais la psore

([1]) *Loc. cit.*, p. 144.

« sèche (*psora sicca*). Psoriasis signifie l'état sec et pruri-
« gineux de l'éruption, et non l'état écailleux qui est une con-
« séquence de l'inflammation.

« L'état écailleux de l'eczéma ou *psora* est traduit par le
« terme de *pityriasis*, qui indique aussi la nature des écailles
« minces, fines et poudreuses, en un mot furfuracées.

« Ces termes cependant représentent trois stades ou trois
« formes d'eczéma : 1° le stade humide et actif ou psora;
« 2° le stade sec et induré, psoriasis; 3° et le stade desqua-
« mant ou pityriasis. »

Il est évident que dans l'évolution de l'eczéma, ces trois stades successifs s'observent, et qu'ils s'observent, on peut dire, constamment. Reste à savoir cependant si le psoriasis, si le pityriasis ne sont que cela; si, en dehors des phases sèches et finement desquamantes de l'eczéma, il n'y a pas un pityriasis, maladie particulière ayant des caractères analogues et pourtant se présentant seul, sans être précédé jamais d'une maladie suintante dont il serait la phase ultime et la conséquence.

Tout cela, Lorry l'avait dit, l'avait vu et observé avec les seules lumières de la clinique, mais ce qui constitue la clinique, c'est l'appréciation personnelle de chaque auteur sur les faits. Les pas en avant qu'un auteur peut faire avec elle, un autre les fait en arrière, en son nom.

HEBRA

Nous arrivons ici à un moment de l'histoire dermatologique générale qui est de ceux que l'on a nommés les *tournants de l'histoire*, et cela est vrai particulièrement en ce qui concerne le sujet dont nous retraçons les vicissitudes scientifiques, *le pityriasis*.

Ce moment de l'histoire est personnifié par la grande figure de Ferdinand Hebra, véritable fondateur et premier maître de l'école dermatologique de Vienne.

Avec Hebra, la question du pityriasis va entrer dans une phase toute nouvelle, les mots et les choses qu'ils représentaient vont une fois de plus repasser au creuset et en sortir transformés, à ce point qu'un nouveau-venu dans la dermatologie, à cette époque, ne saurait pas qu'avant Hebra ces mêmes sujets avaient déjà une longue histoire.

Ici encore l'exposé de doctrines compliquées nous demandera un peu de temps et de patience. Mais leur étude est nécessaire et il n'est pas possible de tronquer des textes indispensables.

Je demanderai d'abord au lecteur la permission de lui rappeler quelques lignes de Plenk, que j'ai déjà recommandées à son attention.

Décrivant le porrigo *farinosa*, Plenk avait dit[1] : « *Cette* « *matière farineuse ou furfuracée paraît être l'humeur sébacée* « *des glandes de la tête* ».

La doctrine tout entière de Hebra sur les pityriasis ne sera que la glose de ce texte primitif, colossalement développée.

La doctrine de Hebra est condensée en un grand ouvrage, son *Traité des maladies de la peau*, dont l'admirable traduction par *A. Doyon* (1869) fut pour la dermatologie française elle-même le point de départ d'une évolution nouvelle.

Dans Hebra, l'histoire des maladies squameuses n'a plus comme jusqu'ici un chapitre distinct, c'est aux séborrhées qu'il faut aller chercher cette histoire. Voici sous quel titre :

Le Chapitre VI comprend : *les anomalies de sécrétion des glandes cutanées*, dont la *division C* comprend : *les affections causées par des états morbides de la sécrétion ou par des changements dans la structure des glandes sébacées.*

Sous ce second titre, il y en a un troisième : *Affections cutanées causées par une sécrétion excessive de sébum.*

Sous ce troisième, un quatrième : *Affections dans lesquelles le sébum est excrété en quantité considérable et où il n'existe pas d'obstacle à son excrétion.*

C'est sous cette rubrique et sous le nom de *séborrhée* que nous allons retrouver les pityriasis d'autrefois. Rien que ces divers titres superposés donnent ce qu'est la définition des états squameux pour le maître de l'École de Vienne, et

(1) « *Materies hæc farinosa vel furfuracea, humor sebaceus glandularum capitis esse videtur.* » (Plenk, *Doctrina de morbis cutaneis*, p. 86.)

prouvent à quel point l'hypothèse de Plenk avait fait fortune dans son esprit.

L'historique du pityriasis fourni par Hebra est celui que nous avons tant de fois lu déjà chez tant d'auteurs. Hebra l'a d'ailleurs imparfaitement étudié, nous sommes en mesure de le dire maintenant. « On ne trouve pas, dit-il, soit « dans les ouvrages de ces auteurs (anciens), soit dans ceux « des chirurgiens et des dermatologistes d'une époque plus « récente (tels que Guy de Chauliac, Ambroise Paré, Mercu- « riali et Lorry), une véritable description de ces maladies « donnant lieu à une production excessive d'écailles et à la « chute des cheveux *et que nous désignons actuellement sous le* « *nom de séborrhée.* »

Nous savons à n'en pas douter combien cette opinion est fausse et injuste, ne fût-ce qu'en ce qui concerne Lorry.

Hebra cite Plenk (sans mentionner, je crois, la phrase de cet auteur, qui pourrait servir d'épigraphe à son chapitre). Il cite Willan, Bateman, Mahon et Alibert avec leur teigne furfuracée et amiantacée « mais il est aisé, ajoute-t-il, de recon- « naître que toutes deux sont simplement des variétés de « *seborrhœa capillitii.* »

Il passe alors à l'histoire des maladies caractérisées par un flux de graisse véritable, il cite Biett et sa *maladie folliculeuse* ou *acné sébacée*, le *flux sébacé* de Rayer. Et il ajoute : « Dans les plus récents traités de dermatologie »... le flux sébacé... « a « été très généralement séparé du pityriasis et décrit plus ou « moins minutieusement sous les différents noms que j'ai « déjà cités. Mais il est en même temps évident, d'après de « nombreux passages de leurs ouvrages que la plupart de ces « écrivains étaient convaincus de la difficuté qui existe sou- « vent à tracer une ligne de démarcation *entre la séborrhée et* « *le pityriasis.* »

Hebra examinant le mode de développement des séborrhées suivant la région et la personne affirme alors que beaucoup de soi-disant *pityriasis* et de soi-disant *ichtyoses* sont des formes de séborrhée. Il s'appuie sur l'opinion de Virchow[1]

(1) VIRCHOW, *Die krankhaften Geschwülste: Dreissig Vorlesungen, etc.* Berlin, 1863. Band I, S. 216. Voici la traduction de son texte : « Les follicules pileux

et aussi sur la description des glandes sébacées et de leurs sécrétions, donnée par Kölliker [1], description certaine-

« sont, comme tout le monde le sait, des dépressions de la peau; leur surface est recouverte par un prolongement de l'épiderme, et les poils qui naissent de leur base peuvent être considérés comme des prolongements de même nature. Ainsi la sécrétion de la surface est toujours de l'épiderme. Dans l'interligne (qui sépare le poil du fourreau épidermique folliculaire) on trouve en plus ou moins grande quantité une matière grasse et onctueuse formée par les glandes sébacées dont les canaux s'ouvrent dans la cavité contenant le poil. Cette matière grasse peut être libre ou renfermée dans des cellules, sa quantité comme on peut le prévoir varie beaucoup suivant le degré d'irritation auquel la peau est exposée, la proportion du nombre et du volume des glandes de la région, et l'extension à laquelle leur sécrétion et leur accumulation peuvent donner lieu. Dans quelques cas il y a à peine des traces de cette substance grasse et le caractère épidermoïdal est certainement prépondérant dans la plupart de ces affections. »

[1] Kölliker, *Mikroskopische Anatomie*. Leipzig, 1850, Band III, Heft I, p. 188. Voici le texte de Kölliker, traduit par Doyon : « Le sébum est une sécrétion qui ne consiste pas, comme la plupart des autres, en un liquide fluide renfermant des éléments figurés. En effet, il peut être composé soit entièrement de cellules chargées de graisse, ou contenir outre ces cellules un mélange de gouttes huileuses libres. Les éléments de cette sécrétion se forment à l'intérieur des extrémités vésiculaires des glandes; ils résultent d'un processus de développement cellulaire avec métamorphose ultérieure que l'on doit supposer avoir lieu de la manière suivante : au fond des extrémités cœcales des glandes, il se fait une formation incessante de cellules. Ces éléments sont d'abord pâles et contiennent quelques granulations: mais ils sont graduellement poussés vers le centre des vésicules glandulaires par la formation de nouvelles cellules qui naissent au-dessous; ils acquièrent bientôt un nombre successivement plus considérable de granulations graisseuses de petit volume, rondes et foncées, dont ils ne tardent pas à se remplir complètement. De cette manière les cellules s'avancent vers les conduits excréteurs, mais avant que l'on puisse positivement dire qu'elles constituent du sébum, elles ont à subir d'autres transformations : d'une part les granulations graisseuses disséminées qu'elles contiennent se réunissent de façon à former seulement quelques globules ou même une seule goutte; d'un autre côté les membranes cellulaires qui au premier aspect (comme celles de l'épithélium des canaux cellulaires) étaient promptement dissoutes par les alcalis, deviennent plus résistantes, et à la fin ressemblent par leurs propriétés chimiques aux écailles de la couche cornée de l'épiderme.

« Maintenant, si cette description est exacte, le processus qui donne naissance au sébum rappelle à beaucoup d'égards celui qui préside à la formation de l'épiderme. Ainsi les jeunes cellules facilement solubles situées au fond des follicules glandulaires, peuvent être comparées à celles de la couche de Malpighi de l'épiderme, pendant que celles moins solubles remplies de graisse et trouvées dans la sécrétion elle-même, correspondent aux cellules de sa couche cornée. Deux autres considérations peuvent encore être présentées en faveur de cette manière de voir : l'une résulte de ce que la couche profonde de l'épiderme qui tapisse le follicule pileux se continue dans les canaux des glandes, et même aussi loin que les cellules les plus éloignées de (l'embouchure de la glande au follicule) leurs extrémités folliculaires; l'autre de ce que l'épiderme lui-même,

ment plus conforme à l'hypothèse de Plenk et Hebra qu'à la vérité.

Appliquant à la pathologie ces conceptions d'anatomie générale, Hebra conclut par la définition suivante :

« La séborrhée consiste en un vice de la sécrétion épider-
« mique (vice de formation cellulaire) produisant du sébum
« qui imprègne cette membrane et y forme soit une enveloppe
« graisseuse ou s'accumule en masses semblables à des
« écailles sur une portion de la peau qui sous d'autres
« rapports est parfaitement saine [1] ».

Et ajoute le texte suivant, qui est *capital* :

« Avant de passer à la description détaillée des phéno-
« mènes produits par cette affection cutanée, je dois en pre-
« mier lieu montrer qu'elle peut présenter deux formes
« distinctes ; je désigne la première sous le nom de *seborrhœa*
« *oleosa seu adiposa* (acné sébacée fluente de Cazenave) et
« l'autre sous celui de *seborrhœa sicca seu squamosa* (acné
« sébacée sèche de Cazenave)[2].

« *Tout différents que soient les symptômes de ces deux variétés,*
« *il n'y a cependant aucune difficulté à prouver qu'elles sont seu-*
« *lement une seule et même maladie. Car nous observons fré-*
« *quemment sur le même individu la totalité, ou en tous cas, la*
« *plupart des caractères appartenant à chacune d'elles.*

« *De plus une seborrhœa oleosa peut se transformer en une*
« *seborrhœa sicca, et finalement en soumettant les produits mor-*
« *bides qui apparaissent dans ces deux affections à un examen*
« *microscopique et chimique, on trouve que dans les deux cas, ils*
« *sont constitués exactement des mêmes éléments, notamment de*

« est dans quelques circonstances, constamment prêt à se détacher et donne
« lieu à des sécrétions qui, selon toute apparence, font chimiquement partie
« de la composition du sébum (je renvoie au *smegma præputii, penis et*
« *clitoridis*).... Ces faits, continue Kölliker, démontrent qu'il y a quelques
« raisons pour comparer les cellules de la sécrétion sébacée avec celles de
« la couche cornée de l'épiderme et qu'il existe une analogie entre le pro-
« cessus donnant lieu à la formation du sébum et celui qui préside à la
« production épidermique ; un dernier argument en faveur de cette opinion
« peut encore se déduire de la manière dont les tissus se sont développés. »

(1) *Loc. cit.*, p. 104-105.

(2) Nous avons déjà dit et prouvé que cette erreur grave de Hebra n'a jamais été faite par Cazenave, sauf dans un texte bref consacré à une modalité très particulière du pityriasis.

« *cellules épidermiques saturées de globules graisseux. Il en est* « *ainsi quel que soit le siège de la maladie, qu'elle prenne la forme* « *d'une S. capillitii ou d'une S. præputii ou de celle appelée* « *pityriasis furfuracea seu amiantacea ou même d'un pityriasis* « *tabescentium diffus, recouvrant une large portion de la surface* « *cutanée.* »

Tel est le texte célèbre de Hebra. Il nous est évidemment plus aisé de le juger aujourd'hui qu'en 1870. En tous cas, ce qui est certain, c'est qu'il renferme presque autant d'erreurs que de mots. Rien n'est plus rare que de voir une séborrhée huileuse se transformer en séborrhée sèche (au sens de Hebra), c'est le contraire qui est fréquent. A l'examen microscopique rien n'est plus différent, soit au point de vue histologique, soit au point de vue histo-chimique, soit au point de vue bactérien que les produits de raclage, comparés, de la séborrhée huileuse de Hebra et de sa séborrhée sèche. Enfin ces produits diffèrent encore du smegma præputial et encore des produits de râclage d'un pityriasis tabescentium. Ce mélange clinique se trouve donc le plus étrange qu'on puisse faire, et le plus hétéroclite.

Entrant dans le détail de son sujet, Hebra décrit alors la *seborrhœa oleosa* des régions glabres. C'est exactement l'acné sébacée de Biett, la séborrhée de Fuchs, celle qui a fait l'objet de mon précédent volume.

A sa suite, il décrit la séborrhée concrète des vieillards et ses croûtes « jaune pâle, jaune brunâtre, grisâtre, gris verdâtre ou même noire (seborrhea nigricans), dont la face « profonde envoie certains petits processus coniques dans les « conduits dilatés des glandes sébacées ».

Ce tableau d'une réalité parfaite ne saurait être méconnu. Hebra donne du reste la synonymie de cette affection : c'est l'*ichtyose sébacée de Rayer*, le *melasma palpebrarum de Neligan*. Alors, analysant l'observation de Neligan, il ajoute ces mots topiques qui donnent la clef de toute la série de ses erreurs : « *Le seul fait que les écailles noires dont la reproduction était* « *indéfinie, pouvaient dans ce cas être enlevées sans aucune lésion* « *de la peau sous-jacente, par une simple et légère friction sur sa* « *surface, permet de conclure en faveur de l'hypothèse que ces*

« *écailles provenaient uniquement de la sécrétion des glandes* « *sébacées.* »

C'est là une erreur de fait considérable; une peau *sans aucune lésion apparente de sa surface* peut donner lieu à une surproduction squameuse ou croûteuse et cela continûment, sans interruption, sans cesser d'être apparemment saine, et sans intervention aucune des glandes sébacées. Je le prouverai.

La séborrhée huileuse des régions pilaires est décrite fort médiocrement dans Hebra. Quand on songe aux faits relevés par Biett, Cazenave et que nous connaissons déjà, quand on se rappelle les si précises descriptions données par Devergie en particulier, on est frappé comparativement de l'insuffisance de celles-ci.

J'abrège pour arriver à la séborrhée sèche dont le nom recouvre nos pityriasis, mais je ne voudrais pas pourtant omettre de rapporter la phrase suivante si loin de nos idées modernes : « Chez les personnes chauves, on a l'occasion de « voir l'épiderme du cuir chevelu couvert d'une substance « huileuse *comme conséquence de cette maladie....* »

Je laisse de côté ce qui concerne la « calotte » du nourrisson : *S. neo-natorum* qui n'est d'ailleurs pas une séborrhée. Je passe également un texte, celui-ci rempli de bon sens et de finesse, où Hebra condamne nos auteurs français pour avoir parlé de la plique polonaise sans en avoir jamais vu d'exemples.

L'auteur arrive enfin à la *seborrhœa sicca* seu *squamosa*, et ici tout est à citer :

« Cette affection consiste quelquefois dans la formation de « pellicules de sébum desséché d'une couleur gris sale ou « jaune pâle, ressemblant à de la bouillie qui aurait subi la « dessiccation et sont fortement adhérentes. La surface de la « peau sous-jacente est saine ou peut être légèrement rouge. « Comme les *crustæ lamellosæ* qui surviennent dans la *S. oleosa* « ces pellicules sont reliées par leur face inférieure à certains « petits processus en forme d'aiguille (*comedones*, Talgpröpfe).

« Les phénomènes produits par la *S. sicca* sont toutefois « d'une nature différente dans d'autres cas. Le sébum des-

« séché prend alors la forme d'écailles semblables à du son,
« restant sur un tégument sain sous tous les autres rapports.
« On enlève facilement ces écailles lorsqu'on se gratte ou
« qu'on se peigne ; elles peuvent aussi tomber spontanément
« à l'état pulvérulent. Cette variété de l'affection a été décrite
« par les auteurs sous le nom de *Tinea* seu *porrigo*, seu *pity-*
« *riasis furfuracea.*

« La seborrhœa sicca présente aussi des caractères diffé-
« rant un peu selon que l'endroit qui en est affecté est ou
« non recouvert de poils [1]. »

Sur les parties non recouvertes de poils, Hebra décrit d'abord la dartre volante du visage, puis les *pityriasis tabescentium*, le tout en dix lignes. Ensuite la description de la « séborrhée sèche » *sur les parties recouvertes de poils* tient en onze lignes. C'est le vieux pityriasis capitis avec la mention du *defluvium capillorum* qui l'accompagne toujours, et « qui est plus gênant que les pellicules » et c'est tout.

Suit un long chapitre intitulé : CARACTÈRES GÉNÉRAUX DE LA SÉBORRHÉE. Il débute par un rappel du *vernix caseosa* que Hebra traite de séborrhée générale, puis de l'*ichtyose congénitale*, bien mal connue à ce qu'il semble encore aujourd'hui (Congrès de Paris, 1900), mais dont on sait au moins qu'elle n'est pas une séborrhée. Puis Hebra revient sur le *pityriasis tabescentium* pour dire que toute déchéance générale peut le provoquer, et sur la « séborrhée du cuir chevelu » pour différencier les croûtes lamelleuses de la calotte du nouveau-né, du pityriasis furfuracé de l'adulte. En passant il énonce cette grande vérité clinique que la séborrhée (telle qu'il la définit) est chez les enfants un phénomène plutôt physiologique que pathologique, la séborrhée de l'adulte étant un trouble pathologique plus sérieux, souvent lié à un état morbide général de nature différente et surtout à la chlorose. Pour lui, la séborrhée de la face est le plus souvent une maladie de l'adolescence comme Erasmus Wilson l'avait dit, mais il ne la rapproche pas étroitement de la formation sexuelle.

(1) *Loc. cit.*, p. 109.

Il décrit, comme analogue à ces états séborrhéiques pelliculaires, un cas où des squames grasses consécutives aux lésions varioliques sont demeurées sur le visage, plusieurs semaines et mois après l'évolution de la variole....

Je n'insisterai pas sur l'hétérogénéité des types morbides que Hebra se trouve réunir ainsi sous le vocable *séborrhée*, mais je donnerai un exemple clair et net des erreurs de raisonnement qui l'ont conduit à cette synthèse excessive.

Hebra parle du *smegma præputii* et *clitoridis* et il dit :

« Les organes génitaux des deux sexes sont souvent aussi « le siège de la séborrhée. » Pourtant « selon Kölliker, ce « smegma n'est formé qu'en partie par les glandes sébacées; « *il consiste principalement en cellules épidermiques* et en « globules graisseux *et ne contient* généralement *qu'un petit* « *nombre de cellules appartenant réellement au sébum.* A l'appui « de cette opinion, il insiste sur le fait qu'on trouve une « substance de cette espèce sur le clitoris, *bien que cet organe* « *ne soit pas pourvu de glandes.* Il affirme en outre que, même « au pénis, les glandes de Tyson sont souvent très peu nom- « breuses, et que, d'après les recherches microscopiques, « quelle que soit l'abondance de ces glandes dans chaque cas « en particulier, la plus grande partie du smegma est com- « posée de cellules semblables à celles de l'épiderme du gland « et des couches internes du prépuce. *Pour ces raisons,* « *Kölliker pense que, même chez l'homme, les glandes de Tyson ne* « *prennent qu'une part très limitée à la production de cette* « *matière.* »

Mais alors il est admirable de voir comme Hebra traite les faits contraires à sa théorie, car il ajoute à cette citation : « Sans vouloir toutefois contester les résultats de ces « recherches microscopiques, je suis obligé de soutenir, au « point de vue de l'observation clinique, que les organes « génitaux sont sujets à être affectés de séborrhée. *A mes* « *yeux, il suffit assurément que l'anatomie ait démontré la pré-* « *sence de glandes sébacées dans ces régions* ; *leur nombre importe* « *peu; et, quand le clitoris lui-même n'en renfermerait aucune,* « elles sont assez abondantes sur la couche interne du pré- « puce (capuchon) pour sécréter, si elles étaient le siège d'une

« maladie, la matière dont l'organe lui-même est recouvert. »

Et alors, quand le smegma se forme ainsi sur le gland en quantité excessive, la région est le siège de phénomènes particuliers, dit Hebra, et c'est *la balanite inflammatoire* qu'il décrit! d'une façon d'ailleurs excellente et véridique. Et pour conclure : « Que les affections en apparence de nature différente dont je viens de parler, dit-il, aient en réalité une origine commune et soient dues à la séborrhée, il est possible jusqu'à un certain point de le déduire de l'observation clinique qui fait voir certainement que la plus commune, la forme chronique de la maladie, peut devenir fréquemment aiguë et *vice versa.* »

Hebra parle ensuite de sa *séborrhée congestive* qui est le lupus érythémateux. Avec l'habitude qu'ont tous ceux qui ont créé un type morbide de vouloir y faire rentrer la dermatologie tout entière (comme Brocq l'a spirituellement dit quelque part), Hebra conclut que ceux qui examineront avec soin les dilatations des pores sébacées dans cette maladie en arriveront à la conclusion que le « lupus erythematosus » de Cazenave est dû en réalité à une modification spéciale des glandes sébacées et de leur sécrétion.

Discutant le problème des *causes de la séborrhée*, Hebra dit plus loin : « On ne peut tirer qu'une ligne arbitraire entre les formes physiologiques et les formes pathologiques de la séborrhée ». Il remarque que parmi les jeunes gens atteints de séborrhée se trouvent beaucoup de jeunes filles chlorotiques, et même des jeunes gens présentant un état analogue à la chlorose. Ces états s'observent aussi chez les convalescents de typhoïde, de scarlatine, chez les femmes en couches, nourrices, et dans les maladies chroniques.

« Dans quelques cas toutefois il est difficile de démontrer que cette affection ainsi que le *defluvium capillorum* qui l'accompagne est liée à une maladie locale ou générale. Car nous voyons quelquefois la séborrhée survenir chez des personnes jouissant d'une bonne santé et chez lesquelles les fonctions de la nutrition s'accomplissent bien; et quoique, dans ces cas, la maladie disparaisse souvent rapidement, cependant elle peut se prolonger quelquefois.

« Dans ces circonstances, nous ignorons entièrement quelles « sont ses causes prédisposantes ou déterminantes. »

La localisation à la sphère du nerf frontal est notée.

« *La seborrhœa oleosa du visage peut, en outre, s'accompagner, dans la plupart des cas, d'une affection pelliculeuse du cuir chevelu.* »

L'embonpoint, l'adiposité et l'alcoolisme sont des facteurs de séborrhée mentionnés à titre de causes générales.

Quant au traitement, il est interne et externe. « Dans beau« coup de circonstances toutefois la séborrhée n'est pas le « résultat d'une maladie constitutionnelle ou du moins elle « est due à des causes que nous ignorons complètement. Par « conséquent, je ne prescris de médicaments internes que « dans les cas où les applications locales sont restées sans « effet. » Les médicaments à utiliser dans ces cas sont le fer et l'arsenic.

Il est curieux de voir des problèmes, qui avaient tant préoccupé les observateurs avant Hebra, agiter si peu celui-ci. Nous avons vu, depuis Celse, tous les dermatologistes préoccupés des *pityriasis humides*, et ne sachant comment interpréter leurs mœurs spéciales. Hebra ne leur consacre que deux lignes. Au-dessous des croûtes de la séborrhée « on « trouve quelquefois la peau rouge et luisante, quelquefois « un peu humide (1) ».

Il n'est pas inutile non plus de voir comment Hebra comprenait les problèmes connexes du problème séborrhéique. Le voici en quelques mots : Dans un sous-chapitre (II) il range les *affections dans lesquelles le sébum est sécrété en quantité excessive en même temps que son excrétion se trouve gênée.*

C'est d'abord le comédon, dont l'étude comprendra la description de l'*acarus folliculorum* de Simon et la discussion approfondie de sa non-valeur dans l'étiologie du comédon. Mais il ne sera aucunement question des rapports du comédon avec les éléments de l'acné polymorphe.

C'est ensuite le *milium* ou *grutum*, accident kystique qui

(1) *Loc. cit.*, p. 121.

ne tient à la séborrhée que de loin et par des liens bien lâches.

Puis vient le *vitilogoïdea*, c'est notre *xanthelasma* d'aujourd'hui, encore une affection sans aucun rapport avec le phénomène séborrhéique, maladie propre et spéciale à étudier dans un chapitre séparé comme une maladie autonome. Puis les verrues et tumeurs sébacées : Bazin les considérait bien comme des accidents de la scrofule, Hebra peut bien les considérer comme des accidents de sa séborrhée. De fait la verrue plate contagieuse est plus fréquente sur les peaux grasses que sur des peaux sèches.

Enfin Hebra termine cette énumération par le *molluscum contagiosum*, qui aime effectivement les téguments séborrhéiques, mais qui pousse de même sur les peaux d'enfant les plus fines et les moins séborrhéiques, et qui est encore une affection autonome très certainement indépendante de la séborrhée, si large que l'on conçoive le cadre de celle-ci.

Il reste encore au maître viennois à dire ce qu'il pense des *affections dans lesquelles la quantité de la sécrétion sébacée est diminuée*. Cela est brièvement fait : « On reconnaît cet état à « ce que la peau, insuffisamment lubrifiée, devient sèche, « plissée, rude, et sujette à se fendiller. En outre, dans « quelques cas, la surface cutanée est recouverte d'écailles « petites, blanches, analogues à du son, « constituant par le « fait l'affection connue sous le nom de *pityriasis*. »

Mais le pityriasis nous l'avons vu étudier parmi les séborrhées. C'est que ce pityriasis de Hebra n'est pas pour Hebra le *pityriasis capitis* de Willan. Sa localisation ordinaire est aux mains chez les blanchisseuses! Il l'appelle *pityriasis simplex localis*. On le rencontre aussi dans le *marasmus senilis*, l'*ichtyose* et le *lichen ruber*.

Résumé. — Avec Hebra nous voyons pour la première fois formulé, nettement et en première ligne, le problème difficile des rapports des maladies squameuses du cuir chevelu avec les maladies grasses, du pityriasis capitis et des séborrhées. Hebra le résout même à sa manière, il englobe le pityriasis tout entier et toutes ses formes parmi les séborrhées. Et dans sa dermatologie le chapitre des séborrhées devient extraordinairement anormal, hypertrophique et pléthorique, contenant beaucoup plus que le double des affections cutanées qui relèvent effectivement d'un état séborrhéique.

S'appuyant, peut-être sans le savoir, sur l'éducation dermatologique reçue de Plenk, sur les idées anatomiques de Kolliker et de Virchow, Hebra oublie ce que l'examen clinique seul peut apprendre au sujet de l'exfoliation épidermique simple. Il oublie les constatations objectives faites par tous les anciens jusqu'à lui.

Pour lui, il le dit, la peau ne peut pas être saine en apparence et sa surface être furfureuse, donc cette furfuration est le produit d'une exsudation glandulaire. Les pityriasis sont donc des séborrhées. Il pousse ce raisonnement faux jusqu'à ses dernières conséquences. Et, comme cette idée est révolutionnaire, elle aura des adhérents, et voici pour cinquante ans une question qui va prendre avec des mots nouveaux une tournure nouvelle. Et, comme les folles théories ne sont acceptables qu'avec une part nécessaire de vérité pratique, celle-ci avait pour elle de relier dans les cadres doctrinaux deux états morbides souvent reliés dans la pratique, les pityriasis à squame sèche et les pityriasis à squame grasse, et ceux-ci à l'hypersécrétion sébacée dont ils s'accompagnent souvent effectivement.

Avec Hebra, on perdait de vue deux faces du problème pour prendre particulièrement contact avec une troisième. On oubliait le mot de Lorry qui reliait les pityriasis (son porrigo) à toutes les maladies lichéniennes et squameuses. On oubliait aussi les raisons cliniques énoncées par Celse et qui rapprochaient les pityriasis des maladies exsudatives, un côté de la question pourtant, qui, depuis Lorry, n'avait pas cessé de préoccuper les dermatologistes, Alibert, Rayer et Bazin surtout. Il faudra attendre Unna pour voir cette question ressusciter. Mais on acquérait cette notion nouvelle qu'une chaîne clinique ininterrompue reliait les pityriasis secs à la séborrhée grasse. Cette notion, à travers des vicissitudes sans nombre, l'étude dermatologique des pityriasis ne la laissera plus disparaître.

KAPOSI

En lisant le livre de KAPOSI [1] on croirait lire l'ouvrage de Hebra son maître, a dit Brocq. Cette remarque est strictement vraie. Mais cette identité devient moins étrange quand on sait que l'ouvrage même de Hebra est partiellement de Kaposi.

Toutefois cette identité nous empêchera de nous attarder longtemps à compulser cet ouvrage. Il ne vaudra pour nous que par les notes admirables de ses traducteurs.

Le mot pityriasis dans Kaposi est toujours pris dans sa seule acceptation séméiologique pour désigner une desquamation furfuracée; à moins que le mot ne soit joint à un qualificatif impliquant au contraire un type morbide défini et autonome : *pityriasis versicolor*, *pityriasis rubra* (de Hebra).

Le pityriasis simplex, pour Kaposi comme pour Hebra, c'est le pityriasis traumatique des mains et des bras des laveuses; exfoliation de la couche cornée épidermique, traumatisée.

Tous les pityriasis, au sens des willanistes français, et le pityriasis capitis de Willan se retrouvent parmi les *séborrhées* [2]. Et sous ce nom on hésite toujours à comprendre s'il s'agit d'une *transformation* ou exsudation *graisseuse* de l'épiderme de la surface ou s'il s'agit de la sécrétion propre des glandes.

« Dans les cas pathologiques, la *sécrétion sébacée* peut se « montrer sur la surface de la peau, en masses plus ou moins « volumineuses qui sont presque exclusivement constituées « par des amas *épidermiques graisseux* [3]. »

Mais, en général, lorsque Kaposi parle ainsi, c'est bien la sécrétion propre des glandes qu'il désigne — exception faite pourtant pour les soi-disant séborrhées du gland et du clitoris,

(1) MORITZ KAPOSI, *Pathologie et traitement des maladies de la peau*. Traduction avec notes et additions d'Ernest Besnier et Adrien Doyon, 1re éd. 1886, 2e éd. 1891.

(2) *Loc. cit.*, t. I, p. 188-194.

(3) *Loc. cit.*, p. 188.

pour lesquelles ses affirmations sont moins nettes que celles de son maître (1).

Nulle part on ne trouve dans Kaposi, pas plus que dans Hebra, l'observation des états eczémateux ou eczématiformes qui suivent les « pityriasis-séborrhée » et qui n'avaient point cessé de préoccuper Cazenave, Rayer, Devergie, et tous les willanistes français.

A la vérité, on croirait un instant que Kaposi en va parler lorsqu'il dit : « Quand on enlève les amas de matière sébacée, « la peau de la tête apparaît lisse et humide, ou bien on voit « des places sans épiderme, eczémateuses..., sécrétant une « matière séreuse collante » (2).

Mais il s'agit de la calotte du nourrisson : *seborrhœa neonatorum*, et jamais la même remarque ne sera faite à propos des « séborrhées » de l'adulte.

Ainsi donc, dans le résumé doctrinal historique que nous poursuivons, Hebra et Kaposi méritent d'être nommés côte à côte, au même titre que Willan et Bateman et parce que leurs opinions sont identiques, et parce que dans l'œuvre commune il n'est pas toujours facile de discerner la part contributive de chacun.

Après Hebra la question des pityriasis se trouve donc entrée dans une phase nouvelle. Très peu d'auteurs demeureront après Hebra ce qu'on était avant lui. On sera pour lui ou contre lui, mais très difficilement se tiendra-t-on en dehors de son influence. C'est même à peine si de temps à autre nous verrons un auteur rappeler le pityriasis capitis et déclarer qu'il existe en dehors de la séborrhée. Presque tous les dermatologistes et des plus considérables acceptant l'hégémonie artificielle des séborrhées acceptent de même la fausse définition du pityriasis par le flux de graisse.

C'est alors qu'on peut voir combien peu d'hommes essaient de se faire leur propre opinion, combien sont nombreux au

(1) « Dans la séborrhée des parties génitales, il est difficile de décider « dans chaque cas, s'il s'agit réellement d'une excrétion exagérée de matière « grasse, ou s'il n'y a pas plutôt une accumulation de produits normaux de « la mue épidermique et de l'excrétion graisseuse » (*loc. cit.*, p. 193, 194).

(2) *Loc. cit.*, p. 189.

contraire ceux qui demandent aux autres de la leur faire. Certes, la cervelle de la plupart des hommes n'est qu'un miroir où les idées des autres se réflètent, mais pourquoi tant d'hommes écrivent-ils pour répéter seulement ce que d'autres leur ont appris? C'est un vice dont on accuse souvent le moyen âge français. Il n'a pas existé qu'en France et au moyen âge, nous le verrons bien par la suite, car on retrouve les traces des erreurs de Hebra jusque dans des ouvrages qui sont d'hier.

Même dans les pays où l'erreur de Hebra est reconnue depuis quinze ans, on y voit ses dénominations erronées survivre même à l'idée qu'elles expriment. Aujourd'hui, où personne en France ne croit plus que la squame soit un exsudat sébacé, on entend encore des médecins dermatologistes qualifier le plus évident pityriasis du nom de séborrhée sèche.

Quoi qu'il en soit, à partir de Hebra, la bataille scientifique est engagée sur ce sujet, et naturellement les opinions sont partagées. Nous aurons donc à examiner successivement en face de ceux qui soutiennent Hebra en ses conclusions ceux qui l'attaquent. Comme toujours d'ailleurs de nouvelles idées surgiront, que cette lutte d'opinions fera naître et parmi elles quelques-unes que les travaux de l'école moderne vérifieront par la suite.

POHL PINCUS

Hebra avait été le premier à vouloir appuyer sur l'anatomie pathologique ses conceptions concernant les états gras et squameux de la peau. Après lui, chacun de ceux dont le nom marquera dans l'histoire se conformera à cette règle qui constituait, en effet, un indubitable progrès, et nous verrons, aussi bien ceux qui partagent les opinions de Hebra que ceux qui les combattent, appuyer tour à tour leur argumentation sur l'anatomie pathologique et même bientôt sur la bactériologie. Ainsi, pendant toute l'époque qui va suivre, entre 1865 et 1887, entre Hebra et Unna en somme, et durant vingt-deux années, les seuls noms qui marqueront dans notre histoire seront ceux des auteurs qui ne se sont pas contentés d'appuyer leur opinion sur la clinique, mais qui ont cherché à donner un appui plus stable à leurs conceptions et qui ont demandé à l'expérimentation de les justifier.

Le premier en date fut Pohl Pincus.

Loin de chercher, comme Hebra, à faire une synthèse gigantesque et prématurée, il se cantonne dans l'étude d'un syndrome particulier. Il publia en 1865 et 1867 deux notes concernant le même sujet, sur le premier et le second stade de l'*Alopecia Pityrodes* (1), type morbide suffisamment désigné par le nom qu'il lui donne.

Pincus récolta par raclage les produits de surface : graisses et squames, dans différents pityriasis, puis il les traita par l'éther pour en épuiser les graisses. Il trouva qu'ils pouvaient garder après cette extraction les trois cinquièmes de leur poids, et l'examen microscopique des déchets ainsi traités montrait la nature cellulaire et cornée de ces produits. Pincus, tout en admettant la proche parenté des états gras et des états desquamatifs, fut donc amené à conclure très affirmativement, qu'on ne pouvait appeler du même nom des exsudations glandulaires et des exfoliations de surface ou, en d'autres termes, qu'il fallait distinguer les pityriasis des séborrhées.

Le deuxième travail de Pincus (2), des plus intéressants en ce qui a trait aux alopécies, parce qu'il est conduit avec l'observation la plus minutieuse et la plus sagace, intéresse moins immédiatement la doctrine. Toutefois, si peu d'auteurs se sont appesantis sur les faits qu'il étudie, que nous présenterons ici un résumé de ses opinions.

Pour Pincus, le second stade de l'alopécie pityrode est caractérisé par la diminution de diamètre du cheveu. Les diamètres des différents cheveux dans une alopécie en voie de formation sont dans le rapport de 5 à 4. Le début de ce deuxième stade est signalé par l'éclaircissement progressif des cheveux, visible au seul examen objectif. Au milieu de

(1) In *Wirchow's Archiv*, 1865 et 1867.

(2) Das zweite stadium der Alopecia Pityrodes. *Wirchow's Archiv*, 1867, p. 322.

cheveux résistants, on trouve des clairières qui deviennent de plus en plus nettes par la disparition des cheveux qui les entourent. Pour être sûr d'observer les mêmes cheveux, Pincus en isolait un groupe en laissant tomber en un point une goutte d'une solution de nitrate d'argent. Peu à peu, il constate que ce point cesse de présenter des cheveux de diamètre normal, il n'en présente plus qu'un de diamètre normal pour deux de diamètre moyen et deux très fins. Plus tard, il n'y a plus aucun cheveu de diamètre normal, bien que tous soient de diamètre différent. Les derniers cheveux sont lanugineux. Or cette observation porta de 1859 à 1865 et l'auteur donne avec les dates, la longueur relative des cheveux tombés, la somme totale de ces cheveux, le rapport réciproque des cheveux pointus (qui n'ont jamais été coupés) à ceux qui ont été coupés et dont le pouvoir de croissance était plus fort ou la durée plus longue.

Il est à remarquer que Pincus, en étudiant l'alopécie pityrode, confond comme un même syndrome la séborrhée sébacée à laquelle nous avons consacré le précédent volume et l'alopécie pityrode vraie, l'alopécie pelliculaire, celle qui peut exister sans aucun flux de graisse concomitante. Aussi, affirme-t-il que l'alopécie est consécutive au pityriasis et cependant qu'elle aboutit à la calvitie définitive. Si, dit-il, les auteurs font commencer l'alopécie plusieurs années après le pityriasis, c'est qu'ils n'ont pas étudié le premier stade de la maladie, et cela est compréhensible, parce que les hommes portent ordinairement les cheveux courts. Pincus va même plus loin dans son observation. Il dit : *lorsque le pityriasis commence à diminuer, les cheveux se raréfient davantage.* Nous comprenons le pourquoi de ce phénomène, c'est parce qu'un état séborrhéique vrai, beaucoup plus alopéciant que le pityriasis lui-même, a remplacé ce dernier; mais Pincus mentionne le fait sans le comprendre. A la longue, dit-il, la chevelure est remplacée par un duvet lanugineux dont chaque poil n'a qu'une durée minime et ce lanugo cesse même de se reproduire à un âge plus avancé de la calvitie.

Fidèle à son exacte observation, Pincus ira jusqu'à dire : *le pityriasis cesse quand le deuxième stade de la maladie com-*

mence, ce qui est le plus souvent vrai. Mais, nulle part, il ne mentionne l'état séborrhéique accusé dont ce stade alopécique s'accompagne.

Les lésions anatomiques mentionnées par Pincus sont banales, et d'ailleurs il est parfaitement vrai de dire qu'il n'y en a pas de spécifiques. Il trouve que les follicules pileux des cheveux malades sont beaucoup plus courts que ceux des cheveux sains, il trouve l'épaisseur de l'épiderme et du derme notablement diminuée, la couche adipeuse sous-cutanée épaissie; il trouve enfin les vaisseaux d'autant plus nombreux et plus larges que la période des cheveux lanugineux est plus avancée.

Pour Pincus, un bon signe clinique de l'*alopecia pityrodes*, c'est l'adhérence spéciale du cuir chevelu au plan profond, qui s'observerait dès le premier stade du pityriasis. Cela permet, dit-il, et je relève cette observation comme très douteuse, de porter, dès le début, le pronostic d'alopécie du vertex. Pincus se demande ensuite quel est le rôle des glandes sébacées dans la production de l'alopécie. C'est une question qu'il laisse sans réponse. En opposition avec la doctrine de Hebra, il affirme l'origine desquamative superficielle du pityriasis. Il préfère donc garder l'appellation de pityriasis, pour désigner ce type morbide, bien que sachant qu'il existe dans les squames du pityriasis une forte proportion de graisse. Les rapports du pityriasis et de la séborrhée sont certains, dit-il, mais ils ne peuvent être tranchés d'une façon absolue.

Tel est le travail auquel nombre d'auteurs dans la suite feront de très gros emprunts. Il en est ainsi de tous ceux qui contiennent des faits d'expérimentation et d'observation étudiés sans parti pris.

TILBURY FOX

TILBURY FOX, comme Pohl Pincus, ne pourra pas se défendre entièrement de l'influence de Hebra, mais il ne se laissera pas inféoder non plus totalement aux doctrines de l'École de

Vienne. Il ne place pas les pityriasis dans les séborrhées, c'est-à-dire parmi les flux glandulaires, il ne les place pas non plus dans les inflammations squameuses, où l'on ne trouve décrits que le *pityriasis rubra* et le *psoriasis*. Le *pityriasis simplex* est rangé parmi les maladies hypertrophiques [1].

J'ai douté, écrit Fox, de la position à assigner au pityriasis « *dans lequel, en règle, il n'existe qu'une simple hyperformation de squames épithéliales*. Je pense qu'il est meilleur de le placer dans le chapitre des hypertrophies, quant à présent. »

Pour lui, le pityriasis est une « affection cutanée superficielle, quelquefois accompagnée d'une coloration rosée de la peau, quelquefois de coloration d'une autre espèce, mais toujours exempte de ces altérations de tissu qui ont été observées dans les autres formes élémentaires qu'il a décrites et qui ont d'autres symptômes que la simple desquamation épidermique. L'épiderme est détaché en petites lamelles blanches, ou bien tombe en une fine poussière ou sciure furfuracée. » Et l'auteur anglais ajoute ces mots qui le rattachent nettement aux vieux willanistes : « *There is no exsudation into the skin in ordinary pityriasis*. »

Fox rappelle les quatre variétés de pityriasis de Willan, puis il reprend le *pityriasis simplex* pour le décrire ainsi qu'il suit :

« Le pityriasis simplex, suivant les différents sièges qu'il « occupe, a reçu les appellations de *capitis*, *palpebrarum*, « *pudendalis*, *oris*, *labialis*, *plantaris*, *pilaris*. L'histoire, dans « tous les cas, est la même : un *léger prurit*, une *tache rouge* « apparaît, et alors de blanches écailles se forment en ce « point et se détachent constamment; *quelquefois une zone* « *rouge legère* circonscrit la tache écailleuse. Les écailles « sont continuellement rejetées et reproduites; il n'y a pas « d'autres changements.

« La maladie se rencontre sur le corps des femmes déli- « cates et des enfants, spécialement à la tête où elle con- « stitue une variété de « dandriff ». Le pityriasis est surtout « une maladie du jeune âge. Il est surtout confondu avec la

(1) TILBURY FOX. *Skin diseases, description, pathology, diagnosis and treatment*, 3e édit. 1873. p. 331.

« séborrhée; en fait, la séborrhée fait la grosse quantité des « cas de « dandriff » et est souvent mal nommée pityriasis « capitis [1]. »

Par ce dernier texte, on peut mesurer que Hebra n'a pas été sans influence sur l'auteur anglais et, en effet, pour Fox, tout *pityriasis capitis* dont les squames apparaissent grasses est une séborrhée. Bien peu d'auteurs garderont assez leur indépendance devant l'observation des faits, pour oser s'opposer à l'opinion de Hebra sur ce point, même quand ils s'y opposeront sur tous les autres.

Fox place le siège du pityriasis dans les couches profondes de l'épiderme. Il résulte pour lui d'un excès dans la formation des cellules de la cuticule et cela « implique une débilité nutri- « tive résultant peut-être d'une hérédité particulière, mais « développée par tous irritants quelconques ». Lorsque Fox traitera du diagnostic différentiel du pityriasis, il rencontrera le diagnostic différentiel si litigieux du pityriasis avec la séborrhée. Son opinion sera aussi peu claire que possible. « On ne confondra pas les squames du pityriasis avec celles « de la séborrhée, lesquelles, dit-il, sont ternes, blanches et « sales, collées à la surface et faites d'un mélange d'écailles « épithéliales et d'une large quantité de matières grasses; « dans la séborrhée, les glandes sébacées sont souvent notées « comme distendues.... »

Après avoir différencié le pityriasis de la *trichophytie*, Fox le différenciera de l'*eczéma*, en ce que les squames du pityriasis ne s'accompagnent pas d'exsudation et ne comprennent pas de produits inflammatoires. Dans ce pityriasis il y a peu d'inflammation, dit-il, peu de vésicules, pas de pustules, peu de prurit, et il termine par ces mots où se révèle le souci de l'expérimentation : « Dans tous les cas de maladies squa- « meuses, je tiens qu'un examen microscopique devrait être « fait de façon à déterminer la nature de l'écaille comme épi- « théliale (pityriasis), ou grasse (séborrhée), ou séreuse « (eczéma, herpès). »

(1) « It is mostly confounded with seborrhœa; in fact seborrhœa contri- « butes the great bulk of cases of « dandriff » and is often misnamed pity- « riasis capitis. »

En dehors de ce premier texte, il n'est pas inutile de rechercher d'autre part la description que Tilbury Fox donnera des séborrhées ; on trouve la séborrhée décrite parmi les affections des glandes sébacées [1], dans le groupe des maladies par troubles fonctionnels, et il définit cet état morbide en traduisant presque Füchs de Göttingen : « *augmented secretion of fatty matter, sebaceous flux* ». Il n'en distinguera que les variétés : fluentes, concrètes, cornées; il parlera de la calotte du nourrisson sous le nom de « *seborrhœa capillitii* » et il s'inscrit par avance contre l'assimilation que Unna fera plus tard de ces cas avec son eczéma séborrhéique. Cette séborrhée n'est pas un eczéma, mais elle peut devenir le point de départ d'un eczéma « *and may excite eczéma* ».

La séborrhée chez les adultes fait les variétés les plus communes de la crasse cutanée. Chez les gens âgés ou cachectiques, elle est en rapport avec leur déclin (*pityriasis senilis, tabescentium*, etc.), il croit même au mélange de la séborrhée et de l'ichtyose.

Il est encore intéressant de rechercher ce que Tilbury Fox pense de l'*eczema capitis* et de ses rapports avec le *pityriasis*. A ce sujet, il fera les mêmes remarques jadis expressément énoncées par Lorry. Il distinguera dans l'eczema capitis un stade croûteux, qui est l'ancienne teigne amiantacée d'Alibert et un stade terminal très desquamant, mais qu'il ne confond pas avec le pityriasis vrai : « a state *like* pityriasis is produced », dit-il.

Si l'on résume en quelques mots les doctrines du maître anglais, on peut voir qu'il n'admet pas la disparition de l'espèce willanique : *pityriasis simplex* et son absorption totale dans la séborrhée. Il sépare le pityriasis de la séborrhée et de l'eczéma, il s'en réfère pour cela aux caractéristiques anciennes que Willan en avait données, à l'exfoliation *sèche* de la cuticule épidermique, et il invoque même le microscope pour différencier le pityriasis de la séborrhée et des eczémas. On serait encore en droit de réclamer des auteurs modernes qu'ils se conformassent à ces prescriptions de technique

(1) *Loc. cit.*, p. 486.

indispensables; elles ne sont pas plus pratiquées aujourd'hui qu'alors; mais il faut dire, à la décharge de nos contemporains, que le problème de cet examen microscopique est moins simple qu'il ne paraît l'être tout d'abord.

MALASSEZ

Avec Malassez, s'ouvre pour ce sujet la période bactériologique qui se continuera jusqu'à nous [1].

Est-il utile de dire, d'abord, que personne en France n'accorda à ces premières recherches et à leurs résultats aucun crédit, même lorsque ces recherches eurent été confirmées en Allemagne, ce qui est plus étonnant? Nul doute pourtant que ces mémoires, très brefs et où rien n'existe en dehors des faits d'observation microscopique, n'aient dans le sujet la même valeur qu'ont eue et que garderont les mémoires de Grüby concernant les teignes, car un fait vrai vit toujours plus que ses négateurs.

Voici les conclusions des mémoires de Malassez dans toute leur simplicité :

« 1° Dans quelques cas de pityriasis simple que j'ai examinés, j'ai toujours trouvé des champignons microscopiques;

« 2° Ces champignons sont uniquement constitués par des spores, ils ne possèdent pas de tubes de mycélium. Ces spores sont, en général, ovoïdes et bourgeonnantes, plus rarement sphériques. Elles sont très petites; les plus grandes mesurent 4 ou 5 μ de long et 2 à 2,5 de large, les plus petites n'ont que 2 μ de long;

« 3° Les champignons du pityriasis habitent la couche cornée de l'épiderme, ils pénètrent dans les follicules, mais *sans arriver jusqu'au niveau de l'orifice des glandes sébacées*;

« 4° Ils paraissent jouer, dans la pathogénie du pityriasis, le même rôle que les autres parasites dans celles des affections cutanées généralement considérées comme de nature parasitaire;

(1) Malassez, Notes sur le champignon du Pityriasis simple. *Archives de physiol.*, 1874, juillet, août, septembre, p. 451 à 465.

« 5° D'après cette manière de voir, le traitement local du « pityriasis simple doit donc être surtout antiparasitaire, il « doit consister à ouvrir les retraites du champignon et à y « faire pénétrer les agents parasiticides. Ce mode de traite« ment a été expérimenté et, lorsqu'il a été bien appliqué, a « parfaitement réussi. »

Ainsi, et comme bien souvent dans la science, il fallait que la dermatologie attendît qu'un savant non spécialisé dans son étude intervînt, pour voir apporter dans le sujet une part de vérité entièrement nouvelle, et dont aucun dermatologiste ne s'était avisé jusqu'alors ; et il est vraiment amusant de voir au milieu des querelles cliniques doctrinales stériles, qui font du pityriasis une séborrhée, ou encore du pityriasis un eczéma, il est amusant, dis-je, de voir quelqu'un, qui ignore tout de ces opinions et de ces discordes, apporter d'un seul coup, et en l'absence de toute éducation préalable, un fait plus important que tous ceux-là, car, comme tout fait précis, il est en soi indiscutable; la spore de Malassez existe dans tous les pityriasis capitis, aujourd'hui comme en 1874 et, aujourd'hui comme alors, les dermatologistes discutent toujours pour savoir si le pityriasis est une séborrhée ou un eczéma.

CHINCHOLE [1]

Il faut bien dire que Malassez, tant qu'il se cantonna dans les faits de laboratoire, fit mieux que lorsqu'il voulut inspirer à son élève Chinchole une thèse médicale sur le sujet. Car cette thèse de Chinchole est par moitié la reproduction des mémoires de Malassez et par moitié la reproduction des mémoires de Pincus que nous avons déjà analysés.

Les connaissances doctrinales sur ce sujet sont étrangères à Malassez comme à Chinchole. Ils acceptent comme définitifs une foule de faits encore aujourd'hui litigieux. Par exemple, ils ne se demandent pas un instant si l'alopécie est forcément consécutive au pityriasis, si les pityriasis la produisent tou-

[1] *De la nature du pityriasis capitis et de l'alopécie consécutive.* Thèse de Paris, 1874, n° 228.

jours et si l'alopécie masculine du vertex, la *calvitie*, ne peut pas exister sans pityriasis préalable. Ainsi, ils rattacheront la calvitie masculine au pityriasis sans tenir compte de la séborrhée vraie; dans ce travail rendu médiocre par ses lacunes, aucune discussion symptomatique et anatomique valable n'existe qui puisse aider à distinguer le pityriasis de l'eczéma et de la séborrhée; l'auteur ne paraît pas savoir que cette question est posée et qu'elle n'est pas résolue; il ne l'envisage que par le seul côté de la bactériologie microscopique. Dans ces conditions, cette thèse n'ajoute rien au travail de Malassez.

Il est regrettable qu'à cette époque aucun clinicien de valeur n'ait pu envisager les faits apportés par Malassez sans parti pris, sans idée préconçue, ou encore n'ait disposé du matériel de laboratoire, pourtant bien simple, qu'il eût fallu, pour procéder à la vérification des faits énoncés. L'École dermatologique française aurait eu, après Malassez, un admirable moyen expérimental de rectifier les erreurs de l'École de Vienne.

NEUMANN

Peu à peu, du reste, les élèves mêmes de Hebra corrigeaient les erreurs du maître. Sans doute, pour NEUMANN [1], comme pour tous les fils scientifiques de Hebra, le pityriasis est un symptôme, non une maladie. Mais on voit poindre, dans son œuvre, le germe des observations d'où sortira l'eczéma séborrhéique de Unna.

« On désigne, dit-il, sous le nom de pityriasis l'exfoliation « épidermique qui se produit *sans maladie apparente.* » Je retiens ce mot, car il est joli, c'est en somme la plus simple et la meilleure définition des desquamations qui ne sont pas le dernier terme d'une maladie inflammatoire confirmée.

Comme dans tous les livres sortis de l'école de Vienne, c'est parmi les séborrhées qu'on retrouve le pityriasis simplex et, du reste, Neumann n'en parlera que très brièvement.

(1) NEUMANN. Lehrbuch der Hautkrankheiten, 1874. Traduction sur la 4e édition par G. et E. Darin, 1880, p. 45 et suiv.

« Dans d'autres formes de séborrhée qui, d'ailleurs, se ren-
« contrent plutôt chez les adultes, dit-il, il existe tantôt des
« squames blanches, furfuracées, qui tombent comme des
« masses farineuses, tantôt des squames tubulées qui agglu-
« tinent les cheveux en touffes (pityriasis furfuracé, teigne
« ou porrigo amiantacé). »

Notons aussi quelques remarques qui se relient aux observations des auteurs anciens et que je glane en passant :
« Généralement, quand ces croûtes sont restées longtemps
« accumulées, *la séborrhée se complique d'eczéma* [1].

« Dans la *seborrohœa capillitii* des adultes, il se forme tantôt
« des croûtes d'un jaune de miel ou seulement des concré-
« tions graisseuses minces, jaune sale ou brunes, tantôt des
« squames sèches qui se détachent en écailles furfuracées,
« d'où résulte souvent la chute des cheveux. »

Ce simple texte réunit, sous le même nom de séborrhée, des cas d'eczéma vrai, des cas de pityriasis à squames grasses et des cas de pityriasis simplex.

Pour ceux qui ne s'arrêtent pas aux mots, mais bien aux choses qu'ils expriment, il peut sembler que la synthèse de Unna qui créa l'eczéma séborrhéique était dès lors bien près d'être faite.

L'œuvre de Neumann se ressent de la vigoureuse impulsion de Hebra. Elle épouse naturellement les défauts de l'œuvre du maître, mais elle n'en témoigne pas moins d'une certaine originalité. Neumann veut résolument orienter la dermatologie vers l'anatomie pathologique, dont l'étude fera la plupart des progrès de l'époque suivante.

H. AUSPITZ

Pendant ce temps, l'École de Vienne produisait un autre élève qui, s'il eût vécu, fût assurément devenu un maître. Avec une originalité et une personnalité qu'il sut garder, même en face de son maître Hebra, HEINRICH AUSPITZ tenta

[1] *Loc. cit.*, p. 83.

un essai de systématisation générale de nosographie et de thérapeutique dermatologique [1].

Dans cet ouvrage, étant donnés son but et ses moyens, il ne sera pas parlé du pityriasis en tant qu'entité morbide, mais on y trouvera décrit fort bien tout le processus de la kératinisation tel qu'il était connu alors. Auspitz osera, en sa qualité d'anatomiste et de physiologiste, réagir contre la doctrine de Hebra; il dira, il est vrai [2] : « On ne nous blâmera pas... si nous rangeons, parmi les anomalies de la formation cornée, les anomalies... de la sécrétion sébacée ». Mais il dira plus loin [3] :

« ... le pityriasis alba du cuir chevelu, *que les auteurs ont à tort décrit comme une séborrhée* sèche du cuir chevelu... », et il fera ainsi du pityriasis vulgaire, au contraire des opinions de Hebra, un type d'exfoliation de la couche cornée, sans flux glandulaire sous-jacent.

Auspitz mourut jeune, et son œuvre dermatologique resta incomplète; Unna fut, si l'on peut dire, son héritier. Unna n'a dû à personne autant qu'à Auspitz, et il adopta et compléta si bien l'œuvre de son devancier qu'elle a disparu dans la sienne; il revêtit si bien ses conceptions et sa terminologie même, que nombre de mots du vocabulaire de Unna, comme : *acanthose, parakératose*, etc., sont attribués journellement à Unna, alors qu'ils sont pourtant les fils d'Auspitz....

PIFFARD

En Amérique, PIFFARD [4], dont le livre est de 1876, ne ressent aucune influence ni de Pincus, ni de Malassez qu'il devait ignorer. En revanche, il s'inspire visiblement de Tilbury Fox, et partage ses opinions en partie contraires à la doctrine de Hebra. Les squames du pityriasis sont bien pour lui des

(1) H. AUSPITZ, *Pathologie et thérapeutique générales des maladies de la peau.* Traduction française de A. Doyon, 1887.
(2) *Loc. cit.*, p. 100.
(3) *Loc. cit.*, p. 104.
(4) *Diseases of the skin.* New-York, 1876.

squames de l'épiderme corné et non pas un produit d'expulsion glandulaire (¹).

Il est vrai que Piffard, comme Tilbury Fox, *admet comme séborrhées les pityriasis à squames grasses*. Il les appelle même *acné sébacée*, à tort, car le nom d'acné sébacée, depuis son origine (Biett) jusqu'à sa disparition (Cazenave), était le synonyme français du mot séborrhée (de Füchs, 1840), antérieur à lui de quarante ans d'ailleurs, puisque le premier auteur qui en écrivit fut Alibert.

VIDAL

Vidal a traité deux fois du sujet qui nous occupe : une fois du pityriasis en général, une autre fois du *pityriasis circiné et marginé*. Entre ces deux productions son esprit avait accompli une évolution que l'analyse soulignera sans qu'il soit besoin d'insister.

Dans son premier travail (1877) Vidal (²) prend nettement position contre le pityriasis : entité morbide.

« Une observation attentive me permet d'affirmer qu'il n'y « a pas d'affection pityriasique, mais seulement une desqua- « mation pityriasique, desquamation qui, loin d'avoir un « caractère spécifique, se rencontre d'une façon plus ou moins « accidentelle et passagère dans des affections de nature très « diverse (³). »

Et lui, qui dans le pityriasis marginé croira voir un parasite qui n'existe pas, refuse sans la moindre hésitation une valeur quelconque au parasite découvert par Malassez.

« On rencontre ces spores, dit-il, et avec des caractères « absolument identiques dans une foule d'autres circon- « stances. On les trouve dans toutes les squames, dans les « croûtes, dans tous les produits d'élimination des affections « cutanées; vous les verrez même végéter à la surface de la

(¹) « Upon microscopic examination the scales of pityriasis will be found « to be constitued chiefly of horny cells with a varying, sometimes very « slight amount of entangled sebum » (p. 193).

(²) E. Vidal. Du pityriasis. *Progrès médical*, 1877.

(³) *Loc. cit.*, p. 4 du tirage à part.

« peau saine, sur chacun de vous si vous voulez vous donner « la peine de les chercher. Et M. Nystrom les a même « trouvées sur le linge humide. C'est la *spore banale*, celle que « vous m'entendez souvent désigner sous le nom de *torula* « *vulgaris*. Ces parasites n'ont aucun caractère spécifique; « leur présence ne signifie rien ; ce sont des spores communes, « banales pour ainsi dire, qui existent dans le pityriasis « comme partout ailleurs et qui ne pullulent dans ses squames « que parce qu'elles trouvent dans toutes les accumulations « épidermiques une sorte de détritus organique favorable à « leur développement (1). »

Je ne sais comment le lecteur appréciera ce paragraphe, mais je ne puis dire assez pour ma part combien des affirmations si catégoriques et si fausses me font peine quand je les trouve émises par un homme autorisé. Autant de mots autant d'erreurs. La spore de Malassez ne se rencontre ni dans toutes les squames, ni dans toutes les croûtes, ni dans tous les produits d'élimination des affections cutanées. On ne la rencontre jamais à la surface de la peau saine. Ce parasite n'a rien de commun avec le « champignon des serviettes » de Nystrom. Ce n'est pas non plus une spore banale, et d'abord il n'y a pas de spores banales. L'espèce *torula vulgaris* n'existe pas. On appliquait ce nom à des levures présentes accidentellement à la surface du cuir chevelu : levure grise, levure jaune, etc., etc., qui n'ont rien de commun avec la spore de Malassez.

Enfin si la spore de Malassez était banale on la trouverait partout et autant que dans le pityriasis, dans le psoriasis où elle n'existe jamais, et on ne la rencontre pas plus dans la desquamation qui suit l'eczéma, tandis qu'elle ne manque jamais dans le pityriasis.... Je n'insiste pas.

En somme, Vidal reprend sur ce point après Hardy les opinions de Hardy avec d'autres arguments. Il discute d'ailleurs, un par un, les quatre pityriasis de cause interne adoptés par Hardy :

Le *pityriasis alba* ou *simplex* (capitis des willanistes);

Le *pityriasis rubra* et *rosacea* ;

(1) *Loc. cit.*, p. 11.

Le *pityriaris nigra*;

Le *pityriasis pilaris*.

Vidal élimine d'abord le *pityriasis nigra* qui est une ichtyose, un lupus érythémateux desquamatif ou un pityriasis versicolor.

Vidal exclut de même le *pityriasis pilaris* (pityriasis rubra pilaris de Devergie-Besnier), maladie spéciale.

Il exclut encore le *pityriasis rubra* (*Dermatitis exfoliativa* de Wilson. *Eczema exfoliativum. Herpétide exfoliative* grave de Bazin[1]) et le *pityriasis rosé de Gibert*, pour lequel il reproduit l'excellente description que Gibert en avait faite en décrivant particulièrement au début de sa phase primaire des taches congestives et érythémateuses très exactement observées.

Chemin faisant, il raconte qu'il a cru y trouver un parasite, mais que ce n'était que la spore banale qu'on trouve partout (toujours!) et qui ne joue pas ici plus que dans les squames du pityriasis capitis un rôle causal [2].

Reste donc le *pityriasis alba ou simplex*. Et voici la description qu'en fait Vidal et les idées qu'il émet à son sujet [3] :

Le *pityriasis alba ou simplex* se rencontre assez souvent sur le tronc et *surtout sur le devant de la poitrine*; il est caractérisé par une rougeur diffuse du derme avec exfoliation épidermique furfuracée... chez des sujets arthritiques ayant ailleurs de l'eczéma franchement vésiculeux. Entre ces deux extrêmes, tous les intermédiaires. L'eczéma sec, fendillé et ses variétés établissent une transition complète entre la forme vésiculeuse et le franc pityriasis.

« Du reste en y regardant de près on découvre dans bien
« des cas au milieu des plaques desquamatives des traces de
« fines vésicules rompues ou affaissées, de petites croûtelles;
« de plus, on retrouve là ces petites circinations qui existent
« si souvent pour l'eczéma des arthritiques et sur lesquelles
« j'ai appelé bien des fois votre attention.

(1) Voir, pour l'histoire de ces types morbides, p. 142 et suiv.

(2) Il n'est pas inutile de remarquer que, sur des centaines de préparations de squames de *pityriasis rosé*, je n'ai pas rencontré *une seule fois* la spore de Malassez.

(3) *Loc. cit.*, p. 13 du tirage à part.

« L'observation attentive des faits me conduit donc à penser « que le pityriasis simplex n'est qu'une forme d'eczéma « atténuée, avortée, fruste si l'on veut, mais cependant très « reconnaissable ».

Il invoque alors l'anatomie à l'appui de son opinion, mais elle tient en quatre lignes dont il vaut mieux ne rien dire.

Il arrive au pityriasis capitis « la citadelle de la théorie du pityriasis entité morbide ».

Ses lésions s'accompagnent de picotements et de démangeaisons comme dans l'eczéma. « En cherchant avec soin on « trouve sur la peau des plaques rougeâtres congestives; il « n'est pas rare de constater les mêmes apparences de circi- « nation que dans l'eczéma avorté; enfin il existe presque « toujours en quelques points de petites croûtelles entourant « la base du poil; le microscope permet de constater là, mêlés « aux cellules épidermiques, un certain nombre de globules « pyoïdes. A tous ces caractères joignez la coexistence fré- « quente du pityriasis capitis avec l'eczéma; tenez compte « aussi de la constitution arthritique des sujets qui en sont « atteints[1] et dites-moi s'il vous paraît nécessaire de considé- « rer cette affection comme une espèce morbide et isolée. »

Il ajoute que Kaposi et Hebra en font un symptôme de l'alopécie furfuracée et Pincus de l'alopécie pityrode.

Il conclut : « Il me semble évident que le pityriasis capitis « comme le pityriasis simple (du corps) doit être rattaché à « l'eczéma des arthritiques dont il est une forme atténuée. « Son développement est probablement lié à l'excitation de la « peau déterminée par l'exagération de la sécrétion sudorale « et la diminution de la sécrétion sébacée qu'on observe habi- « tuellement chez les individus de cette constitution [2]. »

Et Vidal termine sur ces mots [3] :

« Pour moi le pityriasis considéré comme entité morbide

(1) Se rappeler, en contradiction précise avec ce texte, les affirmations de Cazenave et de Devergie, qui n'ont jamais reconnu que le *pityriasis capitis* s'accompagnait d'un état général diathésique quelconque.

(2) Ce dernier point est en opposition absolue avec les faits cliniques soulignés au contraire par E. Besnier sous le nom d'hyper*stéa*tidrose et qui servirent de fondement au type Eczéma *séborrhéique* de Unna.

(3) *Loc. cit.*, p. 13.

« doit donc être rayé du cadre nosologique. Si l'on conserve « son nom il ne devra plus servir qu'à désigner un mode de « desquamation par fines écailles furfuracées, et nullement « une espèce pathologique. »

Nous verrons plus loin comment Vidal revint sur une partie de ses premières affirmations et retrancha de l' « eczéma pityriasique » le *pityriasis circiné et marginé*, pour en faire une maladie particulière.

Néanmoins, nous pourrons remarquer pour l'instant que Vidal considérait à cette époque le pityriasis médio-thoracique et le pityriasis capitis ou simplex comme une même affection, comme une forme d'eczéma sec diathésique.

Jusque-là, l'école dermatologique de Paris n'avait point encore ressenti le contre-coup des doctrines viennoises.

LAILLER

A la même époque, LAILLER s'éloignait de son collègue de Saint-Louis sur ces deux points, car il distinguait le pityriasis médio-thoracique sous le nom d'*eczéma acnéique* comme Bazin, et il ne confondait pas le pityriasis capitis dans l'eczéma, il l'en distinguait même très précisément.

En traitant du diagnostic différentiel de l'eczéma, il dira [1] :

« On peut confondre l'*eczéma à sa période pityriasique* « d'abord avec le *pityriasis simple*. Celui-ci est plus étendu, il « n'y a pas de suintement antérieur, les squames sont plus « minces, la peau plus souple.

« Lorsque ce pityriasis siège au cuir chevelu, l'absence « d'éruption aux oreilles est un signe négatif important en « faveur du pityriasis simple. »

Ce vieux signe des anciens auteurs français est en effet d'une importance capitale dans la distinction du pityriasis capitis et des eczémas secs de même siège.

Plus loin Lailler dira encore [2] : « La forme sèche de l'eczéma

(1) LAILLER, *Leçons sur quelques affections cutanées*, recueillies par P. Cuffer, 1877, p. 20.
(2) *Loc. cit.*, p. 28.

« du cuir chevelu dans un grand nombre de cas n'est que la « seconde période ou *période pityriasique de l'eczéma* humide. « Quelquefois cependant elle est primitive. Le pityriasis « simple se reconnaîtra (de cette forme d'eczéma) à la finesse « des squames, à leur sécheresse, à leur peu d'adhérence. »

Ainsi pour Lailler, contrairement à ce que Vidal énonçait la même année, le nom de pityriasis simple avait toujours sa raison d'être. Le pityriasis simplex ne devait pas être confondu avec l'eczéma. Lailler nous apparaît ici comme le représentant de l'ancienne École française et le conservateur de sa tradition.

DÜHRING (1)

A cette époque, Dühring, un des nombreux élèves que l'école dermatologique de Vienne avait jetés dans le monde, reproduisait en Amérique les idées de Hebra. C'était même un élève intransigeant. Est-ce par souci de la clarté et pour ne plus remettre en question des définitions consenties, est-ce par respect pour la parole du maître, et parce qu'il croyait qu'elle était vraie, ou simplement parce qu'il la répétait sans discussion, toujours est-il qu'avec lui nous retrouvons le pityriasis dans les séborrhées. Nous verrons d'ailleurs cet anachronisme se poursuivre jusque dans des livres dermatologiques qui sont d'hier.

Il définit donc la séborrhée : « une maladie des glandes « sébacées caractérisée par une sécrétion excessive ou *anor-* « *male* de la matière sébacée, formant sur la peau un dépôt « huileux, une *croûte* ou des *squames*. »

« La séborrhée sèche est la variété la plus commune, on la « trouve aussi bien sur les régions velues que sur les ré- « gions glabres. »

Partout son texte est la reproduction intégrale des idées de Hebra, sauf en un point. Dühring décrit l'un des premiers, et avec une très grande précision, sous le nom de *Seborrhœa cor-*

(1) Dühring, *A practical treatise of the skin*, 1877. Trad. franç. de Barthélemy et Colson, 1883, p. 103 et suiv.

poris, cette dermite figurée du milieu de la poitrine et du dos, décrite antérieurement par Chausit et par quelques autres, mais d'une façon très insuffisante. Cette différenciation des pityriasis figurés devant avoir un peu plus loin son chapitre d'histoire particulière [1], je ne fais que mentionner ici le rôle qu'eut Dühring dans l'invention de ce type morbide.

VAN HARLINGEN [2]

Sous le titre de Pathologie de la séborrhée, VAN HARLINGEN apporta à ce moment une contribution monographique à la question qui nous occupe et ce fut certainement l'une des plus importantes études sur la matière, à son époque. Ici encore, l'auteur se base, non pas sur l'aspect clinique, mais sur l'examen microscopique direct. Agissant avec les mêmes techniques que Pincus, Fox, Piffard, etc., il aboutira aux mêmes résultats ; il constate que les exfoliations épidermiques des pityriasis ne présentent pas de ressemblance avec le sébum des glandes sébacées, il ne veut pas accepter le titre de séborrhée sèche donné aux pityriasis par Hebra et veut prouver que ce type morbide ne présente aucun caractère séborrhéique.

S'appuyant sur les recherches de Langerhans [3], qui montre, entre les couches cornées et le corps muqueux, le *stratum lucidum* d'Œhl et Schron, lequel « constitue la véritable couche germinative des cellules de l'épiderme », van Harlingen ne peut considérer les cellules de la glande sébacée comme similaires à celles de la couche cornée épidermique. Il exprime avec une simplicité très grande le dualisme entre les séborrhées vraies et les pityriasis vrais par ces mots : « Et si dans une affection quelconque, supposée provenir des glandes sébacées, nous trouvons sous le microscope des cellules cornées de l'épiderme, nous serons conduits à

(1) Voir p. 145.

(2) VAN HARLINGEN, The Pathology of seborrhœa. *Ann. of dermat.* New-York, avril 1878.

(3) LANGERHANS, *Archiv für Microsk. Anat.*, 1874.

supposer, ou bien que ces cellules accompagnent accidentellement l'affection séborrhéique, ou bien, si elles sont en trop grande abondance, que la matière sébacée a été excrétée un peu abondamment au cours d'une *affection essentiellement épidermique* (¹) ».

Van Harlingen cherchera donc à distinguer la séborrhée vraie du pityriasis vrai; pour cela il montre que, dans le flux sébacé huileux, aucune cellule cornée ne se rencontre, que le produit exsudé est une huile et il conclut que : « la séborrhée huileuse est une affection analogue au comédon », devançant ainsi de vingt ans les conclusions auxquelles je fus amené plus tard par l'étude anatomique et bactérienne du même sujet. Pourtant, van Harlingen retombera partiellement dans les erreurs qu'il combat. Pour lui, comme pour Tilbury Fox, comme pour Piffard, les pityriasis à squames grasses sont de la séborrhée et il range aussi dans les séborrhées la *seborrhœa corporis* de Dühring, c'est-à-dire les pityriasis circinés médio-thoraciques. Je transcrirai les conclusions finales de van Harlingen parce qu'elles sont infiniment saisissantes et démonstratives :

1° La sécrétion sébacée dérive d'une transformation graisseuse des cellules parenchymateuses des *glandes sébacées*. Ces cellules correspondent aux cellules du stratum muqueux de la peau, elles n'ont rien de commun avec les cellules de la couche cornée;

2° La séborrhée est une affection des glandes sébacées, caractérisée par l'excrétion d'une quantité exagérée de sébum plus ou moins altéré dans sa composition chimique ou physique. Dans le comédon et la séborrhée sèche vraie, la sécrétion se condense en une masse onctueuse, tandis que,

(¹) Van Harlingen, *Arch. of dermatology* (*Transact. of the Amer. dermat. Assoc*)., vol. IV. New-York, 1879, p. 58, 97, 102. Plus loin, il ajoute encore plus expressément : « The cells are those of the horny layer thrown off » eczema squamosum and psoriasis yet evidently belong to the same stra- « tum (p. 101). *Certain forms of disease therefore commonly classed as sebor- « rhœa sicca should properly be removed from the category of diseases of the « sebaceous glands, since the pathological product in these cases it not sebum, « but epithelium from the horny layer of the skin.* Any sebum wich may be « present is a mere accompaniment of the epithelial product. For these « cases, the designation pityriasis or pityriasis simplex would seen appro- « priate. »

dans la séborrhée huileuse, elle demeure à l'état huileux. Dans chacune de ces affections cependant, l'examen microscopique montre des cellules en état de transformation graisseuse complète et morcelée en débris granuleux. *La présence des cellules cornées est seulement accidentelle ;*

5° Certaines formes morbides, jusqu'ici communément qualifiées du nom de séborrhée sèche, doivent à juste titre être séparées des affections des glandes sébacées, puisque dans ces cas les produits pathologiques ne sont pas du sébum, mais de l'*épithélium* venant de la couche cornée de la peau. Le sébum qu'on peut y trouver est simplement surajouté au produit épithélial. C'est à ces cas que l'on peut appliquer très exactement le nom de pityriasis simplex.

HILLAIRET

Hillairet [1] est le type des dermatologistes glossateurs qui sont de bons cliniciens et qui connaissent à fond leur histoire dermatologique, mais qui, faute de technique d'étude, en sont réduits à argumenter les œuvres des autres. On trouve en ce travail, comme en tous les siens, la bibliographie de ce sujet faite avec le plus grand soin.

Comme le fait remarquer Galletti [2] : « Hillairet est si loin des conceptions modernes concernant la séborrhée fluente, qu'il reproche à Hebra, Wilson et Fox, d'avoir décrit la séborrhée fluente dans des chapitres spéciaux et non dans le cadre général des acnés. Il fait rentrer le pityriasis dans l'acné-*séborrhée* concrète. » Il a d'ailleurs sur le pityriasis des opinions spéciales que Galletti appelle « éclectiques et conciliatrices ». Hillairet déclare [3] que les maladies des glandes sébacées et la desquamation épidermique sont trop intimement unies pour que la clinique puisse les séparer. « La maladie débute tantôt par l'épiderme du cuir chevelu, tantôt par les follicules sébacés, mais, au bout d'un certain temps, les follicules

[1] Hillairet. Affections des glandes sébacées et des annexes des poils. *Progrès médical*, 1880.

[2] Galletti, *La question des séborrhées*. 1902, Thèse de Paris.

[3] Hillairet, *Revue de méd. franç. et étrangère*, mai 1879.

et l'épiderme sont également pris, de telle sorte qu'il est bien difficile de reconnaître par où le pityriasis a commencé. » Cette opinion a du moins l'avantage de ne pas affirmer à tort et à travers, mais beaucoup de notes semblables pourraient se succéder sans que la vérité avance d'un pas.

LASSAR ET BISHOP

Pendant que les faits apportés en France par Malassez étaient méconnus, on s'occupait, en Allemagne, d'en obtenir une consécration expérimentale; Lassar et Bishop essayaient de reproduire l'alopécie pityrode chez des lapins en appliquant sur ces animaux une pâte faite des squames recueillies sur la tête d'un pityriasique. Et ils annonçaient même avoir réussi [1]. Je note surtout ce fait pour opposer l'état d'âme des Allemands sur ce point au nôtre à la même époque. C'est en Allemagne que sera retrouvée bientôt la spore de Malassez.

DUNCAN BULKLEY [2]

Ce n'est qu'accessoirement que Duncan Bulkley s'occupe de la question du pityriasis, et dans un article sur l'eczéma. Nous avons vu les discussions infinies que la place doctrinale des pityriasis a soulevées; nous avons vu certains auteurs, comme Malassez, lui concéder une autonomie absolue; nous avons vu d'autres auteurs avec Hebra faire du pityriasis une séborrhée, d'autres avec Hardy, puis avec Vidal, un eczéma; Duncan Bulkley en fait une maladie autonome, il distingue très explicitement, et sous son propre nom, le pityriasis capitis de l'eczéma. Il retrouve naturellement sous sa plume les arguments que nous connaissons depuis Lorry et qui sont communs à tous ceux qui ont défendu la même thèse. Ce sont les raisonnements qui s'appuient sur le processus nettement inflammatoire de l'eczéma, opposé au processus purement

(1) *Monatschefte für praktische Dermatologie*, 1882. p. 151.
(2) Duncan Bulkley, *Eczema and its managements*, 1881.

objectif et sans symptômes fonctionnels du pityriasis. « Le « pityriasis capitis ne doit pas être considéré comme une « forme de l'eczéma du cuir chevelu ainsi que le font certains « auteurs, mais bien comme une maladie de la peau, diffé- « rente de l'eczéma. Le pityriasis ne comporte qu'une exfo- « liation par production exagérée de la cellule épidermique « avec peut-être une légère rougeur de la peau. » Poursuivant son diagnostic différentiel, Bulkley sépare le pityriasis des psoriasis et de la séborrhée huileuse. Nous savons déjà que c'est avec ces différents types morbides que le pityriasis a le plus de ressemblance, et avec eux qu'il est le plus difficile de le différencier valablement dans tous les cas.

ROBERT LIVEING

A la façon de son maître Erasmus Wilson, LIVEING [1] désigne sous le nom de *stéatorrhée* les processus communément appelés *séborrhéiques* et nous trouvons sous sa plume une de ces définitions mixtes qui tâchaient alors d'accommoder la terminologie de Hebra avec la vérité anatomique reconnue. Pour Liveing, la stéatorrhée est une excessive sécrétion de sébum imparfaitement formé ou altéré, *mêlé avec plus ou moins d'écailles et de poussières épidermiques*. Il en distingue trois variétés : 1° la *steatorrhea sicca*, la variété plus commune dans laquelle on reconnaît le pityriasis simplex; 2° l'*ichtyosis sebacea*; 3° la *steatorrhea oleosa*.

Liveing mentionne la plus grande fréquence de la stéatorrhée sèche chez la femme, sa localisation habituelle au cuir chevelu et au sourcil, l'alopécie dont elle s'accompagne, l'absence de signes d'inflammation, sauf le prurit léger; il y mentionne des « croûtes grasses »; mais la nature des écailles du pityriasis, malgré son nom illogique de stéatorrhée, ne fait aucun doute pour l'auteur anglais, car il dit en propres termes [2] :

[1] ROBERT LIVEING, *A handbook of diseases of the skin*, 1884. London, 4e éd., p. 187 et suiv.

[2] *Loc. cit.*, p. 188.

« *There is in fact, an excessiv desquamation of cuticle* ». A noter, en outre, que la distinction entre le pityriasis toujours sec et l'eczéma, lequel a une phase suintante, ne produit pas d'alopécie et s'accompagne toujours de prurit, est bien faite.

HILLAIRET ET GAUCHER

En France, où l'on a toujours très peu lu les auteurs étrangers, on les lisait excessivement peu à cette époque. Hillairet et Gaucher [1] ignorent l'œuvre de Hebra, ou du moins se réfèrent à ses travaux aussi peu que possible. Pour eux qui restent willanistes comme on pouvait l'être en 1885, il y a toujours quatre pityriasis : le pityriasis simple, le pityriasis rosé de Gibert, le pityriasis pilaris et le pityriasis rubra.

« Le pityriasis, en général, est défini par une inflammation « cutanée, caractérisée essentiellement par une desquamation « furfuracée ou lamelleuse, plus ou moins abondante, par- « tielle ou générale de l'épiderme, précédée, accompagnée « ou non d'une rougeur plus ou moins vive, mais sans aucune « élevure papuleuse ou autre de la peau. » Ce pityriasis *partiel* ou *général* nous ramène aux plus anciennes définitions des galénistes. On se rappelle les discussions qui dès cette époque avaient lieu sur l'existence ou la non-existence du pityriasis généralisé. Les auteurs écartent le *pityriasis nigra* comme inexistant, et le *pityriasis versicolor* comme mycosique et les remplacent, nous l'avons dit, par le *pityriasis rosé* de Gibert et le *pityriasis pilaire* de Devergie-Besnier.

Hillairet et Gaucher furent les derniers willanistes de France. Ils distinguent le pityriasis simple de l'eczéma squameux comme Willan, parce que « le pityriasis « est constamment sec, uniquement squameux, et jamais ni vési- « culeux, ni papuleux ». Ils admettent les pityriasis localisés sur toute région du corps : les joues, le front, les paupières, comme sur le cuir chevelu ; ils font rentrer dans le pityriasis les petites plaques furfuracées du visage [2],

(1) Hillairet et Gaucher, *Traité théorique et pratique des maladies de la peau*, 1885, vol. I, *Pityriasis*, p. 621.

(2) *Loc. cit.*, p. 625.

(dartre volante d'Alibert) qu'on retrouve si rarement mentionnée dans les ouvrages dermatologiques du siècle dernier, et qui pourtant présente tant de titres à retenir l'attention.

« Dans le pityriasis, les squames semblables à des par-
« celles de son n'adhèrent presque pas à la peau; on les
« enlève facilement par le grattage; elles tombent et se
« renouvellent incessamment. Elles sont blanchâtres ou
« grisâtres, très minces, très petites, et reposent sur des
« surfaces, qui tantôt ont conservé la teinte normale de la
« peau, tantôt sont colorées par une légère rougeur pâle et
« diffuse.

« Les taches pityriasiques ne forment aucune saillie, elles
« ne présentent ni papules, ni vésicules, ni croûtes; elles sont
« absolument sèches et ne suintent jamais. Elles déterminent
« des démangeaisons quelquefois assez vives, d'autres fois à
« peine sensibles qui augmentent généralement sous l'in-
« fluence de la chaleur ou à la suite des excès de table.

« *Il est rare* que le pityriasis simple soit généralisé; le plus
« souvent, il est localisé, soit à la face, soit au tronc. Chez les
« enfants il occupe les joues et les lèvres et est à peine pruri-
« gineux, ou bien il s'accumule en squames lamelleuses sur
« le cuir chevelu et constitue la teigne amiantacée d'Alibert [1]
« (Hardy). Chez les adultes, c'est surtout le *cuir chevelu* qui
« est atteint; les squames sont alors sèches, très petites, fari-
« neuses et très abondantes; l'inflammation ne se propage
« que très lentement aux follicules pileux, de sorte que les
« cheveux ne tombent qu'après une longue durée de la mala-
« die. Le pityriasis capitis est ordinairement très prurigineux
« et les plaques qui le constituent présentent souvent une
« rougeur assez vive; il existe dans les deux sexes. Chez
« l'homme la même affection n'est pas rare dans la barbe. »

Il semble probable aux auteurs « qu'il existe dans le pity-
« riasis un trouble profond de la kératinisation épidermique.
« On l'observe parfois chez des sujets arthritiques ou lym-

[1] La teigne amiantacée d'Alibert n'est certainement pas un *pityriasis* vrai, non plus que les taches furfuracées du visage de l'enfant. (Voir ce volume, p. 513 et 622.)

« phatiques, mais elle existe aussi chez des individus dont la « santé générale ne laisse rien à désirer. »

Comme tous les dermatologistes de cette époque, ces deux auteurs ne croient en aucune façon à l'importance du parasite de Malassez dans le pityriasis capitis. La forme sous laquelle ils donnent leur opinion (en se couvrant de l'autorité mycologique de Vidal!) est amusante : « *Il est prouvé* que ces spores « (de Malassez) sont des spores banales (*torula vulgaris*, « Vidal) qui n'ont aucun caractère spécifique et qu'on trouve « dans tous les produits de desquamation de l'épiderme, « même à la surface de la peau saine. »

Hillairet et Gaucher font le diagnostic différentiel avec l'eczéma, par l'absence complète de vésicules et de suintement (Willan, Bateman) avec le psoriasis, en ce que les taches sur lesquelles les squames reposent ne font aucune saillie au-dessus des parties voisines. Ils font le diagnostic avec la séborrhée sèche — ce qui peut sembler assez étonnant, — avec la teigne tondante, le pityriasis alba parasitaire, le pityriasis versicolor et l'ichtyose. Les squames de la séborrhée sont plus larges que celles du pityriasis, elles sont molles et graisseuses, la peau n'est pas rouge au-dessous d'elles, les cheveux sont secs dans le pityriasis capitis et ils sont au contraire très gras dans la séborrhée. Ainsi, c'est à bien peu près, coulées dans le moule willanique, les descriptions de Tilbury Fox, Piffard, etc. Hillairet et Gaucher distinguent le pityriasis simplex de la séborrhée et ils désignent sous ce nom le pityriasis à squames grasses.

N'est-il pas curieux de voir que depuis dix ans que la découverte de Malassez est faite, à cette époque, on attend toujours un travail de contrôle microscopique des faits qu'il a avancés et que jusqu'ici les rares auteurs qui en parlent s'inscrivent régulièrement en faux contre elle, sans l'ombre d'une vérification personnelle!

Nous ajouterons volontiers à cette liste d'auteurs, pourtant si longue et qui éclaire si peu notre sujet, le nom de Guibout [1] et l'analyse de son livre. Ce livre, lorsqu'il parut

[1] Guibout, *Traité pratique des maladies de la peau*, 1885.

en 1885, était déjà vieux d'une trentaine d'années. Son auteur était de cette école traditionnaliste et empirique dont nous avons rencontré tant de représentants du XVIe au XIXe siècle. Son livre est celui d'un praticien bonhomme, expliquant les choses vues comme il les a vues, sans jamais penser à discuter de question de doctrine, ni aucune question de dermatologie générale, et ne regardant pas trop s'il fait des mélanges de types cliniques différents, tant qu'il n'en résulte pas dans la pratique de conséquence thérapeutique fâcheuse. Ce livre, écrit en un français détestable, s'il était émané d'un rebouteur, aurait eu sa raison d'être, et suppose chez son auteur un état d'esprit, non seulement propre à ne jamais faire avancer la science sur aucun point, mais assez capable de la faire reculer sur plusieurs.

Le *pityriasis*, *dartre furfuracée, dartre farineuse*, est défini [1] : « Une maladie de la peau caractérisée par la pro-
« duction de petites squames pulvérulentes, sèches, blanches,
« composées seulement d'épiderme, qui se détachent comme
« des grains de son ou de poussière, d'un derme (*sic*) tantôt
« sans altération apparente, tantôt le siège (*sic*) d'une légère
« congestion inflammatoire, mais jamais épaissi, hypertro-
« phié, en forme d'élevures ou de surfaces papuleuses comme
« dans le psoriasis. »

Il y a deux formes de pityriasis : aigu et chronique. Le pityriasis aigu (dont il donne comme synonymes : *pityriasis rubra* et *pityriasis rosé*) est la lésion furfuracée que provoquent souvent le froid et la bise (synonyme : *hâle de mars*), tantôt s'accompagne d'un état fébrile ou *fièvre pseudo-exanthématique pityriasique*.

Ce dernier type était le pityriasis rosé de Gibert, auquel beaucoup d'auteurs, avant et après Bazin, persistaient à donner un début fébrile, en vertu d'idées théoriques; et alors, Guibout présente comme des variétés de ce type, les formes régionales occupant le cou et la face (ancienne dartre volante d'Alibert), la poitrine : *pityriasis punctata*, *maculata*, *circinata*, *gyrata*, ce dernier était évidemment l'ancien *pityriasis rubra*

(1) *Loc. cit.*, p. 569.

de Chausit, à la *seborrhœa corporis de Dühring*, sujet qui nous arrêtera tout à l'heure.

Après ces descriptions succinctes, Guibout décrit le pityriasis herpétique (pityriasis alba). C'est le pityriasis vulgaire à squames sèches, auquel il rapporte la calvitie vulgaire, comme Pincus, Chinchole, etc., et tous les auteurs de cette époque. D'ailleurs, il semble que Guibout n'accordait au mot pityriasis qu'une valeur symptomatique, car plus loin il décrira sous le nom de pityriasis parasitaires, le pityriasis versicolor et le pityriasis trichophytique.

En résumé : indication de la dartre volante du visage et du pityriasis figuré du devant de la poitrine, mélangée à un pityriasis généralisé du type « pityriasis rosé de Gibert »; description du pityriasis chronique du cuir chevelu, en réservant, à côté de ce type clinique, une petite place pour les pityriasis parasitaires : versicolor et trichophytique. Tel est l'exposé de Guibout sur ce sujet. C'est le pityriasis traité comme syndrome sans chercher à connaître si certaines variétés ne sont pas des types morbides fermés et autonomes.

Aucune mention différentielle entre le pityriasis et les eczémas, entre les furfurations idiopathiques, et secondaires à des états inflammatoires, entre le pityriasis sec et le pityriasis gras, entre les pityriasis vrais et la séborrhée vraie.

Le bruit qui se faisait depuis vingt-cinq ans autour de ces questions n'était point parvenu jusqu'aux oreilles de l'auteur.

Résumé. — Depuis que nous connaissons l'histoire médicale du pityriasis, nous avons peu rencontré de périodes où l'anarchie de la pensée soit aussi complète que dans celle qui prend place entre les travaux de Hebra et ceux de Unna. Désormais la doctrine willanique est morte; mais cette doctrine pourtant garde encore quelques adeptes, peut-être inconscients d'ailleurs de leur willanisme. En France, le passage de Bazin a rompu la tradition willanique d'une façon à peu près totale; il a rendu aux dermatologistes la liberté de penser, mais chacun pense à sa façon.

Hebra, avec sa grande synthèse des séborrhées, est survenu. Et, comme un corps céleste de premier ordre, il s'est créé par attraction tout un système planétaire procédant de lui et évoluant autour de lui. Mais pourtant jamais Hebra ne réunit la quasi-unanimité des adhésions dermatologiques que le système willanique avait su créer en son temps. (Peut-être une telle unanimité n'est-elle plus possible!) Toutefois, aucun dermatologiste ne sera sans ressentir son influence au moins lointaine. Ainsi, en tous les pays, chacun disputera sa propre pensée à celle des maîtres du moment, sans parvenir à créer en ce sujet une synthèse originale et valable. Mais, comme toujours, l'absence de doctrine n'empêchait pas tout progrès, et l'observation continuait à préciser et à différencier maints types symptomatiques, mal connus des cliniciens des époques antérieures.

DÉMEMBREMENT DU PITYRIASIS WILLANIQUE

Au moment d'étudier avec Unna un nouveau et puissant remaniement de ce sujet déjà tant agité au cours des siècles, j'arrête un instant ici l'étude synoptique d'histoire dermatologique que je poursuis, pour étudier, en deux chapitres, deux de ses points particuliers qui méritent d'être envisagés séparément.

I. Dans le premier, on jettera un rétrospectif coup d'œil d'ensemble sur l'histoire du *démembrement définitif des quatre pityriasis willaniques*, pour dire ce qu'ils sont devenus dans les cadres de la dermatologie contemporaine.

II. Dans le second qui servira naturellement d'introduction à l'histoire moderne du pityriasis, je chercherai quelle fut l'histoire ancienne des *pityriasis figurés, historiés, circinés, marginés,* qui étaient destinés à devenir bientôt le centre des discussions scientifiques sur le sujet.

Donc je vais envisager d'abord en un chapitre d'ensemble les transformations qu'avait subies la classe des pityriasis willaniques dans les trois premiers quarts du siècle dernier.

Cela est nécessaire d'abord parce que c'est à l'époque où nous sommes parvenus que le démembrement définitif s'en effectua, et aussi parce que plusieurs des pityriasis willaniques n'appartenant aucunement au sujet précis dont je m'occupe, je dois en faire un dernier examen pour montrer comment il n'est pas dans le plan de ce livre de continuer à les étudier.

Rappelons-nous d'abord que l'idée de décrire des *maladies cutanées,* des entités morbides dermatologiques n'était pas venue et ne pouvait venir à Willan et Bateman. Ils voulaient simplement classer des complexus symptomatiques par l'objectivité de leurs symptômes. Et comme ils avaient étudié le groupe des affections papuleuses, dont la papule était le seul lien, ils étudièrent les pityriasis dont la squame était la lésion élémentaire.

Avec les progrès de l'étude, l'ambition vint aux observateurs de décrire non plus des types objectifs, symptomatiques, mais les maladies dermatologiques elles-mêmes, qui, à un moment de leur évolution, se caractérisent par tel ou tel tableau symptomatique.

On s'aperçut, par exemple, que la lèpre n'est pas seulement une maladie à tubercules cutanés, mais qu'elle peut être maculeuse, érythémateuse, ulcéreuse, sans cesser d'être la lèpre, et que les nodosités des cordons nerveux qui la signalent, les opacités cornéennes dont elle peut s'accompagner, et les mutilations qu'on observe en son cours, font et doivent faire partie de son étude symptomatique et évolutive au même titre que les tubercules des sourcils et des joues dans la lèpre léontiasique.

En étudiant les grandes infections chroniques, on dut reconnaître qu'elles présentaient des macules, des papules, des tubercules, des squames, des gommes, des ulcérations, et en conclure qu'elles n'avaient pas raison suffisante de faire partie des maladies « tuberculeuses » plus que des maladies « papuleuses » ou « ulcéreuses ».

On s'aperçut, en outre, qu'au travers de leur multiple symptomatique, leur autonomie et leur unité évolutive se poursuivait. Dès lors, l'*évolution* dans un complexus morbide apparut comme souvent plus importante que la symptomatique extérieure. Alors on comprit que ce qui avait été fait peu à peu pour la syphilis et pour la lèpre devait être possible pour un grand nombre de dermatoses, que dans les cadres willaniques, il fallait chercher si les psoriasis, les pityriasis, etc., ne méritaient pas plus d'autonomie que Willan ne leur en avait concédé, si ce n'étaient pas non seulement des types objectifs dignes d'intérêt, mais des *dermatoses existant en soi.*

Ainsi et comme toujours dans la science, où toutes les constructions doctrinales sont provisoires, les dermatologistes qui avaient reçu de leurs maîtres l'édifice willanique, qu'ils croyaient excellent d'abord, virent ses imperfections, voulurent l'améliorer, et le détruisirent. Et ce fut un progrès de détruire ce monument, comme il avait été d'abord un progrès de l'édifier.

Chose remarquable pourtant, et qui montre bien la valeur des premiers maîtres, chacune des variétés du pityriasis de Willan, presque toutes du moins, avec le temps devinrent des espèces. Ainsi :

a. Le *pityriasis capitis*, *alba* ou *simplex*;

b. Le *pityriasis rubra*;

c. Le *pityriasis versicolor.*

Et voici même que plus les recherches se faisaient précises, et plus le nombre de types morbides recouverts par ces entités devenait multiple. Et ainsi, non seulement le pityriasis rubra s'écartait du groupe des pityriasis anciens pour faire un type morbide à part, mais on découvrait et on isolait successivement jusqu'à six ou sept pityriasis rouges, et ce nom trop étroit se trouvait recouvrir à son tour (comme le mot pityriasis avec Willan) toute une famille de maladies hétérogènes....

Au moment où nous arrêtons cette histoire pour considérer les transformations que la question avait subies au cours du siècle, nous trouvons :

1° Que le *pityriasis simplex,* en réalité, n'existe plus dans la dermatologie. Les uns, avec Hardy et Vidal, en font un eczéma. Les autres, et c'est le plus grand nombre, avec Hebra et l'école de Vienne, en ont fait une séborrhée.

2° Nous voyons, d'autre part, que sous le nom de *pityriasis rubra*, on trouve décrit un grand nombre de types morbides divers qui n'ont entre eux aucun rapport, et que, sauf chez quelques auteurs peu suivis, ce nom en est venu à désigner exclusivement de grandes dermatoses.

3° Le *pityriasis versicolor*, lui aussi, est devenu une espèce depuis la découverte de sa cause parasitaire, qui le déclasse et le range parmi les épidermites mycosiques, à côté des teignes tondantes, du favus et de l'érythrasma.

4° Enfin, le *pityriasis nigra* de Bateman a disparu complètement comme n'ayant jamais représenté qu'un cas particulier d'une maladie exotique.

Bien que beaucoup d'auteurs aient eu part en cette transformation des mots et des choses à laquelle les plus humbles dermatologistes du XIXe siècle ont obscurément contribué, ceux qui ont le plus précisé cette transformation et qui ont le plus contribué à la créer, à la hâter, à lui faire prendre conscience d'elle-même, sont assurément BESNIER et DOYON. Et cette réforme que fut le démembrement des pityriasis willaniques doit demeurer attachée à leur nom, parce que personne n'en a plus explicitement formulé la nécessité et accepté les conséquences.

C'est à partir de leur texte que personne ne pensa plus aux pityriasis willaniques; le pityriasis simplex lui-même disparut avec les autres, et jusqu'aujourd'hui définitivement. Voici leur texte qui est mémorable (1) :

« Le pityriasis, classe III de l'ordre des *squames* de WILLAN-
« BATEMAN, conservé comme genre dermatologique par Bazin
« et par d'autres auteurs plus récents, ne représente plus au-
« jourd'hui un groupe nosologique homogène. Le terme lui-
« même n'est qu'une simple expression dermatographique,
« spécifiant une *forme* particulière de *desquamation* épider-
« mique en lamelles *fines comme du son*, furfuracée, squamu-
« laire, etc.; employé seul, il ne peut être appliqué qu'à la

(1) BESNIER et DOYON, *Notes de Kaposi*, t. I, p. 611, note 1.

« formule pure et simple de cette manifestation objective, de « cette lésion épidermique, de ce symptôme [1].

« L'addition d'un qualificatif de *localisation* : pityriasis de « la tête, pityriasis de la barbe, etc.; *de couleur* : alba, ni- « gra, etc., est également dépourvue de valeur pour désigner « correctement une affection individualisée, chacune de ces « localisations ou de ces apparences pouvant être réalisée par « des états pathologiques distincts, eczéma, parasites di- « vers, etc., et par toute une série d'affections squameuses, « entièrement différentes les unes des autres.

« Dans cette situation, il serait logique de supprimer l'em- « ploi du terme pityriasis comme radical de la dénomination « d'une affection cutanée spécifiée, et de ne l'employer que « dans la terminologie seméiologique; mais le terrain mé- « dical n'est pas encore tout à fait prêt pour une réforme « aussi légitime, et, par force majeure, nous conservons le « mot de pityriasis comme radical de quatre affections, qui « sont : *a*, le *pityriasis rosé de Gibert*; *b*, le *pityriasis versicolor*; « *c*, *le pityriasis rubra pilaire* ou *folliculaire*; *d*, le *pityriasis* « *rubra de Hebra*, mais en spécifiant que ces dénominations

(1) C'est lorsque Besnier traite des eczémas et pityriasis de la barbe que l'on voit le mieux pourquoi il abandonna la désignation ancienne de *pityriasis simplex* ou *capitis*. Ce sont, dit-il, des éruptions « généralement confondues « avec l'eczéma ou *disqualifiées sous le nom de pityriasis, que les médecins « emploient avec le sens vague et banal qu'ils appliquent à un grand nombre « des termes de la pathologie cutanée.* » (*Pathologie et traitement des maladies de la peau*, par le professeur Moritz Kaposi, traduction avec notes et additions de E. Besnier et Doyon, 2e édit. franç., 1891, t. I, p. 195.) Il y aurait toute une glose philosophique à faire sur ces mots. Ils donnent en partie la clef de cet abus des synonymies innombrables que présentent les dermatoses et dont la dermatologie a tant souffert. Il est certain que quand un terme est devenu banal, disons, si l'on veut, *commun*, il cesse d'être *propre*, et alors ceux qui par la suite étudieront le même sujet seront en quelque sorte forcés d'adopter des dénominations nouvelles, les anciennes ayant perdu toute signification précise à force d'être utilisées dans le langage dermatologique courant avec des significations floues et variables. Or, ce qui à l'époque où ces lignes étaient écrites avait discrédité pour un temps le terme de pityriasis a maintenant discrédité le terme de séborrhée et pareillement ceux qui l'ont suivi.

La seule conclusion à tout ceci c'est que les dermatologistes entre eux devraient toujours, quand ils emploient un terme ayant plusieurs significations, prendre l'habitude de préciser celles qu'ils lui attribuent en faisant suivre ce terme du nom de l'auteur qui a créé celui des sens qu'ils adoptent : ainsi le mot séborrhée (Fuchs) ou séborrhée (Sabouraud), ne signifie pas du tout ce que signifie le mot séborrhée (Hebra).

« sont purement représentatives, et qu'elles s'appliquent à « des affections n'ayant entre elles aucun rapport de nature. »

Si les époques historiques pouvaient être closes nettement par un texte, ou un geste unique, ce serait certainement par celui-ci qu'il faudrait clore l'époque willanique, en France, et de lui qu'il faudrait faire partir l'ère moderne en ce qui concerne la question du pityriasis.

Toutefois, il ne nous suffit pas de voir où la question en était rendue à cette époque; nous devons envisager comment elle s'était transformée peu à peu pour en arriver à ce point; c'est ce que nous allons voir pour chacun des pityriasis willaniques, et nous commencerons naturellement par le premier mort.

1. — PITYRIASIS NIGRA

La première déclassée des variétés du pityriasis willanique fut le *pityriasis nigra*. Son histoire est amusante et philosophique. Willan était dans la fièvre de sa classification doctrinale, quand on lui montra de jeunes enfants venant de l'Inde et qui présentaient des lésions furfuracées noirâtres pour lesquelles il créa sa variété du *pityriasis nigra*.

Bateman ne revit plus jamais cette lésion, qui avait dû être une mycose, quelque chose comme cette trichophytie noire de Panama, cataloguée au musée Baretta sous le n° 1422, et dont la nature a pu être certifiée par Darier. Cependant Bateman conserva toutes les variétés du pityriasis willanique, et les transmit à ses élèves.

Biett, le premier willaniste français, ne revit pas davantage le *pityriasis nigra* de Willan, mais il catalogua sous ce nom des desquamations furfuracées grisâtres ou noirâtres fréquemment observées au cours d'une épidémie d'*acrodynie*, que Paris traversa durant l'hiver de 1828-1829. Déjà, par conséquent, il n'était plus question du pityriasis nigra — en placards, — d'origine indienne, — décrit par Willan.

Avec le respect extraordinaire que la dermatologie française du début du XIXe siècle eut pour l'œuvre de Willan, le *pity-*

riasis nigra passa dans tous les ouvrages de ce temps, mais comme il ne répondait à aucun type clinique reconnaissable, chaque auteur lui donnait une signification différente.

Tantôt c'est la pigmentation de la pédiculose du corps qui est désignée sous ce nom; tantôt c'est le vitiligo, tantôt le chloasma vrai ou les éphélides, ou la verrue plate des vieillards, et même quelquefois le pityriasis versicolor.

Enfin, pour quelques auteurs, particulièrement respectueux de l'enseignement de leurs maîtres, le pityriasis nigra restait associé au souvenir de l'épidémie d'acrodynie de 1828, qui ne s'était jamais renouvelée.

Bazin lui-même créa un nouveau pityriasis nigra, et ce fut sans doute celui de tous qui se rapprocha le plus du pityriasis nigra willanique originel, car, à la description, il semble bien que c'était une mycose (probablement une trichophytie épidermique) d'origine italienne.

On s'aperçut enfin que ce mot de pityriasis nigra ne symbolisait aucun type dermatologique indigène en Europe, et ne pouvait servir à caractériser aucune dermatose. C'est alors, après soixante ans d'existence, que ce mot vide tomba enfin en désuétude.

Le seul fait qu'on puisse regretter, c'est que ce nom de *pityriasis nigra* n'ait pas servi, à l'origine, à désigner le *pityriasis versicolor*, dont l'histoire va suivre. A coup sûr, ce nom l'aurait beaucoup mieux désigné que le sien propre.

2. — PITYRIASIS VERSICOLOR

Le *pityriasis versicolor* fut le second déclassé des pityriasis willaniques. Même quand on connut sa vraie nature, par conséquent sa vraie place nosographique, il garda pourtant son nom; toutes les langues sont, par quelque côté, illogiques; la langue dermatologique plus que toute autre, à ce qu'il semble.

Donc ce *pityriasis versicolor*, qui depuis le XVIIe siècle, depuis R. Solenander, Sennert (1) et Sauvages, avait été consi-

(2) SENNERTUS, *Pract. med.*, lib. V, part. III, sect. 2, cap. 7.

déré (taches hépatiques) comme corrélatif d'une maladie du foie (opinion que Alibert, Gibert [1] et même Devergie soutinrent encore), ce *pityriasis versicolor*, — qui fut appelé chloasma par Franck, par Fuchs, par Wilson, classé parmi les pityriasis par Willan, parmi les maladies pigmentaires par Rayer, — fut enfin reconnu pour une mycose épidermique par Eichstedt en 1846 [2].

Sa découverte, connue en France par l'ouvrage de Robin sur les parasites végétaux [3], rallia très peu de suffrages.

Ni Cazenave, ni Hebra, ni Wilson, ni Rayer n'admirent le parasite de Eichstedt. Hardy et Devergie, vingt ans après sa découverte, ne l'admettaient que sous réserve, et plutôt comme secondaire à l'exfoliation de la couche cornée que comme causal dans la lésion, « car la fréquence de ses « retours offensifs chez des individus qui semblaient guéris « est de nature à faire mettre en doute l'origine de l'affec- « tion [4] ».

Pendant ce temps, Devergie, qui, nous le savons, voyait

(1) Gibert décrit le *pityriasis versicolor* avec son ancien nom d'*éphélides hépatiques* ou macules hépatiques.

(2) Eichstedt, *Ueber die Kratzmilben des menschen, ihre Entwickelung und ihr Verhältniss zur Krätze in Frorierps neue Notiz.*

(3) *Histoire naturelle des parasites végétaux*, 1853, p. 436.

(4) Hardy, *Leçons sur les maladies dartreuses*, p. 185. Voici d'autres textes du même auteur, bien suggestifs, car nous les voyons reparaître aujourd'hui et chaque jour à propos de toutes les maladies récemment démontrées parasitaires. « Dans la marche et dans l'étiologie du pityriasis (versicolor) on « trouve bien plutôt le cachet d'une affection dartreuse (diathésique), que « d'une affection parasitaire. Ainsi on le voit toujours revenir chez les mêmes « individus et à peu près à la même époque, au printemps; sa contagion « est aussi fortement mise en doute. Nous avons donc une grande tendance « à considérer ici le parasite, comme se développant secondairement sur « les squames d'une maladie dartreuse. Ce n'est pas du reste la première « fois que nous faisons une observation semblable. Ainsi, dans quelques « cas de pityriasis parfaitement dartreux, d'eczémas arrivés à la troisième « période, nous avons pu observer des ramifications de mycelium aussi « nombreuses et aussi abondantes que dans le pityriasis versicolor.

« M. Bazin explique les récidives si fréquentes de la maladie par le déve- « loppement de germes qui auraient échappé aux agents parasitaires; mais « il est bien difficile d'admettre que ces germes aient attendu un an pour se « reproduire, tandis que nous voyons les germes de l'herpès circiné rester « latents tout au plus pendant deux mois. Notre opinion est donc que le « rôle principal est dévolu à la maladie dartreuse, et que le champignon ne « se développe consécutivement sur les squames que parce qu'il y trouve « un terrain favorable à sa production. »

autant de maladies que de malades, et cédait à cet incessant besoin de subdivisions, auquel cèdent encore aujourd'hui bien des auteurs, Devergie, dis-je, admettait *trois pityriasis versicolor!* Le premier, en taches grandes comme une pièce de un franc et siégeant aux régions claviculaires, était provoqué par une tuberculose des sommets dont il était symptomatique. Le second, en petites taches multiples, méritait d'être distingué sous le nom de taches hépatiques, et devait faire sérieusement examiner le foie du malade. Enfin le troisième était une maladie locale, simple, ne s'accompagnant pas de troubles somatiques, et simplement justiciable des sulfureux.

En citant ces textes, qui nous paraissent aujourd'hui si médiocres, Bazin les stigmatisait fortement : « Je ne puis, « messieurs, m'arrêter à réfuter des opinions aussi surannées et dont les progrès de la science ont fait justice depuis si longtemps, et je ne puis que regretter de voir un « médecin de l'hôpital Saint-Louis émettre de telles idées « en 1861. »

Il est vrai que de son côté Bazin, toujours révolutionnaire, voulait faire rentrer dans le pityriasis versicolor *mycosique* le chloasma vrai et les éphélides.... Bref, ce fut au cours de la génération suivante et après ces fluctuations d'opinions inverses, que la vérité conquit les esprits définitivement.

Le nom de *pityriasis versicolor* demeura dans la dermatologie, mais sans que son prénom de pityriasis n'impliquât plus aucune parenté avec le groupe des maladies furfuracées, des pityriasis de Willan, si ce n'est une parenté d'aspect. Et c'est ainsi que nous en avons appris à la fois le nom consacré et la nature cryptogamique reconnue.

Dès lors, cette mycose s'éloigna tout naturellement du groupe des pityriasis, et fut rapprochée par Lallier, Vidal, Besnier, etc., du groupe des mycoses externes, *des teignes*.

Pourtant nous aurons occasion, au moins à titre comparatif, d'en étudier les lésions et de les confronter à celles du pityriasis simplex vulgaire. Cette comparaison, on le verra, est pleine d'enseignements.

3. — LE PITYRIASIS RUBRA

Willan n'avait pas donné du *pityriasis rubra* une définition suffisante pour le désigner clairement à ses successeurs. Et la planche qu'il lui a consacrée dans son atlas n'est point faite pour mieux fixer les idées sur ce point.

Dans les descriptions des premiers willanistes, le nom de *pityriasis rubra* recouvre des érythèmes saisonniers desquamatifs, des cas d'eczéma rubrum de type bénin, peut-être des psoriasis, des exanthèmes à la période d'exfoliation épidermique, et des érythèmes scarlatiniformes.

Cependant on pourrait, à travers les ouvrages de cette époque, distinguer deux tendances ou deux traditions : l'une représentée par très peu d'auteurs, pour qui le pityriasis rubra était une affection régionale, localisée, ordinairement faite de lésions figurées, finement desquamatives; l'autre tradition, celle qui eut de tout temps le plus de fidèles, avait tendance à faire du pityriasis rubra une grande dermatose rouge desquamante.

Nous retrouverons l'opinion des premiers en décrivant les pityriasis régionaux figurés. Et nous allons d'abord nous occuper des pityriasis rubra généralisés. C'est une question encore aujourd'hui des plus obscures.

Les premiers willanistes et les plus fervents, comme Biett et Cazenave, répétaient les textes willaniques sans commentaires, et il semble certain que le nom de pityriasis rubra ne recouvrait pour eux aucun type morbide précisé.

En 1857, Devergie décrivit avec plus de détails une grande maladie rouge desquamante, au cours de laquelle il signala des altérations kératosiques folliculaires : à ce type clinique qu'il considérait comme une variété du pityriasis rubra de Willan, il donna le surnom de *pilaris* (1).

En 1862, Gibert reconnut et précisa le deuxième type clinique tout différent, — connu aujourd'hui de tous les dermatologistes français sous le nom de pityriasis rosé de Gibert, —

(1) DEVERGIE, *Maladies de la peau*, 2e éd., p. 455.

confondu jusque-là dans les pityriasis simplex généralisés, et parmi les roséoles secondaires syphilitiques (1).

En 1868, Bazin montra que toute dermatose généralisée, vieille et rebelle, pouvait se terminer par une dermatite rouge exfoliante, accompagnée de cachexie et de marasme : herpétide exfoliatrice (2).

Dans son traité, Hebra décrivit à son tour un *pityriasis rubra* qui n'est pas celui de Devergie, et qui gardera le nom de son créateur : maladie rouge, à début insidieux, mais à marche progressive et cachectisante, à terminaison mortelle, singulièrement analogue à l'herpétide exfoliatrice de Bazin, mais évoluant spontanément, sans faire suite à une dermatose antérieure, préexistante.

En 1874, Vidal décrivit à son tour une maladie générale. rouge, desquamante, avec chute des cheveux et des ongles : *dermatite exfoliatrice généralisée* (3).

En 1876, Féréol décrivit l'érythème scarlatiniforme récidivant, déjà entrevu comme type morbide distinct par Derrécagaix en 1874 (4).

En 1877, E. Besnier et son élève Richaud (5) reprirent l'étude du pityriasis pilaire, entrevu et incomplètement décrit par Devergie, et en firent une description nette, demeurée classique depuis lors, et complétée par le mémoire définitif de Besnier (6) :

Ainsi donc, à l'époque du déclassement des pityriasis willaniques, et on peut lui assigner la date de la première édition des notes de Kaposi (1886), on connaissait sept pityriasis rubra se rapportant de plus ou moins loin à l'originelle définition de Willan. C'étaient :

1° Le *pityriasis rubra pilaris* (*Devergie*, 1857 ; *Besnier*, 1877).

2° Le *pityriasis rosé* de *Gibert* (1862).

3° L'*herpétide exfoliatrice secondaire* de *Bazin* (1868).

4° Le *pityriasis rubra* de *Hebra* à terminaison mortelle,

(1) Voy. ce volume p. 55.

(2) BAZIN, *Affections cutanées, arthritiques et dartreuses*, 2e édit., 1868, p. 437.

(3) *Bull. de la Soc. méd. des hôp.*, 1874, p. 256.

(4) DERRÉCAGAIX, Thèse de Paris, mai 1874.

(5) RICHAUD, *Pityriasis pilaire*. Thèse de Paris, 1877.

(6) E. BESNIER, Observations pour servir à l'Histoire clinique du pityriasis rubra pilaire. *Ann. de dermat.*, 1889, 2e série, t. X, n° 4.

5° auquel *Vidal* admettait *une variété curable*.

6° La *dermatite exfoliatrice généralisée* (de *Wilson*, 1867; *Vidal*, 1874; *Brocq*, 1884).

7° L'*érythème scarlatiniforme desquamatif récidivant* de Féréol (Derrécagaix, 1874; Feréol, 1876) (¹).

Je crois que le simple exposé qui précède suffit à écarter de notre sujet la plupart des types morbides qui viennent d'être énumérés : le *pityriasis pilaire* est un type morbide entièrement distinct de tout autre et ayant plus d'affinités avec le psoriaris qu'avec le pityriasis (²). L'*herpétide exfoliatrice* de Bazin, comme le *pityriasis rubra de Hebra*, rentrent dans le groupe des érythrodermies malignes; de même, *la dermatite exfoliatrice généralisée*, avec ses allures d'érysipèle gigantesque et son habituel cortège de complications infectieuses. L'*érythème scarlatiniforme* aussi est érythémateux avant d'être desquamatif, et sa desquamation n'a rien d'un pityriasis, pas plus que celle d'une scarlatine; il reste donc au total le *pityriasis rosé de Gibert*, dont on peut dire qu'il a, avec les pityriasis vrais, des rapports objectifs très accusés. Mais son évolution cyclique en deux mois, ses allures de fièvre exanthématique sans fièvre, sa durée limitée, son absence de récidive, tout, en somme, dans son évolution, le sépare des maladies pityriasiques vraies, lesquelles sont toujours chroniques, quel que soit le type que l'on envisage. Sa cause est inconnue; on ne peut dire si elle le rapprochera des pityriasis vrais, ou des érythèmes. Toutefois, sa lésion objective et anatomique se trouve trop analogue aux lésions de certains pityriasis pour que nous puissions tout à fait nous abstenir de parler de lui. Nous lui consacrerons donc quelques mots lorsque nous traiterons du diagnostic différentiel des pityriasis *vrais* (³).

(¹) Dans ce travail de recensement et d'analyse des grandes maladies rouges, je me suis particulièrement aidé de l'excellent article de *Albert Pignot* (Pityriasis) du *Dictionnaire de Dechambre*, article à mon avis très supérieur à plusieurs autres ayant même sujet et lui étant postérieurs en date. A. Pignot s'est servi lui-même en cet article de la thèse de Paris de Brocq (*Sur la dermatite exfoliatrice généralisée*, 1882) laquelle est une mise au point de la question qui n'a point été dépassée depuis lors.

(²) Voir ce volume, p. 595.

(³) Voir p. 624.

Ainsi donc, et si nous résumons en quelques lignes la question des pityriasis willaniques, nous pouvons dire qu'à l'exception du pityriasis nigra, mort sans postérité dermatologique, les autres pityriasis willaniques ont survécu, mais leur nom a perdu son acception symptomatique et chacun en est venu à désigner une véritable entité morbide.

Dans ces conditions, il importe de remarquer que leur titre de PITYRIASIS, contrairement à ce qu'avait voulu Willan, ne représente plus rien à lui seul quand il désigne ces entités morbides. Elles ne sont désignées que par leur nom composé : *pityriasis-rubra-pilaris de Devergie-Besnier*, *pityriasis-rubra-de-Hebra*, *pityriasis-versicolor*.

Et étant donné que le qualificatif, par ce fait, a pris plus d'importance dans la désignation de la maladie que le radical pityriasis; étant donné, que ce mot et son qualificatif ne font plus dès lors qu'un seul mot, je proposerais volontiers que désormais ils ne soient plus jamais écrits sans être reliés par des traits d'union. Ce sont des mots composés du type qu'admet si bien la langue allemande, et qui ne sauraient plus être séparés. Cette seule précaution orthographique avertirait que cette maladie, sortie du groupe des pityriasis willaniques, n'a aucun droit d'être considérée comme analogue de cause ou d'aspect aux autres pityriasis, et que son nom n'est clair que quand on le prononce en entier.

LES PITYRIASIS FIGURÉS

De tous temps les types dermatologiques, dont l'histoire va nous arrêter un moment ici, ont eu des observateurs. Ils ont été souvent décrits. Mais comme en dépit de leur localisation, de leur évolution commune, de l'analogie de leurs symptômes objectifs et de leurs lésions élémentaires, il existe entre les différents cas de grandes différences dans la forme, la dimension, la figuration et la répartition des efflorescences, il s'en est suivi de telles variations dans les descriptions fournies par les auteurs et dans les dénominations employées pour les désigner, que le lecteur, dans un ouvrage, ne sait, à moins de le lire tout entier, en quel point y trouver la description qu'il recherche. En outre, devant ces efflorescences, beaucoup d'auteurs ont plus remarqué leurs disparités que leurs ressemblances ; ils ont été dès lors conduits à en morceler la description par variétés, et souvent à placer chacune dans un chapitre dermatologique différent. Tout cela rend une étude complète de la bibliographie des pityriasis marginés à peu près impossible à faire. Ainsi est-il croyable qu'il en a été fait de très bonnes descriptions, que je n'ai pas su retrouver.

Pour mener à bien une telle recherche, il faudrait faire, et ce serait là un intéressant travail, l'histoire des définitions successives de tous les plus anciens termes génériques de la dermatologie comme nous faisons celle du pityriasis. Alors on trouverait surtout l'histoire des pityriasis figurés du corps dans celle des *lichens* et dans celle des *herpès*.

Le premier caractère de ces lésions qui a fixé l'attention des auteurs, c'est leur *figuration circinée* si proche de la figuration objective des LICHENS de muraille, que ce mot encore aujourd'hui les désignerait parfaitement si des siècles de définitions disparates n'avaient pas détruit pour nous toute possibilité de nous en servir.

Le deuxième caractère de ces lésions qui avait semblé important aux observateurs, c'est leur marche serpigineuse, d'où leur nom d'HERPÈS (*serpere*, ramper).

Le texte suivant d'INGRASSIAS (1) met en valeur cette double caractéristique et les deux dénominations qui s'en sont suivies.

« Nascuntur *lichenes*, *rotundo schemate*, in superficie cutis,
« cum ingenti pruritu, et asperitate ; atque ubi malum ser-
« pere incipit *serpigo* dicitur. »

Lorry et de Roussel accusent encore cette double tendance. Il me semble que Roussel décrit les pityriasis circinés parmi ses *herpès* furfureux, Alibert fera de même, tandis que Lorry les place parmi ses *lichens* (2).

(1) INGRASSIAS, Palerm. (1510-1580). *De tumoribus præter nat.*, tract. I, cap. I.

(2) *Simplicior et prior* (species) *ordine quæ sæpe juvenculorum atque puellarum cutem deshonestat nitidulam iis præsertim in partibus in quibus est*

WILLAN

On a beaucoup dit que le *lichen circumscriptus* de Willan-Bateman était l'affection dont nous désignons les diverses variétés sous le nom suffisamment caractéristique et différentiel de *pityriasis figurés*. Willan s'inspirait toujours des auteurs anciens et lorsqu'il créait sa classification, il aurait volontiers pensé qu'il retrouvait les classifications antiques des dermatoses, de même que l'art de la même époque croyait reproduire l'art grec.

Or, si l'on relit le texte de Celse, on s'aperçoit qu'il ne semble guère désigner les pityriasis circinés [1]. L'attribution de son texte à un type dermatographique précis me paraît même assez délicate et aléatoire.

Willan décrit trois lichens : 1° le lichen *simplex*; 2° le lichen *pilaris* et 3° le lichen *circumscriptus*. Ces deux derniers pourraient être retenus comme des pityriasis du corps [2].

tenuior ut in fronte et thorace. — LORRY, *De morbis cutaneis*, § de Lichenibus, p. 243.

Lorry donne trois caractères à son *lichen* :

1° « Subjectam cutem non indurat » ;

2° « Siccus est » ;

3° « Epidermidem in foliola convertit. »

Pourtant à la lecture du contexte la fréquence des circinations y apparaît comme un caractère des plus importants.

Je note aussi que, jusqu'en 1889, le mot de lichen est demeuré en France, dans la dermatologie (Vidal, Brocq) pour désigner ce que l'on nomme aujourd'hui le *prurigo*. Or, la définition de Lorry ne lui aurait convenu aucunement. Car ni le premier, ni le dernier caractère qu'il donne à son lichen comme fondamental n'est attribuable au *prurigo*. Lorry d'ailleurs insiste sur l'état de sécheresse de ses *lichenes* comme plus tard Willan sur la sécheresse de son pityriasis. « Lichenes excoriati nihil aliud sunt præter herpetes fluentes. » *Loc. cit.*, p. 318. Et les *herpetes* de Lorry sont notre eczéma.

(1) « *Papularum* vero duo genera sunt. — Alterum est in quo per minimas pustulas cutis exasperatur, et rubet leviterque roditur; medium habet pauxillo levius; tarde serpit; idque vitium maxime rotundum incipit, eaque ratione in orbe procedit. Alterum est quam Ἄγριαν Græci appellant : in qua similiter quidem sed magis cutis exasperatur exulceraturque ac vehementiùs et roditur et rubet, et interdum etiam pilos remittet, quæ minus rotunda est difficiliùs sanescit, nisi sublata est in impetiginem vertitur. » (CELSE, *De re medica*, lib. V, cap. 28, § 18.)

(2) En voici la description :

« *The lichen pilaris.* — Is only a modification of the foregoing species, and « like it, often alternates with complaints of the head or stomach. The « peculiarity of the eruption consists in this that the smale tubercles or

Mais l'évolution que Willan prête à ces lichens est plutôt celle de notre actuel pityriasis rosé (de Gibert) que celle des pityriasis circinés (1).

Bateman répéta Willan. Ses descriptions sont identiques et ne peuvent éclairer beaucoup le problème historique qui s'attache aux origines des pityriasis figurés (2).

ALIBERT

Avec Alibert la question se complique du fait de sa nomenclature bizarre, de ses dénominations nouvelles et qu'il changea lui-même plusieurs fois. Il semble pourtant assez facile de retrouver nos pityriasis circinés dans ses herpès.

Son genre herpès renferme deux espèces qui sont : l'*herpès furfuraceus* et l'*herpès squamosus*, déjà connues de nous par les remarquables définitions qu'en avait données Roussel au XVIIIe siècle. L'herpès furfureux, dit Alibert, « ainsi nommé parce que son phénomène le plus apparent est de faire furfurer « l'épiderme... n'attaque pas de préférence les bulbes des « poils, comme la porrigine furfuracée ou pityriase des « Grecs (3). »

Il en distingue deux genres, l'herpès furfureux circiné qui

« asperities appear only at the root of the hairs of the skin... This affection « may be distinguished from the cutis anserina by its permanency, by its « red papulæ, and by the trouble some itching or tingling which attends it.

« In the *lichen circumscriptus* the papulæ are arranged in clusters, or « patches, which are of an irregular form, or with a well-defined margin. « The patches appear, in succession on the limbs, or trunk of the body. « Some of them which are small and nearly circular. »

(1) « En effet voici le texte qui a fait suite au précédent :

« AA) Remain a week or two without much alteration; others extend gra- « dually, with a papulated border, into large oval, and sometimes angular « forms, till they coalesce or intersect each other.

« BB) The surface within the borders of the dilating patches soon « becomes evens, but appears slightly red and scurfy. In some cases, before « the scurf is removed a new series of Papulæ arises and terminates in new « exfoliations. Thus by repeated eruptions the complaint may be continued « for six or eight weeks. It is a first attended with slight febrile symptoms, « which, however, cease in a day or two, and no uneasiness remains but « an occasional itching in the patches. » (WILLAN, *loc. cit.*, p. 40 et 41.)

(2) BATEMAN, *A practical synopsis of cutaneous diseases*, 7e edit. by Thompson, 1829, p. 10 et 11.

(3) ALIBERT, *Monographie des dermatoses*, 1835, t. II, p. 25.

est indubitablement notre psoriasis, et l'herpès furfureux volatil, qui résume : 1° l'eczéma sec en petits placards; 2° la dartre volante du visage et aussi des formes graves échappant à notre sujet.... Il est possible que les pityriasis du devant de la poitrine y fussent implicitement compris, mais ils n'y sont pas explicitement désignés.

« L'herpès *squameux* (1) au contraire (de l'herpès furfureux) « tend à envahir de préférence les régions où la nature a le plus « multiplié les cryptes sébifères, celles où le mucus abonde; « de là vient qu'on l'observe si souvent aux oreilles, sous les « aisselles, au nez, aux lèvres, aux mamelles des femmes, « à l'anus, aux organes sexuels. Cette affection se remarque « pareillement à la face interne des extrémités supérieures et « inférieures, dans le pli des coudes et des genoux (2). »

Alibert en distingue une première variété humide : *herpes squamosus madidans*, qui vraiment offre la ressemblance la plus frappante avec ce que Unna décrira plus tard sous le nom d'eczéma séborrhéique.

BIETT ET LES PREMIERS WILLANISTES

Biett présente plusieurs textes qui peuvent se rapporter aux pityriasis figurés. Mais dire avec Brocq, pourtant si exact d'habitude dans sa bibliographie, que Biett les a décrits sous le nom de *lichen gyratus*, me paraît consacrer une erreur d'Elliott (3) et de Wilson. Il me semble que Biett, comme Willan, décrit notre pityriasis marginé sous le nom de lichen circumscriptus (4).

(1) ALIBERT, *Monographie des dermatoses*, 1835, t. II, p. 35.

(2) *Loc. cit.*, p. 36. Remarquer que ce texte est presque la traduction de celui de Roussel cité plus haut, p. 24.

(3) Voici en effet ce que dit Cazenave dans l'exposé des doctrines de Biett : « Il est une autre forme très rare dont les auteurs n'ont pas parlé et cependant très remarquable. M. Biett qui le premier l'a décrite et observée pense qu'on pourrait lui donner le nom de *lichen gyratus*. En effet, nous avons vu à l'hôpital Saint-Louis, les papules disposées en petits groupes, former une espèce de ruban qui, partant de la partie antérieure de la poitrine, *gagnait la partie interne du bras dont il longea en se contournant tout le bord interne jusqu'à l'extrémité du petit doigt en suivant exactement le trajet du nerf cubital.* »

(4) *Loc. cit.*, p. 279.

« Les papules du lichen, le plus souvent agglomérées sans « ordre, peuvent dans quelques circonstances se réunir en « groupes assez arrondis (*lichen circumscriptus*) et former « des cercles dont les bords ordinairement très prononcés « sont sans cesse agrandis et augmentés par des éruptions » nouvelles en même temps que le centre se guérit par une « exfoliation légère ; ces cercles rarement isolés sont plus ou « moins nombreux et alors ils finissent par se confondre par « l'accroissement de leur circonférence. »

Je crois aussi que Biett, comme beaucoup d'auteurs avant et après lui, ont décrit sous le nom d'herpès circiné qui est devenu notre trichophytie des pityriasis figurés, *circinés*. Ainsi, par exemple, Biett décrivant l'*herpès circinatus* (1), dit qu'il affecte le plus souvent les *bras*, les *épaules*, la *poitrine*. Or, cette localisation de la trichophytie vraie est fort rare. Elle deviendrait commune si l'on appelait de ce nom nos pityriasis marginés.

De même, Cazenave qui sur ce point ne changea rien aux enseignements reçus de Biett.

Ainsi quand nous rencontrons dans les auteurs modernes des phrases comme celle-ci : « Alibert avait décrit les pityriasis marginés sous tel et tel nom, Willan sous tel autre », ce qu'il ne faut pas perdre de vue, c'est qu'aucun de ces auteurs jusqu'à Chausit et ensuite jusqu'à Wilson, Duhring, Vidal et Besnier n'avait tracé du type morbide qui nous occupe un tableau vrai. Quand un auteur décrit sous un nom et dans un groupe la moitié d'un type morbide, et l'autre moitié dans un autre groupe, sous un autre nom, c'est faire une erreur de méthode que de traiter ces descriptions incomplètes et partiellement erronées comme on doit traiter plus tard les descriptions vraies et faites sous un titre univoque de ceux qui ont vraiment différencié ce type morbide de tous autres, l'ont reconnu, délimité et nommé d'un seul nom.

Si l'on parcourt les livres de Devergie, par exemple, il me paraît impossible de rattacher une de ses descriptions cliniques au type que nous étudions.

(1) *Loc. cit.*, p. 117.

BAZIN

Bazin fit mieux, et ses descriptions sont excellentes, mais il faut savoir les retrouver au milieu des attributions qu'il en fait à telle ou telle maladie constitutionnelle.

Les pityriasis ARTHRITIQUES pour Bazin sont de deux sortes :

1° Il y en a un pseudo-exanthématique et généralisé ;

2° L'autre est chronique et circonscrit.

1° Le pityriasis pseudo-exanthématique arthritique, Bazin l'appelle *pityriasis rubra* et il en distingue deux variétés : l'une *pityriasis rubra* aigu *maculata*. C'est le pityriasis rosé (de Gibert); nous ne nous arrêterons pas à sa description ; l'autre : *pitysiasis rubra circinata* est caractérisé *par l'éruption de petites taches rouges disséminées, semblables à celles qu'on trouve dans le psoriasis guttata, qui se réunissent pour constituer des cercles plus ou moins complets lesquels ressemblent à ceux de l'herpès circiné, mais qui ne sont pas saillants.* Au début les taches sont le siège d'une *exfoliation lamelleuse, plus tard la desquamation* devient *furfureuse.*

Chez des malades... il existait des cercles rouges complets et incomplets de grandeur variable, *sur la partie antérieure de la poitrine*, et la paroi abdominale et les régions thoraciques postérieure et lombaire. Il me semble impossible de mettre en doute l'attribution de ce tableau au pityriasis médio-thoracique figuré d'aujourd'hui. Quant au *pityriasis arthritique vulgaire ou circonscrit* de Bazin, il a pour siège le cuir chevelu, la nuque, les sourcils, la barbe, les parties génitales, *la partie antérieure de la poitrine* et les aisselles [1].

« En examinant les parties affectées, on constate à leur sur-
« face tantôt une rougeur générale, superficielle ou disposée
« par petits disques arrondis à la base des poils, tantôt une
« absence de coloration rouge. On remarque aussi des
« squames minces et petites qui recouvrent les glandes pili-
« fères, dont la saillie est légèrement augmentée. »

Une variété de pityriasis circonscrit est désignée par Bazin

(1) Affections cutanées arthritiques et dartreuses. (Déjà cité.)

sous le nom de pityriasis acnéique : « C'est une variété de « pityriasis (arthritique) dans laquelle l'altération des folli- « cules pileux est plus prononcée et plus profonde que dans « la variété précédente. Cette affection est caractérisée par « des placards irréguliers, le plus souvent arrondis et nette- « ment circonscrits, d'une coloration d'un rouge assez « marqué ; ces placards sont recouverts de quelques squames « blanchâtres, et à leur circonférence on observe une série de « véritables pustules acnéiques, siégeant à la base des poils, « à sommet jaunâtre et acuminées, et qui les sépare nette- « ment des parties saines. »

Ici encore l'attribution de cette description au pityriasis médio-thoracique ne me paraît pouvoir faire aucun doute.

Ainsi donc dans l'œuvre de Bazin, on retrouve les pityriasis figurés médio-thoraciques décrits en trois endroits :

1° D'abord sous le nom de *pityriasis rubra circinata* (arthritique);

2° En second lieu sous le nom de *pityriasis vulgaire ou circonscrit* (arthritique), dont une variété est :

3° Le *pityriasis acnéique* (arthritique).

En outre on retrouverait encore quelques formes des pityriasis médio-thoraciques, lorsqu'il décrit l'*herpès circiné* (arthritique) (1).

« *L'herpès circiné arthritique* est une affection peu commune « qu'il ne faut pas confondre avec l'herpès circiné parasitaire « qui est au contraire très fréquent. La plupart des auteurs « ont commis cette confusion et c'est grâce à elle que « MM. Devergie et Chausit persistent à nier l'existence de « parasites dans l'herpès circiné en général. Cependant Gibert « après avoir reconnu la nature parasitaire dans certains cas, « ajoute que plusieurs faits bien observés le portent à croire « à l'existence d'un herpès circiné non parasitaire. Nous « admettons cette manière de voir et c'est cette espèce non « parasitaire que nous rangeons parmi nos arthritides vésicu- « leuses pseudo-exanthématiques dont il a tous les caractères « généraux. »

(1) BAZIN, *loc. cit.*, p. 189.

« L'herpès circiné siège sur le tronc, principalement *la partie antérieure de la poitrine*, le cou ; rarement il siège sur la face. Il se présente en petits placards irrégulièrement disséminés sur les parties que nous venons d'indiquer. »

Bazin lui trouve comme en presque toutes les éruptions prétendues arthritiques des symptômes fébriles légers de début qui disparaissent dès l'éruption constituée. Ce dernier trait chez lui est quasi conventionnel.

Dans Bazin [1], il semble que l'on retrouve aussi des pityriasis du corps, sous le nom d'*eczéma circonscrit proprement dit*. Mais ce sont des choses bien difficiles à préciser.

Quand on veut savoir l'opinion d'un maître sur un sujet dermatologique, un des meilleurs moyens souvent est de chercher ce que disent ses élèves sur le même sujet. Plus d'une fois leur texte précise le texte du maître. Un des meilleurs critériums de l'opinion que nous exprimions tout à l'heure, à savoir que le pityriasis circonscrit des arthritiques était bien pour Bazin ce qu'est pour nous le pityriasis médio-thoracique, nous est fourni par Gintrac.

GINTRAC [2]

« Le pityriasis, dit-il, est quelquefois circonscrit, il forme des plaques plus ou moins étendues. Je l'ai vu dessiner sur le thorax des bandelettes circulaires avec conservation de l'état normal au centre des anneaux. Il y a donc un *pityriasis circiné.* » Et il le distingue nettement de l'*herpès circiné*, notre trichophytie d'aujourd'hui.

CHAUSIT

J'ai dit plus haut que Chausit, élève de Cazenave, avait fourni de même du pityriasis circiné médio-thoracique une

(1) Bazin, *loc. cit.*, p. 256.

(2) Gintrac, *Cours théorique et clinique de pathologie interne et de thérapie médicale*, 1859, t. V, p. 448-452.

description nette et non douteuse, plus nette beaucoup que celle de Cazenave son maître. Il l'appelle *pityriasis rubra*, et il écrit :

« Cette variété rare se montre presque exclusivement à la « poitrine où elle débute sous forme de plaques rouges, ne « dépassant guère les limites d'une lentille, elles s'étendent « bientôt, acquièrent des dimensions plus considérables et « sont toujours le siège d'une exfoliation farineuse assez « abondante qui tombe et se reproduit sans cesse [1]. »

ERASMUS WILSON

Ce fut Erasmus Wilson [2] qui apporta à cette époque la définition symptomatique la plus parfaite des pityriasis figurés médio-thoraciques.

C'est aux lichens qu'il faut en chercher la description. Il définit le lichen par la papule, comme l'eczéma par la vésicule, mais en évitant l'intransigeance, car tous les eczémas ne sont pas visiblement vésiculeux ni tous les lichens exclusivement papuleux.

Il décrit beaucoup de lichens : lichen simplex, *circumscriptus*, strophulosus, urticatus, tropicus, lichen planus, scrofulosorum, pilaris, lividus, *circinatus*, *circinatus serpiginosus* et gyratus.

La description du lichen circumscriptus est willanique, mais elle précise mieux les caractères élémentaires des pityriasis marginés [3].

L'éruption commence par des papules de lichen qui se fondent en un disque dont la marge seule reste surélevée. Sur

[1] Chausit, *loc. cit.*

[2] Erasmus Wilson, *On diseases of the skin, a system of cutaneous medicine*, 6e édit., 1867, p. 185.

[3] In which the papulæ are elevated in considerable numbers and constitute one or more patches of a circular or oval forms. The remarkable characters of the eruption are the close aggregation of the pimples and the abrupt line by which they are separated from the adjoining skin. They are met with chiefly *on the chest*, the lips, and the limbs; and when they subside, the skin remains for some time rough, wrinkled and furfuraceous (*loc. cit.*, p. 186).

cette marge on observe deux ou trois papules rouges ou davantage. Quand la croissance de l'anneau est irrégulière, il se déforme et se rupture [1].

Toute cette description symptomatiquement excellente et minutieuse n'insiste pourtant en aucune façon sur l'*état séborrhéique* concomitant et préalable des régions où ces types cliniques sont observés.

Le *lichen circinatus* de Wilson est une modification du lichen circumscriptus « occasionnée par la régression et la « dispersion des papules dans le milieu de la tache, et com« munément par l'extension simultanée de celles-ci à la péri« phérie des taches. Ainsi la tache est convertie en un anneau « avec une bordure de dimension variable pouvant circon« scrire une surface considérable. En d'autres cas, l'anneau « est rompu en un point et l'extension du segment qui reste « se fait par places, irrégulièrement. »

Le *lichen circinatus serpiginosus* est une autre forme de variété circinée ou annulaire de lichen; « ses caractères spé« ciaux étant le développement d'anneaux en nombre con« sidérable *généralement sur la poitrine et sur le dos*, et le rapide « développement des anneaux, si bien qu'ils arrivent à coales« cence et forment une énorme tache extensive, sur lesquels « les cercles premiers se coupent et fusionnent, et dont beau« coup des segments intersectés disparaissent. Cette éruption « s'accompagne d'un très considérable degré de prurit, est chro« nique en sa nature et se termine par exfoliation furfuracée. »

Ainsi donc c'est à Erasmus Wilson, qu'il faut rapporter la première description formelle et détaillée des pityriasis circinés et marginés.

Ensuite, comme il arrive, cette description se fit partout à la fois, dans toutes les écoles : française, américaine, allemande. On en trouve alors de très bonnes descriptions faites par des auteurs qui visiblement croyaient chacun décrire ce

(1) D'après Wilson, c'est l'*érythème papuleux* dont Bateman avait dit qu'il « *occured in patches which are bounded on one side by a hard, elevated, tortuous, red border in some places obscurely papulated* ». Ses variétés ont donné lieu aux termes de lichen gyratus, marginatus.

Et Wilson fait du lichen gyratus de Biett qui allait rejoindre le trajet du nerf cubital une simple variété du précédent.

type pour la première fois d'une façon sérieuse. Ainsi après une phase obscure de préhistoire, le sujet parvint à l'âge historique véritable. Il entra dans la période d'étude scientifique en France, avec Vidal et Besnier au point de vue clinique, en Allemagne, avec Unna au point de vue anatomique et microbien. A partir de Unna, son étude se trouve traverser une phase nouvelle, car le pityriasis *figuré, circiné* ou *marginé* devient alors le centre descriptif de l' « eczéma séborrhéique » et, pour l'École française d'aujourd'hui, avec Brocq et Audry, le centre descriptif des « séborrhéides ».

HEBRA

C'est une chose en soi assez singulière de voir pendant ce temps des maîtres comme Hebra et avec lui l'école de Vienne tout entière passer à côté de ce type morbide sans le voir et sans le décrire.

On pourrait espérer retrouver dans l'*eczéma marginatum de Hebra* les pityriasis marginés du devant de la poitrine, mais non. Son eczéma marginé est une admirable description clinique des trichophyties de la région inguinale et péri-scrotale qui sont dans presque tous les auteurs, même aujourd'hui, fort mal décrites.

Hebra[1] y confond certainement les *érythrasmas*, les *intertrigos*, puisqu'il ne les différencie pas expressément. Cliniquement toutefois sa description est très bonne, mais elle ne vise aucunement les pityriasis figurés médio-thoraciques, bien qu'il mentionne une variété ayant pour localisation les extrémités, *le dos*, les seins, etc.

Kaposi[2] refait après Hebra sous le nom d'eczéma marginé la même description composite, avec les mêmes erreurs et les mêmes lacunes.

De même, Tilbury Fox décrira l'*eczéma marginatum* comme le maître de Vienne, avec son siège ordinaire dans le pli inguino-crural, avec sa symétrie habituelle, sa surface rouge,

(1) Hebra, *Traité des maladies de la peau*. Traduction Doyon. 1869.
(2) Kaposi, t. I, p. 675 de la traduction française.

sèche, souvent écailleuse, dessinant des surfaces circulaires depuis le pli de l'aine jusqu'à la cuisse. Très judicieusement, il ajoute que différents types morbides ont dù être étudiés sous ce nom (intertrigo, psoriasis, érythème, dermite pédiculaire, eczéma et trichophytie). Il n'oubliait que la principale : l'érythrasma causé par le *Microsporon minutissimum* de Burchardt.

A côté des livres écrits, il y a encore la tradition dermatologique, la langue dermatologique courante des milieux comme l'hôpital Saint-Louis où une foule de médecins, qui n'écriront jamais et qui lisent peu, sont forcés, pour s'entendre, d'adopter des noms pour désigner les dermatoses. Et quelquefois il se fait ainsi à côté de la science des livres, une dermatologie traditionnelle qui n'est pas sans valeur.

C'est elle qui créa et conserva pour les pityriasis marginés le nom d'*eczéma flanellaire*, que personne n'employa nommément. Bien des générations médicales ont connu le pityriasis marginé et ont appris à le connaître, de maîtres qui ne le décrivaient pas dans leurs livres, comme une entité morbide distincte.

DUHRING

Ce fut un élève de Hebra, Duhring (de Philadelphie), qui, sans connaître peut-être rien des descriptions incomplètes fournies par les dermatologistes antérieurs, fit à cette époque le meilleur tableau clinique des pityriasis figurés *médio-thoraciques*.

Ce tableau a dans le sujet une telle importance que nous devons le traduire ici dans son intégralité.

En élève fidèle de Hebra (et Hebra n'en eut guère de plus dévoué à sa doctrine), Duhring[1] décrira ce pityriasis comme une séborrhée et sous le nom assez médiocre de *Seborrhœa corporis*. Voici en quels termes :

« Il est nécessaire de parler de cette affection à cause des

[1] Louis A. Duhring, *Traité pratique des maladies de la peau*, 1877. Traduction française de Toussaint Barthélemy et Adolphe Colson, 1883, p. 109.

« formes particulières qu'elle revêt et qui sont entièrement « différentes de celles que nous avons passées en revue jus- « qu'à présent. En arrière, c'est entre les épaules, en avant « c'est dans la région sterno-claviculaire que se localise habi- « tuellement cette maladie. Ces deux régions sont souvent « envahies à la fois; la structure différente de la peau dans « ces deux points, fait que les lésions sont quelquefois dis- « semblables.

« Au dos ce sont des taches de forme et d'étendue varia- « bles, larges comme un ongle de doigt ou comme une pièce « de 5 francs en argent; elles peuvent être séparées, mais « elles sont le plus souvent confluentes, constituant une tache « continue et de forme irrégulière. Elles sont violacées ou « rougeâtres, en partie recouvertes de squames jaunes ou « grises d'apparence blafarde. Les squames sont rarement « abondantes; elles sont habituellement libres et souvent « détachées par le frottement des habits. »

Duhring a parfaitement remarqué d'ailleurs le flux sébacé ordinairement sous-jacent à la desquamation pityriasique : « Les orifices folliculaires, dit-il, sont béants et laissent « écouler lentement leurs produits de sécrétion. » Les taches ont rarement des contours limités; souvent elles empiètent les unes sur les autres, à la façon des tuiles d'un toit; elles occupent les épaules et les parties « supérieures du dos, de « manière à former une plaque étendue, irrégulière, et impar- « faitement définie, qui ressemble à du pityriasis versicolor; « il y a parfois des papules et des pustules d'acné à la péri- « phérie. » (*Eczéma acnéique de Bazin*).

« A la poitrine, les taches sont habituellement circulaires, « à base rouge pâle, ayant à leur centre une squame pelli- « culeuse gris-jaunâtre, graisseuse, ou flétrie et sèche ; leurs « contours sont habituellement bien limités, elles sont iso- « lées ou réunies en large plaque. C'est la séborrhée de cette « région qui présente les plus grandes ressemblances avec le « pityriasis versicolor : sa marche est lente, variable avec des « alternatives de mieux et de pis. Elle disparaît quelquefois « ou même en totalité pendant l'été. »

Dans l'étiologie assez confuse, Duhring invoque certains

états généraux : chlorose, anémie. Il dit entre autres vérités : « La séborrhée sévit dans les deux sexes, mais plus souvent « chez la femme; on l'observe à tous les âges de la vie, mais « beaucoup plus souvent chez les jeunes gens. » Ce qui est vrai, si l'on emploie le mot séborrhée avec son acception viennoise de pityriasis. Et c'est en ce sens que Duhring l'emploie toujours.

Tel est le texte de Duhring. A travers la multiplicité des textes français qui ont précédé le sien, on distingue aisément que pas un ne valait le sien, de même à l'étranger, sauf peut-être le texte d'Erasmus Wilson.

Ou bien les textes comme ceux de Chausit, de Gintrac sont trop brefs et esquissent à peine le type clinique qu'ils veulent caractériser; ou bien des textes du même auteur qui, réunis, feraient une description synthétique aussi parfaite que celle de Duhring se trouvent, comme dans Bazin, disséminés en plusieurs chapitres, ce qui indique assez que l'auteur qui en agit ainsi n'avait pas reconnu, sous le polymorphisme des lésions qu'il avait observées, leur unité foncière.

Aussi est-il juste de faire remonter à Duhring l'histoire vraie et précise des pityriasis figurés, au moins des pityriasis figurés médio-thoraciques. Avant lui, ils avaient été vus et avaient été décrits, mais jamais en perfection, souvent sous un seul de leurs aspects, ou bien leurs différents aspects avaient été décrits comme autant de types morbides différents.

Pourtant, s'il est juste de rendre à Duhring l'honneur de cette description première, il ne l'est pas moins de dire qu'à l'insu du dermatologiste américain la littérature anglaise et la nôtre étaient déjà riches sur ce sujet quand il y consacra ces pages, et que si sa description, dans son ensemble, en était plus concrète et plus parfaite que celles de ses devanciers, sur quelques points, elle leur restait inférieure.

VIDAL

Nous avons vu déjà Vidal comprendre le pityriasis capitis comme une phase ou une forme d'eczéma, en 1877. Ses idées sur ce point ne se sont jamais modifiées. Mais en 1879, il décrivit comme une entité morbide spécifique, parasitaire, le pityriasis médio-thoracique sous le nom excellent de *pityriasis circiné* ou *pityriasis marginé*.

Il parvint à cette conception non pas du premier coup, mais après deux étapes dont il ne reste pas de traces dans son enseignement écrit, mais dont se rappellent tous ceux qui ont bénéficié de son enseignement oral.

Vidal avait d'abord cru que les pityriasis marginés étaient des *trichophyties*. En second lieu il crut que c'étaient des *pityriasis versicolor* de symptômes objectifs particuliers. Les examens microscopiques négatifs le conduisirent à écarter successivement ces deux opinions. Enfin, il crut y découvrir un parasite mycosique particulier, le *microsporon anomæon*; dès lors il n'hésita pas à individualiser complètement ce type morbide sous le nom de *pityriasis circiné* et *marginé*.

La suite de ces variations est très logique. Vidal refusant toute autonomie au pityriasis capitis, qui pour lui n'était qu'un eczéma, devait naturellement, en étudiant le pityriasis *figuré*, médio-thoracique, en faire une entité morbide toute spéciale, entièrement distincte du pityriasis capitis vulgaire. J'insiste sur cette doctrine de Vidal, assez étrange, à mon sens, parce que certains de ses élèves, en ont toujours gardé l'empreinte et conçoivent encore le pityriasis médio-thoracique comme une maladie particulière. Ceci dit, je passe à la description symptomatique du pityriasis circiné et marginé par Vidal[1]. « C'est, dit-il, une éruption de petites taches rosées, arrondies ou ovales, sèches et squameuses, irrégulièrement distribuées, siégeant principalement sur le tronc, atteignant à peine en quinze jours les dimensions d'une pièce de 10 sous, et en un mois celles d'une pièce de 1 franc. Ces taches peuvent devenir confluentes et former ainsi des placards qui prennent la forme marginée. Celles qui restent isolées, guérissant par leur centre et s'étendant par leurs bords, présentent la disposition annulaire. »

(1) E. VIDAL, Du pityriasis circiné et marginé. *Annales de dermatol.*, 1882, p. 22-28.

Vidal croyait avoir découvert le parasite causal du pityriasis marginé. Il le croyait cryptogamique sur l'exemple des mycoses circinées déjà connues.

Le *Microsporon anomæon* ou *dispar* n'a jamais été revu par personne et n'exista certainement jamais. J'ai déjà relevé cette affirmation erronée de Vidal, en l'opposant aux démentis donnés par lui à Malassez au sujet du pityriasis capitis... ; l'erreur est le pain quotidien du savant.

Vidal, revenant aux caractères objectifs de l'éruption, note la couleur rose ou jaune rosée des éléments circinés, l'irrégularité et l'asymétrie des festons pityriasiques. Il mentionne la maladie aux aisselles et aux aines, où elle ne se rencontre que rarement. Il est probable que Vidal mêlait à son pityriasis marginé des cas d'érythrasma non diagnostiqués, car la monographie de E. Besnier et Balzer sur l'érythrasma est postérieure à cette date. Probablement aussi Vidal mêlait-il à son pityriasis circiné ces trichophyties érythrasmoïdes de la région inguino-scrotale très mal connues encore aujourd'hui de tout le monde, je l'ai dit, et dont Hebra avait fait le noyau central de son *eczema marginatum*.

E. BESNIER ET A. DOYON

E. Besnier et A. Doyon sont les maîtres français qui ont le plus et le mieux précisé nosographiquement les traits du type morbide des pityriasis marginés. Personne n'a mieux compris et exposé les conditions pathogénétiques au milieu desquelles on les voit éclore et s'étendre. La note suivante(1) le montrera :
« En dehors du pityriasis versicolor que la sudation, le « séjour au lit, la présence de la flanelle longtemps portée, « favorisent certainement, on rencontre très fréquemment, « sur les régions antérieures et postérieures du tronc, une « *affection eczématiforme particulière*, que l'on confond avec « diverses altérations différentes. Généralement disposée « sous forme de disques plus ou moins arrondis ou semi-« lunaires, elle s'observe surtout chez les sujets (les hommes

(1) E. Besnier et Doyon, *Notes de Kaposi*, 1re édit., 1886, p. 449, note 1.

« notamment) qui portent sur la peau une chemise de laine « ou de flanelle.

« Cliniquement c'est un *eczéma érythémateux*, eczéma sou- « vent fruste, avec saillie acnéiforme des follicules pilo-séba- « cés, et bordure finement incisée, occupée par une croûtelle « légère. Aux alentours, quelques groupes d'eczéma papu- « leux léger, avec croûtelle au sommet sans forme précise ; « quelques-uns cependant, examinés à la loupe, *se montrent « entourés individuellement de la petite fissure fine périphérique « que nous considérons comme pathognomonique. Cette affection « est parasitaire.* »

En d'autres points de ce même ouvrage capital, Besnier revient sur ce sujet pour en préciser les contours [1]. Il décrit ces épidermites spéciales comme nosographiquement situées *entre les eczémas et les épidermites catarrhales certainement parasitaires comme la tricophytie.*

Un cas merveilleux de pityriasis figuré que Besnier avait observé et fait mouler reste l'une des pièces précieuses du musée Baretta (n° 875, fig. 1). C'est pour bien indiquer qu'il s'agit dans ces cas d'une épidermite d'*origine externe et d'une symptomatique proche de l'eczéma*, que E. Besnier avait donné à ce pityriasis circiné le nom d'eczéma parasitaire, devançant de plusieurs années la théorie plus et trop synthétique de Unna sur l'origine parasitaire de l'eczéma séborrhéique et des eczémas en général, que nous allons examiner tout à l'heure.

Dans sa deuxième édition du même ouvrage, E. Besnier reprendra cette question difficile en des lignes d'une précision admirable. Il y faut remarquer aussi combien le cadre qu'il trace aux épidermites microbiennes est large et comme il se prête à réunir toutes les variétés symptomatiques possibles de ces pityriasis figurés qui en ont beaucoup [2].

« A côté des dermites catarrhales certainement parasitaires, « il en est d'autres qui affectent avec les premières de très « nombreux rapports, en même temps que par leurs carac- « tères décidés d'extériorité, de figuration, par leurs réactions « thérapeutiques, elles s'éloignent des dermites eczémateuses

(1) Ainsi *loc. cit.*, p. 435, note 1; p. 448, note 1, t. II.
(2) Ouvrage cité, 2e édit. franç., 1891, t. II, p. 676.

« propres ou vulgaires. Mais elles se distinguent aussi des « premières en ce qu'elles se généralisent beaucoup plus, « qu'elles sont moins indépendantes des conditions indivi-

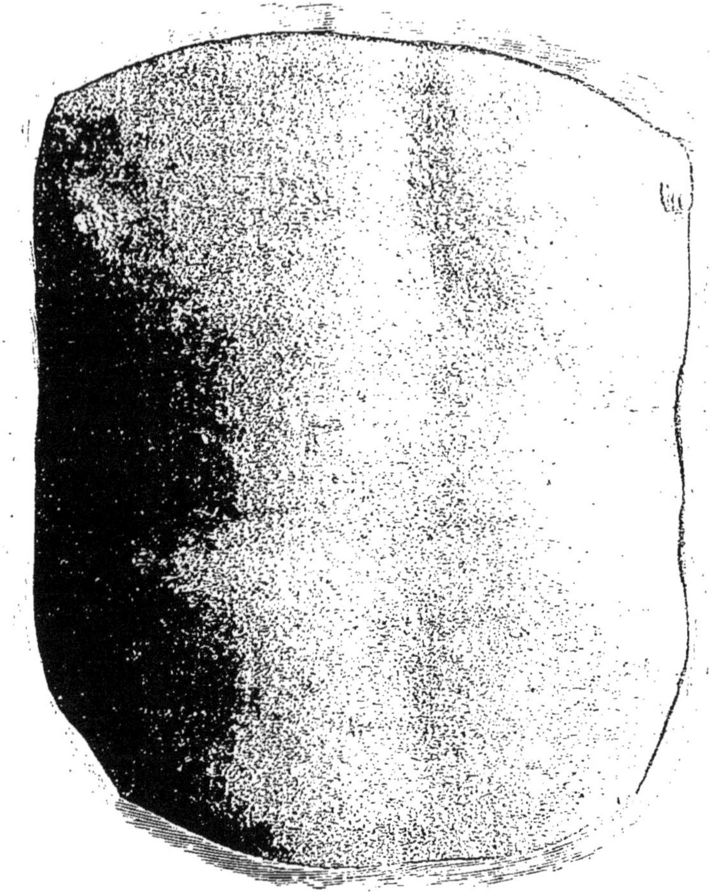

FIG. 1. — *Eczéma parasitaire de E. Besnier.* — Pityriasis figuré des régions glabres.

« duelles, et que sans cesser d'être influencées par certaines « localisations anatomo-topographiques, telles que les ré- « gions pilaires, les surfaces de contact, etc., elles ne s'y « cantonnent pas aussi régulièrement; elles sont *mixtes* ou « *intermédiaires*.

« Leur élément parasitaire est probable, non défini, ni « démontré et leur sélection ne peut pas encore être basée

« sur ce caractère. Elles ne semblent être contagieuses ou « transmissibles que dans de faibles proportions. »

Il faudra revenir à ce texte après l'étude anatomique que nous ferons de ce sujet pour comprendre ce que ces descriptions ont de perfection achevée et définitive. Car le maître français ajoute : « Ces lésions sont congestives superficielles, « catarrhales *à type sec*, *stéatosique* et même *séreux* selon le « degré de l'irritation et les localisations élémentaires : « cornée, malpighienne, sébacée, sudorale. Dans leurs formes « essentielles, elles sont figurées, plus ou moins régulière« ment disposées en disques, en anneaux, circinées, serpigi« neuses.

« Selon leurs caractères willaniques grossiers, elles se « trouvent aujourd'hui disséminées dans presque tous les « groupes dermatologiques : le *pityriasis*, pityriasis vulgaire; « l'*eczéma*, eczéma sec, sébacé, séborrhéique, etc.; le *pso« riasis*, quelques variétés de psoriasis de la tête, de la face, « des plis articulaires, aigu, en gouttes, circiné; les *acnés* et « les *hyperhidroses*, séborrhées sèches et humides, hyperhi« droses localisées, rosacée, squameuse et eczématiforme de « la face et jusque dans le *lupus*, variétés superficielles et « facilement curables du lupus érythémateux, de la face et du « cuir chevelu. »

Au moment où ces derniers textes furent écrits, les premiers travaux de Unna sur son « Eczéma séborrhéique » avaient paru, ceux que nous allons étudier tout à l'heure. Toutefois avant de quitter le maître actuel de l'école française et comme une introduction à l'étude critique des travaux de Unna qui va suivre, je tiens à citer encore quelques pages, extraites comme celles qui précèdent de la traduction annotée de Kaposi. On reconnaîtra, mises au point avec une finesse et un jugement clinique de premier ordre, sans parti pris, sans théories préconçues, la plupart des idées qu'aujourd'hui même l'expérimentation arrive à prouver. Ces opinions de E. Besnier [1]

[1] BESNIER et DOYON, *Annotations de Kaposi*, t. II, p. 677. Appendice des traducteurs : *Eczéma séborrhéique*. Je soulignerai les opinions qui me semblent particulièrement remarquables et que les travaux les plus récents justifient de la façon la plus complète.

survivront à l'édifice doctrinal créé par Unna, parce qu'elles se modèlent étroitement sur la vérité d'observation et n'admettent aucune partie théorique.

« Deux points dominent l'histoire de ces affections, la sup-« position de l'existence d'un élément parasitaire dans leur « constitution, et la question du rapport qui les unit au sys-« tème stéatipare de la peau.

« Sur le premier point, rien n'est décidé; pour notre part, « notre opinion à cet égard est restée semblable à celle qui « est exposée dans les notes de la première édition de cette « traduction que nous venons de rappeler tout à l'heure. « Nous admettons qu'un élément *extrinsèque*, probablement « parasitaire, joue un rôle quelconque dans le processus mor-« bide, mais nous ne savons pas quel est cet élément ni d'où « il vient, du dehors ou du dedans, nous le considérons « comme individuel, médiocrement actif et peu transmissible « d'un sujet à un autre, en dehors des régions pilaires.

« *Sur le second point, la question du rapport qui unit ces affec-« tions au système stéatipare, quelques déclarations sont néces-« saires.*

« En général, on se rend un compte imparfait de la fonc-« tion *stéatipare* de la peau, celle qui tient sous sa dépendance « l'humidité, l'état onctueux de l'épiderme, qui rend insen-« sible sa desquamation normale, donne à la peau les qua-« lités de souplesse et de perfection sensorielles qui lui appar-« tiennent.

« *Dans le thème classique, on rapporte toute la fonction au « système sébacé, lequel n'en remplit en réalité qu'une partie, « tandis que la stéatisation, la lubréfaction graisseuse de la peau « dépendent synergiquement... des deux appareils différenciés à « la fois, les glomérules sudoraux et les follicules sébacés*, et DU « SYSTÈME ENTIER DES CELLULES KÉRATINISÉES.

« Voilà notablement élargie la base sur laquelle a été « conçue jusqu'à présent, la pathologie de la peau dans ses « rapports avec l'*appareil stéatipare lequel ne reste plus confiné « dans la limite exacte des glandes sébacées, ni même dans celle « des seuls appareils différenciés.*

« Mais sur cette base nouvelle, aussi bien que sur l'an-

« cienne, de nombreuses difficultés se présentent quand on « cherche à interpréter les faits pathologiques. Lorsqu'on « rencontre une irritation cutanée coïncidant avec l'hyper- « stéatose, l'hyperhidrose ou l'hyperséborrhée, quel est le « rapport qui intervient entre les deux faits? L'irritation est- « elle, comme le pensent presque tous les auteurs qui ont « traité de la séborrhée, le *résultat* soit de l'hyperfonction, « soit de l'irritation causée par la décomposition chimique, « la fermentation des produits excrétés?

« Ou bien l'hyperfonction dérive-t-elle de l'irritation préa- « lable du tissu? Et dans cette dernière hypothèse quel est « l'irritant? Est-il multiple ou unique, spécifié ou banal, « intrinsèque ou d'origine extérieure? Est-il enfin d'ordre « microphytique?

« C'est seulement depuis quinze ou vingt ans, sous l'action « simultanée des recherches histologiques et des progrès de « l'observation clinique (POHL PINCUS, VAN HARLINGEN, MA- « LASSEZ, DUNCAN BULKLEY, PIFFARD, etc.) que « le pity- « riasis » d'abord, puis diverses lésions eczématoïdes se « différencient des séborrhées, et *tout en étant, par tradition,* « *décrites avec les séborrhées*, prennent corps cliniquement. « C'est ainsi que l'on trouve dans DUHRING (1re édition, 1877), « au chapitre des séborrhées de la tête et du corps, la descrip- « tion des formes essentielles de ce que UNNA décrira plus « tard sous le nom d'eczéma séborrhéique. A l'hôpital Saint- « Louis, ces formes dermatologiques sont étudiées avec soin « depuis beaucoup d'années ».

Nous savons, par les pages précédentes, la part prépondé- rante que E. Besnier avait prise, dès 1880, dans la différen- ciation du principal de ces types morbides, en un texte que Unna ne connaissait pas lorsqu'il écrivit ses premiers tra- vaux concernant l'eczéma séborrhéique, ceux que nous allons maintenant étudier.

L'ECZÉMA SÉBORRHÉIQUE DE UNNA

P.-G. UNNA

Nous voici parvenus dans l'histoire des pityriasis à une phase nouvelle à laquelle le nom de UNNA demeure attaché. Je raconterai seulement ici à grands traits l'histoire des travaux et des doctrines du maître de Hambourg sur cette question si ancienne avant lui et qu'il a su renouveler. Mais je ne m'attarderai point au détail des preuves anatomiques et bactériennes qu'il a voulu donner de ses opinions; elles seront reprises en leur lieu, lorsqu'il s'agira de discuter la valeur et la vérité de chacune d'elles. Cependant, pour l'intelligence de ce qui suivra, je ne puis pas ne pas résumer strictement son œuvre. A parler clair, c'est Unna qui a fourni le dernier évangile concernant les pityriasis. C'est sur cet évangile que la dermatologie continue de vivre pour le moment. Ceux-là mêmes qui l'ont le plus attaqué n'ont pas, pour la plupart du moins, cessé tout à fait d'y croire. Bref la théorie de Unna a eu au cours de ces quinze dernières années la même fortune que la doctrine de Hebra qu'elle est venue remplacer: elle mérite donc comme la précédente les honneurs d'une étude approfondie.

Ainsi qu'il arrive à tous ceux qui consacrent des années à l'étude d'une même question, Unna n'a pas gardé aujourd'hui les opinions qu'il a émises sur le sujet en écrivant ses premiers mémoires. Beaucoup de commentateurs lui ont fait de cela un crime, et l'un de ses élèves a même publié sur la question un article ([1]) qui pourrait être intitulé : « Histoire des variations de M. Unna sur l'eczéma séborrhéique ». Je crois que la critique saine doit distinguer entre le journal et le livre, entre la maquette et la statue, réserver, en un mot, ses vraies critiques pour les exposés doctrinaux complets. C'est sur eux que je porterai un jugement. Et comme sur beaucoup de points de la question, je ne partage pas les avis du maître de

([1]) PHILIPPSON, *Annales de dermat.*, 1895.

Hambourg je dois d'autant plus chercher à exprimer sa pensée avec impartialité.

Étant donnée son époque, Unna avait dû recevoir, pour tout enseignement sur les séborrhées, la doctrine de Hebra, alors universellement régnante. Pourtant, avant qu'il s'occupât de la question, les travaux de Pohl-Pincus, de Piffard, de Auspitz, de Malassez et de van Harlingen, que nous avons plus haut résumés, avaient fortement battu en brèche la conception de Hebra sur les pityriasis considérés comme flux glandulaires. Mais ni ces travaux ni les opinions constantes de certains maîtres de l'école anglaise — lesquels n'avaient point varié dans leur opposition à la dogmatique viennoise — n'avaient totalement ébranlé le crédit de la doctrine de Hebra. Même dans les ouvrages de ses contradicteurs, c'est le plus souvent dans le chapitre des séborrhées qu'il fallait retrouver les pityriasis.

Et c'est ainsi qu'Unna a pu écrire, un peu exclusivement, mais avec quelque réalité :

« Il m'était réservé de réparer l'omission commise depuis « trente ans à l'égard des séborrhées et aussi d'expliquer que « la manière de voir de Hebra reposait sur une erreur anato- « mique (¹). »

Unna eut certainement le désir de se consacrer à ce sujet pour y faire la lumière, quelque temps qu'il y dût mettre. Il énonça donc tout un programme d'étude au Congrès de Washington, en 1887, alors qu'il avait déjà commencé des travaux d'approche contre cette citadelle que demeurait la *séborrhée de Hebra*.

Dès son premier mémoire sur la question (²), l'orientation de ses travaux est indiquée, rien ne va demeurer de l'œuvre de Hebra, ni sa séborrhée grasse, ni sa séborrhée sèche. Laissons de côté l'histoire de la séborrhée grasse; d'abord Unna ne l'a jamais étudiée vraiment; il ne l'a entrevue que d'une façon accessoire, et nous avons fait d'ailleurs, dans un autre

(¹) P. G. Unna, L'eczéma séborrhéique. Traduction de Menahem Hodara, mars 1894. *Journal des maladies cutanées et syphilitiques.*

(²) Was wissen wir von der Seborrhœa? Trad. franç. par Doyon. *Ann. de dermat.*, 1887, 2ᵉ série, t. VIII, p. 705-715.

livre (1) le procès de ses erreurs sur ce chapitre; quant aux séborrhées sèches de Hebra — nos vieux pityriasis —, elles fournirent d'abord à Unna l'occasion d'une magnifique synthèse clinique.

Tous les pityriasis, ceux de la tête, quel que soit leur état de sécheresse ou de graisse apparente, ceux des régions pilaires du corps, et les pityriasis figurés du devant de la poitrine, les exfoliations graisseuses du sillon naso-génien des couperosiques et même les pityriasis (?) de type nummulaire à croûtes grasses et à surface suintante, du cuir chevelu, du corps et des membres: tout cela est une même espèce clinique.

Ce n'est pas une séborrhée; les squames pityriasiques sont bien produites par exfoliation épidermique. Ce phénomène n'a rien à voir avec l'effusion d'un sébum qui se concréterait par dessiccation en surface, et les squames sont bien des squames. Mais pourquoi ces squames sont-elles grasses? Parce que, répond Unna, elles sont baignées d'une graisse émise non par les glandes sébacées, lesquelles sont bouchées par un bouchon de débris cornés, mais par les *glandes sudoripares*.

Pour Unna il y a donc, sous l'épiderme en exfoliation, une hypersécrétion grasse des glandes sudorales, caractéristiques de certains pityriasis : à côté des pityriasis à squames sèches, il y a les pityriasis *à squames grasses par hyperhidrose huileuse*. Et la séborrhée grasse de Hebra étant pour Unna une hyperhidrose huileuse de même type, on voit déjà qu'entre les pityriasis et les séborrhées grasses la ligne de démarcation ne sera point aisée à établir.

En dehors des pityriasis à squame sèche et des pityriasis à squames grasses, un troisième type de pityriasis existe, c'est le type humide, cette humidité sous-squameuse correspondant à une vésiculation superficielle abortive, laquelle peut devenir plus importante et créer sous la squame un véritable suintement. Alors de même qu'entre les pityriasis et les séborrhées, de même « entre les pityriasis secs et les eczémas fluents « il existe une chaîne ininterrompue de cas cliniques, qui

(1) Sabouraud, *Les Maladies séborrhéiques*, p. 158-162.

« non seulement (pour Unna) rend difficile leur séparation « mais, dit-il, *permet de rattacher l'un à l'autre* ».

Dès lors tous ces types cliniques étant des faces différentes d'un même processus il fallait les englober sous un nom commun. Quel nom devait-on choisir?

Unna ne pouvait choisir le nom de *pityriasis*, bien qu'il eût certes tous droits de priorité. Il était déclassé dans l'opinion à cause de la création successive de tous les pityriasis qualifiés, maladies de types différents réunies à tort par leur nom commun.

Le terme séborrhée avait quelque chose de bon, il exprimait (par un mot hybride mais consacré) un flux de graisse que Unna avait cru voir sourdre des glandes *sudoripares*. Mais ce mot de séborrhée représentait la synthèse maintenant honnie de Hebra.

D'autre part, au cours du siècle, les travaux de l'école anglaise sur l'eczéma (1), principalement ceux d'Erasmus Wilson, avaient démesurément augmenté les acceptions de ce mot et le terrain dermatologique qu'il recouvrait. Et Tilbury Fox, malgré sa réaction contre les idées de Wilson, y avait englobé encore les vieux impétigos willaniques.

Bref on reconstituait alors sous cette étiquette d'eczéma le *caput mortuum* que depuis un siècle la dermatologie a toujours placé quelque part dans ses cadres, et déplacé d'ailleurs à chaque génération, mais qu'elle a toujours gardé, pour y jeter pêle-mêle les types morbides qu'elle ne sait pas encore où classer. Unna prit donc le mot *eczéma* et y ajouta le qualificatif : *séborrhéique*.

Nous allons passer en revue ses différents mémoires sur l'eczéma séborrhéique pour en extraire la définition clinique qu'il entendait donner à ce mot nouveau, et comment il concevait cette entité clinique qu'il avait créée.

En 1887 (Congrès de Washington) il réunissait sous ce nom (2) :

(1) En lire le résumé fait par Brocq dans son excellente étude synoptique : La question des eczémas. *Ann. de dermatol.*, janvier, février, mars 1900, p. 17 et suiv. du tirage à part.

(2) Voir *Ann. de dermat. et de syphil.* Paris, 1888, p. 109.

1° Certaines formes d'eczéma chronique squameux;

2° Certaines formes d'eczéma humide (mais non vésiculeux) chez les enfants;

3° Le pityriasis capitis et corporis (eczéma chronicum capitis, alopecia pityrodes, seborrhœa sicca capitis et corporis);

4° La seborrhœa corporis de Dühring (eczéma acnéiforme du sternum, etc., et tous les types décrits sous des noms différents et que nous connaissons sous le nom de *pityriasis figurés*);

5° Quelques formes de psoriasis.

Toutes ces lésions peuvent alterner sur le même sujet. Elles partent ordinairement du cuir chevelu et, progressant par la périphérie, se trouvent suivre ordinairement dans leur envahissement du corps une marche descendante; la persistance du premier foyer morbide au cuir chevelu et cette extension à la moitié supérieure du corps demeurant l'une des caractéristiques principales du type. Sans le savoir, je crois, Unna retrouvait et formulait de nouveau comme un axiome l'axiome de Mercuriali : « *Post vitia capitis, sequuntur vitia totius corporis.* »

Dès son origine donc, dès 1887-1888, « l'eczéma séborrhéique de Unna » avait pris une ampleur clinique peut-être excessive et en tout cas considérable, mais il gardait une certaine homogénéité clinique permettant de le concevoir comme une entité morbide univoque.

Très peu après, un mémoire de Unna, Santi et Pollitzer [1] vint reculer considérablement les limites de l'eczéma séborrhéique et empiéter sur les bornes jusque-là presque respectées de l'eczéma vrai et du psoriasis.

« L'entité reconnue (de l'eczéma séborrhéique), l'étude de
« ses nombreuses modifications, montra qu'un certain nombre
« d'entre elles seulement (pityriasis capitis, eczéma sébor-
« rhéique squameux et croûteux, guttatum et gyroïde du
« sternum, de la surface de flexion des membres, du corps)

(1) UNNA, SANTI et POLLITZER, Ueber die Parakeratosen im allgemeinen und eine neue Form derselben (parakeratosis variegata). *Monatshefte für prakt. Dermat.*, 1890, t. X, et *Ann. de dermat. et de syph.*, 1890, p. 723.

« affectaient la forme d'une véritable parakératose (de carac-
« tères graisseux), tandis que d'autres formes très importantes
« de la même dermatose, provenant temporairement et localement des premières, et ne pouvant par suite en être séparées,
« offraient les caractères connus de l'eczéma papuleux, vésiculeux, humide, infiltré. Les recherches faites depuis... ont
« montré ce que personne n'avait soupçonné autrefois, par
« suite du peu d'attention accordée aux séborrhées de la tête,
« que les eczémas sont pour la plupart d'origine séborrhéique. »

Ainsi et de plus en plus, au cours des années, Unna se laissera entraîner à grossir sans mesure les dimensions de l'eczéma séborrhéique dans la pathologie dermatologique.

Plus tard ([1]) il dira : « Lorsqu'on examine attentivement les antécédents d'un malade qui présente aujourd'hui un eczéma séborrhéique, on retrouve d'ordinaire « tout un passé séborrhéique ».

« Chez l'enfant à la mamelle, des croûtes de lait, de
« l'eczéma séborrhéique du visage, chez l'adolescent des
« squames innombrables du cuir chevelu avec une magnifique
« croissance des cheveux, chez l'adulte une chute de cheveux
« prématurée. Ou bien, on apprend qu'après des maladies
« intercurrentes fébriles (telles que rougeole, scarlatine, fièvre
« typhoïde), leurs cheveux tombaient sans jamais bien
« repousser; ou qu'à cause de l'accumulation des croûtes
« dans les cils avec une irritation constante des conjonctives,
« ils devaient fréquemment consulter l'oculiste; ou enfin
« qu'après des exercices physiques ils ont chaque fois aux
« surfaces en contact (telles que aisselles, fesses, plis fémoro-
« scrotaux) des éruptions progressant rapidement avec démangeaison. »

En lisant ceci, il est permis de se demander jusqu'à quel point l'auteur est sûr que toutes ces manifestations se rattachent à une même cause, et à une cause séborrhéique. On peut se demander inversement si ces malades auraient pu à ce

([1]) L'eczéma séborrhéique. *Ann. des maladies cutanées et syphilitiques*, 1894, p. 193 (IIe mémoire).

compte présenter une seule éruption cutanée que Unna n'eût pas rattachée à l'eczéma séborrhéique.

Plus loin du reste, Unna tombe ingénument dans cette même faute de ne plus voir une affection cutanée qui pour lui ne soit pas séborrhéique.

« En même temps, dit-il, qu'on parvient à cette expérience « plus consommée, tout naturellement change aussi la posi- « tion des hypersécrétions de nature graisseuse, de l'acné « rosacée, de la plupart des eczémas suintants, mal caracté- « risés et à étiologie obscure, de beaucoup de pseudo-tricho- « phyties, de cas non typiques de pityriasis rosé, de quelques « cas de soi-disant eczémas marginés, de certaines psoriasi- « tides annulaires spéciales, etc. » (1). Elliot, élève d'Unna, donnait en 1891 une proportion de 28,5 pour 100 d'eczémas séborrhéiques parmi tous les eczémas. Unna déclare qu'il y en a plus de moitié.

Il fait alors la description cliniquement excellente de l'eczéma progressif qui suit certains pityriasis marginés du cuir chevelu. La filiation de ces types morbides est établie suffisamment, pense-t-il, par l'existence de taches pityriasiques intercalaires entre le pityriasis et les placards d'eczéma.

« C'est justement cette signification remarquable de simples « taches de soi-disant pityriasis alba, satellites d'un pityriasis « capitis sur les joues et la surface du cou chez les femmes, « à la barbe et aux épaules chez les hommes, qui a enseigné « premièrement l'étude de l'eczéma séborrhéique. »

L'eczéma séborrhéique généralisé peut avoir eu pourtant pour centre premier : l'aisselle, l'aine, l'anus. Cela est rare, car nous savons qu'ordinairement l'eczéma séborrhéique se limite à la moitié supérieure du corps et vient du cuir chevelu.

Les localisations médio-thoraciques pré-sternales et inter-scapulaires sont ensuite notées, avec leurs lésions satellites plus ou moins distantes ; ainsi « des combinaisons telles que : « pityriasis capitis sec, efflorescences adipo-croûteuses de la « région du sternum et des éruptions en partie suintantes du

(1) *Loc. cit.*, p. 196.

« dos de la main, forment une triade très fréquente et très « instructive » (1).

Ici je crois que les limites de l'eczéma séborrhéique deviennent assez imprécises. Elles le deviennent plus encore avec la phrase suivante, laquelle résume et met en évidence les incertitudes doctrinales du maître.

« ... Avec le temps, de pareils cas peuvent prendre une « extension universelle par des progrès successifs, se diri-« geant en partie vers les régions inférieures, sur les jambes, « les parties génitales, la région anale, en partie par l'établis-« sement de nouvelles poussées entre les anciennes.... »

Alors Unna ajoute le mot capital : « .... Et plus les efflo-« rescences sont sèches, et plus elles revêtent l'aspect *pso-« riasis guttata*, et plus elles sont suintantes et plus elles « ressemblent à un *eczéma diffus*, non séborrhéique (2). »

Voici donc posée clairement cette question que le maître de Hambourg ne résoudra jamais.

Voici le pityriasis, l'eczéma, le psoriasis, et un peu plus loin la séborrhée (3), et ces quatre types morbides se mêlent à chaque instant dans la pratique clinique de chaque jour. Quelle est donc la lésion élémentaire de chacun? Où commence chacune de ces entités morbides, où finit-elle? C'est ce que Unna ne dira clairement, ni pour le pityriasis typique qui, par une suite de cas cliniques, rejoint l'eczéma vrai; ni pour le psoriasis qui, en certains cas, devient le *status psoriasiformis* dans un eczéma séborrhéique *du coude*; ni pour l'eczéma vrai qui peut pourtant suivre une lésion pityriasique; ni pour la séborrhée vraie, huileuse, que nous allons trouver tout à l'heure mêlée à tout cela (4).

Évidemment, tous les faits cliniques vus par Unna existent bien en réalité, car, dans la pratique, les différents états morbides se rejoignent l'un l'autre par des faits de passage et leurs limites deviennent confuses. Bon gré mal gré, comme

(1) *Loc. cit.*, p. 199.
(2) *Loc. cit.*, p. 199.
(3) « Il existe une séborrhée locale, limitée seulement aux limites de l'efflo-« rescence, laquelle n'a rien à faire avec la fonction stéatopare régionale. » (*Loc. cit.*, p. 201).
(4) Voir plus loin, *Typus concretus*, p. 176.

a dit Tenneson, c'est dans cette confusion que le praticien doit passer la moitié de sa vie [1]: mais cette confusion, c'est au maître qu'il appartient de l'éclaircir. S'il ne fait que la reproduire, à quoi sert-il?

Unna indique, dans la physionomie générale de l'eczéma séborrhéique, le monomorphisme de ses formes généralisées, sa vésiculation petite, sa propagation serpigineuse, la présence antérieure à sa lésion d'une tache jaunâtre caractéristique, enfin le peu de sensation subjective auquel cet eczéma donne lieu [2]. Il indique de même l'importance de la sudation sur la formation des taches nouvelles, la marche paroxystique et rémittente ou subcontinue de l'éruption; mais est-il utile d'insister sur ce que de tels symptômes ont de médiocre et d'insuffisant pour caractériser cliniquement un type morbide aussi étendu et d'évolution si disparate.

Après cet exposé d'ensemble, Unna entre dans le détail des lésions-symptômes, de ce qu'il appelle les formes élémentaires simples qui constituent son eczéma séborrhéique. Elles sont au nombre de trois :

1° L'une est la *tache jaune* — par laquelle débutent la plupart des lésions séborrhéiques — que Unna ne définit que négativement, et qui n'est ni de la graisse, ni du sang extravasé, et qui ne s'efface pas à la pression [3].

2° La deuxième est la *tache hyperémique*, « une rougeur fraîche tirant sur le jaune », qui se combine d'ailleurs avec les télangiectasies réflexes, digestives ou menstruelles [4].

3° La troisième est la *plaque squameuse* ou pityriasis. C'est le pityriasis capitis et la dartre volante, en écailles plates, garnie à sa face profonde de prolongements conoïdes folliculaires ou, à sa surface, de tuyaux cornés blancs comme la craie, entourant les cheveux comme des manchettes.

Et en somme, « si quelque forme élémentaire doit être « mentionnée comme la forme primaire et essentielle, ce « n'est peut-être que la tache squameuse pour l'eczéma séborrhéique ».

(1) *Traité clinique de dermatologie, Introduction*, p. XVI.
(2) *Loc. cit.*, p. 200.
(3) *Loc. cit.*, p. 203-206.
(4) *Loc. cit.*, p. 206-207.

Toutes ces formes élémentaires se réunissent et se combinent en proportions diverses pour créer des types composés ou synanthèmes au nombre de cinq :

1° Le *typus circumcisus*, tache circonscrite. C'est le type *décrit par E. Besnier*, en 1881, sous le nom d'*eczéma parasitaire* ;

2° Le *type pétaloïde*, macule et papule pétaliforme. C'est le *lichen annularis serpiginosus d'E. Wilson*, le *pityriasis rubra de Chausit*, fait de taches rouges grandes comme une lentille et grandissant à l'inverse du précédent par progression excentrique ;

3° Le *type nummulaire*, papule nummulaire. Dans ses formes régionales et limitées, c'est la *corona seborrhœica*, pityriasis en couronne suivant la marge du cuir chevelu ; mais ce type se retrouve en des formes généralisées, qui sont d'un psoriasis à squames grasses « à contenu graisseux variable » ;

4° Le *type annulaire*, papule annulaire. C'est l'agrandissement du type précédent, avec guérison du centre des lésions et leur progression excentrique. C'est la *Circinaria de Payne*(1) ;

5° Le *type concret* à base inflammatoire. C'est le *pityriasis sur-séborrhéique des chauves*, que j'ai décrit dans mon dernier livre (2).

Telle est, en termes très généraux, la synthèse clinique effectuée par Unna sous le nom d'eczéma séborrhéique. Après toute la longue histoire que nous connaissons aux divers types cliniques que ce mot résume, il me semble assez facile de faire le schéma de l'œuvre de Unna sur ce point :

Unna, après beaucoup d'autres, ajoutait aux PITYRIASIS SECS, aux *furfurs*, à la « *farrea nubes* » des vieux Latins, les PITYRIASIS HUMIDES mentionnés dès l'abord par Celse, ceux qui se rapprochent des gourmes de l'enfance, si précisément décrits par Sauvages, par Roussel et par Alibert.

A ces pityriasis à phase suintante, à nouveau décrits par Rayer, et qui peuvent envahir tout le corps, Unna rejoint les ECZÉMAS A SQUAME MOLLE ET GRASSE, que Cazenave avait si

(1) PAYNE, Sur la dermatite médio-thoracique. *St-Thomas Hospital reports*, 1883, vol. XIII.

(2) *Les Maladies séborrhéiques*, déjà cité p. 236.

explicitement décrits au cuir chevelu. Mais, puisque les trois pityriasis, *sec*, *gras*, *humide*, étaient trois faces d'un même processus, il leur fallait un nom commun : ce fut l'*eczéma séborrhéique*. Ce mot représentait donc à très peu près ce que le mot de porrigo avait représenté pour Celse et Lorry et ce que le mot de pityriasis avait représenté pour Rayer. Vraiment, si Unna en était demeuré là de sa synthèse, il eût fait, je le crois du moins, une œuvre longuement viable et une synthèse qui doit se rapprocher étroitement de la vérité absolue.

Mais il faut bien le penser (et tout dermatologiste se le dira d'emblée), la situation de cette entité morbide nouvelle était bien instable. Car si le pityriasis — et nous disons maintenant « l'eczéma séborrhéique de Unna » — peut être sec et figuré, avec des cercles surmontés de squames écailleuses, il va bien falloir le séparer des psoriasis. Et si « l'eczéma séborrhéique » peut devenir de l'eczéma suintant et croûteux, quelquefois généralisé, né d'un pityriasis du cuir chevelu, comment le séparer des eczémas non séborrhéiques?

Donc Unna ayant bien situé le centre de son eczéma séborrhéique là où les maîtres anciens avaient déjà placé celui des pityriasis avec le *pityriasis capitis*, *alba* ou *simplex*, — Unna, dis-je, — devait maintenant explorer ce domaine et en délimiter les frontières. Il s'adressa à l'histologie : il trouva que rien ne distinguait anatomiquement l'*eczéma séborrhéique* de l'eczéma ordinaire, si ce n'est l'existence, dans ses croûtes, d'une effusion de matières grasses venant des glandes sudoripares. Il en conclut que l'eczéma séborrhéique était bien nommé *eczéma*.

Mais de plus, considérant la nature parasitaire de l'*eczéma séborrhéique* comme prouvée, Unna, de par cette prétendue identité histologique de l'eczéma séborrhéique et de l'eczéma en général allait être conduit à une théorie parasitaire de l'eczéma tout entier. En effet, ne trouvant pas dans l'histologie un critérium valable de l'eczéma séborrhéique, Unna le chercha dans la bactériologie. Et ici il est impossible de ne pas dire qu'Unna allait évoluer sur un terrain qui lui était beaucoup moins familier que les précédents et qu'il pourrait, sans s'en rendre compte, accumuler beaucoup d'erreurs d'observation, source de beaucoup d'erreurs de doctrine.

Il trouva entre tous les parasites microbiens communs du pityriasis, un coccus auquel il crut reconnaître des caractères formels particuliers : son agmination en pelotons mûriformes, et qu'il dénomma pour ce fait LE MOROCOQUE. Ce microbe allait grandir peu à peu dans l'opinion de Unna jusqu'à atteindre à un rôle causal gigantesque. Unna le trouva d'abord dans tous les pityriasis, ce qui est vrai; il en fit donc l'agent causal de son « eczéma séborrhéique ». Mais le morocoque était un staphylocoque qui avait les caractères d'agmination de tous les staphylocoques. Aussi, lorsqu'Unna rencontra dans d'autres lésions des staphylocoques quelconques, ce furent toujours des morocoques pour lui. Presque toute pustule de l'épiderme, étant staphylococcique, devint, dans sa langue, « morococcique ».

Autre conséquence de cette erreur. Unna avait perdu, avec l'École anglaise, la notion fondamentale de la définition de l'eczéma par la vésicule; il crut pouvoir dire que la pustule « morococcique » était la lésion élémentaire de l'eczéma en général. C'était introduire dans la dermatologie une notion neuve, bien débattue depuis lors, celle de l'*origine microbienne de l'eczéma vrai*; et cette idée aussi, à laquelle nombre de cliniciens devaient forcément rester réfractaires : *que la lésion élémentaire de l'eczéma était une pustule* et non pas la vésicule eczématique traditionnelle.

Le procès engagé devant l'opinion dermatologique universelle devenait donc plus gros tous les jours. Il ne s'agissait plus pour Unna lui-même de l'eczéma *séborrhéique*, il s'agissait de l'eczéma en général. Pour Unna lui-même, la question s'était *désaxée*. Il avait cru d'abord que l'eczéma séborrhéique était une entité morbide fermée, et dans son opinion première, cette maladie devait avoir une étiologie microbienne toute particulière. Il arrivait à cette idée inverse que l'eczéma en général, que tous les eczémas étaient une même maladie microbienne immense dont l'eczéma séborrhéique n'était qu'une forme atténuée (pityriasis sec) ou particulière (pityriasis gras). C'était l'opinion de Hardy, d'E. Wilson, de Vidal, qui rentrait sous une forme nouvelle dans la Dermatologie.

Résumons plus succinctement encore l'évolution accomplie par le maître de Hambourg. Au début, il avait fait une seule entité morbide de trois groupes symptomatiques : les pityriasis *secs*, les pityriasis *gras*, les pityriasis *humides* ; mais cette entité morbide manquant d'un critérium anatomique ou bactérien suffisant, se trouvait en équilibre instable, prête à tomber dans le sens d'une des grosses entités morbides voisines. Or, ces grosses entités morbides étaient trois et chacune correspondait à l'un des pityriasis. Le pityriasis sec touchait aux psoriasis, le pityriasis gras aux séborrhées, le pityriasis humide aux eczémas.

Ce fut l'étude des pityriasis humides qui fit tomber l'eczéma séborrhéique de Unna dans la grande dermatose suintante qu'est l'eczéma vrai. Mais, pendant ce temps, des élèves de Unna et Unna lui-même cherchaient la délimitation à introduire entre le psoriasis et les formes sèches de l'eczéma séborrhéique. Ils ne la trouvaient pas davantage et se perdaient dans les parakératoses. Après leur travail, l'eczéma séborrhéique de Unna se trouva englober aussi des psoriasis en grand nombre.

Ainsi, pour avoir voulu sauver les pityriasis du naufrage qu'ils avaient fait dans la séborrhée avec Hebra, Unna les conduisait se perdre dans l'eczéma et le psoriasis, sur ces deux écueils déjà nommément cités (*achores* et *lichenes*) par la plus ancienne Dermatologie. L'inanité des efforts de l'homme n'est-elle pas un peu décourageante, surtout quand on considère à quel point ses erreurs mêmes sont limitées en nombre et en dimension ?

Cette doctrine bien connue, et nombre de fois énoncée, prenait une nouveauté extraordinaire à être présentée de cette façon. Elle ne rallia jamais, en raison de son étrangeté même, le plein consentement universel. Elle fut de suite et vigoureusement battue en brèche et nous assistons aujourd'hui à sa ruine. Mais comme personne n'a repris en détail les travaux histologiques et bactériologiques de Unna, personne n'est de taille, en ce moment, à fournir des faits vrais qu'il a parfaitement observés, une synthèse qui ne soit pas la sienne, et qui corresponde mieux que la sienne aux faits cliniques qu'elle doit englober et faire comprendre. Cela d'ailleurs est difficile. On peut dire qu'après Unna, la question des pityriasis est devenue plus complexe, plus touffue, et plus obscure qu'elle n'avait jamais été; et pourtant jamais l'étude symptomatique n'avait serré de plus près les faits eux-mêmes et ces faits étaient pour la première fois soumis à l'analyse anatomique et à l'analyse bactérienne.

Désormais, à côté du pityriasis capitis simplex à squames sèches des vieux willanistes, il fallait faire place à ses formes graisseuses observées par Cazenave et considérées par lui comme eczématiques, et aux pityriasis figurés médio-thoraciques, plus ou moins nettement décrits par Chausit, Gintrac, Wilson, et plus précisément par Duhring, Vidal, Besnier. Il fallait alors préciser leurs rapports avec les eczémas ou les dermatoses suintantes dont ils deviennent souvent l'origine.

De quelque nom que l'on dénomme cet ensemble qui fut le premier eczéma séborrhéique de Unna, il faut lui faire une place à part dans la dermatologie.

Ce n'est pas ici le moment de discuter la question de l'origine parasitaire de l'eczéma vrai en général et de l'identité causale de l'eczéma vrai et du pityriasis. Pourtant après Unna toutes ces questions se trouvent conjuguées, il sera donc très difficile dans la suite de cette histoire de relever exclusivement les faits qui se rapportent à nos pityriasis en négligeant ceux qui se rapportent à l'eczéma. Ce travail de disjonction, bien qu'il suppose de ma part une opinion préjudicielle, devra être poursuivi dans la suite de cet exposé.

Mais, avant tout, je dois en terminer avec l'histoire de l'eczéma, telle que Unna l'a faite, et montrer le point extrême où ses travaux le firent aboutir.

Unna devant le bloc énorme que l'eczéma était devenu, chercha si l'unité de son morocoque n'était pas artificielle, et si la pluralité des cocci groupés sous ce nom ne pouvait expliquer la pluralité des formes cliniques que l'eczéma peut revêtir. Les doctrines bactériologiques de Unna ont toujours été très simples. Chaque état morbide, pour lui, doit avoir *son* microbe. En ce qui concernait l'eczéma, au point où ses recherches l'avaient conduit, cette tendance ne pouvait recevoir satisfaction que si l'on admettait la pluralité du morocoque. C'est alors que Unna en démembra le type unique en 25 espèces, qu'il crut pouvoir différencier par des caractères morphologiques de reproduction, les uns formant des groupes de deux, les autres des tétrades, d'autres des groupes de huit unités... etc., compris dans une enveloppe commune.

Parmi ces cocci diclimactériques (κλιμακτήρ, échelon) tétraclimactériques, ou octoclimactériques, etc..., un, le typus Traubel-Paas ou le typus Schildt, devint l'auteur de l'eczéma *ordinaire* ou *séborrhéique*....

Tel est le point où aboutit la doctrine de Unna, au Congrès de Paris de 1900. On pourra mesurer le chemin que son auteur avait parcouru depuis 1887, depuis les étapes premières jusqu'à sa dernière. Mais cela n'est plus de notre sujet. Plus tard, quand nous parlerons de l'eczéma, quand nous l'étudierons en lui-même, nous aurons à y revenir (¹). Pour le moment, il nous faut reprendre notre étude des pityriasis. En ce qui les concerne, l'apogée de la doctrine de Unna est marquée par son mémoire de 1895 (²). Sa conception doctrinale étiologique qui me semble le plus près de la vérité fut celle qui considérait le *morocoque* comme causal du seul eczéma séborrhéique, avant que son rôle causal ne fût étendu à l'eczéma tout entier. Vraiment cette partie de l'enseignement de Unna me semble s'être rapprochée beaucoup de la vérité. Les faits énoncés, à très peu d'exceptions près, sont certains et bien observés. C'est seulement la formule théorique que Unna en a donnée qui est fausse, mais encore ne faudra-t-il pas la modifier extrêmement pour qu'elle devienne véridique.... C'est ce que nous verrons par la suite.

Résumons la doctrine de Unna, en ce qui a trait aux pityriasis.

1. Tous les pityriasis anciens, et le mot est pris, non pas dans le sens villanique, mais dans son acception la plus large,

(¹) Vol. III de cette série.
(²) P. G. Unna, L'eczéma séborrhéique. Traduction Menahem Hodara. *Journal des maladies cutanées et syphilitiques*, 1894, déjà cité.

— qu'ils soient secs, gras ou humides, accompagnés ou suivis de suintement, — sont une seule et même maladie représentée par le vocable : *Eczéma séborrhéique*.

2. L'eczéma séborrhéique diffère de l'eczéma en général par ses mœurs cliniques, son évolution, son origine ordinaire au cuir chevelu, etc.... Il en diffère au point de vue anatomique par la nature grasse de ses squames, imbibées d'une huile exsudée par les glandes sudoripares.

3. Il reconnaît pour cause comme tous les eczémas un staphylocoque particulier : le morocoque (avant 1900) ou du moins l'un des 23 morocoques (après 1900).

Cette conception a trois vices principaux qui vont dominer la série subséquente des discussions dermatologiques :

1° L'*eczéma séborrhéique* de Unna est mal distinct des psoriasis pour tout le monde, même et y compris pour Unna son auteur;

2° L'*eczéma séborrhéique* de Unna est mal distinct de la séborrhée huileuse de Hebra, dont l'existence clinique est indéniable et dont la parenté avec les états pityriasiques avait été mise en vedette par la synthèse de Hebra;

3° Enfin l'*eczéma séborrhéique* de Unna a des frontières également indistinctes avec l'eczéma en général.

Or, l'expérience historique nous montre que toute doctrine confuse n'est pas viable et que dans la nosographie les définitions doivent expressément exclure de l'entité morbide en cause, les entités morbides voisines. C'est ce que les travaux de Unna n'ont jamais fait. C'est pour cela que la conception doctrinale à laquelle ils ont mené devait fatalement mourir jeune.

Telle fut, en résumé, la doctrine de Unna. Et depuis 1890 environ jusqu'aujourd'hui, l'histoire de la dermatologie, sur les questions qui nous occupent, n'a pour ainsi dire été que l'histoire des disputes suscitées par cette doctrine, et des opinions soutenues pour ou contre elle.

A bien examiner ces controverses, on peut reconnaître que la doctrine de Unna a eu plus d'adversaires qu'elle n'a eu d'amis. On peut donc se demander pourquoi les ouvrages du maître de Hambourg ont eu cette faveur d'occuper l'opinion plus que ceux de ses contradicteurs. On peut se le demander d'autant mieux qu'à juger ses travaux froidement, on peut croire qu'ils contiennent un grand nombre de conclusions erronées, lesquelles s'appuient sur des affirmations de faits incomplètement démontrés.

Pourtant les disputes dermatologiques sur ce sujet, dans les dix dernières années, ont toutes les travaux de Unna pour centre, cela est certain ; et ainsi, même les auteurs qui déchirent l'œuvre de Unna, et n'en parlent jamais qu'avec animosité, par ce fait lui rendent cet hommage de s'occuper de lui plus que de tout autre.

Il y a toujours, à des faits de ce genre, une cause profonde. Et la voici. Après deux mille ans d'études cliniques, la question garde cinq ou six antinomies irréductibles entre elles. La dermatologie attend donc inconsciemment que la lumière qui les dissoudra vienne d'ailleurs que de la clinique.

Dès lors, le maître qui aura consacré le plus de travail expérimental à l'étude de cette question, celui qui aura apporté le plus de faits nouveaux d'anatomie pathologique et de bactériologie concernant les pityriasis, celui-là sera, forcément et logiquement, le maître des autres sur cette question. Aux faits vrais ou faux affirmés par Unna, jusqu'à ce qu'ils soient affirmés ou infirmés par des travaux de contrôle, la plupart des auteurs ne peuvent opposer qu'une des opinions livresques qui ont perpétuellement oscillé entre les quatre points cardinaux de la question. Ceux-ci se présentent donc comme des glossateurs, et pour faire une glose il faut un texte original. Ce texte, c'est Unna qui l'a fourni. Ces simples considérations justifient tous les faits dont l'histoire va suivre. Je diviserai cette histoire des dernières années en deux chapitres. Dans le premier, j'envisagerai ce qu'ont écrit les auteurs du monde entier, excepté les auteurs français.

Dans le second, j'étudierai ce qu'ont écrit les auteurs français. La seule justification de cette division presque arbitraire, c'est que l'École française ne s'est pas contentée d'attaquer l'œuvre de Unna pour la détruire, mais qu'avec ses débris elle a tenté de refaire une œuvre architecturale un peu différente.

Et j'étudierai cette œuvre en dernier, parce que sa formule en est d'hier, j'allais dire d'aujourd'hui même, et qu'elle aura pour suite naturelle la deuxième partie du livre qui suivra.

OPINIONS DE L'ÉTRANGER SUR LA QUESTION DES PITYRIASIS APRÈS UNNA

BROOKE

Brooke, de Manchester, fut l'un des premiers à critiquer l'eczéma séborrhéique de Unna à sa naissance. Brooke avait été témoin des premiers travaux de Unna à sa clinique de Hambourg, en 1886. Dès 1888, il consacra dans la *Medical chronicle* (1) une première étude à ce sujet.

A le résumer en quelques lignes, il envisage les divers types morbides décrits par Colcott Fox, Payne, Pye Smith, Behrend, etc... la seborrhœa corporis, le lichen annulatus, serpiginosus, etc..., il y rejoint le pityriasis rosé de Gibert comme un type clinique tout à fait analogue aux précédents. Il y rejoint l'alopécie pityrode de Pincus et le pityriasis capitis et donne le nom de *Seborrhœa corporis* à tout cet ensemble.

Je remarque d'abord combien cette synthèse semble, d'après les plus modernes travaux, plus exacte et plus véridique que celle de Unna.

Brooke ajoute qu'il a vu tous ces cas se compliquer d'eczéma aigu, sans que cela pourtant soit fréquent, « et je ne crois pas, « conclut-il, que Unna ait bien fait de désigner la masse de « ces symptômes par le nom d'eczéma séborrhéique ».

Bientôt après, Brooke reprend le même sujet dans un travail plus important (2).

Son historique de la question est médiocre, incomplet et quelque peu erroné (3). Mais l'intérêt du sujet n'est pas là. Il

(1) Brooke, On a form of so-called seborrhœa. *Medical chronicle*, fév. 1888, p. 485.

(2) Brooke, The relations of the seborrhœic processes to some other affections of the skin. *The British Journal of Dermatology*, juin 1889, p. 247.

(3) Ainsi il attribue le qualificatif amiantacé à Kaposi, alors qu'il est d'Alibert, etc.

parle des états morbides séborrhéiques à la façon de Hebra. c'est-à-dire en admettant qu'il existe une chaîne ininterrompue de cas cliniques depuis le pityriasis capitis le plus sec jusqu'à la séborrhée la plus huileuse. Et il admet sans discussion que les pityriasis gras sont formés par un mélange de squames sèches et de sébum. « La différence entre les squames sèches « et grasses, dit-il, dépend de différences dans le degré de la « sécrétion huileuse. » Il décrit alors les pityriasis secs, les pityriasis gras du cuir chevelu, avec le *defluvium capillorum*, les taches jaunes et les taches hyperémiques, d'après le texte de Unna.

Mais, pour lui, la maladie « séborrhée » s'arrête là et ne comprend pas l'eczéma qui s'y superpose quelquefois. « Ces « lésions composent l'image de la séborrhée et sont les seules « qui se trouvent chez la majorité des malades présentant des « symptômes de cette maladie.... Chez la grande majorité de « ceux qui en sont affectés, la séborrhée est restreinte exclu- « sivement au cuir chevelu. »

J'insiste sur la partie clinique de ce travail, parce que je la trouve excellente. La pathogénie est moins bien traitée. On ne saurait en faire un crime à l'auteur. Il est déjà intéressant de le voir se rallier par avance à la théorie parasitaire :

« La condition est apparemment une dermatite causée par « la présence d'un ou peut-être plusieurs micro-organismes « causant une irritation spécifique des fonctions créant la « graisse dans la peau. C'est une maladie purement lo- « cale [1]. »

Et il ajoute explicitement une opinion qui, depuis lors et très faussement, continue de hanter les cervelles dermatologiques, même aujourd'hui :

« Que le micro-organisme causal ne soit pas déterminé « encore, cela n'est pas surprenant, *étant donné le grand « nombre des micro-organismes non pathogènes qui trouvent une « habitation dans la peau.* »

D'après Brooke, *la clinique semble dire que le parasite de la séborrhée du cuir chevelu* (pityriasis capitis) *et celui de la*

(1) *Loc. cit.*, p. 253.

seborrhœa corporis de Duhring est le même. Je consigne ici cette opinion parce qu'elle est exactement inverse à celle de Vidal et de Brocq, sur le même sujet.

« Les rapports entre ces deux affections, dit-il, sont de tous les jours. » Pourtant « on pourrait supposer un microbe pour les formes diffuses et un pour les formes figurées ou leur association ».

Sur les rapports de l'eczéma avec cet ensemble clinique, Brooke est on ne peut plus explicite. L'eczéma consécutif à ces « séborrhées » squameuses a été mentionné par Cazenave et beaucoup d'auteurs modernes, mais on lui attribuait toujours le rôle d'une complication. Unna, au contraire, en a fait une forme différente de la même maladie, d'où le nom générique total d'eczéma séborrhéique. Brooke se refuse à admettre ce mot, et la synthèse, à son avis, fausse, qu'il représente. Il est certain que la « séborrhée » et l'eczéma se combinent, mais, d'après lui, cette combinaison n'est pas basée sur l'unité pathogénique, ce n'est qu'une complication : « *The eczema can be no absolutely necessary part of these cases,* « *but must supervene as a complication.* » La connexion entre la « séborrhée » (squameuse de Hebra) et l'eczéma est maintenant reconnue par tous ([1]). « Et c'est tellement mon opinion « que j'irais à dire que l'eczéma post-séborrhéique est le plus « fréquent des eczémas. Mais *appeler de ce nom le pityriasis* « *capitis d'un côté, la seborrhœa corporis de l'autre*, me semble « une très peu désirable extension de notre définition de « l'eczéma..... ([2]) »

Afin de ne rien laisser dans l'ombre des grands, des très grands mérites de ce mémoire critique, je dirai, en terminant son analyse, que déjà Brooke se rend très explicitement compte de la difficulté qu'il y a à diagnostiquer certains « eczémas séborrhéiques » de certains psoriasis. Ainsi voyons-nous tous les points d'interrogation posés par la synthèse hardie et partiellement fausse de Unna, être mis en pleine lumière, avant

([1]) Il n'est cependant pas inutile de faire ressortir la part considérable qu'a eue Unna dans la définition de ce dogme dermatologique actuel et sa vulgarisation.

([2]) Et pourtant, pour Hardy, Vidal, etc., le pityriasis capitis était de l'eczéma vrai au sens ancien du mot. O confusion !

même que l'exposé complet de sa doctrine ne fût tout à fait formulé.

PIFFARD

En 1891, à New-York, Henry Piffard publia son *Traité pratique des maladies de la peau* (¹), ouvrage contenant des planches photographiques admirables, mais vraiment un peu court de texte.

Piffard, directement ou indirectement, est encore un élève de l'école de Vienne. Je ne connais guère de dermatologiste américain de cette époque qui n'en soit issu. A l'article concernant les pityriasis, on ne trouve mentionné dans son ouvrage que le pityriasis rubra de Hebra et le pityriasis rubra pilaris de Devergie-Besnier. C'est donc à l'article séborrhée qu'il faut se reporter pour y retrouver les pityriasis capitis. La seborrhœa oleosa est décrite en un paragraphe de onze lignes, se terminant par la phrase suivante : « Si la sé« crétion n'est pas essuyée, elle perd par évaporation ses « parties aqueuses et laisse de fines écailles consistant en « cellules épidermiques mêlées à des globules de graisse « et plus ou moins à des saletés et poussières atmosphé« riques (²) ».

Le texte concernant la *séborrhée sèche* est presque aussi bref : « En cette variété, il y a excès de formation d'un sébum « qui présente mieux le caractère de la sécrétion sébacée nor« male; il est moins fluide que dans l'affection précédente. « *Il y a aussi une plus large proportion de cellules épidermiques,* « *et celles-ci, mêlées avec l'huile, sèchent sur la peau en croûtes* « *minces, légèrement adhérentes et ordinairement circinées.* (³) » L'auteur mentionne encore la légère rougeur sous-jacente aux écailles. Il parle sommairement de la variété médio-thoracique figurée.

(¹) *A Practical treatise on Diseases of the skin.* New-York and London, 1891.

(²) « If the secretion be not wiped off, it may lose its watery parts by eva« poration, and leave thin scales consisting of epidermic cells mingled with « oil globules, and more or less dirt and dust from the atmosphere » (p. 87).

(³) Voici son texte complet (p. 87) : « In this variety there is excessive « formation of sebum, possessing more nearly the caracter of the normal

En somme, c'est toujours la théorie fausse de Hebra avec d'insignifiantes variantes. Et le meilleur texte de cet ouvrage est une note de quatre lignes que voici :

« Les écrivains allemands ont improprement appliqué le « nom de *séborrhée sèche* à l'affection du cuir chevelu, anté« rieurement et plus correctement connue comme *pityriasis* « *capitis*. »

Ce sont là les seuls mots montrant une réaction contre l'hérésie de Hebra [1].

La première théorie de l'eczéma séborrhéique de Unna est relatée dans un article intitulé *sudolorrhœa*. Ce nom est inspiré des idées de Unna qui donnait à la graisse exsudée une origine sudoripare. La sudolorrhœa de Piffard est la séborrhœa corporis de Duhring, le *pityriasis circiné* médio-thoracique.

NEISSER

Neisser, de Breslau, s'est plusieurs fois élevé contre l'œuvre de Unna, et l'a souvent discutée. En 1892, dans un ouvrage d'ensemble sur la pathologie des eczémas, [2] il attaqua « l'eczéma séborrhéique » par son point faible, dans ses relations avec la séborrhée vraie. Et il montra sans peine combien le qualificatif séborrhéique se trouvait peu justifié.

Pourtant et malgré ces réserves, Neisser ne conteste pas que ce que Unna a décrit sous le nom d'eczéma séborrhéique n'eût besoin d'être décrit à part et comme une maladie autonome, surtout dans ses formes sèches.

« secretion, that is, less fluid than in the last named affection. There is « also a larger proportion of epidermic cells, and these, mingled with the oil. « dry upon the skin as thin, slightly adhering, and usually circumscribed « crusts. The affection is usually of an extremely mild inflammatory type. « with slight redness of the skin underlying the scales. It may be found on « the situations favoured by the last mentionned variety, or upon the chest « in man and other parts where the sebaceous glands are well developped « but the hairs not so abundant or long as upon the head except in infancy, « during the early periods of wich it is quite common. »

(1) Le reste de l'article *Séborrhée*, p. 88, est consacré à la *seborrhœa keratira (psorospermose)* qui est la maladie de Darier.

(2) Neisser, Die pathologie des Eczemas. *Verhandlungen der Deutschen dermatologischen Gesellschaft*, 1892, p. 116. Analysé par A. Doyon, *Ann. dermat.*, 3e série t. V, 1894, p. 260-275.

Mais, comme Brooke, Neisser se refuse à voir quoi que ce soit d'eczémateux dans cette affection. Pour lui, c'est une dermato-*mycose* spéciale, dont les parasites sont inconnus. Il propose pour la désigner, le nom de *mycosis seborrhœicum*. Il termine en déclarant comme Brooke que l'eczématisation, quand elle surgit sous cette « mycose », ne résulte pas de celle-ci, au moins directement, et relève des causes diverses eczématogènes.

D. BULKLEY

Au même moment, Duncan-Bulkley émettait sur le même sujet des opinions fort analogues à celles de Neisser [1].

Mais il prendra position un peu autrement dans la question. Le caractère *psoriasique* de la maladie de Unna le frappera plus que son caractère séborrhéique ou microphytique : comme Neisser, Bulkley n'admet l'eczéma séborrhéique, ni comme eczéma, ni comme maladie séborrhéique, *mais il l'admet comme entité morbide*. Le développement excentrique de chaque lésion et le mode de diffusion de l'éruption affirme pour lui sa nature parasitaire. En dehors de son affinité avec le psoriasis et de cette pathogénie parasitaire probable, il ne sait rien de plus : d'où le nom qu'il proposera pour l'eczéma séborrhéique : « épidermite desquamative psoriasiforme parasitaire ». Cette dénomination, non plus que la précédente et beaucoup d'autres, ne fit pas fortune.

GEORGE E. ELLIOTT

Également à la même époque, G. Elliott apporta une contribution au même sujet [2]. Il ne l'étudia pas dans son ensemble, il présenta seulement une étude anatomique de la *seborrhœa corporis de Duhring*.

Son travail commence par cet aphorisme souvent répété et rarement compris de la majorité des dermatologistes, que

(1) Duncan Bulkley, *The american Journal of medical sciences*, 1892.

(2) George E. Elliott, A contribution to the histology of eczema seborrhœicum, p. 207. *Journal of cutaneous and genito-urinary diseases*, juin 1893.

« les dermatoses les plus communes sont les plus intéressantes ».

Il décrit ensuite et assez bien le type clinique du pityriasis circiné médio-thoracique. « Cette affection, dit-il, occupe « usuellement la partie antérieure de la poitrine et le dos, « entre les épaules; on peut la rencontrer dans l'aisselle et « sur le cuir chevelu; elle peut même couvrir une grande surface du corps, à l'exception de la face, toujours indemne. « Les lésions élémentaires sont de petites papules, rouges, « exactement délimitées, groupées les unes près des autres, et « recouvertes chacune d'une petite écaille. Par coalescence, « ces papules forment un cercle qui s'élargit périphériquement, dont la portion centrale s'éclaircit et devient d'un « rouge pâle ou d'une couleur jaunâtre, plus ou moins couverte d'écailles graisseuses, pendant que le bord périphérique est composé de petites élévations papuleuses, excoriées « pour la plupart, etc. (1).

La place nosographique de cette affection est très nettement indiquée par la phrase suivante : « Le développement de cette « affection est invariablement précédé ou accompagné par « l'état du cuir chevelu désigné par les auteurs sous le nom « de pityriasis capitis, ou de séborrhée sèche du cuir chevelu; « l'état le plus accentué de cette même maladie ... a été décrit « par Unna comme eczema seborrhœicum (2). »

(1) Voici le texte complet de cette description :
« The affection in question is that one which, usually occupies the anterior « portion of the chest and the back between the shoulders, though sometimes it is found in the axilla and on the scalp, and also over a great portion of the body, with the exception of the face, on wich never occurs. Its « primary lesions are minute, red, sharply defined papules, grouped together « and capped with a small scale. These papules coalesce and form a ring, which « enlarges peripherally, the central portion clearing up and becoming pale « red, or yellowisch in color and more or less covered with greasy scales, « while the limiting margin is composed of minute papular elevations, which « are for the most part excoriated, though sometimes the border of the « patch is somewhat infiltrated and elevated and more uniform. In the course « of the process, the enlargement of rings leads to the formation of patches « having a polycyclic contour or the become crescentic, or they represent « some other segment of a circle....

(2) « The development of this affection is invariably preceded and accompanied by the condition on the scalp, called by authors pityriasis capitis, « seborrhæa sicca capitis, the slightest grade of the same disease described « by Unna as eczema seborrhoicum. »

Elliott veut donner un tableau synoptique des dénominations diverses données à cette affection, mais ce tableau est largement incomplet et partiellement erroné [1].

Elliott raconte ensuite la genèse de l'eczéma séborrhéique de Unna et il en veut décrire les lésions anatomiques. Malheureusement, ses pièces biopsiques sont mal fixées et ont dû présenter des altérations artificielles. En outre, il décrit (comme Leloir et Vidal) des lésions extra-cellulaires épidermiques comme des lésions intra-cellulaires, par une erreur très facile à faire encore aujourd'hui. Ce travail ne peut donc guère être consulté avec profit à l'heure actuelle. En voici les conclusions :

1° *La seborrhœa corporis de Duhring n'est pas une séborrhée, mais une inflammation de la peau dans laquelle la présence d'une hypersécrétion grasse souvent observée ne fait pas partie intégrante du tableau anatomique et n'existe que comme symptôme secondaire et accidentel ;*

2° C'est l'un des processus réunis par Unna sous le nom d'eczéma séborrhéique ;

3° Ce processus peut être justement considéré comme une forme de catarrhe cutané, probablement dû à l'action locale de certains micro-organismes, une forme d'eczéma parasitaire.

Elliott, en sa qualité d'anatomiste, reconnaît l'erreur qu'avait faite Hebra en appelant séborrhée les pityriasis, et accepte très bien l'idée que beaucoup d'anciens auteurs avaient vu sur ce point plus juste que Hebra. Il ne fait donc pas de difficultés non plus de reconnaître que bien avant Unna, les Malassez, les Piffard, les Auspitz, etc., avaient justement

[1] Le voici : Lichen circumscriptus of WILLAN-BATEMAN.
Lichen gyratus of CAZENAVE et BIETT (erroné).
Lichen annulatus et serpiginosus, ÉRASMUS WILSON.
Lichen acnéique, WEYL.
Eczéma acnéique, LAILLER.
Seborrhœa corporis, DUHRING.
Seborrhœa trunci, HYDE.
Seborrhœa papulosa seu lichenoides, R. CROCKER.
Circinaria de PAYNE.
Nous allons examiner les opinions de RADCLIFFE CROCKER. Payne avait inventé, pour désigner la forme annulaire et figurée de la seborrhœa corporis de Duhring le mot élégant de *Circinaria*, qui malheureusement ne caractérise que l'un des types objectifs de cette affection qui en a plusieurs.

protesté contre l'hérésie viennoise des séborrhées sèches.

RADCLIFFE CROCKER

Comme beaucoup de dermatologistes, Crocker s'est créé toute une terminologie particulière sur ce sujet. Pour lui, le *pityriasis simplex* n'est plus que l'exfoliation légère de l'épiderme du visage, après usage d'un savon trop dur (1). Et il appelle eczéma squameux la phase terminale des quatre types d'eczéma qu'il admet, bien que cette phase squameuse suive le plus habituellement le type d'eczéma qu'il appelle érythémateux.

C'est parmi les séborrhées qu'il faut aller glaner ce qui a trait à notre sujet (2).

Crocker est un disciple de Hebra; il distingue toujours deux séborrhées : l'une sèche, l'autre cireuse (waxy); il leur attribue également la calvitie, et en fait une bonne description clinique.

Ses idées sur la seborrhea sicca sont très générales : « Elle « est regardée par certains auteurs comme une affection dis« tincte, et a été aussi appelée pityriasis simplex, acné séba« cée sèche, eczema seborrhœicum squamosum (Unna), Dan« driff. »

Suit une description bonne mais banale du pityriasis simplex. Certaines gens ont la tête couverte constamment de petites écailles, fines, blanches, brillantes, qui couvrent leurs habits « to their great annoyance ». L'examen du cuir chevelu en montre sa surface couverte de squames dont les plus profondes sont adhérentes au cuir chevelu. Il note que cette condition précède et accompagne une chute de cheveux progressive chaque jour. Et il ajoute : « Sous les écailles la peau est « généralement blanche, mais elle peut devenir hyperémiée, « brûlante et démangeante. D'ordinaire pourtant, tout persiste « pendant des années sans signe d'irritation externe. »

A la longue, cette affection s'accompagne d'atrophie pilaire

(1) R. Crocker, *Diseases of the skin*, 3e édit., London, 1893, p. 116.
(2) *Loc. cit.*, p. 689.

et de chute de cheveux lente, progressive : *alopecia pityrodes*, de Pincus.

Aussitôt après cette description sommaire, l'auteur ajoute que dans quelques cas rares ce même processus s'accompagne de symptômes inflammatoires (¹) : chaleur, rougeur, prurit.

Bien qu'appartenant à l'école de Hebra, Crocker, écrivant en 1893, ne peut tout à fait admettre les idées anatomiques de Hebra sur la séborrhée sèche. Il dit, en effet, que des cellules « du follicule pilaire » et de l'épiderme se trouvent, en plus ou moins grande quantité, mélangées à la sécrétion sébacée : ces cellules font en partie la séborrhée sèche écailleuse, l'autre partie des écailles étant fournie par ces cellules de bordure (lining) des glandes sébacées. Crocker résume alors en dix lignes les opinions de Unna sur l'eczéma séborrhéique sans conclure. *Pour lui, la séborrhée sèche doit être décrite comme séborrhée, parce que l'état gras y est fréquent, et parce qu'elle ne s'accompagne pas de symptômes inflammatoires.*

Il mentionne ensuite les dartres volantes sur le visage des enfants strumeux, et la *seborrhœa tabescentium* sur la peau dégénérée des malades dans le marasme.

Crocker donne de la *seborrhœa corporis de Duhring* une bonne description, dans laquelle il insiste sur ce fait que tout signe inflammatoire peut manquer. Il ajoute que toutes ces séborrhées squameuses doivent être décrites *à part de leurs formes inflammatoires possibles* (²). C'est là, il me semble, l'originalité de son opinion. Après avoir décrit les séborrhées à part de leurs formes inflammatoires, il décrit leurs formes inflammatoires. Nous retrouvons alors une *seborrhœia dermatitis*, une *seborrhœa eczemaformis*, une *seborrhœa psoriasiformis*, une *seborrhœa papulosa seu lichenoides* (³), qui font penser aux pityriasis de Rayer, car elles sont, comme eux, suintantes, croûteuses, comme eux elles peuvent être généralisées, etc...,

(¹) *Loc. cit.*, p. 692.

(²) It is clinically convenient to retain the title of seborrhœa for these affections of fatty deposition on the skin without external signs of inflammation and to describe the definitely inflammatory forms separately.

(³) *Loc. cit.*, p. 696-700.

enfin, comme eux, elles sont décrites par l'auteur *en dehors de l'eczéma*....

*
* *

Pour mémoire, nous placerons ici les opinions exprimées par les manuels ou les précis de dermatologie vers cette époque. On ne peut s'attendre à les voir faire avancer une question qui ne peut progresser évidemment que par des études monographiques. Néanmoins, c'est là où il faut chercher le reflet des opinions de la masse des dermatologistes à une époque précise. Et ce renseignement a quelque valeur.

En 1892, M. JOSEPH [1] fusionne sous le nom de séborrhée, suivant la tradition viennoise, les pityriasis sous le nom de séborrhée sèche et la séborrhée grasse. L'étude des squames n'y est pas faite, mais l'auteur mentionne ce fait que la séborrhée sèche précède habituellement la séborrhée grasse. C'est quand la sécrétion grasse des glandes sébacées se joint à la desquamation sèche préalable que survient l'*alopécie pityrode* décrite par Pincus. Ceci est d'autant meilleur que l'alopécie pityrode, pour Pincus lui-même, suivait le pityriasis à distance, mais qu'il n'avait pas vu que la calvitie s'accompagnât de séborrhée grasse.

A propos de l'eczéma en général, Joseph s'en réfère aux opinions de Auspitz, et, lorsqu'il parle de l'étiologie de l'eczéma, il ne peut admettre son origine parasitaire. Le rôle des germes peut être important, mais ils s'inoculent sur un point déjà eczémateux, antérieurement à leur action [2].

En 1893, WOLF fait de la séborrhée une maladie des glandes sébacées [3]. Et pourtant sa séborrhée contient le *vernix caseosa* du nouveau-né, et il y a une séborrhée sèche à laquelle se rattache l'*alopecia pityrodes*. C'est donc la doctrine de Hebra, avec un rappel des travaux de Pincus.

Wolf constate que la séborrhée prédispose à l'eczéma *séborrhéique*, et mentionne superficiellement les travaux de Unna.

En 1894, nous trouvons l'ouvrage de CONDICT W. CUTLER,

(1) M. JOSEPH, *Lehrbuch der Hautkrankheiten*, 1892, p. 84.
(2) *Loc. cit.*, p. 41 et suiv.
(3) A. WOLF, *Lehrbuch der Haut und Geschlechtskrankheiten*, 1893, p. 91 et suiv.

de New-York, *Practical lectures in dermatology*; il porte encore la marque de l'école viennoise, c'est une étude clinique des séborrhées, d'après Hebra et Durhing.

A Édimbourg, W. ALLAN JAMIESON publie, en 1874, ses *Diseases of the skin*. Lui aussi garde l'empreinte des erreurs de l'école de Vienne. Il étudie sous le *nom de pityriasis* les *pityriasis maculata, pilaris* (1), *rosea, rubra, rubra pilaris*, mais non pas le *pityriasis capitis* de Willan. Le pityriasis capitis ou *simplex* est encore une séborrhée décrite avec les séborrhées (2). La seborrhœa corporis de Durhing, le pityriasis circiné médio-thoracique est un lichen : *lichen marginatus* ou *circumscriptus*, comme dans Wilson (3). L'eczéma séborrhéique de Unna est résumé et apprécié en une page (4).

Le manuel de MRACEK (5) se rattache à la brève série précédente. Mracek admet toujours une séborrhée sèche et une séborrhée grasse : « Quand [la sécrétion graisseuse] se des-« sèche et se mêle aux cellules épidermiques desquamées, « elle prend le nom de séborrhée sèche ou squameuse.... »

Pour Mracek, il n'y a pas de *pityriasis capitis*, les pityriasis sont les pityriasis qualifiés dont nous avons traité en un précédent chapitre. Sous le nom d'*Eczéma marginé*, il résume le tableau donné par Hebra (6). Enfin, en une page, il résume (7) l'*eczéma séborrhéique* de Unna sans commentaires (8).

Au total, dans tous les ouvrages dont le résumé précède,

(1) *Loc. cit.*, p. 556-557.
(2) *Loc. cit.*, p. 73-81.
(3) *Loc. cit.*, p. 198-199.
(4) *Loc. cit.*, p. 241.
(5) MRACEK (de Vienne), *Atlas manuel des maladies de la peau*, édit. française de L. HUDELO, 1900, p. 22.
(6) *Loc. cit.*, p. 238.
(7) *Loc. cit.*, p. 125.
(8) Hudelo commentant le texte de Mracek sur la séborrhée ajoute (p. 23) : « La séborrhée sèche de UNNA (?) (ancien pityriasis simplex) ne serait pour « lui (Unna) qu'un avant-stade de l'eczéma séborrhéique. Elle siège au cuir « chevelu sous forme de petites squames minces (pellicules), et s'accompagne « d'une chute de cheveux temporaire ou définitive; elle est très souvent « suivie de lésions eczémateuses. Dans une forme spéciale (*teigne amiantacée*) les squames forment de larges placards arrondis dans lesquels les « cheveux sont englobés et couchés. La séborrhée sèche se voit aussi sur « les parties glabres du corps qui prennent alors un aspect farineux. Malassez « a décrit, dans les squames, des spores dont le rôle pathogénique n'est pas « établi. »

on voit avec un peu d'étonnement survivre presque intégralement la théorie de Hebra sur la séborrhée sèche. Peu à peu, les auteurs y ajoutent des morceaux tirés, les uns des recherches de Pincus, de Van Harlingen, de Malassez, de Unna; et, de ces travaux en majeure partie contradictoires, ils parviennent à faire un ensemble qui, à un examen superficiel, pourrait paraître homogène et laisser croire que ces questions sont bien connues.

MERRIL

Je dois analyser moins brièvement et critiquer une étude bactériologique de Merril, annexée à une note d'Elliott, parue, en 1895, dans le *New-York Medical Journal* (1). Je dois m'y arrêter pour plusieurs raisons; parce que, comme toutes les études expérimentales, elle mérite mieux qu'un mot banal; ensuite parce que, comme toute étude expérimentale, celle-ci a servi de texte à beaucoup de discussions. Les auteurs qui ne font pas d'expérimentation personnelle se trouvent dans l'impossibilité de conclure, quand ils rencontrent deux travaux expérimentaux sur le même sujet, et que ces travaux concluent en sens différents. Ils en sont réduits à n'accorder de crédit à aucun d'eux, et à les renvoyer dos à dos en demandant à d'autres un supplément d'information. Le travail de Merril ayant donné lieu à beaucoup de commentaires de ce genre, je dois exposer et examiner ses conclusions.

Dans l'eczéma séborrhéique, Merril trouva trois microbes :

1° Une variété de diplocoque aérobie non liquéfiante, non chromogène;

2° Un deuxième diplocoque, aérobie, non liquéfiant chromogène;

3° Un bacille à bouts arrondis, aéro-anaérobie, mobile liquéfiant, non chromogène.

Ceci sans compter des staphylocoques divers parmi lesquels le staphylocoque doré.

(1) Vol. LVI, n° 17, 26 octobre 1895.

Discutons dès à présent ces résultats. La première chose qu'on doit remarquer c'est qu'à cette époque personne n'avait et ne pouvait avoir d'idées précises sur la flore dite *normale* de la peau humaine. Nous dirons plus loin ce qu'il faut en penser. Mais, quoi qu'on en pense, il faut reconnaître qu'il y a certains microbes fréquents sur la peau humaine, d'autres rares, et d'autres accidentels.

Parmi les microbes de forme bacillaire, en dehors du bacille-bouteille, qui n'est pas un bacille, et du microbacille séborrhéique, tous ceux que l'on a décrits à la surface de la peau doivent être considérés jusqu'ici comme accidentels, c'est-à-dire que le hasard seul les a portés là où on les trouve.

Or, examinant la flore de l'eczéma séborrhéique, Merril ne parle ni du *fin bacille* que Unna y a rencontré quelquefois (microbacille), ni du bacille-bouteille, « ce qui est plus extraordinaire », comme Brocq très justement l'a fait remarquer.

En ce qui concerne le microbacille séborrhéique, Merril aurait très bien pu ne pas le rencontrer. Il eût suffi pour cela que les cas « d'eczéma séborrhéique » qu'il examinait ne fussent pas sur-séborrhéiques, ce qui est fréquent.

Mais Merril n'a jamais vu non plus le bacille-bouteille dans l'eczéma séborrhéique, cela ne peut s'expliquer que d'une seule façon, c'est qu'il n'a jamais pratiqué l'examen microscopique des squames de la maladie qu'il étudiait, mais qu'il en a toujours pratiqué directement la culture et qu'il n'a examiné microscopiquement que les cultures obtenues.

Il n'y a pas d'autre possibilité d'expliquer cette lacune dans le travail de Merril. Mais, ceci admis, son omission s'explique très bien parce que le bacille-bouteille ne cultive ni en cultures aérobies, ni en cultures anaérobies sur aucun milieu usuel de laboratoire; le microbacille, de même, à moins qu'on ne se serve des techniques spéciales que nous connaissons maintenant, mais qu'on ne connaissait pas en 1895, puisque je les ai formulées en 1897 (1).

Ceci dit, il nous reste à discuter les résultats positifs obtenus par Merril.

(1) *Annales de l'Institut Pasteur*, février 1897.

Parlons d'abord de son bacille *à bouts arrondis, aéro-anaérobie, mobile, liquéfiant et non chromogène*. Aucun bacille fréquent sur la peau ne répond à ce signalement, mais nous avons beaucoup de raisons autres que celle-là de considérer ce bacille comme négligeable. Un bacille anaérobie, liquéfiant, a les plus grandes chances d'être un saprophyte, il liquéfie ordinairement parce qu'il fait des ammoniaques composées, et un bacille secrétant des ammoniaques et pouvant vivre en anaérobie se rapproche singulièrement des microbes de putréfaction.... Du reste, Merril ne lui accordait aucune valeur, et n'avait par son inoculation réalisé aucune lésion.

Restent maintenant *les diplocoques* que Merril a rencontrés. Or, il n'existe aucun microbe dont la diplococcie soit un caractère net, particulier, constant. En d'autres termes, les diplocoques, les plus fixes en cette forme, comme le *diplocoque* de Talamon-Fraenckel (qui n'est pas un *coccus*, car sa forme est ovale), poussent en chaînes dans les cultures (*streptococcus lanceolatus Pasteuri* de Gamaleia). Et il n'y a aucun diplocoque dont l'état civil, même aujourd'hui, soit assez fixe pour qu'on puisse le désigner[1].

Bien plus, il est fort à croire *qu'il n'existe pas de diplocoques*, c'est-à-dire de cocci ayant ce caractère assez constant pour qu'on les désigne bactériologiquement par ce nom. En dehors du streptocoque, les diplocoques que l'on a décrits sont des staphylocoques passagèrement unis par deux. Or, il y a un *staphylocoque « aérobie, non liquéfiant, non chromogène »*. C'est précisément celui que Unna a si longtemps appelé le *morocoque*. Et dans ses cultures, sinon dans ses lésions cutanées, ses grains doubles, les diplocoques sont très fréquents.

A mon avis donc, autant qu'on peut en émettre en ces questions sans avoir manié soi-même les cultures de l'auteur que l'on analyse, le travail de Merril est assez facile à interpréter. Il a dû faire la faute de ne pas pratiquer d'examen direct des produits qu'il étudiait. Il est ainsi passé à côté du bacille-

(1) Le plus fréquent des diplocoques que l'on rencontre dans les lésions cutanées, sous la forme de diplocoque, c'est le *streptocoque vulgaire*. Dans l'impétigo commun c'est sous cette forme qu'on le rencontre presque toujours. Et il reprend de suite sa forme en chaînettes dans les cultures en milieux liquides.

bouteille (spore de Malassez) qui s'y rencontre toujours, et à côté du microbacille séborrhéique qui s'y rencontre souvent (quand les squames soi-disant séborrhéiques se superposent à une séborrhée vraie). Merril est passé à côté d'eux sans les voir parce que la culture du premier est restée impossible jusqu'ici et que la culture du second l'était encore restée à l'époque où l'auteur écrivait.

D'autre part, Merril a cru qu'on pouvait différencier, parmi les cocci, les diplocoques en dehors des staphylocoques et streptocoques, ce qui aujourd'hui paraît impossible.

Et c'est ainsi que le coccus qu'il a cru différencier sous le nom de *diplocoque non liquéfiant non chromogène* a dû être le même que celui que Unna, pour des raisons analogues et fausses également, croyait en même temps différencier sous le nom de *morocoque*. C'était un simple staphylocoque. Mais, dira-t-on, admettons que Unna et Merril se soient trompés symétriquement, comment se fait-il que le premier ait cru ce coccus caractérisé par sa disposition diplococcique, tandis que le second ait cru le caractériser par sa disposition en agglomérats. La raison en est fort simple, c'est que les deux auteurs procédaient par des techniques différentes et également vicieuses employées seules. Merril n'examinait que les cultures, et non pas les squames directement. Unna examinait les squames directement et ne faisait pas de culture. Ils ont bien vu ce qu'ils ont vu, mais ils ne pouvaient voir ce qu'ils ne regardaient pas[1].

Merril a fait douze inoculations. Les deux qu'il a pratiquées avec le bacille sont restées négatives. Quatre autres pratiquées avec le « diplocoque » non chromogène ont donné trois résultats positifs « avec culture de retour ».

Cette partie du travail de Merril ne pourra être bien comprise du lecteur que quand nous aurons résumé ce qu'il faut entendre par la flore cutanée normale, ce qu'elle est,

(1) Quant à la différenciation d'une quantité de staphylocoques entre eux, tous les dermatologistes qui ont fait quelque peu de bactériologie cutanée comprendront que la diversité apparente des cultures de cocci que l'on obtient incite le bactériologiste à en supposer des espèces nombreuses. Il faut beaucoup de travail sur ce seul point de la pluralité des staphylocoques pour revenir de cette opinion.

et ce que les traumatismes de la peau la font devenir.

Sur un grand nombre de téguments humains, il existe dans les ostia folliculaires des graines isolées de ce staphylocoque à cultures grises qui est le morocoque de Unna et devait être le diplocoque non liquéfiant et non chromogène de Merril. *On aurait donc pu le retirer d'une peau normale que l'on n'aurait pas inoculée.*

Et si l'inoculation a été pratiquée avec un traumatisme de l'épiderme comme un grattage, ce traumatisme multipliant toujours les éléments microbiens préexistants, il est très possible que Merril ait obtenu d'une lésion pityriasique créée *par le traumatisme* de son inoculation bien plus que *par son inoculation* elle-même, un staphylocoque blanc semblable au staphylocoque inoculé, mais indigène sur la peau de son patient et non pas fils de celui qu'il avait inoculé. En d'autres termes, ce pouvait être une culture du même « diplocoque » sans être une culture *de retour*.

Merril croyait le diplocoque chromogène auteur de la couleur jaunâtre de la lésion. Cela nous paraît aujourd'hui bien improbable, l'anatomie pathologique donnant à la couleur jaune des squames une origine bien autrement logique et naturelle. Enfin, Merril croyait l'eczéma séborrhéique une maladie fréquente « *parce que ses microbes croissent à la température ambiante* ». Et ceci est amusant, car la température d'une lésion épidermique est celle de la peau, non pas celle de l'atmosphère, et des microbes, fort difficiles à contenter sur ce point, ne font pas difficulté d'habiter la peau, comme le bacille de Koch dans la tuberculose papillomateuse, de Riehl et Paltauff, par exemple....

Tel est le travail que l'on a beaucoup opposé en ses conclusions aux conclusions des travaux de Unna, et à mon avis on a eu tort. Non pas que le travail de Merril fût tout à fait sans valeur, mais pour deux raisons : la première, c'est qu'il faut cesser désormais d'attribuer une grande valeur bactériologique à une note qui ne résume pas de longs mois de travail. Déjà les travaux de Unna avaient chance d'apporter plus de vérité que la note de Merril simplement parce que les travaux de Unna avaient été beaucoup plus laborieux.

La deuxième raison qui fait le travail de Merril médiocre, c'est qu'il est exclusivement bactériologique et bactériologique dans le sens le plus étroit. Ainsi, l'auteur n'étudie pas ses microbes dans leurs lésions, il n'étudie pas la structure même de ces lésions : alors que la vérité est si incomplète et si relative, obtenue par le concours de toutes les techniques utilisables, comment ne serait-elle pas plus incomplète encore obtenue par le moyen d'une seule technique expérimentale !

VAN HOORN

Je mettrai à côté du précédent et à peu près au même rang un travail [1] que Van Hoorn publia vers la même époque sur *les microbes de la séborrhée* [2].

Étudiant la flore microbienne habituelle aux *états gras et squameux du cuir chevelu*, Van Hoorn y trouva trois microbes constants :

α. De grandes cellules sphériques à membrane à double contour, à contenu granulé de 4 μ de diamètre à peu près ;

β. Des cellules ovales plus petites (environ 2 μ 1/2 de longueur) ;

γ. Enfin « un très petit bacille qu'on ne parvient à reconnaître « comme tel, qu'en se servant de fortes lentilles (Immers. 2/0, « Zeiss) ».

Van Hoorn ajoute que les formes sphériques et ovales ont été décrites entre autres par Malassez, Bizzozero et Unna et que le petit bacille a été décrit par Unna tout seul.

D'abord il est certain, rien que par les caractères donnés à son « très petit bacille » par Van Hoorn, qu'il s'agit du microbacille séborrhéique, que j'ai montré être l'expression constante de la séborrhée *sébacée*. Son extrême petitesse, sa mor-

(1) Van Hoorn, Les microbes de la séborrhée. *Ann. de dermat. et de syph.*. Amsterdam, 3e série, t. VII, 1896, p. 1152.

(2) Il est bien entendu d'abord qu'il s'agit non pas de la séborrhée *huileuse* expressément, mais au contraire de la séborrhée de Hebra, sèche *et* grasse, squameuse *et* huileuse. Ce travail n'est donc pas, comme on l'a dit, à opposer aux conclusions de mes propres travaux sur la séborrhée puisque *ma* séborrhée exclut expressément de son tableau nosographique le *pityriasis capitis* (séborrhée sèche de Hebra).

phologie presque cocciforme dans ses éléments jeunes, est indiquée par la phrase plus haut reproduite en telle façon qu'il n'y a guère de doute concevable.

Le texte de Van Hoorn contient donc une première erreur, lorsqu'il fait de ce microbe un hôte constant des séborrhées *squameuse et grasse*. Il est extrêmement facile de trouver des cas de pityriasis simplex (séborrhée *sèche* ou squameuse) dans lesquels on ne trouve pas une seule unité microbacillaire. Et ce fait négatif est d'autant plus important que là où habite le microbacille et dans une seule de ses colonies, il forme des agglomérations de millions d'individus.

Les deux autres microbes dont parle Van Hoorn sont une levure décrite pour la première fois par Pekelharing et la spore de Malassez, bacille-bouteille de Unna.

Van Hoorn croyait avoir obtenu des cultures de tous ces micro-organismes, et avoir pu en obtenir des cultures-filles. A mon avis, il n'a jamais obtenu ni pour le microbacille ni pour le bacille-bouteille, une culture pure et multipliable. J'ai vu ses cultures de bacille-bouteille, on y retrouvait *la semence déposée, avec des cellules épidermiques* encore mélangées aux bacilles-bouteilles. Et ces micro-organismes adhéraient toujours aux squames d'ensemencement (1).

En fait, et tant qu'un auteur ne donne pas une technique précise pour l'obtention d'un micro-organisme, sa culture même s'il l'a par hasard obtenue, est de nulle valeur. Non seulement une première culture, mais la méthode pour l'obtenir et sa reproduction en série sont exigibles... ; or, il suffit de lire Van Hoorn pour voir que son travail ne lui permettait de remplir aucune de ces conditions.

Maintenant que l'on connaît, par la méthode que j'ai donnée en 1897, le moyen d'obtenir en série et pure la culture du microbacille séborrhéique, il est facile de comparer ses caractères à ceux que Van Hoorn lui donne; et de voir que la cul-

(1) A ce moment je croyais avoir obtenu moi-même la culture du bacille-bouteille, j'en envoyai des exemplaires à M. Van Hoorn et je reçus de lui une lettre où il admirait mes cultures « plus belles que les siennes ». Or, j'ai toute raison de croire aujourd'hui, que les miennes n'étaient pas des cultures de bacille-bouteille... ce qui prouve au moins combien peu le sujet était éclairci par Van Hoorn et par moi.

ture que Van Hoorn avait obtenue en trois cas et reproduit dans l'un, si elle était celle du microbacille, est vraiment méconnaissable.

Ainsi des trois microbes cultivés, il ne reste que la levure de Pekelharing, qui n'est pas constante et dont le microscope ne montre jamais d'éléments dans les coupes de cuir chevelu squameux et gras.

En outre, le travail de Van Hoorn ne mentionne pas dans la « séborrhée squameuse » la présence constante de cocci. En cela, l'auteur hollandais suivait cette opinion, que les cocci sont tellement fréquents et d'espèce tellement variable, à la surface de la peau, qu'ils doivent être considérés comme négligeables,... opinion très fréquente et très erronée. Le travail de Van Hoorn ne fut suivi d'aucun autre, et la publication des miens sur la même question ne provoqua de sa part nulle réponse, même au Congrès de Londres de 1897 où il présenta simplement ses conclusions antérieures.

KAPOSI

La dernière édition de l'ouvrage [1], de Kaposi montre une évolution sensible dans les opinions du maître. Bien que refusant tout à fait d'admettre l'eczéma séborrhéique de Unna, même dans ses types et localisations les moins niables, Kaposi s'efforce de mieux décrire sous des noms divers, soit les pityriasis à squames grasses, les séborrhées sèches de Hebra, quand elles s'accompagnent d'exsudation, soit les pityriasis figurés, qu'il appelle eczémas figurés. Il dira [2] : « En ce qui concerne l'érection par Unna de l'eczéma « séborrhoicum qui apparaît en forme de placards au vi- « sage, au cuir chevelu, au sternum et au dos, présentant « sur une base peu rouge des écailles petites, grasses ou des « nodules squameux rouge pâle répondant aux follicules « sébacés (eczéma folliculaire), *je ne puis y voir rien de « plus que les symptômes d'une coïncidence locale d'eczéma et de*

(1) *Pathologie und Therapie der Hautkrankheiten*, 5e édition, 1899

(2) *Loc. cit.*, p. 509.

« *séborrhée*. Cette dernière est d'ailleurs d'apparition fréquente « consécutivement à chaque inflammation, à l'eczéma, par « conséquent, aussi *dans des régions riches en glandes sébacées*, « de même que sur des peaux anémiques et chez les per- « sonnes à peaux kakotrophiques. »

Il dira de même [1] : « Chez les chlorotiques ou les indivi- « dus prédisposés au lichen scrofulosorum, chez des per- « sonnes du sexe féminin et peu âgées, ayant des glandes « sébacées fonctionnant d'une manière paresseuse, l'eczéma « papuleux apparaît facilement avec une évolution un peu « spéciale que j'ai désignée depuis de longues années sous « le nom d'*eczéma folliculaire ou séborrhéique*. »

Et lorsqu'il traite de l'eczéma aigu, après avoir dit que la chaleur du soleil et la sueur peuvent provoquer son apparition, il ajoute [2] : « Souvent cela se produit chez les nourris- « sons sous forme d'une éruption généralisée, dans laquelle, « la plupart des *follicules* sont atteints (eczéma lichenoïde, « figuratum, folliculaire); souvent encore, il paraît comme « accompagné d'une maladie cutanée prurigineuse diffé- « rente. En tant qu'éczéma érythémateux, il se rencontre « le plus souvent sur la peau macérée (eczéma inter- « trigo). »

Malgré tout, bien des cas de l'ancienne séborrhée sèche de Hebra, pour Kaposi désormais, se rangent dans l'eczéma sec [3].

C'est dans l'eczéma aussi qu'il faut aller chercher le pityriasis des lèvres, de Rayer : l'eczéma séborrhéique des lèvres, de Unna, sous le nom d'eczéma exfoliatif [4].

(1) *Loc. cit.*, p. 515.

(2) *Loc. cit.*, p. 495.

(3) « .... Même longtemps après la disparition au cuir chevelu de l'eczéma, « il reste un eczéma squameux *en forme de pityriasis capillitii*, avec de la « sécheresse, de l'épaississement et de la fissuration de l'épiderme.... », p. 496.

(4) Je désignerai sous le nom d'*eczéma exfoliatif* une forme de l'eczéma chronique des lèvres, dans lequel au lieu de simples fissures, squames et croûtes, l'épiderme du rouge des lèvres et de la partie avoisinant la muqueuse se résout constamment en grosses lamelles séreuses ou hémorragiques, qui se soulèvent ou qu'on peut enlever. Cet état se rencontre particulièrement chez les personnes du sexe féminin et dure très longtemps. (*Loc. cit.*, p. 502.)

Enfin les formes gyratées de l'eczéma séborrhéique de Unna rentrent encore dans le *vieil eczéma marginatum* de Hebra, agrandi pour les recevoir. Je n'insiste pas sur cet essai d'accommodation des anciens cadres de Hebra aux faits nouveaux que Hebra n'avait point reconnus et que son école fut très naturellement la dernière à voir.

ANDERSON

En 1900, W. ANDERSON fournit un résumé de ses opinions cliniques sur ce sujet [1]. Sa définition de la séborrhée est vraie et précise [2], ce qui ne l'empêche pas de parler de la séborrhée sèche [3].

Anderson propose d'abord un certain nombre de conclusions, que son travail développe ensuite. Je passe les trois premières, qui ont trait à la séborrhée huileuse.

La quatrième est que : « La séborrhée sèche est une ma-« ladie non inflammatoire, usuellement sinon toujours asso-« ciée à la séborrhée huileuse ; une maladie qui est parasitaire « et contagieuse, qui est accompagnée dans presque tous « les cas par un type spécial de constitution, et dont la « terminaison naturelle est une forme de calvitie commen-« çant par les régions temporales et frontales. »

Cette proposition est suivie d'une autre :

« 5° La séborrhée favorise le développement épiphytique « de certaines affections telles que l'acné vulgaire, l'acné « rosacée, et la dermatite séborrhéique (Ecz. séb. de Unna), « et peut modifier toutes maladies intercurrentes telles que : « eczéma, lupus vulgaire, syphilide et psoriasis, qui ne sont « pas d'origine séborrhéique [3]. »

(1) WILLIAM ANDERSON, On seborrhœa and its results. *The British Journal of dermatology*, 1900, p. 276.

(2) « The term seborrhœa can only be defined as an excessive secretion « of fatty matter by the skin glands ». p. 277.

(3) « Seborrhœa sicca is accepted by all as a microbic affection usually if « not always grafted upon seborrhœa oleosa. »

(3) Le texte subséquent est un développement de ces propositions. Lorsqu'il arrive à la *seborrhœa corporis de Duhring*, il dit : « The forms of sebor-« rhœic dermatitis first described by Duhring have been repeatedly discussed

TÖRÖK

A la même époque, Török (de Buda-Pesth) envisageait cette question des « séborrhées squameuses » à un tout autre point de vue. Il écrivit sur les pityriasis marginés médio-thoraciques et leurs relations avec l'eczéma et le psoriasis, l'un des travaux les plus intéressants de ces dernières années (1).

Cet article comporte deux parties : l'une est la critique de la théorie bactériologique de l'eczéma telle que Unna la formulait alors, avec l'inoculabilité des vésicules eczématiques, leur origine morococcique, etc.... Il conclut que les vésico-pustules morococciques de Unna sont des pustulettes d'impetigo, faites et habitées par le staphylocoque doré. Cette partie est la meilleure de ce travail et la plus vraie à mon avis.

L'autre partie a pour but de prouver que les pityriasis médio-thoraciques figurés sont des psoriasis. L'intérêt que ce travail présente pourra paraître plus vif au lecteur quand on discutera, pièces en mains, au cours de ce volume, la différenciation anatomique à faire entre les pityriasis et les psoriasis.

Pour Török, Unna a confondu dans son eczéma séborrhéique une multitude de cas de psoriasis : des psoriasis à localisation anormale, des psoriasis à squames jaunes et d'apparence grasse avec tégument humide sous la squame, des psoriasis qui s'eczématisent, des psoriasis à manifestations minimes et à évolution abortive de la tête et du cou.

« and were dealt with in a valuable article by H. V. Brooke as long ago as « 1883, and their association with seborrhœa sicca of the scalp, was noticed « by Payne, in 1884. *It may be taken as certain that the inflammatory manifes- « tations are due to a superposed infection by a specific organism.* Whether this « be a micrococcus, or bottle bacillus, or other still remains in doubt. » L'auteur ajoute que l'un des arguments qui appuient l'origine parasitaire de cette affection est sa guérison par les parasiticides. Le rapport exact du *pityriasis rosé* avec la *seborrhœa corporis* n'est pas clair, mais Brooke pense les deux de même nature..... Un très récent travail de Brocq montre que le maître français tend à se rattacher à cette opinion. *Presse médicale*, juillet 1903, n° 55.

(1) L. Török, Die seborrhœa corporis (Duhring) und ihr verhältniss zur Psoriasis vulgaris und zum Ekzem. *Archiv. für Dermat. und Syph.*, 1900, t. XLVII, p. 69 et 203.

Cette opinion de Török non seulement peut paraître vraisemblable, mais on peut dès maintenant assurer qu'elle est véridique. Seulement la position du travail de Török est défectueuse. Pour faire la preuve de son opinion, l'auteur aurait dû étudier anatomiquement les psoriasis nummulaires du corps à squames grasses et à localisations psoriasiques atypiques. Il attaque, au contraire, la doctrine de Unna sur les pityriasis médio-thoraciques figurés, qui sont le point d'appui le plus solide de la doctrine de Hambourg. Aussi les conclusions de Török se trouvent-elles erronées en bien des points.

Avec une grande simplicité, Török pose lui-même les objections qu'on peut faire à son opinion, et en fournit la réfutation. Après avoir rappelé que la largeur des taches, leur saillie, l'épaisseur des squames, sont moindres dans la *seborrhœa corporis* que dans le psoriasis, que le psoriasis ne régresse guère spontanément, à l'inverse de la séborrhée du corps, et que le psoriasis est beaucoup plus difficile à guérir qu'elle, Török répond à ces objections que ces différences ne sont pas telles qu'elles constituent à chacun des deux types morbides des caractères différentiels absolus.

Une autre objection de plus grosse valeur est tirée des localisations habituelles des deux formes dermatographiques : « Le psoriasis, quand son éruption est discrète, n'a aucune prédilection pour les régions médio-thoraciques; il a des localisations habituelles aux coudes et aux genoux, qui n'ont rien de commun avec celles de la *seborrhœa corporis*. »

C'est là une objection que Török pose sans la résoudre, non plus que la suivante :

« La *seborrhœa corporis* a des localisations anatomiques dans les follicules pilaires : « *lichen acnéique, eczéma acnéique*, etc... », le psoriasis a sa localisation anatomique en surface.... »

Laissons là ce travail difficile à argumenter, tant qu'on ne connaît pas la lésion anatomique spécifique du psoriasis. C'est en étudiant celle-ci que nous retrouverons et discuterons ce point litigieux.

Les opinions de Török ont déjà été contredites, au nom de la clinique, par Brocq. En effet, même cliniquement, les objections qu'on peut leur faire sont grandement valables. Ce travail n'en reste pas moins fort intéressant, l'assimilation du pityriasis figuré aux psoriasis demeurant possible, tant qu'une raison anatomique ou bactérienne ne sera pas fournie pour les distinguer l'un de l'autre (1).

SCHÜTZ

Encore à cette même époque (1900), JOSEPH SCHÜTZ, de Francfort, fournit sur le sujet dont nous poursuivons l'histoire, et en même temps sur le sujet du premier volume de cette série, une monographie clinique des plus intéressantes et des plus remarquables, et qui doit nous arrêter quelque peu (2).

Dans un premier mémoire, en 1895, Schütz avait rappelé l'évolution générale de ce qu'il appelle l'état séborrhéique :

« Le patient est atteint d'abord, et souvent dès l'âge scolaire, de *séborrhée sèche* (pityriasis) du cuir chevelu, que Schütz attribue à un trouble de nutrition générale précédant la formation. Puis, au moment de la puberté, surgissent les comédons et la séborrhée huileuse du visage, la séborrhée sèche persiste au cuir chevelu. Peu de temps après, apparaissent les nodules acnéiques et les pustules sur le front, l'*acne juvenilis descendens* commence sa marche prévue.

(1) TÖRÖK a publié sur l'eczéma deux autres mémoires : le premier Die Frage des parasitären Ursprings des Eczems. *Pester medizinische-chirurgische Presse*, n° 12, mars 1900, dans lequel est soutenue cette thèse, que l'eczéma, l'ancien lichen et le psoriasis, etc... sont, non pas des maladies cutanées, mais des processus banals de réaction cutanée, n'ayant en eux-mêmes qu'une valeur syndromatique, opinion que je crois discutable sur bien des points, mais peut-être véridique en ce qui concerne ce grand syndrome qu'est l'eczéma, justifiant le mot d'*eczématisation* créé par Besnier longtemps en deçà. Dans cet article comme dans un autre qui suivit de près celui-là, Török (LUDWIG TÖRÖK et ALFRED ROTH, Bacteriologische Untersuchungen über das vesiculöse und nässende Eczem. *Pester medizinische-chirurgische Presse*, n° 27, juillet 1900), s'occupe plutôt de l'eczéma vésiculeux que de l'*eczéma séborrhéique* et ses mémoires échappent donc à notre sujet.

(2) JOSEF SCHÜTZ, Klinisches über Acne und seborrhoischen Zustand. Erster Beitrag. *Archiv. für Dermat. und Syph.*, Bd. XXX, 1895, p. 203; Klinisches über Acne und der seborroischen Zustand, 1900. Zweiter Beitrag. *Archiv. für Dermat. und Syph.*, Bd. LI, p. 323. J'en dois la traduction, ainsi que celle de tous les mémoires allemands modernes, à M. le Dr René Martial, que je remercie bien cordialement pour ce travail qui a été considérable.

« C'est quand la formation est achevée que survient un état consécutif à la séborrhée : le *defluvium capillorum*, surtout accusé dans le sexe masculin (1).

« Souvent, avec la puberté qui s'installe ou qui se complète, on voit survenir une hypertrichose locale ou générale, et précisément dans ces cas, on voit aussi survenir l'eczéma séborrhéique de Unna, qui peut se développer même sur le corps selon le trajet des voies suivies par la sueur. L'auteur admet complètement qu'il s'agit là d'une maladie parasitaire. L'auto-infection, et « l'ouverture de portes d'entrée » a sûrement une part singulière dans l'extension mystérieuse et primesautière de la maladie. Le grattage l'inocule dans le conduit auditif externe, la face externe de la cuisse est inoculée par le frottement des clefs portées dans la poche du pantalon....

« A trente ou trente-cinq ans, la plupart des individus dont l'histoire précède montrent de l'*acne rosacea* ou de l'*acne descendens*, en même temps que l'on constate la calvitie diffuse ou générale « témoin de la *seborrhœa capitis, antérieure* ».

Tel est, pour Schütz, le *cycle ordinaire* qui s'accomplit dans *l'état séborrhéique*. On y retrouve, avec une très large part d'observation personnelle, l'influence des travaux de Pincus sur l'alopécie pityrode.

L'*acne juvenilis descendens* est un trouble de l' « évolution », comme l'*acne senilis ascendens* est un trouble régressif ou d' « involution ». Quant à l'*acne rosacea centralis* du visage, c'est le résultat d'un réflexe stomacal, car on en voit guérir sous la seule influence du traitement interne.

L'auteur admet, en thèse générale, la théorie réflexe de l'acné, sans repousser l'influence des graisses cutanées lesquelles prédisposent aux infections, particulièrement lorsqu'elles rancissent (2).

(1) Ce résumé d'un texte que j'ignorais lorsque j'ai écrit le premier volume de cette série (sans quoi je l'aurais cité) est d'une véracité vraiment admirable. Je n'insiste pas sur les erreurs doctrinales qu'il contient, et que mes *Maladies séborrhéiques* permettent déjà de relever.

(2) Cet exposé vraiment magistral et où je trouve que la clinique a été aussi loin qu'elle peut aller seule sans le concours des méthodes expérimentales, a été attaqué par STICKER (*Vers. der Naturforscher zu Düsseldorf*,

Le deuxième mémoire de Schütz (1900) s'efforce d'établir les conditions étiologiques des acnés et de l'état séborrhéique. « Même quand on aurait démontré la spécificité des micro-organismes trouvés dans l'acné, le furoncle, le comédon, la séborrhée, l'eczéma séborrhéique, il faudrait que l'évolution microbienne fût liée à un terrain nutritif déterminé, et que ces microbes possédassent une ubiquité surprenante. D'ailleurs, le traitement simplement symptomatique devrait alors suffire contre eux [1]. »

Schütz reconnaît la parenté de la séborrhée et de l'eczéma séborrhéique, mais ne les identifie pas comme Unna. « Il se refuse à accepter comme eczéma une maladie *qui débute par une desquamation pour se terminer par un processus suintant.* L'eczéma séborrhéique est pour lui une séborrhée *compliquée* d'inflammation cutanée se distinguant de l'eczéma pur aussi bien que des maladies dues aux saprophytes. » *Il ne comprend pas le sens du mot français : arthritisme, et encore moins sa part étiologique dans l'état séborrhéique.* Il admet la prédisposition cutanée à l'état séborrhéique et le succès des cul-

1898, p. 70), par TOUTON (VIe Congrès de la Soc. all. de Dermat., à Strasbourg. *Verh. der Ges.*, p. 7 et suiv.). Je ne puis suivre plus loin ces débats accessoires.

(1) Toutes ces objections, particulièrement la dernière, sont d'un clinicien à qui l'impossibilité de l'antisepsie d'une peau infectée est étrangère. Ceci n'attaque en rien d'ailleurs l'idée qu'un terrain spécial est nécessaire à l'éclosion de l'état séborrhéique. Nous nous sommes suffisamment expliqué sur ces questions en temps et lieu. Voir les *Maladies séborrhéiques*, p. 135.

En outre de l'hérédité, Schütz ajoute que les différents stades de l'état séborrhéique sont favorisés par une *paresse de la circulation et de la respiration cutanée* qui conduit à une *modification sécrétoire.* Il soupçonne non pas les troubles cardiaques (Herzfehler), mais l'activité cardiaque (Herzthätigkeit) — la chlorose, par exemple, l'albuminurie de la puberté et autres troubles de la même date joints aux sueurs acides. — A la campagne, les enfants ont plus rarement de l'acné, parce que le cœur développe toute son activité, que l'estomac ne subit pas de surcharges. Dans les villes l'état séborrhéique est lié à l'âge scolaire, moment auquel l'énergie physique est réduite à son minimum. Cela explique pourquoi les acnéiques présentent aussi souvent des catarrhes, des troubles stomacaux, des extrémités froides. Par analogie, l'*acne cachecticorum* ne survient-il pas chez des gens dont le cœur est malade?

Les lésions cardiaques, les catarrhes stomacaux appartiennent à l'étiologie de l'acné rosacée. L'auteur appuie sa foi en l'acné rosacée réflexe par l'observation d'une malade guérie de son acné en même temps que disparaissaient les ascarides qu'elle logeait dans son intestin.

Il admet encore, mais moins affirmativement, la faiblesse du cœur comme cause de l'*acne descendens mulierum.*

tures microbiennes et auto-infectieuses sur ces terrains propices.... Il a *toujours* observé avant l'état séborrhéique fluent la séborrhée sèche de la tête. La *séborrhée* (squameuse) *est le stade précédant l'eczéma séborrhéique.*

Il a souvent vu l'eczéma séborrhéique du conduit auditif externe survenir par le grattage avec le petit doigt après grattage sur un cuir chevelu séborrhéique. Il insiste sur le rôle de la sueur qui rancit sur le cuir chevelu et favorise la pullulation microbienne. Le rancissement de la graisse à la surface de la peau est une chose très anormale. Certaines gens (les faucheurs, les doucheurs) ont d'abondantes sueurs qui ne modifient en rien le cuir chevelu. La sueur *normale* n'est donc pas la cause de la transformation des graisses cutanées. Mais la sueur contient toujours des particules de graisse. Et surtout la sueur est un moyen de transport pour les sécrétions sébacées : « *Der Schweiss ein Transportmittel für das Talgdrüsensecret ist.* »

Quand il y a hypersécrétion dans la séborrhée, les *squames* grasses naissent en partie de la stagnation et de l'épaississement de la graisse cutanée.

Dans la sudation provoquée par l'exercice musculaire chez des séborrhéiques, Schütz a trouvé :

1° Que la sueur est très acide au début de la sudation (ce qui n'est pas chez les non-séborrhéiques), et qu'elle est, en outre, très riche en sels.

2° L'acidité diminue par une sudation prolongée ; la sudation devient alcaline et perd une partie de ses sels.

3° Si ces sudations sont répétées chez le même individu, l'acidité et la concentration diminuent toujours, et, à la fin, la sueur devient alcaline et pauvre en sels. Il rappelle que Sabouraud n'a pu jusqu'à présent obtenir la culture du micro-bacille de la séborrhée que sur des milieux de culture acides.

Ainsi donc l'eczéma séborrhéique, au sens de Schütz, est dans sa naissance et son évolution imputable à la pathologie de la sueur (1).

(1) Schütz rattache à ces questions celle de l'eczéma séborrhéique des nourrissons et celle du psoriasis. Toutefois le psoriasis ne ressemble d'après lui à l'état séborrhéique que parce qu'il est dû à un trouble de la circulation.

Tel est cet excellent mémoire, qui met en lumière avec infiniment de perspicacité et de talent d'observation une foule de points de détails, et qui surtout pose, dans une synthèse d'ensemble excellente, la série des phénomènes liés plus ou moins directement à l'état gras de la peau. Je crois que dans leur succession clinique et leur habituelle conjonction sur le même malade, il est impossible de les présenter mieux que ne le fait l'auteur allemand.

Toute la question est de savoir la nature et l'étroitesse relative des rapports qui réunissent ces états morbides, et de préciser s'ils sont tous *essentiellement* de même nature, ou de nature différente quoique fréquemment associés.

Quoi qu'il en soit, il semble indubitable que, si l'on avait à prendre dans l'histoire du pityriasis et des états séborrhéiques, dix des principaux mémoires sur la question, le mémoire de Schütz devrait être placé parmi eux. Cela justifie l'extension que nous avons donnée à son analyse.

LESSER

Nous avons à enregistrer encore, à l'époque où nous voici parvenus, les opinions consignées dans les livres de pathologie spéciale ou les encyclopédies dermatologiques.

Lesser (1) est un des rares auteurs qui distingue le pityriasis hors de la séborrhée.

Pour lui, la séborrhée est une hypersécrétion des glandes de la peau, particulièrement des glandes sébacées (2) et elle est souvent liée au pityriasis du cuir chevelu qui ne fait pas partie intégrante de la séborrhée mais de l'eczéma (opinion de Hardy, de Vidal, de Tenneson, etc.). Lesser considère le *vernix caseosa* comme une séborrhée universelle du fœtus, dont « la calotte » du nourrisson est le vestige....

C'est donc à l'article eczéma (3) qu'il faut aller chercher le

(1) Lesser, Encyclopädie der Haut und Geschlechtskrankheiten, 1900, n° 22. 108. Bibl. de la Faculté.
(2) *Loc. cit.*, p. 464.
(3) *Loc. cit.*, p. 96.

pityriasis. Il y a pour Lesser trois eczémas du cuir chevelu : une forme squameuse (pityriasis capitis). une forme croûteuse (seborrhœa capitis) et une forme suintante constituée par l'eczéma proprement dit.

Je note ce détail, parce qu'on le trouve rarement dans les auteurs : Lesser fait de l'ancien pityriasis circinata et marginata de Vidal une forme de l'eczéma séborrhéique de Unna mais il ne serait pas éloigné de le rattacher au psoriasis (opinion de Török).

A. JARISCH

Jarisch admet à peu près dans son intégralité les opinions de Unna sauf des variantes de mot sans grande valeur. Le pityriasis n'est pas rattaché par lui aux séborrhées, mais à l'eczéma séborrhéique[1].

La frontière entre l'eczéma séborrhéique et l'eczéma vrai est souvent difficile à tracer, dit-il, d'autant plus que le second complique souvent le premier. Toutefois, il faut admettre avec Unna l'existence de l'eczéma séborrhéique comme entité morbide. L'eczéma séborrhéique a pour point de départ le cuir chevelu.

Le début est insidieux et l'on est averti du mal par la formation exagérée de squames grasses. A partir de ce moment, l'eczéma séborrhéique peut évoluer de trois manières différentes.

Dans le premier cas, les squames se multiplient, mais restent blanches et, peu à peu, après des années, la chute des cheveux toujours plus intense dénude le cuir chevelu; ce dernier, aux régions chauves, perd ses squames et ne présente plus qu'un état hypergraisseux. C'est le premier stade de *l'eczéma séborrhéique suivant Unna*, dit Jarisch.

Dans le deuxième cas, les squames deviennent des écailles épaisses, grasses, et engainent les cheveux d'une manchette de substance cornée. Les masses écailleuses deviennent jaunes

(1) A. Jarisch, *Specielle Pathologie und Therapie*, Bd. XXIV, 1 Hälf e. Wien, 1900. Hautkrankheiten, n° 48551. Bibl. de la Faculté, p. 510.

ou brunâtres, elles siègent surtout au sommet des pariétaux et de l'occiput. La lésion peut gagner le front, les tempes, les oreilles et progresse avec un bord jaune, gras, rougeâtre et garni de squames. Cet état est également accompagné d'une plus grande chute des cheveux.

Cela, dit Jarisch, « c'est le *pityriasis capitis*, point de départ de l'alopecia pityrodes de P. Pincus ». Or, cette opinion est erronée. Le pityriasis capitis est très certainement la première phase de ce que Jarisch appelle « le premier stade de l'eczéma séborrhéique suivant Unna ».

Enfin, dans la troisième forme, survient le suintement. Il apparaît à la tempe, à l'oreille, et s'accompagne de prurit, d'œdème, de rougeur chez les nourrissons. Chez les enfants, il gagne les joues et le front, il n'envahit pas toujours complètement le cuir chevelu. Souvent subsiste en arrière de la tête un pityriasis simple ou de la séborrhée, tandis que le visage présente de l'eczéma madidans.

Sur le corps, l'auteur admet les formes de Unna : type circumcisus et type pétaloïde.

Comme étiologie et pathogénie, Jarisch admet l'action prépondérante du morocoque et du bacille-bouteille (spore de Malassez), déterminant non seulement de la parakératose et de l'acanthose, mais par une influence chimiotactique l'apparition des phénomènes inflammatoires et exsudatifs et ayant probablement un pouvoir sébotactique,... c'est l'acceptation pure et simple de la doctrine de Unna. Jarisch termine en disant que l'eczéma séborrhéique doit être considéré *comme une séborrhée compliquée secondairement d'une dermatite parasitaire* (1).

EBSTEIN ET SCHWALBE

Je citerai encore le manuel de Ebstein et Schwalbe (2) dans

(1) Je n'ai pu me procurer l'ouvrage récent de Neisser et Jadasshon, *Krankheiten der Haut mit Einschluss der Haare und Nagel.* Stuttgart, 1901, dont une indication bibliographique me donnait le livre III, 548, 52. Ab., comme concernant la question dont je m'occupe.

(2) Ebstein et Schwalbe, *Handbuch der practischen Medizine*, p. 517, chap. VIII, *Maladies séborrhéiques.*

lequel on trouve, très brièvement mais très bien résumée, la question *des* séborrhées d'après les plus modernes travaux, parmi lesquels nos travaux français ne sont point oubliés.

Les auteurs désignent sous le nom de maladies séborrhéiques toutes les maladies de la peau dans lesquelles il y a un trouble dans la formation de la graisse cutanée et dans la sécrétion de cette graisse.

La quantité de graisse anormalement sécrétée par les glandes sébacées ne résulte pas d'une dégénérescence graisseuse mais résulte d'une surcharge alimentaire en graisses (opinion de Hallopeau), et dont l'élimination se fait par les glandes sébacées. Quand cette élimination atteint un degré accentué, c'est la *seborrhœa oleosa*....

Suit la description topographique de cette maladie. Les auteurs constatent que la séborrhée est habituellement précédée du pityriasis, surtout au cuir chevelu, et aboutit à l'*alopecia pityrodes*. Les rapports du pityriasis avec la séborrhée, et de celle-ci avec les acnés et l'eczéma séborrhéique, y sont traités d'après Brocq, Sabouraud, Hallopeau, Leredde, etc....

S. EHRMANN

Je citerai enfin sur le sujet l'opinion sérieusement basée sur des travaux histologiques de contrôle de S. Ehrmann, consignée dans le *Handbuch* de Mracek à l'article : *Séborrhée* (1).

C'est toujours sous le nom de séborrhée sèche que nous trouvons le pityriasis. Car Ehrmann admet toujours les deux séborrhées de Hebra : la *seborrhœa sicca* et la *seborrhœa oleosa*.

Un point intéressant et qui prouve qu'on prête souvent à un auteur des opinions contraires aux siennes ; Ehrmann dira : « Je me suis convaincu, par des recherches répétées, « de la réalité du fait découvert par Sabouraud... » Et plus loin, après avoir rappelé que la « séborrhée sèche » a été

(1) F. Mracek, *Handbuch der Hautkrankheiten*. Wien, 1901. Article *Séborrhée*, par S. Ehrmann, p. 486.

étudiée depuis longtemps par Pohl Pincus, il dit qu'il l'a lui-même étudiée, et qu'il a trouvé : « la couche cornée plus « épaisse... les cheveux à bulbe plein en grand nombre, *les « glandes sébacées hypertrophiées*, bien que leur embouchure ne « se montrât pas plus large; *dans les infundibula pilaires « jusqu'à l'abouchement des glandes sébacées, les cocons bactériens « décrits par Sabouraud*... etc.... » Il est bien évident par cette seule description que Ehrmann m'attribue sur la séborrhée sèche (pityriasis) les opinions que j'ai émises sur la séborrhée *huileuse*, et qu'il décrit comme séborrhée sèche, un cas mixte de pityriasis sur-séborrhéique. Je transcrirai également un texte suivant de près celui-là et que je considère comme important. Le voici : « En quelques points de l'épiderme, *il y avait « vésiculation*, mais accompagnée d'une très minime migra- « tion leucocytaire, de sorte que cela ne rappelait pas l'eczéma « séborrhéique de Unna, mais — et cliniquement aussi — « l'image de la séborrhée sèche de l'école de Vienne[1]. »

Rien ne prouve mieux ce que Ehrmann dit plus haut, qu'il a étudié *lui-même* le sujet. Si l'on rapproche ce texte de l'anatomie du pityriasis à squames épaisses que je fournirai plus loin [2], on verra combien les tableaux fournis par l'auteur allemand sont véridiques, mais il est passé à côté d'un très gros fait histologique sans comprendre la portée considérable qu'il avait dans le sujet.

STELWAGON

L'un des derniers, Stelwagon s'ajoute au nombre immense de ceux qui gardent comme scientifiquement acquise une partie des erreurs de Hebra. Il y a toujours pour lui une séborrhée squameuse.

Sa définition de la séborrhée en général est celle que l'on retrouve certainement le plus souvent dans les auteurs actuels : « Une maladie fonctionnelle des glandes produisant la graisse « (*fat producing glands*), caractérisée par une excessive et peut-

(1) *Loc. cit.*, p. 490.

(2) Voy. ce volume, p. 555 et 562.

« être anormale sécrétion de matière grasse, apparaissant sur la « peau comme un *exsudat huileux, des croûtes* ou *des écailles.* »

On voit combien les erreurs de Hebra, que les histologistes croient mortes, gouvernent encore l'opinion dermatologique générale sur le sujet. Aussi l'auteur essaie-t-il de suite de préciser ce qu'il pense sur les deux variétés de séborrhée que l'on reconnaît d'habitude (*usually*), l'une *seulement huileuse*, l'autre huileuse *avec des accumulations d'écailles ou de croûtes.*

Le qualificatif de séborrhée sèche est impropre du reste, dit-il, car si l'accumulation de squames est vraiment sèche, si elle n'est ni huileuse ni grasse, il faut attribuer ces cas à l'eczéma séborrhéique. Alors, suivant l'auteur, le terme de séborrhée ne devrait être appliqué que lorsque l'accumulation des squames ou des croûtes s'accompagne d'un état huileux léger, sans symptômes inflammatoires (1).

Si l'on poursuit cette lecture, on s'aperçoit que la séborrhée sèche de Stelwagon est la séborrhée sèche de Hebra : on y retrouve, en effet, toutes ses erreurs : le *vernix caseosa*, considéré comme séborrhéique, la balanite « séborrhéique », la vulvite, etc. Seulement, à côté de cette séborrhée sèche, il a fallu faire place à l'eczéma séborrhéique de Unna. Alors l'auteur distrait de la séborrhée sèche le pityriasis capitis sec, *et tous les cas où des squames graisseuses s'accompagnent de symptômes inflammatoires.* Mais alors visiblement, l'auteur ne sait où placer la *seborrhœa corporis de Duhring*, dans la séborrhée sèche qu'il conserve ou dans l'eczéma séborrhéique qu'il accueille (2).

Du reste, ce que nous critiquons ici, c'est la doctrine, non pas l'étude clinique de ces cas ; elle peut être excellente sous un faux nom, c'est le cas dans l'œuvre de Stelwagon, qui est en vérité bien écrite, fortement nourrie et documentée, et analyse en chaque sujet jusqu'aux plus récents travaux.

(1) STELWAGON, *Diseases of the skin*, 1902, p. 933.

(2) « Rarely a similar, apparently non-inflammatory, condition is noted on « the chest, usually over the sternum and between the scapulæ, and is gene- « rally of irregular patchy or circinate formation, with projections into the « follicles. As a rule, however, an inflammatory element is added in these « cases, and the picture is then that of eczema seborrhoicum. » *Seborrhœa sicca*, p. 934-35.

Néanmoins, la conclusion doctrinale ne peut pas ne pas nuire aux descriptions symptomatiques elles-mêmes, ne fût-ce que par le désordre qu'elle met dans la série de leur description.

On peut, en parcourant l'ouvrage de Stelwagon, trouver en bien d'autres chapitres des mots ou des phrases qui précisent son opinion sur les séborrhées (1). Ainsi, lorsqu'il différencie la séborrhée de l'eczéma, il insistera sur l'absence d'état inflammatoire dans la séborrhée, sa présence constante dans l'eczéma. L'eczéma a des croûtes sèches, la séborrhée des croûtes grasses. Mais comment apprécier, dans les cas douteux, s'il existe ou non un état graisseux des squames? Je n'ai rien trouvé sur ce point, laissé par conséquent à l'œil et au toucher de chacun. C'est là un pauvre criterium dont nous relèverons plus tard les erreurs.

Lorsque Stelwagon parle de l'eczéma seborrhœicum (2), il lui donne pour synonyme : *dermatitis seborrhœica* (Crocker, Elliott); *seborrhœa corporis* (Duhring, *some cases*) (*pityriasis capitis; seborrhœa sicca* (*some cases*). Cette synonymie justifie pleinement ce que nous disions tout à l'heure, que l'auteur américain gardait la séborrhée sèche de Hebra et qu'il en restreignait seulement le tableau pour placer celui de l'eczéma séborrhéique de Unna. Il donnera dès lors de l'eczéma séborrhéique une définition plus étroite que celle de Unna et d'Elliott, obéissant ainsi, comme nos auteurs français de l'époque présente, à cette tendance universelle qu'a la dermatologie en ce moment à refuser son adhésion à l'extension indéfinie que Unna a donnée à sa création.

Beaucoup de cas rangés par Unna dans son eczéma séborrhéique ne sont, dit-il, que des cas d'eczématisation simple d'une séborrhée (3).

C'est, dit-il, l'opinion de la majorité de ses collègues et de Duhring, dont il cite le texte (4). Et il l'appuie de ce fait que

(1) Voir Article *Eczéma*, p. 270.

(2) *Loc. cit.*, p. 313.

(3) This definition... by Unna... is intended to cover cases which may well be considered to present the combined symptomatology of a mild eczematous inflammation and seborrhœa. *Eczema seborroicum, loc. cit.*, p. 313.

(4) Duhring, *Cutaneous medicine, part.* II, p. 323.

les préparations sulfureuses agissent aussi bien dans l'eczéma séborrhéique humide (*moist*) que dans les maladies des glandes sébacées.

Avec un sens clinique vraiment excellent, il insiste sur l'extrême difficulté de délimiter en clinique les cas de séborrhée (tel qu'il l'entend) et les cas d'eczéma séborrhéique [1].

L'auteur décrit alors le pityriasis depuis ses formes sèches jusqu'à ses formes humides et grasses, de ses formes diffuses jusqu'à ses formes figurées. Il montre la chaîne clinique qui passe, par une suite continue de cas, du pityriasis le plus sec à l'eczéma séreux le plus typique, etc. Puis il décrit en toutes ses formes cliniques la dermatite figurée médio-thoracique, note en passant les types psoriasiformes de l'eczéma séborrhéique [2].

En résumé, Stelwagon est surtout un clinicien, il ne donne pas à l'étude expérimentale des dermatoses la part exigible à notre époque. Ses descriptions symptomatiques, au contraire, sont excellentes. Mais elles doivent s'accommoder d'une doctrine incertaine que l'expérimentation n'appuie pas. Au point de vue anatomique, l'auteur admet que la graisse des squames de la séborrhée sèche et de l'eczéma séborrhéique viennent des glandes sébacées et sudoripares. L'idée qu'elle peut avoir une tout autre source, n'est même pas énoncée à titre hypothétique.

Je trouve que Stelwagon résume admirablement le point où en est la dermatologie actuelle. Elle n'a plus de définition acceptable de la séborrhée. Elle n'en a jamais eu de l'eczéma séborrhéique. Elle n'en a pas davantage des séborrhéides, je parle pour ceux qui admettent aujourd'hui ce mot à la place du mot « eczéma-séborrhéique à signification restreinte ».

Et alors, ces cliniciens excellents qui connaissent merveil-

(1) « How many of these cases are to be still considered however under « seborrhœa is a problem of some difficulty. I have preferred to retain cases « of apparently non inflammatory character under that head while those of « inflammatory nature are ranged under eczema seborrhoicum. The division « line is, however, so ill-defined that many cases could be placed under « either one or the other, so that in a measure in the description, dupli- « cation and repetition must of necessity result. » *Eczéma séborrhéique, loc. cit.*, p. 314.

(2) Je dois dire cependant que l'anatomie pathologique traitée d'après Georges Elliott est insuffisante.

leusement la partie clinique du sujet ne savent comment interpréter, au point de vue doctrinal, ce qu'ils voient et connaissent très bien, ni dans quel ordre et sous quel titre l'étudier et le présenter aux élèves [1].

LA QUESTION DES PITYRIASIS POUR L'ÉCOLE FRANÇAISE DE 1890 A 1903

Depuis les premiers travaux de Unna jusqu'à l'heure présente, l'école française a passé, semble-t-il, par deux phases distinctes. Une première dans laquelle on discutait les affirmations du maître de Hambourg au nom de la clinique, et pendant laquelle on résumait ses travaux en réservant prudemment son adhésion.

Une seconde période, qui commence en 1897-98, au cours de laquelle, au nom des rares et contradictoires travaux de contrôle, on refuse totalement d'admettre les conclusions de Unna, et où l'on démembre son eczéma séborrhéique pour en faire deux parts : les « séborrhéides » d'un côté, et l'eczématisation des séborrhéides de l'autre.

De la première phase, je donnerai pour exemple les textes de Tenneson, Leloir et Vidal, Gaucher et Barbe, et Thibierge.

En ce qui concerne la seconde, je résumerai les travaux de Brocq, Hallopeau, Audry, pour terminer par l'admirable mise au point de l'état actuel de la question que Besnier en a présenté dans sa récente monographie sur l'eczéma.

(1) Les derniers articles allemands sur la question des eczémas ne traitent de notre sujet que d'une façon trop incidente pour que je m'attarde à les analyser, par exemple l'article de GEORG. BONNE, *Das seborrhoische Eczem*. etc., Munchen, 1900. Bibl. de la Faculté, n° 52-504; Ueber die klinische Bedeutung des Eczema seborrhoicum. *Wiener medizinische Presse*, 1902, n° 9, t. XLIII, et un article très alerte et très spirituel de discussion sur l'eczéma de KROMAYER, Kritische Bemerkungen über der Parasitärenursprung des Hautcczems. *Arch. für Dermat. und Syph.*, 1900, Bd. LIII, qui traite de l'eczéma en général, sans en distinguer précisément l'eczéma séborrhéique et dans lequel il discute des facteurs divers, internes, externes, et parasitaires que peut avoir un eczéma. Il n'admet ces derniers que comme modificateurs de l'eczéma.

J'analyserai succinctement les plus importants de ces derniers travaux après l'étude différentielle du pityriasis et de l'eczéma (p. 642 et suiv.).

TENNESON

En 1893, Tenneson [1], qui a écrit le meilleur abrégé clinique de dermatologie des cinquante dernières années, a précisé son opinion sur ce sujet comme sur tous autres dans les termes les plus simples et sans ombre de dogmatisme. On trouve ainsi dans son livre l'opinion purement clinique de son auteur, qui ne met en doute ni les recherches de laboratoire, ni l'insuffisance des croyances d'aujourd'hui devant les croyances de demain, mais qui prétend exposer sans fard les croyances d'aujourd'hui.

Voici en quels termes il parle :

5. *Eczéma pityroïde*, πίτυρον, ου (τό) ; furfur, uris (masc.), son.

« L'eczéma pityroïde est constitué, comme son nom l'in-
« dique, par des squames fines, semblables à de la farine ou
« du son. Ces squames se posent sur des surfaces non surélevées et de couleur variable, rouge foncé, rose pâle, de
« même couleur que la peau saine. Le dernier cas est fré-
« quent au cuir chevelu. Le cuir chevelu ne rougit pas facile-
« ment; dans l'érysipèle, il reste pâle malgré l'hyperhémie
« intense du réseau papillaire; il n'est donc pas surprenant
« qu'il en soit de même dans l'eczéma. »

Voici donc nettement affirmée l'identité d'origine du pityriasis simplex et de l'eczéma. C'est l'opinion de Hardy, d'E. Vidal, et nous l'allons voir appuyer des mêmes arguments qui leur ont servi, mais plus nettement, plus simplement, et en moins de mots, comme le voulait le tempérament de l'auteur.

« L'eczéma pityroïde du cuir chevelu répond au *pityriasis*
« *capitis*, *pityriasis simplex*, *pityriasis alba* des auteurs willa-
« niques (simplex et alba voulaient dire sans rougeur). Il
« répond aussi à la séborrhée sèche de Hebra-Kaposi. Les
« rapports de la séborrhée sèche et de l'eczéma sont une des
« questions à l'ordre du jour de la dermatologie et doivent

(1) TENNESON, *Traité clinique de dermatologie*, 1893. Paris, p. 4.

« être discutés. Séborrhée (de sebum, ῥέω) est un mot hybride « moitié latin et moitié grec, qui signifie littéralement flux « de sébum, et par extension flux de matière grasse. En der- « matologie, il s'applique à deux phénomènes différents : « la séborrhée huileuse et la séborrhée sèche.

« La séborrhée huileuse est un flux de liquide gras à la sur- « face de la peau. Elle n'a aucun rapport avec l'eczéma, et « nous occupera ailleurs.

« La *séborrhée sèche* est constituée par des squames minces « ou épaisses, sèches ou grasses. Au cuir chevelu, elle *appar-* « *tient aux maladies les plus diverses :* au psoriasis, au pity- « riasis rubra pilaire, à la trichophytie, etc., mais surtout à « l'eczéma [1].

« C'est ce que démontrent : 1° la grande fréquence de la « séborrhée sèche au cuir chevelu chez les eczémateux; 2° la « transformation *in situ* de la séborrhée sèche en eczéma « suintant et *vice versa*. Voici comment les choses se passent :

« Un individu a, depuis son enfance, des « pellicules dans « les cheveux ». Un jour, le cuir chevelu s'échauffe; les « squames sont plus abondantes, plus épaisses et plus « grasses; de la rougeur apparaît en lisière; un degré de « plus, et ce cuir chevelu lui-même devient rouge et suintant. « L'eczéma gagne les tempes, les oreilles, et s'étend de là « dans toutes les directions. Au bout de quelque temps, la « poussée s'éteint; le suintement et la rougeur disparaissent « partout; et le malade se retrouve comme avant, avec de la « séborrhée sèche sans rougeur du cuir chevelu. »

A quelques détails près, on croirait lire Lorry. C'est la même et excellente description de l'eczéma amorcé sous le pityriasis. Mais il y manque la description que Lorry pourtant avait su faire d'abord du pityriasis simple, qui peut-être pourrait donner lieu à un eczéma mais ne le déterminera jamais; celui pourtant qui est à mille fois près le plus fréquent et que le vieux maître français différenciait si explicitement.

[1] Je remarque que dans la langue de Tenneson le mot de séborrhée sèche, qui avait été employé pour remplacer le mot de pityriasis parce que ce mot n'avait plus qu'une signification symptomatique, cesse à son tour de désigner une entité pour ne plus désigner qu'un symptôme.

Puis Tenneson reprend : « Les rapports du « pityriasis ca-
« pitis » et de l'eczéma n'avaient pas échappé à M. Hardy
« (1re édit), ni à M. Vidal (*Progr. Méd.*, 1877). Dans les livres
« d'ailleurs si estimables de Hebra et de Kaposi, les deux
« choses sont au contraire séparées l'une de l'autre. Leurs
« rapports étaient donc méconnus de la plupart des dermato-
« logistes, quand M. Unna les a retrouvés et mis en lumière
« dans une suite de publications sur ce qu'il appelle l'*eczéma*
« *séborrhéique*. Accompagnée de remarquables descriptions
« cliniques, de vues nouvelles et ingénieuses sur les sécré-
« tions grasses de la peau, cette dénomination a été accueillie
« de suite avec faveur, et tout le monde parle aujourd'hui
« d'eczéma séborrhéique ; mais on est loin de s'entendre sur
« ce qu'on veut dire. M. Unna, en effet, ne s'est pas borné à
« établir que la séborrhée sèche est très souvent de l'eczéma
« (ce que nous admettons sans réserves) ; il a cru voir dans
« l'eczéma qui succède à la séborrhée sèche (eczéma sébor-
« rhéique) un eczéma différent des autres par sa cause et ses
« lésions. Or, malgré d'intéressants travaux publiés dans
« cette direction, la cause de l'eczéma séborrhéique reste in-
« connue, ses lésions histologiques n'ont encore rien de spé-
« cial, et son évolution si bien décrite par M. Unna ne peut
« caractériser quant à présent qu'une des formes cliniques de
« l'eczéma, qui en a tant d'autres. »

Puisque le *pityriasis simplex*, pour Tenneson, est de l'eczéma, le *pityriasis circiné médio-thoracique* sera un eczéma circiné. Ce point réservé, voici l'excellente description qu'il en donne :

« 6. *Eczéma circiné*. Il occupe à peu près exclusivement les
« régions présternale et interscapulaire ; rarement il s'étend
« sur les membres. Les éléments éruptifs sont de petits an-
« neaux élégants, géométriques, presque tous de mêmes di-
« mensions sur le même malade ; complets ou fragmentés, ils
« ont 1/2, 1, 2 centimètres de diamètre ; leur largeur est de 1
« ou 2 millimètres ; leur couleur est rouge vif, rouge pâle, jau-
« nâtre, mais uniforme sur le même sujet. Ces petits anneaux
« sont finement squameux ; en dehors ils sont limités par un
« bord net, tranchant, légèrement surélevé. A la loupe, on

« reconnaît que cette apparence est due à de petits soulève- « ments de la couche cornée, vésicules ébauchées et dont la « rupture produit des squames. En dedans, les anneaux se « fondent avec la peau saine. Souvent il existe entre eux une « rougeur diffuse peu desquamante, qui en masque les ca- « ractères géométriques; mais çà et là, surtout à la pé- « riphérie, on retrouve un ou deux anneaux qui suffisent pour « le diagnostic. Le prurit est modéré.

« Cette affection est surtout fréquente chez les personnes « qui transpirent et portent de la flanelle. La guérison est fa- « cile; les récidives sont fréquentes. L'eczéma circiné du « thorax a reçu les dénominations les plus diverses; M. Unna « le fait rentrer dans l'eczéma séborrhéique. Ces relations « avec la séborrhée sèche du cuir chevelu et l'eczéma sont en « effet incontestables; d'autre part, la forme circinée des élé- « ments éruptifs, la netteté de leur contour extérieur, leur « guérison rapide, font penser à une épidermophytie, qui, ar- « rosée par la sueur et protégée par la flanelle, trouverait « chez les eczémateux un terrain favorable. Mais, pour faire « une épidermophytie, il faut un champignon. *Provisoire- « ment, nous appelons donc eczéma circiné l'affection dont il « s'agit, sans rien préjuger sur sa nature* (1). »

Comme on le voit par ces citations, si claires et si nettes qu'il n'est guère besoin de les résumer, Tenneson croit que le pityriasis n'est qu'un eczéma sec, et ne l'admet pas comme maladie propre, autonome, d'origine externe et parasitaire, Mais il ne faut pas s'y tromper, le mot eczéma, pour Tenneson, n'a aucune signification absolue; c'est seulement un mot commode indiquant un état catarrhal de l'épiderme de surface; aussi est-ce sous ce nom que Tenneson décrit non seulement le pityriasis capitis et aussi le pityriasis circiné médio-thoracique, mais le pityriasis rosé de Gibert. Ne serait-ce pas ici le lieu de répéter la phrase délicieuse de Laurens Joubert : « Il ne faut se soucier mie des noms, pourvu seulement que « l'on connaisse les choses.... »

(1) TENNESON, *loc. cit.*, p. 6.

LELOIR ET VIDAL

Lorsque LELOIR et VIDAL écrivirent l'article « eczéma » de leur traité des maladies de la peau [1], ils firent les plus expresses réserves sur l'œuvre de Unna, incomplète d'ailleurs à ce moment; ils réservent particulièrement leur opinion sur la bactériologie de la nouvelle entité morbide.

Pourtant les deux auteurs français fournissent un résumé complet, symptomatique et anatomique des travaux de Unna jusqu'en 1890. Trois figures sont intercalées dans le texte : coupes verticales d'une lésion d'eczéma séborrhéique. Toutes trois sont de Unna. De ces figures, la dernière (fig. 14) est d'un psoriasis avéré; les deux autres sont mauvaises.

Toutes les lésions décrites, prolifération karyokinétique notable du corps muqueux de Malpighi; allongement du corps papillaire; infiltration dermique; dilatation des espaces lymphatiques, sont des lésions secondaires.

L'infiltration de gouttelettes graisseuses par flaques dans le corps de Malpighi notée comme rare, s'appuie sur une planche (XII) de l'atlas joint au volume de texte et il est prouvé que cette planche est une erreur de dessin [2]. Il suffit d'ailleurs de la voir pour s'en rendre compte.

GAUCHER ET BARBE

Dans le livre de GAUCHER et BARBE [3], ce chapitre de la dermatologie n'est pas traité comme un exposé d'opinions personnelles, c'est au contraire un résumé des opinions diverses, couramment données sur le sujet.

Les auteurs exposent que le pityriasis a été considéré par

(1) LELOIR et VIDAL, *Traité descriptif des maladies de la peau*, 1889-1894 (inachevé).

(2) Ce qui est représenté comme des gouttes de graisse colorées en noir par l'osmium, est une infiltration de bulles d'air produite par l'écrasement de la lamelle couvre-objet, résultat d'une fausse manœuvre microscopique.

(3) GAUCHER et BARBE, Maladies de la peau. *Traité de médecine et de thérapeutique*, t. III.

quelques auteurs comme une forme d'eczéma (eczéma squameux) et « qu'il est généralement rattaché aujourd'hui aux séborrhées ». On peut, disent-ils, lui donner le nom de *séborrhée sèche pityriasique.*

Gaucher et Barbe distinguent : 1° un pityriasis simplex du corps et du visage, *dartres farineuses* ;

2° Un pityriasis du cuir chevelu dans lequel : α, « ou bien l'affection est exclusivement squameuse et les cheveux sont secs » ;

β, ou bien le cuir chevelu est gras, *il y a de la séborrhée en même temps que des squames.* C'est alors une forme intermédiaire entre le pityriasis et le flux sébacé (que les auteurs appellent séborrhée concrète) du cuir chevelu (seborrhea oleosa de Hebra).

Les auteurs reproduisent quant à l'étiologie du pityriasis, les opinions des uns « qui voient dans le pityriasis une manifestation de l'arthritisme (?) » et des autres « qui pensent que le pityriasis capitis est une maladie parasitaire », sans donner d'opinion personnelle (1).

Quand Gaucher et Barbe parlent de l'eczéma séborrhéique de Unna, ils en racontent brièvement l'histoire. Ils en restreignent la description au type caractérisé *par des plaques circinées, recouvertes de croûtes séborrhéiques et de squames et reposant sur des téguments enflammés, mais sans suintement* et ne concluent pas, quant à la place nosographique qui lui convient (2).

THIBIERGE

L'article : Maladies cutanées, du Traité de médecine, par Thibierge (1), nous donne un bon exemple des idées qu'on acceptait sur le sujet, de 1893-1898 (3).

Suivant la formule donnée par Besnier en 1886, on restreint

(1) *Loc. cit.*, pp. 757, 760.
(2) *Loc. cit.*, pp. 755-757.
(3) *Traité de médecine*, 2e édit., t. III. *Dermatoses squameuses*, p. 205 du tirage à part.

le sens du mot pityriasis et l'on ne désigne plus sous ce nom que les pityriasis composés.

Le texte de Thibierge est tout à fait significatif sur ce point :

« On désigne sous le nom de pityriasis une série d'affections
« caractérisées par la présence d'une desquamation fine et
« mince.

« Ce groupe est beaucoup moins étendu qu'autrefois depuis
« qu'on en a distrait pour les rattacher *à l'eczéma sec*, la plu-
« part des cas compris auparavant sous le nom de pityriasis
« simple et pour le rapporter à la séborrhée le pityriasis du
« cuir chevelu (1).

Étant donné cette définition du pityriasis, ce mot employé seul n'a plus de valeur, c'est son qualificatif qui le détermine, et alors Thibierge admet cinq pityriasis qui sont :

α. Le *pityriasis versicolor*;

β. Le *pityriasis circiné* (de Vidal) (*microsporon-anomæon*) qu'il qualifie d'affection rare ;

γ. Le *pityriasis rubra* (de Hebra);

δ. Le *pityriasis rosé* (de Gibert);

ε. Le *pityriasis rubra-pilaire* (de Devergie-Besnier).

Donc, et par une transformation, par une inversion du sens des mots qui s'est souvent présentée dans l'histoire de la dermatologie, le mot de pityriasis en arrivait à recouvrir cinq chapitres et dans chacun des cinq, il n'était plus question du pityriasis qui, à l'origine, avait été le type du genre. C'est dans l'eczéma séborrhéique qu'il fallait en trouver la description.

Voici en quels termes Thibierge en parlera (2) : « L'expres-
« sion d'*eczéma séborrhéique*, créée par Unna pour désigner
« les lésions cutanées caractérisées à la fois par un processus
« clinique à type eczémateux et par des lésions et des

(1) Je souligne en passant ce fait que dans la langue dermatologique de ce moment, on distinguait rétrospectivement les *dartres furfuracées du visage* et du corps sous le nom de pityriasis simplex (bien que dans la langue de Gibert qui avait créé ce mot, le *pityriasis simplex* désignât l'ancien *pityriasis capitis* de Willan), et le mot de *pityriasis capitis* ne désignait plus que les lésions furfuracées du *cuir chevelu*. Ainsi non seulement au cours de leur vie active, les mots changent de sens, mais alors même que ces mots sont morts on leur prête un sens qu'ils n'ont pas eu.

(2) *Loc. cit.*, p. 247 du tirage à part.

« troubles des glandes cutanées, a semblé représenter un « progrès tout à la fois dans la description de certaines der- « matoses dans leur compréhension étiologique, pathogé- « nique, diagnostique et thérapeutique. Le progrès, tout en « étant réel, est moins considérable que ne semble l'indiquer « le succès obtenu par cette dénomination.

« Certaines lésions englobées par Unna dans son *eczéma* « *séborrhéique*, étaient avant lui considérées déjà comme « constituant un groupe très particulier parmi les eczémas : « telles sont les lésions circinées si remarquables de la région « pré-sternale, dont E. Wilson et Besnier avaient déjà montré « toutes les particularités cliniques. Les relations de certains « eczémas avec la séborrhée sèche du cuir chevelu étaient « également connues des dermatologistes, ainsi que la facilité « avec laquelle les sujets à la peau grasse sont atteints d'eczé- « ma et les caractères spéciaux de leurs eczémas. La part de « Unna dans la connaissance de l'eczéma séborrhéique a été « l'affirmation plus nette des relations des eczémas avec les « troubles des fonctions sécrétoires de la peau, la constitution « d'un ensemble clinique renfermant ces divers types eczé- « mateux, qu'il a subordonnés à l'altération primordiale « des sécrétions du cuir chevelu et la notion très nette du « traitement qui convient à ces formes cliniques. »

On trouvera peut-être que cette critique fait à Unna une part un peu étroite, étant donné le labeur extraordinaire que le maître allemand avait fourni sur cette question. Mais c'est là une affaire d'appréciation personnelle.

Thibierge conclut : « De ces types cliniques, Unna a donné « une description anatomique détaillée et une formule bacté- « riologique qui prêtent encore singulièrement à la discus- « sion. »

A la vérité, le lecteur peut, devant ce texte, se dire d'abord qu'il est plus aisé de formuler cette critique que d'élever l'œuvre qu'elle attaque. Mais, en outre, n'est-il pas frappant de voir à quel point certains dermatologistes de ce moment sont exclusivement préoccupés des travaux de Unna. Il semble que rien n'existe hors de son œuvre, qu'on l'admette ou qu'on la critique. On ne présente plus les faits eux-mêmes, on présente les opinions de Unna sur les faits et on les discute.

Et Thibierge termine en disant : « La conception de Unna « sur l'eczéma séborrhéique, adoptée dans l'ensemble par un « grand nombre de dermatologistes offre, par certains détails, « par l'extension qu'il lui a donnée, par la succession et le « rôle réciproque qu'il attribue aux divers éléments patholo- « giques et pathogéniques, prise à la critique. »

Jusqu'aux grands travaux sur l'eczéma du Congrès de Paris en 1900 (et je dirais presque au point de vue anatomique, du moins, jusqu'à ce livre que j'écris), ces critiques de l'œuvre de Unna seront de pures critiques philosophiques, des critiques de la théorie de Unna, en ce qui concerne *la logique de ses déductions, la vraisemblance de ses conclusions, les contradictions qu'on croyait relever dans les affirmations successives du maître, etc.* Mais jamais un mot pour dire en quoi et comment *tel fait anatomique ou bactérien*, avancé par Unna, est exceptionnel, mal vu, ou complètement erroné.

L. BROCQ

L. Brocq, de 1890 à 1902, n'a pas cessé d'étudier cliniquement l'eczéma séborrhéique de Unna et(1) à diverses reprises, il a manifesté ses opinions sur le sujet. Ces opinions s'étant modifiées plusieurs fois, c'est surtout leur dernière expression que je résumerai principalement (2). Il l'a présentée dans cette admirable étude synoptique des eczémas qui a précédé et si bien préparé les utiles discussions du Congrès de 1900, et qui restera comme l'une des plus remarquables monographies qui aient jamais été fournies sur la question.

(1) L. Brocq, *Traitement des maladies de la peau*, 1re édit., 1890; 2e édit., 1892. — Les eczémas séborrhéiques ou les séborrhéites. *Presse médicale*, 6 mars 1897, p. 101.

(2) L. Brocq, La question des eczémas. *Ann. de dermat.*, janvier, février, mars 1900. — Les parapsoriasis. *Ann. de dermat.*, 1902. — Éruptions intermédiaires au pityriasis rosé de Gibert et aux séborrhéides psoriasiformes. *Presse médicale*, 11 juillet 1903, n° 55.

En ces dernières années, Brocq a été l'ardent champion de la définition de l'eczéma par la vésicule. J'aurai plus tard à dire tout ce que je pense de bien de son œuvre sur ce point. Cela serait ici hors de propos.

Définissant l'eczéma par la vésicule, il ne peut garder à l'eczéma séborrhéique de Unna son nom d'*eczéma*. Tout autre nom lui plaira davantage pour désigner la dermatose de Unna. C'est ainsi qu'il rapproche les différents types cliniques que ce mot recouvrait sous le nom de *Séborrhéides*. Ce n'est pas que Brocq trouve excellent ce mot de Séborrhéide accidentellement proposé par Audry et qu'il adopta. Il le trouve mauvais, mais il l'adopte faute d'un meilleur. Ce n'est pas non plus que pour Brocq la séborrhée fasse partie intégrante de ces états morbides, au contraire, il distingue expressément la séborrhée vraie de toutes les séborrhéides. Acceptant l'opinion de Darier, à laquelle Audry se rallia pareillement, Brocq ne croit point que la graisse caractérise les squames ou les croûtes de l'eczéma séborrhéique.

Dans l'eczéma séborrhéique de Unna, Brocq conçoit trois divisions. Il place d'abord très à part et comme une dermatose toute spéciale, *les pityriasis circinés et marginés* du dos, du cuir chevelu et de la poitrine sous le nom de dermatite médio-thoracique ; en cela il n'a point varié depuis 1890. Et il distingue ensuite, dans ce qui reste de l'eczéma séborrhéique de Unna, deux types cliniques différents :

L'un, *séborrhéide pityriasique*, est le pityriasis alba, simplex ou capitis du cuir chevelu et les pityriasis du visage ;

L'autre, *séborrhéide psoriasiforme*, comprend tous les cas de lésion intermédiaire entre les eczémas et les psoriasis : tous les eczémas nummulaires à squames grasses.

Chacun de ces types morbides peut devenir d'ailleurs, le point de départ d'une eczématisation normale et ordinaire ; l'eczéma vrai n'est donc qu'une complication dans la dermatose de Unna. Enfin en 1902, Brocq sépare de l'eczéma séborrhéique divers types cliniques accessoires sous le nom de parapsoriasis et qu'il avait d'abord décrit comme séborrhéide rouge sous le nom d'érythrodermie en plaques disséminées.

En résumé, Brocq retranche de la dermatose de Unna,

des types cliniques rares et jusqu'ici restés obscurs : parapsoriasis. Il en retranche aussi la séborrhée vraie qui n'a rien à voir dans l'eczéma séborrhéique de Unna. L'eczéma séborrhéique perd son nom d'eczéma et devient le groupe des séborrhéides dont 3 types :

α. La dermatose médio-thoracique figurée ;

β. Les séborrhéides pityriasiques : anciens pityriasis ;

γ. Les séborrhéides psoriasiformes.

Ces trois types peuvent ne pas reconnaître la même cause microbienne bien qu'ils soient probablement tous parasitaires. Et la variété des types pourrait d'après Brocq relever d'associations microbiennes diverses ([1]).

([1]) Brocq n'a pas eu toujours les opinions auxquelles il s'arrête dans la *question des eczémas* (1900). Je vais résumer brièvement celles qu'il a émises successivement sur le sujet. Elles montrent, mieux que tout, à quel point ce sujet est obscur devant la clinique et combien il est nécessaire d'étudier ce problème avec d'autres moyens si l'on veut en restreindre les incertitudes.

Dès 1890, Brocq (*Traitement des maladies de la peau*) distinguait la dermatose médio-thoracique figurée comme entièrement spéciale. Il suivait en ceci l'opinion créée par Vidal et Besnier. Depuis lors il n'a point varié sur ce point. Il étudiait le pityriasis du cuir chevelu parmi les séborrhées comme séborrhée sèche, non pas que Brocq fut alors inféodé aux doctrines de Hebra déjà fortement battues en brèche et par Unna lui-même, mais traditionnellement et faute de leur trouver une meilleure place. Et toutes les séborrhées peuvent prendre une forme eczématique ou psoriasique (formes suintantes et formes sèches nummulaires de la maladie de Unna).

En 1892, Brocq fait du pityriasis un eczéma. L'eczéma séborrhéique de Unna est un eczéma vrai modifié seulement dans son aspect et sa localisation par le terrain séborrhéique et le parasitisme.

En 1897, vers le moment où Audry avançait le mot de séborrhéide que Brocq adopta, Brocq avait proposé celui de *séborrhéite* qu'il abandonna. Pour lui, l'unité de l'eczéma séborrhéique de Unna n'a jamais été bien démontrée, il lui refusait déjà le nom d'eczéma puisque la vésiculation n'y est pas fréquente ni caractéristique, le mot de séborrhéide (auquel il substitua un moment celui de parakératose) se prêtait mieux à sa pensée. L'eczéma séborrhéique de Unna se trouvait remplacé par quatre ou cinq groupes de séborrhéides, qui n'étaient pas forcément de même nature mais que l'analogie de leurs symptômes faisait grouper et décrire côte à côte. C'étaient :

1° Le pityriasis capitis ;

2° Le pityriasis alba (dartre volante) du visage ;

3° L'eczéma nummulaire à squames grasses ;

4° L'intertrigo, l'eczéma des plis ;

5° L'eczéma psoriasiforme.

En 1900, les séborrhéides de Brocq pouvaient se grouper sous trois chefs : pityriasiques blanches, pityriasiques rouges, psoriasiformes,

Et ce n'est qu'en 1902 qu'il en reprit les séborrhéides pityriasiques rouges pour en faire une espèce à part sous le nom de parapsoriasis.

Je laisserai de côté l'étude des parapsoriasis de Brocq. Ce n'est pas que ce sujet soit sans intérêt, mais il est sensiblement éloigné du mien. Unna lors-

La théorie actuelle des Séborrhéides. — En fait, Brocq et Audry presque seuls ont constitué la *théorie française des*

qu'il étudia avec Santi et Pollitzer la *parakeratosis variegata* n'en faisait point sans réserve un eczéma séborrhéique et c'est surtout parce qu'on n'individualisait pas ces cas particuliers qu'ils demeuraient, pour la foule dermatologique, parmi les eczémas séborrhéiques.

Oserai-je dire en passant toutefois à quel point je trouve regrettables les dénominations *négatives* comme parapsoriasis. Ce n'est rien dire du tout que de dire d'un cas donné : ce n'est pas un psoriasis. Il n'y a pas plus de parapsoriasis que de parasyphilis. Imagine-t-on une fièvre paratyphoïde? C'est une fièvre typhoïde ou autre chose ayant besoin de recevoir un nom *propre* et *particulier*. Parapsoriasis n'est pas un nom propre et particulier.

En pratique, Brocq a abandonné aussi le mot de *parakératose* qu'il avait un moment substitué au mot *séborrhéide*, et je crois qu'il a eu raison de l'abandonner. Le mot de parakératose créé et défini par Auspitz exprime un phénomène de dyskératinisation de la couche cornée très particulier en soi mais qui se rencontre dans l'eczéma, dans le psoriasis, dans les furfurs des plaques trichophytiques, etc.... Comment admettre que ce terme spécial (de définition purement anatomique) puisse désigner en même temps qu'un phénomène histologique commun à vingt dermatoses, une dermatose particulière. Cela est tout à fait inadmissible.

Brocq conçoit beaucoup de dermatoses non comme des entités morbides fermées, mais comme un simple syndrome non spécifique que diverses dermatoses peuvent revêtir à un moment donné de leur évolution. Il a ainsi inventé le mot et l'idée de la *lichénification*, idée probablement vraie et qui demandait par conséquent un mot pour l'exprimer. Il a accepté le mot d'*eczématisation* créé par Besnier, mot remarquable et dont nous aurons à reparler bien des fois. Enfin, il a même avancé le mot moins euphonique et plus douteux de *psoriasisation*.

Concevoir beaucoup d'entités morbides comme des processus réactionnels banals de la peau est une idée qui facilite la compréhension des faits de passage, lesquels deviennent d'interprétation si difficile entre deux entités *spécifiques* (la tuberculose et la syphilis par exemple). C'est ainsi que Brocq a été conduit à cette idée de mathématicien de tracer une carte céleste, un coin de système dermatologique, une dermatologie dans l'espace. Chaque type clinique se trouvant relié par quelque affinité symptomatique ou quelque affinité d'évolution avec tel ou tel autre type dermatologique différent, comme le sont entre elles les diverses planètes d'un même système solaire.

Cette idée cosmographique laisse très bien comprendre la conception des types morbides bâtards tels que les pseudo-pelades ou les parapsoriasis, ce sont des centres accessoires d'une nébuleuse ou des satellites de planète.

Je crois que ce système serait excellent appliqué à l'étude des syndromes, mais qu'il est dangereux toutes les fois qu'on l'applique à une maladie définie comme spécifique (trichophytie par exemple) ou ayant dès à présent les plus grandes chances d'être plus tard considérée comme telle (pityriasis rosé de Gibert ou même psoriasis). Car la psoriasisation est apparente ou véritable ; si elle est apparente seulement, le terme est mauvais puisqu'il implique une parenté fausse entre le psoriasis et la dermatose qui lui ressemble. Et si elle est véritable, c'est ou bien le résultat d'une infection secondaire, le psoriasis infectant une dermatose quelconque et transformant ses symptômes en y superposant les siens, ce qui n'a jamais été certain ni même probable aux yeux de la clinique; ou bien la psoriasisation véritable d'une lésion ne peut se faire que si le psoriasis est un processus réactionnel banal de la peau, sans spécificité d'aucune sorte, en dépit de l'évolution

séborrhéides, qui, dans la langue dermatologique usuelle aujourd'hui, prend une importance de plus en plus considérable.

« Plus nous avançons dans l'étude clinique de ces faits, « disait Brocq en 1897, et plus nous sommes convaincus « qu'entre les eczémas vulgaires d'une part, qu'entre les pso- « riasis typiques d'autre part, il y a tout un groupe immense et « complexe de dermatoses, surtout distinct des eczémas vrais, « beaucoup moins des psoriasis vrais et qui est véritable- « ment trop important pour n'avoir pas son existence à part « dans le cadre nosologique et être simplement considéré « comme constituant des faits de passage[1]. »

La théorie des séborrhéides que nous étudierons plus complètement avec les travaux de Audry consacre un remaniement de l'eczéma séborrhéique de Unna. Les séborrhéides d'aujourd'hui, c'est sous un nom nouveau l'eczéma séborrhéique de Unna, tel, à peu près, que Unna l'avait établi dans son magistral mémoire de 1893, et avant qu'il n'en déformât les contours par ses travaux ultérieurs. Brocq, comme Brooke, comme Neisser, comme Thibierge, comme les autres auteurs étrangers dont nous avons résumé les opinions, et comme Audry, a trouvé inadmissible l'extension finale donnée par Unna à l'eczéma séborrhéique et la fusion de ce type clinique déjà si multiforme, avec l'eczéma en général.

Les mots qui ont une si grande vertu magique par eux-mêmes, ont conduit beaucoup les auteurs en leurs diverses opinions. Ce qui a fait outre mesure augmenter par Unna le cadre de l'Eczéma séborrhéique, c'est peut-être tout simplement qu'il avait eu la première et fâcheuse idée de l'appeler *eczéma*. Et c'est ce mot qui a conduit beaucoup de dermatologistes à prendre position contre lui.

Étudiant le sens qu'il faut donner au mot eczéma et le restreignant peu à peu au seul eczéma vésiculeux, Brocq et les auteurs qui ont suivi le même avis ont éliminé de l'eczéma

habituelle qu'on lui connaît et qui semble en faire une maladie très spéciale, très fermée et spécifique. Ces mots et ce système préjugent donc des idées doctrinales que nous sommes incapables pour le moment d'appuyer sur des faits précis et valables.

(1) Brocq, Les eczémas séborrhéiques ou les séborrhéites. *Presse médicale*, 1897, n° 19, p. 102.

séborrhéique de Unna tout eczéma franchement vésiculeux.

Quand un eczéma franchement vésiculeux survenait au-dessous d'une lésion d'abord desquamative à squames grasses, Brocq ne pouvait regarder cet eczéma vésiculeux que comme une complication d'une maladie qui, par elle-même, ne comporte ni vésicules cliniquement visibles ni suintement véritable.

La suite logique de cette façon de voir fut d'abord de conserver le nom de l'eczéma séborrhéique aux seules *lésions à squames grasses*, quand elles étaient *compliquées de vésicules*, *de suintement*... d'eczématisation vraie. Il restait à nommer ces lésions *lorsqu'elles ne s'accompagnent d'aucune eczématisation appréciable*, et c'est pour les désigner que Brocq et Audry inventèrent le mot de *séborrhéide* (1). Cette doctrine prend nettement position en face de la doctrine de l'eczéma séborrhéique telle que l'a créée et modifiée Unna.

On peut la résumer en somme très simplement :

Ce que Unna désignait sous le nom d'eczéma séborrhéique comprend non pas un seul élément, mais deux éléments morbides : il y a les éruptions squameuses ordinairement figurées, circinées, gyratées d'éléments à squames grasses, et il y a l'eczématisation qui peut s'y adjoindre ; on réserve aux éruptions figurées de squames grasses le nom de séborrhéides, et l'on appelle seulement eczéma séborrhéique le complexus que forment ensemble les séborrhéides et l'eczématisation (vésicules et suintement) quand elle vient s'y joindre.

Cette opinion est uniquement basée sur la clinique et nous n'avons aucune recherche anatomique ou bactérienne qui soit venue l'appuyer.

Cliniquement, on a des raisons de la considérer comme véritable, car l'eczéma qui vient se greffer sous les « soi-disant séborrhéides » est très souvent particulier en ses mœurs et demande le plus souvent une thérapeutique active que l'eczéma vrai et ordinaire, beaucoup plus intolérant, ne

(1) Je répète que Brocq formula le premier cette conception et inventa pour la représenter le mot de *séborrhéite*. Il abandonna presque aussitôt ce mot pour adopter celui plus euphonique de *séborrhéide* accidentellement fourni par Audry, et qui est resté. Le mot est donc de Audry et la conception qu'il représente principalement de Brocq.

voudrait jamais supporter. On a donc des raisons de distinguer cet eczéma spécial sous un nom spécial, d'où l'acceptation, par beaucoup, du vocable déjà admis d'eczéma séborrhéique qui prend ainsi une signification singulièrement distante de celle que lui avait attribuée son auteur. Ce n'est plus l'eczéma séborrhéique de Unna, c'est l'eczéma séborrhéique français! Le mot vrai pour le qualifier serait eczématisation séborrhéique, car, dans la pensée de ceux qui s'expriment ainsi, l'eczéma n'est là *qu'un syndrome* non spécifique, *qu'une réaction* banale de la peau dont les séborrhéides préalables sont venues solliciter l'apparition. Du reste Brocq supprime complètement de sa langue le mot d'eczéma séborrhéique, même employé en ce sens spécial et le remplace par le nom plus explicite de *séborrhéides eczématiques*.

Reste à discuter le mot de séborrhéide en lui-même; je dois avouer que je ne le goûte aucunement. Dans la pensée de ceux qui l'ont trouvé ou admis, il existe les rapports les plus étroits entre la séborrhée vraie (acné sébacée de Biet, *ma* séborrhée) et les squames grasses « séborrhéides »; rapprochement d'autant plus naturel que séborrhée et séborrhéides s'observent conjointement tous les jours sur les mêmes malades.

Nous verrons que l'anatomie pathologique ne vérifie pas ces inductions. Mais déjà il faut forcer la vérité d'observation clinique si l'on veut appeler « séborrhéide » le pityriasis simplex des auteurs. Aux yeux, comme au toucher, ses squames farineuses et sèches ne rappellent en rien la séborrhée, ni aucun état gras, il ne leur manque pour cela que d'être grasses. Or, elles le deviennent très souvent, cela est vrai, mais non pas toujours, il s'en faut. *Ainsi le type dermatologique princeps des séborrhéides n'est séborrhéique à aucun titre.*

Il est entendu que Hebra, malgré son erreur, a précisé une grande vérité en montrant les rapports des pityriasis et de la séborrhée vraie, huileuse, mais ne pourrait-on conserver le souvenir de cette notion acquise sans rattacher comme Hebra, quelque nom qu'on leur donne, les séborrhéides à la séborrhée, elles qui n'en dépendent pas toujours, et ne serait-il pas plus logique et plus simple de conserver au *pityriasis capitis*, *alba* ou *simplex* des vieux auteurs son nom à lui, son nom *propre*, puisqu'on peut l'observer en propre, seul et sans mélange, et sur tous autres téguments que les téguments séborrhéiques.

Si je discute ici au lieu d'analyser, c'est pour faire plus nettement comprendre la position actuelle des opinions sur le sujet. C'est aussi parce que le chef actuel de l'école française, E. Besnier, a défendu en d'autres termes et pour d'autres raisons, les mêmes opinions que je viens de présenter, et qui tendaient à éliminer le mot nouveau de séborrhéides pour conserver le mot d'eczéma séborrhéique de Unna, mot qui résume des erreurs actuellement reconnues de tous ou de presque tous, alors que le mot de séborrhéide qu'on lui substitue est exactement aussi discutable.

HALLOPEAU

Dans son gros traité, *Dermatologie* de 1900, HALLOPEAU (1) se rattache presque absolument à la théorie des séborrhéides que nous venons de résumer.

« Avec Audry (2) et Brocq, nous désignons sous ce nom un « groupe de dermatoses qui ont pour caractère commun, « d'*intéresser d'abord le cuir chevelu*, *de suivre une marche descen-« dante*, *de siéger principalement dans les glandes sébacées*, *acces-« soirement dans les glandes sudoripares*, *de s'accompagner de la « formation de squames ou croûtes généralement riches en matières « grasses* » (3).

Il décrit ensuite la genèse de l'eczéma séborrhéique, expose en résumé les premiers travaux d'Audry, ceux de Brocq, cite ses propres travaux (4). Il ajoute enfin aux types d'eczéma séborrhéique décrits par Unna plusieurs types nouveaux :

(1) Cet ouvrage considérable est de Hallopeau et Leredde; mais chacun des auteurs a écrit séparément, et l'article *Séborrhéides* est de Hallopeau.

(2) Les travaux d'Audry étant, de même que ceux de Brocq sur cette question, très multiples et de date différente, nous en reportons plus loin l'analyse, pour ne pas la couper en plusieurs tronçons. En effet, le dernier article de Audry est de 1903 et résume l'état actuel de l'opinion sur les séborrhéides, c'est forcément l'un des derniers dont nous ayons à présenter l'analyse.

(3) *Loc. cit.*, p. 822.

(4) HALLOPEAU, Clinique de l'hôpital Saint-Louis. *Semaine médicale*, 1895.

« Nous avons établi enfin que l'on doit rattacher aux sébor-
« rhéides diverses dermatoses, telles que *la plupart des acnés, le*
« *pityriasis rubra pilaire* et une partie des *psoriasis* tout au moins
« dans leur phase initiale et dans la forme folliculaire aiguë. »

Sous le nom d'état séborrhéique, Hallopeau décrit alors la séborrhée huileuse. Il a trouvé 60 pour 100 de graisse dans certaines squames d'état séborrhéique du cuir chevelu.

Il étend « naturellement cette conception » de l'origine et de la nature séborrhéique « aux dermatoses qui coïncident
« avec cette séborrhée du cuir chevelu et qui, comme elle,
« paraissent avoir pour siège initial une altération (*sic*) dans
« les fonctions des glandes sébacées [1] ».

Donc, Hallopeau mélange constamment les flux gras glandulaires et les desquamations de surface. Il décrit aux séborrhéides des formes chroniques qui sont :

1° La *séborrhée fluente* ;

2° Le *pityriasis capitis* ;

3° Des *séborrhéides eczématiformes*.

Ensuite des formes aiguës : *érythémato-vésiculeuses, impétigineuses, pustuleuses et végétantes, pyofolliculaires et érythrodermiques graves*.

Très peu de différences en somme, entre la théorie de Hallopeau, la théorie de Brocq que nous connaissons et celle d'Audry, que nous allons résumer. Cependant, Hallopeau affirme beaucoup plus que Brocq l'existence d'un flux de graisse dans les séborrhéides squameuses et ce flux de graisse ne peut, pour Hallopeau, avoir qu'une origine *glandulaire*. Il le dit d'ailleurs expressément.

(1) Je relève ici cette phrase que je prie le lecteur de rapprocher du texte de Hardy au sujet du pityriasis versicolor, p. 140.

« Quelle est l'origine de cette hypersécrétion graisseuse? Unna fait jouer « un rôle prépondérant aux parasites, aux fins bacilles qu'il a rencontrés » (fait d'ailleurs inexact, car Unna dit au contraire expressément qu'il ne sait pas si ces fins bacilles qu'il *compare* à ceux de l'acné ont un rôle quelconque dans la lésion où on les rencontre)... « l'hypothèse qui considère la « présence de parasites comme secondaire, nous paraît plus vraisemblable » (p. 825). Et plus loin il ajoute : « les troubles dans l'excrétion graisseuse sont, « *en toute évidence*, d'origine constitutionnelle » (p. 826). A ce propos, je dirai que quand on rencontre dans un texte scientifique les mots : *en toute évidence* ou bien *à coup sûr*, ces mots signifient en général que le fait certifié manque de preuves.

Il appelle en outre la séborrhée une séborrhéide, ce que Audry lui reprochera plaisamment et qui, en effet, est assez curieux; car séborrhéide veut dire « analogue à la séborrhée », et, si la séborrhée elle-même est une séborrhéide, je vois mal la logique de toutes ces dénominations.

Cette théorie est donc exactement passible des mêmes reproches que j'adresse plus haut à la théorie des séborrhéides, et de quelques autres.

AUDRY

Parmi les dermatologistes français de l'époque présente, AUDRY (de Toulouse) est l'un de ceux qui se sont le plus occupés des questions dont nous résumons l'histoire (1). Son enseignement est passé par plusieurs phases; je résumerai plus particulièrement ses deux plus récents travaux, ceux qui, d'ailleurs, présentent le plus d'importance.

On se rappelle que peu à peu, et d'année en année, Unna avait été conduit à augmenter démesurément le cadre d'abord plus limité de son eczéma séborrhéique; Audry frappé, comme toute l'École française, de l'extension indéfinie donnée à ce terme, voulut chercher à en restreindre le sens. Ses restrictions pourraient encore passer pour insuffisantes aujourd'hui.

Pour Audry « l'état séborrhéique est à la fois un état graisseux *et* pityriasi*forme* de l'épiderme... ». Audry se refusera toujours, en effet, au nom de la clinique, à séparer les états proprement gras des états proprement squameux (2).

Il décrit nettement l'eczématisation comme superposée à la lésion pure de l'eczéma séborrhéique, et il analyse même ce symptôme de l'eczématisation plus finement, je crois, que per-

(1) CH. AUDRY, Des formes aiguës de la maladie de Unna (eczéma séborrhéique). *Le Midi médical. Journal de méd. et de pharm. de Toulouse*, 2e année, n° 10, mars 1893, p. 109-114. — Sur la dermatose de Unna. *Ann. de dermat.*, 3e année, 1894, t. V, p. 76. — Eczéma séborrhéique sur une cicatrice. *Soc. franç. de dermat.*, 20 mai 1897. — Le soi-disant eczéma séborrhéique. *Ann. de dermat.*, février, mars 1899, p. 114-127 et 209-225. — Séborrhée. Séborrhéides, *Pratique dermatologique*, t. IV. « Je remercie M. Audry de m'avoir permis de prendre connaissance de ce dernier travail avant sa publication qui date seulement de quelques semaines. »

(2) CH. AUDRY, Le soi-disant eczéma séborrhéique. *Loc. cit.*

sonne, car il distingue entre l'eczématisation durable et importante, et ce qu'il appelle l'eczématisation *rudimentaire* et c'est ce que personne n'avait fait aussi explicitement (1).

Les formes morbides, qu'Audry appelle « formes anormales de l'eczéma séborrhéique », en réalité ne doivent pas en faire partie. *Les formes* qu'il appelle *aiguës, érythémato-vésiculeuses*, sont, à mon sens, de l'eczéma vrai, authentique. Les *formes lichénifiées* résument des eczémas et des psoriasis, particulièrement ceux qui siègent dans le pli transverse occipital qui marque la nuque des gens trop gras. *Les types psoriasiformes* sont des psoriasis avérés. *Les variétés érythrodermiques* (pityriasis rubra-séborrhéique de Unna) paraissent être, comme les érythrodermies malignes, des infections chroniques profondes de la peau, mais on sait à quel point toutes sont inconnues en leur essence, aucune étude expérimentale sérieuse ne leur ayant jamais été consacrée.

Du reste, Audry dira plus loin : « Parmi les différentes « variétés d'eczéma séborrhéique que nous avons décrites, il « est vraisemblable que *plusieurs d'entre elles représentent de* « *véritables complications* (2). »

Pour lui, la plupart des complications de l'eczéma séborrhéique sont dues à des pyogènes ; beaucoup d'eczémas impétigineux et même d'impétigos « relèvent réellement de l'eczéma « séborrhéique auquel les staphylocoques sont venus apporter « des modifications violentes ». Cela est vrai, mais nous

(1) « Je répète que, en général, le suintement est peu prononcé, s'il existe, « que les formations papuleuses y sont très mal venues, que l'érythème de « voisinage manque ou se trouve très pauvrement développé. En un mot « l'*eczématisation est encore rudimentaire et comme avortée.* »

Et à propos des cas d'eczématisation importante il dit très justement :

« Ainsi, le type authentique de la maladie arrive à disparaître ; est-ce là « un eczéma séborrhéique modifié ou compliqué ?... On ne peut se dissi- « muler que le cachet de parasitisme, d'extériorité de la maladie se réduit « alors à son minimum et finit par disparaître. »

Nous aurons l'occasion de voir plus tard, à quel point ces remarques sont judicieuses et justifiées par l'anatomie pathologique.

(2) Audry ajoute : « ... Ainsi nous avons considéré l'eczématisation comme une manière d'être, une étape du soi-disant eczéma séborrhéique ; il y a cependant de fortes chances pour que l'eczématisation résulte de l'action d'agents extérieurs greffés sur des lésions initiales. »

Et je ne crois pas que ceci soit exact. Audry (1905) ne doit pas avoir gardé cette opinion. Il sera en tous cas moins affirmatif après le Congrès de 1900 où l'amicrobisme de l'eczéma a été si chaudement affirmé.

verrons plus loin que les impétigos sont reliés aux pityriasis par des liens bien plus étroits.

D'après Audry, beaucoup d'eczémas des paupières, presque tous les eczémas du conduit auditif externe, les eczémas des pommettes, des sillons naso-géniens, des lèvres, de la région pré-sternale, des aisselles, de l'ombilic, du mamelon et du sillon sous-mammaire chez la femme, les placards eczématiques du dos des mains et des doigts, des organes génitaux, du gland, du scrotum, sont des eczémas séborrhéiques. A lire cette énumération, on se demande comment il peut se faire, comme il est dit quelques lignes plus loin, qu'il n'y ait que 40 cas d'eczémas séborrhéiques sur 100 eczémateux.

L'anatomie pathologique, comme dans tous les travaux d'Audry sur ce sujet, est nommée, mais n'est pas faite. Ce qu'il mentionne ici, ce sont quelques lésions superficielles d'eczéma banal.

La critique de ce travail est rendue plus ardue et plus difficile, par l'absence de définitions. Audry ne donne aucune définition nette de la séborrhée, des séborrhéides ; on trouve dans son texte des associations de mots déconcertantes : « séborrhéides syphilitiques, hydrargyrie séborrhagique, séborrhéides eczémateuses, pyoépidermites séborrhéiques », etc... « On peut objecter que les croûtes de l'eczéma séborrhéique sont très riches en matières grasses et le fait est *incontestable*, mais il ne prouve rien ; il y a des hydrargyries cutanées qui se recouvrent d'*une séborrhagie extraordinairement abondante* et purement passive... [1]. »

Ainsi, pour lui, tous les termes qu'il emploie, c'est l'examen objectif seul qui les justifie. C'est à l'œil et au doigt qu'Audry décide si un exsudat est « séborrhagique ». Je crois que d'autres critériums seraient exigibles avant d'avancer de pareils faits? Car si la « séborrhagie » est un symptôme si banal, si fréquent dans des affections d'origine et de nature si différentes, comment oser baser sur elle des groupements nosographiques si importants ?

En terminant la lecture de ce mémoire comme du mémoire

[1] *Loc. cit.*, p. 118.

suivant du même auteur, n'est-on pas tenté de répéter, comme l'expression de la plus simple et de la plus exacte logique, ces mots de la critique faite par Philippson à l'œuvre de Unna et de ses élèves. Philippson demande à Brooke si « la coexistence. chez le même malade, de deux types cliniques qui se ressemblent, suffit pour en faire un seul type morbide, et si l'*apparence grasse des squames est bien fournie par de la graisse* »; toutes « questions encore discutables aujourd'hui », dit-il en 1893. Pour moi, je les trouve encore discutables en 1903.

En 1903, Audry vient d'écrire dans le quatrième et dernier volume de la *Pratique dermatologique* l'article SÉBORRHÉE ET SÉBORRHÉIDES. C'est le plus récent de tous les travaux qui aient paru sur la question. Bien que les faits qu'il présente soient en majeure partie contredits par mes recherches, je dois, puisqu'il représente le dernier terme d'une évolution que nous avons suivie jusque-là, l'analyser en tous détails.

Cette nouvelle étude, comme la précédente, est plutôt clinique qu'expérimentale. L'auteur ne laisse aucun doute sur ce point : « Nous exposerons la question, dit-il, comme « nous la comprenons, *avec la ferme intention de tout subordon-* « *ner aux enseignements de l'observation clinique, qui sont encore* « *les guides les plus sûrs et les plus lumineux.* » Aussi n'émettra-t-il aucune affirmation dogmatique : « *Ce serait pécher contre* « *la plus élémentaire méthode, parce que, sauf en matière d'expé-* « *rience clinique, rien ici n'est évident.* » Je n'insiste pas; nous savons trop désormais ce que vaut l'évidence clinique dans la question. Nous venons de voir, et tout ce qui précède en témoigne, par quels avatars est passée l'opinion sur ce sujet. Si l'on en a suivi jusqu'ici l'histoire, on peut se demander naïvement quelles sont les choses évidentes pour la clinique, alors qu'il n'y a guère deux cliniciens de la même époque ayant une opinion similaire; alors que toutes les opinions possibles, même inverses, ont été également soutenues, en ce sujet, au cours des âges et jusqu'aujourd'hui....

Audry définit la séborrhée : « Une anomalie du tégument « *caractérisée par l'apparence graisseuse cliniquement appré-* « *ciable.* » Après une définition comme celle-là, l'histoire de la séborrhée sera donc extrêmement globale et distante des faits particuliers (1).

Avec beaucoup de réserves, Audry distinguera la séborrhée vraie du pityriasis sec, mais puisque, pour lui, tout ce qui est gras ou semble l'être est séborrhéique, tous les pityriasis gras seront donc séborrhéiques, exactement comme pour Piffard, Tilbury Fox et Van Harlingen.

Audry divise alors son sujet en deux parties : la *séborrhée vraie*, les *séborrhéides*.

Sa séborrhée vraie est le flux sébacé de Rayer, la séborrhagie de Fuchs, la seborrhœa *oleosa* de Hebra, ma séborrhée, à moi (1897) ; quant aux séborrhéides, il en donne une définition très catégorique, mais dont il ne faudrait pas discuter le fondement doctrinal : il « désigne sous ce nom *une série de derma-* « *toses* distinctes de la séborrhée pure et *distinctes* entre elles, « mais qui ont ce caractère commun de compter *l'état sébor-* « *rhéique* parmi leurs caractères essentiels ».

Ainsi l'*acné*, simple complication de la séborrhée vraie, est une « séborrhéide » pour Audry, de même, le pityriasis simple dont les formes sèches, il le dira plus loin pourtant, n'ont rien de commun avec la séborrhée vraie.

Je passe sur l'étude de la séborrhée vraie. Ce n'est pas le lieu de la refaire (2). « Il n'y a pas de flux sébacé pur tel que le croit Sabouraud », dit Audry. Cette opinion est celle d'un homme qui a beaucoup plus étudié les états squameux gras que cherché à voir les états gras non squameux.

(1) Très brièvement est envisagé l'historique de cette question jusqu'à Hebra : « il paraît très probable que la conception de la séborrhée sèche de « Hebra est inexacte et il y a longtemps que Robin a nié la nature grasse « du smegma et du *vernix caseosa*, il est absolument certain que l'ichtyose « des nouveau-nés, le *pityriasis tabescentium*, n'ont rien à faire dans la « question. *Quant à la synthèse de la séborrhée et du pityriasis simplex, elle* « *semble plus plausible mais cependant est très vraisemblablement inexacte* ».

(2) Audry présente une critique des *Maladies séborrhéiques* et adopte sur le sujet comme en tout son article, des opinions éclectiques, également ennemies de toute affirmation positive. Il considère ce doute philosophique comme faisant partie des nécessités de l'enseignement. Je le considère, quant à moi, comme le défaut le plus hostile à tout enseignement, car dans le conflit des opinions inverses présentées avec une égale indulgence ou une égale incertitude, non seulement l'élève ne peut savoir quelle est la vérité possible, mais en quel sens il doit la chercher, et même quel intérêt il peut y avoir à la poursuivre dès lors que l'on considère par avance qu'il est impossible de l'atteindre.

Comme tous les auteurs que nous avons résumés jusqu'ici, Audry réunit l'alopécie séborrhéique vraie qui fait les chauves, et qui est à peu près exclusivement masculine, à l'alopécie pityriasique non plus régionale, systématisée, mais diffuse, commune aux deux sexes.

Dans l'étude pathogénétique de la séborrhée, telle que la présente Audry, une chose des plus frappantes est de voir, après une note importante exposant combien peu la physiologie normale des sécrétions grasses de la peau nous est connue, et affirmant la nature certainement multiple de ces graisses, de voir, dis-je, l'auteur donner un très grand développement à l'étude de la sécrétion grasse des glandes sudoripares, de l'exsudation grasse des glandes sébacées, mais nullement au processus de stéatisation progressive et normale de la cellule épidermique, à mesure qu'elle avance en âge et qu'elle approche de son stade d'exfoliation à la surface de l'épiderme. Audry n'émet même pas, à titre hypothétique, l'idée que la graisse des squames soi-disant séborrhéiques puisse avoir une origine autre que glandulaire. C'est là une étrange lacune (1).

(1) Je tiens à relever l'erreur que fait Audry, lorsqu'il prétend que le cocon séborrhéique est occupé par d'autres microbes que le microbacille. S'il s'agit des infections secondaires de la tête du comédon, on se rappelle ce que j'en ai dit, mais si, comme son texte semble le faire croire, Audry affirme que le microbacille n'est pas seul *dans les cavités closes du filament séborrhéique*, c'est une erreur. Il y existe en cultures pures. Ce n'est pas le seul endroit de son texte où je relèverais des faits d'une constance rigoureuse et invariable, admis comme seulement d'une grande fréquence, et des opinions contradictoires sur ce point sceptiquement mises en balance. Je n'hésite pas à croire qu'une étude plus approfondie de la part de l'auteur rectifierait beaucoup de ces formules hésitantes et dubitatives.

Du reste, dans l'anatomie pathologique donnée par Audry à la séborrhée, les points qui diffèrent des faits que j'ai affirmés sont dus surtout à la différence des définitions préalables, car *pour Audry la séborrhée est desquamative* (doctrine de Hebra) tandis que pour moi *tout ce qui est desquamation n'est pas séborrhée.*

Il est également difficile pour Audry et pour moi de s'entendre sur le mot, car une définition fournie par un auteur, quelle qu'elle soit, est indiscutable comme l'hypothèse d'un théorème; un exemple : « Il me parait bien « établi, dit Audry (p. 21 du tirage à part), que la sueur conformément à « l'opinion de Unna, que l'hyperidrose huileuse joue un rôle considérable « dans la réalisation de cet état gras (séborrhéique); par la suite, il est « impossible d'admettre avec Sabouraud, que le système sébacé est tout « dans la genèse de la séborrhée » et, fidèle à l'allure perpétuellement dubitative et hésitante de tout ce résumé monographique, il ajoutera : « du « reste, une opinion contraire également exclusive est également inexacte ».

Il est aussi très remarquable, dans un article de l'importance de celui-là, de voir que l'étude microbienne de tout ce sujet ne tient même pas une page de texte, et que cette page résume pourtant non seulement la microbiologie de la séborrhée, mais aussi celle du pityriasis....

Dans ce travail, la partie la plus étudiée est celle qui concerne les *Séborrhéides*.

« Il nous apparaît comme indubitable, dit Audry d'abord [1], « qu'un certain nombre de dermatoses affectent avec l'état « séborrhéique des rapports étroits. Ces dernières sont « quelque chose de différent et quelque chose de plus. Mais « la séborrhée leur est associée et les précède d'une manière « si régulière, que, soit au point de vue objectif clinique, soit « au point de vue des associations pathologiques, des condi- « tions étiologiques, elles en sont difficilement séparables. « Par suite, on est autorisé à admettre l'existence d'une fa- « mille, d'une *gens* d'affections voisines entre elles, et que « nous rapprochons dans la notion des séborrhéides. »

Or, cette *gens* existe, cela n'est douteux pour personne. Nous le savons depuis Unna surtout; mais depuis le XVIIIe siècle, nous avons vu cette notion prendre corps peu à peu dans les ouvrages de très anciens dermatologistes : Sauvages, Plenk, Lorry, de Roussel. Ce qui est discutable et ce qu'il faudrait éclairer, c'est *la nature* des rapports existants entre la séborrhée et les séborrhéides. Et c'est ce que ce travail ne montre pas plus que ses aînés.

Tout d'abord, Audry, qui fait des acnés et des pityriasis autant de séborrhéides, admet pourtant à très peu près, en 1903, la notion du pityriasis simple telle que mon livre précédent a été accessoirement obligé de la rétablir en 1902. Quand il parle du pityriasis, il dit : « C'est le pityriasis sim-

Dans la partie qui me concerne, ce texte sera vrai ou faux suivant la définition que l'on donnera au mot séborrhée. Si on lui donne la définition que je réclame : *flux* SÉBACÉ, la vérité de mon opinion sera par définition indiscutable. Mais ma définition n'étant pas celle de Audry, il reste en dehors de *ma* séborrhée, toute la foule des états morbides pityriasiques que Audry qualifie, à tort, à mon avis, de séborrhéiques et sur lesquels il ne pouvait préjuger de mes opinions puisqu'elles vont seulement suivre et que je ne les ai jamais exprimées.

[1] *Loc. cit.*, p. 26 du tirage à part.

« plex, le pityriasis tout court », et il ajoute : « C'est un vieux « mot et une vieille notion qui sont déjà disparus des livres « classiques, *et qu'il y a utilité certaine à connaître.* » En effet.

Pour Audry, l'association des pityriasis aux séborrhées est fréquente : « Même dans les cas où l'on ne trouve pas dans les « zones pityriasiques de lésions sébacées, il est manifeste « que les pityriasiques sont, par ailleurs, des séborrhéiques « confirmés ou qu'ils ont beaucoup de chances de le devenir à « un moment quelconque. » Plus loin, il dira que ces trois lésions : « pityriasis, séborrhée, séborrhéides eczémati- « santes, sont autant de rameaux différents nés d'une tige « commune.... » Mais c'est là une simple figure....

Audry définit le pityriasis des régions glabres : « Un état « anormal de la peau caractérisé par une desquamation « blanche, fine, indépendante de tout phénomène inflamma- « toire clinique. » C'est la dartre volante d'Alibert, et il ne la signale guère qu'au visage.

Pour Audry, le pityriasis ne paraît pas emprunter au voisinage des poils des modifications notables. Il n'est pas sensiblement différent sur les joues de l'homme barbu et de la femme glabre. Je signale ce fait en contradiction avec les observations cliniques de la plupart des vieux maîtres [1].

C'est une chose difficile à comprendre que Audry n'ait pu retirer de l'examen microscopique comparatif des squames des pityriasis des renseignements quelconques [2]. « Pour ma « part, dit-il, je n'ai jamais pu arriver à tirer de ces procédés « des renseignements appréciables. » Pourtant Unna et moi, conduits par des hypothèses très différentes et aboutissant à des conclusions très dissemblables, nous y avons rencontré les mêmes tableaux microbiens, identiques entre eux.

Du reste, Audry ne donne pas d'étude bactériologique du pityriasis; tout ce qui concerne la bactériologie du sujet se résume en quelques lignes.

[1] Le texte de Audry, commet ici une erreur de fait : « Dans le cas des pi- « tyriasis gras sur-séborrhéiques, y est-il dit, Sabouraud met toute alopécie « sur le compte de la séborrhée associée. » J'ai explicitement et plusieurs fois dit le contraire en différenciant l'alopécie séborrhéique vraie, de l'alopécie pityrode. (*Les Maladies séborrhéiques*, pp. 204, 237 et 260.)

[2] *Loc. cit.*, p. 55.

Quant à l'anatomie pathologique du sujet, non seulement elle est très sommaire, mais elle comporte des affirmations d'une singulière gravité. Audry affirme que, dans les feuillets épidermiques cornés qui constituent la squame du *pityriasis simplex*, les cellules épidermiques *ont ordinairement perdu leur noyau*. Il y a donc dans le pityriasis *hyperkératose sans parakératose*. De cette affirmation Audry tire une conclusion énorme; car l'absence de parakératose suffit à lui faire faire, du pityriasis, comme de l'ichtyose, *le résultat d'une difformité congénitale* (1).

Mais cette doctrine supposée admise, on comprend mal la présence du *pityriasis simplex* parmi les séborrhéides.... Ce serait un état préalable, préexistant aux séborrhéides, opinion symétrique à celle de Unna, qui aurait actuellement tendance à faire du pityriasis simplex un état spécial préalable à l'eczéma.

« Dans le pityriasis, dit Audry, le mécanisme de l'alopécie « est à peu près le même que dans la séborrhée. » Cela est tout à fait vrai. « Il est permis, ajoute-t-il, de croire que des « phénomènes sensiblement comparables, gênant également « l'évolution du poil, peuvent apporter de fâcheuses entraves « à sa reproduction. Mais il est illégitime d'exclure le pity- « riasis au profit de la séborrhée sébacée et réciproquement. » C'est tout à fait l'opinion que j'ai exposée dans mon ouvrage sur la séborrhée.

En ce qui touche l'origine même du pityriasis, le rôle des spores de Malassez « *ne paraît pas admis à l'heure actuelle* ». Audry ira même jusqu'à dire que « rien n'autorise à accepter l'hypothèse d'une origine microbienne ». Et en ceci il s'appuie seulement sur ce fait anatomique que l'absence de noyaux dans les furfurs du pityriasis « porte à croire que l'anomalie épidermique est primitive et congénitale (1) ».

Quant aux rapports du pityriasis et de l'eczéma qui terminent cette partie de l'article, ils ne sont pas définis : « En « fait, un pityriasique, comme un séborrhéique, comme un

(1) Pour infirmer cette conclusion, il suffit de faire remarquer que, dans les squames du *pityriasis versicolor*, les noyaux des cellules cornées n'existent pas plus visibles que dans les squames du *pityriasis simplex*.

« pityriasique-séborrhéique, est tout à fait apte à présenter « ultérieurement ou immédiatement des manifestations eczé- « matiformes ou eczémateuses. »

La troisième partie de l'article de Audry est consacrée aux séborrhéides eczématisantes : « Je donne le nom de sébor- « rhéides eczématisantes aux cas types qui ont servi à Unna « pour construire son eczéma séborrhéique tel qu'il paraît « l'avoir conçu au début avant d'y avoir réintégré de force les « eczémas et la plupart des faits d'eczématisation. »

Audry appuie le terme de séborrhée eczématisante sur ce fait : « que l'eczématisation, c'est-à-dire l'apparition épiso- « dique d'un processus vésiculeux et croûteux, constitue une « déformation ou une manière d'être extrêmement fréquente de « la maladie » ; et sur cet autre fait que l'état gras de la peau est un phénomène antécédent ou secondaire si frappant et habituel qu'on ne peut se refuser à y reconnaître un élément tout à fait prédominant, d'où cette autre définition : « La sé- « borrhée eczématisante est une maladie de l'épiderme, auto- « nome et circonscrite, *bien définie* (?), reconnaissable dans les « quatre cinquièmes des cas, probablement microbienne et « spécifique, peut-être contagieuse et inoculable, et dont « l'agent reste encore à déterminer. » Audry décrit à ses sé- borrhéides des formes régulières, des variétés anormales, des complications *in situ* et à distance, des modifications et des changements d'allure suivant la région qu'elles occupent. Nous connaissons tout cela par son précédent mémoire.

Il y a, d'autre part, des variétés suivant l'âge : « On doit, « pensons-nous, considérer comme appartenant aux sébor- « rhéides eczématisantes une bonne partie des eczématisations « qui sévissent sur quelques enfants et leur couvrent le cuir « chevelu et la partie supérieure de la face de croûtes épaisses « et résistantes. »

Il fait toutefois ses réserves, car un eczéma survenu chez un séborrhéique n'appartient pas forcément aux séborrhéides eczématisantes, mais il ne donne pas le moyen de distinguer l'un de l'autre. Enfin, les séborrhéides eczématisantes comportent des complications sur place et à distance. « L'eczé- matisation est une étape habituelle sinon nécessaire » de la maladie. Quant à l'anatomie pathologique des « séborrhéides eczématisantes », Audry rappelle les caractéristiques admises par Unna pour les formes franchement eczématiques de son eczéma séborrhéique : parakératose épidermique, prolifération du corps muqueux, inflammation du derme, augmentation de la graisse de la peau. Or, Unna, revenant sur ses premières affirmations, a constaté que l'hyperstéatose anatomique n'était pas constante, Darier a trouvé moins de graisse dans l'épiderme de l'eczéma séborrhéique que dans l'épiderme sain.

Audry, qui a résumé plus haut le peu de connaissance que nous avons concernant les graisses de la peau, constate notre ignorance complète sur ce point. Il ajoute ce fait vrai que les lésions des séborrhéides *eczématisantes* sont des lésions d'eczématisation, indépendantes de toutes lésions glandulaires.

Plus loin, en étudiant la pathogénie, Audry déclare que si « l'immense majorité des individus porteurs de *séborrhéides* « eczématisantes montre un tégument plus gras que la nor- « male... il peut très bien arriver que cet état soit inappré- « ciable », et Audry lui-même a vu une efflorescence typique *sur la cicatrice d'une brûlure.*

Alors, si toutes ces lésions ne sont pas séborrhéiques, pourquoi leur nom de séborrhéides? et, si elles sont grasses, d'où vient la graisse?

Dans le derme, on trouve des lésions d'inflammation banale; dans l'épiderme, de la diapédèse, des mitoses multiples, l'acanthose, l'hypertrophie du corps muqueux. Donc, avant tout et surtout, « la lésion des séborrhéides réside en une « hypertrophie de l'épiderme portant sur la couche filamen- « teuse, et une telle anomalie peut difficilement passer « pour spécifique en quoi que ce soit », bien que l'histologiste très habitué à l'anatomie pathologique de ces lésions puisse le plus souvent les reconnaître. Nous verrons en temps et lieu ce qu'il faut penser de ces lésions, s'il n'y en a pas d'autres, et si celles dont on ne parle pas ici ne sont pas les principales.

« Sur l'agent ou les agents des séborrhéides eczématisantes

« nous ne savons rien. » C'est peut-être rejeter bien brièvement les patientes recherches de Unna que de dire cela et d'ajouter que « toutes les recherches anciennes au sujet des diffé« rentes variétés de microbes décrites par Unna paraissent « de signification nulle ».

Le diagnostic est traité avec une particulière prudence. « Sur « les cas types, presque tout le monde s'entend; sur les cas « frontières, les divergences apparaissent de toutes parts. »

Mais dans les deux pages qui y sont consacrées, il n'y a pas un seul argument anatomique ou bactérien, toutes les raisons des opinions à débattre sont objectives, fonctionnelles, évolutives, et c'est tout.

« Le traitement sépare nettement les séborrhéides eczématisantes des eczémas. Le soufre en est le médicament par excellence. Tous les réducteurs sont utilisables, y compris la chrysarobine. Rien que la nature des médicaments à employer montre combien les séborrhéides eczématisantes se différencient de l'eczéma vrai. »

« Si nous résumons en quelques mots l'analyse qui précède, on peut dire que le grand reproche à faire à ce travail pourtant très documenté au point de vue clinique, c'est l'anachronisme que constitue, en 1903, une étude sur le sujet se réclamant de la seule clinique. Car vraiment la place occupée par la bactériologie et l'anatomie pathologique dans ce travail est, on peut dire, nulle.

En second lieu, il faut regretter la confusion faite entre la séborrhée vraie — sébacée — et les états squameux gras de la peau, d'origine non glandulaire. C'est, à mon avis, une erreur à la fois clinique et doctrinale. Elle est fille de la confusion faite par Hebra entre le pityriasis capitis willanique et la séborrhée huileuse. Et la persistance de ces confusions, quarante ans après qu'elles ont été pour la première fois commises, montre combien il est difficile de passer sans y tomber à côté d'une ornière une fois creusée.

Même dans la partie de ce travail qui concerne les séborrhéides, et qui est la mieux étudiée, on est en droit d'attendre en regard de chaque type clinique décrit son anatomie pathologique qui n'existe pas et sa microbiologie, à peine mentionnée, ou mentionnée dans un esprit de négation préalable.

Ainsi ce travail se trouve condenser admirablement et mettre en évidence, peut-être même avec un peu d'outrance, l'insuffisance de nos connaissances sur la question.

DARIER

Darier avait fourni au premier travail de Audry « sur le soi-disant eczéma séborrhéique » une note manuscrite affirmant qu'il y avait moins de graisse dans les squames de l'eczéma séborrhéique que dans l'épiderme corné normal.

Il exposa plus complètement son opinion sur ce point dans un excellent article qui est tout un petit traité d'anatomie dermatologique normale et pathologique et qui ouvre le premier volume de la *Pratique dermatologique* (1901).

Il y distingue trois parakératoses de type différent.

L'une est *sèche* et correspond au type psoriasique. Elle montre la « disparition du *stratum granulosum*; la couche cor-« née est formée de cellules ayant conservé leur noyau, la-« melleuses et sèches, moins chargée de graisse que norma-« lement[1].... »

La seconde parakératose de Darier est *œdémateuse* et correspond au type eczéma. Elle se caractérise aussi par la « disparition de l'éléidine; les couches intermédiaires sont « formées de cellules claires, œdémateuses, hydropiques; la « couche cornée est formée de ces mêmes cellules aplaties, « desséchées, ayant conservé leur noyau, constituant des « lamelles peu cohérentes, clivées, dépourvues de graisse. La « desquamation lamelleuse est incessante. Ici l'analogie avec « les muqueuses à épithélium stratifié est encore plus grande « que dans le type *a* ».

La troisième parakératose de Darier est *grasse* et correspond au type « eczéma séborrhéique » de Unna. Elle aussi « se « caractérise par la disparition du stratum granulosum; la « couche cornée est formée de cellules globuleuses réfrin-

[1] DARIER, *Pratique dermatologique*, t. I, p. 102.

« gentes souvent nucléées, *de consistance grasse*, mais prenant « mal l'acide osmique qui la colore en brun et non en noir ; les « couches ou groupes de cellules présentant cet aspect sont « habituellement séparées par des lits ou travées composées « de cellules sèches, aplaties et nucléées, ou de cellules cor- « nées normales ; cette dégénérescence n'est donc pas par- « tielle. Le *stratum corneum* ainsi modifié est épaissi, jaune, « a l'apparence d'une croûte grasse ou cireuse ; c'est bien là « les caractères qu'il a sur les placards d'*eczéma séborrhéique* « *typique.* » Et Darier ajoute en note : « La contradiction « qui existe entre la consistance grasse de la couche cornée « dans l'eczéma séborrhéique et la réaction négative de « l'acide osmique me paraît s'expliquer par une modification « chimique de la graisse épidermique. »

Ainsi Darier apportait dans le sujet une notion nouvelle et capitale, à savoir que les squames graisseuses de l'eczéma séborrhéique ne recevaient pas leur graisse d'un flux glandulaire concomitant, mais que l'épiderme indifférencié la produisait lui-même par un phénomène de dyskératinisation particulière. C'est là une notion de toute première importance et que les derniers textes de Audry, postérieurs à ceux de Darier pourtant, ne me paraissent pas avoir mis suffisamment en lumière.

On peut discuter les trois parakératoses de Darier et elles peuvent, dans la pratique, sembler difficiles à différencier l'une de l'autre, sauf dans leurs types les plus accentués. On peut aussi se demander ce qu'est une *parakératose grasse*, alors que la kératose normale fait l'épiderme corné *gras en totalité*. Enfin cette parakératose grasse apparaît précisément moins grasse aux réactifs de la graisse....

Mais ces réserves faites, et elles portent plus sur les mots que sur les choses, il n'en demeure pas moins que Darier a fourni la première explication plausible des caractères gras de la squame dans l'eczéma séborrhéique. Besnier, dans son admirable monographie de l'eczéma, n'a pas manqué de la souligner comme il convenait. C'est ce que nous allons voir maintenant.

BESNIER

L'article Séborrhée de Audry est de 1903. Le travail de Besnier que nous allons analyser, après lui, est de 1902. L'ordre que nous avons adopté pour leur analyse est donc en apparence illogique. Il est pourtant volontaire. Ce sujet n'a été traité par Besnier que d'une façon très accessoire, au cours de l'article qu'il a consacré à l'eczéma dans la *Pratique dermatologique*. Mais cet exposé d'opinions, si restreint qu'il soit, ne m'en paraît pas moins fixer d'une façon supérieure l'état présent de la question qui nous occupe.

Nous verrons par lui jusqu'où l'analyse des faits peut conduire un clinicien quand il sait les étudier avec précision et les condenser pour en tirer les synthèses possibles.

Il est inutile, je pense, de souligner d'une façon précise les différences caractéristiques existant entre ses opinions et toutes celles dont le résumé précède, particulièrement celles de Audry.

Besnier expose d'abord ses opinions sur les dystéatoses cutanées et l'impropriété du qualificatif séborrhéique qui les désigne.

« Si l'on veut, dit-il, essayer d'obtenir quelque notion sur les « faits complexes que résume conventionnellement le terme de « séborrhée, dans leurs rapports avec l'eczématisation et l'ec- « zéma, il faut cesser d'oublier que *le sébum*, le flux qui peut « être dénommé exactement la séborrhée, le flux sébacé, *ne « représente qu'un des éléments de la fonction stéatosique nor- « male ou pathologique de la peau; que la graisse des exsudats « dits séborrhéiques n'est qu'accessoirement du sébum*; et que les « exfoliations pityriasiques ne sont pas sébacées, mais com- « posées de cellules épithéliales non différenciées, stéato- « siques ou non [1] ».

D'où vient donc la graisse ou l'apparence grasse des squames de certains pityriasis de la série prétendue séborrhéique, c'est ce que le maître ajoute aussitôt :

« I. A l'état pathologique dans les altérations dites (sébor- « rhéiques) et dans l'eczéma, la stéatisation de l'épiderme et

[1] *Pratique dermatologique*, t. II, p. 126.

« des produits d'éviction, exsudats, desquamation, croûtes, « dérive de l'hyperfonction des follicules sébacés et des glo- « mérules sudoripares, de *la régression irritative des cellules et* « *des infiltrations d'origine mécanique* (1). »

Ainsi donc, tout contribue à la stéatisation de la squame dans ce que nous continuerons d'appeler le pityriasis gras et dans toutes les formes de l'eczéma séborrhéique de Unna. Il y a de la graisse vraie, sébacée, de la sueur plus ou moins grasse, des produits stéatosiques ou stéatoïdes fournis par altérations cellulaires épidermiques.

Du reste Besnier, aussitôt après, notera avec précision toutes les inconnues que garde la stéatisation de la squame dans « l'eczéma séborrhéique » et qui nous empêchent de pouvoir sur le sujet, exposer une seule idée précise. En effet :

« En ce qui concerne les troubles de la stéatisation épithé- « liale vague de la peau, la constance de la stéatisation patho- « logique au niveau des éléments d'eczéma séborrhéique, la « qualité de cause ou d'effet de l'hyperséborrhée dans l'eczé- « ma séborrhéique, les caractères cliniques de l'élément grais- « seux des exsudats proprement dits dans les différentes « formes et variétés de l'eczématisation en général, la question « n'est pas même régulièrement posée et les faits valables « manquent pour une discussion actuelle (2).

Combien cette réserve est remarquable; on peut s'en rendre compte par la lecture comparative des auteurs de même époque; ils sont dans toutes les mains. Besnier ne pourra donc terminer que par une affirmation négative, mais très catégorique : « En fait, dit-il, et pratiquement, il n'y a entre *la* « *séborrhée grasse et l'eczéma séborrhéique localisé, régional ou* « *disséminé, aucun rapport absolu; les deux affections peuvent* « *exister et* EXISTENT NORMALEMENT TOUT A FAIT DISTINCTES, « *superposées ou juxtaposées.* » En fait, il est certain que l'exagération des flux glandulaires coïncide fréquemment avec l'eczématisation, « mais cette constatation dépassée, tout rede- « vient obscur et discutable (3). » Il reste donc entendu « ... que

(1) *Pratique dermatologique*, t. II, p. 126.
(2) *Loc. cit.*, p. 128.
(3) *Loc. cit.*, p. 129.

« les affections désignées récemment, pour les séparer de « l'eczéma, sous le nom de séborrhéides, *ne sont ni exclusive-* « *ment, ni nécessairement* des sébacéodermies ».

Or, de même que l'hypothèse d'une suffusion de sébum dans les squames est insuffisante pour expliquer leur apparente stéatisation, de même les faits cliniques s'opposent à eux seuls à ce que cette stéatisation provienne comme le voulait Unna, du flux sudoripare, devenu huileux. Quelle hypothèse reste donc pour l'expliquer?

Besnier acceptera la notion de la parakératose grasse apportée par Darier. Il admet chez l'agent pathogène inconnu qui fait les soi-disant séborrhéides *une action dégénérative troublant l'évolution épidermique et provoquant une parakératose particulière, la parakératose grasse* (1).

Besnier ajoute : *La spongiose eczématique vraïe* n'appartient pas à ce processus qui peut évoluer indéfiniment sans elle; et si l'eczématisation y intervient à titre de complication, elle y présentera sa caractéristique invariable, la *spongiose* initiale profonde, quelle que soit la cause qui l'aura provoquée.

Et avec son scrupule de véracité, il ajoutera en note (2) : « D'après Sabouraud (Congrès de Paris, 1900), l'épidermite « séborrhéique, comme les autres épidermites microbiennes, « présente des îlots de spongiose d'emblée *sous cornée*, bien « distincts des îlots *profonds* de la spongiose eczématique. »

Nous verrons en temps et lieu que là, et là seulement réside le nœud anatomique de la question. Et c'est par là que nous tenterons de résoudre ce problème.

Mais il importe en tout cas de préciser l'opinion de E. Besnier, sur ce point particulier de la spongiose. Personne n'a dit encore qu'il domine tout le sujet, et il est vraiment curieux de le voir posé par un clinicien et non par les anatomistes qui ont opposé leur opinion à la synthèse de Unna.

Analysant le mémoire de Unna de 1893, Besnier présente le synanthème *du type nummulaire* et ajoute, conformément au texte du maître de Hambourg : « qu'au-dessous des croûtes

(1) *Loc. cit.*, p. 131.

(2) Je reproduis cette note parce qu'elle montre que depuis plus de deux ans je connais les détails de la structure anatomique des squames et croûtes des pityriasis gras que j'exposerai plus loin.

avulsées, on constate un pointillé rouge sécrétant ». Et aussitôt, Besnier ajoute : « Nous avertissons le lecteur que là *com-« mence la difficulté, la faille* qui provoquera la dislocation « du système entier de l'*eczéma* séborrhéique de Unna, avec « le *fait nouveau* de l'apparition sur le champ « sébor-« rhéique » et desquamatif d'un phénomène appartenant à un « *autre processus*, c'est-à-dire à l'*eczématisation*. Dans la pre-« mière série, il ne s'agissait que de types desquamatifs et « stéatosiques plus ou moins analogues à certaines formes « des affections antérieurement décrites sous les noms de « séborrhée, pityriasis, psoriasis, acnés ; mais voilà qu'il inter-« vient de la *vésiculation*, du *suintement*, c'est-à-dire des carac-« tères qui ne font pas partie intégrante ni nécessaire des « anthèmes « séborrhéiques », lesquels peuvent poursuivre et « poursuivent souvent d'une manière typique leur cycle entier « sans les présenter. »

Or, tout ceci est cliniquement d'une vérité grande, mais anatomiquement discutable. Très souvent il est vrai des pityriasis donnent lieu à des phénomènes d'eczématisation et de suintement évident, lesquels ne font pas essentiellement partie du type primitif pityriasique qui leur a donné l'occasion de naître. Pour parler comme Besnier lui-même, on peut dire [1] : « Il n'est en aucune manière démontré que les altéra-« tions aiguës généralisées qui se sont développées *ultérieu-« rement* sur le mode commun, sont du même type que les an-« thèmes séborrhéiques simples. La rapidité de leur efflo-« rescence, l'étendue dans laquelle ils se diffusent impliquent « une action angio-nerveuse et nous ne comprenons pas « encore par quelle voie le parasitisme externe auquel sont « attribués les éléments primaires, pourrait produire tout « cela. »

Donc, c'est avec très juste raison que Besnier, dans les complexus séborrhéiques, faisait deux parts : celle de l'anthème séborrhéique et celle de l'eczématisation consécutive. Où ce texte me semble discutable, c'est quand il exclut la spongiose du pityriasis. Entre le suintement

[1] *Loc. cit.*, p. 119.

caractéristique de l'eczématisation et la squame sèche du pityriasis, il y a place pour le pityriasis à squame spongieuse. Mais c'est là ce que personne ne sait encore....

Mieux que personne, Besnier connaît les liens cliniques indéniables qui rattachent l'eczématisation aux efflorescences soi-disant « séborrhéiques ». Et ce problème difficile signalé par Sauvages, par Lorry et par de Roussel, il le souligne maintes fois : « Il ne saurait être méconnu, dit-il, que dans « une majorité considérable de cas, un rapport à déterminer « dans sa nature et dans sa mesure, mais réel, s'établit entre « les *lésions cutanées* « séborrhéiques » et l'*eczématisation*, « entre les troubles des fonctions stéatosique, sébacée et « sudorale et le développement ou la séquelle des eczémas « les plus positifs. »

Et très justement il ajoute :

« S'il en était autrement, on peut être assuré que le terme « d'eczéma séborrhéique » n'aurait pas aussi aisément envahi « la pathologie cutanée et nous ne l'aurions pas nous-même « conservé provisoirement sous les réserves que nous avons « il y a déjà longtemps précisées [1]. »

L'opinion de Besnier sur le problème des pityriasis, sur l'ensemble étiqueté « eczéma séborrhéique » par Unna, sur l'homogénéité de ce groupe, sur ses limites, sur son étiologie, etc. est résumée par lui avec une profonde clarté. Et cette conclusion peut clore normalement et naturellement l'histoire moderne de la question jusqu'à notre travail personnel. La voici, en ce qui dépend plus particulièrement de mon sujet, savoir : les pityriasis secs, gras ou humides, diffus ou figurés.

« Sans aucune démonstration absolue, la majorité des der- « matologistes admet que la *nature* de « l'eczéma sébor- « rhéique » est parasitaire, en raison de ses analogies avec « les mycodermies vraies : début apparent par un point infun- « dibulaire à la manière du pityriasis d'Eichstedt, ou par une « tache orbiculaire, au niveau desquels on rencontre le coccus « de Unna et son commensal ; marche serpigineuse ou excen-

[1] Eczéma séborrhéique. *Trad. franç. de Kaposi*, 2e édit., Paris, 1891, p. 677, 688, et Traitement de l'eczéma, dans le *Traité de thérapeutique appliquée* de Robin, Paris, 1891, p. 80-94 avec une chronographie.

« trique; formes figurées; guérison souvent obtenue à l'aide « des agents de réduction; supposition de contagiosité. Mais « la démonstration de la présence *primaire* de l'élément mi- « crobien et de la réalité de son action *causale*, reste à donner; « et il demeure toujours impossible de faire le classement « nosologique normal des eczémas séborrhéiques de Unna. On « ignore enfin quelle est la condition pathogénique de l'eczé- « matisation si fréquente des efflorescences séborrhéiques.

« Quoi qu'il en puisse être, en attendant les résultats « d'études nouvelles, urgentes sur tous ces points, il faut « cependant chercher une transaction et proposer une no- « menclature temporaire, conforme aux besoins de l'enseigne- « ment et de la pratique. La solution la plus simple eût été de « conserver provisoirement aux types de Unna, le nom d'ec- « zémas séborrhéiques, avec les réserves spécifiées; cela eût « suffi pour indiquer, *sans phrases*, qu'il *ne s'agissait pas* d'ec- « zémas ordinaires.

« Notre proposition transactionnelle ne paraît pas être « agréée par la majorité; on a jugé impossible de ne pas opé- « rer immédiatement la disjonction au fond, et l'on paraît « disposé seulement à conserver comme « commode » en cli- « nique, de continuer à appeler encore « eczémas sébor- « rhéiques » les cas où les lésions « séborrhéiques » ont été « suivies d'eczématisation positive. Nous nous inclinons, en « faisant seulement remarquer qu'il faudra également dans « ce cas une convention tacite pour ne pas donner au mot « séborrhéique » la signification qu'il ne comporte pas (1). »

Nous terminerons ici le résumé de l'œuvre critique du maître de l'école dermatologique française.

Aucun texte à mon avis, même plus récent que celui-là, n'approcha la vérité d'aussi près. C'est donc de celui-là que les recherches nouvelles doivent partir. Et c'est pour cela qu'il n'a pas été présenté à son rang chronologique, et qu'il a été placé le dernier. Voilà, en ce sujet, la vérité d'aujourd'hui, nous allons chercher maintenant ce que sera celle de demain.

(1) *Pratique dermatologique*, t. II, pp. 150-155.

CHAPITRE POUR SERVIR DE CONCLUSION A CE QUI PRÉCÈDE ET D'INTRODUCTION A CE QUI VA SUIVRE

Je comparerais volontiers le groupe morbide dont je viens de retracer l'histoire depuis le premier siècle de Jésus-Christ jusqu'à nos jours, à ces groupes humains mal construits et pourtant très solides, qui, pendant des siècles d'existence, n'ont su se créer ni une nationalité définie, ni un pays de délimitation géographique précise, ni une constitution politique stable. Cela s'est vu historiquement plusieurs fois.

L'histoire de tels pays est celle que lui font les pays voisins, car ils ne lui laissent pour vivre que l'espace qu'ils ne se réservent pas pour eux. Un moment, par un hasard, ce pays peut avoir un rôle politique immense, mais son effort excessif ne réussit à faire qu'un groupement ethnique fragile qui spontanément se dissout. De nouveau, les pays voisins le reconquièrent et le divisent, son nom même en arrive à disparaître de la terre. Pourtant à travers les vicissitudes il persiste à vivre. Un jour il reprend son vieux nom propre, il affirme son droit à l'existence et reparaît un peu modifié par les dernières aventures traversées, mais pourtant sans amoindrissement ni déchéance. De même, les hommes tournent autour de la vérité et souvent ils la piétinent, mais sans qu'il soit en leur pouvoir de la détruire.

I. La place du présent chapitre indique ce qu'il doit être; entre l'histoire ancienne et moderne de mon sujet et l'étude personnelle que j'en vais faire, il doit clore la première partie de ce volume et *introduire* celle qui va suivre.

Une telle histoire, si longue, si complexe, peut fournir matière, on le comprendra, à des conclusions bien diverses.

Et d'abord ne semble-t-il pas remarquable que, durant tant de siècles, si peu d'auteurs parmi ceux qui ont traité ce sujet se soient donné la peine d'apprendre ce que ceux qui les avaient précédés en avaient dit? Ne peut-on pas croire vraiment, que si l'histoire complète de la dermatologie était faite, elle contribuerait beaucoup à l'unification internationale des principales idées et des principaux termes dermatologiques, chose si désirable?

II. En second lieu, si l'on envisage d'un coup d'œil d'ensemble le nombre de faits principaux et accessoires qu'une telle histoire a été forcée de mettre en relief ou d'effleurer, ne semble-t-il pas encore qu'une grosse partie de l'histoire dermatologique générale se trouve faite avec cette histoire particulière, et n'est-on pas tenté de penser ce que je crois sincèrement : que *les grandes questions dermatologiques ne sont pas si nombreuses qu'on croit.*

Avec très peu de monographies ainsi faites, chacune apprenant une part des autres, il semble qu'on ne tarderait pas à réunir des matériaux importants pour un monument d'ensemble qui nous manque. Je ne sais pas vraiment si pour le médecin ce serait là des études dermatologiques secondaires, à tenter seulement quand il aurait fait son éducation visuelle et clinique. Il est possible au contraire qu'on puisse apprendre la dermatologie par son histoire, et que son histoire intelligemment faite la rende plus intéressante et plus compréhensible que la dermatologie descriptive telle qu'on l'a écrite jusqu'à nos jours. Je ne doute pas que cette dermatologie comparée ne soit en tous cas plus intéressante pour les esprits aptes aux idées générales, aimant la philosophie des questions dont ils s'occupent, et ce sont ceux qui méritent le plus qu'on écrive pour eux. J'offre ces réflexions préliminaires aux dermatologistes qui sont à la fois des philosophes, des polyglottes et des bibliophiles!

III. Ensuite un thème de pensée qui ne peut pas ne pas surgir naît de l'extraordinaire confusion que l'étude clinique du sujet a permise depuis son origine jusqu'à nos jours, et des fabuleuses différences d'interprétation des mêmes faits non seulement pour des auteurs de différentes époques, ce qui serait compréhensible, mais pour des auteurs contemporains et à toutes époques : les uns faisant du pityriasis une maladie spéciale, d'autres un symptôme commun à beaucoup de maladies, les autres enfin l'un des symptômes d'une seule maladie voisine, et alors parmi ces derniers les uns attribuant ce pityriasis à l'eczéma, d'autres au psoriasis, d'autres à la séborrhée, etc.

Et ces premières et absolues différences d'opinion une fois constatées, on trouvera de plus en plus et jusque dans le plus menu détail la même série d'affirmations contradictoires, même entre auteurs qui globalement semblent se rattacher les uns et les autres à des opinions générales similaires.

α. Parmi ceux qui font du pityriasis une maladie particulière, pour les uns et dès l'antiquité c'est une maladie strictement limitée aux régions pilaires : cuir chevelu, barbe et sourcil, d'autres y ajoutent un pityriasis de la région pubienne, de la poitrine, des aisselles, d'autres un pityriasis du visage, un pityriasis des lèvres, des organes génitaux, de tous points du corps. Enfin certains auteurs affirment en avoir observé des cas généralisés, ce que leurs adversaires nient énergiquement.

β. En outre, ceux qui s'accordent pour faire du pityriasis une maladie particulière ne s'accordent point sur les *caractères symptomatiques* à lui attribuer. Les uns en font une épidermatose sèche, exclusivement sèche, à ce point que s'ils trouvent sous la furfuration d'un pityriasis la moindre rougeur ou la moindre humidité ils le déclassent pour en faire un eczéma, ou ils le considèrent comme compliqué d'un symptôme étranger aux siens. D'autres au contraire ne considèrent la sécheresse des squames du pityriasis que comme un symptôme habituel non pas nécessaire, et ils attribuent même au pityriasis une phase suintante considérée par la plupart des autres comme eczématique.

Il est à remarquer sur ce point particulier la véhémence des contradictions, la fréquence des affirmations antinomiques, et leur répétition au cours des siècles. A plusieurs reprises, des novateurs ont voulu déclarer que le pityriasis avait la squame sèche pour caractère *absolu* et que tout état humide de l'épiderme devait en être distrait comme lui étant étranger. Et toujours à quelques années ou générations suivantes l'opinion inverse de nouveau se faisait jour.

J'ai dit que nombre d'auteurs avaient appelé le pityriasis

de noms différents, et un recolement de ceux seuls que j'ai mentionnés lui en donnerait bien une *vingtaine*. Or, la plupart comportaient dans l'opinion de leurs auteurs une signification partiellement distincte de toute autre et il faut en aller chercher le détail dans leurs ouvrages....

γ. En outre, aucune unité d'opinion n'existant quant aux *limites* à assigner à l'entité morbide : pityriasis, de quelque nom qu'on la désigne, il est encore arrivé que nombre d'auteurs, en démembrant en deux, trois ou dix morceaux le pityriasis unique de certains autres, ont donné à chacun de ces morceaux une désignation et une attribution différentes. Ainsi Bazin, par exemple.

δ. En ce qui concerne *la cause* du pityriasis, l'anarchie n'est pas moindre, depuis que les premières recherches expérimentales ont permis d'oser des explications pathogénétiques. Avant cette époque, nombre de fois depuis Celse, on avait fait du pityriasis une maladie dépurative, éliminant une humeur peccante. Encore aujourd'hui, certains voient dans le pityriasis « le reflet à la peau » d'une dyscrasie qu'ils nomment, en attendant de la connaître : « diathèse dartreuse » de Hardy « arthritisme français » moderne. Les sages de tous les temps ont déclaré ne rien savoir touchant ses causes profondes. De plus modernes, plus audacieux, lui ont affirmé une cause externe parasitaire et ont décrit ses parasites ou son parasite causal. Enfin certains, nous le savons, ont fait du pityriasis simplex une malformation congénitale.

ε. Le *mécanisme anatomique* du pityriasis est aussi une question récente négligée encore aujourd'hui par la plupart des auteurs et présentée par ceux qui en traitent de la façon la plus différente, car nous avons vu Hebra considérer le pityriasis comme un flux sébacé concret, Fox, van Harlingen, Piffard, Auspitz, etc., le rétablir comme exfoliation épidermique, Unna le rapprocher au nom de l'anatomie de l'eczéma vrai vulgaire, Török du psoriasis et Audry des ichthyoses.

Les faits cliniques sur lesquels tant d'interprétations diverses se faisaient jour restaient pourtant bien les mêmes, seulement la nature qui, selon Denys l'Aréopagite, *unquam fecit saltus,* montre toujours dans la série dermatologique, entre les exemples typiques de chaque dermatose, une série de faits intercalaires tellement serrée que l'observateur, s'il sait le plus souvent où placer le centre de chaque maladie cutanée, ne sait où placer entre deux entités voisines des frontières qui puissent n'empiéter ni sur l'une ni sur l'autre.

En vérité, si l'on nommait d'une lettre algébrique chacune de ces quantités dermatologiques que l'on appelle eczéma, psoriasis, pityriasis et séborrhée, on pourrait chercher tous les rapports réciproques qu'elles peuvent affecter. Chacun de ces rapports a été déclaré vrai par quelqu'un, chacune de ces opinions possibles a été soutenue.

Ce qu'il y a de remarquable aussi, bien que le fait soit commun et ait été mille fois répété, c'est que chaque auteur soutient son opinion comme la seule admissible, et excommunie les auteurs qui ont soutenu l'une des propositions inverses. Nous avons signalé le fait dans Alibert, dans Biett, dans Cazenave, dans Rayer, dans Bazin, dans Hardy. Nous aurions pu le signaler pour tous. Cela n'est pas pour nous étonner; les actes de foi sincère, de foi intransigeante et de foi persécutante sont de tous les temps, et de tous les sujets.

Même en écartant de notre examen les anathèmes, pour ne considérer que le fait même de la divergence des opinions chez tous les auteurs que nous avons résumés, plus on compulse de volumes et plus ces contradictions se multiplient.... Chacun pense avec sa cervelle, et il n'y en a sans doute pas deux qui soient plus pareilles que deux physionomies ne peuvent l'être.

IV. A ces constatations décourageantes, on peut après réflexion en opposer quelques autres :

Au cours de cette histoire, à l'envisager très généralement, il est aisé de distinguer dans le nombre immense des auteurs qui se sont occupés de cette question ceux qui ont été les maîtres des autres, c'est-à-dire ceux qui ont imposé à leur génération et même aux suivantes la formule de leurs conceptions. Et ceux-là sont très peu nombreux, en regard de ceux qui n'ont été que des élèves, et qui ont vécu sous les conceptions d'autrui.

Dès lors dans la longue étude d'histoire qui précède il est possible de ne tenir compte que des grandes opinions exprimées sans s'inquiéter du tout de l'époque où elles ont été émises, simplement pour superposer celles qui sont identiques, rapprocher celles qui sont analogues et opposer celles qui sont inverses. C'est envisager à la façon d'un *referendum* les débats dont nous avons suivi l'histoire pendant deux mille ans.

Alors on voit que dans la nosographie existent quatre dermatoses, ou pour ne rien préjuger, quatre complexus symptomatiques que presque tout le monde *entend* lorsqu'on les dénomme; quatre types morbides dermatologiques qui se touchent l'un l'autre assez étroitement pour que les limites qu'on doit imposer à chacun demeurent encore incertaines; ces quatre types dermatologiques étant : le *Pityriasis*, le *Psoriasis*, la *Séborrhée* (1) et l'*Eczéma*.

Tout particulièrement d'incessantes batailles doctrinales ont été livrées sur chacune des frontières de cette circonscription dermatologique que nous appelons *le pityriasis*. Comme il arrive dans l'histoire, ces batailles se sont périodiquement reproduites aux mêmes points géographiques, parce que les raisons qui ont déterminé les premières ont pareillement déterminé les autres, étant demeurées permanentes. Et d'ailleurs les batailles dermatologiques comme les autres se livrent presque toujours aux frontières.

Parmi les dermatologistes, les uns ont décrit (sous des noms d'ailleurs divers, mais peu nous importe) chacun de ces quatre types. Il les ont décrits chacun comme différent des autres, chacun comme indépendant.

Mais d'autres dermatologistes qui avaient plus particulièrement étudié l'une quelconque des régions limitrophes du pity-

(1) Par séborrhée, il faut entendre ici la séborrhée de Fuchs, entité morbide strictement définie et fermée à laquelle a été consacré le précédent volume de cette série : *Les Maladies séborrhéiques* (Masson, 1902). Voir sa définition en ce premier volume, p. 14.

riasis l'ont grandie au point d'absorber en elle le pityriasis tout entier. Ainsi, en constituant les séborrhées comme centre de ses opérations intellectuelles, Hebra a-t-il cru pouvoir y annexer tous les pityriasis d'autrefois.

D'autres auteurs ont cru plus simple de réunir tous ces chapitres en un seul, comme fit Hardy, sans voir que, quelque nom commun qu'on donne à l'ensemble, ses subdivisions naturelles n'en demeurent pas moins, qu'il faudra nommer chacune d'elles comme autrefois, et que si le pityriasis et l'eczéma ne sont que des variétés au lieu d'être des espèces, cette distinction, en l'absence de criterium absolu, reste toute verbale et par conséquent n'importe guère.

D'autres, comme Unna, sont autrement retombés dans la même erreur. Inversement à Hebra, Unna sépare le pityriasis de la séborrhée, mais pour la confondre ensuite dans l'eczéma avec une partie du psoriasis sous un nom nouveau.

Bref, parmi les quatre dermatoses qui ont des points de rapport, de contact et de pénétration rendant litigieuse la délimitation de leurs frontières :

Eczéma.	Psoriasis.
Séborrhée.	Pityriasis.

Le pityriasis se trouve en rapports :

1° Avec l'eczéma, car l'eczéma est en général vésiculeux et humide et le pityriasis paraît le devenir quelquefois;

2° Avec la séborrhée, car la séborrhée est grasse et les squames du pityriasis très souvent paraissent graisseuses;

3° Avec le psoriasis, car le psoriasis est écailleux et ses lésions sont figurées et le pityriasis toujours squameux est souvent figuré.

Si l'on se souvient en outre, que, depuis l'antiquité, certains auteurs ont constamment rapproché les pityriasis des ichthyoses, et que d'autres, enfin, n'ont jamais voulu lui reconnaître la valeur d'une entité morbide autonome et particulière, finalement, on arrive à constater, non sans étonnement, que tant de volumes, tant de traités, tant d'études monographiques aboutissent à six opinions dissemblables et qu'il semble impossible d'en trouver une septième qui soit défendable.

La première fait du pityriasis une malformation congénitale.

La seconde en fait une maladie à évolution spécifique et particulière.

La troisième en fait un symptôme de plusieurs maladies différentes.

La quatrième le confond plus ou moins complètement dans l'eczéma.

La cinquième dans la séborrhée.

La sixième dans le psoriasis.

V. **Plan et méthode de travail.** — Puisque nous allons maintenant nous-même nous attaquer à cette question, après le résumé qui précède, le plan de nos opérations se trouve simplifié.

La première chose à faire est d'étudier le pityriasis *en soi*, pour chercher s'il n'est que le symptôme d'une maladie autre que lui ou bien si ses caractères lui donnent la valeur et le rang d'une entité morbide réelle. Et naturellement il en faudra étudier non seulement le type primitif et « central » si l'on peut dire, qualifié jadis de *pityriasis capitis*, *alba*, ou *simplex*, mais les formes diverses qu'on a rapprochées maintes fois de lui, les types de pityriasis à *squames graisseuses*.

Après cette étude première, il faudra chercher si l'on peut différencier et comment on peut le faire, les pityriasis une fois définis, des processus morbides, qui sont : la séborrhée, l'eczéma et le psoriasis et même des autres types morbides dermatologiques pouvant avoir avec les pityriasis des affinités naturelles ou objectives.

Le plan de ce livre sera donc extrêmement simple et facile à suivre à travers la multiplicité des faits particuliers dans le détail desquels il faudra descendre.

Quant à la méthode de travail que nous emploierons, elle sera aussi simple et je vais chercher à la déduire elle aussi des pages d'histoire qui précèdent. Voici comment :

Nous venons de voir que l'histoire clinique de la question

ramène toutes ou presque toutes les opinions qu'on a exprimées sur elle à un très petit nombre. Mais entre ces opinions, il faut choisir, puisqu'elles sont inconciliables, antinomiques.

Or, je remarquerai que jusqu'à ces derniers temps, après avoir seulement fait du sujet une étude clinique plus ou moins sérieuse et longue, chaque auteur concluait suivant les faits dont il avait été témoin et le hasard qui lui avait présenté de plus beaux exemples des uns que des autres, suivant les études antérieures qu'il avait faites, suivant l'école dermatologique dont il sortait et suivant la forme de son esprit.

Admettons que ce sujet soit l'un des plus complexes de la dermatologie tout entière, il a pourtant été l'un des plus étudiés depuis deux mille ans, même récemment, et pourtant il reste l'un des plus troubles qui soient. Quel est celui qui aura lu l'histoire clinique du pityriasis telle que deux mille ans l'ont faite et qui ne conclura pas qu'elle est aujourd'hui même indiciblement confuse? Je sais bien que des hommes fervents dont la foi est tenace, proclament aujourd'hui même que l'étude clinique en ce sujet reste encore « le guide le plus sûr et le plus lumineux ». Moi je suis plus sceptique, je n'espère rien voir avec cette seule lumière qui n'ait pas été vu encore. On peut être sûr d'avance au contraire, et l'histoire en est garant, d'aboutir avec ce guide à l'une des cinq ou six opinions auxquelles il a conduit tous les cliniciens avec une parfaite régularité. Je crois même qu'on ne peut plus sans ironie offrir les seuls enseignements de la clinique aux dermatologistes de l'avenir sur ce point; et je ne crois pas que la clinique nous sortira de ce chaos, parce qu'elle ne l'a pas fait depuis Celse. Les cinq solutions boiteuses données à ce problème nous sont assez connues maintenant pour que nous ne désirions pas en rééditer l'une quelconque.

Et dans ces conditions, je me propose dans l'étude que je vais faire, de mener de front les recherches cliniques, bactériologiques et anatomiques, *mais en donnant à l'anatomie et à la bactériologie seules, c'est-à-dire à l'expérimentation, le droit de conclure.*

Pourtant ce n'est pas à dire que je veuille m'en remettre aveuglément à l'un ou à l'autre de nos moyens de connaître en lui attribuant une valeur exclusive ou excessive. Et je demande encore à m'expliquer sur ce point en quelques mots :

L'avènement des doctrines expérimentales a été dans cette histoire comme dans toute l'histoire de la nosographie un fait d'une portée incalculable, mais dont beaucoup se sont exagéré la valeur immédiate. Une méthode même la meilleure n'existe que maniée par une cervelle humaine, et si la cervelle est médiocre, les résultats fournis seront dus à la médiocrité de la cervelle bien plus qu'à l'excellence de la méthode. Les fondateurs de la méthode expérimentale furent des hommes de génie, les résultats qu'ils apportèrent furent géniaux, mais, je le répète, une méthode n'est pas géniale toute seule, et une arme excellente est de nulle valeur maniée par des mains débiles. Aussi l'introduction des méthodes expérimentales dans la dermatologie n'a-t-elle donné jusqu'ici que des résultats dont on peut dire qu'ils sont nouveaux sans pouvoir dire qu'ils sont définitifs.

En outre, pendant longtemps, souvent pendant des années, (témoin les recherches de Grüby, de Malassez, de Unna), des résultats expérimentaux ne sont certains que pour ceux qui les ont obtenus, non pas pour ceux à qui on les raconte. Car il est bien plus facile à ceux-ci de refuser de croire une vérité même démontrable que de se prouver sa véracité, souvent même lorsque les techniques pour le faire sont devenues banales.

Bref les méthodes expérimentales, difficilement applicables et peu appliquées à l'étude des dermatoses, ont à peine commencé à donner des fruits. Quant à ces fruits, très peu de dermatologistes s'occupent à les faire croître et beaucoup attendent de les voir mûrir.

En ce qui concerne les pityriasis, depuis la découverte de Malassez, Unna presque seul s'est attaqué à cette question en s'aidant des techniques expérimentales. Il l'a fait d'une façon vigoureuse, et un instant il a pu croire avoir construit au pityriasis des Grecs une nouvelle demeure solide et durable. Mais, emporté par son sujet et par ce fait que la nature, qui fait ses lois si simples, complique les faits particuliers à l'infini, Unna s'est trouvé sortir sans s'en apercevoir du terrain qu'il avait conquis tout d'abord, et peu à peu lui annexer toutes les terres voisines : les deux tiers de la séborrhée, la moitié du psoriasis et tout l'eczéma. Ainsi les premières sérieuses recherches expérimentales trop hâtivement menées, peut-être avec des techniques insuffisamment méthodiques, ont-elles abouti non seulement à heurter de front un grand nombre de faits traditionnellement admis, mais à donner des résultats en contradiction avec les faits cliniques de tous les jours. Aussi semble-t-il que cet effort, qui a eu tant et de si gros résultats, soit déjà pour la dermatologie actuelle un fait mort, un fait du passé, comme la doctrine de Hebra.

Cet effort est donc à renouveler, avec plus de sagesse si possible, une méthode plus sûre et des techniques plus parfaites. Il restera quand même, quoi qu'on fasse, une part d'opinion personnelle devant les faits expérimentaux, car il y en a que l'expérimentation établit et d'autres en plus grand nombre qu'elle peut seulement rendre probables. Et à quelque conclusion que l'étude le mène, l'auteur ne doit pas espérer emporter d'assaut le consentement universel d'aujourd'hui. Mais peu importe au vrai chercheur, car il ne compte pas sur aujourd'hui, mais sur demain.

C'est après avoir considéré tout cela et ainsi compris les enseignements de l'histoire que j'aborde moi-même le sujet de la précédente enquête. Pour conclure : à mon avis, à l'heure présente, il n'existe qu'un moyen pour tenter d'éclairer ce sujet d'une lumière nouvelle, c'est de catégoriser les faits que nous présente la clinique d'après l'anatomie pathologique et la bactériologie. Si même la catégorisation qui, pour le moment s'ensuivra n'est pas celle qu'il faudra conserver plus tard, les faits anatomo-pathologiques eux-mêmes resteront, car ils ne sont soumis à aucune interprétation doctrinale, mais résultent de l'observation directe.

D'ailleurs une synthèse même prématurée, même partiellement erronée, quand elle est de quelque puissance, est un incomparable instrument de progrès. Car en traçant des lignes générales, en dressant simplement les cadres que des recherches ultérieures devront remplir, elle suscite dans toutes les directions un vaste travail analytique qui plus tard rendra possible une nouvelle synthèse plus solide. Ainsi et même si je dois établir une doctrine incomplètement vraie, ce travail n'en sera pas moins utile pour deux raisons : parce qu'il aura donné une conception momentanément plus claire du sujet et parce qu'il fournira des matériaux à ceux qui plus tard le remanieront.

Quant à mes recherches, quoi qu'elles vaillent, elles seront faites avec la sincérité absolue, consentie d'avance pour ou contre les hypothèses *a priori* dont il faut toujours partir, mais que l'expérimentation doit juger; et aussi avec le refus total de croire sans le vérifier ce que les autres ont avancé dans le sujet. Car je prétends au moins *faire* mon opinion et autant que je puis ne la recevoir de personne.

DEUXIÈME PARTIE

ÉTUDE PERSONNELLE DU PITYRIASIS

SECTION I

ÉTUDE DE LA LÉSION ÉLÉMENTAIRE DES PITYRIASIS

CHAPITRE PREMIER

LA SQUAME

Il est impossible de parler d'une maladie qui a pour caractère primordial d'être squameuse sans définir d'abord la squame.

Normalement l'épiderme présente une surface lisse. Mais en nombre de circonstances apparaissent à sa surface de très fines écailles ou des écailles lamelleuses plus larges, plus épaisses et cartonnées : c'est là ce qu'on appelle en clinique les squames. Visiblement ces squames sont produites par l'exfoliation de la couche épidermique la plus superficielle et sa dissociation en très fins débris.

La squame peut revêtir des caractères objectifs différents suivant les cas. Elle peut être assez fine pour passer inaperçue. Beaucoup de gens ignorent qu'ils en présentent sur toutes les régions pilaires du visage, et ne se connaissent que quelques démangeaisons. Pourtant le grattage de la peau du menton, à travers la barbe, en ferait tomber une fine poussière semblable à de la farine.

Un peu plus grosse, la squame atteint à la dimension de grains de sable très fin. Dans d'autres cas, la squame est une lamelle mince presque translucide, « pelliculaire », plus ou moins large, mais dont les dimensions en surface peuvent être d'un ou de plusieurs millimètres, alors que son épaisseur reste nulle.

En d'autres cas, au contraire, la squame prend de plus grandes proportions non seulement en surface, mais en épaisseur. Elle devient alors *furfureuse*, semblable à du son de blé moulu, mal égrugé.

Enfin la squame, qui dans tous ces cas est demeurée sèche, peut en d'autre cas paraître infiltrée de graisse ou d'huile, ou encore elle peut sembler recouvrir une surface humide. Ces derniers cas sont assez importants et distincts des premiers pour que nous devions nous en occuper plus loin dans un chapitre spécial.

Lorsque la squame est fine, elle est par des moyens grossiers *insécable,* mais quand elle devient plus large ou plus épaisse, il est aisé de la dissocier en fines particules et de ramener ainsi les pellicules les plus grosses ou les plus larges à l'état poudreux. Et lorsque une squame est très épaisse il est aisé de voir aussi que sa dissociation s'effectue suivant deux plans ; elle se clive dans son épaisseur en montrant qu'elle est faite de stratifications horizontales superposées, et chaque strate s'émiette en très fines particules.

Lorsqu'on examine la squame ainsi dissociée, en immergeant par exemple ses particules dans une solution alcaline faible, on s'aperçoit que toute squame présente une structure cellulaire parfaitement reconnaissable. Une squame mince a la structure d'un toit, chaque cellule ayant à peu près la forme et la position d'une ardoise. Si donc on examine chaque cellule en surface, elle sera losangique. Si on l'examine par sa tranche, elle est plate, à peine plus épaisse en son milieu et plus effilée aux deux bouts.

Quand la squame est plus épaisse, c'est que les lits cellulaires dont elle est faite sont plus nombreux, mais ils sont disposés de même.

La squame résulte de la viciation d'un processus normal et

physiologique. Sans cesse l'épiderme s'exfolie invisiblement; quand cette exfoliation devient visible, elle produit la squame pour nos yeux. Pour comprendre le mécanisme de sa formation, il est nécessaire de connaître au moins d'une façon générale ce qu'est la peau, la structure cellulaire de l'épiderme et son mode de vie. Je vais résumer très simplement à ce sujet les notions les plus simples, les plus rudimentaires, celles qu'il est indispensable de ne pas perdre de vue pour comprendre la suite de notre sujet.

I. — STRUCTURE ET FONCTION DE L'ÉPIDERME

La peau, prise d'ensemble et pour ne tenir compte que de ses parties essentielles, est composée de deux couches accolées, adossées l'une à l'autre, le derme et l'épiderme, blindage double et semblable à lui même en son ensemble sur toute la surface du corps.

Laissons de côté pour l'instant le *derme*, charpente solide de l'épiderme qu'il supporte, trame fibreuse comprenant les vaisseaux sanguins et lymphatiques et les faisceaux nerveux dont les filets se distribuent à l'épiderme, et portons notre attention sur l'épiderme lui-même. Le voici :

L'*épiderme* est un organe polycellulaire de revêtement, un isolant et un organe de lutte active et passive contre les éléments extérieurs. Cet organe robuste vit en parasite à la surface du derme, peau profonde, qui fournit à tous ses besoins. Toutes ses fonctions dépendent des siennes; il n'a aucune circulation organisée active, il n'a que des circulations humorales passives, et le seul lien permanent qui le rattache directement aux organes du corps est le système nerveux dont les dernières ramifications le pénètrent.

Le revêtement épidermique est polycellulaire et les successives rangées de cellules qui le constituent sont nées de la couche cellulaire profonde, dite basale ou formatrice.

Cet organe, né d'une multiplication cellulaire, ne dure que parce que sa multiplication cellulaire se continue incessamment. Il meurt perpétuellement et perpétuellement se renouvelle.

Sur une coupe verticale l'épiderme se présente avec l'aspect d'un mur de moellons. Les moellons sont les cellules épider-

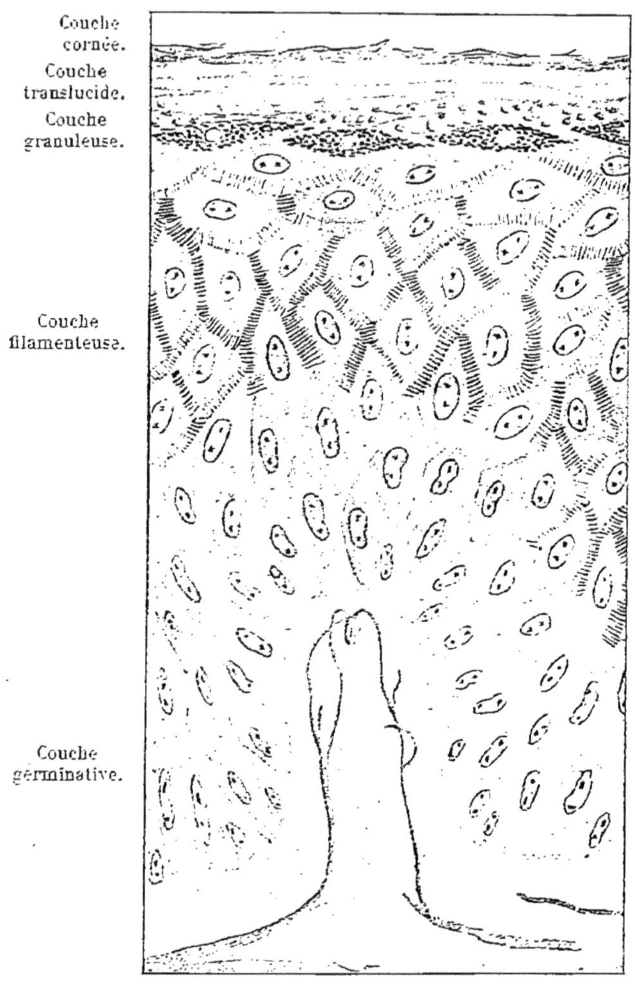

Fig. 2. — Figure schématique de l'épiderme normal de l'homme.

miques ayant entre elles un espace intercellulaire qui est linéaire et virtuel (fig. 2).

La couche profonde de l'épiderme est faite de cellules allongées verticalement, en raquette, ayant leur pied adhérent à la lame basale inter-dermo-épidermique. Entre elles se voient des cellules plus petites comblant leurs vides.

Au-dessus de cette double couche, les cellules épidermiques deviennent régulières, leur coupe est un losange à grand axe vertical dans les parties épidermiques profondes, et à grand axe transversal dans les parties superficielles. Elles sont en réalité polyédriques et non plates, leurs angles s'emboîtent réciproquement et leurs faces s'adossent. Et elles échangent entre elles des filaments protoplasmiques qui les font paraître dentelées, filaments d'union.

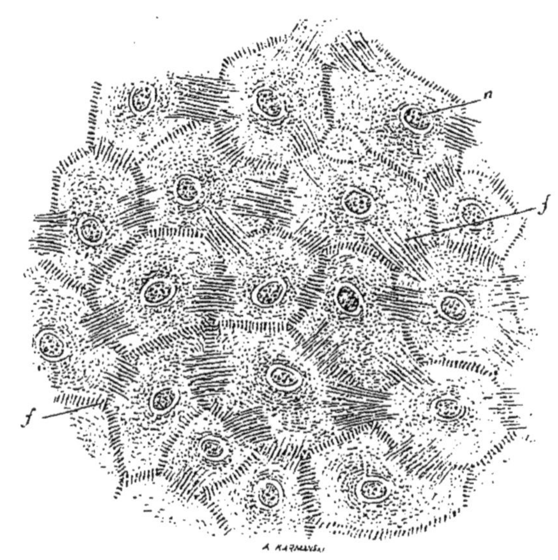

Fig. 3. — Coupe perpendiculaire à la surface de l'épiderme de la plante du pied de l'homme, faite après durcissement des tissus par l'action successive du bichromate d'ammoniaque à 2 pour 100, de la gomme et de l'alcool; conservée dans l'eau phéniquée. (D'après Ranvier.)

Donc, au-dessus de la couche profonde de l'épiderme, que son rôle de genèse perpétuelle des étages épidermiques supérieurs a fait dénommer couche germinative, existe une seconde couche composée de quatre à cinq assises de cellules polyédriques hérissées de filaments d'union (fig. 3) — couche filamenteuse — et de plus en plus aplaties à mesure qu'on envisage ses cellules en un point plus proche de la surface (fig. 2).

A un certain niveau, les filaments d'union cessent d'être visibles, et les cellules épidermiques, devenues plates, prennent sur un rang d'épaisseur des caractères très particuliers. Le noyau de la cellule, qui a jusque-là conservé les caractères qu'on lui voyait à l'origine dans les couches profondes, ce noyau gros et ovoïde, devient rond et plus petit. Visiblement il s'atténue et va disparaître. En même temps le protoplasma de la cellule se charge de granulations grosses et petites, et qui ont donné son nom à la couche cellulaire qu'ils caractérisent — couche granuleuse.

Au-dessus de la couche granuleuse ne reste plus qu'une strate épidermique double mais extrêmement mince: le noyau a disparu de la cellule, et les granulations d'*éléidine* se sont fondues de façon à constituer la cellule *translucide* qui devient cornée. Sur une coupe verticale cette cellule est alors devenue mince, fusiforme ; sur une coupe horizontale, c'est l'ardoise losangique que la squame nous a fait connaître. L'épiderme corné en est constitué et la surface s'en exfolie incessamment, cellule à cellule. On a voulu distinguer ainsi au-dessus de la couche cornée une couche exfoliative : elles ne font qu'une en vérité.

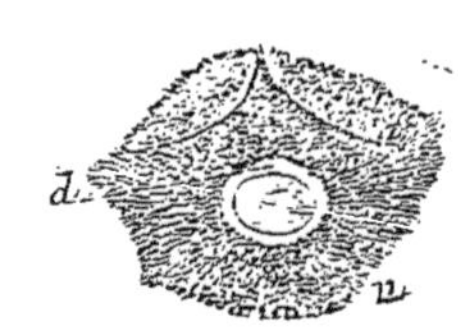

Fig. 4. — Cellule du corps muqueux de Malpighi isolée, après macération dans le sérum iodé. (D'après Ranvier.)

d, espace compris entre la masse cellulaire et le noyau. — *n*, filaments d'union brisés par la dissociation.

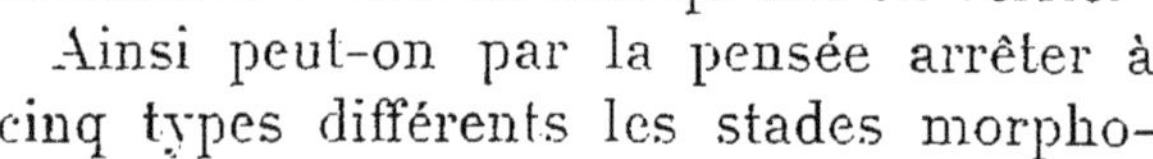

Ainsi peut-on par la pensée arrêter à cinq types différents les stades morphologiques successifs par lesquels passe toute cellule épidermique normale.

Elle naît d'abord de la *cellule* mère *germinative*, elle devient la cellule chevelue et *filamenteuse* et s'aplatit progressivement à mesure qu'elle monte dans l'épaisseur de l'épiderme. Puis elle se charge de *granulations* d'éléidine, et ces gouttelettes se fondant ensuite laissent la cellule *translucide* qui devient *cornée*; après quoi la cellule, ayant achevé son cycle, meurt et s'exfolie.

Mais ce n'est pas tout que de voir sur une coupe verticale de l'épiderme les caractères des cinq couches qui le constituent, ce qu'il ne faut pas perdre de vue un seul instant c'est que *cette coupe est un instantané* pris dans une succession d'actes ininterrompus qui amènent incessamment la cellule de la couche germinative à la couche cornée.

A voir nos préparations d'épiderme, figées à un instant de la durée, nous nous habituons à le penser immobile; réfléchissons bien qu'il ne l'est pas, qu'il ne l'est jamais. De leur naissance à leur mort. ses cellules suivent leur marche ascensionnelle, en subissant les transformations prévues que comporte leur étiage, et elles ont en elles, en naissant, leur devenir spécial qui est de faire la cellule cornée, en passant par quatre stades successifs dont les caractères grossiers seuls nous sont perceptibles.

Habituons-nous aussi à considérer le problème que l'épiderme nous pose, non pas comme comportant seulement des modifications apportées au rythme prévu qui transforme une cellule germinative ou filamenteuse en une cellule cornée, mais considérons-le toujours comme beaucoup plus complexe, de même que tous les problèmes vitaux.

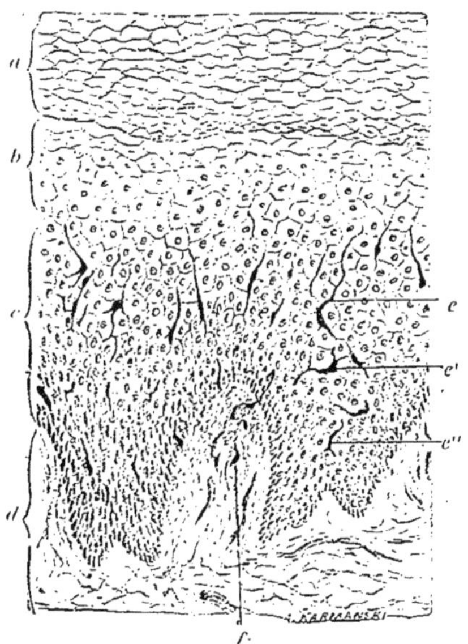

Fig. 5. — Leucocytes migrateurs dans l'épiderme. — Peau du doigt au voisinage d'un foyer d'ostéite, pièce traitée par la méthode de l'or.

a, couche cornée. — b, stratum granulosum, et lucidum, leur structure est modifiée par les réactifs. — c, corps muqueux de Malpighi. — d, corps papillaire. — e, e', e'', cellules migratrices; leurs prolongements filiformes et ramifiés s'insinuent dans les espaces intercellulaires de l'épiderme. — f, leucocytes dans une papille (ils sont très abondants dans la préparation, on n'en a représenté que deux ou trois pour ne pas compliquer le dessin). (D'après J. Darier.)

L'épiderme est un tout organique, un organe propre, ayant ses cellules différenciées soumises à des transformations régulières et perpétuelles; mais ce milieu cellulaire est imprégné aussi d'un liquide organique participant étroitement à la vie des cellules qu'il baigne. La moindre blessure de l'épiderme corné laisse exhaler une goutte de sérosité visible. Ainsi le liquide intercellulaire non seulement existe en permanence, mais il existe *sous pression*. Au travers du derme parviennent ainsi aux cellules épidermiques des transsudations nourricières et inversement s'effectue vers le derme le retour des humeurs usées.

Ce n'est pas tout, entre les cellules épidermiques circulent perpétuellement des cellules étrangères, mobiles, plastiques, pérégrines, venues du derme et y retournant, que les moindres changements humoraux, les moindres traumatismes et les moindres toxines passantes impressionnent, et dont le rôle, presque nul en temps ordinaire, devient formidable en quelques heures autour de tout ce qui a porté atteinte à l'intégrité de l'épiderme (fig. 5).

Enfin, veillant à la sécurité de tout ce système, de minces et innombrables filaments nerveux serpentent entre les couches épidermiques, sensibles à toute impression, à tout choc, à tout traumatisme, et prêts à réagir, par des réflexes préparés et immobiles, sur tout le système nerveux, sensitif, moteur, vasculaire, et jusqu'aux centres nerveux eux-mêmes, conscients ou inconscients (fig. 6).

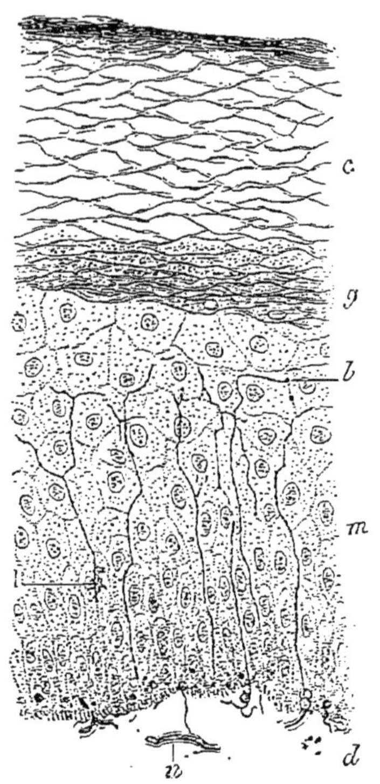

Fig. 6. — Coupe verticale de la peau de la pulpe du doigt d'un enfant de cinquante jours après l'action du chlorure d'or.

d, derme. — *m*, corps muqueux. — *g*, stratum granulosum. — *c*, couche cornée. — *n*, nerf afférent. — *b*, boutons nerveux. — *l*, cellule de Langerhans. (D'après J. Darier.)

C'est quand on comprend la complexité de cet organe, si mince et de si peu d'étoffe, qu'on peut par avance se rendre compte de la variété des troubles que des causes diverses y pourront porter.

Incessamment l'épiderme, ce mur de moellons que nous examinions tout à l'heure, s'élève au-dessus de sa base par un acte continu qui dédouble à l'infini les pierres qui en sont la fondation. Et à mesure que ce mur s'élève, il se découronne de façon que sa hauteur normale reste indéfiniment la même. La hauteur reste ainsi la même, mais les rangées de pierres qui le composent ne demeurent jamais à la même hauteur pendant deux instants de la durée.

Ainsi dans cette marée montante de cellules perpétuellement nouvelles, chacune poursuit la même évolution, jusqu'à parvenir à la kératinisation, stade ultime de son existence. On comprend déjà par ce mécanisme le renaissant obstacle apporté par l'épiderme à l'envahissement d'un germe microbien vers la profondeur. Car, à moins que sa pullulation ne marche en profondeur aussi vite que l'ascension épidermique vers la surface, l'envahisseur sera toujours repoussé et sera jeté dehors avec les couches épidermiques exfoliées, comme une écume à la surface d'une source émergeant de terre.

Ainsi par lui-même, par son évolution physiologique comme par les qualités physiques d'impénétrabilité de ses cellules, une fois kératinisées, l'épiderme est par excellence un organe-frontière, un tissu de revêtement et de défense.

Mais, à ses qualités défensives propres, viennent s'ajouter celles qu'il tient du derme sous-jacent, de son élasticité, de sa résistance, et celles qui lui viennent des terminaisons nerveuses, sensitives et trophiques qu'il en reçoit, sans compter l'aide éventuelle que peut lui prêter d'un instant à l'autre l'afflux des cellules migratrices dont le rôle dans la défense organique est dès à présent déterminé.

II. — MÉCANISME ANATOMIQUE DE LA SQUAME

Maintenant que nous connaissons comment l'épiderme se conserve par un renouveau incessant et comment doivent perpétuellement mourir ses couches vieilles et superficielles pendant que naissent dans la profondeur des couches nouvelles, nous pouvons nous rendre compte des phénomènes anatomiques qui donnent naissance à la squame. Ils peuvent être groupés sous trois chefs :

1° La squame peut naître d'un *arrêt dans les dernières transformations de la couche cornée.* Nous avons vu la complexité de cette évolution dernière que signale la transformation grasse de la cellule et la disparition de son noyau. On comprend que tous ces phénomènes, et, sans doute, beaucoup dont ceux-là témoignent, et que nous ne connaissons pas, soient indispensables pour que la cellule cornée parvienne à sa maturité et à sa chute ; et que l'un quelconque de ces phénomènes venant à ne pas se produire, la kératinisation imparfaite fasse la squame visible.

2° En outre, la squame peut résulter d'un *excès de reproduction dans les couches profondes*. Alors surviendrait, outre les défectuosités de naissance pouvant influer sur le devenir de la cellule, l'impossibilité pour elle de passer par les âges réguliers de sa vie, et son éviction à la surface de la peau avant qu'elle ait parcouru le cycle complet de ses transformations. Ainsi voit-on très souvent, dans les squames, des cellules qui ont conservé leur noyau (*parakératose* de Auspitz).

3° Enfin *les deux causes précédentes peuvent être conjuguées* ou retentir l'une sur l'autre ; la multiplication trop grande des couches épidermiques profondes (*hyperacanthose*) aboutissant, nous venons de le dire, à la *parakératose* en surface.

III. — RÉALISATION DU MÉCANISME DE LA SQUAME PAR DES CAUSES DIVERSES

Ces mécanismes peuvent se trouver réalisés par des causes diverses :

α. On peut d'abord concevoir une *malformation congénitale* de l'épiderme, une viciation définitive et primordiale des cellules épidermiques mères, amenant la formation d'un épiderme défectueux et dont l'état le plus normal serait d'être visiblement squameux. C'est l'ichthyose.

β. Les enfants naissent avec une *peau incomplètement* prête à son nouveau rôle et qui, pendant les premiers temps de la vie, continue de se façonner. Elle abandonne alors les caractères qu'elle présentait durant la vie utérine et prend les caractères qu'elle doit garder jusqu'à la mort. Durant la vie utérine, les cellules de la couche cornée s'accumulent à la surface de la peau du fœtus (*vernix caseosa*). Soit qu'à ce moment les transformations de leur protoplasma diffèrent normalement de ce qu'elles seront normalement plus tard, soit que leur hydratation permanente soit la cause des différences qu'on observe entre les cellules du *vernix* et celles de l'épiderme corné normal, ces différences existent, cela est certain. Le *vernix caseosa* n'est aucunement une graisse glandulaire comme Hebra, et plus récemment Jacquet[1] ont voulu le dire. Il ne présente aucune graisse libre. Lavé à l'éther il ne perd de son poids qu'une quantité inappréciable. Enfin la graisse sébacée en frottis sur verre se teint en noir par l'osmium, et le *vernix caseosa* traité de même prend, au lieu de cette teinte, la teinte grisâtre de l'épiderme dissocié normal. En outre, examiné au microscope, le *vernix* se montre exclusivement formé de cellules épidermiques dissociées, sans noyau, que je ne saurais mieux comparer comme forme qu'à des oreillers ou des coussins carrés bien gonflés. J'insiste sur ce premier fait qui nous montre ce que Robin avait déjà affirmé dès 1860, que le *vernix caseosa* n'a rien à voir avec une exsudation graisseuse et une *séborrhée*.

J'y insiste également parce que plusieurs phénomènes épidermiques communs durant la vie du nourrisson sont connexes de celui-là et doivent être interprétés de même, tandis qu'ils sont le plus souvent l'objet d'interprétations autres et différentes suivant les auteurs.

Dans les premiers jours qui suivent la naissance, et sans qu'il intervienne de flore microbienne que l'on puisse incriminer dans la production de ce phénomène, les plis de la peau du nourrisson continuent de former, au lieu de la couche cornée normale, un *vernix caseosa* très peu modifié. On en trouve dans les plis de l'aine, des fesses, de l'ombilic, des aisselles, du cou et des paupières, et sur le cuir chevelu. De même l'enfant naît d'ordinaire avec les angles des ongles incomplètement formés et présentant chacun une petite masse cornée jaune, bientôt noirâtre, pouvant en imposer pour une

(1) *Comptes rendus du Congrès international de* 1900, p. 409.

minime tourniole, et qui se détache de la peau en laissant son empreinte visible comme une croûte.

Ces phénomènes durent peu de temps et disparaissent vers le vingtième jour après la naissance, mais ils persistent un peu plus longtemps au cuir chevelu pour une raison mécanique, parce que les squames molles qui ne sont plus le *vernix caseosa*, mais qui ne sont pas encore l'épiderme normal, se feutrent dans les cheveux ou le lanugo du cuir chevelu. Ajoutons que très souvent ces produits sont traditionnellement respectés, et que non seulement ils ne tombent pas tout seuls avant longtemps, mais qu'ils sont fort adhérents à la peau et difficiles à enlever comme le *vernix caseosa* lui-même. Alors l'épiderme corné, même lorsqu'il aboutit à la kératinisation *vraie*, se trouve emprisonné sous l'épiderme primitif qui a gardé sa consistance emplastique. Donc, la *calotte du nourrisson*, la *seborrhœa neonatorum* de Hebra, n'est ni une séborrhée, ni même un phénomène morbide [1]. Elle résulte de ce fait que l'enfant naît avec un épiderme incomplet, dont l'évolution était autre que celle qui va devenir normale à l'air libre. Le *vernix caseosa* en est le témoignage. Il continue de se produire sur l'épiderme en tous points humides, et au cuir chevelu, où son feutrage dans l'épiderme assure une plus longue durée au phénomène et l'a fait remarquer particulièrement. Ceci est presque une digression, mais cette digression était nécessaire. Ainsi donc la squame peut être réalisée par un premier processus, malformation congénitale, et par un second qui est normal à la naissance, *processus neonatorum*. Examinons les autres causes qui peuvent faire apparaître des squames à la surface de la peau.

γ. L'*absence de soins de nettoyage*, le confinement, la stabulation peuvent montrer je dirais « par accumulation » un phénomène exfoliatif spontanément invisible. On observe cette adhérence de l'épiderme kératinisé normal chez le vieillard, le vagabond, le malade, par absence de soins d'hygiène. On peut reproduire ce phénomène expérimentalement par un simple pansement occlusif. Le fait est tellement connu qu'il

(1) Se rappeler le mot de Lorry : *Quædam porrigo naturalis.*

n'y a pas lieu d'insister. On demeure confondu quand on voit le grand esprit qu'était Hébra désigner ce phénomène sous le nom de *Seborrhœa tabescentium*. Les idées fixes du délirant ne sont vraiment que l'exagération d'un phénomène non morbide ou bien chez l'inventeur elles touchent déjà à la déraison. Un phénomène naturel nous est chez les animaux un admirable et simple exemple de ce qu'est chez l'homme la *furfuratio tabescentium*. L'oiseau libre a un bec normal et des griffes normales. L'oiseau en cage présente en apparence une excessive croissance de son bec inférieur et de ses griffes. En réalité *c'est qu'il ne les use pas*. Ainsi pour la peau de l'homme couché, vieux ou malade.

Ayant éliminé ces trois premières causes de desquamation, nous arrivons à des mécanismes plus fréquents et plus anormaux.

1 δ. Un *traumatisme* de l'épiderme peut le faire furfurer. Appliquez une couche de teinture d'iode sur la peau, elle fournira peu de jours après, une desquamation anormale de sa couche cornée et dont le mécanisme d'ailleurs n'est pas si simple qu'il pourrait sembler tout d'abord [1].

ε. Le traumatisme qui fait furfurer la peau peut être un *parasitisme direct de la couche cornée*.

Ce point est capital et il est hors de doute; bien que plusieurs parasites puissent réaliser ce mécanisme, nous choisirons pour exemple le *Microsporum furfur de Eichstedt* qui produit, nous le savons, le *Pityriasis versicolor*. Et si nous choisissons cette maladie pour exemple, c'est parce que sa nature parasitaire et son parasite ne sont plus discutés par personne et parce que sa lésion exclusive est la furfuration, la squame, et que jamais comme dans la trichophytie dont le parasite peut

(1) Il semble que dans cet exemple il y ait à la fois une mortification des cellules cornées touchées directement par le liquide, et le résultat en surface d'une surproduction cellulaire épidermique profonde causée probablement sous une influence angio-nerveuse, les nerfs épidermiques touchés ayant donné lieu à des réflexes *de court-circuit*. Ce qu'il y a de certain c'est que la pénétration de l'iode au travers de la peau est immédiate, car on le retrouve presque aussitôt dans l'urine (LAFAY, Étude clinico-chimique sur l'élimination urinaire de l'iode, *Thèse* de Paris, 1895). Et l'on n'a généralement pas idée de la profondeur à laquelle une simple application d'iode en surface se traduit par des migrations cellulaires anormales.

aussi faire furfurer l'épiderme, on ne voit dans le pityriasis versicolor la moindre trace de lésion épidermique autre que la squame : vésicule ou pustule par exemple.

ζ. Une cause *inflammatoire épidermique profonde* peut encore réaliser le mécanisme de la squame. Elle provoque l'*acanthose*, la multiplication des cellules épidermiques profondes, l'*hyperkératose* s'ensuivra forcément. C'est ce que l'on voit se produire à la périphérie des pustulettes intra-épidermiques. Autour d'elles, quand elles se détachent de l'épiderme sous forme de croûte, elles emportent un anneau squameux indiquant la part qu'a prise à la réaction inflammatoire l'épiderme profond au voisinage de la lésion.

η. Une *cause inflammatoire* non plus épidermique mais *dermique profonde* peut retentir de la même façon sur l'épiderme du voisinage en excitant le phénomène de sa reproduction qui aboutit à la squame. Ainsi agit certainement l'érysipèle, ainsi agissent probablement la scarlatine et les érythèmes exfoliatifs.

θ. Enfin dans des *états généraux graves*, particulièrement dans les grandes infections à marche subaiguë : typhoïde, puerpéralité, on observe souvent des desquamations diffuses qui résultent peut-être d'une intoxication totale de l'épiderme (les alopécies infectieuses tendraient à le faire conclure), mais qui peuvent partiellement reconnaître aussi la cause précédemment énoncée ou même l'une des autres, y compris la stabulation forcée dont les grandes infections s'accompagnent toujours.

IV. — LA SQUAME EST UN ACCESSOIRE FRÉQUENT DE MALADIES AYANT DES LÉSIONS CUTANÉES, AUTRES, PROPRES, DIVERSES

Quelles sont les maladies que l'on peut dire proprement squameuses, la question vaut la peine d'être examinée.

α. D'abord beaucoup de dermatoses peuvent avoir une phase desquamative précédant des lésions plus profondes. Dans la teigne tondante à petites spores par exemple, ordinairement c'est un érythème léger qui débute, puis survient la furfuration blanche, et seulement ensuite l'envahissement du cheveu et sa fracture.

Une tache érythémato-squameuse précède aussi dans les trichophyties de la peau vague la vésiculation miliaire des bords du cercle trichophytique.

β. Inversement, beaucoup de lésions symptomatiquement diverses peuvent se terminer par une phase desquamative. De cette proposition, nous avons les exemples les plus multiples et des types les plus différents. Une brûlure au second degré se termine par furfuration. On voit après un œdème local une région cutanée furfurer diffusément. Des pustulations miliaires, des points de furonculose ou d'impétigo, quand la lésion première a évolué, continuent à desquamer souvent pendant longtemps. Ainsi la plupart des lésions cutanées se terminent par furfuration. Ce phénomène apparaît ainsi comme le plus fréquent et l'un des plus minimes que le dermatologiste puisse observer.

γ. De cette proposition on pourrait presque en déduire une autre : une lésion cutanée quelconque, quand elle sera abortive, deviendra anormalement exfoliative. C'est ce qu'il est aisé de suivre au cuir chevelu dans les éruptions pustuleuses miliaires qui sont si fréquentes chez l'enfant. Quelquefois leur stade pustuleux est tellement peu visible, si prompt, si vite éteint, et le stade furfureux terminal tellement augmenté qu'on les confond le plus souvent avec un pityriasis capitis (1).

De tout ce qui précède, on peut conclure que la squame résulte de l'excès de fonctionnement d'un processus physiologique, qu'elle se trouve l'un des processus morbides les plus fréquents et que les causes les plus variables peuvent le déterminer. Le phénomène « desquamation » est la résultante spéciale d'une loi de la physiologie cellulaire qui veut que toute cellule vivante irritée réagisse en se multipliant; dans l'épiderme, c'est l'*hyperacanthose* d'où l'*hyper* et la *parakératose* qui pour l'œil devient la squame.

(1) Un exemple infiniment plus frappant serait celui des furfurations impétigineuses du visage. Mais comme elles sont très mal connues et que je dois les étudier en ce volume, je me contenterai d'y renvoyer le lecteur, p. 513.

Dans ces conditions, nombre de maladies, bien qu'étant squameuses en certains cas, ne peuvent pas être rangées dans les maladies squameuses proprement dites, lorsque leur desquamation est épiphénoménale et accessoire.

Il est facile de se rendre compte parmi tous les états squameux que nous avons mentionnés, que très peu méritent d'être conservés comme maladies proprement squameuses.

Et d'abord les états exfoliatifs congénitaux comme l'ichthyose sont des malformations, non pas des maladies.

On ne peut non plus regarder comme une maladie et même comme un vice congénital cette malformation transitionnelle et passagère qui crée le vernix caseosa, les points d'onychose angulaire et la calotte du nourrisson, phénomènes qui suivent la naissance et qui sont des phénomènes quasi naturels.

De même les furfurations des alités, des vieillards et des cachectiques échappent au cadre des maladies desquamantes pour des raisons analogues. Elles sont un processus normal anormalement devenu visible. De même les exfoliations épidermiques d'origine traumatique ou accidentelle.

Ce serait encore un abus de mots de faire de l'érysipèle ou de la scarlatine une maladie exfoliative, car l'épidermite de surface est la traduction d'une dermite profonde depuis plusieurs jours disparue et bien plus caractéristique de la maladie que la desquamation terminale.

Restent donc à considérer comme maladies épidermiques squameuses, celles dans lesquelles l'état inflammatoire préalable à l'exfoliation est nul ou si léger qu'il demeure inaperçu, des maladies épidermiques qui de leur début à leur fin sont *uniquement* caractérisées par la squame.

Assurément une maladie desquamative peut survenir à titre secondaire sur une dermatose préalable, nous le savons déjà, puisque nous connaissons les pityriasis sur-séborrhéiques [1], mais elle survient par une superposition qui demeure toujours reconnaissable. Assurément aussi, une maladie desquamative peut se compliquer de phénomènes inflammatoires ou exsu-

[1] SABOURAUD, *Les Maladies séborrhéiques*, p. 99.

datifs, mais *elle peut exister sans eux*. Les définitions (par définition) doivent être exclusives. La maladie desquamative est donc celle dans laquelle la squame est d'abord et demeure toujours le symptôme premier, constant et final, nécessaire, on verra que toute définition plus large serait mère de beaucoup d'erreurs.

Dans ces conditions les exemples à prendre pour illustrer cette définition ne sont pas nombreux, car il ne reste plus que deux types morbides qui puissent satisfaire à ces conditions : le *Pityriasis capitis* de Willan et des willanistes, et le *Pityriasis versicolor*. Avec quelques réserves on pourrait y joindre l'Érythrasma.

Ni le pityriasis versicolor, ni l'érythrasma n'appartiennent aux maladies du cuir chevelu. Je n'en parlerai donc ici qu'à titre comparatif, mais à ce titre il m'est impossible de ne pas en parler. L'érythrasma et le pityriasis sont précisément deux maladies de cause externe parasitaire. Et puisque leurs caractères extérieurs, symptomatiques et évolutifs, les rangent à côté du pityriasis capitis, il faut que je résume ici leurs points communs principaux.

L'une et l'autre de ces deux maladies sont caractérisées de leur début à leur fin par des taches exfoliatives, qui dans le pityriasis versicolor sont brunes et dans l'érythrasma sont roussâtres. Toutes deux ont une allure parasitaire. Toutes deux commencent par une tache primitive qui s'étend excentriquement et se réensemence par des points d'inoculation autour d'elle. Ce sont des maladies dont l'une au moins, dans des cas rares, peut occuper de grandes surfaces, mais ni l'une ni l'autre n'a de tendance à la généralisation. Toutes deux évoluent chroniquement et peuvent durer quasi indéfiniment sans modification apparente.

Bref, si l'on résume les caractères cliniques et évolutifs communs à ces deux maladies on remarque forcément :

1° Leur extrême superficialité;

2° Leur longévité sur place;

3° Le caractère circiné de leurs lésions;

4° Leur extension excentrique constituant par fusion des lésions polycircinées, et finalement presque diffuses;

5° Leur dissémination à distance, souvent à des places choisies [1];

6° L'identité absolue de leurs symptômes pendant toute leur durée;

7° Leur cause : un parasite mycosique.

Ces deux épidermites mycosiques chroniques ne peuvent nous servir ici que d'exemples, pour illustrer ce que nous avons dit de la squame et des maladies squameuses. Mais l'exemple est admirable et prouve que : des parasites connus, classés, définis, de nature cryptogamique, peuvent causer des maladies desquamatives, pures, indéfiniment et seulement desquamatives, persistant sur place un temps indéterminé, et pouvant semer à distance, en des lieux d'élection, des lésions neuves et semblables. C'est par ces simples remarques que je terminerai ce premier chapitre.

CHAPITRE II

LE PITYRIASIS SIMPLEX OU WILLANIQUE

Étant donnée la complexité que nous connaissons aux pityriasis, nous en diviserons d'emblée l'étude en deux chapitres.

Nous savons que tous les auteurs parlent d'un *état morbide cutané plus spécial au cuir chevelu et caractérisé par des furfurations rigoureusement sèches*. Nous savons en particulier que Willan et les Willanistes faisaient de la sécheresse absolue et constante de la squame la caractéristique du genre. Et que, parmi les auteurs, ceux-là même qui ont ramené dans la nosologie l'idée d'un pityriasis à phase humide ou grasse admettent toujours l'existence du pityriasis *capitis*, *alba*, *simplex*, *willanique*, c'est à dire du *pityriasis absolument sec*.

Prenons donc d'abord ce pityriasis-là, c'est celui que tous les auteurs connaissent et admettent à peu près sans discussion, celui donc qui a les plus grandes chances d'être, dans le

[1] Région thoracique pour le pityriasis versicolor; région inguino-crurale pour l'érythrasma.

groupe des pityriasis, son espèce représentative par excellence.

Et dans une étude subséquente, lorsque nous connaîtrons tout ce qu'on sait au point de vue clinique, anatomique et bactérien du pityriasis simplex, nous chercherons les particularités cliniques anatomiques et bactériennes qui distinguent du pityriasis simplex *les pityriasis à squames graisseuses ou humides.*

I. — ÉTUDE CLINIQUE ÉLÉMENTAIRE

En opposition avec certains cuirs chevelus, dont la peau est rigoureusement propre, nette, lisse, il en existe un grand nombre qui présentent ce que le vulgaire appelle en France des *pellicules.*

En écartant les cheveux on voit que la surface de la peau est couverte de débris épidermiques, menus, disséminés sur tout le cuir chevelu, ou sur certaines régions du cuir chevelu et par placards.

Même en écartant du sujet tous les pityriasis à squames humides ou grasses on peut aisément faire des différences entre les cas de pityriasis secs d'après la dimension des squames et la figuration des placards qu'elles constituent.

1° Il y a des *pityriasis secs à squame poudreuse*, fine comme de la fleur de farine et que beaucoup de patients ignorent exister sur eux ;

2° Il y a des *pityriasis secs à squames lamelleuses*, dont les écailles minces, plates, *pelliculaires*, ont une dimension perceptible en surface ;

3° Il y a enfin des *pityriasis secs à squames furfureuses*, dont les placards semblent recouverts de gros son.

Toutes ces variétés cliniques ont les mêmes mœurs, les mêmes caractères évolutifs, le même début insidieux, sans symptômes autres que des démangeaisons le plus souvent assez légères pour passer inaperçues. Toutes peuvent s'observer *diffusément* sur de grandes surfaces du cuir chevelu ou en points ou en *placards irrégulièrement placés mais de forme* définie et *géométrique* quoique toujours peu accusée. Toutes enfin sont chroniques, ne s'observent jamais à l'état aigu et durent des années.

Presque toujours, quand on dit à des cliniciens que le pityriasis sec peut s'observer en taches circinées et géométriques, ils répondront que cela est vrai, mais s'observe beaucoup plus rarement que les pityriasis diffus. La raison en est très simple, c'est que tous les pityriasis secs durent des années, il est donc bien plus habituel d'en examiner au cours de leur longue durée qu'à leur début.

I. Lésions pityriasiques jeunes et figurées. — Ici comme dans beaucoup de dermatoses chroniques, quand on veut observer à loisir le début de l'affection que l'on étudie, il suffit de la traiter et de la guérir incomplètement. La chose est permise pour un pityriasis, maladie bénigne et non douloureuse, et, d'ailleurs, guérir incomplètement un pityriasis est une chose qui arrive involontairement à bien des médecins.

La durée du traitement, la nature des médicaments à employer sont variables, et demandent quelque doigté. En général je traite, par les pommades au goudron de cade, une semaine au moins après que toute lésion a disparu. Le cuir chevelu laissé alors à lui-même démontrera à l'observateur de la façon la plus péremptoire que les pityriasis secs naissent figurés et ne deviennent diffus qu'à la longue. La démonstration clinique de ce fait sera plus ou moins nette suivant le cas et suivant que l'expérimentation clinique indiquée aura plus ou moins parfaitement réussi. Quand elle a été menée trop vite et le traitement cessé trop tôt, on voit, après quelques jours de guérison apparente, le cuir chevelu se gercer à la fois sur cent points et, à cause du grand nombre de ces points et de leur extension simultanée, le cuir paraît très vite avoir été repris de pityriasis *diffusément*. Mais si tout a été bien conduit dans l'expérience, le cuir chevelu restera sain quelques jours de plus et, quand le pityriasis reparaîtra, ce sera seulement sur quatre ou cinq points distants les uns des autres. Alors on verra la lésion pityriasique quelques jours après sa naissance régulièrement circulaire; très vite elle prendra la forme d'*un point rond* recouvert d'une squame uniformément, ou d'*un disque beaucoup plus large*, recouvert aussi d'une squame craquelée, ou faire enfin une *circination dont le bord seul reste squameux*, le centre paraissant guérir.

α. *Les points pityriasiques* ont de 3 à 7 millimètres de large, ils sont ordinairement ronds, couverts d'une pellicule mince, tectiforme, faisant une saillie légère à la surface du cuir chevelu. Quand on détruit cette pellicule on voit nettement qu'au centre de la tache pityriasique elle n'avait plus aucune adhérence, tandis qu'elle laisse une trace circonférentielle de squamules poudreuses, ayant encore un certain relief, et une certaine adhérence à l'épiderme.

β. *Le disque pityriasique* quand on arrive à le produire est l'une des lésions les plus intéressantes qui soient. C'est une tache orbiculaire (ronde ou ovale) pouvant atteindre trois centimètres de diamètre, couverte *en totalité* d'une pellicule uniforme mince comme un papier-soie, grise ou de couleur brunâtre, exactement « terre de Sienne », sèche, craquelée sur toute sa surface comme une vieille porcelaine, et faisant au-dessus de la peau voisine une saillie très légère. Ce qu'il y a de plus curieux en cette lésion c'est la minceur de la pellicule qui sur toute la surface de la lésion *ne touche plus à l'épiderme.* Elle est maintenue au-dessus de l'épiderme à un demi-millimètre de distance par son adhérence aux cheveux qui la traversent. Et comme cette mince pellicule n'a aucune résistance, les mouvements imprimés aux cheveux l'ont rompue en tous sens et ont déterminé les craquelures. Mais les pièces de la squame, enfilées chacune par plusieurs cheveux, gardent chacune leur place, et la pellicule toute rompue conserve sa forme d'ensemble, et révèle ce que serait et demeurerait la lésion si elle était moins fragile.

On trouve quelquefois chez l'enfant de 6 à 12 ans cette lésion, spontanément née, sans qu'on en provoque l'apparition. Mais les détails que je donne de sa fragilité montrent à eux seuls qu'elle ne peut pas être fréquente.

Les observateurs qui auront assez de patience pour renouveler cette expérience clinique, sans se lasser des insuccès, jusqu'à la réussir une fois (et il est évident que le hasard entre pour une part dans la conservation intégrale d'une squame que l'on ne peut protéger), ceux-là, dis-je, seront frappés comme moi de tous les caractères ci-dessus décrits, et ils remarqueront cette teinte propre brunâtre de la pellicule épidermique détachée ; sa couleur est *grise* ou *terreuse*, tranchant nettement sur la peau blanche du voisinage.

Quand on détruit cette pellicule, ce qui est aisé, on transforme le disque pityriasique en « circination pityriasique ».

γ. *La circination pityriasique* sèche est plus fréquente que le disque pityriasique, car celui-ci est une lésion fragile dont la circination pityriasique représente les débris.

C'est, autour d'une surface très légèrement et très finement desquamative, une circonférence complète ou segmentaire dessinée par des squames qui sont adhérentes par leur bord périphérique et soulevées par leur bord intérieur. C'est donc une collerette squameuse légère qui s'agrandit par progression excentrique.

Ainsi et pour résumer ce qui précède, les lésions du pityriasis qui débute sont *figurées et circinées* ; quand elles ont perdu ces caractères on peut les leur faire reprendre. Il s'agit de détruire les lésions pityriasiques vieilles par un traitement approprié, et d'en laisser renaître de jeunes qui reprennent à leur naissance leurs caractères propres de figuration géométrique. Ce sont d'abord des points pityriasiques, qui deviennent des taches orbiculaires, couvertes d'une squame mince, uniforme, papyracée. Et quand cette squame disparaît par émiettement elle laisse une circonférence squameuse périphérique.

II. Lésions pityriasiques vieilles et diffuses. — Toutes les lésions que je viens de décrire sont d'une absolue superficialité ; *un savonnage bien fait les efface.* Elles sont donc sus-épidermiques. J'insiste sur ce point, car beaucoup, en lisant ce qui précède, croiront que je parle des pityriasis *à grosses squames furfureuses* chez qui la circination est plus fréquente, plus accusée et plus manifeste que dans les types cliniques que je décris ; et si cette confusion demeurait dans l'esprit du lecteur non seulement il ne reconnaîtrait plus les tableaux cliniques qui précèdent, mais par la suite il se ferait sur la flore et l'anatomie pathologique des différents pityriasis des idées fausses.

Entre les trois types de lésions qui précèdent, existent les liens les plus étroits. Ce ne sont même pas trois lésions, ce sont trois stades d'une même lésion, dont le second stade est instable et par conséquent peu remarqué, difficile à voir. Au contraire tous les médecins auront vu ce que je vais décrire maintenant.

Quand une lésion pityriasique a passé par ces trois premiers stades, son pourtour continue de s'étendre. Il reste quelquefois nettement visible, d'autres fois et spontanément il se brise en tronçons dont quelques-uns seulement demeurent visibles.

D'autre part, il est bien rare qu'une lésion pityriasique naisse seule sur un cuir chevelu. Même née seule, elle se réensemence et en fait d'autres qui grandissent à leur tour et dont les bords squameux se rencontrent. Il se passe alors un phénomène assez singulier, les bords qui se rencontrent s'effacent mutuellement et disparaissent. En sorte que dix taches pityriasiques soudées l'une à l'autre font un placard vaguement polycyclique à bords festonnés, souvent coupé d'autres lésions voisines et neuves qui égarent tout à fait l'œil de l'observateur et souvent ne lui laissent plus saisir aucune figuration de l'ensemble.

D'après la description des formes figurées du pityriasis sec, on pourrait croire que, quand ses lésions s'agrandissent, leur centre guérit. Cela est vrai en apparence, non pas en réalité. D'abord, partout où la lésion a passé, l'épiderme se régénère, mais au bout de quelques jours il redevient *furfureux, diffusément.*

Ainsi après un temps, quand les lésions pityriasiques circinées se sont soudées, se sont rejointes et effacées, il reste un pityriasis diffus, sans aucune trace de circination ou de figuration apparente. Et ce pityriasis diffus demeurera tel pendant des années. Aussi tous les cliniciens connaissent celui-là et considèrent ses formes circinées primitives quand ils les ont observées comme une bizarrerie et une exception.

Le fait est que dans la pratique on voit cent cas de pityriasis sec, diffus, pour un cas de pityriasis circiné. C'est que le pityriasis sec, diffus, représente une phase stationnaire, permanente, chronique, tandis que le pityriasis sec figuré représente une phase initiale et passagère.

C'est alors surtout, quand le pityriasis sec chronique est devenu tout à fait diffus, qu'on peut distinguer, entre les cas, ceux dont les squames sont fines et poudreuses, ceux dont les squames sont lamelleuses. Ces squames se soulèvent par un de leurs bords, et demeurent adhérentes par l'autre. Dans le pityriasis sec elles ne s'accumulent guère, même entre les cheveux longs. Précisément à cause de leur sécheresse, une fois leurs bords détachés, elles tombent. Ce sont celles qui salissent perpétuellement le col d'habit des adolescents, la chevelure des jeunes filles.

La marche du pityriasis sec est invariablement chronique. Il dure des années. Quelquefois suivant les saisons il disparaît pour reparaître quelques mois plus tard. Mais, dans l'intervalle des poussées, le cuir chevelu garde toujours des squames disséminées, et cette disparition n'est qu'une atténuation des symptômes.

On trouve ainsi, chez des vieillards, les restes sous forme d'une furfuration discrète aux régions pariétales, d'un pityriasis sec qu'ils ont gardé depuis l'enfance. Il est à noter que ces cuirs chevelus ne sont pas chauves.

Mais ces cas sont rares; ordinairement le pityriasis de l'enfant de dix ou douze ans est sec, mais peu à peu ses squames s'épaississent et deviennent graisseuses. La maladie se transforme, et finalement paraît se continuer par de la séborrhée sébacée vraie. Nous avons déjà rencontré ces cas [1], nous les retrouverons encore et nous les étudierons mieux.

Quant aux traitements du pityriasis sec, ils seront exposés dans la partie thérapeutique de cet ouvrage. Je note seulement pour mémoire que les sulfureux alcalins et les goudrons constituent leurs médicaments de choix, *c'est-à-dire les antiseptiques que l'épiderme tolère le plus facilement.*

[1] SABOURAUD, *Les Maladies séborrhéiques*, p. 205.

II. — ANATOMIE PATHOLOGIQUE ET BACTÉRIOLOGIE DES PITYRIASIS SECS

I. Anatomie du pityriasis willanique. — La squame du pityriasis sec est une squame pure. Elle ne comprend que des cellules cornées, et même presque toutes ont perdu leur noyau, ce qui indique que leur kératinisation a été normale et que leur maturité est parfaite.

Audry, en signalant ce fait vrai, en prend texte pour rapprocher ce pityriasis simplex des ichtyoses, et pour faire du pityriasis simplex le signe extérieur d'une malformation épi-

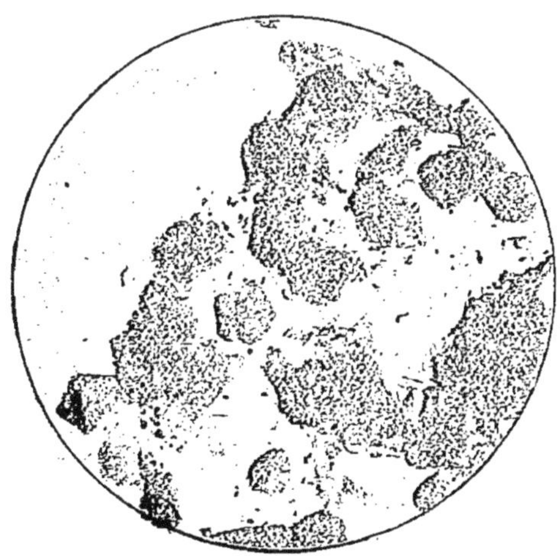

Fig. 7. — *Pityriasis sec* ou *simplex capitis*. Préparation extemporanée. Les éléments parasitaires flottent entre des cellules épidermiques cornées *sans noyau* (1).

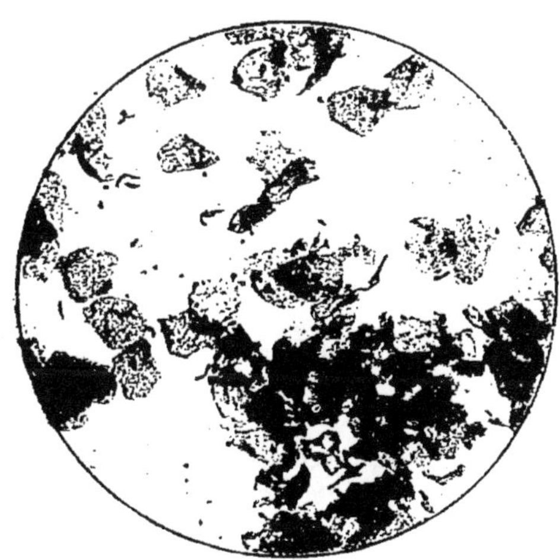

Fig. 8. — *Pityriasis versicolor*. Préparation extemporanée. On voit quelques débris parasitaires flottant parmi les cellules épidermiques cornées *sans noyau*, dissociées.

dermique congénitale. C'est parce qu'il a oublié d'examiner à ce point de vue le *Pityriasis versicolor*, lequel n'est sûrement pas une ichtyose, n'est sûrement pas congénital et présente la même particularité. Le raisonnement fait par Audry, réta-

(1) Sauf la préparation que reproduit la figure 75 (Unna) toutes les préparations microscopiques reproduites photographiquement en ce livre sortent de mon laboratoire. Les photographies faites d'après elles sont reproduites *sans aucune retouche*. Parmi ces photographies, les unes ont été faites par

bli dans sa vérité, devrait donc conclure au nom de l'anatomie que la nature et la cause du *pityriasis simplex* et celle du *pityriasis versicolor* doivent présenter des homogénies.

Contrairement à la théorie de Hebra, il est facile de se rendre compte, soit que l'on examine les squames du pityriasis simplex en en faisant des préparations extemporanées colorées ou non colorées, soit que l'on pratique des coupes verticales

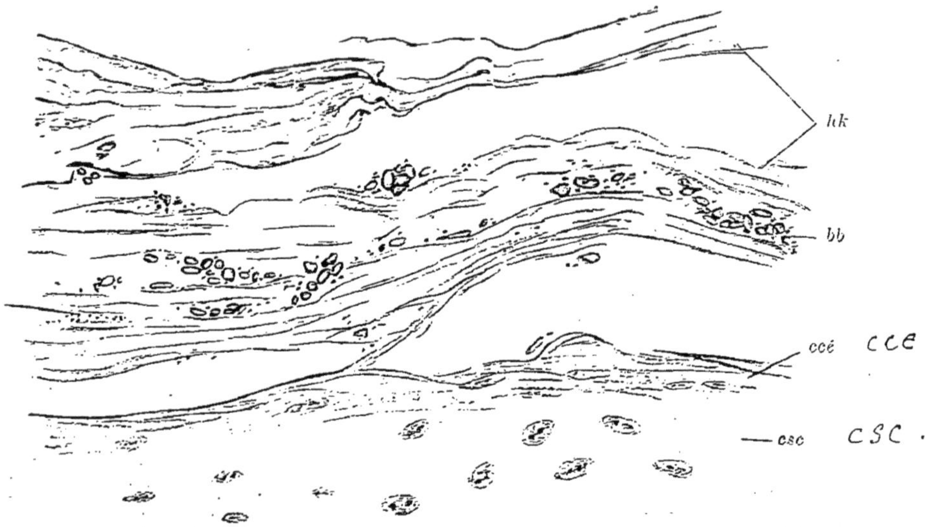

Fig. 9. — *Coupe verticale d'un pityriasis simplex du cuir chevelu.*

csc, couche sous-cornée épidermique. — *ccé*, couche cornée épidermique. *bb*, bacille-bouteille de Unna (spore de Malassez). — *hk*, hyperkératose.

d'un épiderme pityriasique, que sans aucun doute la provenance de ces squames est épidermique et superficielle. Les cellules de la squame n'ont rien qui rappelle la structure d'une cellule des glandes sébacées. Ce sont bien des cellules épidermiques de l'épiderme non différencié, des cellules cornées vulgaires. D'ailleurs (fig. 9 et 12) il est aisé de ren-

H. Noiré, élève de mon laboratoire; les autres par E. Vitry, microphotographe à Paris. Ces photographies ayant été faites à un faible grossissement pour servir à des projections murales, elles ont presque toutes été agrandies par H. Noiré, en vue de la reproduction typographique. La reproduction typographique a été faite par la maison Mauge et Cie, les figures en couleurs par la maison Vignerot et Demoulin, de Paris. Je tiens à remercier ici tous mes collaborateurs.

contrer des lanières épidermiques déjà partiellement exfoliées et dont l'une des extrémités est encore adhérente à l'épiderme. Aucune preuve ne peut être plus probante que celle-là.

L'hypothèse qui faisait du pityriasis simplex une séborrhée, cette opinion qui pendant longtemps a fait école, est donc certainement erronée de tous points.

II. Le parasite de Malassez. — Quand une desquamation du cuir chevelu est bien réellement idiopathique, quand ce n'est pas le stade ultime d'une affection autre comme l'eczéma, quand elle provient en un mot d'un pityriasis vrai, on ne manque jamais d'y rencontrer les *spores* décrites en 1874 par Malassez, retrouvées par Unna et nommées par lui *Flaschenbacillen*, et connues dans la dermatologie d'aujourd'hui sous le nom de *Bacilles-bouteilles*.

La présence constante de la spore de Malassez dans les squames du pityriasis simplex n'est discutée, je crois, par personne. Et de fait rien n'est plus facile à démontrer. Hors ce fait de sa présence, tout dans ce parasite est discuté, sa nature cryptogamique ou bactérienne et surtout sa raison d'être là où on le trouve.

Avant de chercher ce qu'est ce parasite et quelle valeur lui attribuer, cherchons d'abord à le décrire. La première nécessité est de le connaître morphologiquement.

Cela est facile et pourtant son polymorphisme est extrême. C'est que, malgré ce polymorphisme, ses diverses formes ont des caractères communs assez particuliers, et que de l'une à l'autre des plus dissemblables il existe une échelle continue de formes transitionnelles.

Il faut lui décrire quatre formes principales :

1° Des formes *sphérulaires* de diverses tailles;

2° Des formes allongées, *en banane*;

3° Des formes étranglées, *en gourde*;

4° Des formes bourgeonnantes rappelant celles des *levures*.

1° *Les formes sphérulaires* ont comme caractère particulier de n'être jamais identiques entre elles. Il y en a de petites (2 μ) et d'autres grandes (4, 7 μ); leur protoplasma diffère. Chez les unes il est clair et chez d'autres un peu granuleux.

Enfin beaucoup de ces sphérules montrent en quatre points, placés comme les deux pôles et les extrémités d'une ligne équatoriale, des points prenant fortement la couleur et qui semblent le rudiment de deux plans s'intersectant normalement, sans que jamais du reste ces deux plans soient reconnaissables.

Ces formes comme toutes celles du parasite de Malassez ne montrent aucun mycélium qui les relie, elles sont libres une à une, et, quand elles sont agglomérées, elles le sont rarement en files, ordinairement sans aucun ordre.

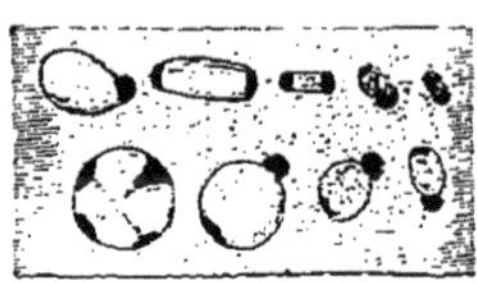

Fig. 10. — Schéma des diverses formes du parasite de Malassez.

2° *Les formes* allongées *en banane* sont fréquentes, elles aussi de tailles diverses mais ordinairement assez grosses (6 à 7 μ sur 2 μ ou 2 μ 1/2). Comme l'indique la comparaison choisie et très exacte de la banane, elles sont légèrement incurvées, plus larges en leur milieu qu'aux deux extrémités qui sont mousses. Ces formes, toujours un peu moins nombreuses que les autres, sont diversement mélangées parmi les autres et ne se voient jamais placées bout à bout.

3° *La forme en gourde* est très fréquente et caractéristique. C'est une petite sphérule sur une plus grosse, l'une tenant à l'autre, non par un point mais par une large surface d'adhérence, en sorte que la figure qui en résulte n'est pas celle d'un sablier mais celle de la gourde traditionnelle du pèlerin. Il est probable que cette forme n'est que le développement de la suivante.

4° *La forme en levure* est également des plus caractéristiques et c'est celle qui a prêté le plus à la discussion des mycologues cherchant à établir la taxinomie de ce parasite. Sur certaines sphérules qui ne sont ordinairement ni les plus petites ni les plus grosses, et qui ont la structure que nous leur avons décrite, en un point, existe une saillie obtuse, plus ou moins bien formée, qui chez les unes est un petit bouton à peine saillant et chez les autres un bourgeon presque pédiculé, rond, mais appendu à la cellule-mère par un étranglement toujours peu serré.

Toutes les formes de la spore de Malassez, du bacille-bouteille de Unna, quoique infiniment diverses entre elles peuvent, je crois, se ramener à l'une des quatre que je viens d'énumérer. Et je répète qu'on les trouve pêle-mêle, par petits îlots ou groupe de 3 à 10 unités, quelquefois solitaires sans qu'on puisse voir aucun lien entre les différentes formes, sans mycélium.

Unna le premier a mentionné entre les éléments de ce parasite la présence de cocci plus ou moins nombreux. Le fait est absolument véridique. Mais nous étudions en ce moment la flore du pityriasis simplex à squames *entièrement sèches*, et j'en écarte pour le moment, tout à fait, les pityriasis *à squames graisseuses*. Or, dans les squames des pityriasis secs, si nous prenons pour cet examen des squames provenant d'un pityriasis lamelleux *figuré*, on verra, suivant les préparations, les cocci manquer totalement, ou bien l'on en observera un ou deux par champ d'objectif sans en rencontrer plusieurs juxtaposés en amas, mais par unités simplement.

Je discuterai ces faits plus loin, je ne veux pas le faire avant d'avoir étudié tout ce qui peut en faire comprendre le détail. Toutefois j'insiste sur une opinion dont j'ai mis maintes fois en valeur la raison d'être. A moins de preuve du contraire, un microbe que l'on ne rencontre dans une lésion cutanée que par unités est un microbe existant à l'état de *graines* éparses non pas en *colonie* vivante et en voie de prolifération, *car dans ce cas il se rencontrerait par agglomérats*.

En réservant donc la question du rôle de ces cocci isolés que l'on rencontre de-ci de-là dans les préparations extemporanées du *pityriasis simplex* figuré, on peut préjuger sous bénéfice d'inventaire, qu'ils sont là les hôtes d'une lésion qu'ils n'ont pas faite.

III. Cultures de la squame du pityriasis. — Cependant, si laissant là l'examen microscopique, on passe à la bactériologie expérimentale, celle-ci montre des résultats d'abord bien surprenants et contradictoires.

Supposons qu'on ait stérilisé une brosse dure dans un papier ; que l'on ait préparé d'autre part quatre ou cinq boîtes de Petri contenant chacune une mince couche de gélose peptone glycérinée. Cela fait, on choisit un type de pityriasis simplex à squames sèches, on incline ce cuir chevelu au-dessus des boîtes de Petri placées côte à côte et un instant découvertes, et l'on brosse énergiquement le cuir chevelu avec la brosse stérile.

Une pluie de fines pellicules poudreuses garnit en un instant la surface des boîtes de Petri, aussitôt refermées et conduites à l'étuve. Deux jours après, la surface nutritive est criblée de milliers de petits points gris identiques.

Après quelques jours, les boîtes de Petri découvertes exhalent une odeur d'acide butyrique infecte; les points gris sont devenus des colonies d'une matière grise, un peu boueuses, et parmi ces colonies grises, on voit par-ci par-là une colonie étrangère et disparate.

Dans ces conditions on s'attend à ce que la culture grise soit celle du parasite de Malassez. Mais celui-ci ne cultive pas sur les milieux artificiels. Les colonies grises sont celles du coccus que l'examen microscopique montrait par unités isolées. Les cultures disparates sont, ou bien celle d'une moisissure (le plus souvent un Pénicillum), ou d'une levure, ou d'un bacille, ou d'une autre variété de coccus. Mais jamais on n'observe la culture de la spore de Malassez. Il faut alors quelque logique d'esprit pour ne pas donner dans le pityriasis sec un rôle important aux rares unités cocciques que l'on y rencontre. Et, en effet, chaque boîte de Petri montre de 100 à 400 colonies, chacune faite de millions d'individus.

Il faut réfléchir et se rendre compte que les cocci en question se colorant par les plus vulgaires techniques, il est impossible qu'un seul puisse exister dans les préparations directes sans qu'on le voie. Et que l'examen direct est seul juge de la proportion relative de la spore de Malassez et des cocci. Or, cet examen montre dans les squames la spore par milliers et le coccus par unités. Le raisonnement qui négligerait ce fait primordial est faux par avance.

Mais le coccus trouve sur la gélose nutritive un admirable milieu de prolifération. Autant tombent donc de ses graines, autant de colonies pousseront. Cet exemple vérifie ce que j'ai eu occasion de dire plus haut : que l'examen bactérien direct sans la culture et la culture sans l'examen microscopique préalable des matériaux ensemencés, sont deux techniques insuffisantes et peuvent conduire à des conclusions erronées.

Ainsi la spore de Malassez ne cultive pas en milieux artificiels. Elle ne cultive sur aucun milieu connu. J'ai essayé sa culture sur les milieux les plus dissemblables, les plus simples et les plus compliqués, sur des bouillons de peau humaine, des décoctions de cheveux humains, sur des géloses d'urine humaine, sur milieux préparés au jaune d'œuf, sur milieux sucrés de tous sucres, sur milieux peptonisés de diverses peptones commerciales, sur moût de bière et infusions de graines, etc., sans jamais parvenir à sa culture.

Et pourtant on ne peut pas dire que la culture des microbes d'impureté le gêne, car en faisant des centaines de cultures avec les plus petites particules épidermiques que l'œil puisse voir à la loupe et que la baguette de platine humide puisse transporter, on arrive à ensemencer des particules de squames qui restent stériles. Et si plus tard on reprend la parcelle d'ensemencement pour voir ce qu'est devenu le bacille-bouteille à sa surface, on l'y retrouve parfaitement, mais sans rien qui puisse faire croire qu'il s'y est multiplié.

Après des milliers d'expériences similaires on peut être aujourd'hui très affirmatif et assurer que la spore de Malassez ne cultive pas hors de l'épiderme corné de l'homme [1].

IV. Nature du parasite de Malassez. — Qu'est-ce donc que cette spore de Malassez, ce bacille-bouteille de Unna et quelle est sa nature?

Les uns ont dit : c'est un champignon, d'autres c'est une levure, d'autres c'est un bacille polymorphe, d'autres c'est la forme d'involution d'un coccus.

1° Et d'abord ce n'est pas une levure. Une levure a des caractères morphologiques particuliers : le double noyau de

[1] Ceci est une constatation concernant l'état actuel de la science, et ne préjuge en rien l'avenir.

ses grains, la scissiparité d'un grain à double enveloppe en deux grains plus petits, sont dans la vie des levures des faits encore bien plus particuliers que la reproduction par bourgeonnement *qui existe chez tous les Blastomycètes* et non pas seulement chez les levures.

En outre, je ne crois pas que jusqu'ici aucune levure ait opposé de résistance à sa culture en milieux artificiels; toutes cultivent avec la plus grande facilité sur les milieux sucrés et sont au contraire bien connues pour le pouvoir prolifique de toutes leurs semences sur les tubes de laboratoire.

Les levures ont une morphologie spéciale et toujours pareille: dans une culture rien n'est plus monomorphe que la cellule de la levure. Elle varie du simple au double en dimension, mais ses caractères morphologiques restent partout et toujours les mêmes. Pour le parasite de Malassez au contraire, rien de plus variable que ses formes et ses dimensions. Celles-ci varient du simple au décuple et ses formes défient toute description unique. Elles sont extrêmement disparates; depuis les formes qui ressemblent à celles des cocci en involution jusqu'à celles qui ressemblent à une gourde, sans compter les formes bacillaires et les formes en bananes.

Ce n'est donc pas une levure.

2° On a dit et j'ai dit moi-même que ce devait être une forme d'involution d'un coccus.

On sait que les êtres microbiens en vieillissant prennent des formes très variables et très distantes de leur forme primitive; on sait même que les plus pathogènes que l'on connaisse montrent les mêmes formes d'involution que les bacilles saprophytes les plus communs, que ces formes rapprochent généralement les microbes des bactéries ramifiées et par elles, des moisissures. On a donc tendance à interpréter les variations de forme dites *involutives* comme une tendance régressive de l'espèce, vers d'autres qui ont été son origine. D'autres auteurs, en conservant, pour expliquer ces mutations, l'idée de formes transitionnelles, les expliquent comme un effort de l'espèce qui les présente, vers une forme de vie plus résistante et plus parfaite.

Quoi qu'il en soit, tous les microbiologistes savent qu'en examinant de vieilles cultures de cocci ou de bacilles, on trouve sans peine des formes d'involution. Or, cela est certain, il y en a qui ont d'étroites ressemblances avec le bacille-bouteille.

Examinant de très vieilles cultures du staphylocoque que l'on observe constamment à côté de la spore de Malassez, on y trouve des unités microbiennes en involution qui se rapprochent assez de ses formes propres. Cela joint à l'impossibilité de retrouver la spore de Malassez en culture (en dehors des semences portées sur le milieu) pouvait faire croire que le bacille-bouteille n'était qu'une forme involutive du coccus que l'on rencontre toujours près de lui.

Mais depuis que j'ai émis cette opinion [1], beaucoup d'observations directes sont venues la contredire. D'abord les formes involutives de cocci qui ressemblent le plus au parasite de Malassez, quant à leur morphologie, sont encore bien loin du volume qu'il peut atteindre. Les plus gros exemplaires de cocci difformes n'atteignent pas à 4 μ, tandis que le bacille-bouteille peut, quoique rarement, atteindre à 15 μ de diamètre.

D'ailleurs on rencontre aisément des quantités d'unités de spore de Malassez côte à côte, ces formes d'involution seraient donc parfaitement vivantes, et devraient se reproduire soit dans leur forme, soit dans la forme de cocci normaux.

Longtemps cette raison appuya l'hypothèse que je combats aujourd'hui. Car si l'on ensemence des squames pityriasiques criblées de spores de Malassez, c'est toujours une colonie de staphylocoques à culture grise que l'on obtient.

Mais quand on multiplie ces essais on trouve d'infimes débris pelliculaires qui, portés sur les milieux de culture, ne donnent lieu à aucune colonie. Et ces parcelles reprises et examinées sont farcies de spores de Malassez qui sont demeurées dans leur forme. D'après l'hypothèse que je combats ces fragments auraient dû donner lieu à une colonie du staphylocoque son commensal.

Donc, il est improbable que ce microbe énigmatique soit un coccus dégénéré en involution.

[1] Art. *Dermatophytes* de *La Pratique dermatologique*, t. I, p. 739.

5° Unna avait donné à ces microbes le nom de *Flaschen Bacillen* dont le mot Bacille-bouteille est l'exacte traduction, c'est qu'il croyait avoir reconnu une filiation entre le fin bacille qu'il avait signalé dans son eczéma séborrhéique et la sphère de Malassez. Il croyait que les formes en bouteille dérivaient des formes bacillaires.

Naturellement cette hypothèse est tombée le jour où j'ai obtenu les premières cultures de ce fin bacille qui était le *microbacille séborrhéique* et dont les rares formes d'involution, en ruban et en bactéries branchues, sur lesquelles Gilchrist a récemment insisté se rapprochent de toutes les formes d'involution connues chez les bacilles et nullement des spores de Malassez.

En 1894, en essayant de nombreuses cultures du pityriasis simplex, en vue de réaliser la culture artificielle du bacille-bouteille, j'ai cru l'avoir obtenue. Sur un milieu très composite fait d'urine humaine, mélangée à du moût de pomme de terre et glycériné, on obtient assez souvent, au milieu de mille cultures du staphylocoque à cultures grises, des colonies très rares, toutes petites, couvrant environ 2/10 de millimètre carrés et qui, examinées à la loupe, ont un aspect de fleur ouverte, sèche, grise. A l'examen microscopique des cultures réensemencées jeunes on voit que les formes primitives de ce microbe sont bacillaires. C'est un très petit et très court bacille. Mais très rapidement ses formes primitives disparaissent et sont remplacées par des formes bizarres que la figure suivante, relevée à la chambre claire, rendra mieux qu'aucune description.

Ce microbe qui poussait assez bien sur le milieu composite dont je parlais, surtout quand ce milieu était un peu sec, se laissait réensemencer assez facilement. En me servant des mêmes techniques, je crois que je le retrouverais sans trop de peine. Mais on peut voir dans la figure qui précède que les formes obtenues diffèrent sensiblement de celles de la spore de Malassez, qui d'ailleurs atteint à des dimensions facilement doubles de celles de ce bacille polymorphe dans ses formes les plus développées.

Quelle est donc sur la nature de ce parasite l'opinion qui

paraît la plus plausible? Je répondrai hardiment que c'est l'opinion de Malassez. Ce parasite est un parasite cryptogamique. Voici les raisons qui appuient cette opinion :

1° Une forme involutive dans une culture est rare par rapport aux formes normales, c'est l'exception au milieu de beaucoup d'exemples *réguliers*.

Ici, au contraire, le polymorphisme est de toutes les unités du parasite. Toutes ont un air de famille et pas une ne ressemble à l'autre. Ce polymorphisme est des plus fréquents

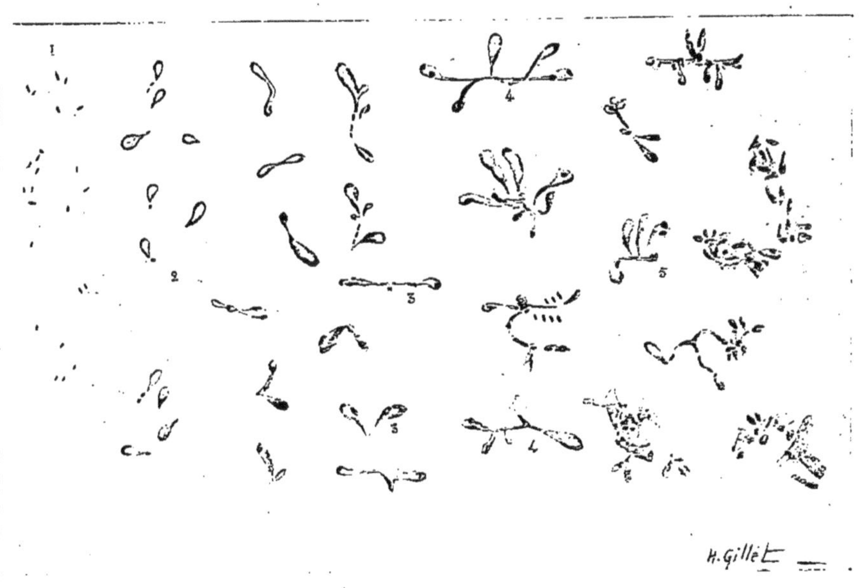

Fig. 11. — *Bacille polymorphe* que j'avais pris en 1892, pour le bacille-bouteille, ses formes en culture. (Obj. immersion 1/16. Ocul. IV. Zeiss.)

dans la série cryptogamique. Parmi les cryptogames inférieurs, ces faits sont de règle. Et pour n'importe quelle mucédinée parasite, il suffit de la porter sur un milieu de culture défavorable pour voir son polymorphisme apparaître.

2° Les dimensions même du parasite dépassent de beaucoup celles que les bactériacées montrent d'ordinaire et même exceptionnellement.

3° L'impossibilité de cultiver le soi-disant bacille-bouteille est également un argument appuyant son origine cryptogamique. Car on peut se demander s'il y a d'autres microbes que l'on connaisse microscopiquement, fréquents ou rares, sur la peau humaine et que l'on n'ait pas pu cultiver. La réponse est intéressante.

Il n'y a en ce moment aucune bactérie que l'on connaisse morphologiquement dans une lésion de la peau humaine que l'on soit sûr d'y retrouver, et que l'on ne puisse cultiver. Le dernier fut le microbacille séborrhéique, et en se servant des techniques que j'ai données pour obtenir sa culture, les auteurs même qui ne veulent pas reconnaître son rôle dans la séborrhée sébacée le cultivent sans peine [1].

Mais il n'en est pas de même en ce qui concerne les champignons des dermatomycoses humaines. On cultive aisément les trichophytons et l'achorion des teignes cryptogamiques, mais on ne cultive ni le *Microsporum minutissimum de l'Erythrasma, ni le Microsporum furfur du Pityriasis versicolor* [2]. Il est remarquable de voir cette nouvelle ressemblance entre deux maladies qui nous en ont déjà montré tant d'autres; entre les deux pityriasis secs que déjà Willan avait placé côte à côte, le *Pityriasis capitis* et le *Pityriasis versicolor*.

4° Enfin s'il est permis d'user de cet argument je rappellerai que nous avons plusieurs *épidermatomycoses* connues, qui se caractérisent comme le pityriasis par de la simple furfuration.

Mon opinion (je dis opinion, car en l'absence de culture toute certitude absolue manquera), c'est que le soi-disant bacille-bouteille de Unna, la spore de Malassez, est un parasite de morphologie, de mœurs et d'espèce assurément très particulières, mais de nature cryptogamique. C'est un cryptogame inférieur, et je dirai plus, sa reproduction par bourgeonnement tendrait à en faire un champignon du groupe des *Blastomycètes*.

Van Hoorn, qui soutenait cette opinion que le bacille-bouteille de Unna était un champignon, croyait avoir vu les formes adultes grosses et sphérulaires de ce parasite contenir

(1) GILCHRIST, *Journal of cutaneous diseases*, March 1903.

(2) Il en est de même en plusieurs mycoses épidermiques exotiques : siamoises, indo-chinoises et japonaises, dans les squames desquelles on voit des cryptogames en culture pure et en nombre immense et dont la culture reste stérile.

des sporules très petites que la rupture de la coque commune aurait mises en liberté. Malgré l'invraisemblance de cette opinion, qui tendrait à rapprocher la spore de Malassez des *Mucorinées*, dont tous ses autres caractères l'éloignent grandement, j'ai beaucoup étudié les grosses sphères du parasite et cherché par des méthodes de coloration diverses à déceler les soi-disant *endospores* contenues en elles d'après Van Hoorn. Dans ces formes, il est très fréquent de trouver un protoplasma granuleux, mais jamais il ne m'a été possible d'y voir la moindre endospore.

Ce qui a dû causer l'erreur de Van Hoorn, c'est un artifice de préparation que voici : les sphères du pityriasis sont assez grosses pour que dans les manipulations on puisse en écraser quelques-unes entre les lames porte-objet dont on se sert. La coloration montrera alors ces sphères écrasées, ouvertes comme des châtaignes, et le protoplasma de la sphère ouverte forme une bavure granuleuse souvent attenante à l'écorce entre-bâillée du parasite.

Dans un cas, où j'ai trouvé des sphères d'une exceptionnelle dimension (approchant 20 μ), j'ai pu reproduire à volonté le phénomène, et avec un certain étonnement j'ai vu, et il m'a été aisé de vérifier à plusieurs reprises, que ces coques vides, examinées lorsqu'on diaphragmait étroitement, montraient une surface intérieure historiée, et quadrillée de dessins carrés ou losangiques infiniment fins, striés en facettes suivant la forme dite en pointes de diamant.

Je signale le fait sans savoir quelle valeur lui attribuer. Toutefois, ces dessins ornementaux sont fréquents sur les enveloppes de beaucoup de champignons inférieurs particulièrement en certains groupes de *Mucédinées*.

V. Le rôle du parasite de Malassez dans le pityriasis. — Voici donc une maladie très spéciale et très constante en ses caractères symptomatiques, en son évolution, en sa localisation, en son anatomie pathologique, en sa flore microbienne. Il s'agit de décider, d'après les faits que nous savons, quelle est sa cause, sa nature. Nous savons que parmi les auteurs les uns en ont fait le résultat d'une malformation congénitale, d'autres une séborrhée, d'autres un eczéma, d'autres un psoriasis. Laissons là ces questions de doctrine qui devront être discutées plus loin, car nous n'avons pas encore en mains les arguments pour le faire et examinons les faits tels qu'ils se présentent.

1. Si le *Pityriasis simplex* était aussi peu fréquent que le *Pityriasis versicolor* ou l'*Erythrasma*, j'affirme que sa spécificité et le rôle causal de son parasite ne feraient doute aujourd'hui pour personne. Mais c'est une affection très commune, alors son parasite passe pour banal. Je pose ici une simple réflexion : si une affection est fréquente, le parasite qui la cause ne peut pourtant pas être rare. Cette objection qui veut que la spore de Malassez soit trop fréquente pour avoir un rôle parasitaire n'a donc aucune valeur.

2. On a dit : c'est une levure banale. Or, nous avons vu que ce parasite ne se rapproche des levures que par un de ses caractères, le bourgeonnement, mais qu'il s'en écarte par tous les autres. Et nous savons d'une façon indubitable que quand par hasard nous obtenons, en partant d'un *pityriasis simplex*, une culture de levure, jaune, rose ou brune, ce n'est certainement pas la culture de la spore de Malassez, laquelle est demeurée incultivable.

En outre, et à supposer que ce parasite fût une levure, aucune loi ne défend à une levure d'être pathogène. Ce second argument ne vaut pas plus que le premier.

3. Un troisième argument dit : ce parasite ne détermine pas la squame, il vit de la squame une fois produite.

Cet argument est de ceux que tous les parasites cryptogamiques ou microbiens ont eu à essuyer avant que leur pouvoir causal ne fût consenti. Je demande instamment au lecteur qu'il se reporte à l'étude historique du *pityriasis versicolor*. Il y verra le même argument fourni par Hardy contre le *Microsporum furfur*[1]. Le même argument, presque dans les mêmes termes, a accueilli le micro-bacille séborrhéique à sa naissance[2]. C'est le même qu'on a fait contre le

[1] Voir ce volume, p. 140, note 4.
[2] Voir ce volume, p. 237, note 2.

bacille du charbon, le streptocoque dans l'érysipèle, le bacille de Koch dans la tuberculose, etc., etc.

En général, il faut beaucoup se défier de ces arguments perpétuels, ce sont des arguments à tout faire, dont se servent ceux qui ne peuvent se faire de motifs personnels pour croire ou pour ne pas croire. Ce qui est certain, en tous cas, nous le verrons, c'est que toute squame ne contient pas la spore de Malassez. Bien loin de là.

On a dit encore : on rencontre ce parasite dans les maladies les plus diverses. Eh ! sans doute, on en peut rencontrer dans les squames ou croûtes d'un eczéma du cuir chevelu, si cet eczéma a été précédé par des pellicules. Beaucoup d'états morbides du cuir chevelu montrent la spore de Malassez dans leurs déchets, parce que ces états morbides se sont greffés sur un pityriasis antérieur. Comment pourrait-on penser qu'il en fût autrement?

Supposons un instant que le *pityriasis versicolor* soit fréquemment suivi d'eczéma. Ne devrait-on pas trouver le *Microsporum furfur* dans les squames ou croûtes de beaucoup d'eczémas, de tous ceux qui seraient nés au-dessous de ses colonies dans la peau?

Ce qu'il faut toujours faire quand on veut se prouver la valeur parasitaire de la spore de Malassez, c'est de la chercher dans tous les types morbides qui peuvent avoir le cuir chevelu pour siège, on verra que la spore de Malassez ne s'y rencontre pas d'ordinaire et qu'on ne l'y rencontre que quand le cuir chevelu à côté de cette lésion montre un pityriasis avéré et, naturellement, dans les squames du pityriasis, la spore du pityriasis. Ainsi j'ai vu le parasite de Malassez dans une croûte d'impétigo, dans une squame de lupus érythémateux, dans une croûte d'épithélioma bénin du cuir chevelu. Mais quand on cherche la spore dans les produits pityriasiques du voisinage, elle s'y trouve invariablement.

Le parasite du pityriasis se rencontre donc dans les produits de déchet de plusieurs maladies épidermiques, quand ces maladies sont survenues sur des peaux préalablement pityriasiques.

Ce qui prouve le mieux l'erreur de ceux qui font, de la spore de Malassez, l'hôte de la squame en général et non le parasite causal du pityriasis, c'est qu'il y a de très nombreuses épidermatoses qui s'accompagnent de furfurations et de squames, dont ces furfurations et ces squames sont un caractère absolu et qui ne montrent jamais la spore de pityriasis : ainsi le *pityriasis versicolor*, ainsi le *pityriasis rosé de Gibert*, ainsi le *psoriasis* (1).

Si ce parasite habitait indifféremment toute squame, pourquoi ne l'ai-je pas *une fois* rencontré dans les centaines et peut-être les milliers de coupes que j'ai pratiquées dans le psoriasis?

Je ne puis faire la conviction de ceux qui n'ont jamais ni vu, ni regardé, car une affirmation ne remplace pas un fait. Mais j'affirme que celui qui voudra se faire une conviction lui-même, en examinant systématiquement toutes les squames possibles du cuir chevelu, arrivera à cette conviction *que le parasite de Malassez est l'expression microbienne constante du pityriasis simplex*, et qu'il ne se rencontre dans des squames d'une nature différente que quand ces squames sont survenues chez un pityriasique.

4. Un argument, que les critiques ont ramassé dans les travaux expérimentaux sur la question, objecte la présence constante d'un coccus mélangé au bacille-bouteille.

« Si une maladie de cause externe réclame un microbe, dit-on, elle n'en réclame pas plusieurs, et s'il y en a deux, c'est un de trop. Lequel des deux sera causal et que veut dire l'autre? »

D'abord, nous ne faisons pas les faits, nous les observons. En second lieu, il existe déjà de nombreuses maladies d'un type symptomatique univoque et qui résulte d'une symbiose.

Mais pour discuter cette question, il faut attendre d'avoir mieux étudié les faits de la cause en ce qui concerne ce point particulier. J'y reviendrai. Rappelons toutefois, en attendant, que dans le *pityriasis simplex* figuré, c'est-à-dire jeune, à squames strictement sèches et vraiment pelliculaires, les

(1) De même la plupart des lésions furfureuses du visage. Voir ce volume, p. 513.

cocci ne se rencontrent que par unités rares et toutes séparées, c'est-à-dire à l'état de *graines* et non pas à l'état de

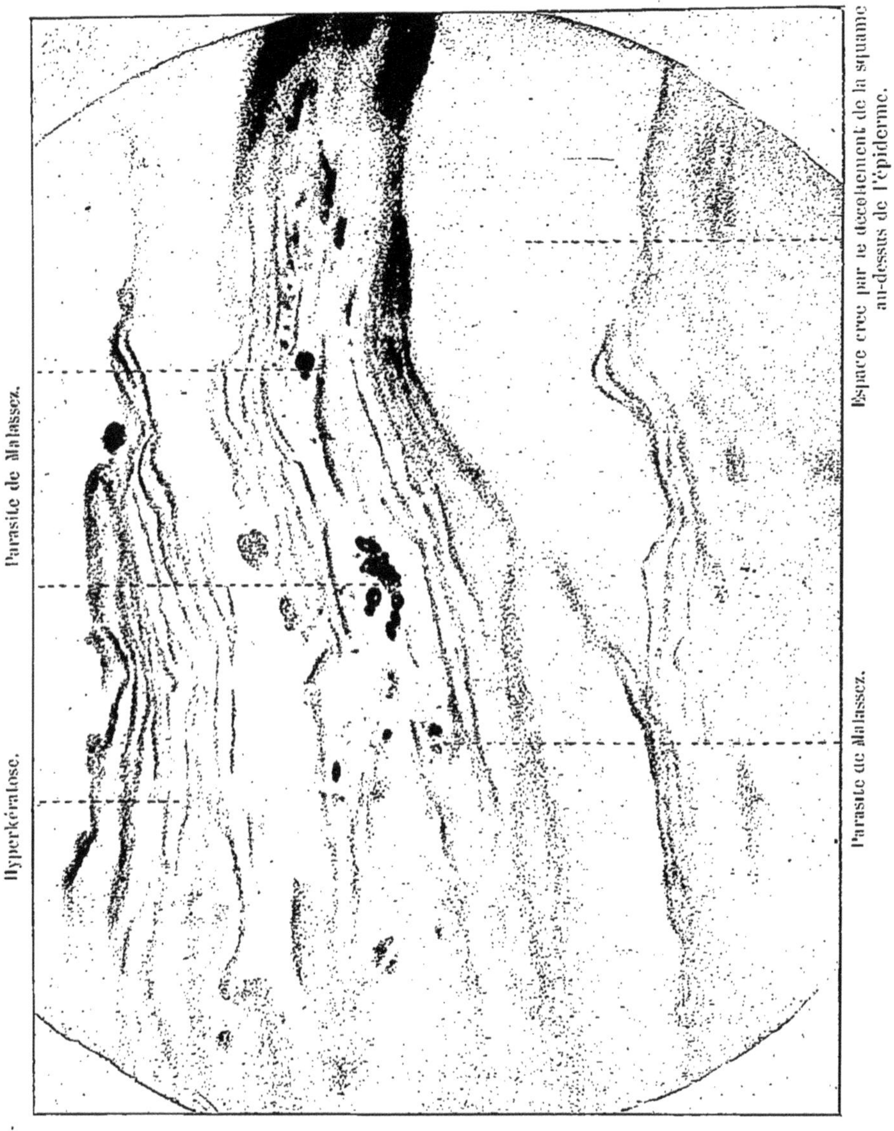

FIG. 12. — *Le parasite de Malassez dans la squame du Pityriasis simplex.*

colonie active et pullulante. Je reviendrai souvent sur ce point, car sa valeur est capitale.

Ceux qui ne veulent pas croire et qui ne veulent pas non

plus étudier la question se retranchent encore derrière un argument lui aussi banal et très souvent reproduit. Il n'y a, disent-ils, aucune preuve que la spore de Malassez soit cause du *pityriasis simplex*. Pour le croire il faudrait la culture, et que l'inoculation de la culture redonnât le pityriasis.

Sans doute c'est la théorie, et il me semble que moins qu'un autre j'ai hésité à la mettre en pratique, et sur moi-même, avec les trichophyties par exemple. Mais est-on en droit de toujours opposer la théorie (générale) devant la pratique (particulière)? A-t-on la culture du parasite de l'Érythrasma et celle du *Microsporum furfur* du *pityriasis versicolor*? Non. Et qui douterait aujourd'hui de la valeur causale de leur parasite? L'impossibilité de la culture pour tous ces parasites est un argument de plus de leur valeur causale, car cela prouve la singulière spécificité de leur alimentation, et par conséquent de leurs besoins.

Cependant il est incontestable que cette preuve reste à donner.

J'apporterai dans la question un seul argument que je crois de valeur grande pour un esprit simple et sincère.

Parmi ceux qui ont discuté cette question, personne, je crois, ne s'est rendu compte de la profusion de la spore de Malassez dans les squames pityriasiques, non plus que de ses dispositions en strates entre les strates épidermiques feuilletées du pityriasis. On a bien représenté quelques unités du parasite par-ci par-là dans les ouvrages spéciaux, mais toujours au moyen de préparations faites par dissociation. Ce n'est pas ainsi qu'il faut faire. Il faut faire une coupe verticale du *pityriasis capitis* et une autre du *pityriasis versicolor*, par comparaison, et les opposer l'une à l'autre. C'est ce que je fais ici (fig. 12, 13, 14). Je regrette que ces reproductions photographiques ne soient pas meilleures; mais, telles qu'elles sont, elles attendront peut-être longtemps d'être détrônées par d'autres. Rien n'est plus difficile que d'obtenir de telles coupes sans que les lamelles d'hyperkératose ne s'émiettent. Et d'autre part les sphérules de Malassez sont trop grosses, et sur des plans trop différents pour que l'objectif photographique puisse les mettre au point en même temps.

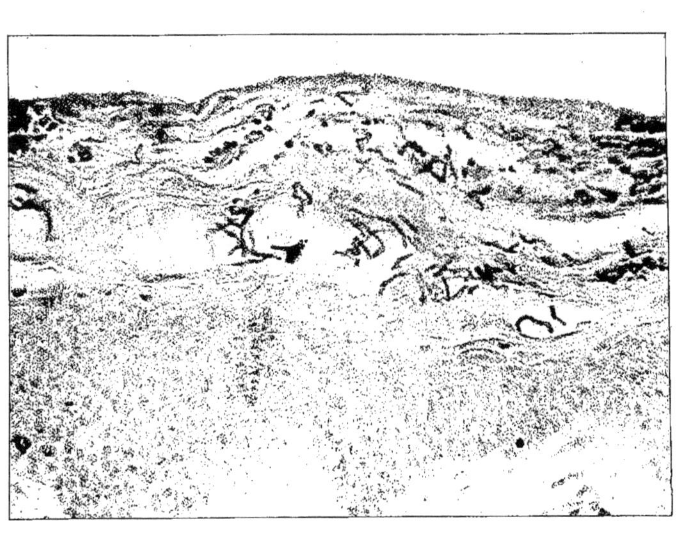

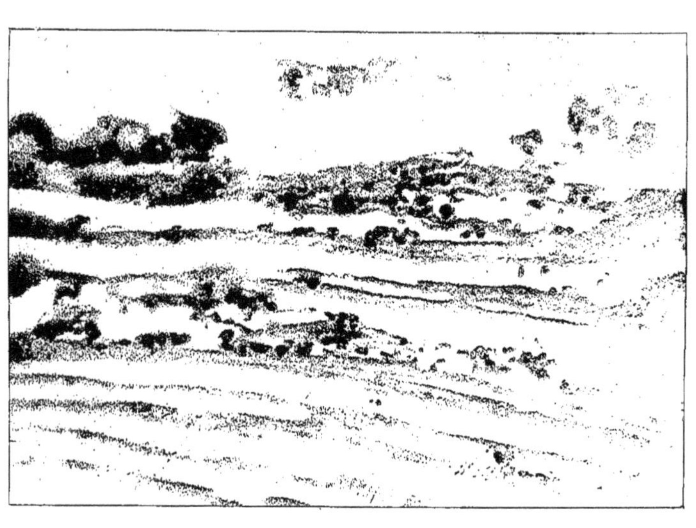

Peu importe après tout. Ce qu'il faut voir, c'est le nombre et la disposition comparative des deux parasites dans les deux pityriasis. Il me semble que si l'on parlait pour la première fois du soi-disant bacille-bouteille, avec de tels arguments, à des dermatologistes sur qui ne pèseraient ni des opinions préjugées, ni ce poids mort qu'est le souvenir des affirmations contradictoires, l'accord serait sans doute assez vite fait.

J'espère encore, malgré vingt-cinq ans perdus, qu'il tardera moins à se faire désormais.

Ma conclusion est que, parmi toutes les opinions émises sur la nature et la cause du *pityriasis simplex*, une seule mérite créance. C'est celle qui fut émise en 1874 par Malassez et qui fait du *pityriasis simplex-willanique* (à squames minces et sèches) une épidermite de cause externe, mycosique. C'est une mycose externe, analogue autant que possible au *pityriasis versicolor*.

VI. — Pathogénie de la squame dans le pityriasis. — La squame du *Pityriasis simplex willanique* est comme celle du *Pityriasis versicolor*, la plus simple qui puisse être. Elle ne comporte, en effet, que l'accumulation d'un tissu corné, en apparence arrivé à maturité et parfait. C'est une squame faite par hyperkératose simple.

Dans le *pityriasis simplex* comme dans le *pityriasis versicolor*, le parasite, non seulement ne descend pas au-dessous de la couche cornée normale, mais il semble la respecter complètement et vivre à sa surface. Car, dans le *pityriasis simplex*, on trouve presque partout, comme dans le *pityriasis versicolor*, quatre ou cinq assises de cellules épidermiques cornées intactes au-dessous de la stratification parasitaire la plus inférieure.

Ceci rend le mécanisme exact de l'hyperkératose assez difficile à comprendre. Si l'on trouvait le parasite dans un point de l'épiderme plus profondément situé, et capable de réaction, on supposerait une irritation très légère des couches épidermiques superficielles se transmettant aux couches épidermiques profondes qui le traduiraient par une formation cellulaire plus active amenant consécutivement de l'hyperkératose. Et ce mécanisme peut encore être invoqué, malgré la distance à laquelle le parasite se trouve de la partie réagissante de l'épiderme.

On pourrait invoquer aussi l'action à distance des sécrétions parasitaires. Presque tous les champignons inférieurs sécrètent des ammoniaques composées. Je n'insiste pas. Car, aussi bien pour le *Pityriasis simplex* que pour le *Pityriasis versicolor*, le mécanisme de l'action parasitaire reste à déterminer.

VII. — Conclusions. — Mais je répète en terminant : *que l'étiologie du Pityriasis versicolor et celle du Pityriasis simplex se présentent exactement avec les mêmes certitudes, les mêmes incertitudes et les mêmes inconnues devant la science expérimentale du moment présent.*

Dans ces conditions je suis en droit, il me semble, de poser ici les conclusions suivantes :

Quoi qu'il en soit de la valeur causale de la spore de Malassez dans le *pityriasis simplex*, et même en évitant de se prononcer sur ce point, puisqu'il est impossible à prouver sans réplique quant à présent; considérant d'autre part les invraisemblables écarts d'opinion auxquels l'examen clinique du pityriasis livré à ses seules ressources a pu conduire la dermatologie :

On peut penser qu'il n'y a guère de risques d'ajouter au sujet plus de confusion en prenant l'examen microscopique pour guide. C'est ce que je vais faire. *Je définis donc le* PITYRIASIS SIMPLEX *par la spore de Malassez*. Pour moi, *il y a pityriasis quand ce parasite existe dans les squames furfuracées. Et une desquamation n'est pas pityriasique quand ce parasite ne s'y rencontre pas.* On verra bien où la pratique de ces conclusions conduira cette enquête. Ce faisant, d'ailleurs, j'agis comme toute la dermatologie admet qu'on le fasse à propos du *microsporum furfur*. Car il est admis désormais qu'il n'y a pas *pityriasis versicolor* là où ne se rencontre pas son parasite.

CHAPITRE III

LES PITYRIASIS STÉATOÏDES

ÉTUDE CLINIQUE DE LA LÉSION ÉLÉMENTAIRE DES PITYRIASIS A SQUAMES APPAREMMENT GRASSES

Nous allons envisager maintenant une série de types morbides qui, s'ils ne diffèrent point essentiellement du précédent, s'en écartent pourtant de plus en plus par leurs symptômes. Le *pityriasis simplex* présente des squames sèches et minces. Nous allons envisager maintenant des pityriasis à squames graisseuses et épaisses.

Rappelons-nous la théorie émise pour la première fois par Sauvages, puis par Plenk, au XVIIIe siècle, reprise enfin et considérablement étendue par Hebra au milieu du XIXe siècle. Les deux premiers auteurs émettaient à titre d'hypothèse et le troisième affirmait explicitement cette opinion que les pitysiasis en général, *tous* les pityriasis des régions pilaires, étaient des flux sébacés plus ou moins concrets. Voici le moment venu de présenter les faits qui donnaient quelque apparence de vérité à cette hypothèse.

En beaucoup de cas, les squames des pityriasis peuvent cesser d'être pelliculaires et farineuses, pour devenir épaisses, cartonnées, et, en apparence, grasses.

Ces caractères, suivant les cas, se prononcent plus ou moins, en sorte que l'on peut faire entre le *Pityriasis simplex* à squames farineuses et sèches et la séborrhée, *le flux sébacé*, une échelle de cas cliniques qui conduisent de l'un à l'autre par des transitions à peine sensibles.

Si l'on examine une pellicule de pityriasis sec à larges squames, on voit que ces squames sont minces, presque translucides, comme une pelure d'oignon. Il est facile, je l'ai dit, de trouver à côté de ce premier type dont les squames sont *poudreuses* (I) ou *pelliculaires* (II), des types dont les squames sont *furfureuses* (III), plus épaisses, semblables à des parcelles de gros son.

En d'autres cas, les squames prendront une épaisseur mesurable et deviendront semblables à des parcelles de carton mou, disons qu'elles sont *cartonneuses* (IV). Jusqu'ici, quel que soit leur type, elles ont gardé leur sécheresse. Pourtant les squames cartonneuses semblent déjà un peu molles à la pression, mais elles ne donnent pas encore la sensation d'être graisseuses.

Un degré de plus, et nous aurons des squames plus épaisses et plus grasses, donnant au toucher et à l'écrasement entre les doigts la sensation que donnerait la croûte feuilletée de certains pâtés. Elles sont malléables et plastiques et l'on pourrait les rouler en boule. Nous les dirons *pâteuses* (V).

Il existe enfin un dernier état clinique de même type et plus accentué, caractérisé par ce fait que, dans les déchets à la surface de la peau, l'élément squameux ou pelliculaire se raréfie, pendant que l'élément gras huileux et inconsistant augmente. On trouve alors à la surface du cuir chevelu une couche plus ou moins épaisse de matière jaunâtre, paraissant très grasse, répartie uniformément à la surface de la peau ou au contraire par amas limités, tout à fait malléable, comme une boue jaune très molle, ayant au maximum les caractères d'un exsudat demi-concret et au minimum les caractères d'un produit desquamatif de surface. Si ce type morbide doit rentrer dans la classe des pityriasis, il faudrait dire que ses squames sont *boueuses* (VI). Tous ces pityriasis montrent des formes diffuses et des formes figurées.

C'est l'ensemble de ces formes apparemment grasses du pityriasis que je désignerai sous le nom de *Pityriasis stéatoïdes*. Et ce nom ne préjuge rien de la part qu'il faut accorder dans les symptômes de ces pityriasis à la présence d'une graisse vraie, et nous laisse entièrement libres de rechercher si dans ces pityriasis souvent la graisse apparente n'est pas irréelle et non existante.

Aux six formes cliniques, échelonnées, des *pityriasis stéatoïdes* dont l'énumération précède, il faut encore en adjoindre une dont l'aspect clinique est bien particulier et distinct de tout autre.

Dans la série des desquamations sèches et stéatoïdes que j'ai nommées, les squames poudreuses et pelliculaires ou furfureuses, aussi bien que les squames cartonneuses, les déchets pâteux et boueux stéatoïdes, en somme tous les produits desquamatifs ou exsudatifs du pityriasis n'ont pas cessé d'être tout à fait opaques, je dois dire maintenant qu'il y en a de vitreux et de cassure quasi cristalline. Cette forme symptomatiquement nouvelle pour nous peut se rencontrer partout, au cuir chevelu et au visage, mais on l'observe plus souvent que partout dans le sillon naso-génien : sur un fond rouge et squameux gras, se sont formées des squames-croûtes plus ou moins épaisses et quelquefois globuleuses, jaunes mais non plus d'un *jaune de cire*, d'un *jaune de miel*, ou mieux encore ayant pris l'apparence très spéciale des ambres troubles. Leur écrasement donne encore une sensation grasse, mais poisseuse aussi, rappelant celle des croûtes ambrées de l'impétigo ; nous les dirons *impétigoïdes* (VII).

Jusqu'ici, à chacun des types symptomatiques que nous avons énumérés, la squame perd un peu de ses caractères de squames, pour prendre quelques-uns des caractères de la croûte, sans pourtant cesser d'être squameuse, jusqu'au dernier type que nous venons de décrire. Mais celui-ci à son tour peut exagérer ses caractères, et se recouvrir d'une croûte impétigineuse. Vraiment, rien ne se rapproche plus, comme aspect et caractères objectifs, de la croûte de l'impétigo que certaines croûtes jaunes et soi-disant « séborrhéiques » ou « séborrhagiques » observées par exemple dans le sillon naso-génien rougi de certaines gens à peau grasse.

En résumé, *depuis la pellicule farineuse dont nous sommes partis, jusqu'à la croûte impétigineuse, il existe une série ininterrompue qui conduit le clinicien, du Pityriasis simplex le plus sec aux maladies exsudatives : Impétigo et Eczéma; comme il existe une autre série de cas cliniques pour rejoindre la pellicule farineuse du Pityriasis le plus sec, au flux sébacé pur de la séborrhée sébacée vraie, non squameuse.*

I. Étude clinique élémentaire des squames grasses. — Les symptômes qui précèdent sont révélés par l'examen objectif quand il est minutieux, mais ils peuvent être étudiés cliniquement, et sur le malade, par diverses techniques accessoires dont les résultats sont intéressants.

1° Au premier rang je placerai l'étude faite à l'aide du *peigne fin*. En raclant lentement au peigne fin, dans le sens des cheveux, un cuir chevelu pityriasique à cheveux courts, on voit nettement, sans qu'il soit possible de le nier, que tous les processus dont la description précède, même le dernier, sont au moins en partie des processus desquamatifs. On voit les dents du peigne fin décoller ces déchets de la peau *avec une pellicule mince qui les déborde*. Ainsi en s'aidant de la loupe on voit que même les produits gras demi-pâteux des derniers types clinique (VI et VII) que j'ai décrits comportent au ras de l'épiderme un plancher d'épiderme corné qui se détache avec eux [1].

2° Le *raclage du cuir chevelu* pityriasique *avec une lame de verre*, posée de champ, est un procédé également très utile, car non seulement ce raclage, pratiqué lentement, élimine les déchets de la surface, mais il exprime le contenu même de la peau; alors souvent entre les squames soulevées, et au-dessous d'elles, on voit sourdre de la peau les cocons séborrhéiques que nous connaissons, ou des gouttelettes de sueur perler aux pores sudoraux.

3° Enfin il est extrêmement instructif de se servir sur le cuir chevelu des *dissolvants des graisses* tels que l'éther, l'éther de pétrole, l'acétone et la benzine très rectifiée ou cristallisable. Toujours le clinicien doit avoir l'un de ces liquides dans un flacon compte-gouttes auprès de lui.

Supposons un de ces pityriasis à squames pâteuses, ou encore une de ces masses ambrées demi-croûteuses que nous avons décrites comme dernier type clinique, versons sur elles une goutte de benzine. Si, comme tant d'auteurs le croient, ces déchets étaient constitués par des graisses, ils devraient fondre et disparaître. Et c'est ce qui ne se produit pas du tout. Ils perdent certains de leurs caractères physiques, mais non leur forme. Même l'avant-dernier type décrit, à déchets boueux

(1) A mon laboratoire j'ai toujours une série de peignes fins métalliques, parfaitement nettoyés et stérilisés chacun dans un papier. Au moment où l'on veut s'en servir on ouvre le papier qui les contient.

et mous, garde souvent la plus grande partie de ces déchets dans leur forme, quoique le lavage à la benzine en extraie des graisses en abondance.

Ainsi donc voici un point très remarquable et que l'étude clinique nous apprend par les moyens expérimentaux dont elle peut s'aider. Même dans les pityriasis à squames très grasses, faussement réunis à la séborrhée vraie, encore aujourd'hui, par nombre d'auteurs, les déchets sus-épidermiques ne sont pas dissous par les benzines, et ils conservent leur forme. C'est donc qu'ils ont une structure solide, un squelette particulier qu'il faudra demander à l'anatomie de nous faire connaître.

On peut opposer, à cette étude clinique des pityriasis par les dissolvants des graisses, l'étude clinique de la séborrhée vraie faite de même ([1]). Il n'y a vraiment que ce moyen clinique de différencier certaines séborrhées vraies sur des cuirs chevelus non soignés (quand l'exsudat graisseux glandulaire s'est effusé à la surface de la peau) de certains pityriasis à squames tellement graisseuses qu'on prendrait leurs détritus squameux de surface pour de la graisse pure ([2]).

II. La peau sous les squames stéatoïdes. — Poursuivons notre étude *clinique* des pityriasis à squames épaisses et grasses *par les moyens expérimentaux dont la clinique peut disposer*. Nous venons d'examiner les pellicules, les squames, et les squames-croûtes dont ces formes morbides s'accompagnent, examinons maintenant la peau sous-jacente. Pour cela nous nous servirons de la petite loupe de poche à foyer fixe vulgairement nommée *compte-fils* et de la grande loupe montée binoculaire à images droites de Zeiss.

Avec ces instruments nous distinguerons : 1° sous les déchets du pityriasis à squames pelliculeuses, quand on a enlevé ces pellicules sans violence, un épiderme corné un peu rugueux et irrégulier, mais existant, et dans lequel on voit se produire des trajets de clivage, des traits de fracture ana-

([1]) Voir *les Maladies séborrhéiques*, p. 206.

([2]) C'est le *typus concretus* de Unna : pityriasis sur-séborrhéique des chauves. Ce volume, p. 402, 466.

logues aux fêlures d'un verre épais. Ces fêlures indiquent les bords des pellicules à venir.

2° Si l'on examine la peau après ablation des déchets épidermiques, dans le cas des pityriasis à squames *furfureuses* ou *cartonneuses*, l'épiderme apparaît comme gonflé et capitonné, les orifices folliculaires en retrait sur son niveau et leur infundibulum dilaté, un peu comme dans l'urticaire. L'épiderme corné est d'une minceur extrême et paraît un peu luisant. Si l'on attend quelques instants, la loupe montre que cet épiderme luisant exhale une sorte de moiteur, qui ne vient certainement pas des orifices glandulaires, mais de la surface épidermique elle-même. Ainsi, et si ces mots n'étaient pas trop gros pour ce qu'ils ont à dire, dans les pityriasis à squames sèches, *quand ces squames ne sont pas tout à fait aussi minces et aussi « pelliculaires » qu'elles peuvent l'être, l'épiderme au-dessous d'elles est œdématié, et il exhale une moiteur que l'œil nu ne peut pas voir.*

Si maintenant nous examinons la peau au-dessous des déchets demi-croûteux, ambrés, du type morbide que nous avons décrit le septième, nous verrons l'exagération des phénomènes précédents qui deviennent presque visibles à l'œil nu. Ainsi, quand on soulève les squames-croûtes ambrées des plis naso-géniens rouges de certaines gens à peau grasse, on voit que la surface de l'épiderme n'a qu'une couche cornée incomplètement mûre et fermée, laquelle laisse sourdre, par des points que la loupe montre et qui ne sont pas les orifices glandulaires, des gouttelettes liquides dont les plus grosses n'atteignent pas au quart d'une gouttelette de sueur exprimée d'un pore sudoral (1).

Or, rien n'existe de tout cela dans le cas de séborrhée grasse vraie. Dans la séborrhée, l'épiderme luisant et gras a sa couche cornée close, et l'expression de la peau fait saillir des

(1) Certains auteurs, avant de vérifier ce que je dis, objecteront qu'il s'agit d'une sueur grasse émise par les pores sudoraux (hyperhidrose huileuse). Je répondrai que les pores sudoraux sont visibles et reconnaissables à la loupe de Zeiss, et que la transsudation épidermique ne s'opère pas en ces points, mais par d'infimes gouttelettes placées côte à côte, beaucoup plus nombreuses et serrées que les pores sudoraux ne le sont en aucune région.

filaments gras hors des pores sébacés et de la sueur des pores sudoraux. Cela est bien différent.

Que l'on ne s'y trompe point; tous ces faits *cliniques, mais que la clinique ne montre que par des techniques expérimentales*, sont de la plus haute importance.

En partant du pityriasis simplex, je le répète, on trouve une échelle de cas cliniques allant de la squame sèche minuscule « poudreuse » jusqu'à la croûte jaune, ambrée, grasse, et une série de cas cliniques allant de la squame pelliculeuse sèche aux squames de plus en plus jaunes, molles, pâteuses et grasses et enfin de celles-ci aux flux de graisses, apparemment ou réellement non pelliculaires. Or, si dès maintenant nous cherchions à résumer en quelques brèves remarques ce que l'examen clinique nous a appris en ces divers cas, nous dirons que tous semblent dériver de trois processus symptomatiques primaires différents, et de leur mélange en proportions diverses.

Le premier que nous connaissons, c'est l'exfoliation parcellaire de la couche épidermique cornée sèche, *Pityriasis simplex* ou *willanique*.

Le second que nous connaissons aussi, c'est ce flux sébacé que nous avons étudié dans le premier volume de cet ouvrage : *Séborrhée sébacée vraie.*

Le troisième que nous n'avions jamais rencontré encore et qui est nouveau pour nous est caractérisé par l'exhalaison, sous des squames pityriasiques en apparence tout à fait sèches ou grasses et seulement un peu épaisses, d'*une moiteur* que nous appelons *séreuse* pour dire seulement qu'elle n'a pas une origine glandulaire, *laquelle paraît faire partie intégrante de tous les pityriasis dès qu'ils prennent l'aspect graisseux, et qu'ils s'écartent de sa forme la plus sèche : Pityriasis simplex.* Il faut ajouter que *cette moiteur*, dans l'immense majorité des cas, *est complètement invisible à l'œil nu* et n'a jamais été mentionnée par personne dans les processus morbides plus haut décrits.

III. Morphologie élémentaire des pityriasis stéatoïdes. — On peut par hasard être témoin du début du pityriasis à squames épaisses et apparemment grasses, mais, pour les *pityriasis stéatoïdes* comme pour le *pityriasis sec*, il n'y a qu'un moyen de provoquer ce début à volonté, pour en être assurément le témoin.

Ce moyen consiste, lorsqu'on rencontre un cas de pityriasis de ce genre, au stade d'état, à le guérir en apparence et à en attendre la récidive. Après un traitement suffisant pour que la peau paraisse entièrement guérie, on la laisse reposer pendant une ou deux semaines en l'observant tous les jours.

Après un temps le pityriasis se reproduira, nous savons déjà comment. En un point naîtra une saillie mousse de l'épiderme, saillie tellement minime que pour la voir il faudra mettre ce point du cuir chevelu en jour frisant. Cette saillie obtuse ressemble à celle que produit sur un terre-plein l'affleurement d'une racine. Bientôt cette saillie se délimite et devient un cône plat et mousse de moins de 1/2 millimètre de saillie et de 3 à 4 millimètres de diamètre, ayant exactement la forme d'un chapeau chinois. A ce moment (le deuxième jour après le début visible), l'exfoliation commence. Sur le sommet du cône l'épiderme corné s'infiltre d'air et perd sa transparence, puis il se fissure suivant les rayons de cette lésion déjà nettement ronde, et qui se partage ainsi en plusieurs secteurs.

Ensuite sur chacun des secteurs squameux l'épiderme corné se récline du centre vers la périphérie. Puis l'angle interne et libre de la squame soulevée s'émiette, alors la lésion n'est plus une tache, c'est un anneau dont l'aire à la vérité n'est pas saine, elle est un peu furfureuse, mais dont le pourtour est dessiné par un bourrelet squameux, surélevé, manifeste.

Ainsi la lésion des pityriasis gras, comme celle du pityriasis sec, commence par une tache d'exfoliation épidermique, laquelle s'augmente à la façon d'une tache d'huile, mais dont le centre paraît guérir pendant que la périphérie s'étend. Toutefois le centre ne guérit pas ; à sa surface s'installe une desquamation furfureuse légère, chronique, et l'épiderme y garde longtemps une teinte fauve ou bistre qui n'est pas celle de l'épiderme sain du voisinage.

Ainsi la lésion devenue adulte garde ordinairement deux parties et deux aspects symptomatiques, l'aspect du stade d'extension, et l'aspect du stade d'état, un centre et un bord; un bord en extension épais, feuilleté, ayant une disposition géométrique; un centre avec une lésion stable, permanente qui est une furfuration mince, diffuse.

Il est bien rare qu'une lésion circinée de ce genre demeure sans se fusionner avec d'autres. Pourtant cela s'observe, surtout sur les régions rétro-mastoïdiennes chez la femme, régions où la marche des pityriasis est presque toujours ralentie.

Partout ailleurs, les lésions sont nées voisines ou se sont multipliées et elles arrivent à coalescence et alors, comme dans le pityriasis sec, les segments qui se rencontrent disparaissent tous deux.

Quelquefois pourtant, dans cette rencontre de deux contours de cercles furfureux, l'un persiste, mais atténué, diminué de relief et de largeur. Quelquefois il a rompu ses attaches avec le reste de la circonférence dont il dépendait, on le trouve alors isolé, segmentaire au milieu de la surface cutanée chroniquement atteinte, diffusément furfureuse, bordée de segments de cercles unis. Cette surface devient bientôt le cuir chevelu tout entier ou du moins toute sa surface antérieure, supérieure et latérale. Il ne reste d'intact que le segment occipital à partir des régions mastoïdiennes, et, si l'on veut chercher en ces régions, on y trouvera souvent des lésions pityriasiques isolées et débutantes, non soudées encore à celles qui occupent le reste du cuir chevelu.

Arrivés au bord du cuir chevelu, les festons squameux s'y arrêtent, et y persistent longtemps, car l'une des caractéristiques du pityriasis est de se limiter aux régions pilaires sans les dépasser. La bordure squameuse figurée du pityriasis dépasse quelquefois de 1/2 ou 1 centimètre, mais non pas plus, les frontières du cuir chevelu. Ordinairement, elle s'arrête même en deçà de ses limites, et y demeure, pendant que toute la surface du cuir chevelu continue d'être diffusément furfureuse.

Ce que je décris est le type symptomatique complet, mais il

présente des formes quelquefois très atténuées et d'autre part si variées et si nombreuses qu'elles paraissent presque individuelles. Chaque pityriasis, lorsqu'il a revêtu un type particulier sur un patient, le gardera [1].

Dans un cas, les cercles sont multiples et de peu d'étendue, les festons seront poly-micro-circinés, et la saillie squameuse à peine sensible de leur bord formera un liséré de 1 à 2 millimètres de largeur à peine. D'autres fois, les cercles seront plus grands; s'ils ne s'éteignaient partiellement en se rejoignant, ils atteindraient à 5 centimètres de diamètre et leur liséré est de 4 à 5 millimètres de large. D'aucuns présentent autour du liséré une collerette épidermique adhérente, par son bord externe, au long du feston circonférentiel extensif du pityriasis, et tous les cercles répètent cette particularité que d'autres cas ne présentent pas. Le liséré circonférentiel lui-même a des caractères individuels : chez les uns il est visiblement feuilleté, fait de squames grasses jaunâtres superposées; chez d'autres il est plus sec ou plus croûteux, ou fait de squames plus adhérentes.

Il n'existe presque pas de festons squameux, si secs qu'ils paraissent d'abord, du moment que leur squame est épaisse, sous lesquels un examen prolongé avec une forte loupe à foyer fixe ne montre l'existence d'une rosée séreuse minime mais certaine. Ces festons peuvent partiellement s'atténuer et disparaître même sans se heurter à d'autres.

Le feston périphérique d'un pityriasis peut donc être rompu par places : alors on n'en trouve plus au bord du cuir chevelu que des segments isolés. Souvent ce feston n'existe qu'au bord du front : *Corona seborrhœica*. Au vertex, sur les régions pariétales et occipitales il a disparu. Cela est très fréquent. Quelquefois même il s'est atténué jusqu'à disparaître partout : on trouve alors l'état furfureux diffus sur la surface entière du cuir chevelu, et souvent, sur les tempes, des croûtelles plus denses, formant un agglomérat amorphe et non figuré.

Pour voir le pityriasis reprendre ses caractères originels, il

[1] Voir sur ce sujet le texte de la page 459 et la note 1 y annexée.

faudra, comme je l'ai dit, le guérir incomplètement et l'observer quand il renaît.

Ces variétés et leur évolution spontanée expliquent bien que des pityriasis puissent montrer côte à côte sur le même cuir chevelu des formes diffuses et des formes figurées. En général, les formes figurées représentent simplement des points envahis par le pityriasis plus récemment que les régions où il se présente en desquamation diffuse.

Après toutes ces constatations, on peut se convaincre cliniquement et sous bénéfice d'inventaire anatomique et bactérien que les pityriasis diffus et figurés ne sont pas des entités morbides différentes mais ordinairement deux stades différents de la même maladie et souvent deux états concomitants du même type morbide.

On peut croire de même, jusqu'à plus ample informé, que les variantes symptomatiques personnelles de chaque pityriasis n'ont dans le sujet qu'une valeur secondaire. On peut les ramener à trois principales que j'énumère sans discuter pour le moment, si elles font partie intégrante du pityriasis ou si elles doivent être envisagées comme de simples complications.

1° Il y a des pityriasis qui, après une phase de desquamation sèche, « s'échauffent » et présentent un flux séreux cliniquement évident pour tous, bien distinct par conséquent de la moiteur sous la squame que j'ai décrite plus haut : j'étudierai ce phénomène lorsque je différencierai les pityriasis des eczémas.

2° Il y a des pityriasis que nous savons coexister avec d'autres dermatoses. Le pityriasis sur-séborrhéique nous en a déjà montré des exemples (1).

3° Enfin il y a des pityriasis qui s'accompagnent de réaction inflammatoire folliculaire très légère (*pityriasis acnéique*, *eczéma acnéique* des auteurs).

Mais, en résumé, les pityriasis des régions pilaires, avec une extrême variété dans le détail, gardent des caractéristiques cliniques assez fixes et faciles à schématiser.

(1) *Les Maladies séborrhéiques*, p. 256.

Ils débutent par une tache minime à peu près ronde dont l'épiderme se fissure en rayons et tombe, sauf sur la bordure extensive de la tache où la furfuration s'accumule. Les taches en se fusionnant perdent leurs bords communs et forment des placards, limités par des segments de cercle où demeure un bourrelet squameux adhérent. La surface des taches reste teintée et diffusément furfureuse.

Les festons figurés de squames varient en dimension, en couleur, en épaisseur, en consistance, ils peuvent même disparaître, le pityriasis diffus des surfaces atteintes demeurant seul.

Toutes les variétés de couleur des festons existent, du rouge au jaune, toutes les variétés de consistance depuis la squame tout à fait sèche jusqu'à la squame tout à fait grasse, etc., etc.

Les pityriasis peuvent exister à la surface d'un épiderme dont les follicules sont infectés de séborrhée grasse (pityriasis sur-séborrhéique) (1).

Ils peuvent se compliquer d'eczématisation, de vésiculation et de suintement. (Eczéma séborrhéique ou séborrhéides eczématisées de l'école française actuelle.) (2)

Ils peuvent dans de rares cas et sur les cuirs chevelus de chauves s'accompagner de lésions folliculaires très visibles (pityriasis acnéique de Bazin-Lailler) (3).

Dans des cas plus rares encore, on peut voir parmi les furfurations d'un pityriasis survenir des pustulations folliculaires bénignes, ou des éléments d'acné nécrotique. Mais ces complications surviennent plutôt du fait d'une séborrhée sébacée sous-jacente que du fait du pityriasis qui peut s'y adjoindre.

(1) Ce volume, p. 461.
(2) *Ibid.*, p. 620.
(3) *Ibid.*, pp. 393 et 466.

CHAPITRE IV

ÉTUDE DES PROCESSUS GÉNÉRAUX QUI FONT LA SQUAME ET LA CROUTE

Je viens d'étudier cliniquement les lésions élémentaires du pityriasis à squames stéatoïdes. Avant d'en étudier l'évolution et les destinées ordinaires, les localisations régionales diverses, les variétés, les complications, je dois m'arrêter, pour étudier ces lésions élémentaires des pityriasis gras, non plus à l'œil nu, mais au microscope. Car ces connaissances nous deviennent nécessaires si nous voulons pousser plus loin notre enquête.

Mais, si l'on veut comprendre les faits que nous montrera l'anatomie propre des pityriasis gras, il est nécessaire d'éclairer d'abord nombre de questions préjudicielles.

La définition clinique et anatomique comparée de la *squame* et celle de la *croûte* nous sont indispensables, et surtout la connaissance des mécanismes généraux physiologique et pathologique qui président à la formation de la croûte. C'est quand nous aurons acquis ces notions générales, préalables, que nous pourrons seulement comprendre ce que sont les déchets épidermiques que nous connaissons cliniquement dans les pityriasis, ce qu'ils ont de commun avec les squames ou croûtes communes et ce en quoi ils en diffèrent. Le chapitre qui va suivre est donc tout entier une parenthèse dans notre sujet. Mais c'est une parenthèse indispensable.

I. — DÉFINITION CLINIQUE DIFFÉRENTIELLE DE LA SQUAME ET DE LA CROUTE

Donc, avant d'étudier en soi la structure des *squames et croûtes* des Pityriasis stéatoïdes, il faut se demander si l'on est en mesure de définir ces deux termes mêmes; si nous savons un peu exactement ce que c'est qu'une squame et ce que c'est qu'une croûte. *La squame, la croûte*, ce sont là deux mots que les dermatologistes utilisent à chaque instant. Combien peu savent pourtant quelle est leur structure intime et quel est le mécanisme de leur genèse. En toutes sciences, les notions élémentaires devraient être le premier objet d'étude, et ce sont toujours les plus négligées.

J'ai étudié plus haut la structure et la formation de la squame pure, je n'ai donc pas à y revenir. Mais il faut pourtant savoir que la squame faite par hyperkératose simple, c'est la squame de l'*ichtyose*, du *pityriasis simplex* et du *pityriasis versicolor*, et qu'en dehors de ces trois types morbides il n'existe point d'autre maladie épidermique squameuse, dont la squame se forme par la seule exagération du processus normal d'exfoliation de la couche cornée. Ainsi, et pour prendre des exemples, ni la squame du pityriasis gras, ni celle du psoriasis, ni celle des eczémas, ne se forment par ce mécanisme.

Pour comprendre la nature intime de ces autres squames et le processus histogénétique qui leur donne naissance, il faut comprendre ce qu'est la *croûte*. Et, au sujet de cet autre mot, pour établir sa définition, on se heurte aussi à bien des idées communes et fausses.

Si un dermatologiste demande à ses élèves une définition du mot « croûte », chacun réfléchissant suivra la série des concepts suivants : Une croûte ne naît pas à l'état de croûte: une croûte est formée par la coagulation, à l'extérieur, d'un fluide exsudé par une blessure du revêtement cutané.

Ainsi donc, au premier abord, les définitions de la squame et de la croûte pourraient s'opposer l'une à l'autre : une squame naît sur place par exfoliation des couches les plus superficielles de l'épiderme, tandis que la croûte naît de l'effusion, à la surface de la peau, d'un fluide intérieur et de sa concrétion au dehors.

Et si, cherchant à préciser l'idée des élèves, on leur demande quel est ce liquide concrescible qui fait la croûte, ils répondront : du sérum.

Telles sont les notions élémentaires communes à tous en ce sujet. Et voici comment elles demandent à être corrigées : Très rarement une squame est simple, c'est-à-dire formée exclusivement par des couches épidermiques kératinisées.

Presque toujours au contraire la squame, ou ce que l'on appelle de ce nom, participe de la structure de la croûte, en ce qu'elle est produite non seulement par exfoliation, mais par *effusion*, comme la croûte. Seulement cette effusion qui fait en partie la squame n'est reconnaissable qu'au microscope.

Ainsi donc, je le répète, très peu de squames sont exclusivement produites par desquamation; la plupart des squames sont produites à la fois par effusion et par desquamation et ce sont des *squames-croûtes*. Celui donc qui veut comprendre le mécanisme de formation de la squame vulgaire doit étudier premièrement le mécanisme de formation de la croûte.

Observons d'abord à ce sujet que le sérum coagulé n'est pas le seul élément qui constitue la croûte; d'abord une croûte comporte presque toujours une ou plusieurs couches d'épiderme kératinisé comme la squame; elle peut aussi comprendre du pus. Prenons cliniquement pour exemple la croûte qui termine l'évolution d'une lésion cutanée des plus banales: la pustule folliculaire orificielle; nous voyons cette pustulette naître sous la forme d'une petite coupole jaune verdâtre remplie de pus vrai. Ces pustules, sans s'ouvrir, sans changer de forme, sèchent et se transforment *in situ* en une croûte lenticulaire discoïde, qui tombe d'une seule pièce quand la lésion se guérit. Cette croûte comprendra tous les éléments de la primitive lésion qui l'a faite, elle comportera donc des lames d'épiderme corné au moins à sa surface, et du pus dans la profondeur. La croûte résulte donc aussi bien de la coagulation, au dehors, *du sérum* ou *du pus* exsudé.

Ainsi arrivons-nous par la simple observation clinique à une définition vraie et précise : La croûte est formée par du sérum, des leucocytes et des couches épidermiques kératinisées. Nous allons rechercher maintenant le mécanisme de l'exsudation séreuse, celui de l'exsudation leucocytaire, et comment ces processus se joignent à l'exfoliation épidermique cornée pour faire la squame-croûte.

Les processus qui forment la squame vulgaire et la croûte sont au nombre de trois.

1° Nous connaissons le premier. C'est l'*hyperkératose*, l'excès de formation des couches cornées.

2° J'ai donné au second le nom d'*exosérose*.

3° Et au troisième le nom d'*exocytose* (1).

Ni l'un ni l'autre de ces deux derniers phénomènes ne nous étant connus, et leur connaissance étant indispensable à la compréhension de notre sujet, c'est eux que nous devons d'abord étudier.

II. — EXOSÉROSE

Je définirai l'exosérose un phénomène pathologique caractérisé par l'irruption hors du derme dans l'épiderme et même au travers de l'épiderme, à sa surface, d'un exsudat liquide ayant les caractères principaux du sérum sanguin.

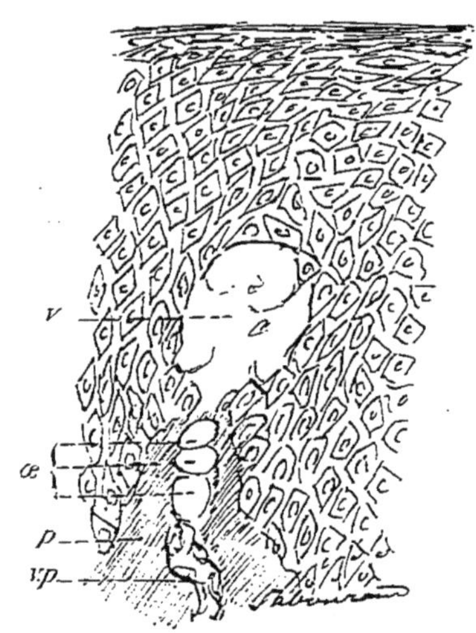

Fig. 15. — *Vésicule par refoulement dans l'eczéma.* (Schématique.)

p, papille. — *vp*, vaisseau papillaire. — *œ*, œdème papillaire. — *v*, vésicule intra-épidermique, extra-cellulaire, à l'étage inférieur de l'épiderme.

Sous des influences très diverses, on peut voir une papille dermique se gorger d'un liquide clair dont la présence s'accuse de plus en plus vers son sommet. Ce liquide séreux franchit la couche épithéliale génératrice de l'épiderme et envahit l'épaisseur de l'épiderme. Dès lors l'exode séreuse peut produire dans l'épiderme des dégâts un peu différents.

α. Ou bien ce sérum se collectera dans l'épiderme au-dessus de la couche basale sous la forme d'une vésicule inter-

(1) Sabouraud, The histogenesis of scales and crusts. *The Journal of cutaneous diseases.* (New-York, Feb. 1905, vol. XXI, n° 245, p. 61-72.) — Ces faits ont été antérieurement étudiés dans mon laboratoire par le docteur Du Bois, de Genève, dont je mettrai plusieurs fois ici le travail à contribution. (*Pathogénie et histologie de la squame dans les teignes tondantes.* Thèse de Genève. H. Kündig, éditeur, 1902.)

cellulaire ayant dissocié puis refoulé les cellules épidermiques du corps muqueux (vésicule par refoulement) (fig. 15).

β. Ou bien il inondera indistinctement toute une région épidermique en dissociant une par une chaque cellule de ses voisines. C'est l'œdème épidermique intercellulaire, état spongoïde de Unna, spongiose de Besnier (fig. 16).

γ. Ou bien enfin le sérum décolle une série verticale de cellules épidermiques les unes des autres pour constituer

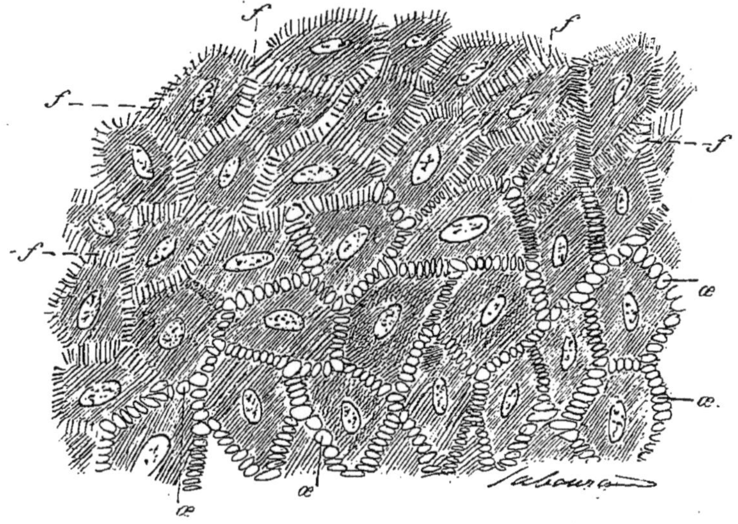

FIG. 16. — *Œdème diffus de l'épiderme.* État spongoïde de Unna. Spongiose de Besnier. (Schématique.)

f, filaments d'union normaux. — *œ*, filaments d'union dissociés et distendus par l'œdème intercellulaire.

entre elles un puits séreux, et déverser à la surface de l'épiderme une gouttelette de sérum incessamment renouvelée, apparaissant à la surface de la peau comme une goutte de rosée (fig. 17).

D'un cas à l'autre ce phénomène de même mode originel peut prendre des apparences très diverses. Ainsi dans certains types morbides, la vésiculation ou la spongiose se produisent à l'étage inférieur de l'épiderme. Dans d'autres cas l'œdème ou spongiose et même un essai de vésiculation histologique se produisent immédiatement au-dessous de la couche cornée, c'est-à-dire à l'étage supérieur de l'épiderme (fig. 18).

Peu importe le détail des faits, il est à étudier pour chaque type morbide, avec lui. Ce qu'il faut retenir c'est la généralité de ce mécanisme. Que la suffusion séreuse se localise et crée une vésicule par refoulement, qu'elle reste diffuse et crée de la spongiose, ou bien qu'elle fuse sous l'épiderme corné ou même au travers de lui, à sa surface, peu importe ici. Ce qu'il faut comprendre, c'est que ce sont là les divers cas particuliers d'un même et commun processus

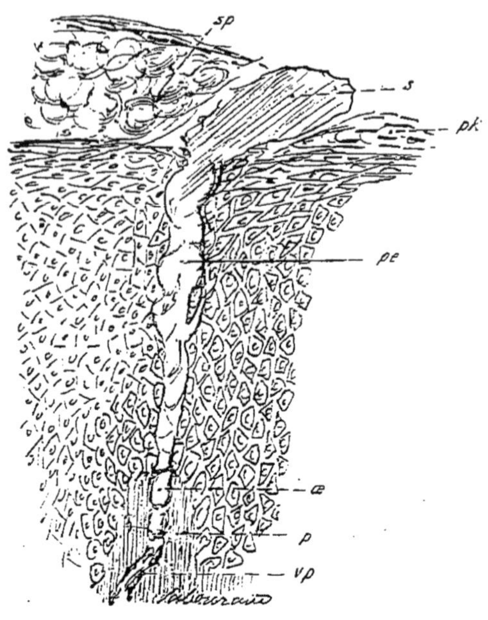

FIG. 17. — *Puits séreux au travers de l'épiderme déversant du sérum à la surface de la peau dans l'eczéma.* (Schématique.)

sp, croûte spongieuse. — *pk*, parakératose. — *p*, papille. — *vp*, vaisseau papillaire. — *œ*, œdème. — *pe*, puits séreux. — *s*, croûte séreuse.

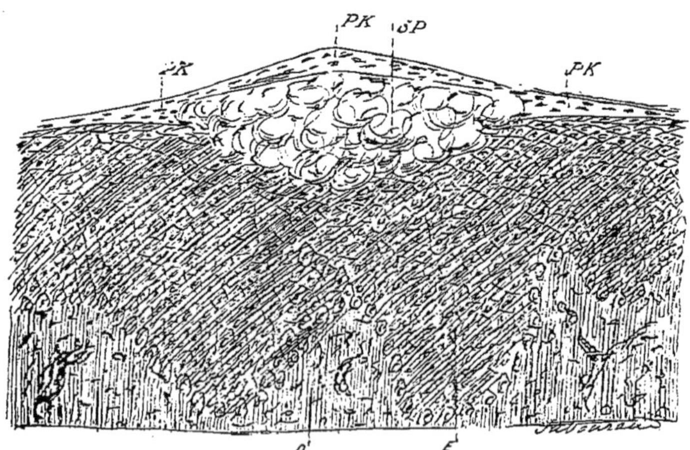

FIG. 18. — *Œdème sous-corné, en îlot.* (Schématique.)

SP, spongiose. — *PK*, parakératose. — *D*, derme. — *E*, épiderme.

morbide que je qualifie : *exosérose* et qui est en effet: *l'exode du sérum vers la surface épidermique.*

Les schémas qui précèdent et les figures 19, 20 et 21, en donnent une suffisante idée pour montrer que ce phénomène pathologique est certain et hors de doute, et aussi qu'il caractérise un mode de réaction très général de la peau, puisqu'on le rencontre dans les états morbides les plus différents.

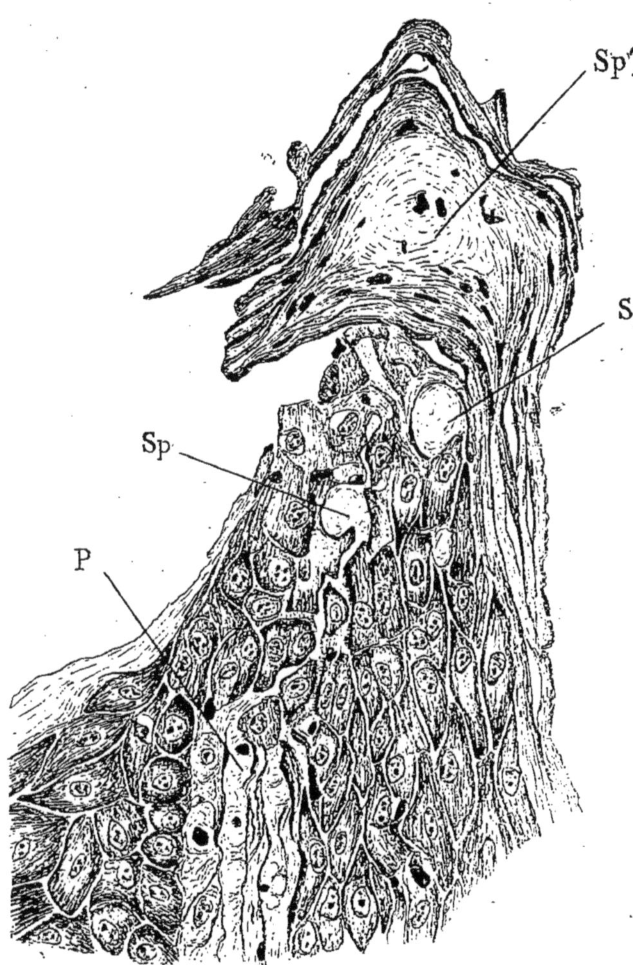

Fig. 19. — *Exemple d'exosérose dans la trichophytie épidermique.* (D'après Du Bois, de Genève.)

P, papille et son vaisseau central gorgé de liquide. — *Sp*, deux lacs séreux rattachés à la papille par une coulée de sérum visible. — *Sp'*, croûte séreuse produite par le même mécanisme d'exosérose.

Sa cause directe, son but, s'il en a un, et le détail de son mécanisme demeurent partiellement hypothétiques.

Un phénomène semblable suppose un mécanisme fort complexe. Il ne peut se passer sans une connivence entre le système nerveux de l'épiderme, le système vasculaire du derme et des papilles et sans doute aussi sans réactions intra-épidermiques, les cellules de l'épiderme localisant la suffusion séreuse en haut ou en bas de l'épiderme, la condensant en une vésicule ou la laissant diffuser (spongiose).

On pourrait voir dans ce phénomène un effort de l'organisme pour se débarrasser, par rejet au dehors, d'un poison que le sérum contiendrait. Ce serait une jolie théorie de l'eczéma et des toxidermites ou toxi-épidermites. Mais on a trop abusé de ces théories qui ne coûtent qu'un raisonnement superficiel et quelques lignes d'écriture. Des hypothèses pour servir à quelque chose demandent à être ouvrées avec plus de soin. Ainsi faut-il se rappeler que la brûlure, constituant une vésicule épidermique, est l'un des types les moins discutables d'*exosérose*; que l'exosérose ne peut être considérée là que comme réaction à un traumatisme externe, indépendant de toute idée de toxidermie, et d'élimination de poison.

L'exosérose est un phénomène qui se rencontre en d'innombrables lésions cutanées épidermiques de cause externe, de cause interne, et de cause inconnue. On la retrouve dans les pityriasis à squame graisseuse, dans l'eczéma, dans les brûlures par le feu et par les vésicants, dans les trichophyties épidermiques, etc.

Si donc nous savons le mécanisme grossier de ce phénomène et son extrême fréquence, nous ne savons rien que par raisonnement et par induction sur son mécanisme de détail, sur ses causes et leur dépendance mutuelle, et enfin nous ignorons entièrement le rôle de défense organique qu'il peut assumer.

Rien n'est plus fréquent que ce phénomène, il est donc aisé de le surprendre à toutes ses périodes. Plus tard, en étudiant l'eczéma, j'aurai à l'examiner avec plus de détails, je ne l'envisagerai donc ici que succinctement et seulement dans ce qu'il importe de savoir pour comprendre par la suite le mécanisme de formation des pityriasis à squames graisseuses.

Voici (fig. 20) un épanchement spongieux prolongeant l'éperon d'un follicule pilaire infecté de *Microsporum Audouini*.

En *Hk*, hyperkératose de voisinage; *Ch.m* est le cheveu malade. En *P*, la papille dermique d'où l'exosérose s'est produite. L'exsudat séreux s'est fait jour à travers l'épiderme disloqué. Comme un liquide s'écoulant dans des anfractuosités, le sérum s'est répandu entre les cellules épidermiques. Puis il s'est coagulé en blocs arrondis séparés par des travées qui sont faites de cellules épidermiques aplaties par la pression séreuse.

La figure suivante photographique (21) exécutée d'après une

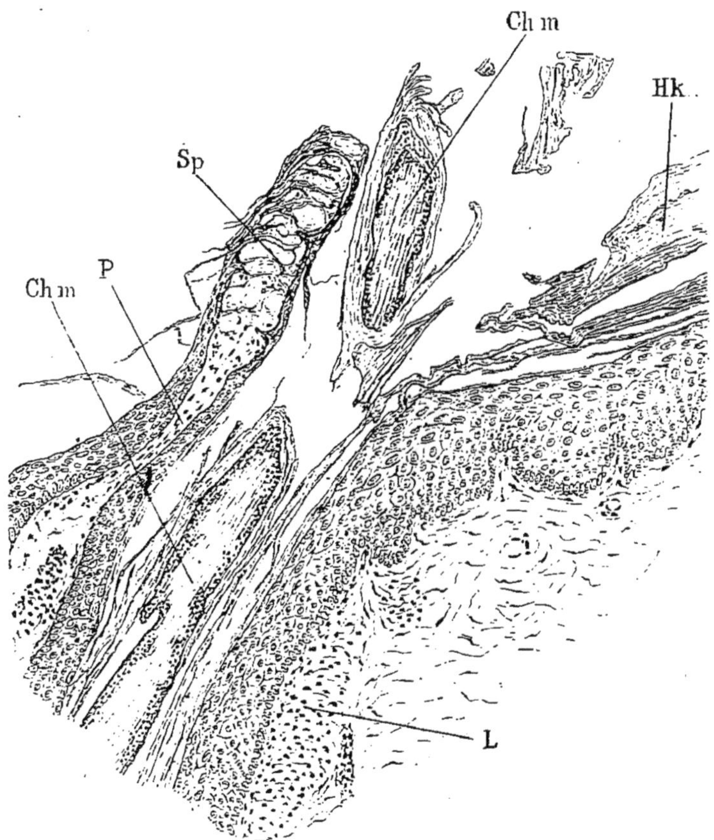

Fig. 20. — *Exosérose dans la Teigne tondante à petites spores.* (D'après Du Bois, de Genève.)

des coupes voisines de la précédente montre mieux la disposition des blocs séreux, *Sp* et de leurs cloisons (*Cl*).

On ne voit plus de continuité directe entre la papille *P* et l'effusion séreuse *Sp* (fig. 20); sans la figure précédente, on ne comprendrait plus le mécanisme qui l'a produite.

Dans ce cas l'exosérose avait donné lieu à un capuchon demi-croûteux, demi-squameux recouvrant le point d'émergence du cheveu hors de la peau. Des exemples identiques

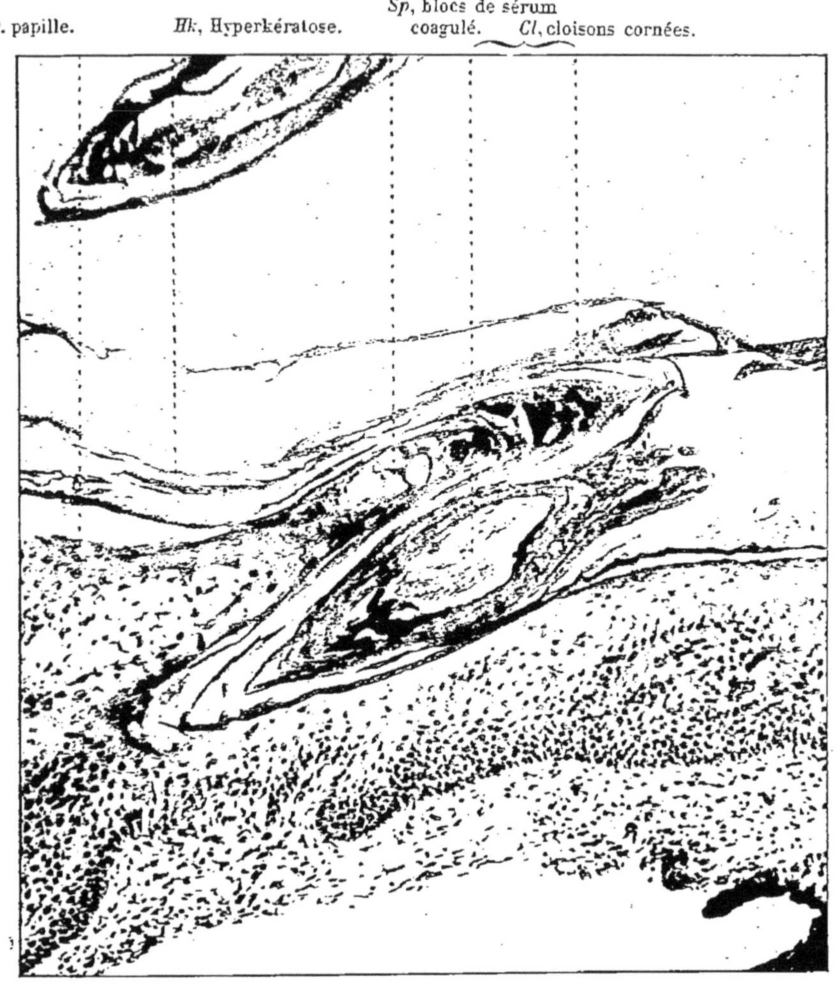

Fig. 21. — *Exosérose dans la Teigne tondante à petites spores.*

se rencontrent dans l'affection du cuir chevelu qui avait été nommée teigne amiantacée par Alibert.

L'exosérose peut amener au-dessous de la couche cornée une masse de sérum qui peut ou bien se collecter en vésicules très petites, seulement reconnaissables au microscope (fig. 114

et 115) ou bien demeurer à l'état d'œdème intercellulaire (spongiose) sous-corné (fig. 18 et 109). De quelque façon que cette suffusion se produise, après un temps, le sérum épanché se coagule, pendant que s'achève plus ou moins complètement la kératinisation des cellules épidermiques englobées dans l'épanchement séreux, et comme l'épiderme se reforme incessamment au-dessous de cette masse pathologique, celle-ci se trouve bientôt à l'état de squame-croûte surplomber l'épiderme circonvoisin (fig. 19, *Sp'*).

Une coupe histologique présentera souvent dans ce cas un aspect singulier. L'exosérose peut avoir été très passagère, et quand les tissus spongieux sont passés à l'état de croûte, l'épiderme a pu se reconstituer entièrement sain, on peut donc voir au-dessus d'un épiderme intact, une croûte quelquefois comparativement énorme, encore appliquée à la surface de la peau (fig. 120). Et cette croûte garde exactement la forme et la disposition qu'avait l'épanchement séreux dans l'épiderme quelques jours plus tôt. La croûte est comprise entre deux lames cornées; l'une supérieure était l'épiderme corné dont l'existence précédait la lésion; l'autre la lame cornée inférieure et postérieure à la lésion (lame cornée de rénovation). Entre les deux sont des blocs séreux juxtaposés, séparés par de minces travées qui sont des cellules épidermiques aplaties et distendues faisant un filet dont les mailles sont occupées par le sérum coagulé (voy. fig. 21 et 120).

L'inondation séreuse des couches sous-cornées de l'épiderme peut se produire à la fois sous forme d'œdème intercellulaire et sous forme de fines vésicules histologiques. Lorsque l'éviction de la croûtelle se produira, la coagulation du sérum et la kératinisation des cellules épidermiques se seront effectuées conjointement, et la croûtelle reproduira exactement la forme dans laquelle l'exsudation intra-épidermique s'est effectuée.

Voici un cheveu trichophytique, encore en place dans la coupe verticale de son follicule. C'est un point d'irritation pour l'épiderme, une épine.... Cette épine va déterminer autour du follicule une *couronne d'exosérose* (fig. 22 et 23), qui se produira non pas (et j'insiste sur ce fait) à l'endroit le plus proche du parasite causal, dans le follicule pilaire, mais autour de son orifice. En sorte que cet anneau fait par l'exosérose apparaîtra sur une coupe verticale de l'épiderme sous la forme de deux croûtes méniscoïdes rattachées par leur enveloppe cornée au follicule, siège du parasite causal. Ici l'exosérose apparaît comme la réaction de l'épiderme causée à *distance* par le parasite trichophytique. Car ces ménisques séreux, enchâssés de lames cornées, sont invariablement stériles et ne contiennent pas un microbe.

On peut se demander après cela quel aspect revêtent ces

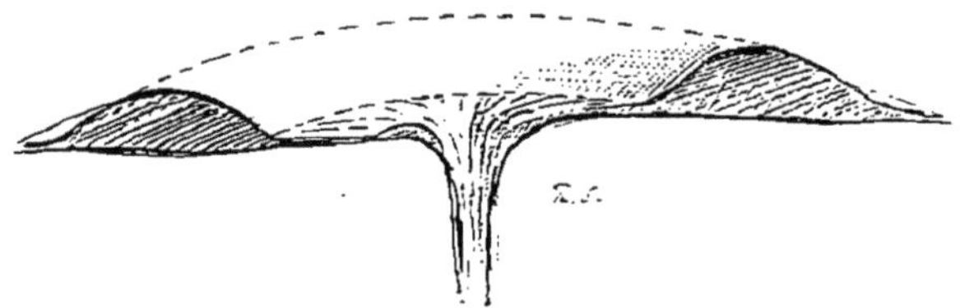

Fig. 22. — Schéma expliquant la figure 23.

squames et ces croûtelles aux yeux de l'observateur et du clinicien. On pourrait croire que partout où la croûte est faite de sérum elle donne à l'œil et au doigt l'aspect mélitagrique, mielleux des croûtes impétigineuses, et que quand au contraire une croûtelle est constituée par de l'hyperkératose simple elle prend l'aspect bien connu de la pellicule sèche, de la squame. Mais il n'en est rien, *l'aspect et les qualités apparentes d'une croûtelle dépendront de la proportion relative de l'élément épidermique kératosique et de l'élément séreux, et surtout de leur disposition réciproque.*

Si l'on suppose une masse séreuse considérable, enchâssée entre deux lames cornées minces, sa cassure sera cristalline, et si elle est bien sèche elle résistera quelque peu à l'écrasement entre deux doigts. *Mais si la squame-croûte est faite de lits alternés de cellules cornées et de minces suffusions séreuses, elle donnera invariablement au doigt et à l'œil la sensation d'une masse de graisse demi-concrète,* et cela se produit dans la trichophytie, dans l'impétigo, dans l'eczéma, etc., etc.

C'est ainsi qu'on a déclaré *séborrhéiques* maintes squames et maintes croûtes qui étaient seulement séreuses, je le prouverai plus loin. C'est là un des principaux résultats que fournit le phénomène de l'*exosérose*, et les meilleurs exemples en

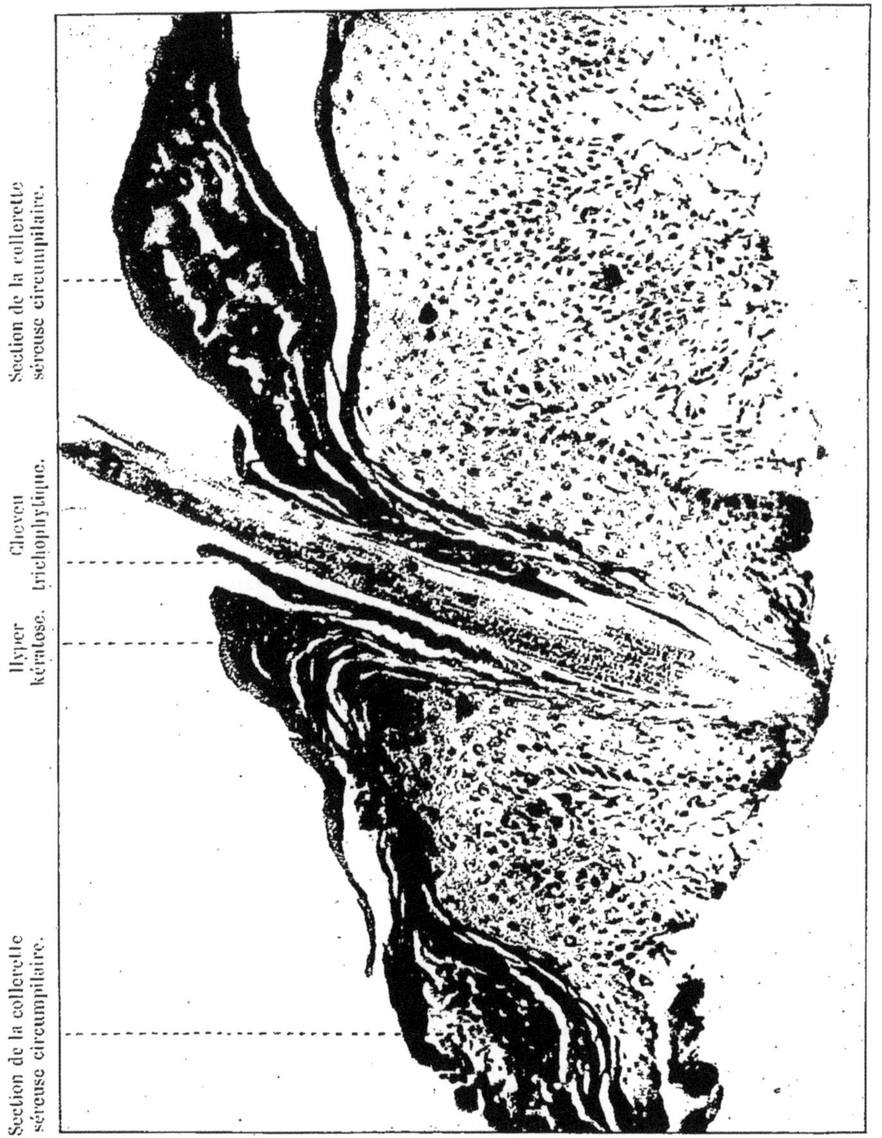

Fig. 25. — *Coupe verticale d'une croûtelle exoséreuse annulaire, formée autour d'un cheveu trichophytique.*

sont fournis précisément par les pityriasis stéatoïdes, notre objet d'étude. Nous retrouverons ces exemples tout à l'heure.

III. — EXOCYTOSE

On sait que plusieurs années après la découverte de la diapédèse par Conheim, Langerhans, trouvant des leucocytes dans l'épiderme, les prit pour des cellules terminales de rameaux nerveux intra-épidermiques (voy. les fig. 5 et 6).

Depuis lors, les cellules de Langerhans ont été identifiées aux leucocytes à noyau trèflé (Ranvier). Et maintenant le phénomène de la migration leucocytaire dans l'épiderme est connu de tous les histologistes (fig. 24). Chacun sait que toutes les suppurations de l'épiderme dans l'acné, dans les impétigos, les suppurations adventices de toutes les épidermites du groupe eczéma, etc., sont produites par l'afflux des cellules migratrices au point où elles créeront la pustule.

J'ai moi-même plus particulièrement étudié ce phénomène dans un travail sur les réactions défensives de la peau contre les microbes [1]. Mais ce n'est pas le phénomène de l'afflux leucocytaire créant la pustule que je veux étudier ici. C'est un phénomène de même ordre, mais beaucoup moins connu. Je l'appellerai EXOCYTOSE, et je le définirai : *une émigration au travers de toute l'épaisseur de l'épiderme, de leucocytes qui viennent s'effuser hors de la peau, à sa surface, au niveau de la couche cornée*, et cela dans des maladies que la dermatologie ne classe nullement parmi les maladies érosives ou exsudatives, et dans lesquelles, à l'examen microscopique lui-même, les lésions érosives de l'épiderme sont d'une absolue superficialité.

La première fois que ce phénomène a été décrit, je crois, c'est dans un travail sorti de mon laboratoire en 1898, dans l'*Étude sur la lésion élémentaire du psoriasis* de W. J. Munro (de Sydney) [2].

Depuis, c'est un phénomène que j'ai maintes fois retrouvé. Il existe spécialement dans presque tous les états squameux,

(1) SABOURAUD, *Ann. de dermat.*, 1899, p. 720.

(2) W. J. MUNRO, Note sur l'histopathologie du psoriasis. *Ann. de dermat. et de syph.*, 1898, p. 961.

dans beaucoup d'érythèmes circinés du type dont le *pityriasis rosé de Gibert* est le représentant clinique le mieux défini.

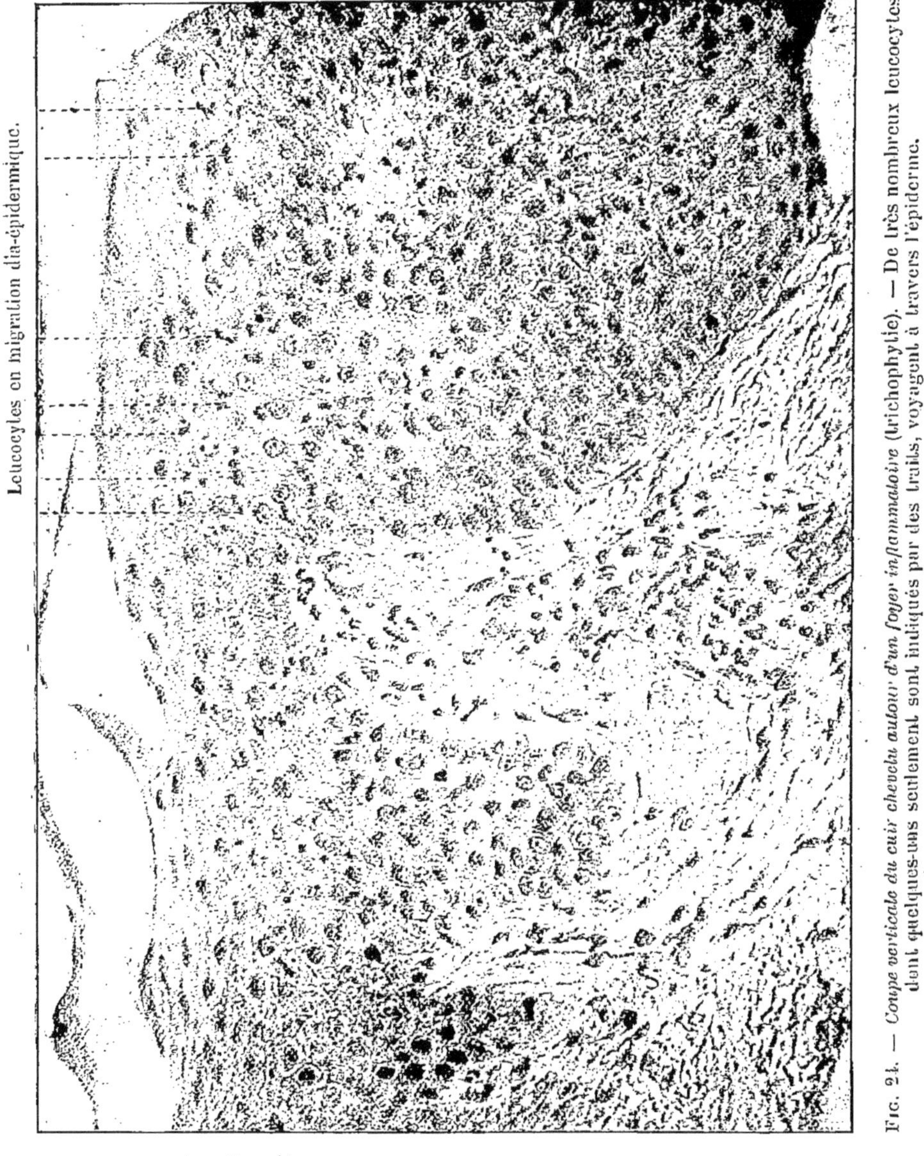

Fig. 24. — *Coupe verticale du cuir chevelu autour d'un foyer inflammatoire* (trichophytie). — De très nombreux leucocytes dont quelques-uns seulement sont indiqués par des traits, voyagent à travers l'épiderme.

Enfin, il est aisé d'en retrouver maint exemple dans les squames-croûtes des teignes mycosiques.

C'est ce phénomène de l'*exocytose* que je voudrais d'abord

mettre en relief dans la formation de la squame banale. Aucune préparation n'y peut mieux réussir que la préparation 25 et la figure 26. Elles représentent, à deux grossissements différents, une coupe verticale du cuir chevelu, au niveau d'un point atteint de trichophytie banale.

Quand, après avoir examiné la préparation dans son ensemble (fig. 25), on la considère dans le détail (fig. 26), il est facile de se pénétrer l'esprit du mécanisme de cette migration.

On voit les leucocytes, émigrés du derme, monter verticalement dans l'épiderme jusqu'à venir affleurer sa surface. Et ceci, non pas en un point étroit pour y faire un petit abcès

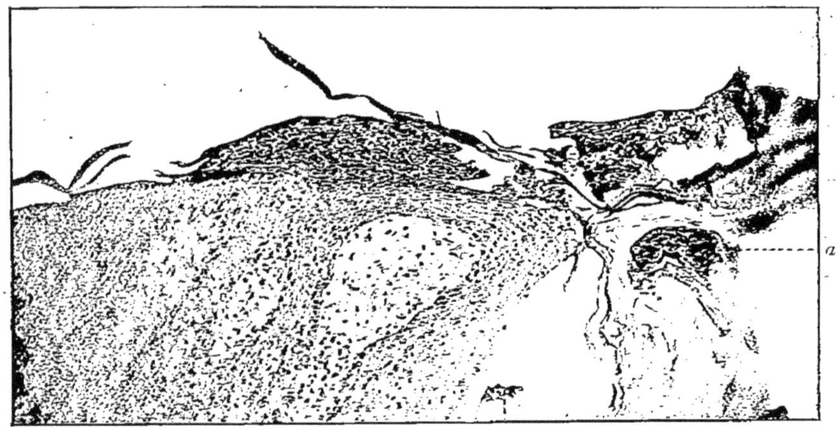

FIG. 25. — *Coupe verticale d'une squame-croûte* composée de lits alternés de leucocytes et de cellules épidermiques cornées (trichophytie du cuir chevelu). En *a* fragment de cheveu trichophytique.

superficiel, mais sur une aire énorme, pour jeter hors de l'épiderme, à *sa surface*, une écume de leucocytes perpétuellement renouvelée.

En de certains points (*é*), on voit cet afflux commencer, car, en surface, il n'existe pas encore d'amas cellulaire déjà exsudé. En d'autres points, au contraire (*b*), on voit cette large émission cellulaire se poursuivre depuis longtemps déjà, ayant édifié toute une squame-croûte à la surface de la peau.

Au point précis que j'indique (*b*), on voit des stratifications leucocytaires, alternant avec les stratifications de cellules épidermiques kératinisées, former un feutrage qui, au niveau du point *b*, constituera précisément la squame-croûte.

La caractéristique de l'*exocytose*, c'est l'exode leucocytaire en surface, c'est l'effusion hors de la peau d'une foule de cellules mobiles et vivantes.

Tous les histologistes, je le répète, connaissent, même au sein de l'épiderme, l'afflux leucocytaire qui fait les abcès et qui les fera au sein de n'importe quel tissu, dans n'importe quel viscère, dans le derme, et même dans l'épaisseur de l'épiderme seul. Mais ce qu'on ne connaît pas ou que l'on connaît mal, c'est l'*exocytose*, l'effusion à la surface de la peau d'un banc de cellules migratrices.

Et pourtant, le phénomène que je décris est connu à la surface des muqueuses. Qu'un homme reçoive dans l'œil un brin de paille ou un grain de poussière, il l'expulsera deux heures plus tard sous forme d'une petite masse glaireuse. Que l'on étudie cette masse blanche, c'est un agglomérat de globules blancs, enserrant le brin de paille ou le grain de sable.

On sait de même avec quelle rapidité les exulcérations de la bouche se recouvrent d'une couenne grisâtre, laquelle est un caillot fibrineux farci de leucocytes arrivés là par *exocytose*.

Enfin, la thèse de Cantacuzène [1] nous a appris que la même effusion leucocytaire perpétuelle se faisait à la surface de la muqueuse intestinale, et qu'au cours de la digestion ou des infections locales, l'absorption d'une foule de débris digestifs ou de microbes à la surface de l'intestin grêle se faisait par des globules blancs venus en quantité au travers de la muqueuse dans la cavité du tube intestinal par *exocytose* [2].

Ainsi ce processus de l'*exocytose* était connu à la surface des muqueuses; mais on ignorait qu'il existât à la surface de la peau. Or, il y existe, et particulièrement dans des lésions toutes superficielles et des moins accusées, des plus banales aussi, des plus communes, faisant presque partie de la vie normale de la peau de l'homme, comme les pityriasis du cuir

(1) JEAN CANTACUZÈNE, *Recherches sur le mode de destruction du vibrion cholérique dans l'organisme*. Paris, G. Steinheil, éditeur, 1894.

(2) Pour le plus grand nombre, ces leucocytes demeurent perdus, tandis que certains autres refont en sens inverse le même voyage déjà fait et retournent dans la circulation lymphatique et sanguine du mésentère en retraversant la muqueuse dans son épaisseur.

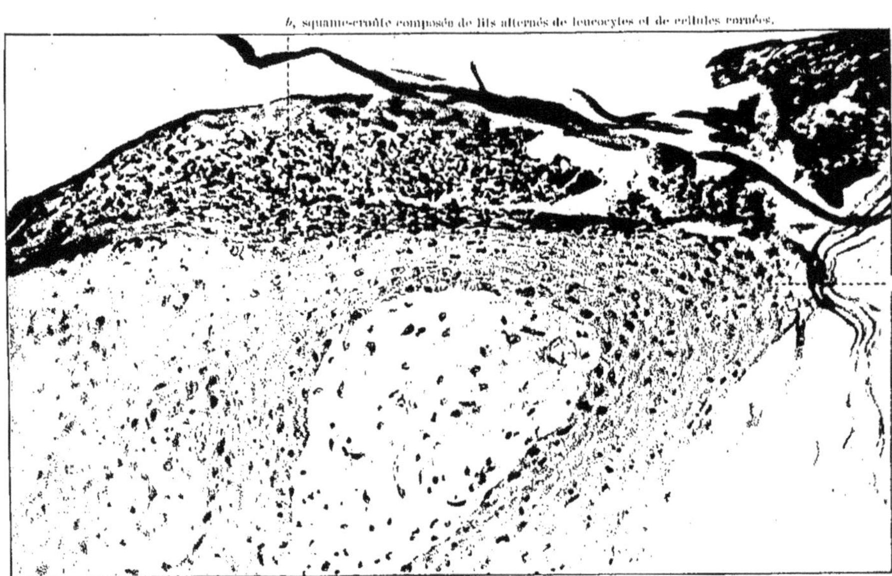

Fig. 26. — *Coupe verticale du cuir chevelu au niveau d'un point squameux de trichophytie.* — En *é*, est un éperon épidermique latéro-folliculaire où se produit en ce moment une effusion leucocytaire. — Au-dessus de l'épiderme, en *b*, est une squame croûteuse déjà formée par des couches alternatives de leucocytes effusés et de cellules cornées épidermiques.

chevelu, dont presque chaque tête présente au moins des traces.

Ainsi, et pour conclure, l'*exocytose*, bien connue à la surface des différentes muqueuses, est un phénomène physio-pathologique également commun à la surface de l'épiderme corné, et qui entre dans la constitution de la squame dans neuf sur dix des maladies épidermiques squameuses.

La figure 27 est plus expressive encore des phénomènes de l'*exocytose* que les précédentes.

Comme les précédentes, cette coupe a été pratiquée dans une plaque de teigne tondante trichophytique, en respectant avec soin les squames dont la plaque était recouverte. Ces squamules sont composées (fig. 27) d'agglomérats de leucocytes tassés par milliers et à peu près enclavés (en *b*) entre des lames cornées hyperkératosiques. Au-dessous de cette croûtelle (en *a*), le processus de l'exocytose est splendidement évident. En *c* existe la coupe transversale du cheveu teigneux, cause de tous ces phénomènes.

Remarquer enfin dans l'hypoderme sous-jacent à l'épiderme malade, l'entassement des cellules fixes et des cellules mobiles, dont beaucoup destinées, à coup sûr, à s'effuser hors de l'épiderme à leur tour.

Si nous voulons résumer ce que montre cette figure, nous dirons : Sur le bord latéral d'un entonnoir folliculaire habité par un cheveu teigneux, se fait une exsudation leucocytaire capable de créer à elle seule la masse des croûtelles existant à la surface de la peau, et qu'une observation clinique superficielle classerait parmi les squames sèches ou grasses.

Cette *exocytose*, cette exode leucocytaire, est fournie par une quantité de cellules migratrices qui infiltrent en masse tout l'hypoderme et passent au travers de lui pour s'effuser à sa surface.

Entre les deux précédentes figures il existe une différence notable; la dernière présente au-dessus de l'épiderme une masse leucocytaire issue brusquement, et sans mélange avec des éléments épidermiques. Sans doute, toute cette masse leucocytaire est enrobée dans une écorce de matière cornée, mais aucune lame cornée ne divise et ne cloisonne la masse des noyaux leucocytaires faisant la croûte.

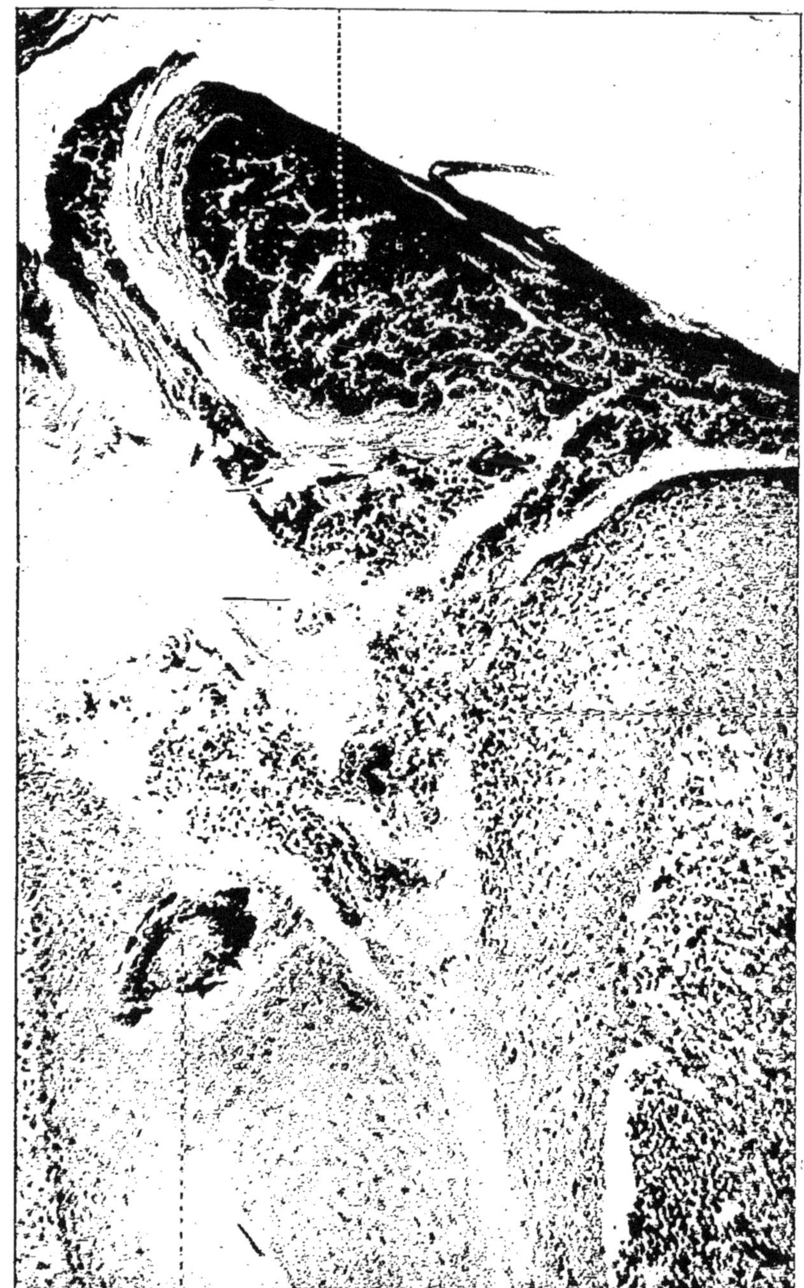

Fig. 27. — *Exocytose dans la trichophytie vulgaire du cuir chevelu.*

Coupe verticale au niveau d'un follicule pilaire et d'une squame.

a, effusion leucocytaire à la surface de l'épiderme du follicule. — *b*, squame-croûte formée de milliers de noyaux de leucocytes effusés. La croûte est enveloppée d'une lame épidermique cornée. — *c*, coupe oblique d'un cheveu trichophytique enclavé dans la paroi épidermique du follicule pilaire.

Au contraire, dans l'avant-dernière figure, l'horizontalité générale des dépôts nucléaires est frappante. Très précisément au point *b* (fig. 26) on surprend d'une façon tout à fait claire l'alternance des litières de globules blancs et des couches de cellules cornées. Deux phénomènes différents se trouvent conjoints : l'exfoliation épidermique en excès (hyperkératose), et l'interposition entre chaque couche épidermique exfoliée d'une couche mince de leucocytes éliminés par la peau (exocytose).

Cette figure montre encore d'une façon indéniable un point d'une particulière importance. A ne considérer que la croûte, on pourrait croire que l'afflux leucocytaire s'est produit dans la profondeur de l'épiderme, et que c'est par suite du phénomène constant de l'ascension des cellules épidermiques que le mélange de ces cellules et des cellules migratrices s'observe dans la croûtelle.

L'examen du corps de l'épiderme lui-même dans cette figure et la suivante montre irréfutablement où s'opère ce mélange des cellules épidermiques et des globules blancs. Il ne s'opère pas dans la profondeur, il *s'opère tout à fait en surface.*

Ainsi le phénomène prend une allure extraordinairement paradoxale. Cette élimination longtemps continuée de globules blancs *au niveau de la couche cornée* donne lieu à une squame-croûte, et pourtant, si l'on enlève à n'importe quel moment de sa formation cette croûte de l'épiderme qu'elle recouvre, *on trouve au-dessous d'elle un épiderme sain et complet*, dont l'œil, même armé d'une loupe ordinaire, peut ne pas deviner les érosions tant elles sont superficielles et minuscules. Ainsi se trouve complètement et absolument contredite la proposition de Hebra que nous avons soulignée en son temps. Il disait en parlant d'une squame-croûte, prétendue séborrhée, pour lui : « Ces croûtes sont certainement des effusions de sébum, car au-dessous d'elles la peau est saine et fermée. *On ne concevrait pas la formation d'une croûte au-dessus d'une peau saine.* » Eh bien, ce qu'il ne pouvait concevoir est la pure réalité. Et nous en voyons le mécanisme se produire sous nos yeux.

La squame-croûte à laquelle aboutit un tel mécanisme ne peut pas ne pas être extrêmement particulière. Elle est faite (fig. 28) comme une « pâte feuilletée ». Ses feuillets sont les lames épidermiques kératinisées, ayant, pour beaucoup du

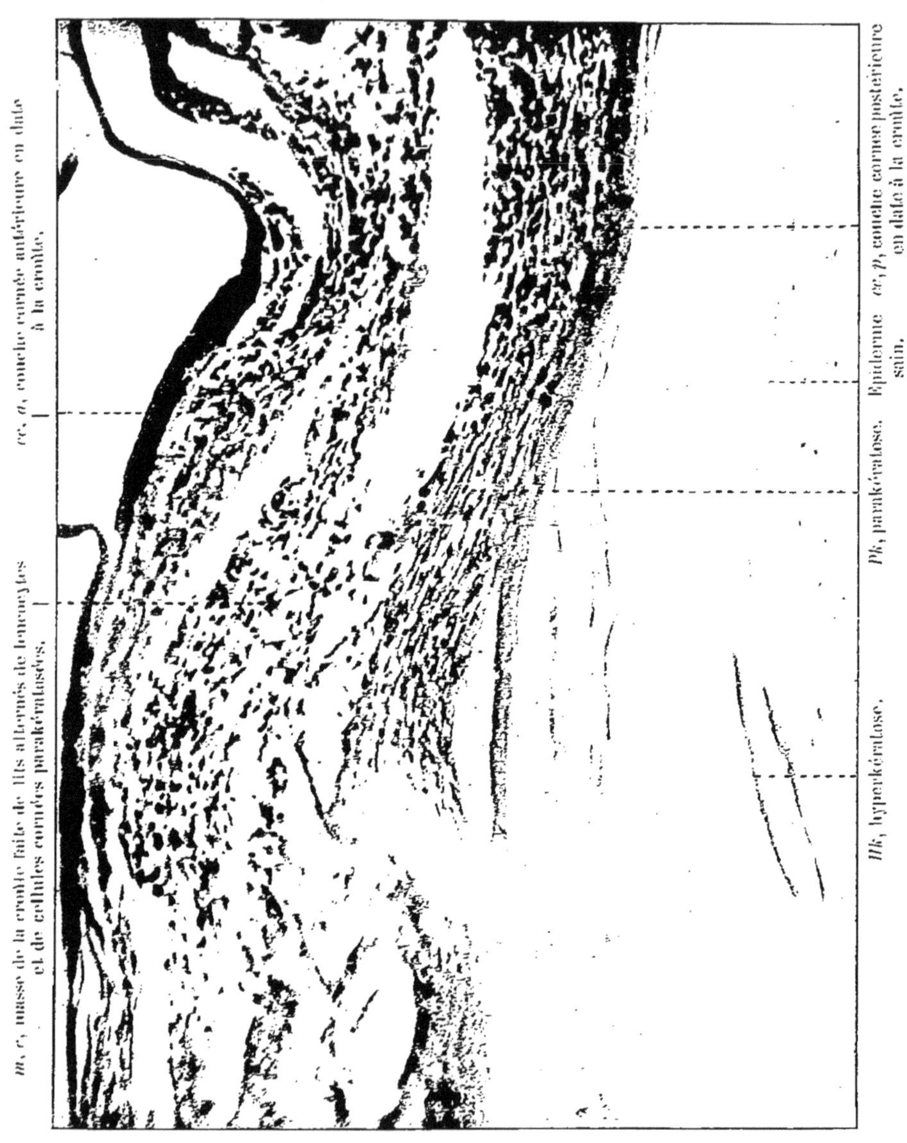

FIG. 28. — *Coupe verticale d'une squame-croûte de trichophytie du cuir chevelu.*

moins, conservé leur noyau épidermique aplati et allongé en bâtonnet (parakératose, *pk.*)

Entre toutes ces lames et disposés aussi en stratifications

horizontales, on trouve une immense quantité de globules blancs réduits à leur noyau.

Enfin, en haut, et en bas quand le processus qui a fait cette croûte est terminé, elle se trouve limitée par deux épaisseurs de matière cornée saine et parfaite. Et alors la croûte se détache spontanément de l'épiderme redevenu sain. C'est ce que la figure 28 exprime si nettement.

De ces faits dont j'ai des exemples par centaines et dans les maladies épidermiques les plus diverses, on peut conclure que l'effusion leucocytaire à la surface de l'épiderme est un phénomène extrêmement fréquent dans les inflammations superficielles. Ce n'est d'ailleurs qu'une modalité particulière de la migration leucocytaire. Les leucocytes vont partout, ils passent fréquemment dans l'épiderme, il faut maintenant savoir qu'ils le dépassent aisément et qu'ils peuvent s'égrener ainsi hors de l'organisme, à la surface d'une peau à peine malade. C'est à cette exode leucocytaire hors de la peau que j'ai donné le nom d'*exocytose*.

Je crois inutile d'insister davantage sur l'importance d'un phénomène qui a, dans la physio-pathologie de la peau, l'importance qu'a la diapédèse dans la physio-pathologie générale.

Pathogenèse de l'Exocytose. — On peut se demander le pourquoi et le comment du phénomène que nous venons d'étudier. Le comment est moins obscur que le pourquoi.

Il est certain désormais que ces cellules migratrices ne sont pas expulsées passivement, mais qu'elles se dirigent vers la surface du tégument, *proprio motu*. D'après les doctrines actuelles, vérifiées en presque toutes les maladies parasitaires, ces leucocytes se dirigent vers le lieu du traumatisme créé par un parasite ou vers l'endroit d'où le parasite émet ses toxines (Metchnikoff.)

Y a-t-il d'autres causes à l'exode leucocytaire vers la surface que l'action chimiotactique positive exercée à distance par un parasite situé à la surface de la peau? Cela est possible.

On sait déjà que le globule blanc peut être attiré par un traumatisme même d'origine chimique. Lorsque Metchnikoff cautérisait la queue d'un triton ou d'un têtard avec un crayon de nitrate d'argent, il voyait se produire sous ses yeux au point blessé un afflux leucocytaire. Ainsi, sans même mettre en jeu les toxines microbiennes, un traumatisme microbien,

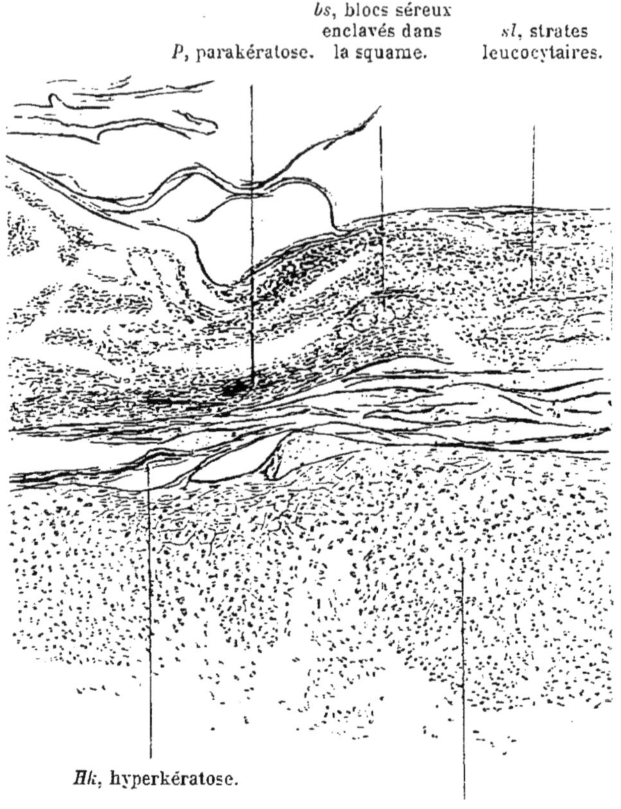

Fig. 29. — *Squame-croûte produite par hyperkératose et exocytose dans la teigne tondante.* Cette figure reproduit les rapports de la squame-croûte de la figure 28 avec l'épiderme sous-jacent (fig. 24).

mycosique, ou même physique comme le grattage, pourrait provoquer un point d'exocytose.

Dans les épidermites microbiennes, pour que le rôle repurgateur du leucocyte s'exerçât pleinement, il faudrait que le leucocyte, passé au-dessus de l'épiderme, se saisît d'un fragment parasitaire, et rentrât dans la peau, pour réintégrer avec sa proie la circulation sanguine ou lymphatique cutanée.

Et cette retraite qu'on voit exécuter par des globules blancs transsudés dans la cavité intestinale [1] est peut-être possible aussi en quelque mesure dans l'épiderme. Quand on surprend dans une coupe épidermique un essaim compact de leucocytes, personne ne peut dire si parmi la foule des leucocytes en marche ascensionnelle, il n'y en a pas quelques-uns qui redescendent de la surface dans la profondeur.

Pourtant la masse leucocytaire qui fait la squame montre bien que le plus grand nombre des leucocytes issus à la surface de l'épiderme y périt; pour la plupart ils demeurent enclavés entre des lames cornées comme une stratification de silex entre des bancs de craie.

Je verrais donc dans l'*exocytose* cutanée la réalisation à la surface du tégument d'un phénomène connu à la surface de toutes les muqueuses : conjonctivales, nasales, intestinales, etc.; mais, tandis que souvent le globule blanc peut, une fois sorti de la muqueuse, la retraverser en sens inverse, ce qui est l'acte complet qui commence par l'*exocytose*, plus souvent le globule blanc ne peut retraverser l'épiderme, à la surface duquel il meurt.

Un phénomène qui rend le retour du globule blanc plus difficile est certainement l'ascension perpétuelle des couches épidermiques profondes vers la surface. Et non seulement cette perpétuelle marée montante rejette hors de l'épiderme les globules blancs aventurés au niveau de la couche cornée, mais la kératinisation des couches superficielles, quand elle se fait sans solution de continuité, au-dessous d'un leucocyte transsudé, doit lui rendre son retour en arrière singulièrement difficile.

On comprend la puissance de ce mécanisme d'éviction quand on étudie les croûtes formées de lits alternatifs de leucocytes et de cellules cornées comme la croûtelle *b* (fig. 26) et la figure 28 tout entière. On y voit les vestiges nucléaires des leucocytes, aplatis et écrasés par les couches kératinisées successives, comme par les mâchoires d'une presse.

(1) CANTACUZÈNE, *loc. cit.*

CHAPITRE V

ANATOMIE PROPRE DES PITYRIASIS A SQUAMES STÉATOÏDES

Maintenant que nous connaissons, par des exemples nombreux et divers, les processus généraux qui font les squames-croûtes dans les maladies dermatologiques, nous pouvons étudier la structure de celles que l'on rencontre dans les pityriasis stéatoïdes. Nous sommes désormais en mesure de les comprendre.

Comme il arrive presque toujours, l'anatomie va nous montrer les lésions des pityriasis gras plus simples que ne les faisait prévoir la clinique. Je ne leur connais que trois formes différentes : deux qui ont pour siège la surface de l'épiderme, une qui a pour siège le follicule pilaire.

La première correspond en clinique à la *squame* CARTONNEUSE *feuilletée* que nous avons donnée comme caractérisant le premier type objectif des pityriasis stéatoïdes.

La seconde correspond aux *squames-croûtes* PATEUSES du type ordinaire de la *corona seborrhœica*.

La troisième forme anatomique que je décrirai correspond au *pityriasis acnéique* des auteurs français du milieu du siècle dernier, c'est-à-dire aux pityriasis qui s'accompagnent de LÉSIONS FOLLICULAIRES.

Nous allons les étudier tour à tour.

1° SQUAME CARTONNEUSE OU FEUILLETÉE DES PITYRIASIS STÉATOÏDES. — Au premier abord, il pourrait sembler que l'étude d'une lésion aussi superficielle est très facile; pratiquement elle exige au contraire des tours de force de technique. C'est à ce point qu'il n'existe pas un dessin vrai et pas une reproduction photographique concernant la structure des squames feuilletées des pityriasis stéatoïdes. Ce livre contient les premières [1].

[1] J'ai déjà dit ailleurs, mais il est bon de le répéter, que dans les maladies

Pour la plupart, les dermatologistes supposent encore que la squame des pityriasis gras est faite d'assises de cellules cornées plus ou moins imbibées d'une graisse dont on discute seulement la provenance [1].

Voici comment elles sont construites (fig. 50, 51, 52).

Leur face inférieure très plane était retenue à la surface de l'épiderme par des lanières de tissu corné qui demeurent pendantes. La surface supérieure rugueuse, comprenant les

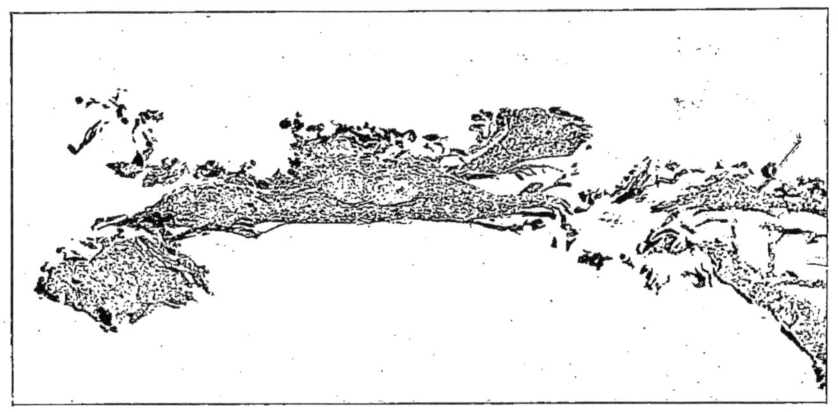

FIG. 50. — *Croûtelle de pityriasis stéatoïde* à un faible grossissement.

détritus des lésions antérieures en date à la croûte elle-même est criblée de microbes. Le corps de la squame n'en a pas. Il est formé de litières de cellules plus ou moins parfaitement kératinisées, séparées par d'innombrables alvéoles ovoïdes grandes ou petites, quelques-unes énormes, occupées par une

cutanées qui s'accompagnent de squames ou de croûtes, l'étude des squames et des croûtes est toujours la première à faire. Ceux qui proscrivent encore l'usage de la biopsie comme immoral pourraient se consacrer à l'étude systématique des croûtes dans les maladies dermatologiques. On ne se doute guère de quels profits serait cette étude pour l'avancement de nos connaissances. En ce qui concerne les déchets épidermiques des pityriasis prétendus gras, nous allons voir combien sont inattendus les résultats qu'elle fournit.

(1) Pourtant depuis les travaux de Darier (voy. p. 250) attribuant à une parakératose spéciale les caractères graisseux des squames des « séborrhéides » ou des « Eczémas séborrhéiques », quelques auteurs, ou bien n'expliquent pas leur façon de penser sur ce point, ou bien se rattachent nettement à l'opinion de Darier.

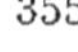

matière qui a toutes les réactions du sérum coagulé, et qui

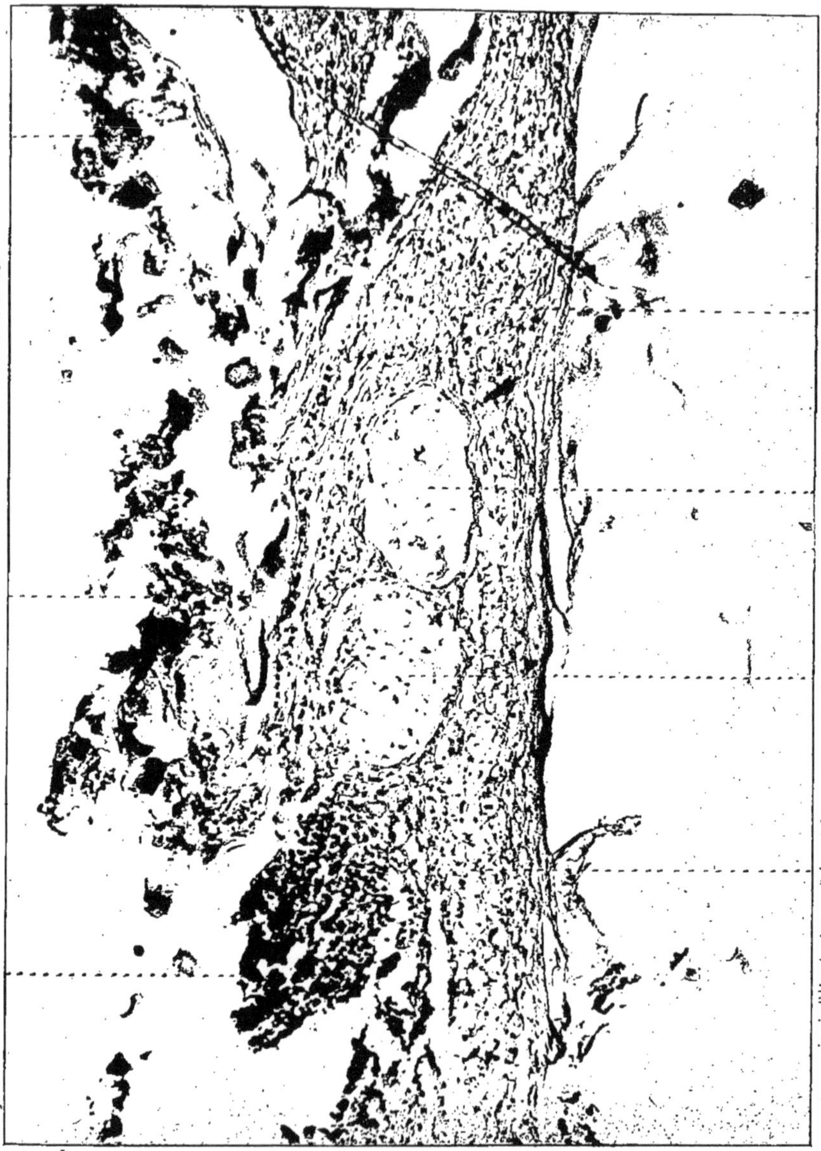

al, amas leucocytaire.

cm, couche microbienne.

is, infiltrat séreux faisant le corps de la squame-croûte.

bs, blocs séreux emprisonnés dans la squame-croûte.

is, infiltrat séreux intercellulaire.

Fig. 51. — *Squame stéatoïde dans le pityriasis.*

est irrégulièrement parsemée de noyaux leucocytaires. C'est tout.

Que l'on prenne les squames ici ou là, avec ou sans épiderme sous-jacent, dans un pityriasis à squames d'apparence tout à fait grasse ou seulement à squames cartonnées et un peu épaisses, c'est invariablement la structure anatomique que l'on rencontre. Les squames des points, des placards ou des circinations du pityriasis gras, toutes, ont une structure pareille et ne diffèrent que par la dimension des alvéoles des squames-croûtes, par rapport à l'épaisseur des strates cornées.

Voici (fig. 31) la coupe verticale d'une squame cartonneuse de un millimètre d'épaisseur à peine, enlevée en plein cuir chevelu au milieu d'un pityriasis diffus. En *cm*, est la couche supérieure microbienne, faite de débris épidermiques cornés. En *al*, un amas leucocytaire. En *is* est l'infitrat séreux qui fait le corps de la squame-croûte alvéolaire et en *bs*, deux masses de sérum coagulé considérables, emprisonnant dans leur épaisseur quelques noyaux de leucocytes morts.

Voici (fig. 32) une autre coupe de la même pièce dans laquelle le détail des faits est mieux visible. Les cellules cornées de la couche supérieure dissociée sont reconnaissables en *cc*. En *m*, on voit les microbes eux-mêmes. En *al*, l'infiltrat leucocytaire, venu là par exocytose. En *s*, les deux blocs séreux du centre de la squame-croûte contenant des débris leucocytaires.

C'est également une coupe de la même pièce, que reproduit à un grossissement plus considérable encore l'aquarelle ci-jointe (fig. 33) [1].

Je choisis les coupes de cette pièce parce qu'elles ont mieux permis la reproduction photographique, mais toutes les squames-croûtes feuilletées des pityriasis stéatoïdes sont conçues sur le même type anatomique.

En voici une autre (fig. 34) provenant d'un autre malade. Elle est identique. Au-dessous d'elle, en *fh*, un feuillet hyperkératosique se détache de l'épiderme sous-jacent. Le plancher de la lésion est constitué par une lame cornée dense et serrée. Au-dessus de cette lame la masse de la croûtelle est faite,

[1] C'est la projection de la coupe sur un papier blanc où elle a été décalquée, alvéole par alvéole et noyau par noyau. Elle est donc d'une vérité presque égale à celle des photographies elles-mêmes.

comme celle de la précédente, d'alvéoles contenant des blocs séreux et des leucocytes, alvéoles dont les cloisons faites de

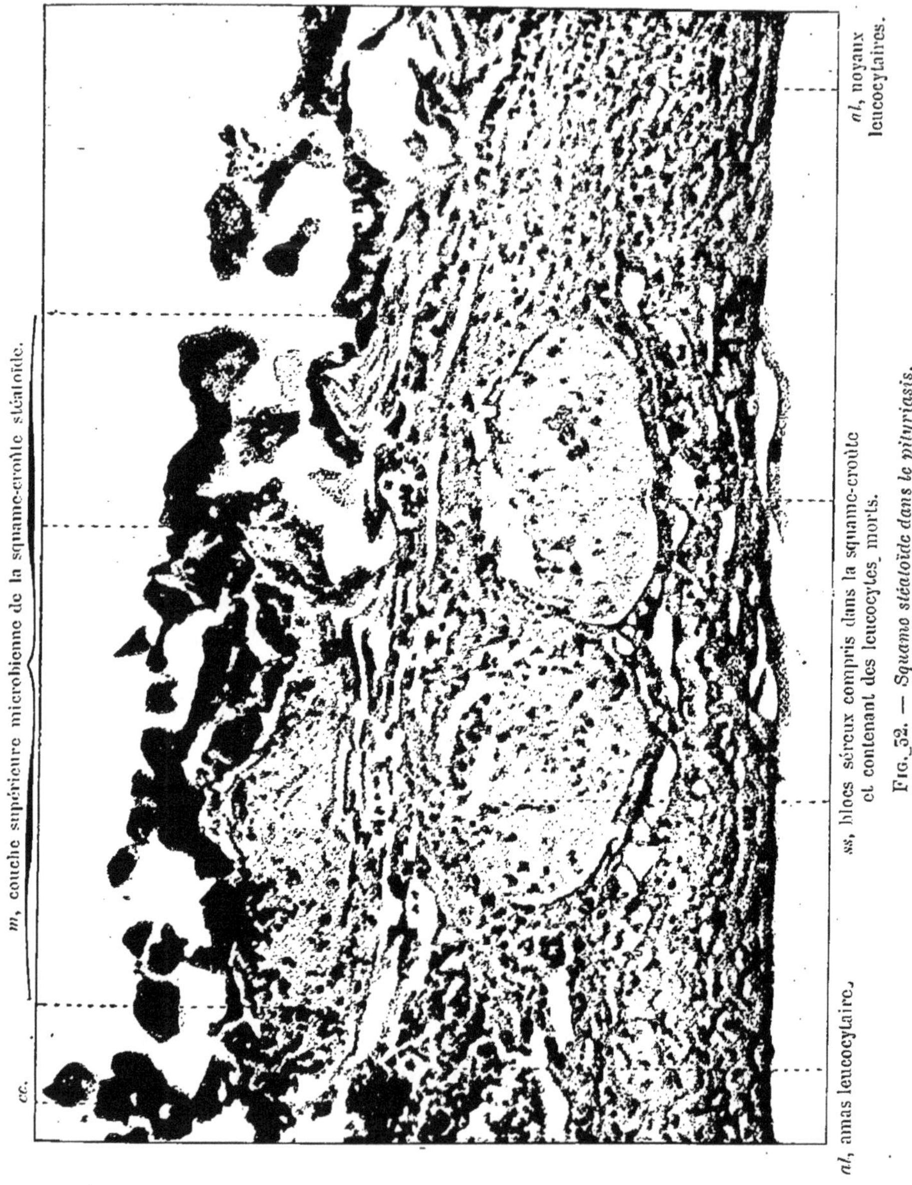

Fig. 32. — *Squame stéatoïde dans le pityriasis.*

cellules cornées accusent encore des strates horizontales. En *f* est une faille ou lacune, exagérée dans le montage de la pièce, mais qui est limitée en haut et en bas par deux lames cornées. Cette faille indique un temps d'arrêt dans la lésion qui, évidemment, s'est faite en deux actes.

Ainsi je le répète et je l'affirme de nouveau : si l'on excepte

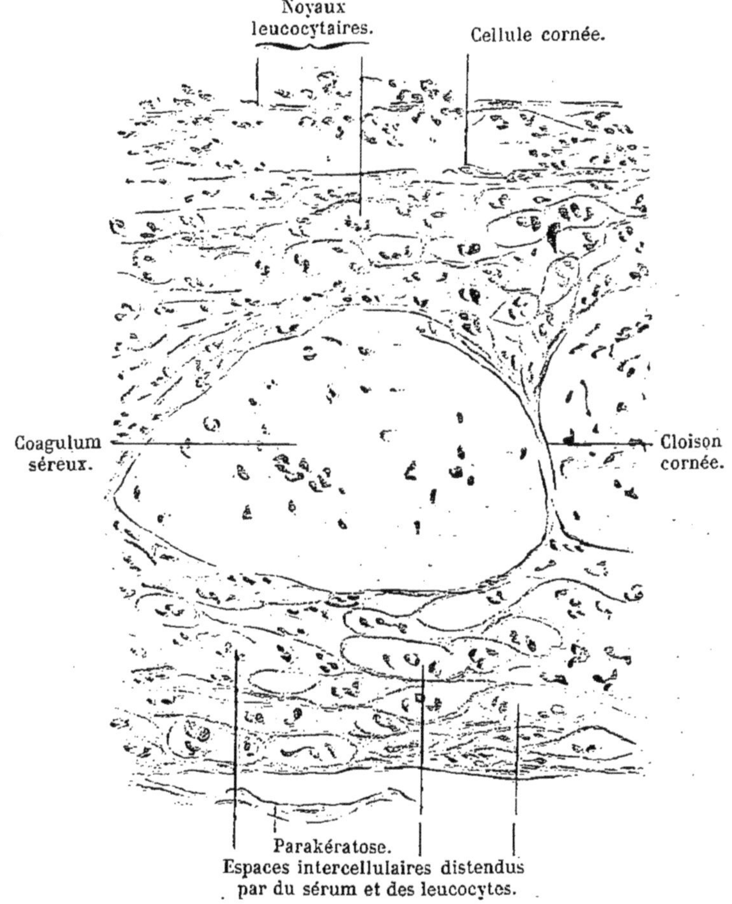

FIG. 55. — *Squame-croûte du pityriasis stéatoïde.*

du sujet les pityriasis secs et les pityriasis qui ne paraissent gras qu'en raison d'une séborrhée sébacée microbacillaire sous-jacente, *tous* les pityriasis à squame épaisse, cartonneuse, feuilletée et graisseuse ont des squames-croûtes anatomiquement semblables à celles dont la figuration précède. Entre deux couches cornées, dont l'une fait le plafond, l'autre le plancher de la lésion, existe une masse alvéolaire faite de strates épidermiques bien ou mal kératinisées, farcie de

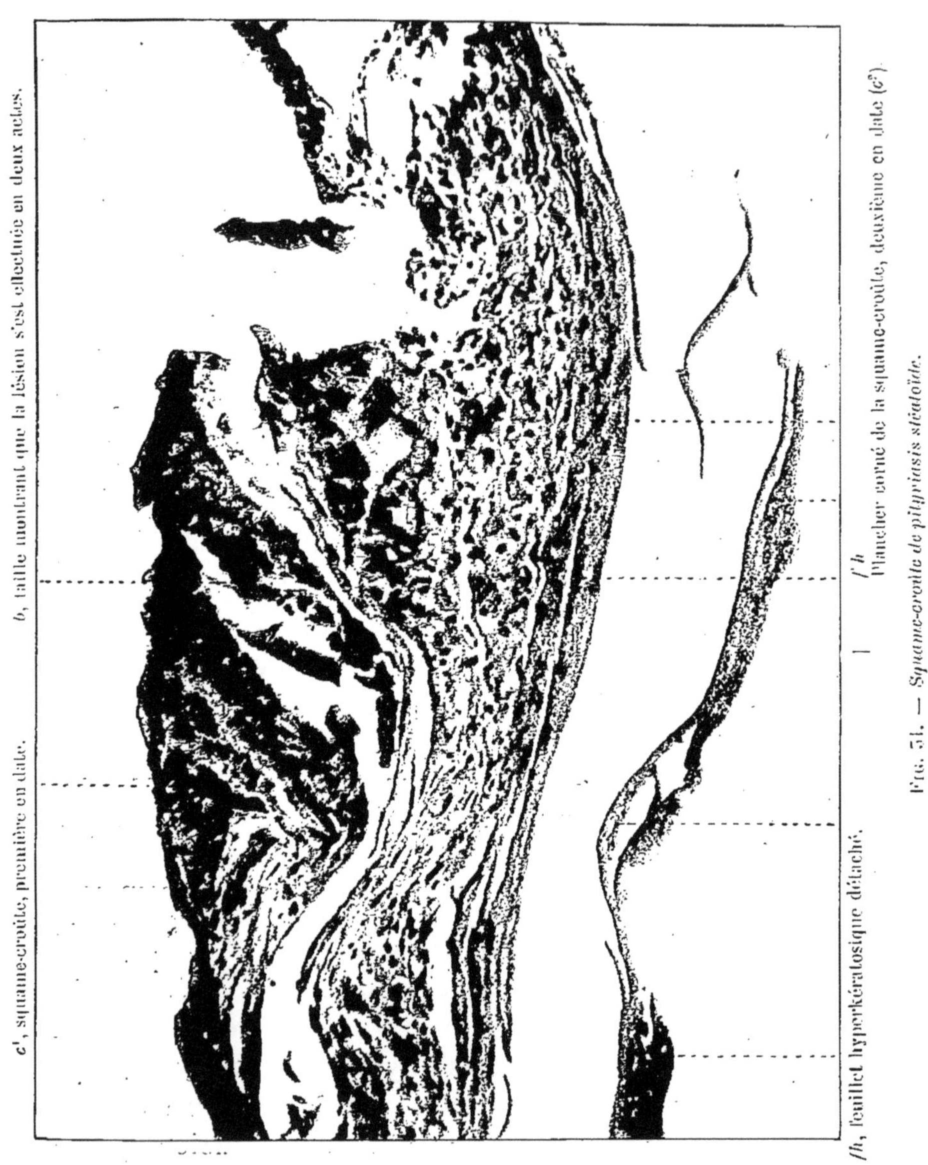

FIG. 51. — *Squame-croûte de pityriasis stéatoïde.*

masses d'un coagulum séreux et de noyaux leucocytaires en plus ou moins grande abondance.

Lorsque par l'étude minutieuse d'un grand nombre de cas semblables on a établi quelle est la structure fine de ces squames-croûtes, il y a un moyen grossier très rapide et très pratique pour s'assurer dans un cas donné de la structure des squames d'un pityriasis, et cela est très utile car il faut que l'étude expérimentale non seulement puisse dire : « dans certains cas il y a telle lésion », mais : « dans *tels* cas présentant *tels* aspects objectifs, il y a telles lésions ».

Voici cette technique grossière mais commode. Après avoir relevé et décrit les caractères objectifs d'un cas de pityriasis, on prélève au peigne fin stérile une petite masse de squames qu'on réunit dans un double de tarlatane, que l'on ferme avec un fil dans la forme de ce que les cuisinières appellent un « nouet ».

Ce petit sac de tarlatane passe sans difficulté dans la série des fixateurs, des liquides déshydratants, etc., et au moment d'inclure son contenu dans la paraffine, comme ce contenu est déjà passé dans l'éther paraffiné, il fait un bloc demi-solide qu'on peut inclure dans la paraffine sans le déliter. Ce bloc composite est coupé ensuite comme une biopsie. Dans de telles coupes beaucoup de fragments sont négligeables, mais on trouve toujours un grand nombre de squames *normalement coupées*, qui très vite permettent de rattacher un cas donné à un type anatomique précis [1].

Ainsi on parvient — après beaucoup de recherches semblables — à relier les types cliniques aux types anatomiques et bactériens, ce qui est indispensable.

La structure même de ces squames nous montre comment elles sont nées. J'ai d'ailleurs un grand nombre de pièces qui l'établissent, mais je ne puis indéfiniment multiplier mes exemples. Ces squames feuilletées, alvéolaires naissent et se forment à *la surface de l'épiderme* suivant exactement le processus que nous avons décrit et montré dans les figures 26, 27 et 28. Elles ne naissent pas en plein épiderme comme certaines lésions eczématiques que seule l'ascension épider-

(1) Le même mode opératoire peut être employé pour chaque cas particulier, *en même temps*, avec d'autres liquides fixateurs : formol, osmium, etc., pour chercher les réactions histochimiques *des graisses*.

mique continuelle rejette peu à peu et projette hors de la peau. Non, *elles naissent, là où on les voit,* non pas dans l'épiderme mais au-dessus de lui. Ce sont des squames paradoxales qui se font par le mécanisme de la croûte, par effusion au dehors.

Des gouttelettes imperceptibles (la moiteur que les loupes montées permettent au clinicien de voir sous les squames quand elles sont adhérentes et qu'il les soulève), des gouttelettes imperceptibles de sérum sont exsudées, entre les couches cornées épidermiques, au fur et à mesure qu'elles s'exfolient. Et ce phénomène ne se passe pas dans la profondeur de l'épiderme, il se passe *réellement au-dessus de lui.*

Mais alors, que sont toutes les lésions des « séborrhéides » décrites dans la profondeur de l'épiderme par tant d'auteurs, les hyperacanthoses, les mitoses, l'œdème épidermique, etc?... Ce sont tout simplement des lésions secondaires à celles que je décris et n'ayant par conséquent qu'une importance quasi nulle à côté des phénomènes qui se passent à la surface.

Ce qui a fait l'erreur des histologistes sur ce point c'est qu'à moins d'une attention extrême ou de techniques particulièrement délicates, même si la biopsie a enlevé l'épiderme et la squame à la fois sans en détacher la squame, dans le montage des pièces la squame se détache, et comme au-dessous d'elle l'épiderme est intact *et qu'il garde sa couche cornée normale,* l'observateur ne peut pas supposer que le phénomène principal se passe au-dessus d'elle. C'est ainsi que le mécanisme qui fait les pityriasis à squame stéatoïde n'a jamais été compris. On ne peut comprendre le mécanisme d'un phénomène dont on n'a pas observé le premier acte et le principal.

Toutes ces squames donnent au doigt une absolue sensation grasse. Il en était de même de toutes les squames-croûtes éparses aux différents points malades du cuir chevelu trichophytique dont une squame nous a fourni les figures 26 et 27. Il en est de même dans certains eczémas et dans certains impétigos.

Ainsi les squames-croûtes nous donnent la sensation qu'elles sont grasses, quand elles se trouvent farcies non pas de gouttelettes de graisse, mais de gouttelettes de sérum coagulé.

Alors on se souvient des exsudats « séborrhagiques » des mémoires de Audry pour en faire de simples exsudats de type impétigineux, ou mieux *impétigoïde*.

2° HISTOLOGIE DE LA *CORONA SEBORRHŒICA* ET DES PITYRIASIS FIGURÉS. — Le premier type anatomique des lésions du pityriasis gras est déjà bien surprenant pour le clinicien, le second le sera bien plus encore.

On se rappelle que dans ce second type, sous la squame-croûte avulsée on voit non pas une exsudation vraie, mais une *moiteur* que le raclage de la peau légèrement rosée d'ailleurs met en évidence et exagère. Ce phénomène, nous le savons, existe aussi sous les squames cartonneuses quand elles sont encore adhérentes à la peau et qu'on les soulève, mais tandis que dans ce premier cas cette moiteur n'est visible qu'à la loupe montée et quand on observe longtemps la lésion, ici le phénomène est en général visible même à l'œil nu un peu attentif.

Pourtant j'insiste sur ce fait, c'est qu'on le signale cliniquement comme accessoire et rare tandis que je l'affirme primordial et constant: *histologiquement la lésion de la Corona seborrhœica est vésiculeuse.* Voici les résultats d'une biopsie pratiquée en plein cuir chevelu, mais sur sa bordure, au niveau d'un point de pityriasis figuré à squame molle, pâteuse, dans un cas où il existait en outre un pityriasis diffus à squames-croûtes alvéolaires du type précédent.

Les coupes montrent, sous de multiples couches cornées en exfoliation, une vésicule, dont les dimensions par rapport aux diamètres cellulaires expliquent qu'elle passât inaperçue à l'œil nu (fig. 35).

C'était auprès d'un cheveu *c*, tout près de son orifice folliculaire, d'ailleurs encombré de feuillets cornés concentriques, immédiatement au niveau de la couche cornée, une sorte de phlyctène plate, dont le plafond surbaissé était fait de couches cornées multiples, en exfoliation : *hk*, et dont la cavité aplatie était remplie de sérum et de noyaux de leucocytes arrivés là par exocytose.

Bien des points sont remarquables en cette figure et j'aurai

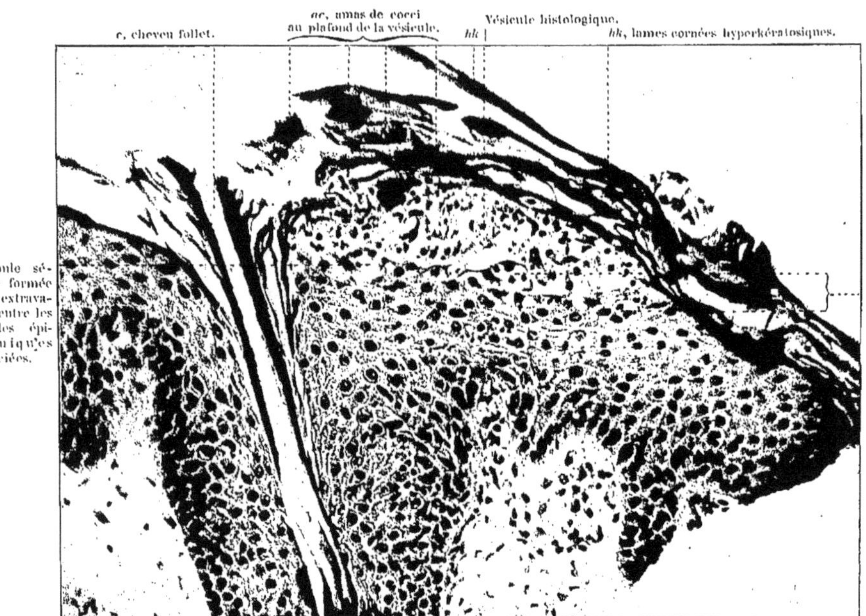

Fig. 55. — *Vésicule histologique du pityriasis stéatoïde.*

à y revenir quand j'étudierai particulièrement la bactériologie des pityriasis stéatoïdes; je n'insiste que sur les détails anatomiques qu'elle présente. Il est particulièrement remarquable de voir dans cette vésicule plate et superficielle, au niveau de son plancher, aux points *bs*, des infiltrats séreux soulever des cellules épidermiques et s'épancher au-dessous d'elles. On voit de même en plusieurs points du plafond, des restes de brides pendantes en arceaux, qui avaient été produites par le même phénomène. Ce phénomène est celui qui faisait la squame-croûte alvéolaire que nous avons étudiée plus haut. Ainsi la vésicule de la figure 35 a été faite par la rupture et la disjonction des cellules épidermiques entre lesquelles l'effusion séreuse s'était produite d'abord. Cette vésicule apparaît donc comme l'exagération du processus rudimentaire qui avait fait la squame-croûte des figures 31-33.

Cette vésiculation, même histologique, dans un processus que la clinique montre exister sans suintement apparent et dans lequel il faut une observation minutieuse pour dénoncer une moiteur sous-jacente aux déchets épidermiques, surprendra beaucoup de cliniciens. Et ils diront, ou bien que ce processus histologique est une rareté dans les pityriasis à squames stéatoïdes et que je l'ai rencontré par hasard, ou bien que c'est la vésiculation eczématique, quelquefois sous-jacente aux squames et venue après elle, que je me trouve avoir rencontrée et décrite comme lésion élémentaire des pityriasis à squames stéatoïdes.

Je répondrai d'abord que cette lésion n'est aucunement rare, et cela dans des types de furfuration cliniquement grasse mais *sèche*. En voici un second exemple et un troisième; je pourrais en montrer dix.

Dans la figure 36, on voit sous des restes de squames, encore adhérentes à la lame cornée *pv*, une vésicule histologique *vh*, tout à fait analogue à la précédente, sinon qu'elle se trouve enchâssée dans l'épiderme, au lieu de faire saillie à sa surface.

Tout autour et au-dessous d'elle, on retrouve le processus de suffusions séreuse et leucocytaire intercellulaires et partielles, qui esquissent une vésicule pluriloculaire et rappellent comme mécanisme celui de la squame-croûte alvéolaire, plus haut décrit.

Dans la figure 37, la croûtelle qui recouvrait la peau a

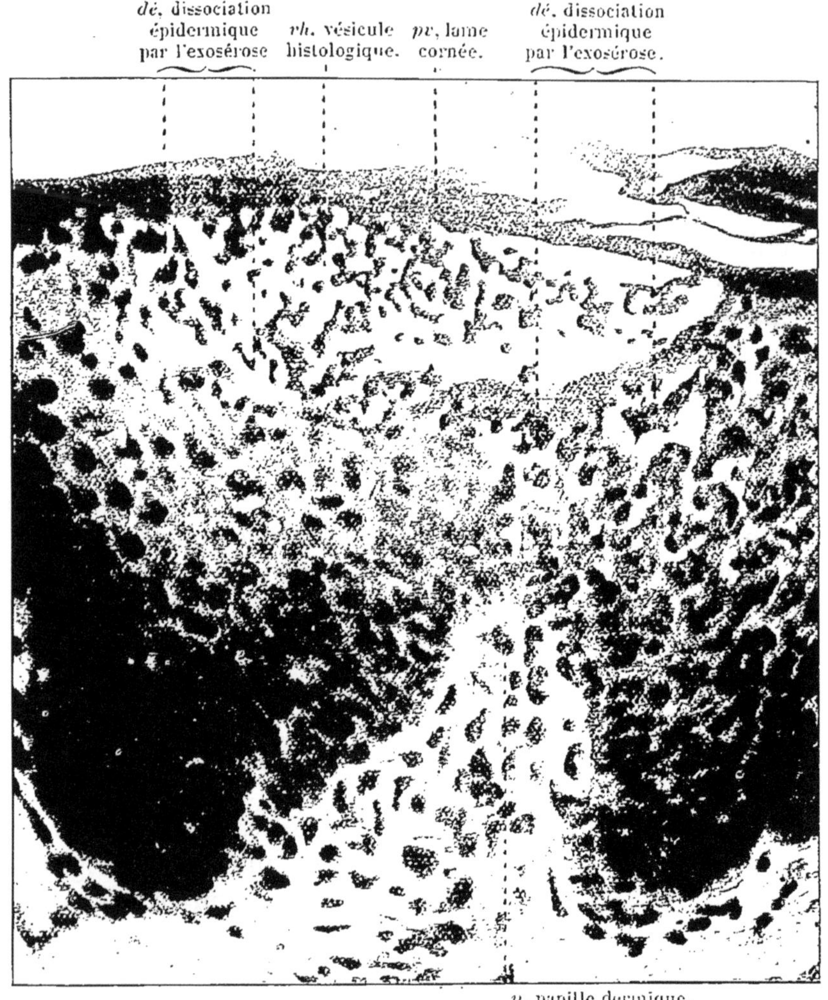

Fig. 36. — *Vésicule histologique des pityriasis figurés stéatoïdes.*

disparu, il ne reste, en *pk*, que les lamelles cornées qui la rattachaient à la peau et qui sont rompues. En *e*, est une stratification de leucocytes en exocytose venant affleurer la couche cornée.

Cette vésicule présente ces particularités : d'être plus profonde, plus arrondie et plus remplie de leucocytes que les précédentes. Elle appartient pourtant au même processus.

Dans le pityriasis figuré à squame stéatoïde, la vésiculation miliaire « histologique » est donc bien loin d'être rare. On la

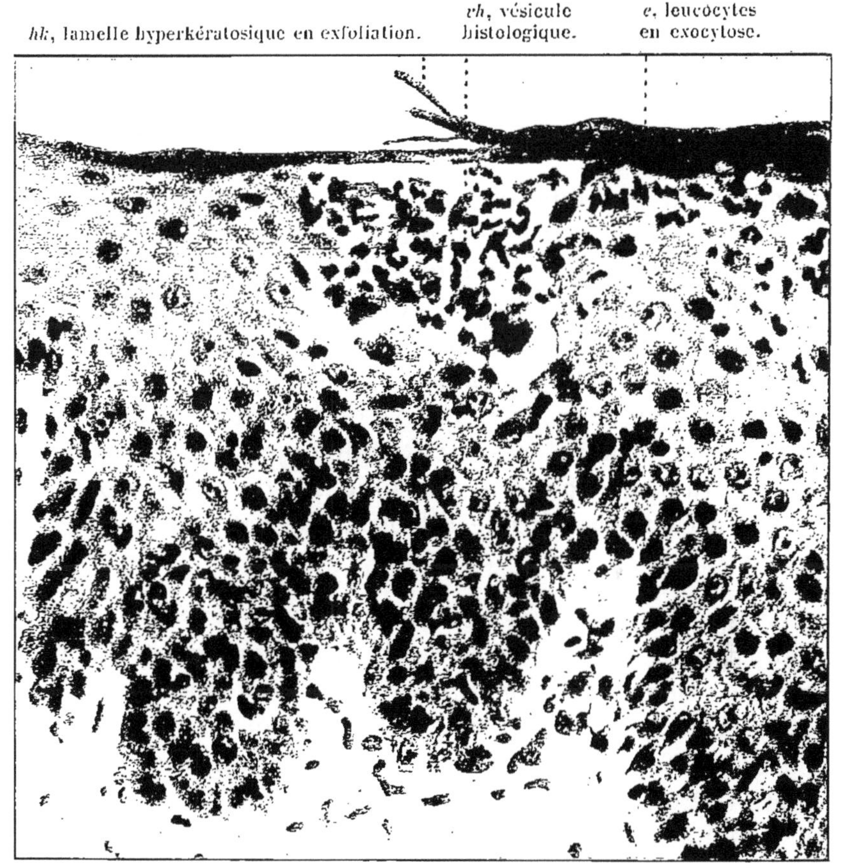

Fig. 57. — *Vésicule histologique des pityriasis figurés stéatoïdes.*

rencontre très fréquemment, à peine moins fréquemment que la squame alvéolaire décrite d'abord.

C'est ici le lieu de se souvenir d'un texte de Ehrmann (1) que j'ai déjà cité. Décrivant très précisément ce qu'il a vu

(1) S. Ehrmann, art. *Séborrhée* du *Handbuch de Mracek*, 1901, p. 490.

dans les coupes d'un pityriasis à squame épaisse il dit : « En quelques points de l'épiderme, *il y avait vésiculation,* « mais accompagnée d'une très minime migration leuco-« cytaire, de sorte que cela ne rappelait pas l'eczéma sébor-« rhéique de Unna, mais — et cliniquement aussi — *l'image* « *de la séborrhée sèche de l'École de Vienne.* »

C'est tout à fait ce que j'ai vu, et que voilà. Seulement ce caractère que Ehrmann ajoute à sa description par simple respect de la vérité, et comme une chose de peu d'importance, se rapporte à l'une des trois lésions anatomiques élémentaires de la maladie.

Quant à la seconde objection qu'on pourrait faire aux descriptions qui précèdent : « que cette vésiculation n'appartient pas à la maladie, mais qu'elle dépend d'une complication eczématique..., » déjà l'histologie en démontrant sa fréquence tend à rendre cette opinion peu vraisemblable. Car un phénomène si fréquent a plus de chances d'appartenir à la maladie dans laquelle on l'observe qu'à l'une de ses complications. Mais je discuterai mieux cette objection, par la suite, lorsque j'étudierai la flore microbienne de ces lésions, et quand je présenterai l'étude différentielle des pityriasis et de l'eczéma.

5° Lésions folliculaires des pityriasis. — Les lésions folliculaires que j'ai vues dans le pityriasis sont d'une extrême simplicité. Elles sont constituées *uniquement* par de l'*hyperkératose.* Elles constituent un véritable clou corné qui s'enfonce dans le follicule jusqu'à la hauteur de la glande sébacée, et dont la tête se trouve rattachée de tous côtés à l'épiderme corné desquamant ou aux lésions que constituent en surface l'exosérose et l'exocytose quand elles viennent compliquer le processus fondamental d'hyperkératose qui constitue les pityriasis.

Voici une figure (fig. 38) qui rend très exactement compte de ce processus.

En *cc* est le bouchon corné folliculaire. On observe aisément qu'il est fait de lames cornées parallèles, verticales et à peine flexueuses, différant singulièrement comme forme, comme aspect et comme structure du cocon séborrhéique avec lequel on l'a confondu (1).

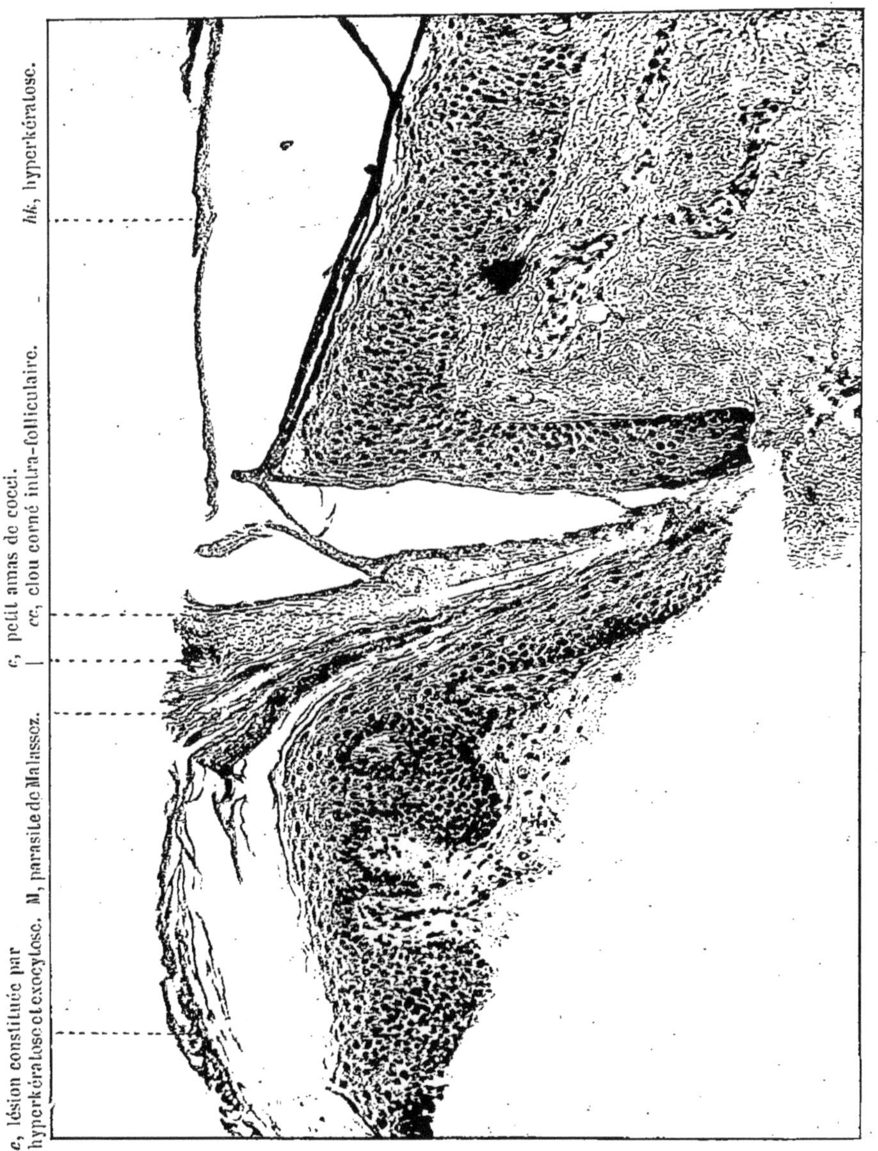

Fig. 38. — *Lésion folliculaire du pityriasis.*

A droite, ce cône corné se rattache à une lame hyperkéra-

(1) Ce qui fait différer le cocon séborrhéique de ce cône corné, c'est la propulsion excessive du sébum venant de la profondeur. Cette poussée

tosique de surface (*hk*), à gauche à une squame-croûte dans laquelle on distingue une strate de noyaux leucocytaires venus par exocytose.

Je ne connais pas d'autres lésions intra-folliculaires que celles-là. Et d'un cas à l'autre elles offrent très peu de différence. Comme ces lésions de l'intérieur du follicule pilaire sont moins fréquentes dans les pityriasis du cuir chevelu que dans ceux de la poitrine, c'est surtout en parlant de ces derniers que je les étudierai.

Quels sont les pityriasis qui s'accompagnent d'infection folliculaire? Ce sont principalement, à ce qu'il m'a semblé, les pityriasis qui présentent et qui gardent une figuration. C'est là d'ailleurs une simple constatation de fait, rien de plus.

En tout cas les lésions folliculaires sont extrêmement fréquentes dans les pityriasis. Voici une figure (fig. 39) qui montre juxtaposées une lésion de surface *ls*, que nous connaissons, car c'est celle qu'a représentée la figure 35 [1] et une lésion folliculaire *lf*, identique à celle que j'ai figurée tout à l'heure, et comme elle, rattachée par son extrémité supérieure aux furfurations de la surface.

Avant de quitter ce sujet, pour examiner la flore bactériologique des lésions dont nous venons d'examiner la structure, je ferai remarquer dans toutes les figures qui précèdent que le corps de l'épiderme est partout presque normal, peu augmenté d'épaisseur et montre très peu de leucocytes même au-dessous des lésions de surface les plus accentuées (fig. 35) [2]. On conçoit combien devaient être embarrassés, pour y trouver des lésions caractéristiques, ceux qui ne les ont pas cherchées dans les squames-croûtes et à la surface même de l'épiderme corné.

produit le refoulement et le tassement des enveloppes cornées concentriques. Et comme pendant ce temps la colonie microbacillaire séborrhéique se développe dans les moindres recoins et les arrondit, il s'ensuit des logettes à parois courbes bizarrement découpées dans les replis du cocon intra-folliculaire. Rien de tout cela ici. Voir *Les Maladies séborrhéiques*, fig. 20, 21, 22, 23, 24, 25.

(1) Un hasard de reproduction photographique l'a invertie.

(2) Pourtant la figure 39 montre dans le derme un vaisseau entouré d'un manchon périvasculaire épais.

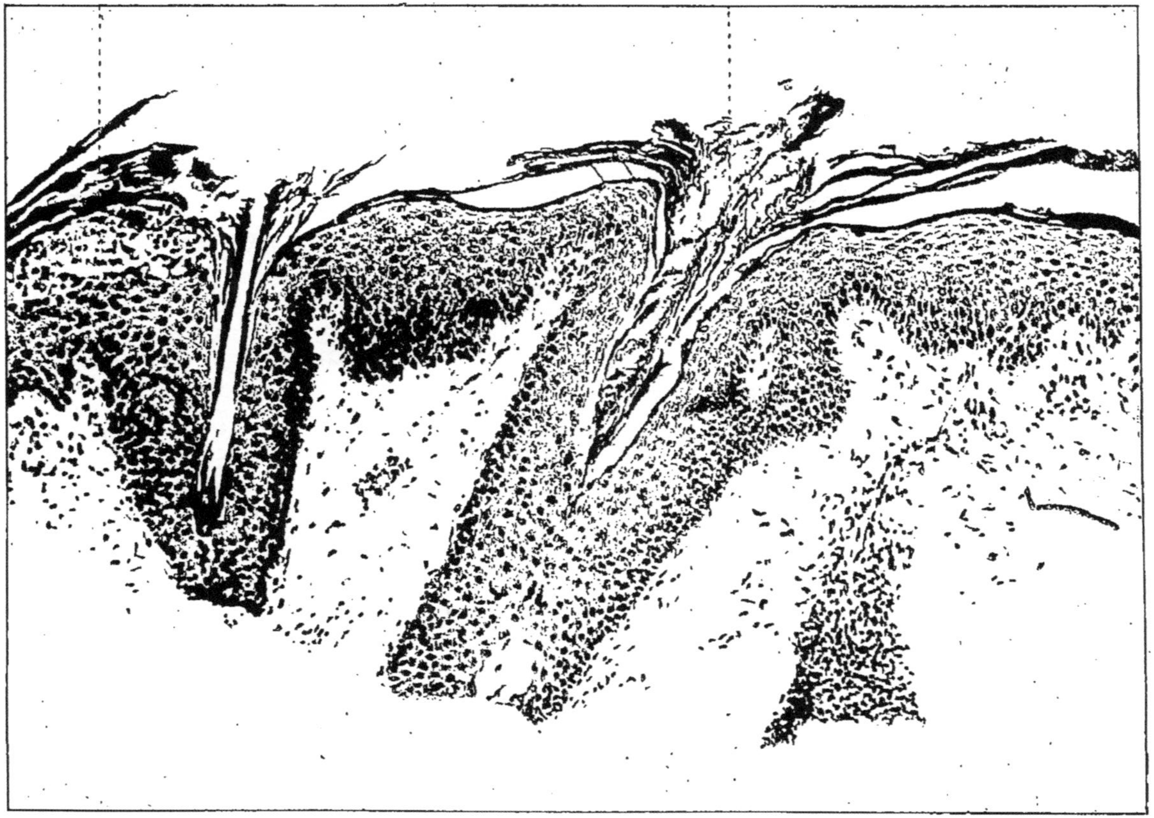

Fig. 39. — *Lésion de surface et lésion folliculaire dans la « corona seborrhœica ».*

CHAPITRE VI

ÉTUDE BACTÉRIOLOGIQUE DES PITYRIASIS A SQUAMES STÉATOÏDES

Maintenant que nous connaissons les trois lésions du pityriasis à squames stéatoïdes :

α. La croûtelle alvéolaire infiltrée de sérum ;

β. La vésicule histologique superficielle ;

γ. Le cône corné intra-folliculaire ;

nous pouvons nous demander quelle flore bactérienne va s'y rencontrer. Sera-t-elle identique à celle du pityriasis simplex ou différente? Ces lésions sont-elles de simples modifications du pityriasis sec, willanique, ou des types morbides différents ?

1. Flore de la croutelle alvéolaire stéatoïde. — Dès le premier coup d'œil, sur des préparations appropriées, on trouve à foison la spore de Malassez. Elle existe dans les pityriasis à squames stéatoïdes en aussi grand nombre que dans le pityriasis sec, willanique, et avec tous ses caractères morphologiques sans aucune modification.

Comme toujours, si l'on veut se faire une idée juste de la situation du parasite, c'est sur des coupes verticales semblables à celles de la figure 51 qu'il faut pratiquer cet examen. On se rend compte alors que les éléments parasitaires sont disposés en stratifications horizontales, au niveau des couches cornées les plus accusées, dans la croûte stéatoïde.

Presque toujours ces croûtes se sont faites en plusieurs temps. C'est comme plusieurs croûtes superposées. Entre chacune, les litières de « bacille-bouteille » y sont compactes. De plus, quand une anfractuosité se produit dans la croûte, soit par fêlure verticale, soit que la croûte reproduise comme un estampage le creux d'un follicule sous-jacent, dans ces failles, dans ces infundibula, on trouve des paquets d'éléments parasitaires agglomérés, quoique, suivant leur coutume, sans aucun lien qui les unisse.

Donc, puisque nous concluons d'après la flore bactérienne,

les pityriasis à squames grasses et les pityriasis à squames sèches sont bien une seule et même maladie. Rappelons-nous d'ailleurs que la clinique nous montre la plupart des pityriasis à squames épaisses et apparemment grasses, dérivant d'un pityriasis à squames minces et sèches qui les précédait.

Mais ce n'est pas tout; qu'est devenu dans ces lésions nouvelles ce coccus qu'on observait de-ci, de-là, par unités, dans le pityriasis sec, willanique?

Ici, surprise. Les cocci foisonnent. On les rencontre par unités, mais par groupes aussi, et en petits tas innombrables. Ils sont bien plus nombreux que les parasites de Malassez. Et c'est alors que nous comprenons Unna qui a désigné longtemps ce coccus sous le nom de morocoque *parce qu'il forme des agglomérats mûriformes*. Partout ces agglomérats se rencontrent à foison, innombrables. En certains points ils se touchent presque. Ils font une couche ininterrompue. Et ces pelotons, comme un fruit de mûre ou de framboise, sont faits de 8, de 15 unités agglomérées. A côté de ces petits tas, on en remarque d'autres, plus petits de 3 à 5 unités, souvent produits d'ailleurs par la dispersion des éléments d'un agglomérat.

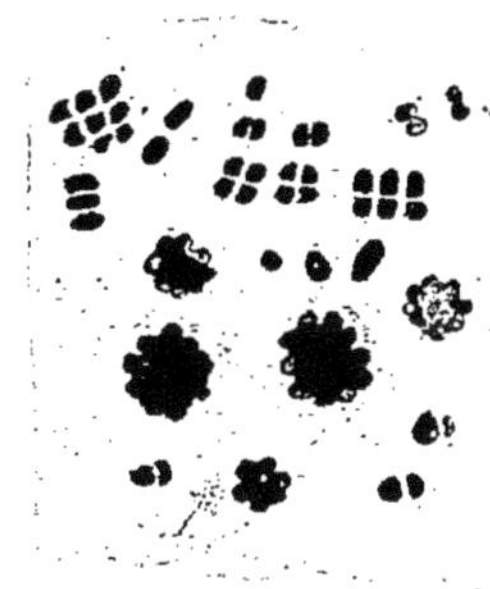

FIG. 40. — *Les cocci des pityriasis stéatoïdes* (ancien morocoque de Unna). (gross. 900 diam.)

Pour ceux qui connaissent bien la flore bactérienne des maladies cutanées communes, ce qui frappe aussitôt, c'est l'analogie de ces squames stéatoïdes *et des croûtes de l'impétigo*. Pour en rendre compte, je demande à placer ici une figure que j'ai copiée il y a longtemps sur la coupe verticale de la croûte d'un impétigo (fig. 41 *bis*). On verra la ressemblance avec le dessin fait de même d'une croûte de pityriasis stéatoïde (fig. 41).

Ainsi donc, depuis notre étude du pityriasis sec, voici avec le pityriasis à squames graisseuses deux faits nouveaux qui surgissent : un fait anatomique, un fait bactérien. Il est impossible de ne pas les juxtaposer pour voir si de leur contact ne naîtra pas quelque lumière.

Tandis que le pityriasis simplex montrait dans sa furfuration *hyperkératosique* un seul organisme parasitaire innombrable, *la spore de Malassez*, voici dans les croûtelles stéa-

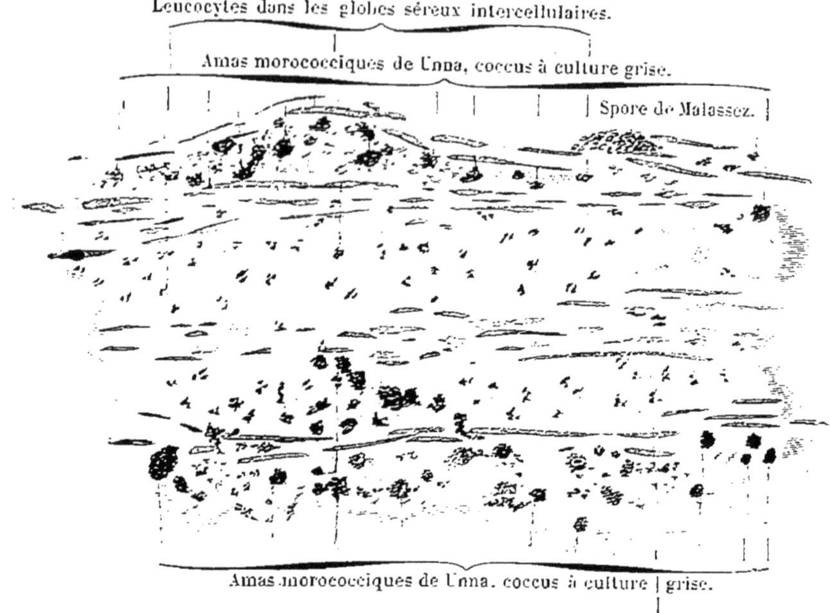

FIG. 41. — *Coupe de squame-croûte de pityriasis stéatoïde* colorée par la méthode de Gram de façon à y mettre les microbes en évidence.

toïdes, en dehors de l'hyperkératose et du parasite de Malassez,

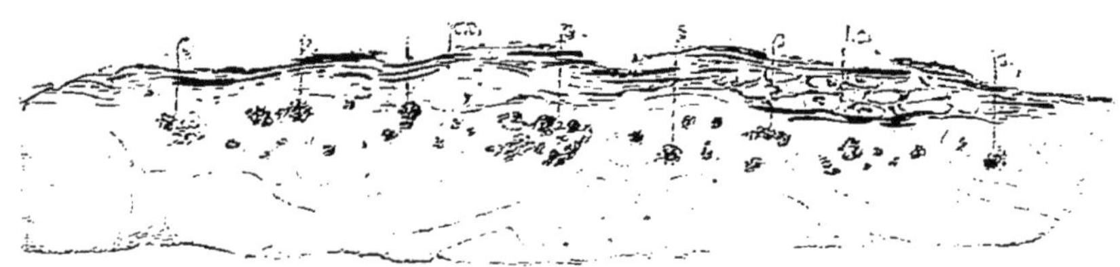

FIG. 41 *bis*. — *Une stratification d'amas staphylococciques dans la croûte première de l'impétigo commun.*

s, staphylocoques. — *cc*, couche cornée. — *ls*, croûtelle alvéolaire faite par exosérose intercellulaire sous-cornée. (Au-dessous de la couche microbienne, blocs séreux fragmentés par les manœuvres de montage de la pièce.)

sez, d'une part des *suffusions séreuses intercellulaires*, et, de l'autre, une pullulation innombrable de *cocci*.

Il ne serait nullement improbable que ces deux derniers

phénomènes fussent dépendants l'un de l'autre. Les impétigos communs, c'est presque aujourd'hui de notion banale, ont des cocci pour origine, et ce sont par excellence des lésions exsudatives. L'exosérose est chez eux un caractère constant et primordial. Or, si l'apparente stéatisation de la squame des pityriasis résulte d'une suffusion séreuse intercellulaire, la squame sèche des pityriasis ne prend l'aspect apparemment gras qu'elle a dans le pityriasis stéatoïde que par un phénomène de quasi *impétiginisation.*

Il est bien entendu que les impétigos sont une chose et les pityriasis stéatoïdes en sont une autre. Mais c'est là pourtant un rapprochement qui s'impose. Un coccus différant de celui de l'impétigo fait une lésion différant de l'impétigo. Mais que ces deux lésions créées par des parasites de la même famille présentent des ressemblances structurales étroites et résultent de mécanismes morbides similaires, rien de plus logique.

2. Flore de la vésicule histologique des pityriasis figurés stéatoïdes. — Pour chercher à vérifier cette hypothèse, examinons maintenant la nature et la situation de la flore dans la vésicule histologique de la « corona seborrhœica », si elle présente une flore bactériologique. Ici encore les résultats sont très surprenants.

S'il existe des bacilles-bouteilles, des spores de Malassez, c'est dans les squames sèches hyperkératosiques, qui recouvrent la vésicule et accusent une furfuration antérieure à elle.

Et au contraire des paquets de cocci existent au sommet de la vésicule, au ras de son plafond surbaissé, collés à lui. En général, ils ne pénètrent point dans la vésicule et n'y pullulent point. La vésicule reste stérile et si elle devient microbienne c'est secondairement, le fait même est rare. Si donc les cocci sont cause de la vésicule, ils ont agi exactement comme aurait fait à leur place une parcelle de pâte cantharidée.

Ceci est assurément très opposé à ce que voudraient beaucoup de dermatologistes, pour croire que les cocci sont causes de la vésicule. Ils voudraient le microbe dans la vésicule, et la vésicule autour de lui. Ils ne se rendent pas compte que la peau n'est pas à tout instant soumise à des effractions violentes, et que le microbe, n'étant pas doué de mouvements capables d'assurer sa progression dans nos tissus, ne s'y rencontre que très rarement; que dans un beaucoup plus grand nombre de cas il agit sans effraction et à courte distance, mais à distance du tissu qui réagit.

Veut-on se reporter à la figure 25, du présent volume, un cheveu trichophytique centre une couronne squamulaire que

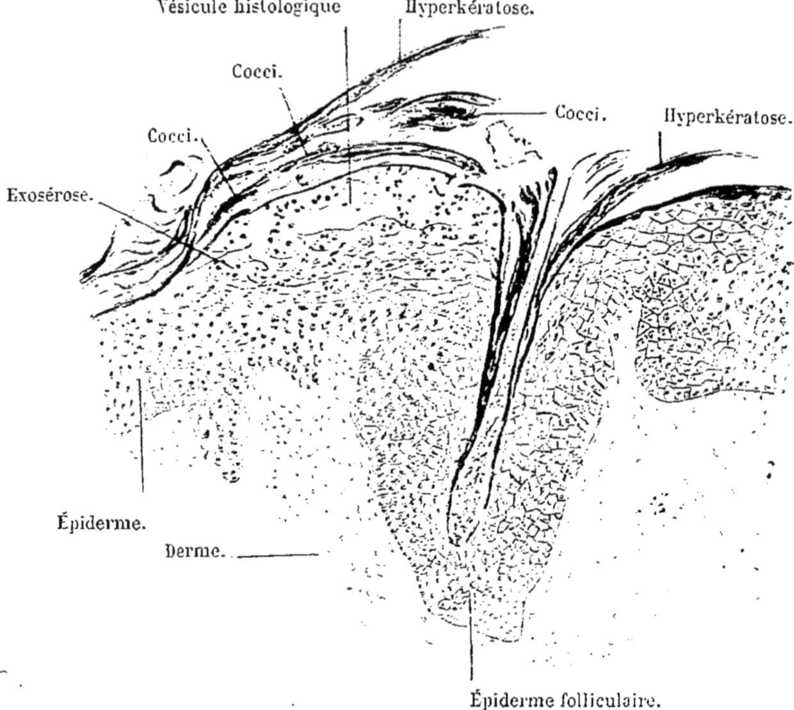

Fig. 42. — *Vésicule histologique de la corona seborrhœica et sa flore microbienne.*

sa structure montre avoir été une couronne vésiculeuse (vésicule histologique, mais vésicule), cependant cette collerette est stérile à l'examen et à la culture. Le parasite est à distance d'elle, dans le cheveu.

Si l'on veut prendre un exemple plus proche du sujet, c'est encore dans l'impétigo pustuleux staphylococcique qu'il faut le chercher. A une époque où j'ignorais totalement la vésiculation du pityriasis gras (1898), j'ai observé et relevé à la chambre claire une figure que voici (fig. 43).

C'est une coupe passant par le centre d'une pustulette à peine visible à l'œil nu, c'est-à-dire à son tout premier début. Elle ne contenait pas un microbe. La colonie microbienne qui l'avait faite était incluse dans l'épaisseur de la lame cornée au sommet de la coupole vésiculaire[1].

Du reste, c'est là un sujet trop complexe et trop important pour que nous puissions hâtivement conclure. Trop d'autres raisons, qui n'ont pas ici leur place et que je retrouverai chemin faisant, doivent être apportées au débat. La solution

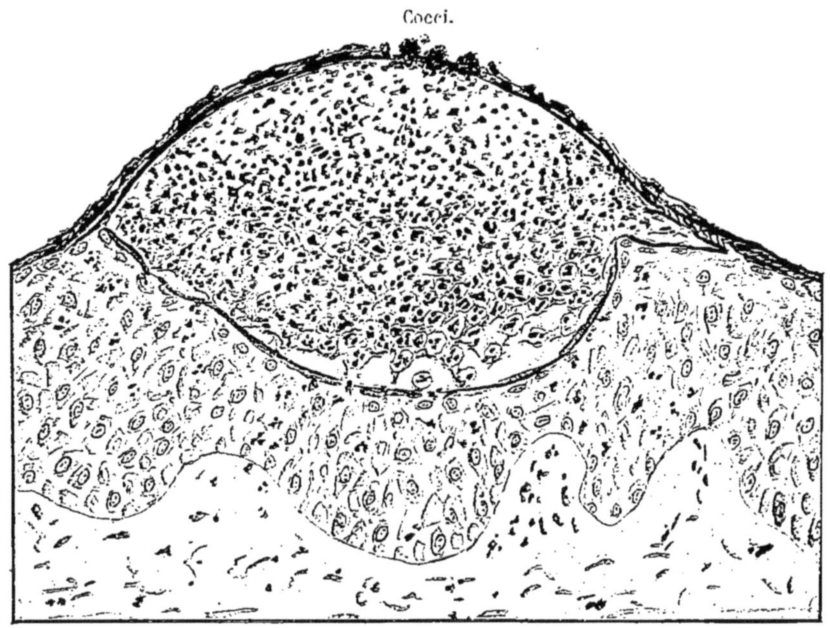

Fig. 43. — *Début de pustule staphylococcique vulgaire.*

de ce problème, si elle est possible, demeure donc encore suspendue. Et pour le moment, je ne veux pas aller au delà de la simple constatation des faits. Mais elle me semble déjà suggestive.

3. Flore microbienne du pityriasis folliculaire. — La flore

(1) Étudier également sur ce point la figure 37 des *Maladies séborrhéiques* pour voir la situation des cocci au début de l'acné nécrotique. Comparer avec la figure 39 du même volume montrant la pénétration et la diffusion des cocci dans la lésion devenue adulte.

microbienne du follicule, quand il est infecté, répète identiquement celle de la surface.

Voici un exemple admirable de l'état du follicule dans le pityriasis folliculaire sec.

Le follicule se trouve occupé par un bouchon corné, ayant

bb, spore de Malassez (bacille-bouteille de Unna).

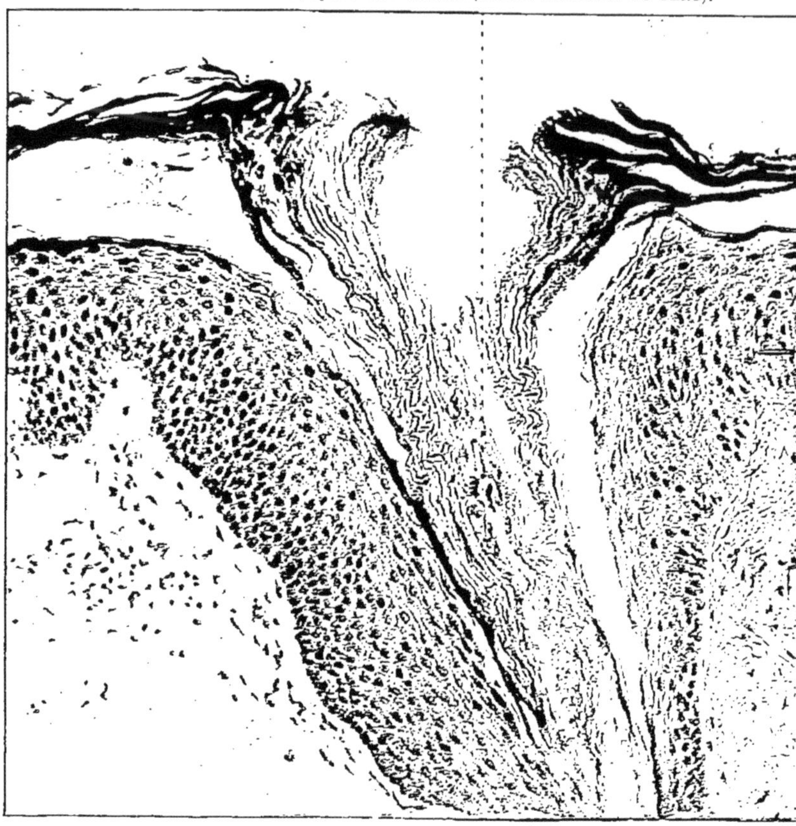

Fig. 44. — *Lésion du follicule dans le pityriasis folliculaire sec.*
bb, bacille-bouteille. (Spore de Malassez.)

la forme d'un clou à grosse tête. De part et d'autre de sa tête, on voit le contact avec elle des lames hyperkératosiques du pityriasis de surface. Ici pas de suffusions séreuses. Par conséquent, le parasite de Malassez doit s'y rencontrer en cultures à peu près pures. Et, en effet, en un point central *bb*, se rencontre un long amas de bacille-bouteille, comprenant environ 40 éléments, échelonnés côte à côte dans l'axe du follicule, et dont quelques-uns seulement sont distincts dans cette préparation (en *b*, *b*), les autres étant échelonnés dans les coupes voisines de celle-là ([1]).

Reportons-nous à la figure 38; nous verrons également, dans le follicule d'un follet, un cône corné. Dans ce cône, en *b*, existe un banc vertical de parasites de Malassez. Et seulement à la surface du bouchon corné en *c* un amas de cocci. Pas de cocci dans la profondeur.

Du reste, jamais je n'ai trouvé d'exosérose dans la cavité folliculaire. Quand l'infection pityriasique secondaire se fait dans le follicule et que tout l'infundibulum est encombré de cocci (voy. fig. 35), l'exosérose ne se produit qu'à l'orifice folliculaire, et en collerette autour de lui, à quelque distance du parasite intra-folliculaire, suivant l'exemple que la trichophytie nous a offert dans la figure 23.

Cette infection de l'infundibulum folliculaire peut être à son comble dans quelques cas où un pityriasis abondant couvre l'épiderme et accumule ses croûtelles aux orifices folliculaires. Ce cas est plus fréquent, nous le verrons, dans le pityriasis médio-thoracique. Alors on trouve le bouchon folliculaire comme épanoui, se continuant autour de lui à la surface de l'épiderme avec les lésions d'hyperkératose, d'exocytose et d'exosérose communes aux pityriasis stéatoïdes. La figure 45 en est un très bel exemple. Le cône folliculaire est, dans toute sa masse, infiltré de cocci; de même les croûtelles à l'état de débris en *sq*. En *ac* est un énorme groupe staphylococcique, et en *vp* une vésicule histologique, dont la structure ressemble à s'y méprendre à celle de l'impétigo pustuleux vulgaire.

En résumé, quand le follicule est infecté par la flore superficielle du pityriasis capitis, ou bien c'est la spore de Malassez presque pure qu'on y trouve, et il s'agit d'un pityriasis sec (fig. 44), ou bien on y trouve, outre le parasite de Malassez, des cocci en grand nombre occupant l'infundibulum (fig. 45

([1]) Dans la préparation qui a fourni ce cliché, on trouve en files rares, entre les enveloppes cornées contiguës, une vingtaine de cocci seulement et aucun amas.

et 53), et, dans ce cas, les phénomènes d'exosérose et d'exocytose s'ajoutent à ceux du pityriasis sec; *seulement ces lésions*

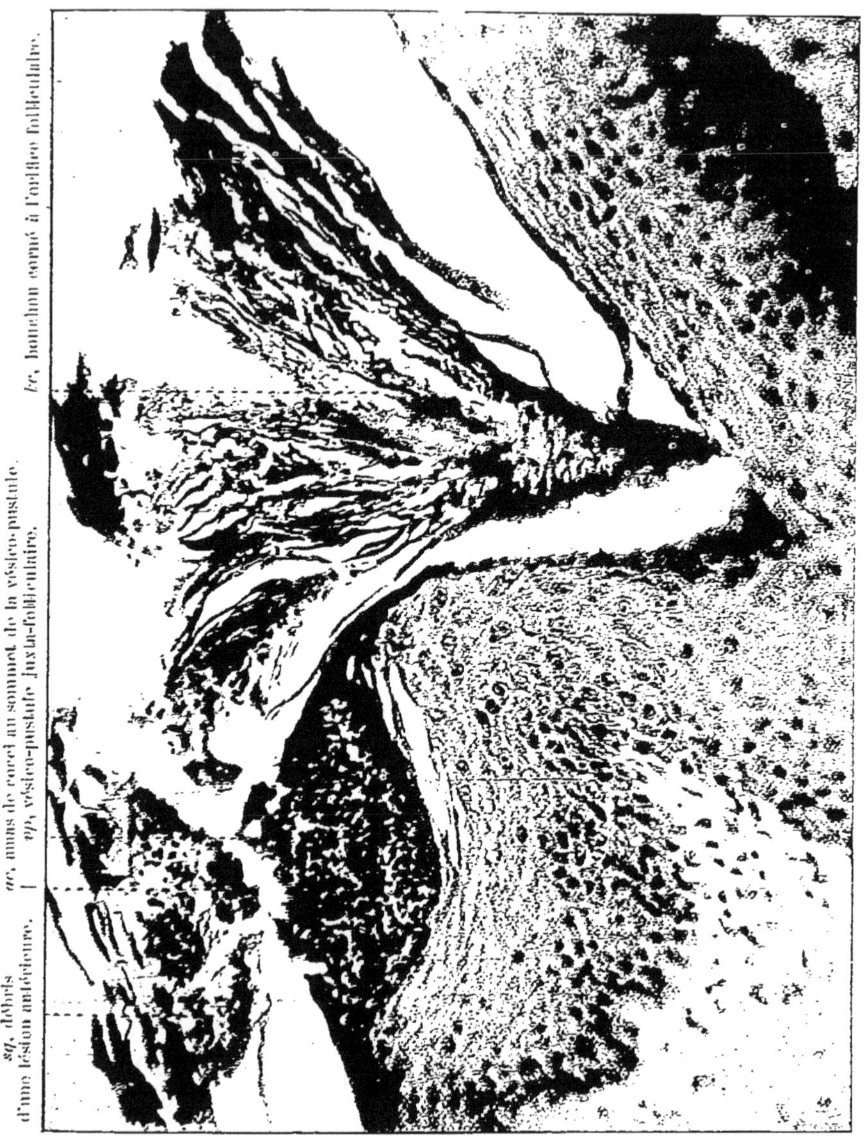

Fig. 15. — *Pityriasis stéatoïde folliculaire.*

n'atteignent pas l'intérieur du follicule lui-même, où l'hyperkératose demeure seule; *elles se prononcent autour de l'orifice folliculaire en couronne ou en demi-couronne autour de lui.*

4. Les pityriasis sur-séborrhéiques. — Je dois dire un mot de la flore plus complexe encore des pityriasis, quand une séborrhée microbacillaire est venue infecter les follicules sous-jacents aux squames pityriasiques. J'ai déjà, dans mon premier volume, abordé ce sujet, qui fait partie également de celui-ci.

Il est à remarquer que j'ai plus souvent rencontré la séborrhée microbacillaire au-dessous d'un pityriasis à squames sèches, hyperkératosiques, que d'un pityriasis à squames alvéolaires et infiltrées par l'exosérose. Ainsi donc, on devra plutôt s'attendre à rencontrer l'infection séborrhéique au-dessous de squames lamelleuses qu'au-dessous de squames pâteuses et molles.

Les squames foliacées que représentent notre figure 14 et notre figure 47, recouvraient par places un début de séborrhée microbacillaire. La squame, dans ces cas, est toute faite d'hyperkératose et simplement imbibée de graisse. Ces cas sont beaucoup plus rares que les cas de pityriasis stéatoïde et, le plus souvent, sont limités à certaines régions.

On y trouve (fig. 46) la flore bactérienne que l'histologie fait prévoir.

D'abord, dans les follicules, *cs*, *cs'*, les cocons microbacillaires, avec, en leur centre, leur colonie pure, que l'étude des *Maladies séborrhéiques* nous a fait connaître. Et en *p*, l'hyperkératose du pityriasis simplex ordinaire, avec sa flore de parasites de Malassez.

Et comme il s'agit d'un pityriasis simple, sans phénomènes surajoutés, on y trouve les cocci par unités et réduits à un nombre très minime.

5. Synthèse des observations précédentes. — Le moment me semble venu de prendre plus nettement conscience de l'ensemble des faits qui viennent d'être précisés. Il y a toujours utilité, après avoir étudié les faits particuliers dans leur détail, à les sommer simplement pour en tirer les conclusions les plus générales qu'ils permettent. Non seulement ce volume jusqu'ici, mais le volume précédent, ont montré que les états squameux et gras de la peau étaient liés de la façon

la plus étroite, au point que le départ à faire, dans chaque cas particulier, entre les faits appartenant à l'un et à l'autre, s'était présenté jusqu'ici comme impossible.

Et, en effet, il existe cliniquement deux états symptomatiques infiniment distincts, presque opposés en leurs caractères, qui sont le *flux sébacé*, et la *furfuration sèche de l'épiderme* du cuir chevelu.

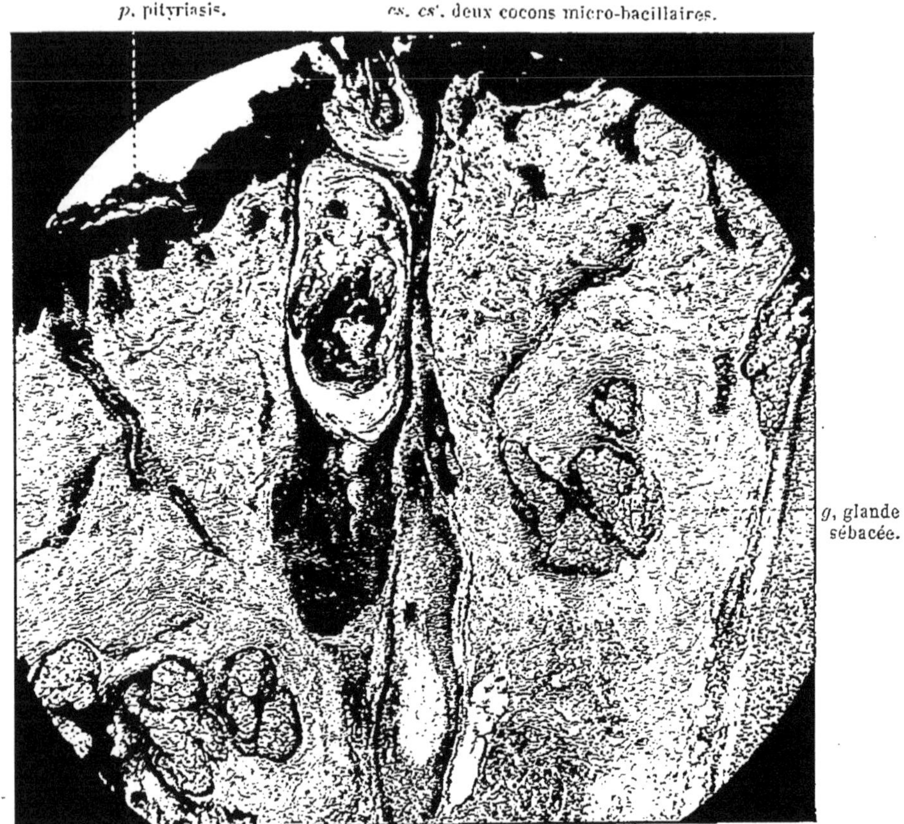

FIG. 46. — *Séborrhée microbacillaire du cuir chevelu accompagnant un léger degré de pityriasis* (*p*).

g, glandes sébacées. — *cs* et *cs'*, deux cocons séborrhéiques contigus contenant leur colonie microbienne spécifique. Ils sont coupés un peu obliquement ; du cocon supérieur on ne voit que le sommet.

Il existe entre eux, en apparence, un état intercalaire : *pityriasis à squames graisseuses*, qui paraît être un mélange des deux types opposés : flux gras et squames sèches.

Or, quand on étudie ces trois états, non plus par le seul examen clinique et à l'œil nu, mais par l'histologie et au microscope, on se rend compte que ces trois états sont différents.

On constate, d'une part, que le *pityriasis sec* est caractérisé par la squame hyperkératosique simple, tandis que la *séborrhée* grasse, huileuse, ou *sébacée*, est caractérisée par

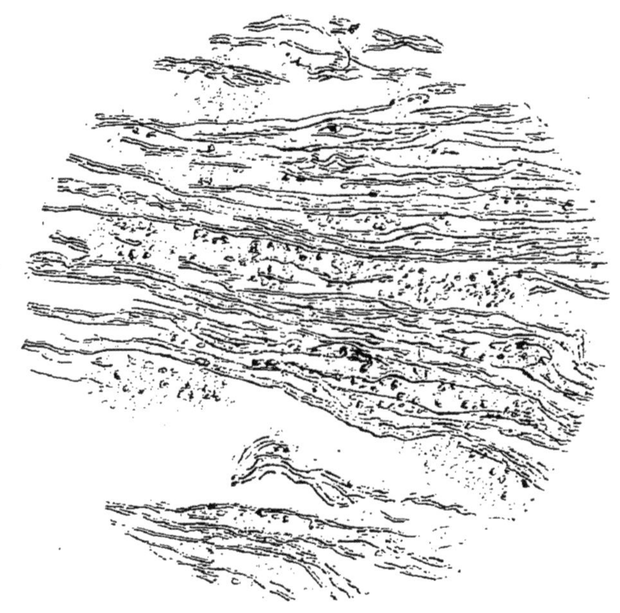

FIG. 47. — *Pityriasis simplex capitis* (coupe verticale de sa squame) et sa flore microbienne (parasite de Malassez) entre les stratifications cornées.

le cocon microbacillaire logé dans le follicule pilo-sébacé.

On constate, d'autre part, que le *pityriasis à squames stéatoïdes* n'est pas du tout constitué par le mélange du pityriasis sec et de la séborrhée sébacée, et qu'il se présente comme créé par une infiltration séreuse des squames du *pityriasis simplex*.

Ainsi donc, trois états cliniques :

1° Le *pityriasis simplex*, *capitis*, de Willan, à squame sèche;

2° Le *pityriasis* à squame d'apparence grasse, ou *stéatoïde*;

3° La *séborrhée* : flux sébacé non squameux.

A ces trois états cliniques correspondent trois états anatomiques :

1° Au pityriasis simple, *la squame kératinisée simple* (fig. 14);

2° Au pityriasis stéatoïde, *la croûte alvéolaire farcie de sérum exsudé* (fig. 51 et suiv.);

3° A la séborrhée, *le filament ou le cocon séborrhéique* dans le follicule pilo-sébacé (fig. 46, 79, 80).

Enfin, à ces trois états anatomiques correspondent trois états microbiens :

A la *séborrhée* correspond le *microbacille* (fig. 82).

Au *pityriasis simplex*, le *parasite de Malassez* (fig. 47, 48).

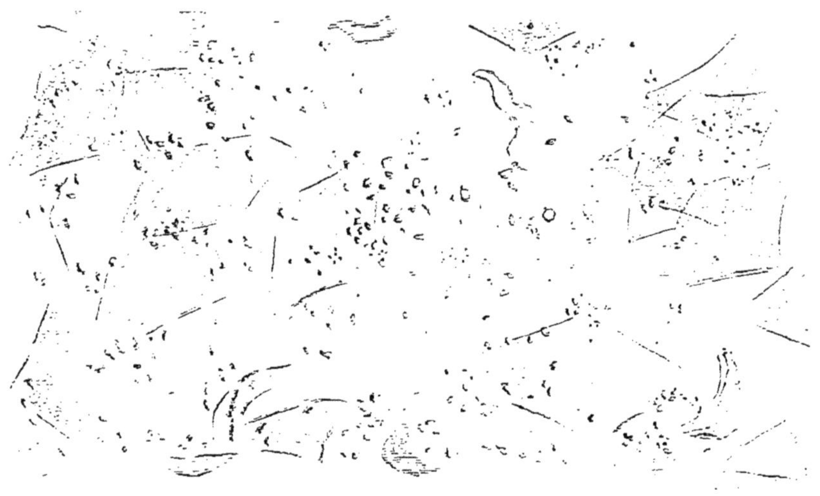

Fig. 48. — *Pityriasis capitis*. Préparation microscopique extemporanée de la squame. Parasite de Malassez. Cocci d'infection seconde assez nombreux. Parakératose légèrement marquée des cellules cornées disséminées dans la préparation.

Et dans le *pityriasis stéatoïde* on trouve, *à côté de la flore du pityriasis simple, des agglomérats d'un coccus à culture grise*, qui est l'ancien morocoque de Unna (fig. 40 et 41).

De ces trois états, deux sont simples : le pityriasis de Willan et la séborrhée; le pityriasis stéatoïde, au contraire, apparaît comme une complication du pityriasis willanique. Sa flore n'est plus simple, elle est toujours composée.

Les trois états, sec, stéatoïde et séborrhéique, peuvent même se trouver réunis tous les trois dans une forme clinique, qui est le pityriasis à squame épaisse sur-séborrhéique.

Dans les rapprochements que je viens de faire, il faut nettement distinguer entre les faits qui sont constants et certains et la conclusion qu'on en peut tirer, laquelle reste encore discutable. Cette conclusion est : que les microbes qui accompagnent ces trois états morbides sont pour chacun l'agent causal qui les détermine. C'est une conclusion que tout un ensemble de raisons anatomiques, physio-pathologiques et bactériennes vient corroborer, mais à laquelle il manque la dernière consécration expérimentale.

CHAPITRE VII

ÉTUDE ÉLÉMENTAIRE DES PITYRIASIS HORS DU CUIR CHEVELU

Les pityriasis hors du cuir chevelu peuvent exister en quelques régions du visage et du corps. Et nous devons y rechercher si leur lésion élémentaire reste la même.

Nous examinerons à ce point de vue les pityriasis des sourcils et des tempes, les pityriasis de la moustache et de la barbe, enfin ceux de la région médio-thoracique qui peuvent, par exception, après être partis de ce centre, diffuser sur une grande partie du corps.

1. Pityriasis des sourcils. — Très rarement secs, très ordinairement gras, accompagnant un pityriasis à squames graisseuses du cuir chevelu, ils copient au point de vue symptomatique et évolutif le pityriasis du cuir chevelu qu'ils accompagnent. Ils existent rarement sur des sujets qui ne présentent pas un état séborrhéique vrai du visage.

Les lésions squamo-croûteuses des sourcils montrent la structure de la croûte alvéolaire, rétiforme, dont les mailles emprisonnent des gouttelettes de sérum coagulé. Suivant le type de la figure 50, sous la squame-croûte soulevée d'une pièce, on peut voir la peau moite comme sous les squames-croûtes de la *Corona seborrhœica*.

Quant à la flore microbienne elle est exactement celle de la couronne séborrhéique. La spore de Malassez est abondante et le coccus en amas, encore bien plus. Donc, à tous points de vue, il y a identité entre le pityriasis stéatoïde du sourcil et le même type clinique du cuir chevelu (1). En nous basant comme toujours sur l'anatomie pathologique et la bactériologie, nous reconnaissons cette identité comme absolue.

Le pityriasis du sourcil est une infection de surface, il attaque l'épiderme corné superficiel, et, dans le plus grand nombre des cas que j'ai examinés, ne m'a pas montré d'infection folliculaire (2).

2. Pityriasis de la moustache. — La moustache peut présenter un pityriasis stéatoïde à squames-croûtes adhérentes, comme le sourcil, mais il est ordinaire d'y voir les squames jaunâtres, feuilletées, plus minces, plus écailleuses et moins molles que les squames-croûtes du sourcil. Elles sont aussi plus déhiscentes.

La flore microbienne reste la même. Il est difficile, à cause de la fragilité de ces croûtelles, de pouvoir apprécier si les spores de Malassez et les cocci observent le rapport réciproque qu'on leur voit dans les pityriasis stéatoïdes du sourcil, mais il le semble.

L'envahissement des *ostia* folliculaires par les colonies microbiennes m'a paru beaucoup plus fréquent à la moustache qu'aux sourcils (3).

(1) Ce n'est là du reste que la vérification d'une loi clinique que j'énoncerai ainsi : le sourcil présente les mêmes maladies, avec les mêmes symptômes, la même évolution et la même thérapeutique, que le cuir chevelu des régions temporales. Ce fait est rendu plus intéressant par contraste avec les maladies de la moustache qui peuvent être très différentes et qui, même semblables, ont des symptômes différents, une évolution et une thérapeutique particulières.

(2) Cela n'empêche pas que la chute des poils du sourcil ne soit très abondante quand il est atteint de pityriasis stéatoïde. C'est un des faits que doit expliquer la théorie de l'alopécie pityrode. Nous y reviendrons en temps et lieu, p. 449.

(3) Et pourtant l'alopécie de la moustache est rarement très prononcée

3. Pityriasis de la barbe. — La barbe ne présente pour ainsi dire jamais de pityriasis stéatoïde à squames jaunes et molles. Elle peut présenter du pityriasis poudreux, du pityriasis lamelleux dont les squames sont quelquefois légèrement grasses au toucher, mais le plus fréquemment on y observe un pityriasis dont les squames donnent entre les doigts une sensation sableuse assez particulière. L'examen microscopique y montre la coexistence constante de la spore de Malassez et des cocci, ceux-ci ordinairement dispersés ou en très petits amas mais très abondants.

La structure des squames, à cause de leur division en particules, est à peu près impossible à mettre en évidence par aucune technique. Je crois qu'elle serait analogue à celle que représente la figure 30, si elles ne s'émiettaient au fur et à mesure qu'elles se forment.

4. Pityriasis du visage. — La question des pityriasis des régions glabres du visage demanderait à elle seule de longs développements. Tous les auteurs ont identifié en bloc les lésions furfureuses du visage à celles du cuir chevelu. Or, le pityriasis vrai du visage, le pityriasis *habité par la spore de Malassez*, sans être une exception rare, n'est pas, à loin près, la plus fréquente lésion furfureuse du visage.

L'étude séméiologique des furfurations du visage montre que les trois quarts de ces lésions sont d'origine streptococcique et doivent être interprétées comme des impétigos furfureux. Nous les étudierons dans le chapitre où nous ferons la différenciation des impétigos et des pityriasis [1].

Il reste un quart des lésions furfureuses du visage qui accompagnent en satellite une *Corona seborrhœica* ou un pityriasis sur-séborrhéique naso-génien. Le diagnostic objectif en est fait par la concomitance et le voisinage de lésions pity-

dans les pityriasis stéatoïdes. Elle est plus ordinairement peu marquée et très continue, et n'aboutit pour ainsi dire jamais à un degré *visible* d'alopécie. Je reviendrai à propos des pityriasis médio-thoraciques sur les lésions comparées *de la surface* et *des follicules* dans les pityriasis qui siègent hors du cuir chevelu. (p. 393 et suiv).

(1) Voir p. 513.

riasiques florides, et par l'absence de l'infection catarrhale chronique du nez, qui ne manque guère dans les cas sporadiques d'impétigo furfureux streptococcique du visage.

5. Pityriasis médio-thoraciques. — Les pityriasis médio-thoraciques figurés, marginés, gyratés, herpès et lichen circumscriptus, seborrhœa corporis de Duhring, eczéma parasitaire de Besnier, eczéma séborrhéique figuré de Unna, nous le savons par leur histoire, sont l'une des modalités cliniques les plus importantes du groupe morbide auquel nous avons consacré ce volume. Leur intérêt général est extrême. Considérés tour à tour comme herpès, comme lichen, comme pityriasis, comme eczémas, comme séborrhée et même comme psoriasis, pour plusieurs auteurs ils attendent encore de nouvelles études pour recevoir un classement définitif.

Avec les pityrasis du cuir chevelu ce sont ceux qu'il est le plus important d'étudier et de connaître. Car devant la clinique ils représentent un type morbide spécial, certainement rattaché aux pityriasis du cuir chevelu mais par des liens qui restent imprécis, et beaucoup d'auteurs se demandent s'ils sont de la même famille, ou au contraire, très différents dans leur essence et demandant simplement un terrain séborrhéique et pityriasique pour croître. J'espère débrouiller ce problème, trop important dans la question pour que je le néglige; je considère ce type morbide comme la clef du problème des pityriasis, comme le type qui doit éclairer tout le sujet et non seulement faire comprendre la genèse des pityriasis en général, mais la cause même des principales dissensions médicales sur le sujet.

J'envisagerai plus loin les pityriasis médio-thoraciques au point de vue évolutif et symptomatique général, et pour le moment je ne veux étudier que leur lésion élémentaire au point de vue anatomique et bactérien.

Et d'abord, suivant toujours le fil conducteur que nous avons pris pour guide, nous pourrons affirmer la nature pityriasique des pityriasis médio-thoraciques. Car, à l'examen microscopique extemporané des moindres squames qu'on en peut extraire, on retrouve comme dans tous les pityriasis stéatoïdes, figurés ou non, la concomitance du coccus en amas mûriformes, innombrables, et de la spore de Malassez en nombre moindre, mais encore considérable. Ceci posé, examinons les lésions élémentaires de ces éruptions cliniquement très polymorphes, examinons-les à l'œil nu et avec de très fortes loupes suivant notre habitude constante.

Au premier coup d'œil nous voyons aux places où l'on doit toujours rechercher les lésions élémentaires, c'est-à-dire à la périphérie d'un placard en extension, de très petites lésions disséminées et chacune solitaire. Elles se présentent à la surface du sol cutané, comme une légère extumescence, une sorte de taupinière constituée par une croûtelle jaune opaque, squame-croûte, rappelant exactement par ses caractères extérieurs la squame-croûte des pityriasis stéatoïdes. C'est la même croûtelle opaque, molle, jaunâtre, s'éloignant fort des croûtes ambrées impétigineuses ou eczématiques, mais copiant les squames en pâte feuilletée des pityriasis graisseux, de ceux que tant d'auteurs rattachent encore à la séborrhée.

La squame soulevée montre *qu'elle coiffe* et *qu'elle entoure* un orifice folliculaire qui souvent paraît béant et *vide*, d'autres fois paraît rempli d'un cylindre sébacé de séborrhée vraie.

Au-dessous de la squame enlevée on trouve un épiderme qui semble souvent tout à fait sain; on n'y distingue que la collerette épidermique par laquelle la squame en capuchon se soudait à l'épiderme corné du voisinage, mais il est souvent tout à fait impossible même en maintenant la lésion sous la loupe pendant plusieurs minutes, d'observer, sur cette surface sous-jacente à la squame, le moindre suintement.

Donc, après ce premier examen, il semble que la lésion première en date dans le pityriasis médio-thoracique soit folliculaire et orificielle et qu'elle s'agrandisse en empiétant autour du follicule sur la surface cutanée du voisinage.

Il est d'ailleurs important de dire que cette forme de lésion peut s'observer seule. J'ai vu et bien des fois, des individus qui n'ont jamais présenté de pityriasis médio-thoraciques *figurés*, et à qui il suffit de ne pas prendre de bain pendant quelques jours et de porter de la flanelle pour faire réapparaître ce pityriasis, strictement limité aux orifices folliculaires, sous la forme de points roses et squameux. Très souvent la lésion croûtelleuse ne s'observe pas, parce qu'elle est détruite par le frottement des habits, ou par le grattage. Mais il suffit de protéger une petite surface de cette région avec un verre de montre pour y voir se constituer la lésion initiale folliculaire et croûtelleuse telle que je viens de la décrire.

Ordinairement la lésion ne garde point cet aspect, et ce que

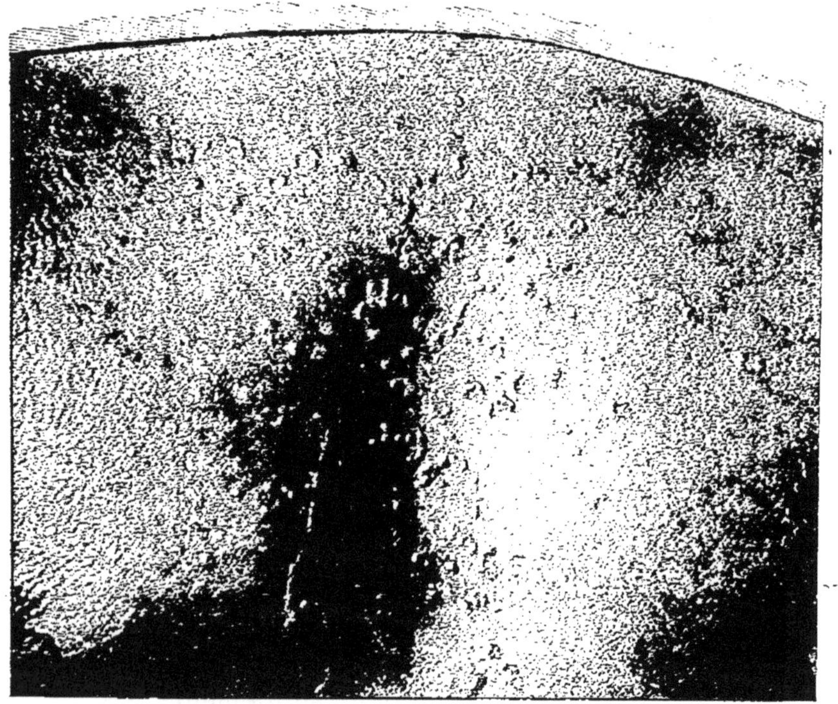

FIG. 49. — *Pityriasis circiné médio-thoracique à petits éléments squamo-croûteux.*

je viens de décrire est plutôt difficile à voir, tant les autres symptômes sont plus caractéristiques et plus frappants. En effet la région tout entière est parsemée de cercles ou de segments de cercles assez réguliers, dessinant des arabesques très peu saillantes, croûtelleuses plus ou moins accusées. Tantôt les cercles et les segments de cercle sont de très petit rayon (fig. 49), tantôt au contraire de diamètre plus grand, mais ne dépassant guère un centimètre ou un centimètre et demi (fig. 50).

Ces lésions présentent à examiner chacune une surface et un ourlet ou rebord.

La surface n'est pas intacte, ni semblable à la peau du voisinage; au moins est-elle plus bistrée dans toute l'aire des

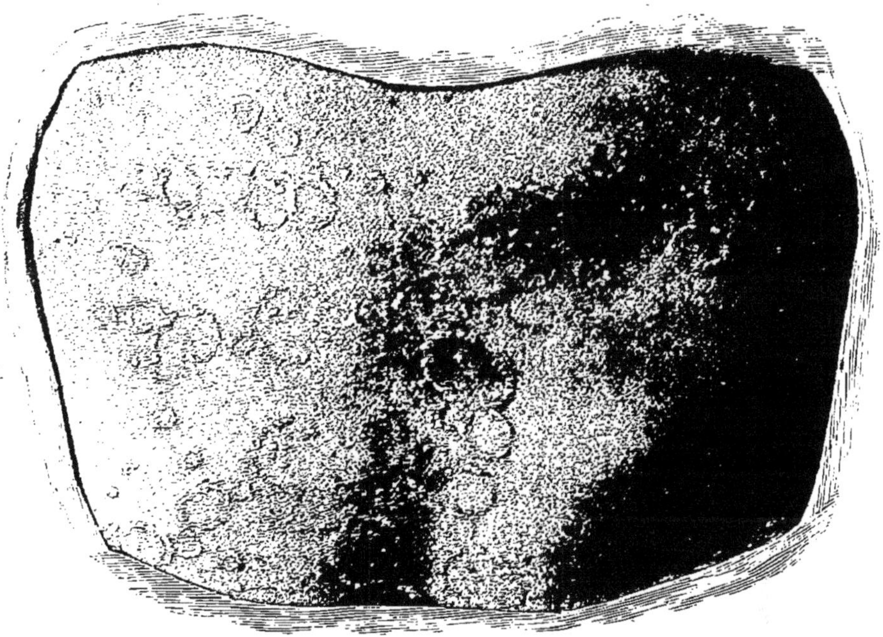

Fig. 50. — *Pityriasis circiné médio-thoracique à grands éléments, à squame furfureuse.*

cercles entourés de squames ou de croûtelles. Et même quand un simple segment de circonférence est marqué d'une squame croûte, toute l'aire du cercle à laquelle ce segment appartient garde cette coloration.

Souvent aussi l'aire de ce cercle présente, à la loupe plus souvent qu'à l'œil nu, une furfuration *très* légère de squamules disséminées, adhérentes par un bord, soulevées par l'autre et irrégulièrement placées. Enfin sur les unes ou les autres de ces surfaces, il est rare de ne pas trouver une lésion folliculaire orificielle, squamo-croûteuse, telle que je l'ai décrite tout d'abord. La figure 50 en présente de très notables exemples.

Je ne vois rien de plus à mentionner sur la surface même des taches : les principaux caractères objectifs qu'elles présentent c'est l'examen de leur bord qui les révèle.

Ce bord, je l'ai dit, appartient à un cercle. Il est circonférentiel, complet ou incomplet, et de diamètre très analogue dans les lésions d'un même sujet et très différent dans les mêmes lésions de sujets différents. Ce bord présente à considérer lui-même la squame-croûte qui le dessine, la surface en liséré courbe qu'elle recouvre, et des points folliculaires disséminés dans sa longueur.

α. *La squame-croûte.* — Très rarement un observateur attentif la désignera sous le nom de squame, car même pour l'œil nu elle est nettement croûtelleuse et je dirais même *séro-croûteuse*, c'est-à-dire qu'en examinant plusieurs de très près on reconnaît sur quelques-unes, soit une surface demi-vitreuse, soit une cassure un peu cristalline, indiquant que le processus qui a fait cela n'est pas un processus desquamatif simple. Je le répète, ce sont là des caractères qu'il faut rechercher à la loupe, puisque très ordinairement la croûtelle dont je parle n'a pas les dimensions d'une rognure d'ongle, il est évident que tous ces symptômes ne s'affirmeront nullement aux yeux d'un observateur superficiel.

β. *Points folliculaires.* — Très souvent si l'on enlève cette squame-croûte de la place qu'elle occupe, sous la loupe montée, et en ne cessant pas de l'examiner, on voit que cette squame-croûte se rompt au niveau d'orifices folliculaires qui sont recouverts du petit capuchon squamo-croûteux particulier que j'ai décrit plus haut avec la lésion élémentaire.

Et, en effet, souvent le liséré circonférentiel squamo-croûteux est comme interrompu au niveau d'orifices folliculaires qui semblent revêtus d'une croûtelle hémisphérique en coupole. Alors la lésion (fig. 51) arrive à ressembler à une couronne de minuscules perles fines, dont chaque perle signalerait un orifice folliculaire tandis que la monture de la couronne représenterait le liséré squameux continu qui ourle toute la lésion.

γ. *Le liséré* de la lésion sous la croûtelle n'est pas moins intéressant à considérer que la croûte en place. Quand on enlève la croûtelle, l'examen à la loupe montre rarement au-dessous d'elle une peau normale et un épiderme corné, fermé et sec.

Ordinairement, au moins, cette surface est moite et quelquefois même, cette moiteur est visible à l'œil nu et sensible au doigt.

A bien regarder, et toujours avec une forte loupe, ce liséré

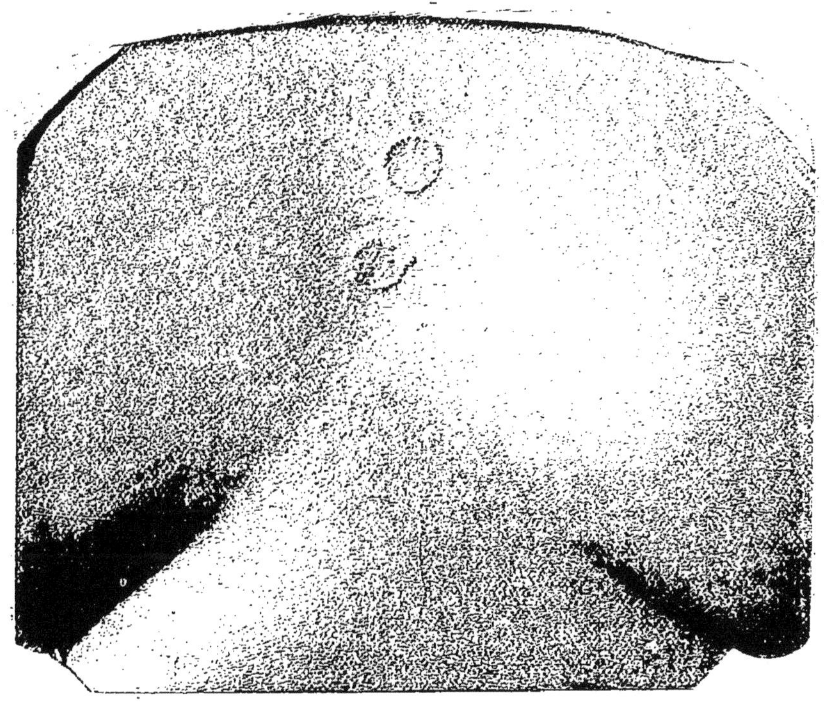

FIG. 51. — *Pityriasis circiné médio-thoracique.* — On distingue autour des deux cercles plusieurs lésions folliculaires isolées; de même dans l'intérieur du cercle de la lésion inférieure. Au pourtour de cette même lésion, on distingue dans l'ourlet circonférentiel deux croûtelles folliculaires orificielles.

montre une surface de 1 à 2 millimètres de largeur, limitée par deux bords linéaires.

La surface est rose, elle paraît manquer d'épiderme corné, ou tout au moins présenter un épiderme corné mince, lisse, vernissé, exhalant la moiteur dont je viens de parler. Quant aux deux bords, l'un interne, regardant le centre de la lésion, est ordinairement très effacé et sans relief, l'autre externe, limitant la lésion du côté de la peau saine au contraire, est extrêmement net et accusé. A la loupe il paraît même que la lésion est un peu creuse. et que le bord de peau saine qui la limite fait sur elle un léger relief à pic.

Tels sont les caractères objectifs de ces lésions très particulières et très faciles à bien étudier.

On peut les résumer en deux mots.

Les pityriasis figurés médio-thoraciques montrent deux lésions élémentaires, une lésion folliculaire orificielle squameuse grasse et une lésion de surface annulaire, à progression excentrique, squamo-croûteuse, et très superficiellement érosive.

CHAPITRE VIII

ANATOMIE PATHOLOGIQUE DES PITYRIASIS FIGURÉS MÉDIO-THORACIQUES

L'anatomie pathologique nous montre trois lésions distinctes à examiner dans le pityriasis figuré médio-thoracique.

1° La lésion folliculaire sèche;

2° La lésion folliculaire à squame stéatoïde;

3° La lésion squamo-croûteuse de surface.

A ces trois lésions il faut en adjoindre une quatrième qui est inconstante. C'est la lésion séborrhéique élémentaire, le cocon séborrhéique microbacillaire siégeant dans le follicule pilaire au-dessous des lésions squameuses du pityriasis.

Je m'empresse de dire que ces lésions sans exception nous sont toutes connues maintenant, ce qui me permettra d'en abréger la description.

1° Lésion folliculaire sèche. — J'en ai donné plus haut la figuration (fig. 44), c'est l'infection du follicule par la spore de Malassez sans pullulation marquée des cocci ses commensaux. Il s'ensuit la formation d'enveloppes cornées successives dans la lumière du canal folliculaire, enveloppes concentriques, qui sur la coupe paraissent ondulées, mais qui ne montrent point les refoulements et contournements que l'on voit dans la séborrhée, produits par la propulsion du sébum. Ici au contraire si la sécrétion sébacée continue, ce doit être par une sorte de capillarité, car la lumière du follicule est à peu près bouchée par un cylindre squameux sec, lequel se continue à l'orifice folliculaire avec les furfurations de la surface (fig. 52).

2° Lésion folliculaire a squame stéatoïde. — Beaucoup plus intéressante est la squame-croûte jaune, molle et en apparence grasse qui recouvre l'orifice folliculaire. Elle doit être comparée de très près avec la lésion trichophytique squameuse en collerette que j'ai étudiée en son temps (fig. 22 et 23) celle que voici lui est identique comme structure et comme mécanisme, avec cette seule réserve que la figure 53 coupe la lésion par moitié. A cela près l'identité est absolue. Nous voyons, en effet, en *cf*, un cylindre corné qui occupait tout le sommet du follicule dans lequel il était enchâssé et qui faisait le centre de la lésion. A cet axe de matière cornée est appendue latéralement une masse squamo-croûteuse *cs*. Cette masse, de coupe méniscoïde, est contenue entre un feuillet corné ancien (cc^1) et un feuillet corné *de rénovation* plus épais et hyperkératosique (cc^2). Cette masse, à laquelle correspondait une masse semblable, de l'autre côté du follicule, et que la figure ne montre pas, est en réalité la coupe d'une collerette squamo-croûteuse péri-folliculaire.

Ainsi, si nous voulons figurer schématiquement ce qu'était cette lésion entière, nous pouvons la représenter ainsi (fig. 54), les parties quadrillées représentant la figure 53, les parties ombrées d'un trait représentant ce que serait la coupe complète, et (voir pour comparaison la figure 22) les parties pointillées donnant la vue perspective de la lésion entière à partir de la coupe centrale de la lésion passant par son axe.

Ceci compris, quelle est la structure de la masse *cs*. Elle est identique à celle des masses *cs* de la figure 23. Elle est limitée en haut et en bas par une couche cornée, celle qui fait le plancher étant plus épaisse que celle qui fait le plafond.

La masse elle-même est une squame-croûte alvéolaire, farcie de sérum et de noyaux leucocytaires.

Dans ces conditions et nous rappelant ce que nous avons appris, en étudiant la figure 25, nous devons penser que la masse *cs* est stérile et que le parasite causal est intra-follicu-

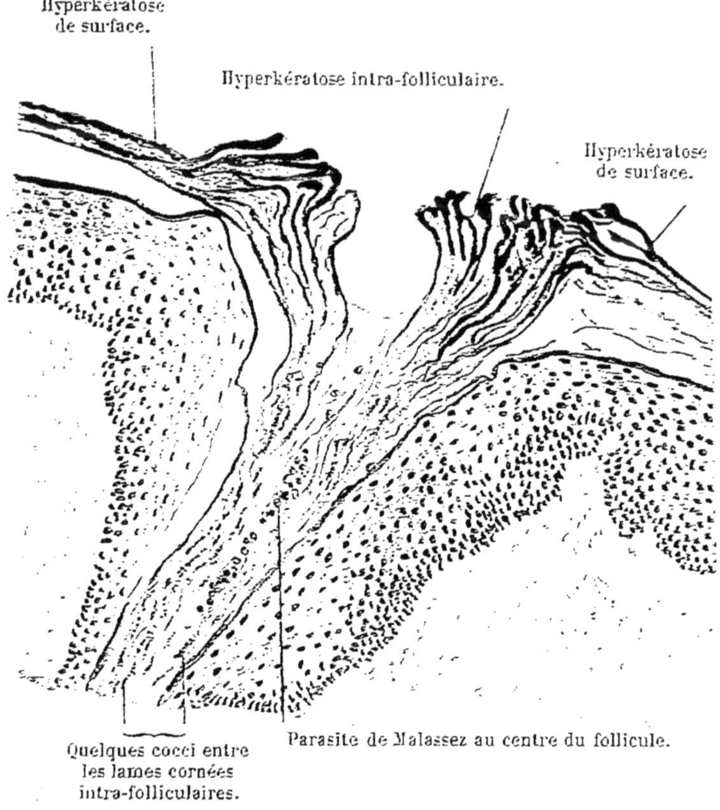

Fig. 52. — *Lésion folliculaire sèche dans le pityriasis médio-thoracique.*

laire, car dans la figure 25 toute la lésion était stérile sauf le cheveu qui la centrait.

Eh bien! il en est de même ici; la masse *cs* est stérile et le bouchon corné folliculaire est criblé d'amas microbiens.

Et ces microbes ne seront pas seulement les parasites de Malassez, car nous avons vu que, quand ils existent seuls, il s'ensuit une réaction hyperkératosique simple et jamais d'exosérose ni d'exocytose. Ces microbes sont des cocci en amas, comme partout où nous avons trouvé, dans des lésions du pityriasis, une réaction séreuse et leucocytaire.

Ici encore le pityriasis se présente donc avec des lésions

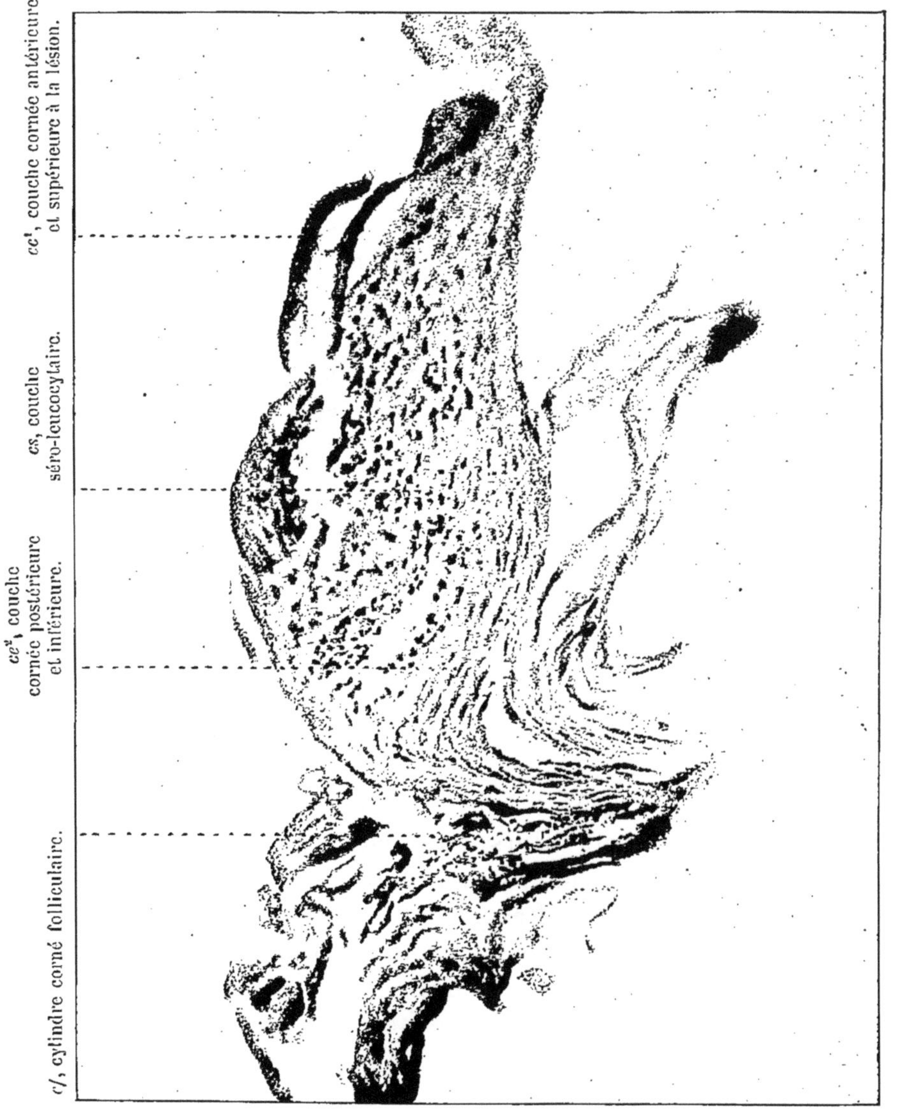

Fig. 53. — *Lésion squamo-croûteuse, folliculaire et périfolliculaire dans un pityriasis stéatoïde de la région médio-thoracique* (forme : **Pityriasis acnéique de Bazin**).

doubles, résultant d'une infection double. La lésion est hyperkératosique d'abord, et on y trouve la spore de Malassez. Et quand survient de l'exosérose, de l'impétiginisation de l'épaisseur de la squame, celle-ci annonce qu'il est survenu une pullulation secondaire des cocci familiers du pityriasis.

3° Lésions de surface. — Les lésions de surface dans le pityriasis stéatoïde figuré médio-thoracique sont tellement identiques à celles du cuir chevelu, que je ne crois pas utile de les figurer de nouveau : ou bien elles sont squameuses simples, comme il arrive à la surface des taches circinées, et ce que l'on obtient dans les préparations histologiques c'est la figure 47, ou bien c'est une croûtelle grasse et molle, et on a la figure 31 ou la figure 42, la phlycténisation histologique. sous-jacente à la croûte, expliquant la moiteur visible de l'épiderme sous la croûte quand on la soulève.

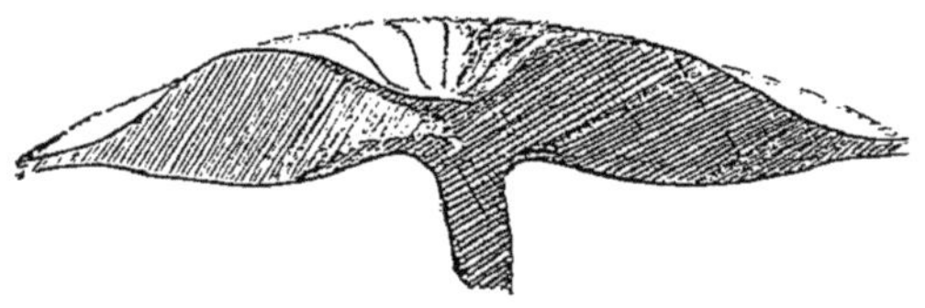

Fig. 34. — Schéma expliquant la figure 33.

Il ne s'agit plus ici d'une collerette périfolliculaire attenant au follicule et dont la stérilité montre qu'il s'agit d'une réaction folliculaire à distance. Il s'agit d'une lésion active, extensive, qui n'est le reflet d'aucune autre, mais qui est vivante elle-même. C'est une tache qui, en grandissant, guérit son centre et fait un anneau lequel s'élargira comme le remous circulaire de l'eau autour d'une pierre plongeante. Dès lors cette lésion doit être microbienne elle-même. Et, en effet, elle l'est, comme la croûtelle de la figure 30-33, comme la phlycténule de la figure 42, etc.

On peut se demander alors quel est le rapport entre la lésion folliculaire et la lésion de surface. Est-ce que l'une fait l'autre, ou devient l'autre? Les pityriasis circinés ont-ils deux lésions élémentaires, une lésion profonde folliculaire et une lésion superficielle sus-épidermique?

Ce point est un peu délicat à trancher. Voici ce que je crois La lésion essentielle, celle qui survit aux traitements de surface, est folliculaire. Car c'est toujours dans le follicule qu'on trouve la spore de Malassez, en grande quantité ordinairement, elle est plus rare en surface. C'est donc le follicule qui reste, comme dans beaucoup de maladies épidermiques, le *réceptacle des graines*. Lorsque la lésion folliculaire se développe et s'épanouit, elle recouvre l'épiderme circum-folliculaire de surface

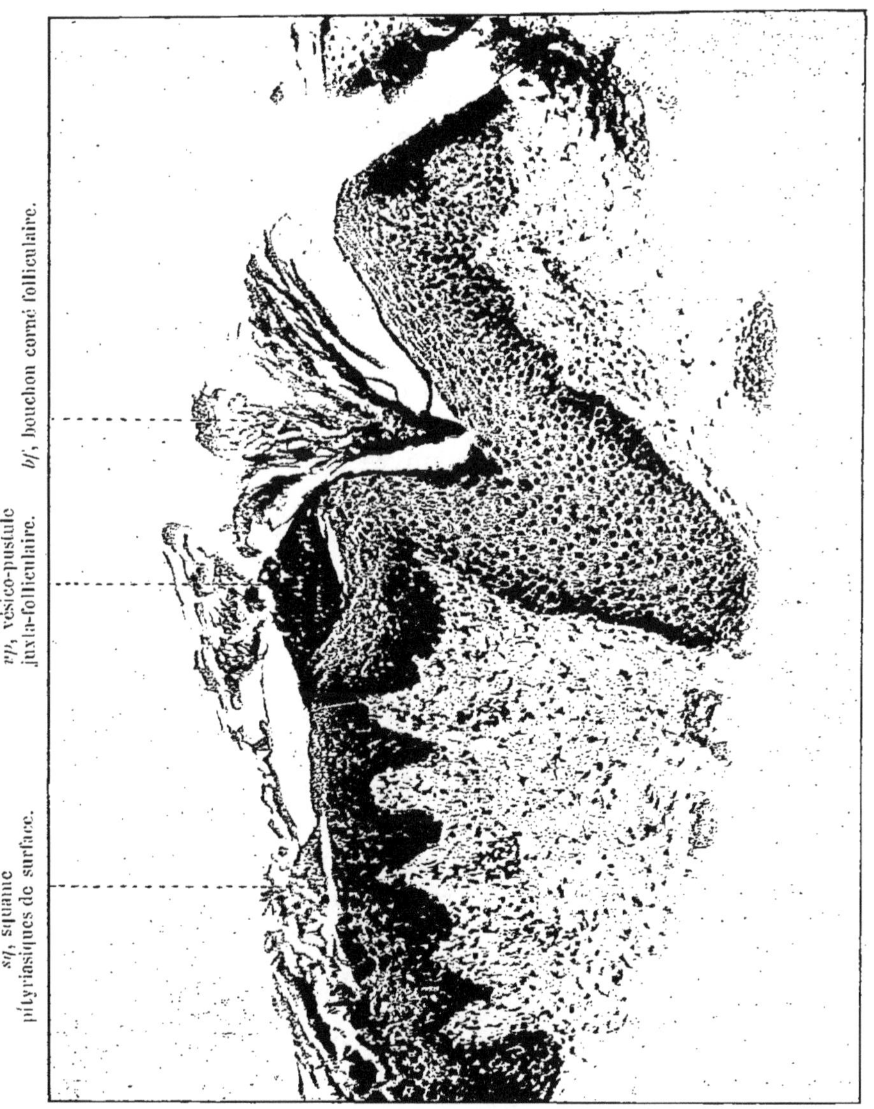

Fig. 55. — *Pityriasis figuré médio-thoracique.* — Lésions folliculaires et lésions de surface.

et *les graines qu'elle contient ensemencent ainsi l'épiderme de surface*.

Voici (fig. 55) une figure déjà vue, mais à un grossissement plus faible, permettant une vue plus claire de l'ensemble.

D'après ce que je viens de dire, la lésion première a été celle du follicule *bf*. Et les graines parasitaires qui la remplissent, ont été faire, en *vp*, une véritable pustulette au sommet de laquelle on trouve, comme de coutume, l'amas compact de cocci qui l'a déterminée.

Voici une lésion *de surface* qui s'agrandira excentriquement et donnera à l'œil la sensation de la squame-croûte grasse bien connue, résultant de sa structure alvéolaire et du sérum et des leucocytes qui l'infiltrent. Et elle alternera avec les squames (*sq*) à infection mixte de spores de Malassez et de cocci.

Mais il est bien entendu que des figures comme toutes celles qui précèdent sont des instantanés pris au milieu d'une évolution lente et continue. Et que si ces instantanés permettent de déduire, d'une façon plausible, les lois de leur enchaînement, ils ne permettent pas de suivre cet enchaînement sans lacune et de façon à permettre d'affirmer l'ordre de chaque phénomène sans faire aucune réserve.

4° Comparaison des pityriasis figurés et des impétigos figurés. — C'est maintenant le lieu de se demander si la clinique dermatologique ne peut pas nous montrer des lésions de forme et d'évolution analogues à celles que nous venons d'étudier, et dont la nature parasitaire serait connue.

Puisque l'histologie dermatologique comparée rapprochait la croûte rétiforme des pityriasis stéatoïdes, des lésions histologiques de l'impétigo, si nous examinions ce que certains cas cliniques d'impétigo nous montrent comme lésions circinées, cela pourrait être intéressant. Et voici les exemples que je choisirai (fig. 56).

C'est d'abord un impétigo typique du visage.

J'en rappellerai ainsi les caractères. Sa lésion élémentaire est tellement fugace, qu'elle est mal connue. Ce qu'on voit, c'est la croûte qui lui succède et qui demeure longtemps sur place, premier point de rapport avec les lésions squamo-croûteuses des pityriasis stéatoïdes, dont les squames-croûtes sont évidentes et naissent sur place sans avoir été précédées de lésions visibles.

La lésion élémentaire initiale de cet impétigo, si fugace qu'elle est inconnue de beaucoup de dermatologistes, a été histologiquement décrite par moi, en 1900, à une époque où j'ignorais encore la structure des squames-croûtes des pityriasis stéatoïdes. Or, il y a identité complète de mécanisme

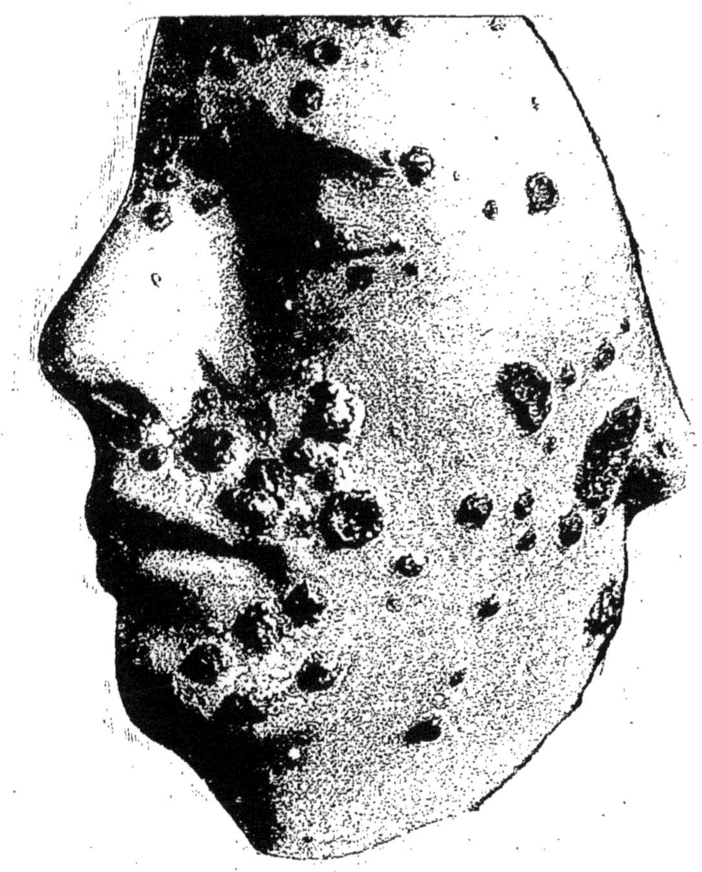

FIG. 56. — *Impétigo contagieux du visage.*

et de structure entre les lésions demi-abortives de cet impétigo et les lésions qui font la squame-croûte des pityriasis stéatoïdes. En voici d'ailleurs la figuration (fig. 57).

Et voici ce que j'en écrivais :

« Sous la lame cornée intacte et soulevée d'une seule pièce « il s'est produit une suffusion séreuse intercellulaire disso-

« ciant incomplètement un petit nombre de cellules sous-cor-
« nées, et formant entre elles des boules séreuses de forme et
« de dimensions variables[1] ». Il faut comparer cette figure 57 à la figure 33. C'est là un rapprochement qui même solitaire pourrait déjà faire réfléchir. A plus forte raison quand il rejoint un faisceau de faits analogues.

Les croûtes de cet impétigo quand elles sont de petit diamètre sont saillantes et pleines; au contraire toutes les

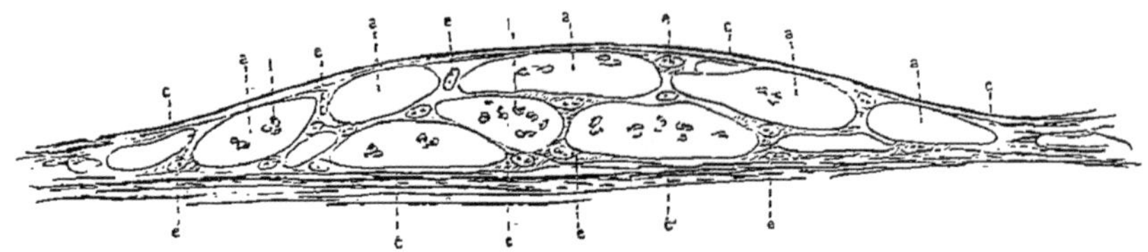

FIG. 57. — *Premier stade pré-vésiculeux de l'impétigo contagieux vulgaire.*

c, couche cornée antérieure à la lésion. — *c'*, couche cornée de rénovation, sous-jacente à la lésion. — *e'*, cellules épidermiques dissociées par l'infiltrat séreux. — *a*, lacs séreux intercellulaires, état spongoïde de Unna. — *l*, leucocytes en exocytose. (Demi-schéma.) Comparer cette figure à la figure 33.

grandes, ou presque toutes, ont des bords surélevés et un centre plat, ainsi (fig. 56) au front, et en arrière de la commissure des lèvres.

Voici maintenant la même lésion sur le corps, région deltoïdienne (fig. 58). Ici encore, dans les parties les mieux éclairées, les lésions sont petites et leur croûte fait une saillie uniforme.

Mais si nous examinons la région du dos, nous trouvons que les plus grandes lésions sont mortes au centre, et que leur pourtour élargi reste seul marqué par une croûte. Voilà donc un autre type morbide dont les lésions jeunes sont rondes et les lésions plus vieilles ne sont plus représentées que par une circination.

Voici, enfin, une autre région du même sujet (fig. 59). Les lésions impétigineuses y sont exclusivement circinées. Et ici les ressemblances avec les lésions circinées du pityriasis s'accusent jusque dans le plus infime détail. Les aires que la

(1) *Annales de dermatologie*, 1900, p. 335.

maladie a couvertes restent bistrées et presque imperceptiblement furfureuses. La lésion reste active sous les circinations croûteuses. Ici encore les circinations montrent que la croûte qui les surmonte n'est pas homogène. De-ci, de-là, elle montre des points croûteux plus larges, ou pustuleux, qui sont des lésions folliculaires.

Ainsi nous retrouvons, singulièrement grossies et mises en

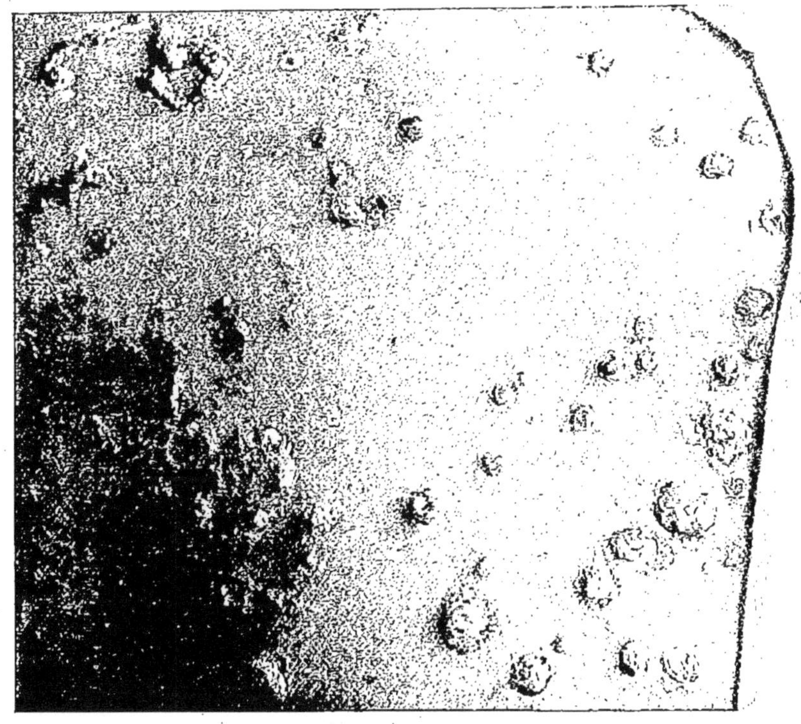

Fig. 58. — *Impétigo du corps.*

évidence, les lésions minuscules des pityriasis circinés. Je ne conclus pas, je constate : que les pityriasis circinés du corps montrent des lésions élémentaires de forme et d'une évolution singulièrement analogues à celles des impétigos communs circinés. Tout, dans leur aspect, leur évolution, semble *homogène*. Et c'est comme si l'impétigo circiné était un pityriasis circiné floride, ou si le pityriasis circiné n'était qu'un impétigo abortif.

Dans ces deux maladies, en ce qu'elles offrent du moins de semblable, on trouve à leur origine des parasites du même groupe bactérien, des cocci. Alors, et avec un certain étonne-

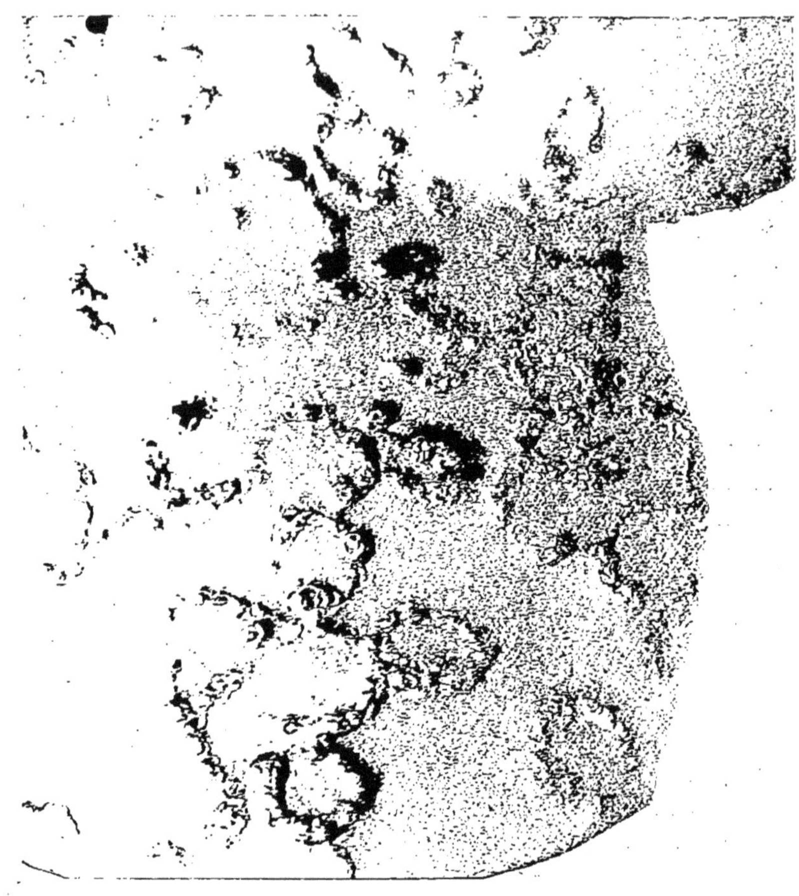

FIG. 59. — *Impétigo du corps.*

ment, on se souvient qu'Amatus Lusitanus, dans la deuxième Centurie de ses *Curationum medicinalium*, consacrait son chapitre 29 à nos pityriasis et qu'il les désignait sous le nom d'*impétigo sec* (*Impetigo sicca*).

CHAPITRE IX

LES GRAISSES CONTENUES DANS LA SQUAME DES PITYRIASIS

Nous avons établi anatomiquement un fait qui est indéniable, à savoir que la squame des pityriasis qui paraît infiltrée de graisse est en réalité infiltrée d'une sérosité qui se concrète. Mais parce que toute squame infiltrée de sérosité paraît grasse, est-ce à dire que les déchets du pityriasis ne contiennent pas du tout de graisse et que leur apparence grasse n'est qu'une apparence ? Cette affirmation heurterait de front un certain nombre de faits cliniques qui ne peuvent pas être négligés. J'en présenterai quelques-uns.

Moins un pityriasis simplex garde ses caractères primitifs, plus ses squames revêtent le caractère graisseux, et plus le cheveu lui aussi devient apparemment gras. Sans doute il y a des « eczémas séborrhéiques » en placards ou même diffus, dont les croûtes seules paraissent grasses et qui ne semblent exsuder aucune graisse. Donc on pourrait admettre que dans ces cas la graisse des croûtes est apparente et n'existe en aucune façon. Mais en revanche il y a une immense quantité de cas cliniques où le pityriasis non seulement apparaît gras, mais où il ne peut pas ne pas être gras en réalité, car les squames abandonnées sous presse dans un double de papier de soie y dessinent des taches d'huile, car dans ces pityriasis du cuir chevelu les cheveux du sujet deviennent de plus en plus gras au fur et à mesure que l'on s'éloigne de la date d'un savonnage. Et enfin, argument qui est sans réplique, ces cuirs chevelus et ces cheveux, savonnés, se dégraissent. Et ils se dégraissent pareillement sous l'action des éthers, des acétones, des benzines, des éthers de pétrole, en un mot, de tous les dissolvants des graisses. Ce sont là des caractères qui ne peuvent pas tromper.

Du reste, la clinique, qui n'a jamais aucunement prévu la structure vraie des squames-croûtes des pityriasis stéatoïdes, sanctionne si bien, au contraire, la présence des graisses dans les pityriasis, que c'est là l'origine des mots *séborrhée* squameuse, *stéatorrhée*, eczéma *séborrhéique*, *séborrhéides*, etc.

Donc, tout en admettant que la consistance et les caractères des squames dans les pityriasis stéatoïdes sont dus à leurs structure alvéolaire et à leur infiltrat séreux, il n'en reste pas moins acquis et sans que le fait puisse être révoqué en doute, que les produits de déchets des pityriasis stéatoïdes doivent contenir et exsuder un produit gras. Quelle est cette graisse et d'où vient-elle, telles sont les questions auxquelles il faut maintenant répondre. On a déjà fourni à cette question quatre réponses :

1° Hebra a dit : les squames mêmes du pityriasis sont un flux de graisse concrète.

2° Piffard, Van Harlingen, D. Bulkley, Gambarini [1], Hallopeau, etc., disent : les squames paraissent grasses parce qu'elles sont mélangées de sébum ; il y a à la fois pityriasis et séborrhée. Hallopeau même ajoute en termes exprès que : « la graisse vient *principalement* des glandes sébacées et *accessoirement* des glandes sudoripares ».

3° Unna exclut ou à peu près les glandes sébacées de tout rôle dans la production de cette graisse et attribue la production du phénomène aux glandes sudorales [2].

4° Darier et Besnier dénient tout rôle exclusif aux glandes différenciées de la peau, et pensent que la graisse des squames résulte d'abord d'un phénomène de dyskératinisation grasse.

Ce que nous savons déjà nous permet de rejeter d'emblée l'opinion de Hebra. Nous savons désormais que les squames des pityriasis ne sont pas de la graisse concrète. Mais toutes les autres opinions précitées restent discutables, et nous allons les discuter. Voici comment ce sujet sera étudié. Dans une première partie on examinera le rôle des glandes sébacées et de leur sécrétion dans les pityriasis.

Dans une seconde partie on envisagera semblablement le

(1) GAMBARINI, *Giornale ital. delle mal. vener. e della pelle*, 1889.

(2) Il n'attribue explicitement un rôle aux glandes sébacées que dans son *typus concretus* qui correspond à notre pityriasis sur-séborrhéique mais qu'il n'a étudié et reconnu que chez le vieillard.

rôle des glandes sudoripares, et celui qu'on a attribué à leur sécrétion dans la stéatisation des squames pityriasiques.

Dans une troisième partie, nous étudierons la stéatisation normale de l'épiderme corné et les modifications qu'elle subit dans la squame des pityriasis.

Enfin et pour conclure nous exposerons les dernières recherches expérimentales faites sur ce point et les opinions auxquelles elles conduisent.

I. Du rôle normal des glandes sébacées et de leur rôle pathologique dans la stéatisation des squames des pityriasis. — « Les glandes sébacées, écrit Darier (1), ont pour « fonction normale de sécréter le sébum, lequel contient « 2/3 d'eau, des matières grasses telles que la palmitine, « l'oléine (27 pour 100) des savons, de la cholestérine, un « albuminoïde voisin de la caséine et quelques sels miné- « raux (2).

Les principales connaissances que nous avons sur les graisses sébacées viennent de ce fait que les pores sébacéopilaires par lesquelles elles sortent, sont visibles à l'œil nu, et permettent d'extraire directement leur contenu pour l'étudier. Nous savons ainsi que la graisse sébacée est soluble dans tous les dissolvants des graisses, et qu'elle se colore en noir très foncé sous l'influence des vapeurs d'osmium.

Nous savons enfin que le contact de cette graisse presque

(1) Darier, Anatomie et physiologie générale de la peau. *La Pratique dermatologique*, t. I.

(2) Pour montrer les difficultés du sujet, on peut opposer à ces lignes les deux analyses suivantes : la première de Hoppe-Seyler, la seconde de Schmidt, toutes deux citées par Audry (Séborrhée. Séborrhéides. *Pratique dermatologique*, t. IV).

Eau	31,7
Palmitine	4,2
Cholestérine	traces.
Substances albumineuses et épithéliales	68,8
Sels minéraux	1,2

(Hoppe-Seyler.)

Eau	317,0
Épithélium et matières protéiques	617,0
Graisses, acides gras et sels ammoniacaux	41,6
Acides butyrique, valérique, copraïque	12,1
Cendres	11,8

(Schmidt.

liquide, à la surface de l'eau camphrée arrête les gyrations des parcelles de camphre suivant le procédé décrit par Malagutti [1], et appliqué très ingénieusement à la dermatologie par Arnozan [2].

Ces données générales sont très peu de chose comparées à la quantité de notions qui nous manquent sur le sujet. Les graisses sébacées n'ont pas jusqu'ici de réaction histo-chimiques qui leur soient propres et qui les différencient nettement des graisses d'origine sudorale et des graisses de la kératinisation épidermique [3]. Aussi les principales données que la séborrhée vraie microbacillaire met hors de doute

(1) MALAGUTTI, art. *Camphre* du *Dictionnaire encycl. des sciences méd.*, p. 4 du tirage à part.

(2) ARNOZAN, De la répartition des sécrétions grasses normales à la surface de la peau. *Ann. de dermat. et de syphil.*, janvier 1892.

(3) Au sujet des graisses de la peau en général, je reproduirai à titre de document une note de Audry (Séborrhée. Séborrhéides. *Pratique dermatologique*, t. IV). Bien qu'elle ne parle pas des graisses comme la lainine, qui sont des éthers de la cholestérine et que ces graisses aient très probablement la plus grande importance dans le sujet, cette note mérite de trouver place à côté de tous les documents que nous avons déjà cités.

« Avant toute chose, dit-il, je dois résumer ce que nous savons sur les « matières grasses du tégument normal : on va voir que nous sommes « encore bien mal informés.

« 1° Rappelons que les graisses ne sont définies que chimiquement. On « appelle graisse, des éthers de la glycérine; on en connaît trois : oléine, « palmitine, stéarine;

« 2° Presque tout ce que nous savons sur l'histologie des graisses de la « peau a été acquis par l'emploi de l'acide osmique. Or, Altmann a montré « que ni la palmitine, ni la stéarine ne noircissent par l'acide osmique, mais « que l'oléine seule le réduit ainsi que l'acide oléique. J'ignore ce que nous « pouvons attendre du bleu de quinoléine et de l'alcanine dans cette déter- « mination. Le sudan III et l'écarlate R sembleraient, d'après Ledermann, « colorer oléine, stéarine et palmitine, mais d'une manière légèrement diffé- « rente suivant qu'il s'agit de l'une ou de l'autre : cependant Rieder et Hand- « werk affirment que ni la stéarine ni la palmitine ne sont colorées; je puis « assurer que la stéarine ne l'est pas. D'autre part, le peroxyde osmique « qui ne colore que l'oléine et l'acide oléique parmi les graisses, se réduit « également sur des substances qui ne paraissent pas être graisseuses, « telles que les pigments. Ce fait indiqué par Ledermann, a été étudié avec « soin par Barlowe et Dreysel, et ne laisse aucun doute. Zimmermann « ajoute qu'il y a dans les cellules (des plantes) des substances à tannin qui « réduisent également l'acide osmique. Tout cela montre déjà combien « incomplets et douteux sont nos renseignements sur l'histochimie de la « graisse tégumentaire! »

Cf. DREYSEL, *Comptes rendus du Ve Congrès de dermatologie allemande.* — LEDERMANN, *Arch. für Dermat. und Syph.*, 1901, t. LVIII, p. 159. — ZIMMERMANN, *Botanische Microtechnik.* Tubingen, 1892, p. 69-70. — HANDWERK, *Zeitschrift für wissens. Microscopie*, 1898, p. 177. — Cf. en outre : CH. ROBIN, art. *Glandes sébacées* du *Dictionnaire de Dechambre.* — MORAT et DOYON, *Phy-*

sont-elles précisées par l'examen objectif minutieux de phénomènes visibles directement. C'est ainsi qu'on peut suivre et provoquer l'expulsion spontanée des cylindres gras microbacillaires; et quand ils sont éversés à la surface de la peau, l'histologie peut encore en faire reconnaître la provenance et la structure. Si l'on ajoute que le microbacille a pour lieu de pullulation *exclusif* l'intérieur du canal sébacéo-pilaire, partout où on le rencontre en surface du cuir chevelu il signale de la graisse sébacée effusée.

Nous savons que la séborrhée microbacillaire et le pityriasis à squames sèches ou à squames séreuses, alvéolaires, peuvent coexister. Dans ces cas on comprend d'où vient la graisse, mais sans pouvoir préciser si elle n'a pas d'autre source que les glandes sébacées. On peut même penser que les squames accumulées à la surface de la peau rendent souvent visible une exsudation grasse quasi normale et invisible sans elles. Chacun sait qu'une feuille de papier posée sur un corps imperceptiblement gras s'en imbibera à la longue et démontrera à tous les yeux l'existence d'une graisse qu'on aurait pu ne pas voir et nier.

Lors même qu'un pityriasis n'est pas joint à une séborrhée microbacillaire sous-jacente, on peut penser que la fonction sébacée n'est pas interrompue et que les squames d'un pityriasis quelconque doivent toujours plus ou moins s'imprégner des graisses sébacées, même normalement effusées en surface.

Unna a souvent dit que les glandes sébacées étaient, dans le pityriasis, obstruées par un bouchon kératinisé occupant l'orifice du poil. Je doute beaucoup, pour ma part, que cette obstruction gêne sensiblement l'écoulement en surface d'un liquide dont la *vis a tergo* et la *capillarité* sont les principaux propulseurs.

Unna ajoute que dans beaucoup de pityriasis les glandes

siologie, t. IV, p. 564. — HOPPE-SEYLER, *Analyse chimique*, trad. par Schlagdenhauffen, 1877.

Du fait que la graisse du tissu corné est une lainine et que l'acide osmique colore les lainines en noir, l'ensemble de nos connaissances sur ce point, bien qu'elles soient encore fort lacunaires, se trouve néanmoins singulièrement plus ample que Audry ne le croyait en écrivant cette note.

sébacées sont en voie d'atrophie; pour moi, je les ai toujours trouvées sensiblement normales, mais elles sont normalement si différentes en dimension suivant la région du cuir chevelu que l'on examine, qu'il faut beaucoup d'observations avant qu'on puisse parler en sécurité d'atrophie ou d'hypertrophie sébacée. Il faut que l'hypertrophie soit aussi colossale que dans la séborrhée grasse chonique pour qu'on puisse par exemple l'affirmer sans crainte.

Il ne faut pas toutefois faire dire à Unna plus qu'il n'a écrit. Il ne nie pas dans tous les cas l'action des glandes sébacées dans la sécrétion grasse des pityriasis. Il pense que dans la calvitie de l'homme elles s'hypertrophient. Il ajoute même qu'elles comblent le vide laissé par les cheveux tombés (?)

Il a vu dans une calvitie de vieillard « un ruisseau de cel- « lules sébacées bien conservées effusées à travers la croûte « et donnant leur graisse aux tissus de la croûte environ- « nante ». Mais pour lui ce type est exceptionnel tandis qu'en réalité il existe même chez les jeunes gens qui deviennent chauves et ne se lavent pas [1].

Pour Unna les croûtes de ce type d'eczéma séborrhéique: *Typus concretus à base inflammatoire* [2] sont faites de lits alternatifs, de cellules sébacées *non rompues*, et de cellules cornées, de sébum liquide, et de graisse fournie par les glandes sudoripares. Nous allons revenir sur ce dernier point. Mais pour terminer le résumé de ce premier point, nous pouvons dire: *que toute squame pityriasique dans tous les cas de pityriasis doit être dans une certaine mesure imbibée de sébum, mais que la chose n'apparaît certaine que dans le cas particulier des pityriasis sur-séborrhéiques.*

II. De la graisse normale dans la sueur et du role des glandes sudoripares dans la stéatisation des squames du

(1) Ce fait correspond à la figure 9 des *Maladies séborrhéiques*. Toutefois je dois dire que je n'ai *jamais* vu de *cellules* sébacées reconnaissables soit à la surface de la peau, soit dans la lumière du canal sébacéo-pilaire, soit dans l'épaisseur des croûtes dites séborrhéiques. Audry, comme Unna, dit en avoir rencontré.

(2) Unna, *Mémoire de* 1893, traduit en 1894, par Menahem Hodara dans le *Journal des maladies cutanées et syphilitiques*. Nous l'avons déjà maintes fois cité.

PITYRIASIS. — Cette seconde question est débattue depuis plus de quinze ans et a fourni une littérature considérable.

La sueur renferme toujours une très minime quantité de graisse, et cette graisse est un produit de sécrétion, du glomérulé sudoripare. « Dans les cellules épithéliales des glandes « sudoripares, écrit Darier, on rencontre constamment des « granulations graisseuses plus ou moins volumineuses et « abondantes, colorables en noir par l'acide osmique, décou- « vertes par Ranvier [1]. Leur présence a inspiré à Unna la « théorie de la sécrétion exclusive de la graisse épidermique « par les glandes glomérulées [2]. »

En effet, Unna érigea ce fait physiologique en système et fit de presque toutes les anciennes séborrhées huileuses de Hebra, des hyperhidroses huileuses. Sa première affirmation du fait date de 1887, au congrès de Washington, mais il n'a cessé d'y revenir, quoique sa pensée ait au cours des années largement évolué sur ce fait comme sur beaucoup d'autres. Je le dis d'ailleurs sans reproche.

Unna se fonde sur ce que dans l'eczéma séborrhéique, on trouve des molécules de graisse dans les cellules sécrétantes glomérulaires. On en trouve *plus que d'habitude*, l'épithélium sécrétant a des cellules agrandies, la lumière du tube est dilatée, on trouve plus de mitoses épithéliales que normalement. Bref et *bien qu'on ne trouve pas de graisse libre dans le canal excréteur des glandes sudoripares*, Unna ne fait pas de

(1) La graisse contenue dans la sueur était connue bien longtemps avant que l'histologie n'eût démontré son existence dans les cellules sudoripares. Voici une analyse portant sur 55 litres de sueur et présentée en 1852 à l'Académie des sciences par Favre (*Arch. gén. de méd.*, 1853). Pour 1000 grammes Fabre trouvait :

Chlorure de sodium	22,30
— de potassium	2,45
Sulfates alcalins	0.11
Albuminates alcalins	0,05
Lactates alcalins	3,17
Sudorates (?) alcalins	15,62
Urée	0,42
MATIÈRES GRASSES	0,13
Eau distillée	9955,73

(Cette analyse est citée par Cazenave dans sa *Pathologie générale de la peau*, p. 101-102.)

(2) DARIER, *Pratique dermatologique*, t. I, p. 5.

doute que cette graisse n'existe dans la croûte et ne *s'épanche par les pores sudoraux*.

Pourtant dans son Histopathologie des maladies de la peau, lorsqu'il parle du *status seborrhœic* (1) de l'eczéma il trouve étonnant de rencontrer si peu de mitoses dans les glandes sudoripares après le travail qu'il suppose qu'elles ont fait, tandis que le moindre travail analogue provoque des mitoses dans les glandes sébacées.

Unna ajoute même : « En certains cas on trouve des gouttes « libres de graisse et des flaques dans toute l'épaisseur de la « peau et dans les fentes lymphatiques. Donc il existe sans « aucun doute dans ces cas une sécrétion de graisse plus « riche que la normale, et qui prend des directions anor- « males. »

Il me semble certain qu'il s'agit ici d'une erreur d'histochimie. Ranvier a prouvé que par l'action de certains réactifs, brutalisant les tissus tégumentaires, on peut mettre en évidence ce qu'il a appelé *la graisse larvée*, dans le corps muqueux, les noyaux des cellules malpighiennes, les papilles, les interstices du derme, etc. Il s'agit ici de *graisses dissoutes ou combinées* dont on détruit l'état soluble ou les combinaisons, et qui apparaît seulement alors, mais non pas seulement au-dessous des lésions séborrhéiques, comme Unna l'a cru à tort, parce que c'est en les étudiant qu'il lui a été donné d'observer ce fait (2).

Cette graisse « *que le toucher nous montre dans les écailles de l'eczéma séborrhéique, et que trahit leur couleur jaune..,* »

(1) Nous citons d'après la traduction anglaise de Norman Walker. London, 1896, p. 222 et suiv.

(2) En 1887, Unna avait excisé une pièce provenant du dos d'un jeune homme dans un « eczéma séborrhéique » typique : il la fixa à l'osmium et prit toute précaution pour préserver toute trace de graisse. La pièce fut baignée dans l'eau sans trace d'alcool et montée dans une mixture de lévulose et de gélatine. Il en résulta des préparations dans lesquelles toutes les « structures » épithéliales étaient presque noires avec de fines gouttelettes et de plus grosses gouttes de graisse abondantes surtout autour des follicules et des glandes sudorales. Les croûtes fibrineuses au contraire en étaient presque dépourvues. « Des histologistes éminents qui ont vu ces préparations, ajoute Unna, m'ont assuré n'en avoir jamais vu de pareilles. » Mais il ajoute que malgré toute recherche il n'a rien pu trouver de semblable par la suite et qu'il laissa de côté ce caractère sans en parler au Congrès de Paris de 1900.

Unna discute alors son origine. « Ce ne peut être que le résultat d'un accroissement de la graisse, normalement fournie par les glandes sébacées et sudoripares. Et les glandes sébacées ne doivent pas y avoir une grosse part, puisque ces lésions à squames grasses peuvent exister à la paume de la main, et que les glandes sébacées au cuir chevelu dans le pityriasis, ont leur canal obstrué par un cône corné. »

Mais pourtant il ajoute : « Malheureusement ce sont là des « suggestions et des indications, car nous ne pouvons donner « la preuve simple qui démontre la non-participation des « glandes sébacées à ce processus.

« Le fluide gras des glandes sudorales, nous ne pouvons le « suivre histologiquement, nous voyons seulement que toutes « les structures sèches qui sont en connexion avec elles, « d'abord la cuticule du conduit et la couche cornée sont « noircies par l'osmium, par conséquent que tout du long du « chemin, il lubrifie ces structures. Mais une méthode pour « fixer ce fluide manque. »

Et consciencieusement il ajoute encore: « Celui pour qui « cela ne suffira pas doit expliquer, mieux que nous ne le « pouvons, la provenance des graisses dans la squame de « l'eczéma séborrhéique, comme aussi l'excrétion de la sueur « grasse de la paume de la main. Mais à mon avis l'accrois- « sement des gouttes grasses dans les glandes sudorales, « suffit à expliquer l'accroissement de graisse à la sur- « face. »

Sans discuter ce que la démonstration anatomique qui précède a d'insuffisant, je voudrais qu'on s'arrêtât un instant à réfléchir aux postulats qu'il faut d'abord admettre pour y croire.

Dans l'hypothèse de Unna, ce qui rend grasses les squames du pityriasis, c'est un flux sudoral gras sous-jacent aux squames. Mais nous savons tous que ces squames grasses dans les pityriasis circinés peuvent exister sur une peau qui ne présente aucune trace d'état gras au voisinage des lésions circinées graisseuses. L'hypothèse de Unna est donc forcée d'admettre que les glandes sudorales réagissent par une hyperhidrose grasse, *au-dessous* seulement *de la lésion dont cette hyperhidrose imbibera les squames.* Cela ne paraît-il pas largement invraisemblable?

Avant de certifier une chose pareille, un observateur devrait s'assurer que les mutations qu'il croit relever dans les glandes sudoripares *n'existent qu'au-dessous des lésions squameuses* et non pas même dans leur voisinage.

Lorsqu'on trouve un pityriasis sur-séborrhéique, l'état d'hypertrophie sébacée existe non seulement au-dessous des lésions squameuses mais dans toute une région voisine, diffusément. Mais ici cette hyperhidrose que l'œil ne peut pas voir, existerait tout juste au-dessous des squames.

Combien il est aisé de voir qu'une opinion comme celle-ci est l'hypothèse qu'on émet quand on n'en peut pas imaginer d'autre, et que c'est là le plus gros argument de ceux qui ont voulu, rapporter à l'hyperhidrose huileuse la stéatisation des squames du pityriasis!

Lorsque plus loin, Unna cherche la cause de ce flux de graisse, il reconnaît qu'elle est encore moins certaine que l'organe qui l'excrète. Le morocoque le provoque-t-il comme un afflux leucocytaire? Existe-t-il une « sébotaxie » qu'il déterminerait à distance? L'étrangeté de cette hypothèse n'est pas ce qui fait reculer Unna devant elle, mais la présence du morocoque dans l'eczéma même non séborrhéique la rend insoutenable. Alors il reste trois mécanismes à discuter :

Ou bien l'eczéma séborrhéique est de l'eczéma ordinaire sur un terrain séborrhéique[1]. « Le morocoque coloniserait « seulement sur les points séborrhéiques et provoquerait ici « un eczéma d'un habitus singulier, l'eczéma séborrhéique. »

Ou encore sur certaines régions, l'eczéma est toujours séborrhéique et quand il ne se développe qu'en ces régions, c'est suivant le type de l'eczéma séborrhéique.

Ou enfin le morocoque est l'agent de l'eczéma, et il existe un agent autre et inconnu provoquant le phénomène séborrhéique : l'eczéma séborrhéique résulterait d'une symbiose : « Ou bien le morococcus détermine çà et là un eczéma ordi- « naire, mais il se combine à lui un organisme encore inconnu

(1) *Mémoire de* 1893-1894, traduit par Hodara, déjà cité, p. 144.

« (par exemple, le flaschenbacillus), ou bien un très petit « bacille souvent trouvé par moi [1] lequel aurait un effet « sébotactique et l'eczéma séborrhéique serait d'après cela « une infection mixte. »

Alors Unna ajoute ces mots singulièrement significatifs : « ... Pour moi, ce n'est pas seulement l'hyperhidrose hui- « leuse bien connue qui se joint à l'eczéma, *il y a quelque « chose d'une autre nature....* » Combien il est loin alors de ses opinions de 1887, au Congrès de Washington !

Pour lui, à cette époque, la graisse en quantité considérable existait dans les voies lymphatiques sous-cutanées, elle était exsudée par les glandes sudoripares et au travers de toute la peau *pour imbiber les squames fournies par exfoliation.* Les glandes sébacées n'y étaient pour rien, puisqu'elles sont obstruées par un bouchon corné (Malassez, Schuchardt)....

« C'est dans les glandes sudoripares où se trouve la véri- « table source de ce contenu anormal de graisse, ainsi que le « démontrent : 1° l'identité de la graisse qui traverse le derme, « l'épiderme et les squames, avec celle des glandes sudori- « pares ; 2° la modification inflammatoire, l'hypertrophie et « les signes de l'augmentation anormale de l'activité de ces « glandes ; 3° la dilatation des pores de la sueur à l'intérieur « des masses cornées épaissies ; 4° l'exagération constante du « produit normal des glandes sudoripares dans la profondeur « de la peau, notamment l'hypertrophie du coussinet grais- « seux, sous-jacent à elle.... »

III. La graisse propre a l'épiderme corné. La graisse dans les squames des pityriasis stéatoïdes. — Il y a une autre source de graisse dans l'épiderme et qui me semble avoir été singulièrement négligée par tous les auteurs qui se sont préoccupés de la stéatisation des squames du pityriasis. Un seul, Darier, ne dit pas que la stéatisation de ses squames provient d'une sécrétion des glandes sébacées ou d'une sécrétion des glandes sudorales, et affirme qu'elle est produite par une *parakératose grasse de la surface épidermique malade.*

A priori une telle idée satisfait l'esprit infiniment mieux que

[1] Il s'agit évidemment ici du microbacille séborrhéique.

les hypothèses précédentes. On conçoit bien qu'une lésion qui attaque l'épiderme en surface, (un épiderme dont les dernières transformations sont précisément *stéatogènes*). puisse créer *in loco dolenti* une graisse qui ne viendrait pas des glandes.

Mais pour discuter la possibilité de ce phénomène morbide, il faut connaître ce qu'est la stéatisation normale de l'épiderme corné, et c'est ce que je dois rappeler d'abord. La seule graisse qui dans l'épiderme normal soit perceptible à nos moyens d'investigation se voit au niveau de la couche cornée.

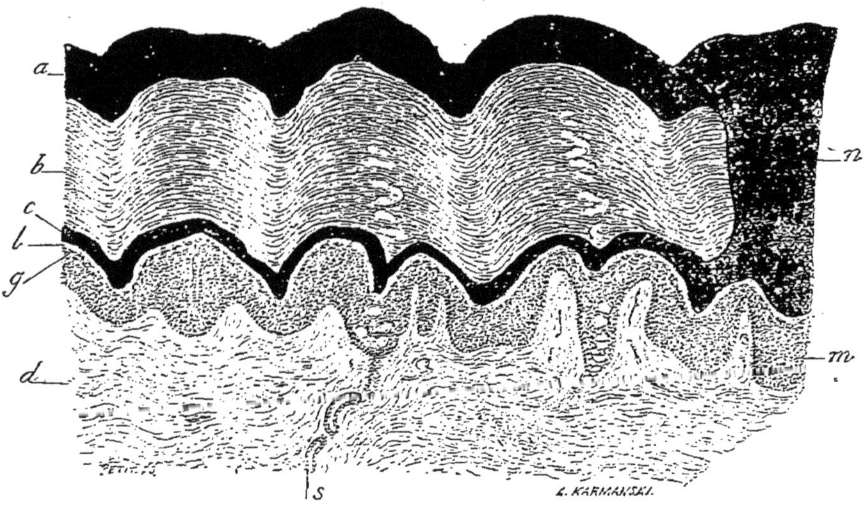

Fig. 60. — Coupe verticale d'un très petit fragment de peau de la face palmaire des doigts de l'homme, faite après un séjour de vingt-quatre heures dans une solution d'acide osmique à 1/100. — Sa couche cornée est colorée en noir à sa surface et dans sa région profonde, sauf sur les bords du morceau (*n*) où elle est colorée dans toute son épaisseur. La bande noire profonde *c* est plus mince que la bande superficielle (cela tient à ce que l'acide osmique n'est arrivé dans cette région de la couche cornée qu'après avoir perdu du temps à traverser le derme et le corps muqueux de Malpighi). — *b*, portion de la couche cornée dans laquelle l'acide osmique n'a pas pénétré. — *l*, stratum lucidum. — *g*, stratum granulosum. — *m*, corps muqueux de Malpighi. — *d*, derme. — *s*, canal d'une glande sudoripare. (D'après Ranvier.)

Quelle que soit l'épaisseur de la couche cornée, et elle varie énormément suivant les régions, elle offre en totalité et constamment les réactions chimiques caractéristiques des matières grasses.

Ainsi que le dit encore Darier [1] « c'est l'emploi de l'acide « osmique qui a le plus contribué à accroître nos connais-

[1] *Loc. cit.*, p. 16.

« sances sur la couche cornée et la graisse épidermique. On « sait que cet acide se réduit au contact de certaines sub- « stances grasses en produisant une coloration noire; cette « réaction se produit dans le corps humain en présence du « tissu adipeux, de la myéline, des cônes et des bâtonnets de « la rétine et de la couche cornée. C'est Langerhans qui, le « premier, a observé ce fait pour l'épiderme corné ».

Mais cette graisse, d'où vient-elle? Beaucoup d'hypothèses ont été émises sur ce sujet.

« Son origine avait été d'abord rapportée aux glandes séba-

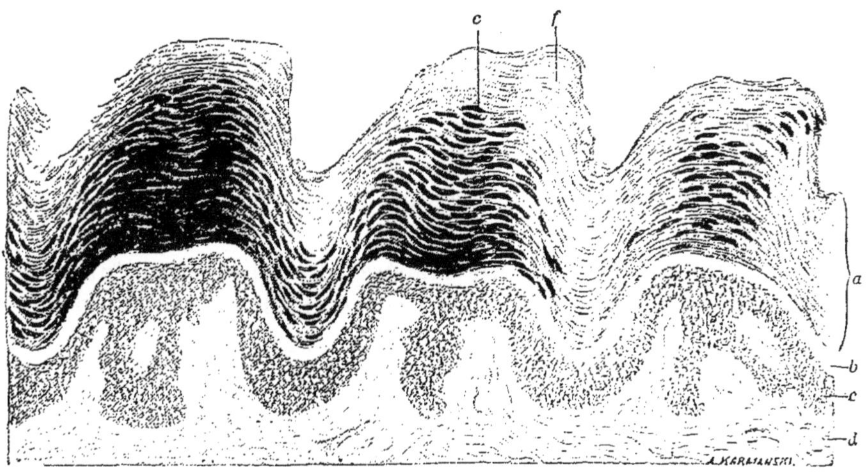

FIG. 61. — *Graisse dans les cellules de la couche cornée.* — Coupe de la peau plantaire du gros orteil faite après dessiccation, ramollie dans l'eau et soumise à l'action d'une solution d'acide osmique. (Grossissement : 80.) — La coupe taillée en forme de coin est sensiblement plus épaisse à gauche qu'à droite.

a, couche cornée. — *b*, stratum lucidum. — *c*, corps muqueux. — *d*, corps papillaire. — *e*, cellules cornées non entamées par le rasoir et contenant leur graisse laquelle est noircie par l'acide osmique; ces cellules sont plus nombreuses dans la région épaisse de la coupe. — *f*, région où les cellules cornées ouvertes par le rasoir ont laissé échapper leur graisse. (D'après Ranvier.)

« cées, ce qui est peu vraisemblable en raison de l'abondance « de la graisse dans les régions palmaires et plantaires, où « les glandes de cet ordre font défaut. »

« Unna faisait venir cette graisse des glandes sudorales, mais les oiseaux ont cette graisse cornée et n'ont pas de glandes sébacées répandues sur tout le corps ni glandes sudorales. »

« Liebreich, le premier, en fit un produit de dédoublement du protoplasma cellulaire comme la kératine. »

« Ranvier le démontra, en prouvant que la graisse était *contenue* dans les cellules cornées (*Acad. des sc.*, 20 mars 1899). Elle est fluide et s'écoule hors de la cellule coupée. Et ainsi, après quelque temps, une cellule coupée ne se colore plus par l'acide osmique (fig. 60). »

La nature de la graisse épidermique cornée a été, elle aussi, l'objet de nombreux débats. C'est encore Darier, qui, avec son élève Gantelet, ont apporté sur ce point les seuls faits scientifiques démonstratifs (1).

En 1901, Darier rencontrant un cas d'hyperkératose plantaire put recueillir par décapage une quantité considérable de copeaux cornés. C'est sur eux que portèrent les expériences destinées à établir la nature des graisses de l'épiderme. Elles furent pratiquées par J. Darier et Gantelet, ainsi qu'il suit :

« Les copeaux furent mis macérer dans l'éther sulfurique, « et épuisés en quarante-huit heures. L'éther contenant les « graisses dissoutes fut filtré, évaporé, et le résidu sec repris « par l'éther de pétrole pour en séparer les savons s'il en était « parmi les graisses extraites (2). »

« Les graisses ainsi reprises, et séparées des savons par « le lavage à l'éther de pétrole, furent de nouveau récupé- « rées par évaporation, redissoutes dans l'éther anhydre et « recueillies après nouvelle filtration et évaporation. La « graisse ainsi extraite est jaune. On étudia son point de « fusion en en introduisant à l'état liquide dans un tube étiré « qui fut laissé au froid pendant vingt-quatre heures pour « assurer une solidification certaine. Ensuite le tube en expé- « rience fut lié à un thermomètre et le tout chauffé au bain- « marie sur bain de sable pour que la température de l'eau « s'élevât aussi lentement que possible. Le point de fusion

(1) Ces recherches sont encore inédites; Darier a bien voulu m'en communiquer le détail et m'autoriser à m'en servir. Qu'il me permette de lui en exprimer ici mon affectueuse reconnaissance.

(2) On doit toujours soupçonner l'existence de graisses saponifiées à côté des graisses libres, et l'éther de pétrole ne dissout pas les savons. (Note de Darier et Gantelet.)

« était indiqué lorsque la matière grasse contenue dans le « tube effilé devenait par fusion transparente [1]. »

« Le point de fusion trouvé fut de 55 degrés centigrades, « point notablement supérieur au point de fusion des graisses « ordinaires. Si ce corps avait été un corps gras ordinaire, les « tables de Chevreul détermineraient ainsi les proportions en « lui des acides liquides et solides. Cette graisse humaine « aurait contenu 92 parties d'acide concret pour 8 seulement « d'acide oléique liquide. »

« Mais l'analyse chimique montra qu'il ne s'agissait point « d'un corps gras ordinaire :

« La matière grasse, étant dissoute dans l'anhydride acé- « tique, puis additionnée d'acide sulfurique, fournit une colo- « ration verte *comme la lainine retirée du suint du mouton.* « Mais cette coloration verte était bien plus accentuée que « celle de la lainine ordinaire malgré la faible quantité de « matière essayée.

« La seconde réaction de la lainine eut le même résultat. « La graisse en solution chloroformique à laquelle on ajoute « de l'acide sulfurique montra une coloration rouge au con- « tact des deux couches de liquide.

« Il est vrai que la lainine ordinaire fond à 42 degrés et que « la graisse épidermique humaine fond à 55 degrés. C'est le « point élevé de fusion et la couleur jaune de la lainine « humaine qui lui avaient fait donner par Ranvier le nom de « *cire épidermique.* Mais la cire d'abeilles fond à 64 degrés « centigrades. D'ailleurs les réactions indiquées plus haut « sont caractéristiques. La graisse épidermique humaine est « une lainine particulière, mais une lainine. »

« Qu'est donc la lainine par rapport aux autres corps gras? « Tandis que les graisses ordinaires sont des éthers de la gly-

[1] Dans une série d'expériences analogues, faites sur la graisse des séborrhées, je me suis servi, pour étudier leur point de fusion, d'un manuel opératoire qui me semble plus précis.

Sur bain de sable on place une petite capsule de platine remplie de mercure neuf ou filtré à la peau. La cuvette d'un thermomètre est immergée dans ce bain de mercure, et autour d'elle le mercure fait une ombilication. C'est là qu'on place une parcelle de la graisse à étudier. A l'instant même où elle fond, le mercure brillant devient mat subitement, étant recouvert d'un voile de graisse fondue. Ce procédé est d'une très grande précision.

« cérine, les lainines sont des éthers *de la cholestérine*, ce qui « en fait un groupe de corps gras tout à fait distinct. A l'in- « verse des graisses ordinaires les lainines ne rancissent pas, « sont d'une saponification difficile, *les lainines absorbent leur* « *poids d'eau et, dans une certaine mesure, se lavent à l'eau*. Et « l'eau qu'une lainine absorbe ne peut plus être séparée d'elle « que par la chaleur. La lainine se mélange à 2 fois son poids « de glycérine, etc., etc.... »

J'ajoute que la lainine vulgaire, d'après mon expérience personnelle, se colore en noir foncé sous l'influence des vapeurs d'osmium.

Ainsi la graisse de l'épiderme corné normal serait une lainine, s'il fallait en conclure de cette analyse qui portait sur un épiderme malade à ce que l'analyse montrerait dans l'épiderme sain. Les auteurs précités ne concluent point du reste à cette similitude. Et il se peut fort bien que les graisses de l'épiderme corné changent de nature dans les différentes maladies épidermiques et particulièrement dans les pityriasis stéatoïdes quand les caractères de la squame cornée deviennent si différents de la normale pour notre œil et notre toucher.

Mais, en ce qui concerne la graisse des squames pityriasiques, d'autres hypothèses se présentent encore à l'esprit qu'il nous faut passer en revue.

La graisse cornée que la réaction osmique montre exister dans l'épiderme corné, n'existe pas au niveau du *stratum lucidum*, ni au niveau de la couche d'éléidine. Le corps musqueux seul est légèrement teinté de gris par les vapeurs d'osmium (fig. 60).

Pourtant puisqu'il est désormais prouvé que la graisse épidermique se forme *dans* la cellule épidermique, il faut qu'elle résulte d'une transformation du protoplasma des couches épidermiques précédant le *stratum corneum*.

Pour prendre une comparaison d'ailleurs lointaine, il faut que le protoplasma cellulaire au niveau du *stratum granulosum* soit à la graisse du *stratum corneum* ce qu'est le glycogène au sucre hépatique [1].

[1] Remarquer pourtant que le glycogène est une *amylose*, c'est-à-dire un

De toutes façons, la graisse épidermique ne naît pas de rien là où on la rencontre. Déjà certains traumatismes cliniques font apparaître au sein de l'épiderme, dans les protoplasmas et jusque dans les noyaux cellulaires, des gouttelettes d'une *graisse larvée* (Ranvier) normalement invisible, parce qu'elle se trouve dissoute ou combinée.

La graisse cornée apparaît donc comme une résultante de toute une série de transformations chimiques complexes. Que cette série soit faussée dans son évolution ou reste incomplète, une graisse cornée, anormale, pourra s'ensuivre, qui n'aurait pas la réaction caractéristique de l'osmium et demeurerait méconnaissable. C'est là le mécanisme nécessaire de la *parakératose « grasse »* que Darier a rencontrée dans l'eczéma séborrhéique de Unna [1].

Si les lainines étaient solubles dans l'eau ou dans l'eau physiologique, une autre hypothèse deviendrait probable. L'exsudation séreuse que nous connaissons dans les pityriasis stéatoïdes pourrait être chargée de graisses solubles, que l'osmium ne décélerait pas.

Mais la lainine, dont les émulsions dans l'eau peuvent être assez fines pour traverser le papier filtre, ne se *dissout* vraiment pas dans l'eau, ni dans l'eau salée, en aucune proportion.

Malgré les objections sans nombre et des plus valables qu'on peut faire à cette dernière hypothèse, il faut bien se dire que, dans les croûtes à tort nommées séborrhéiques, la masse des cellules épidermiques à transformation parakératosique anormale est infime, comparée à la masse de sérum exsudé interposé entre les strates épidermiques.

En vérité, le caractère gras, l'apparence séborrhéique, stéatoïde d'une squame, à l'œil et au toucher, correspond au degré de son infiltration « séreuse », bien plus qu'à la nature spéciale de parakératose des cellules cornées de la squame.

substance ternaire comme le sucre, tandis que l'éléidine est une substance albuminoïde quaternaire et la graisse ternaire. Dans la cellule cornée c'est la kératine de son enveloppe qui est quaternaire.

(1) Nous avons noté déjà l'impropriété de ce terme; la kératose normale. l'*eukératose* rend l'épiderme gras en totalité, et la « parakératose *grasse* » de Darier montre un épiderme corné contenant *moins de graisse* reconnaissable *qu'à l'état normal.*

Or, cette squame-croûte, l'histologie n'y démontre pas de graisse; pour l'histo-chimie son épiderme corné est moins gras que l'épiderme corné normal (lequel à nos sens évoque au contraire l'idée de la corne et non pas celle de la graisse!)

Dans ces conditions on est porté à supposer que le sérum exsudé dans les squames pityriasiques *contient des graisses solubles incolorables à l'osmium.*

Ainsi le caractère graisseux des squames des pityriasis stéatoïdes correspondrait moins à une « parakératose grasse » qu'à une « exosérose grasse ».

Mais ceci reste une hypothèse. Si l'on songe que les glandes différenciées de la peau continuent leurs sécrétions même au-dessous des squames stéatoïdes, on comprendra que le mécanisme de cette stéatisation, surtout dans l'état présent de l'histo-chimie, soit très difficile à préciser [1].

SECTION II

ÉTUDE ÉVOLUTIVE DU PITYRIASIS

Laissons de côté maintenant et l'expérimentation et la théorie. Nous avons étudié avec détail les caractères de la lésion élémentaire des pityriasis, dans les diverses formes cliniques qu'ils peuvent affecter; nous devons en présenter maintenant l'étude symptomatique générale et évolutive.

Je vais dire quelle est la marche ordinaire de la maladie pityriasis, quand et comment elle naît, comment elle se transforme, quelle est, en un mot, son évolution ordinaire, sans oublier, chemin faisant, de signaler ses types moins fréquents et moins connus, mais dont la physionomie objective particulière vaut la peine d'être notée.

(1) Je continue en ce moment une série d'expériences sur ce sujet, mais je ne saurais rien ajouter à ce qui précède sans préjuger de leurs résultats.

CHAPITRE X

ÉVOLUTION DES PITYRIASIS

I. — ÉVOLUTION DES PITYRIASIS DE L'ENFANT

Si nous éliminons du groupe des pityriasis la calotte des nourrissons, qui n'a rien des caractères constitutifs d'un pityriasis et qui représente l'évolution résiduelle d'un processus épidermique normal d'avant la naissance, on peut dire qu'il n'y a pas de pityriasis durant la première enfance. A cet âge, il est exceptionnel. Ce n'est pas à dire que la tête de l'enfant montre toujours un cuir chevelu net et propre. Souvent, surtout dans la classe pauvre, on y trouve des déchets épidermiques abondants. Ils y forment, de-ci, de-là, des placards de couleur plus ou moins foncée, qui s'enlèvent sans difficulté, par friction avec le doigt. Je les comparerais aux déchets épidermiques que l'on trouve en relevant un pansement humide. Ils sont de même nature. C'est l'exfoliation normale de la couche cornée, qu'un artifice rend anormalement visible. Ces déchets, une fois savonnés, ne se produisent pas de longtemps. Il est intéressant de mentionner qu'ils ne contiennent pas la spore de Malassez. Objectivement, ils ne ressemblent à aucune des formes du pityriasis : ils ressemblent à une toile d'araignée qu'on aurait appliquée sur la peau. Cet état ne se rapproche que de l'ichtyose qui, au cuir chevelu, est assez rare.

Si l'on élimine les teignes cryptogamiques que la disposition nettement géométrique de leurs placards caractérise suffisamment, et dont une seule espèce, la teigne tondante à petites spores, présente une furfuration grise très « pityriasiforme », en placards toujours nettement limités, pour la plupart les furfurations que l'on observe sur les cuirs chevelus d'enfant dépendent d'un eczéma ou d'un impétigo de forme abortive [1].

[1] Voir, sur ce point, l'étude différentielle des pityriasis et des impétigos p. 513.

C'est à l'âge scolaire, et plus précisément de 6 à 10 ans. que s'observent les débuts du pityriasis vrai. Ordinairement le type premier du pityriasis est celui du pityriasis willanique. Dès cet âge, pourtant, l'enfant peut présenter un pityriasis stéatoïde en taches brunes, spécial et qui demande aussi à être décrit très explicitement.

Je dois donc fournir de chacun de ces deux types, objectivement très dissemblables, une description particulière.

I. Pityriasis sec, willanique. — En règle, le pityriasis de l'enfant est caractérise par une desquamation simple et sèche jusqu'à l'époque de la puberté. Il débute par l'une des trois formes objectives que j'ai décrites dans mon étude des lésions pityriasiques élémentaires, à savoir le point, la tache et la circination desquamatives. Mais, en très peu de temps, les éléments du pityriasis se réunissent et se diffusent; la plupart perdent leurs contours; il reste en permanence une furfuration plus ou moins prononcée, poudreuse ou lamelleuse et pelliculaire.

Les formes les plus fréquentes de ce pityriasis sont aussi les moins accusées. Dans ses formes plus rares et plus typiques, sur le sommet de la tête et les deux tempes, entre des cheveux qui paraissent normaux, on observe d'innombrables pellicules fines et sèches, faciles à détacher avec l'ongle, et qui reposent en litières plus ou moins épaisses sur un épiderme corné d'apparence saine. L'affection paraît diffuse; au premier regard, on ne lui distingue ni bords, ni centre, ni figuration géométrique, et la lésion élémentaire paraît la squame couchée sur l'épiderme sain.

Les régions occupées sont le vertex, les régions pariétales et temporales et les régions rétro-auriculaires. Les squames qui recouvrent ces régions sont plus ou moins fines et sèches, disposées côte à côte, très caduques, car beaucoup sont déjà disséminées au long des cheveux, dans l'épaisseur de la chevelure, et beaucoup sont tombées déjà sur le col d'habit des patients.

Si l'on examine avec soin les placards squameux du pityriasis, on observera quelques différences entre leurs bords et leur centre. Sur le centre, les lésions sont vraiment diffuses; sur les bords, les lésions esquissent souvent une margination. Vers le centre, la peau est peu malade, la couche de pellicules est mince et irrégulière; on trouve parfois des losanges ou des espaces informes qui sont dépourvus de toute pellicule. Très souvent la marge des lésions est limitée par un rebord net, au moins en certains endroits, s'il est peu reconnaissable en d'autres. Et vers ce rebord, les squames sont plus épaisses, feuilletées et accolées à la peau plus étroitement.

Souvent, les soins de toilette empêchant que les squames s'accumulent au point de former des surépaisseurs, le rebord de la lésion est un liséré squameux, dont chaque squame présente un bord libre vers le centre de la lésion et un bord opposé adhérent excentriquement.

Toute cette description de faits très communs est facile à vérifier. J'insiste seulement sur ce point que les lésions du pityriasis, si on les étudie avec soin, et dès leur début, sur une tête à cheveux courts, montrent une figuration reconnaissable. Quel que soit le cas que l'on observe et même si vieux en date soit-il, habituellement, il y a des points du cuir chevelu, quelquefois très peu visibles à la vérité, où, sur le pourtour de la lésion, il est possible d'y retrouver les traces d'une figuration primitive, d'un rebord, d'un ourlet indiquant que la lésion n'a pas toujours été aussi diffuse qu'elle le paraît être maintenant.

Durant les premières années où le pityriasis est peu marqué, il disparaît souvent pendant des saisons entières, mais il reparaît toujours. Et peu à peu se raccourcissent les intervalles pendant lesquels la furfuration semble cesser. La maladie, dès son début, se constitue donc à l'état chronique. Plus elle avancera dans son évolution et plus elle apparaîtra d'ordinaire tenace et permanente.

II. Pityriasis stéatoïdes de l'enfant. — La deuxième forme de début du pityriasis chez l'enfant diffère étrangement de la première. Elle se présente à l'âge de 8 à 10 ans, sous la forme de taches toujours rondes ou ovales, de 2 à 4 centimètres de diamètre, situées soit sur le vertex, soit plus fréquemment encore sur les tempes. Ces taches sont d'une couleur brune, terreuse, quelquefois d'un brun verdâtre. Elles font, à la surface de la peau, un relief d'un millimètre environ. Leur aspect n'est pas d'un pityriasis vrai, car cette tache n'est pas apparemment pelliculaire. Elle est constituée par un magma assez homogène, de consistance caséeuse, et je ne saurais mieux comparer son aspect qu'à celui d'une mince couche de savon noir ou de savon vert étalé par taches distinctes, de-ci, de-là. C'est là, je crois, ce que Cazenave a décrit sous le nom de *séborrhée grasse*, en un texte bref que Hebra, par la suite, devait amplifier excessivement. D'autres fois, la consistance de ces déchets épidermiques est tout autre. On dirait une couche de matière emplastique agglutinant les cheveux couchés. D'autres fois, enfin, ce dépôt sus-épidermique est résistant, cartonné, mince, très adhérent à la peau. Et c'est là ce que Cazenave avait désigné, par opposition à la forme précédente, sous le nom de *séborrhée sèche*.

Ordinairement, on trouve une ou deux taches semblables sur le cuir chevelu de l'enfant, plus rarement cinq ou six, je n'en ai jamais vu davantage. Toutes, sauf pour leur dimension qui est variable, se présentent avec des caractères identiques.

Ce magma brun verdâtre, étendu à plat sur une épaisseur qui ne dépasse pas celle d'une lame de couteau, ne comprend pas toujours les cheveux dans son épaisseur. Quelquefois les cheveux qui la traversent gardent leur direction et ne sont nullement couchés sur la peau.

Déjà ces phénomènes sont assez particuliers pour faire reconnaître cette espèce morbide même à qui ne l'aurait pas encore observée. Mais il reste à fournir encore un de ses caractères primordiaux et des plus intéressants. Ces taches sont le siège d'une dépilation dont le chiffre est plus important que celui d'aucun autre pityriasis. A la vérité, si l'on ne brutalise pas ces cheveux, ils demeureront en place un très long temps. Je crois que la matière emplastique qu'ils traversent à leur émergence hors de la peau aide à leur survivance apparente, en les maintenant à leur place.

Mais, quand on pratique un savonnage un peu vif ou un peu soigneux, on est stupéfait de constater après le rinçage autant de taches alopéciques qu'il y avait de taches pityriasiques brunes, avant lui.

Il est bien plus intéressant encore de pratiquer au niveau de ces taches l'épilation aux doigts avant tout savonnage. Avec stupéfaction, on constate que le plus grand nombre des cheveux vient sans douleur à la plus minime traction. On les enlève par pincées, et ils restent agglutinés en pinceau par la matière emplastique enlevée avec eux. On fait ainsi place nette ou presque et voici l'aspect que garde le cuir chevelu sur la plaque épilée.

La peau est comme amincie, un peu rose et de ton beaucoup plus clair que le cuir chevelu au voisinage. L'alopécie est assez marquée pour montrer la forme et la dimension de la tache pityriasique préalable. Pourtant elle est incomplète. D'abord il reste, de-ci de-là, quelques longs cheveux ordinairement gros et un peu plus foncés que les cheveux de la même tête. En outre, en éclairant la tête en jour frisant, comme il faut le faire toujours quand on veut examiner les reliefs saillants à la surface de la peau, on voit que, sur toute la surface de la tache, il existe des follets lanugineux excessivement grêles, courts et frisottants.

Naturellement les phénomènes que je décris sont identiques sur toutes les taches de la même tête, et, je dirais, dans tous les cas de ce pityriasis singulier. Ces taches pour lesquelles on vient souvent consulter le médecin, alors seulement qu'elles sont glabres, sont d'un diagnostic différentiel assez délicat. Il peut être difficile de les reconnaître sûrement. Toutefois il existe des signes ou des commémoratifs qui peuvent permettre ou faciliter le diagnostic.

D'abord les taches sont apparues ensemble et aussitôt après un savonnage, alors qu'on n'en apercevait aucune avant lui. Ce savonnage avait été fait parce que l'enfant avait, disent les parents, la tête sale, et, quand on les interroge bien, ils ont vu quelquefois les taches sales *arrondies* aux points où les plaques alopéciques ont été brusquement faites.

De plus, ce pityriasis n'existe jamais sur la région occipitale ni sur les régions pariétales du cuir chevelu. Il existe sur les tempes et le sommet et avec une prédilection pour leurs régions antérieures. C'est donc là que les taches alopéciques à début brusque sont observées.

Enfin, et c'est là un caractère tout à fait important à rechercher, il existe souvent encore, même après un savonnage, des taches où le pityriasis et les cheveux ont été respectés, ce qui prouve à quel point le magma épidermique qui les constitue est adhérent à la peau. On retrouvera en un point une tache ronde de couleur brune à la surface de laquelle les cheveux s'enlèvent par pincée d'un seul coup. Et cela seul certifie le diagnostic.

L'évolution de ce pityriasis est particulière. Non seulement il est plus alopéciant que tout autre, mais l'alopécie qu'il détermine se répare avec une extrême lenteur. Il semble que la peau ait subi au-dessous de ces taches un processus demi-atrophique. J'ai vu ces taches alopéciques n'être recouvertes de cheveux, et encore incomplètement, qu'après 5 et 6 mois.

Cette affection n'est pas très rare, pour un tiers peut-être les petites taches de fausse pelade chez l'enfant lui sont attribuables.

Au point de vue doctrinal, comment faut-il concevoir ce type clinique ? D'après mes recherches, il semble que ce pityriasis soit plus impétigoïde que tout autre. La spore de Malassez y existe toujours à ce qu'il m'a semblé, c'est donc bien originellement un pityriasis, mais il existe, entre les lames épidermiques parakératosées, des stratifications épaisses et denses de cocci en amas. N'était la présence constante de la spore de Malassez, ce serait vraiment un impétigo, très peu exsudatif, à croûtes molles en larges disques....

Et je vois dans ce type morbide, qui est vraiment « une dermatose composée » au sens que Devergie donnait à ces mots, un exemple démonstratif du double phénomène : exfoliatif et exsudatif, pityriasique et impétigineux qui est vraiment constitutif des pityriasis stéatoïdes et qui donne à nos sens l'illusion des croûtes grasses.

Dans ces conditions il est aisé de comprendre pourquoi ce pityriasis offre le type alopécique que nous avons décrit. C'est une alopécie identique à celle qui suit la gourme vulgaire, l'impétigo en disques du cuir chevelu. Et, par tous ses caractères, cette alopécie est bien plus post-impétigineuse que pityriasique.

A la longue, le pityriasis stéatoïde de l'enfant peut revêtir une autre forme. Il peut être caractérisé par des squames cartonneuses minces, très adhérentes et *diffusément disposées sur le vertex*. Ces squames-croûtes ressemblent beaucoup à celles de l'*ichtyose histrix*, elles sont larges comme un ongle, séparées les unes des autres par des craquelures. Leur couleur est brune, leur adhérence est extrême, leur durée comme indéfinie. Mais l'ichtyose du cuir chevelu est rare et accompagne toujours une ichtyose très marquée du corps, tandis qu'il n'existe pas d'ichtyose du corps dans les cas que je décris.

L'évolution de ce pityriasis est du reste très particulière. Il commence par être un pityriasis stéatoïde à squame-croûte molle et pâteuse, à lésions figurées, du type que je viens de décrire tout à l'heure, mais peu à peu ses lésions se sèchent, se durcissent et se diffusent.

A sa période d'état, qui dure souvent deux ans et plus, le cuir chevelu est couvert d'une lame cartonneuse mince, quadrillée de fentes linéaires. Ces croûtes minces sont souvent disposées suivant des bandes de direction antéro-postérieure.

Quand un traitement approprié amène la déhiscence de ces croûtes, on trouve au-dessous d'elles une peau saine, fermée, mais atrophique, un peu trop blanche, présentant peu de cheveux adultes (la plupart sont tombés avec la croûte), mais beaucoup de cheveux lanugineux très courts et presque invisibles.

Il me semble que, quand cette lésion a été laissée trop longtemps sans traitement, la repousse des cheveux se trouve compromise. Déjà, dans la forme précédente, les surfaces alopéciques demeurent longtemps visibles; ici il me semble qu'elles le restent définitivement.

On trouve souvent, sur le vertex de l'adolescent, des bandes d'alopécie cicatricielle disposées en lanières antéro-postérieures et très souvent l'enquête rétrospective, même sérieusement faite, ne peut retrouver trace de l'eczéma ou de l'impétigo exsudatifs auxquels ces cicatrices sont communément attribuées.

Au contraire les parents décrivent souvent comme cause de ces cicatrices des croûtes *minces* et *sèches* ayant duré fort longtemps, mais qui à aucun moment n'ont recouvert de lésions exsudatives. Je suis disposé à croire qu'un bon nombre de ces cicatrices en lanières sont dues, non pas à un impétigo vrai fluent, mais à ce pityriasis particulier. Il semble que ce pityriasis montre d'abord les croûtes molles du pityriasis stéatoïde, mais que ces croûtes demeurant de longs mois sur place, feutrées par les cheveux qui les retiennent, se soient aplaties et densifiées en prenant l'aspect parcheminé ou cartonneux mince qui les caractérise par la suite.

Ainsi et si l'on résume en peu de mots les caractères du pityriasis chez l'enfant, on constate que, dès les premières années où on le voit apparaître, il peut affecter deux formes différentes, l'une à squame mince, sèche, caduque, et l'autre que caractérise une couche épidermique stéatoïde, de consistance molle, caséeuse, emplastique qui, à la longue, durcit sur place et prend des caractères de carton.

Et déjà ces deux pityriasis secs et stéatoïdes montrent nettement que les pityriasis secs ont peu ou point de pouvoir alopécique, tandis que les pityriasis d'apparence grasse sont toujours accompagnés d'une chute de cheveux plus ou moins considérable.

Cette alopécie a les caractères d'une alopécie impétigineuse et les dermatologistes, quand ils la rencontrent plus tard chez l'adulte, l'attribuent toujours à un impétigo passé. D'après ce que je viens d'exposer, on voit qu'ils ne se trompent guère et que les pityriasis stéatoïdes se conduisent comme des impétigos chroniques, parce qu'ils sont une transformation impétigoïde du *pityriasis simplex*. Dès lors rien d'étonnant que les taches de pityriasis stéatoïdes soient suivies, comme l'impétigo, de taches alopéciques de longue durée, et que, même dans les localisations où leur lésion a siégé le plus longtemps, comme l'impétigo chronique de même siège, elles aient déterminé une alopécie cicatricielle et définitive.

II. — LE PITYRIASIS DES ADOLESCENTS

I. Pityriasis furfureux. — C'est l'un des types cliniques le plus souvent soumis au médecin.

On lui montrera des chevelures superbes, particulièrement chez des fillettes au moment où elles vont devenir grandes filles, des chevelures admirables, des cheveux solides souvent un peu gros, presque trop abondants et d'une longueur excessive. En écartant ces cheveux pressés, on trouve presque sur toute la surface du cuir chevelu et en abondance infinie des pellicules ayant exactement l'aspect de gros son. Elles sont couchées l'une contre l'autre; non seulement elles ne sont pas posées à plat, mais elles semblent presque dressées verticalement. Le cuir chevelu en est couvert, sauf à la nuque souvent respectée, et d'ailleurs bien que ce pityriasis paraisse presque toujours diffus, il offre de notables différences suivant les régions où on l'examine, car la furfuration est diffuse et profuse sur le sommet de la tête. Elle empiète largement sur les tempes, mais en diminuant d'intensité. Elle se raréfie peu à peu à mesure qu'on se rapproche de la région occipitale ordinairement saine. La région mastoïdienne marque les frontières de l'éruption et l'on y retrouve souvent des éléments jeunes et circinés qu'on ne trouve que là. Enfin au bord du front, à un centimètre en dedans de la frontière du cuir chevelu, le pityriasis s'arrête et ses limites sont marquées souvent par un bourrelet squameux plat très discernable.

Les squames ont la dimension et la forme des débris de son. Elles ne sont guère plus épaisses que celles des pityriasis secs; au toucher elles sont un peu plus molles et plus grasses, sans éveiller vraiment l'idée qu'elles sont graisseuses. Cependant, si on les serre étroitement dans un double de papier plié, ce papier après quelques jours présentera de petites taches translucides.

La quantité totale des pellicules est souvent monstrueuse, et la rapidité de leur renouvellement est incroyable à qui ne le suit pas jour par jour.

Signe particulier absolument notable : *les cheveux sont solides et ne se graissent pas,... pas encore.* Le médecin n'est donc consulté qu'au point de vue esthétique, parce que les pellicules suspendues dans les cheveux et restées visibles donnent l'impression d'une tête mal soignée ; ou par prudence parce que les parents ont entendu dire que ces états se compliquaient d'alopécie. Toutefois ils mentionnent bien nettement que la chute des cheveux reste nulle, ou que, si elle se produit en automne, elle s'arrête vite, seule, et que la masse souvent énorme des cheveux n'en paraît nullement diminuée.

Interrogés, les parents racontent que cet état s'est progressivement accentué, mais qu'il date de longtemps. D'aucuns disent qu'il a toujours existé. Les plus précis donnent la date de 10 ou 11 ans comme celle où ils ont remarqué pour la première fois la présence des pellicules. Ceux-là disent souvent aussi que les pellicules ne ressemblaient pas alors à ce qu'elles sont devenues. Elles étaient plus fines, plus caduques, plus minces et plus blanches.

Cet état est excessivement chronique. On le soigne, il disparaît : on ne le soigne plus, il revient. Il est très rare une fois installé qu'il rétrocède même lentement. Ordinairement il persiste et peu à peu il se transforme pour prendre les caractères du type morbide que nous décrirons après lui.

Chez les garçons l'histoire clinique est la même. Vers onze ans était né du pityriasis sec, à quatorze ou quinze ans il est devenu, comme chez la jeune fille, du pityriasis furfureux diffus. Mais ici les cheveux sont courts, alors la chevelure est visiblement pelliculaire. Les pellicules, qui ne sont plus retenues par la longueur des cheveux, tombent en quantité. Dix fois par jour le col des habits brossé, l'instant d'après, est furfureux comme auparavant. Et le diagnostic du médecin est fait avant l'examen.

Hormis ces détails, tout est semblable au pityriasis furfureux de la jeune fille au même âge.

II. Les pityriasis stéatoïdes. — Peu à peu, dans les quelques années qui suivent, de 15 à 18 ans quand son évolution est hâtive, de 18 à 25 quand elle est tardive, le pityriasis se modifie. De saison en saison, de traitement en traitement, il perd quelques-uns de ses caractères et en acquiert d'autres. Ses squames deviennent plus molles, plus jaunes, plus grasses, plus épaisses, plus adhérentes, et alors l'alopécie commence insidieusement.

En même temps que les squames prennent ainsi de nouveaux caractères, souvent le pityriasis prend une figuration plus nette. Ses bords sont limités par un ourlet squameux jaunâtre, feuilleté, sous lequel la peau qu'on découvre diffère un peu de la peau voisine, normale, et présente cet aspect lisse, rose et jeune qu'a l'épiderme nouvellement refait sous une croûte.

C'est alors qu'on trouve après une période de traitement incomplet ou médiocre, quand la maladie renaît, des points, des taches figurées, des festons, surtout marqués aux frontières de l'éruption, dans la fosse rétro-mastoïdienne, sur le front. En même temps la maladie présente une tendance évidente à dépasser ses anciennes frontières. Le pityriasis vrai est toujours une maladie de régions pilaires. Il l'était, il le reste. Mais autrefois ses frontières étaient toutes inscrites en dedans de celles du cuir chevelu. Tout autour de celui-ci, même au front, il restait un centimètre de marge, où le cuir chevelu demeurait intact. Maintenant cette marge tend à disparaître et quelquefois le pityriasis amène ses circinations et ses festons au delà du cuir chevelu, à un centimètre en avant de lui, sur le front, où il dessine en lisérés, en points et en taches, *la corona seborrhœica*.

La couronne séborrhéique, ainsi nommée par opposition de cause et ressemblance de formes avec la *corona Veneris* de la syphilis secondaire, prend d'un cas à l'autre des caractères différents; tantôt elle est faite de points distants et isolés, tantôt de segments de cercles qui se coupent. Et ces points et lisérés sont de dimension minime, moyenne ou grande, la largeur du liséré pouvant atteindre de 5 à 10 millimètres.

Les squames-croûtes sont plus ou moins graisseuses. Et plus elles sont graisseuses, plus elles sont jaunes, mais plus elles sont sèches, plus elles sont blanches; alors elles peuvent se rapprocher objectivement des squames du psoriasis [1].

[1] Pour le diagnostic différentiel du pityriasis et du psoriasis. Voir p. 559.

Ce bord formé de points, de taches ou de festons, est toujours irrégulier et très incomplètement symétrique sur les deux tempes. En ces régions, on peut voir les contours des territoires morbides s'estomper et le liséré régulier de la bordure être remplacé par une masse squamo-croûteuse jaune, sans aucun dessin et sans aucune forme, facile à émietter par grattage.

Les cas où l'on observe ces lésions dans toute leur intégrité sont ceux assez fréquents où le patient respecte ces dépôts squamo-croûteux de la surface de sa peau, soit par peur de faire tomber les cheveux qui les traversent, soit par pusillanimité et crainte de se faire du mal, soit encore à cause de la superstition spéciale qui fait que dans le peuple on respecte toutes les croûtes, comme nécessaires à la guérison du mal qu'elles recouvrent ou à la santé générale du patient qui les porte.

Quand au contraire le patient prend de très attentifs soins de propreté, le bourrelet squameux manque au bord des lésions, car un grattage ou une friction sèche suffit à le détacher, mais sa place reste marquée par un liséré rose de trois millimètres ou plus, lisse, même un peu verni, quelquefois imperceptiblement humide, et bordé excentriquement de squamules restées adhérentes. Ainsi l'observateur peut retrouver la trace de ces lésions lors même qu'elles sont si superficielles, que le savonnage a presque suffi à les effacer.

Le pityriasis, lorsque ces squames ont revêtu ainsi une apparence grasse, non seulement présente une tendance à envahir dans le cuir chevelu des régions qu'il respectait tout d'abord, mais il tend aussi à émigrer hors du cuir chevelu, à envahir les sourcils chez la femme, les sourcils, la moustache chez le jeune homme et la région cutanée que la barbe recouvre.

L'aspect physique général du sujet s'est du reste modifié. Les types pityriasiques premiers, le pityriasis poudreux, lamelleux, peuvent exister à tout âge ; mais déjà le furfureux ne se voit guère que chez l'enfant de 10 à 12 ans et annonce d'ordinaire l'approche de la sexualisation.

Quant au pityriasis à squames stéatoïdes, si l'on en excepte ce type si particulier et si rare que nous en avons décrit chez l'enfant, il ne se voit qu'après la sexualisation accomplie et à l'âge nubile. Il s'observe chez la femme avec une prédominance que tous nos grands cliniciens ont remarquée. Mais on le voit aussi chez l'homme et avec quelques différences à mentionner.

Chez la jeune fille ou la jeune femme, c'est entre 18 et 25 ans qu'il apparaît, plus souvent avant 20 ans qu'après, et chez des sujets qui paraissent un ou deux ans de plus que leur âge, à chair pleine, à peau solide et un peu grossière, souvent un peu trop duveteuse.

A cette époque déjà le centre du visage et le front sont en pleine évolution de séborrhée sébacée pré-acnéique. Alors le même processus squameux d'apparence grasse qui s'observait au cuir chevelu, et que je décrivais tout à l'heure, s'observe aux deux sourcils. Souvent la jeune fille dit au médecin : « Mes sourcils tombent » sans accuser du tout leur état pelliculaire. D'autres patientes ont très bien vu tous les caractères du phénomène et le décrivent. Sur un espace exactement limité à la région pilaire du sourcil, des squames jaunes, molles, adhérentes, de consistance grasse, recouvrent la peau et font à sa surface une surélévation qui peut atteindre un millimètre et davantage, et sur toute cette surface les poils du sourcil tombent à la moindre traction. Il est remarquable de voir les sourcils qui sont tellement sujets au pityriasis stéatoïde que c'est chez eux une lésion banale, ne présenter que très rarement du pityriasis sec et simple.

III. — LES PITYRIASIS DE LA FEMME ADULTE

Les pityriasis du cuir chevelu chez la femme ont la même importance et la même gravité que la séborrhée microbacillaire du cuir chevelu présente chez l'homme. Et les alopécies diffuses pelliculaires chez la femme sont homologues, si l'on peut dire, à la calvitie régionale et limitée de l'homme. *A priori* et quand une jeune femme vient consulter un médecin pour son cuir chevelu, c'est à l'alopécie pelliculaire que le médecin doit penser. Or, on peut dire que la moitié des femmes environ présente du pityriasis à squames stéatoïdes, donc de l'alopécie pelliculaire à un degré variable. C'est dire la généralité des processus que je vais étudier maintenant et leur importance.

Voici l'ordre que je suivrai dans leur étude. J'examinerai d'abord l'évolution ordinaire que présentent chez la femme les pityriasis secs et stéatoïdes et leurs variétés, ensuite l'alopécie séborrhéique liminaire et frontale chez la femme, et la tonsure d'alopécie scléreuse qui survient chez la femme de quarante à cinquante ans [1].

Les alopécies de la femme, et les alopécies pelliculaires qui constituent les principales, formeront ensuite l'objet d'une étude spéciale. Et j'y ajouterai en peu de mots ce que l'on sait du mécanisme anatomique de la chute des cheveux dans les alopécies pelliculaires.

Enfin je terminerai par une étude spéciale des phénomènes névropathiques qui accompagnent souvent ce complexus chez les femmes, et constituent, par leur ensemble, un type morbide très particulier.

Quand la jeune fille devient femme, l'évolution du pityriasis est presque toujours commencée. Mais jusque-là les symptômes dont il s'est accompagné ont été beaucoup moins intéressants pour elle qu'ils ne vont le devenir. Aussi beaucoup de femmes font-elles dater la maladie de leur cuir chevelu du jour où, au lieu de porter leurs cheveux libres sur le dos, elles les ont relevés et coiffés. Elles incriminent alors le chignon. C'est là une des nombreuses idées traditionnelles et non valables qui encombrent le sujet.

En réalité le pityriasis simplex a commencé à dix ans environ, il est devenu diffus et abondant quand ses squames sont devenues furfureuses.

En général, c'est de seize à vingt ans que les squames du pityriasis des jeunes filles, déjà plus épaisses qu'autrefois,

[1] Voir p. 445.

prennent définitivement des caractères nettement graisseux de plus en plus accusés, que les cheveux en même temps se graissent dans toute leur longueur et que commence la série des alopécies pelliculaires.

Les pityriasis féminins diffèrent surtout des pityriasis de l'homme en ce sens qu'ils ne conduisent presque jamais la femme à la séborrhée sébacée du vertex et par conséquent à la calvitie vraie qui en résulte. Cela n'empêche pas du reste les pityriasis de la femme d'avoir des réactions alopéciques souvent très marquées, mais elles sont autres. Ordinairement la femme, quand elle est atteinte de pityriasis, garde, pendant toute la durée de l'âge sexuel, le type du pityriasis gras que l'homme présente de quinze à vingt ans et qui, chez lui, s'efface devant la séborrhée sébacée et la calvitie. Chez la femme, cette complication ne vient pas se surajouter au pityriasis qui garde donc très longtemps sa physionomie particulière.

La femme, comme l'homme, à tout âge peut présenter du pityriasis sec. Mais, chez l'adulte des deux sexes, il se transforme presque constamment en pityriasis stéatoïdes.

En écartant les cheveux, on trouve la peau couverte d'une crasse jaune plus ou moins épaisse, plus ou moins molle, mais qui souvent ressemble bien plus à un produit d'exsudation qu'à un produit de desquamation. Cette crasse jaune paraît étendue diffusément, mais irrégulièrement, formant une couche plus épaisse au sommet de la tête, à sa partie antérieure et sur les tempes que partout ailleurs.

Ces déchets, assez adhérents pour qu'aucune parcelle ne s'en observe dans l'épaisseur de la chevelure, se détachent assez facilement de la peau avec l'ongle. Suivant le cas, leur nature pelliculaire pourra être mise plus ou moins aisément en évidence, par l'écrasement dans un double de papier soie; on trouve au milieu de la tache graisseuse produite par l'écrasement des parties molles de la squame, d'abondants résidus pelliculaires.

Ainsi voit-on sur le cuir chevelu de la femme, comme sur celui de l'homme, toutes les variétés *cliniques* et tous les degrés, entre le pityriasis le plus sec et la séborrhée grasse la plus pure et la moins pelliculaire. Mais ce dernier état est chez la femme une exception rare, tandis que les pityriasis d'apparence graisseuse sont beaucoup plus communs chez la femme que chez l'homme.

Je ne reviendrai pas ici sur la calvitie de type masculin chez la femme [1]. Mais je dois présenter pourtant un type clinique mixte de pityriasis stéatoïde et de séborrhée microbacillaire, qui, chez la femme, se produit assez fréquemment et avec des caractères assez particuliers pour mériter une description spéciale.

Ce processus détermine une alopécie frontale *liminaire* dont voici la description.

ALOPÉCIE (SÉBORRHÉIQUE ET PITYRIASIQUE) FRONTALE CHEZ LA FEMME. — A vingt ans, quand la jeune fille présente une infection séborrhéique microbacillaire très accentuée de son visage, acné sébacée, accompagnée ordinairement d'élevures cornées folliculaires semblables à celles des kératoses pilaires, on voit survenir au bord frontal de sa chevelure et presque comme une dermatose aiguë, un état très anormal qui est celui-ci.

Sur une bande large d'un centimètre et demi environ, prise aux dépens du bord frontal du cuir chevelu, se constitue un état pelliculaire rappelant de très près la *corona seborrhœica*. Toutefois ce n'est point un ourlet continu de *squames-croûtes*, c'est un mélange reconnaissable à l'œil de pityriasis à squames grasses et de séborrhée. Les squames sont petites, dispersées; beaucoup font de petits cônes plats de trois millimètres de diamètre, que l'ongle détacherait sans peine et qui recouvrent un follicule, signalant comme nous le savons une infection pityriasique folliculaire. Si par raclage on détache les pellicules, on s'aperçoit qu'un très grand nombre de cheveux sont tombés avec elles sans faire de résistance. On observe aussi que, sur la même bande frontale d'un centimètre de large au moins, la peau est criblée d'orifices folliculaires, distendus par la colonie vermiculaire séborrhéique, que l'expression aux ongles peut faire sourdre de la peau.

[1] J'ai étudié cette forme morbide avec la séborrhée sébacée dont elle dépend. Voyez *Les Maladies séborrhéiques*, p. 245.

Ce qu'il y a de frappant dans cet épisode assez bref de deux infections, l'une et l'autre chroniques, c'est surtout la limitation exacte de la surface cutanée où on l'observe.

Il semble que l'infection séborrhéique tente violemment d'entamer le cuir chevelu et de s'y implanter de force, mais que tout son effort s'arrête là, et qu'elle ne puisse jamais envahir mais tout au plus fouler la région frontière.

Pourtant, là comme ailleurs, il s'ensuit une alopécie durable sans cicatrices; peu à peu les points rouges d'acné qui avaient évolué multiformément, sur cette bande comme sur le visage, s'atténuent et disparaissent; l'état pityriasique plus ou moins traité, cède la place à son tour. Il reste un peu plus longtemps l'état séborrhéique et comédonien, et enfin l'alopécie qui, elle, demeurera définitive. Elle affecte exactement la forme que l'infection pityriasique et microbacillaire avait elle-même affecté; c'est une traînée alopécique large comme un doigt, suivant tout le sommet du front, en bordure du cuir chevelu, prise tout entière sur une surface autrefois chevelue, mais immédiatement derrière la lisière du cuir chevelu, laquelle présente sa bordure de cheveux presque intacte sur un ou deux rangs d'épaisseur.

Cette bande alopécique qui ressemble à celle qu'eût pu déterminer le port d'un bandeau frontal, ou d'un serre-tête, n'est pas tout à fait complète. Il y persiste quelques cheveux disséminés, mais rares, comme sur la tête de certains chauves.

Cette alopécie de forme et surtout de localisation très spéciale n'est décrite, je crois, par personne. Et elle pourrait passer pour rare, car on est rarement témoin de sa naissance. En revanche sa trace alopécique est fréquente. Beaucoup de femmes présentent cette bande alopécique frontale sans pouvoir donner de renseignements précis sur sa genèse. Elle est survenue comme je l'ai dit plus haut. L'observateur attentif ne la cherchera pas bien longtemps sans la rencontrer, et même avec quelque patience, sans être témoin du processus morbide, analogue à celui de beaucoup de calvities masculines et qui en détermine l'apparition.

CHAPITRE XI

LES ALOPÉCIES PELLICULAIRES

I. — LES ALOPÉCIES PELLICULAIRES ET LES ALOPÉCIES DIFFUSES EN GÉNÉRAL CHEZ LA FEMME

Voici le moment venu d'étudier en soi l'alopécie pityrode, l'*alopécie pelliculaire* de la femme, et c'est là l'un des points cliniquement les plus importants de tout ce volume. Je le présenterai ici, sans préoccupation doctrinale d'aucune sorte et comme la clinique me l'a fait connaître.

Donc, entre quinze et vingt ans, à vingt-cinq ans même quelquefois, les squames du pityriasis, de furfureuses qu'elles étaient jusque-là, ont semblé devenir grasses. Elles ont acquis de ce fait une certaine adhérence entre elles, et de même une adhérence plus grande au cuir chevelu qu'elles recouvrent. Elles cessent de se répandre dans les cheveux et de tomber sur les habits. De ce jour, la chute des cheveux commence. Ce fait d'observation peut ainsi être condensé en une de ces formules cliniques brèves, que j'affectionne parce qu'elles sont faciles à retenir, et qu'elles résument des faits cliniques très certains.

Dans les pityriasis, quand la squame est sèche, elle tombe et le cheveu ne tombe pas.

Quand la squame devient en apparence grasse, elle ne tombe plus, mais alors c'est le cheveu qui tombe.

Dès lors et pour des années le cuir chevelu ainsi modifié va perdre chaque jour plus de cheveux qu'un cuir chevelu normal, et la patiente commence une alopécie chronique lentement *progressive du sommet de la tête, des tempes et de la région rétro-auriculaire.* En outre, la malade traversera des époques où chaque année l'alopécie se prononcera, principalement au cours des trois mois d'été (juillet-octobre), principalement au cours des séjours au bord de la mer.

Je dirai plus loin les méthodes de traitement que nous possédons contre cette affection, il ne s'agit donc pas d'un état sans remèdes. Il en a même plusieurs excellents. Néanmoins l'état dont je parle aura les plus grandes tendances à demeurer chronique, et ne présentera aucune tendance spontanée à s'effacer et disparaître.

En résumé, et pour conclure nettement, à partir de vingt ans, et au plus tard à vingt-cinq, les femmes sont partagées en deux catégories. Il y a celles dont les cheveux tombent, et garderont toujours une tendance marquée à tomber pour toutes causes même inaperçues. Il y a inversement celles dont les cheveux demeurent solides même en des occasions où toutes chevelures perdent de leurs cheveux, même pendant les mues annuelles, même après des couches normales, même en été, même au bord de la mer.

Les plus grands succès du clinicien seront toujours obtenus sur des cuirs chevelus de cette seconde catégorie, lorsqu'une cause, tout accidentelle, sera parvenue à y créer une alopécie passagère: alopécies post-puerpérales, post-typhoïdiques, etc.

Laissons de côté les cuirs chevelus de cette catégorie privilégiée, pour ne nous occuper que des autres. Voici des femmes jeunes, qui perdent perpétuellement plus de cheveux que la normale. Celles-ci feront encore deux groupes bien distincts. Il y a celles qui ne sont pas nerveuses, et dont cette chute perpétuelle n'altérera nullement le moral. Celles-ci ne s'inquiéteront que beaucoup plus tard d'un état qu'elles méconnaîtront, ou qu'elles croiront passager, ou qu'elles croiront négligeable, soit qu'elles aient foi dans la repousse perpétuelle de leurs cheveux en voyant que le volume n'en décroît que très lentement, soit qu'au contraire elles croient cet état sans remède.

Les autres, et c'est le plus grand nombre, s'inquiéteront dès le début d'un état aussi préjudiciable à leur chevelure. Et, en effet, très rapidement, cette chevelure perd de sa valeur. Les cheveux se divisent en pinceau à leur extrémité; souvent même, dans leur longueur, se lèvent des éclats en barbes de plume pouvant amener leur fracture. Le mécanisme de cette lésion est assez difficile à affirmer, mais le fait est certain.

La chevelure est terne, et c'est quelquefois un paradoxe clinique que des cheveux peuvent être trop secs sur une tête apparemment grasse. Cette sécheresse du cheveu n'est du reste pas la normale, mais l'exception, au cours des pityriasis à squame stéatiforme.

Ordinairement les cheveux sont gras proportionnellement à l'intensité de l'état stéatiforme des squames. Et les cheveux tombent proportionnellement à leur état gras.

Les patientes savent toutes cela, et elles suffiraient à faire sur ce point l'éducation du médecin qui voudrait les écouter :

« Quand mes cheveux sont savonnés, ils se coiffent bien « plus facilement, ils font un volume apparent double, enfin « et surtout ils ne tombent pas.

« Après quelques jours ils redeviennent gras, ils cessent « d'être tous séparés, ils se collent par mèches, occupent bien « moins de place, ils sont plats, *ils ont l'air malade*... et ils « tombent.

« Si on les savonne à nouveau, la chute est enrayée pour « quelques jours, etc. »

Il est évident que le savonnage en brutalisant les morts hâte leur chute. Ainsi la tête se trouve débarrassée en une fois des cheveux qui seraient tombés pendant quelques jours. On pourrait du moins interpréter ainsi les résultats que le savonnage de ces chevelures fournit toujours.

Mais une observation plus attentive montre que les seules mesures efficaces contre les pityriasis à squame stéatoïde sont celles qui amènent la suppression des graisses. Le savonnage ne masque donc pas seulement la chute, il l'arrête effectivement, autant que dure son action; laissons ces détails, que nous retrouverons en parlant thérapeutique, et poursuivons notre étude de l'évolution de la maladie. En très peu de temps la chevelure entière ne tarde pas à montrer à l'évidence les conséquences du pityriasis stéatoïde. Elle diminue en volume et en longueur. En volume elle diminue réellement puisque les cheveux tombent, et en apparence encore plus, puisque ceux qui restent s'agglomèrent par groupes et tiennent moins de place.

La chevelure ainsi atteinte diminue aussi en longueur de 5 à 15 centimètres dès la première année. Ce sont presque toujours les plus longs cheveux qui tombent, à toute période de la maladie ; le dommage qu'elle cause est donc toujours maximum. Et la réduction de la chevelure en longueur est d'ailleurs presque toujours la première que la malade signalera au médecin.

De tous ces symptômes de décadence la femme prend peur et tire des conclusions exagérées : « Si j'ai perdu un « tiers ou une moitié de ma chevelure en deux ans, dans le « même temps ou dans un temps double, je serai chauve et il « ne me restera pas un cheveu. »

Ceci est une erreur absolue, d'abord parce que l'alopécie pityrode reste toujours diffuse, et qu'elle n'arrive jamais à constituer des surfaces tout à fait glabres ; ensuite parce que l'alopécie pityrode est régionale, qu'elle se cantonne au sommet de la tête, aux tempes et aux régions rétro-auriculaires, et qu'elle respecte complètement la région occipitale ; en outre, c'est une maladie qui perd de son intensité avec l'âge et par conséquent ses progrès destructeurs se ralentissent peu à peu.

Enfin, et c'est là la considération la plus remarquable, la chute de cheveux des pityriasis s'accompagne de repousse invariablement, à ce point que ce n'est pas toujours bon signe de trouver un cuir chevelu féminin couvert de cheveux de repousse courts. Car s'ils repoussent, c'est qu'ils sont tombés. Et s'ils sont tombés au cours d'un pityriasis stéatiforme ils retomberont, pour la plupart, bien d'autres fois, sans parvenir à la longue vie d'un cheveu normal.

Quoi qu'il en soit, si le raisonnement de la femme en état d'alopécie pelliculaire est faux et se trouve démenti par l'expérience, la patiente ne peut cependant pas ne pas le croire excellent. Elle ne peut pas deviner que l'évolution naturelle de sa maladie est en fait moins grave qu'elle ne s'annonce au cours des premières années de son évolution ; elle l'exagérerait plutôt.

De là naît et grandit un de ces états nerveux morbides analogues à tous ceux qui suivent des lésions chroniques dont le progrès est sensible pour le malade. Le caractère de la patiente s'altère à un degré que la bénignité de cette affection ne justifierait point en saine logique : humeurs noires, irritabilité, neurasthénie, phobies même et angoisse, quand le passé pathologique familial y prédispose. J'y reviendrai tout à l'heure.

Ce n'est pas tout; sur un cuir chevelu déjà localement malade, toutes les causes ordinaires d'alopécie sont doublement efficaces. Les couches, même normales, seront suivies régulièrement, à trois mois d'intervalle par une crise alopécique intense. Une entérite muco-membraneuse, une grippe même bénigne, auront la même suite, à la même échéance.

Enfin il faut le dire : *la femme, beaucoup plus que l'homme, présente la sensibilité alopécique aux moindres troubles généraux.* Bien plus que chez l'homme, chez la femme, la chevelure est touchée par des troubles de santé passagers et peu importants. Et les femmes, certaines femmes du moins, bien plus que l'homme, font des variations de santé générale énormes pour des causes d'apparence médiocre ou même sans causes physiques.

Il y a des femmes qui maigrissent régulièrement pendant deux et trois années sans autre cause que le contact permanent, et *délétère* sur leur santé, de telle ou telle personne de leur famille, ou encore par ennuis intimes dont elles-mêmes ne se rendent compte que très implicitement. Il y a des femmes qui conservent pendant deux, trois et quatre ans, l'état anémique où les a placées une couche ou une lactation.

Tous ces états ont leur retentissement sur les chevelures déjà touchées par la maladie. Dans le groupe déjà décrit des femmes qui perdent toujours leurs cheveux, ces causes générales ont un retentissement évident.

En tenant compte toujours de l'intervalle de trois mois qui sépare l'inhibition de la papille et la chute du cheveu, il est souvent facile d'en faire la preuve, et de retrouver à trois mois en arrière la cause occasionnelle de l'aggravation constatée.

Ce chapitre de pathologie spéciale est dicté tout entier par l'étude clinique. A chaque fait qui s'y trouve mentionné je pourrais joindre des observations. Et pourtant je ne crois pas qu'on le rencontre écrit nulle part; et il est pourtant utile à connaître.

En résumé, ne pas oublier ce fait certain que devant les alopécies il y a deux catégories de femmes, celles qui sont toujours touchées, celles qui ne le sont jamais.

Les pityriasis à squames stéatoïdes sont la cause première, constante, de cet état d'infériorité de certains cuirs chevelus. Et sur ceux qui en sont atteints, cette infériorité demeurera permanente. Jamais plus ces cuirs chevelus ne retrouveront cet état dans lequel ils se trouvaient auparavant, cet état de *santé sans soins*; idéal atteint par beaucoup d'autres [1]. Sans doute les traitements amélioreront ces états, et même simuleront une guérison parfaite avec restitution de la chevelure perdue, mais, si, dans la suite, ces cuirs chevelus demeurent sans soins, ils seront repris de la tendance alopécique, après reprise du pityriasis qu'on croyait guéri.

En résumé, nous aboutissons en apparence dans cette étude à la même conclusion pessimiste à laquelle nous a conduit l'étude de la calvitie masculine. Ici encore et quoi qu'on en dise, nous ne guérissons pas, et surtout nous ne préservons pas des rechutes à venir, lesquelles sont certaines. Chacun reçoit à sa naissance et pour toute sa vie une certaine texture de peau que bonne ou mauvaise il gardera toute sa vie. L'âge en modifiera mais n'en changera pas les tendances. De même, aucune thérapeutique n'en détruira les affinités morbides secrètes qui toute la vie s'affirmeront dans le même sens.

Cette peau, qui faisait toute seule du pityriasis stéatoïde, recommencera d'en faire peu après que toute médication sera cessée. De même que le médecin n'avait pas causé la première atteinte, de même il ne causera pas la seconde; la

(1) Je note pourtant comme fréquente la disparition quasi complète du pityriasis et l'arrêt presque total de la chute des cheveux correspondante, chez un grand nombre de femmes *pendant toute la durée de leurs grossesses*.

peau qui le subit y est condamnée, elle suffit à provoquer première atteinte et récidive, mais aucun traitement n'aura d'effet profond suffisant pour en empêcher toute atteinte ultérieure.

Donc (et nous nous rappellerons ce fait lorsque nous apprendrons la thérapeutique de ces maladies), même après les plus beaux succès apparents, même lorsque douze mois, vingt mois de traitement auront redonné, à une chevelure de femme, son apparence des meilleurs jours, il faut bien songer que toujours, si la patiente veut conserver les résultats acquis, elle devra continuer à des intervalles assez proches un traitement d'entretien, un *traitement-toilette*, qui, si bénin et si facile qu'on puisse le concevoir, n'en est pas moins une peine perpétuelle.

Alopécie en tonsure de la femme. — Ainsi, en reprenant, de temps à autre et à de plus ou moins longs intervalles, des traitements anciens ou nouveaux, les années passent. Le pityriasis à squames stéatoïdes garde ses caractères longtemps. Le plus souvent il s'atténue à la longue, mais sans disparaître.... On le retrouve encore à soixante ans! Alors la chevelure faite de cheveux très courts et très grêles est extrêmement pauvre et clairsemée. Tout ce qui reste de cheveux valables est fourni par la région occipitale.

Sur le sommet de la tête, un peu en avant du point où naît chez l'homme l'alopécie séborrhéique en tonsure, à l'endroit où sont ordinairement plantés chez la femme les peignes et les épingles qui tiennent en place le chignon, se prononce peu à peu une tache ovalaire à grand axe transverse d'alopécie définitive. Son mécanisme aux yeux de la clinique semble celui d'une sclérose folliculaire progressive. Elle s'accompagne souvent de phénomènes inflammatoires presque imperceptibles qui aboutissent pourtant à l'atrophie totale du follicule et à sa disparition.

Il va sans dire qu'à cet âge et arrivées à ce degré, les alopécies, même quand elles sont d'origine pityriasique, sont en grande partie incurables. Et pourtant même alors les résultats qu'en obtient la thérapeutique sont encore meilleurs que ceux qu'on obtient chez l'homme avec les meilleurs traitements de la calvitie.

II. — ALOPÉCIE ET NOSOMANIE CHEZ LA FEMME

Je dois enfin étudier des cas que le laboratoire ne saurait faire soupçonner, que les malades d'hôpital montrent fort rarement, mais qui, parmi la clientèle de ville, sont nombreux. Je veux parler de ces cas où des nosomanes prennent une alopécie réelle ou supposée pour occasion de leurs phobies. J'en ai traité déjà à propos des alopécies séborrhéiques vraies, et les chauves nerveux que leur calvitie démoralise sont très nombreux, mais les femmes qui font de leur alopécie paroxystique l'occasion d'une neurasthénie sont encore en bien plus grand nombre. Le médecin ne peut inventer de pareils cas, il s'étonne même grandement quand il les rencontre, et que leur fréquence ne les lui a pas encore rendus familiers.

Les cas varient naturellement de cause et de forme, car les types névropathiques sont toujours, par essence, individuels. Je signalerai seulement les principaux.

Il y a la crise névropathique à trente ou trente-cinq ans, chez la femme qui ne s'est pas mariée et pour qui l'amoindrissement de sa chevelure et les premiers cheveux blancs sont l'annonce de la décrépitude, et la certitude désormais irrévocable, qu'elle n'aura ni mari, ni famille, ni enfants.

Il y a la crise névropathique au même âge, chez la femme mariée sans enfant, ou chez la femme mal mariée; bref, toutes les fois qu'une femme peut se dire, à tort ou à raison, qu'elle a manqué son existence, cette pensée permanente devient aisément l'occasion d'un état névropathique.

Toute autre cause peut intervenir : deuils, pertes d'argent, maladie chronique et anémiante, grossesses répétées, lactations, toutes causes déprimant l'individu. Il y a enfin, au-dessous de ces cas, des tares héréditaires, qui, chez les ascendants, existaient le plus souvent déjà du côté du système nerveux. Car l'hérédité de ces états est incroyablement fréquente.

L'une de ces conditions préalables étant réalisée, ou plusieurs s'accumulant, surtout quand au cours d'un état nerveux déjà médiocre, *analogue à un surmenage*, un accident est intervenu, qui l'a brusquement exagéré, alors commence positivement l'état nosomaniaque. Et cette nosomanie se trouve cristalliser ainsi (comme eût dit Stendhal), autour d'un même sujet, une foule d'états nerveux anormaux et préexistants, mais qui s'éparpillaient en mille détails de la vie courante et ne constituaient pas d'unité morbide.

Désormais cette unité est constituée. La malade se croit condamnée à la calvitie et « va devenir pour tous ou pour ceux qui l'aiment un objet de risée et de répulsion ». Tantôt ce sont ses cheveux gras, laids, plats, que « tout le monde » regarde, ou bien ses pellicules visibles « à tous les yeux ». Ou bien, et c'est le cas le plus fréquent, sa chevelure décroît tous les jours; « l'an prochain elle sera chauve » quoi qu'elle fasse. J'ai vu trois sœurs, vieilles filles de trente à trente-cinq ans, faisant ensemble cette même nosomanie, et, par leur influence mutuelle, en exagérant les symptômes jusqu'à un état positivement délirant : « la maladie était contagieuse car elles l'avaient toutes contractée l'une de l'autre par l'usage de peignes communs ». Comme elles criaient à la contagion, leurs amis finirent par y croire, par en répandre l'idée, et les trois nosomanes furent considérées dans leur petite ville comme des pestiférées. Entre elles aucun autre sujet de conversation que celui-là. Seules, chacune d'elles passait son temps à s'examiner le visage, le front, le cuir chevelu, à extirper des comédons, à comparer les résidus du peigne, ceux d'hier avec ceux d'aujourd'hui, à compter les cheveux tombés *et à en tenir un registre*, etc., etc.

Ce sont là des états lamentables, heureusement très peu fréquents, si l'on veut ne parler que des cas aussi extrêmes. Mais à côté de ces cas extrêmes, un très grand nombre, où l'état nerveux est moins accusé existent, de femmes dont l'alopécie et le pityriasis gras font positivement le désespoir.

Rien ne peut décrire la tyrannie d'une idée fixe sur un

cerveau de femme nerveuse. Ce sont des heures de larmes quotidiennes, un état de tristesse et de découragement que les pires malheurs n'arriveraient pas à provoquer chez la bonne moitié du genre humain, des regrets de ne pas mourir, etc. Et l'on conçoit qu'une femme, persécutée par une telle idée, et étant, de ce fait, très malheureuse, rende à tous ses parents la vie pénible ; on sait que les persécutés sont persécuteurs.

Ce qu'il y a de très singulier, et qui montre bien à quel point l'alopécie qui semble avoir causé de tels états, n'est pourtant qu'une cause seconde, 9 fois sur 10, dans ces cas-là, l'alopécie n'est pas excessive et le cas n'est nullement irrémédiable ; il le devient toujours du fait de l'état nerveux.

Tout soin d'une alopécie exige des manipulations qui, les premiers jours au moins, paraîtront accroître la chute. Rien ne peut faire que l'alopécie soit terminée le jour où le traitement commence, et comme, depuis longtemps, de telles nerveuses en arrivent à éviter de se peigner *de peur de faire tomber des cheveux*, le sacrifice qu'un traitement intelligemment suivi demanderait serait forcément plus lourd.

A une cervelle obnubilée comme celle-là, il est ordinairement impossible de faire comprendre que laisser des cheveux morts sur la tête ne les fera pas reprendre racine, qu'un cheveu, d'ordinaire, est mort trois mois avant qu'il ne tombe, et que les premiers soins donnés à une tête malade auront l'air, dès lors et forcément, d'augmenter la chute. Ces têtes nerveuses, souvent fort intelligentes pourtant, n'oseront jamais consentir un tel sacrifice. Elles le promettent et ne le font pas. Au contraire, leur traitement sera fait avec tant de précautions, pour ne pas laisser tomber un cheveu même mort, qu'il sera tout à fait illusoire et n'amènera point de résultats. Ainsi souvent le médecin voit s'aggraver sous ses yeux des cas qui seraient curables, si la patiente pouvait se soustraire aux idées fixes qui la tyrannisent et l'empêchent d'agir.

Si j'ai insisté sur ces cas bizarres, qui relèvent plus de la médecine nerveuse et mentale que de la dermatologie, c'est non seulement parce que ces cas sont nombreux, mais surtout parce que de telles névropathies existent, à l'état embryonnaire et latent, à un nombre d'exemplaires considérable. Telles malades cherchent à cacher cet état dont elles se rendent compte, et ce sont les plus intelligentes, alors que d'autres, plus ingénues, et ne voyant en elles que l'alopécie, exposent d'emblée au médecin leur tare nerveuse.

Le médecin doit souvent deviner ce qu'on ne dit pas et comprendre à demi-mot ce sur quoi on désire ne pas s'expliquer. Il doit surtout prévoir cette phase psychique chez des malades où l'on peut deviner qu'elle s'annonce et qui n'en sont encore qu'à la phase préliminaire. Car ces états nerveux, surtout au début, ne sont pas tout à fait indépendants de la volonté. Beaucoup de malades, qui n'auraient pas réagi contre l'établissement de cette idée fixe à l'état de *phobie* vraie, peuvent l'éviter, j'en ai la conviction, et éviter avec elle le *doute sur la réalité de leurs sensations*, qui paraît être le second pas dans cet état névropathique et l'état d'*anxiété* et d'*angoisse* qui survient, plus ou moins fréquent et durable quand l'état morbide nerveux est tout à fait établi.

Cet état dure des années : à la longue, il s'émousse un peu ; je l'ai vu remplacé par d'autres états nerveux analogues, et plus rarement disparaître par une rééducation progressive de la volonté, surtout quand il survient un changement de milieu ou d'existence chez la malade.

III. — MÉCANISME DES ALOPÉCIES PELLICULAIRES

Dans les affections pelliculaires, le taux de l'alopécie est en rapport avec l'état gras apparent de la peau et de la chevelure. C'est là un axiome clinique de vérification constante. Un état pityriasique sec ne s'accompagne presque d'aucune chute de cheveux. S'il existe une alopécie concomitante, il faut en chercher la cause dans un état général, non pas dans un état morbide local. Plus un état pityriasique devient gras en apparence, plus l'alopécie se prononce, pour avoir son maximum dans l'état de séborrhée huileuse non pelliculaire.

Laissons de côté l'alopécie qui est en rapport avec la séborrhée ; elle a, ailleurs, son histoire clinique et anatomique[1]. Nous savons qu'elle se prononce, sur la région du vertex, et que, diffuse sur cette région, elle finit par la dépouiller entièrement : calvitie. Nous savons, au contraire, par l'exemple des alopécies communes chez la femme, que la chute de cheveux concomitante aux pityriasis se produit sur une surface très largement plus étendue que l'alopécie séborrhéique, mais qu'elle reste toujours diffuse et incomplète ; l'alopécie du pityriasis ou, pour l'appeler d'un nom simple et compréhensible, l'alopécie pelliculaire, a donc des allures et des mœurs différentes de celles de l'alopécie qui conduit à la calvitie définitive du type masculin. Aurait-elle un mécanisme particulier ? Et quelle est, dans le syndrome pityriasis, la cause immédiate de la chute du cheveu ?

Examinons d'abord les principales conditions *anatomiques et bactériennes* au milieu desquelles cette alopécie se prononce. Quand l'alopécie pelliculaire survient, voici au milieu de quel ensemble :

1° Invariablement, dans les pityriasis alopéciques, la pullulation des cocci est abondante ; jamais un pityriasis, dans les squames duquel les cocci ne se rencontrent que par unités, ne montre une réaction alopécique marquée.

2° Nous savons que quand les cocci sont abondants, la squame du pityriasis est stéatoïde ; donc c'est dans les pityriasis à squames épaisses, feuilletées, en apparence grasses, que l'alopécie est notable.

3° On voit des pityriasis stéatoïdes, comme ceux de l'enfant, créer une alopécie très marquée, alors que, pourtant, l'infection du follicule n'existe pas ou reste rudimentaire. L'alopécie semble donc, chose étrange, liée à un phénomène morbide de la surface plus qu'à un phénomène de la profondeur. On voit des orifices pilaires, dont le cheveu tombe, présenter le bouchon corné que montrent les figures 39 et 44, et on en voit qui ne présentent ni bouchon corné, ni infection orificielle.

4° Dans l'alopécie pityroïde ou pelliculaire, on trouve la

[1] *Les Maladies séborrhéiques*, p. 125.

glande sébacée normale ; elle n'est ni hypertrophiée, comme dans la séborrhée, ni atrophiée, comme on l'a dit ; elle ne présente *rien* qui la distingue de la glande sébacée normale de même région, en l'absence de tout pityriasis.

5° Les lésions des cheveux en place sont marquées ; on en trouve un assez grand nombre qui présentent, de haut en bas, des signes d'atrophie, la diminution progressive du diamètre transverse du cheveu et la diminution du pigment. C'est-à-dire que les lésions du cheveu apparaissent d'abord comme exactement semblables à celles que nous avons signalées chez le cheveu malade de la séborrhée (1).

Mais quand une alopécie abondante accompagne un processus pelliculaire comme le pityriasis en taches brunes et grasses de l'enfant, on trouve, en assez grand nombre, des cheveux tombés, sans effilure de leur segment inférieur, sans diminution de leur pigment et sans transformation de leur bulbe creux en bulbe plein.

Il y a là un phénomène qui me semble très digne d'attention. Le cheveu mort à bulbe plein et à segment inférieur effilé accuse une mort lente qui a pu mettre quinze jours, un mois à se produire, et même davantage. Le cheveu mort sans bulbe plein et sans effilure de son segment inférieur accuse une mort brusque, par inhibition rapide des fonctions papillaires.

Lorsque je découvris le phénomène de l'exosérose qui produit les squames stéatoïdes, je crus que ce phénomène devait se produire à la surface de l'épiderme folliculaire et aussi au niveau de la papille et que la production de cet œdème entre le cheveu et la papille devait décoller l'un de l'autre. Ce mécanisme aurait parfaitement expliqué l'alopécie pityroïde. Mais pourtant un examen attentif me montra plusieurs faits contradictoires.

D'abord le cheveu qui tombe dans le pityriasis ne provient pas toujours d'un follicule infecté.

En outre, l'infection du follicule ne descend jamais dans la profondeur, sauf le cas où elle détermine un furoncle, ce

(1) *Les Maladies séborrhéiques*, p. 186, fig. 78.

qui est fort rare. Et l'exosérose se produit constamment à proximité du foyer microbien, c'est-à-dire seulement auprès de l'orifice folliculaire, et autour de lui.

En outre, plus j'examinai la question et plus je reconnus que l'épiderme folliculaire, qui peut montrer facilement de l'*exocytose*, et être envahi par les leucocytes dans un grand nombre d'affections diverses, ne montre jamais d'*exosérose* nette.

J'avais cru une fois reconnaître dans une coque épidermique venue avec un cheveu mort et entourant sa base comme une bractée, j'avais cru, dis-je, reconnaître l'existence de blocs séreux entre les cellules épidermiques dissociées. Mais je n'ai jamais pu me prouver la réalité de ce phénomène par l'examen du cheveu en place dans les pityriasis stéatoïdes. Tout montre, au contraire, que quand un follicule est infecté, il s'ensuit une réaction exoséreuse qui se dirige non pas vers la cavité folliculaire, mais *vers la surface, au pourtour de l'orifice folliculaire*, en sorte que le bouchon desquamatif, qui encombre l'orifice folliculaire, est *sec* et entouré d'une collerette stéatoïde faite par hyperkératose et exosérose plus ou moins marquée. Les figures 23 et 53 témoignent du fait que j'avance.

Dans ces conditions, le nombre des hypothèses possibles, pour expliquer les alopécies pelliculaires, se restreint beaucoup.

α. Elles sont en partie faites par un mécanisme d'atrophie papillaire lente, en partie par un mécanisme d'atrophie papillaire brusque;

β. Aucun phénomène morbide papillaire propre ne peut être relevé;

γ. La chute du cheveu n'est certainement pas en rapport avec l'infection de son follicule, car celle-ci manque très souvent;

δ. L'alopécie est donc due à un phénomène de *surface*;

ε. Or, l'alopécie (en dehors de tout phénomène séborrhéique vrai et en se cantonnant exclusivement dans les cas où le pityriasis existe seul) *est proportionnelle à la stéatisation de la squame*. On est conduit ainsi à rapprocher l'alopécie pelliculaire des alopécies post-impétigineuses qui ne manquent guère de se produire après coup sur toutes les surfaces où l'impétigo a vécu [1]. Ici également, l'alopécie est en rapport avec la lésion de surface, car cet impétigo n'infecte pas les follicules. Les caractères des cheveux qui tombent dans l'alopécie post-impétigineuse se rapprochent étrangement des caractères des cheveux tombés dans les pityriasis stéatoïdes, en particulier le mélange des cheveux morts lentement (à bulbe plein) et des cheveux morts rapidement (qui ont conservé leur bulbe creux) est tout à fait frappant.

Il est vrai que dans l'impétigo qui devient rarement diffus, sauf à la surface d'une dermatose préexistante (eczéma impétiginisé), et qui procède ordinairement par taches distinctes, l'alopécie survient de même par taches distinctes. Mais l'alopécie impétigineuse devient diffuse sur les grands placards d'eczéma impétiginisé du cuir chevelu, et alors il s'ensuit une alopécie post-impétigineuse diffuse. Comme l'impétigo est une maladie aiguë et passagère, l'alopécie qu'elle détermine ne demeure pas chronique, cela est vrai, mais quand l'impétigo est récidivant, l'alopécie qui le suit récidive. L'alopécie impétigineuse est curable, l'alopécie pityriasique de même, quand la thérapeutique intervient. Les anciens l'avaient très bien vu [2].

L'alopécie impétigineuse guérit sans traitement, et derrière le cheveu mort, qu'il présente un bulbe creux ou un bulbe plein, la renaissance de la papille s'effectue spontanément et donne, bien entendu, naissance à un nouveau poil ou cheveu normal (fig. 62).

Si l'on a pu écrire que le pityriasis conduisait à l'alopécie définitive, c'est que l'on confondait ensemble l'alopécie séborrhéique qui mène à la calvitie, et l'alopécie diffuse des pityriasis, laquelle est et reste curable, et, même quand on ne la traite pas, fait bien plutôt une chevelure pauvre qu'une tête chauve.

Ainsi pourrait-on résumer tout ce qui précède en un très petit nombre de propositions. Ces propositions ne doivent pas

(1) Je parle de l'impetigo contagiosa ou vrai dont la figuration existe page 400.

(2) Voyez le texte de Lorry, p. 21, note 1.

d'ailleurs être considérées comme des vérités démontrées, mais comme la conclusion la plus naturelle et la plus probable de tous les faits qui précèdent; les voici :

I. Dans les pityriasis, l'alopécie est en rapport avec l'état gras apparent ou réel de la peau et des squames.

II. Cet état gras peut être parfaitement réel et l'alopécie qui

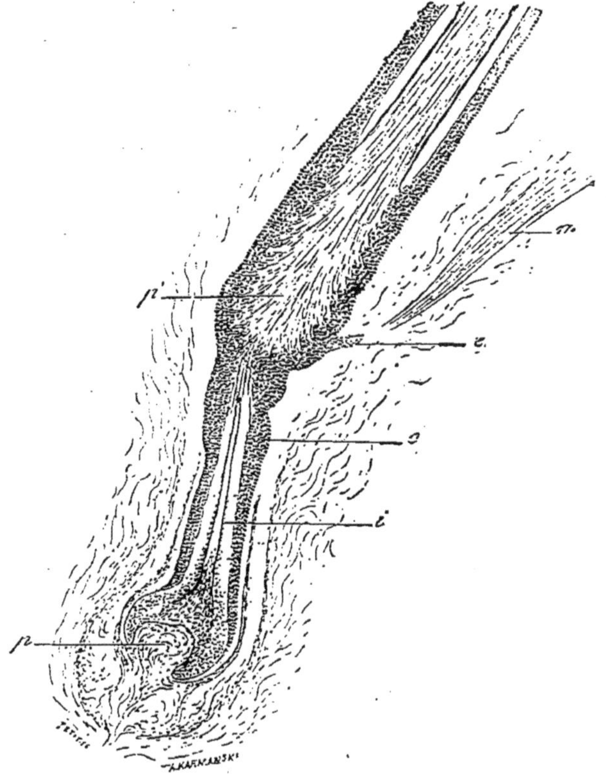

Fig. 62. — Renaissance du cheveu nouveau au-dessous du cheveu mort en voie d'expulsion [1]. (D'après Ranvier.) Coupe faite après durcissement par l'alcool. Coloration par le picrocarminate.

p, papille du nouveau poil. — *i*, sa gaine épithéliale interne. — *e*, sa gaine épithéliale externe. — *pr*, bourgeon épithélial au niveau du muscle redresseur, *m*.

s'ensuit est séborrhéique. Nous la connaissons pour l'avoir étudiée dans le premier volume de cet ouvrage. Nous la laissons ici de côté.

(1) Comparer les figures 66, 67 et 68 du premier volume de cette série. *Les Maladies séborrhéiques*, pp. 191 et 195.

III. Mais l'état gras peut être apparent : pityriasis stéatoïde, et l'alopécie s'ensuivre quand même.

IV. L'état stéatoïde des squames est produit par une sorte d'impétiginisation qui s'ajoute au pityriasis sec et produit une squame infiltrée par exosérose.

V. L'alopécie qui s'ensuit présente plusieurs des caractères de l'alopécie post-impétigineuse.

VI. Elle n'en diffère guère que par sa chronicité et sa diffusion ; faits contingents, en rapport avec la chronicité et la diffusion de la cause morbide.

Je crois que l'enchaînement naturel de ces faits à tous les faits qui précèdent, et la logique de leur déduction sont pour frapper l'esprit de ceux même, qui, par suite de leur éducation dermatologique, sont habitués à considérer le sujet sous un angle d'observation différent et d'une toute autre façon.

CHAPITRE XII

ÉVOLUTION GÉNÉRALE ORDINAIRE, NORMALE DU PITYRIASIS CHEZ L'HOMME

Dans le sexe masculin, il me semble avoir remarqué que les sujets qui m'ont offert les plus beaux exemples de pityriasis stéatoïde avaient quelque caractère de féminité. C'est à seize ou dix-huit ans qu'ils présentent ce pityriasis, rarement ensuite.

A cet âge, ces jeunes gens ont encore une allure incomplètement masculine, des traits mous, un faux air de chlorose : c'est alors qu'ils montrent le pityriasis du cuir chevelu et des sourcils.

Pityriasis de la moustache. — C'est plus tard qu'ils présenteront le même pityriasis de la moustache, entre dix-huit et vingt-cinq ans. Ce pityriasis est très semblable à celui du sourcil ; un peu plus écailleux souvent et un peu moins gras peut-être, dans la majorité des cas.

En rebroussant les poils de la moustache, on voit que toute la surface de peau sur laquelle elle s'implante, est couverte d'écailles jaunes, soulevées, déhiscentes, dont plusieurs, détachées, sont suspendues aux poils, loin de la peau.

LE PITYRIASIS DE LA BARBE, au contraire du pityriasis des sourcils et de la moustache, donne rarement des squames d'apparence graisseuse. Il ne présente guère que trois formes de squames : des squames *poudreuses*, des squames *sableuses* et des squames *furfureuses*.

Les squames poudreuses caractérisent le pityriasis des hommes qui ne savent pas qu'ils en présentent. Il faut la friction énergique au-dessus d'un papier ou d'une table noire pour montrer la chute d'une innombrable quantité de squamules poudreuses. Quelquefois le sujet ne s'en aperçoit qu'à l'occasion d'un voyage où il est resté plus de vingt-quatre heures sans faire de toilette. De suite il survient des démangeaisons, et les squames tombent plus nombreuses, plus visibles. La forme *sableuse* est un peu différente. Le patient se plaint que sa barbe soit rude, un peu démangeante et que ses doigts y rencontrent une sorte de sable fin. Et de fait, les squamules, entre les doigts, donnent cette sensation de la façon la plus manifeste (1).

La forme furfureuse du pityriasis de la barbe est la plus rare, la plus gênante, la plus intéressante à observer et paraît liée à des phénomènes très complexes. On l'observe plus souvent chez l'homme à sa période de maturité. Elle est liée aux pityriasis de la cinquantaine ; je la retrouverai plus loin.

A partir de l'âge adulte, dans les deux sexes, on peut observer l'un des rares pityriasis siégeant sur la peau glabre, celui *du sillon naso-génien*.

Celui-là est le plus souvent sur-séborrhéique, car cette région est l'une des plus ordinairement séborrhéiques qui soit. Mais en ce point, la surface de la peau peut être grasse sans

(1) Ce phénomène est dû à l'exosérose. Jamais une squame simple ne le fournit. C'est le sérum coagulé dans les squames qui leur donne ce caractère, quand les squames ainsi faites sont réduites à un état parcellaire.

être squameuse. Quand elle devient squameuse, c'est que du pityriasis vrai, ordinairement écailleux et jaune, s'est superposé à la séborrhée. Le pityriasis peut même provoquer de l'eczématisation cliniquement vérifiable et histologiquement. Elle se caractérise par un exsudat jaune, ambré, concrescible, excessivement gras en apparence, séreux en réalité, et qui est l'un des flux nommés « séborrhagiques » par Audry.

I. — LES PITYRIASIS FIGURÉS MÉDIO-THORACIQUES

C'est encore vers cet âge que commencent à apparaître d'ordinaire les pityriasis figurés et stéatoïdes du corps. On peut

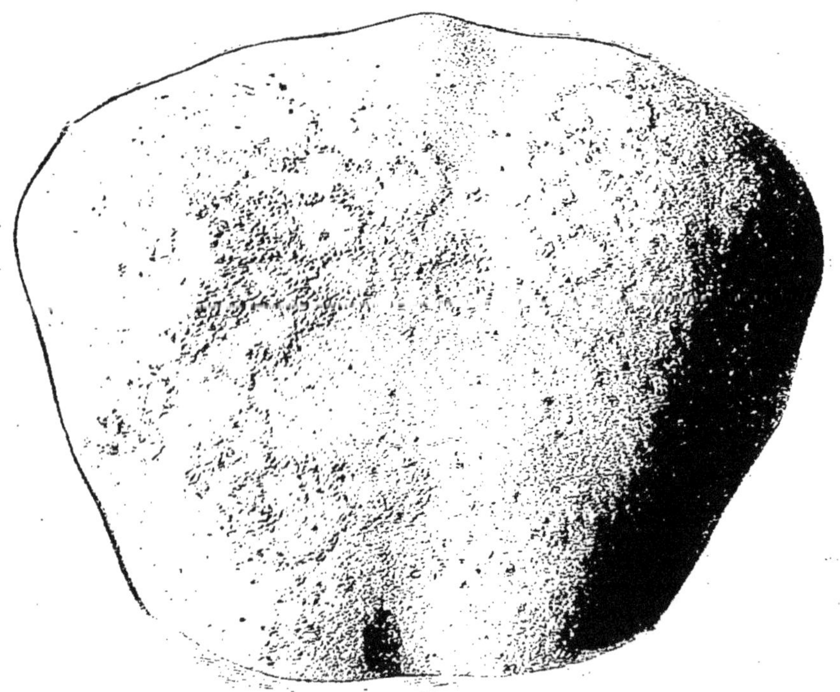

FIG. 63. — *Pityriasis acnéique de Bazin.* — Pityriasis figuré médio-thoracique avec prédominance de lésions folliculaires.

les voir naître beaucoup plus tard, presque à tout âge à partir de la puberté et jusqu'à la période de *régression* ou d'*involution*.

Les pityriasis figurés du corps sont très ordinairement une dermatose juvénile, plus fréquente chez les jeunes gens que chez les jeunes filles, bien plus fréquente chez ceux qui portent de la flanelle que chez ceux dont le premier vêtement est de toile.

On se rappelle les noms innombrables que reçut cette forme morbide suivant les formes et la figuration qu'elle présentait.

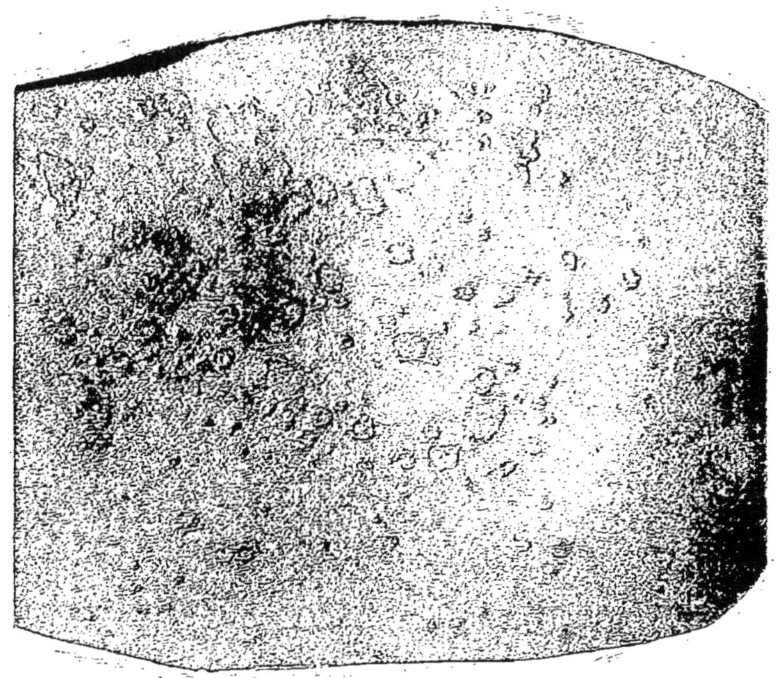

Fig. 64. — *Pityriasis figuré micro-cyclique, au lieu d'élection.*

Il en est vraiment trois formes principales auxquelles on peut rattacher toutes les autres. La première est caractérisée par la prédominance des lésions folliculaires, c'est l'eczéma, le lichen ou le pityriasis *acnéique* des auteurs, dont voici une bonne représentation (fig. 63). Sans doute la figuration des cercles pityriasiques y est très visible, mais à travers ces cercles on voit disséminés, sans aucun ordre, une quantité de lésions punctiformes qui signalent un orifice folliculaire.

D'autres sont micro-cycliques comme la figure 64. Et l'on

remarque déjà sur cette figure l'existence de placards poly-micro-cycliques produits par fusion de plusieurs lésions circinées voisines, et par la disparition des parties de circonférences intersectées, ce qui est la règle.

Un troisième type n'est que le développement excessif de cette seconde forme. Par fusion de plusieurs lésions élémentaires, il s'est produit de grands placards à fond rouge brique ou bistré, légèrement furfureux et bordés d'un seul feston composé de 20 ou 30 segments empruntés chacun à un cercle primitivement distinct.

A propos de ces formes variables, certains dermatologistes sont portés à les considérer, non comme de simples cas particuliers très peu différents, mais comme des variétés de l'espèce : dermatite médio-thoracique. Ce sont du reste les mêmes auteurs qui sont portés à faire de la dermatite médio-thoracique une espèce particulière, et non pas seulement une variété régionale de pityriasis. Ces auteurs voudraient, pour expliquer ces variétés, que l'on trouvât qu'elles sont chacune l'œuvre de microbes analogues et de la même famille, mais non du même microbe.

La pluralité que j'ai prouvée des trichophytons, et qui explique en partie la pluralité des types trichophytiques, ces auteurs aimeraient à en trouver ici l'équivalent [1].

[1] Je tiens à m'expliquer sur ce point, ce qui me force à énoncer des faits que chacun devrait par avance savoir. Je m'en excuse. Qu'on me permette d'abord de prendre un exemple qui m'aidera à faire comprendre ce que je veux dire. Lorsqu'on examine à l'œil nu une lésion présentant de la dépigmentation : vitiligo, pelade vitiligoïde, leucodermie, on voit que la dépigmentation est, pour l'œil nu et sans verres, excessivement nette. Si maintenant on examine une coupe histologique de ces lésions, on est frappé de trouver presque toujours, dans les couches épidermiques profondes, le pigment en quantité très notable, à ce point qu'il faut une extrême habitude pour en apprécier l'amoindrissement en quantité.

Ainsi cette lésion qu'il est très facile d'apprécier à l'œil nu, il est difficile de l'apprécier au microscope!

Le pourquoi de ce paradoxe apparent est très facile à comprendre. La teinte de la peau est fournie, pour une surface de quelques centimètres carrés, par des milliers de cellules pigmentaires. Or, cette surface est embrassée d'un seul coup d'œil. Notre œil *somme* donc et additionne la dépigmentation relative de ces milliers de cellules en une seule sensation. Pour l'œil, la lésion de chaque cellule est multipliée par le nombre des cellules.

Au contraire, ce résultat d'ensemble, facilement appréciable à l'œil nu, le devient plus difficilement au microscope, parce qu'on n'examine plus que

En réalité, les différences entre les cas particuliers sont minimes, et n'ont rien qui puisse faire mettre en doute l'unicité de leur nature, et la similitude absolue de leur microbe causal, à un état de nocuité très peu différent.

L'évolution des pityriasis figurés du corps est l'une des plus particulières qui soient. En règle, ils occupent la région médio-thoracique antérieure et postérieure, et diffusent leurs éléments sur une surface qui excède rarement celle des deux mains quand elle y parvient.

Dans de très rares cas, et par poussées subaiguës, ces éléments figurés se diffusent sur la surface entière du torse et la racine des membres, mais quand la maladie suit cette évolution générale, tous les éléments situés hors de la région élective, médio-thoracique, disparaissent en quelques semaines, tandis que l'éruption reste chronique dans les régions pré-thoracique et interscapulaire. Elle peut y montrer la ténacité extraordinaire qu'affecte aussi le *pityriasis versicolor* à la surface des téguments où il a une fois élu domicile. C'est par années que se compte la durée d'un pityriasis médio-thoracique. Certains malades disent qu'ils le portent depuis dix ans, depuis vingt ans et plus.

L'action de la sueur stagnante et du port de la flanelle est

quelques-unes des cellules pigmentaires à la fois et que chacune, en réalité, n'a perdu que très peu de sa fonction.

Cette comparaison fait comprendre pourquoi le même microbe, qui fera mille petits cercles sur un sujet donné, peut faire mille cercles un peu plus grands ou un peu différents sur un autre sujet. On sait qu'une même espèce microbienne peut être fixée à de très différents degrés de virulence *et que ce degré reste le même dans tous les rejetons d'une même souche* à moins d'accidents assez particuliers qui la fassent varier (Pasteur). Qu'on suppose la plus infime différence entre deux microbes de la même espèce, cette différence se répétant chez tous leurs descendants se multipliera avec eux. Ils se trouveront ainsi créer, pour notre œil, une lésion différente de la lésion du sujet voisin, pourtant faite par le même microbe. Cette proposition surprendra bien des cliniciens : *que la forme ou le développement de certaines lésions cutanées microbiennes pourraient être, pour juger de la virulence de leur microbe causal, des réactifs bien plus délicats que tous autres*. C'est pourtant une vérité que les faits connus suffisent à établir : le bacille de Koch fait des lésions cutanées infiniment différentes, comme la *tuberculose verruqueuse* de Riehl et Paltauff, certaines des *kéloïdes* dites *spontanées*, le *lupus tuberculeux* et le *lichen scrofulosorum*, pour ne citer que celles-là. Rien n'est à l'heure actuelle plus certain en dermatologie que ces faits-là, et il est impossible que ces faits soient des exceptions, ils répondent très certainement à une loi qui doit régir les œuvres de tous les microbes quels qu'ils soient.

évidente sur le développement de cette dermatose et ses localisations. La concomitance de la séborrhée aux mêmes régions est le plus souvent notée, je l'ai dit ailleurs [1], mais elle n'est pas nécessaire. J'ai vu des pityriasis figurés du corps, évoluant sur un torse tout à fait indemne de l'infection séborrhéique, et ne présentant aucun des symptômes fonctionnels de la séborrhée. Vraisemblablement ce que beaucoup d'auteurs anciens admettaient, comme Cazenave, et ce qu'ils appelaient « une prédisposition spéciale de la peau » doit exister dans ces cas, et nous l'entrevoyons (à titre d'hypothèse bien entendu) comme résultant de la chimie des excrétions cutanées. Il est croyable que l'épiderme indifférencié, ou bien les excrétions glandulaires de certains sujets, doivent favoriser certaines implantations microbiennes et en défavoriser d'autres.

Quoi qu'il en soit, et ce que l'on remarque le plus, dans les conditions concomitantes de l'éclosion des pityriasis marginés, c'est ce que E. Besnier a nommé l'*hyperstéatidrose*, l'hyperfonction sudorale et sébacée. Ce phénomène préalable ou concomitant s'observe dans le plus grand nombre des cas de pityriasis figurés du corps.

II. — LES MÉLANGES DE PITYRIASIS ET DE SÉBORRHÉE

D'après les pages qui précèdent, on voit que les mélanges du pityriasis et de la séborrhée sébacée microbacillaire, chez l'homme, sont des plus fréquents. C'est à ce point que, chez lui, la séborrhée existe moins souvent pure que compliquée de pityriasis. Et le mélange de ces deux entités morbides peut donner lieu à des formes cliniques très différentes.

Il y a des cas dans lesquels la calvitie séborrhéique débute au-dessous d'un pityriasis sec ou stéatoïde [2] ; d'autres dans lesquels la calvitie séborrhéique évolue chroniquement au-dessous d'un pityriasis resté permanent [3]; d'autres dans

(1) Les pityriasis sur-séborrhéiques. *Les Maladies séborrhéiques*, p. 102.
(2) *Ibidem*, p. 205.
(3) *Ibidem*, p. 236.

lesquels on voit un pityriasis folliculaire et circiné évoluer sur un cuir chevelu déjà tout à fait chauve [1], etc., etc.

Tous ces cas appartiennent à l'homme. La femme en a d'autres que nous connaissons déjà.

Je serai très bref sur les trois premiers types cliniques que je viens d'énumérer parce qu'étant liés étroitement à la séborrhée sébacée, ils ont eu ailleurs leur histoire.

Voir la séborrhée dépilante du cuir chevelu débuter au-dessous d'un pityriasis est presque normal, c'est le mode de début le plus ordinaire de la calvitie. Bien qu'il s'agisse là d'un type morbide composé, ce mélange est si fréquent que beaucoup d'auteurs, qui ne s'appuyaient que sur l'observation clinique, ont cru que ce début de la séborrhée sébacée par un état pityriasique appartenait en propre à la séborrhée.

La règle suivant laquelle évoluent les phénomènes est celle-ci : l'enfant qui plus tard deviendra chauve présente des pellicules sèches dans l'adolescence ; ces pellicules semblent devenir grasses au moment de la juvénilité et, dès qu'elles commencent à devenir grasses, commence aussi l'alopécie ; peu à peu l'élément sec, pelliculaire disparaît, semble-t-il, au fur et à mesure que l'effusion grasse se développe. Et alors, les crises alopéciques augmentent de nombre et d'importance, leurs intervalles se restreignent, la dénudation progressive du vertex s'accentue. Très souvent l'élément pelliculaire semble alors disparaître, tandis que seul persiste et se développe l'élément séborrhéique jusqu'à la calvitie absolue.

Voilà vraiment comment les choses se présentent d'ordinaire à l'observation. Et le clinicien, qui voit se répéter, tous les jours, sous ses yeux, cette succession et cet enchaînement de la desquamation et du flux de graisse, ne peut guère comprendre ces phénomènes autrement que comme des phases successives d'un même état : *alopécie pityrode* de Pincus.

Or, nous savons que le pityriasis sec, willanique, qui commence le premier, est une entité morbide particulière ;

Qu'après des années, progressivement, vient s'adjoindre à son parasite premier, un deuxième dont la présence est corré-

[1] *Les Maladies séborrhéiques*, p. 238.

lative d'une *impétiginisation* (histologique) de la squame. laquelle pour le clinicien semble être une *stéatisation* de la squame.

Enfin nous savons que sous cet ensemble de phénomènes déjà complexes, au-dessous de l'état créé par la symbiose de la spore de Malassez, et du coccus à culture grise, une troisième infection, celle du microbacille séborrhéique, envahit peu à peu les follicules sous-jacents et qu'en même temps le flux sébacé, la séborrhée vraie s'établit.

Dans ces conditions et ces trois états microbiens une fois reconnus, il est facile de comprendre que leurs mélanges puissent dans la pratique se réaliser en toutes proportions.

On peut voir une séborrhée (sébacée) naître au-dessous d'un pityriasis sec comme au-dessous d'un pityriasis stéatoïde.

On peut voir ces deux types morbides conjoints demeurer ensemble de longues années, l'un et l'autre également chroniques et permanents.

On peut voir la séborrhée prendre le pas sur le pityriasis dans toute la région du vertex. Et cela est fréquent, tandis que le pityriasis demeure, avec ses caractères, sur les régions pariétales, et ces régions très longtemps l'infection séborrhéique les respectera.

Enfin on peut voir, après cinquante ans, des cuirs chevelus incomplètement chauves même au vertex, présenter à nouveau un pityriasis sec intense qui avait pendant des années semblé disparaître devant la séborrhée sébacée.

Ce sont là les principaux types cliniques, on pourrait dire les plus habituels et les plus normaux, ceux que le clinicien peut suivre et observer tous les jours.

Mais de ces différents types cliniques nous connaissons tous les premiers. Le dernier seul nous arrêtera quelque peu, il appartient plus en propre aux pityriasis qu'à la séborrhée et par conséquent nous n'avons pas encore eu occasion de le bien décrire. Avant d'en présenter l'étude, je dirai un mot de l'alopécie pityrode chez l'homme.

III. — LES ALOPÉCIES PELLICULAIRES DE L'HOMME

Chez l'homme les alopécies pelliculaires — qui existent certainement, car l'homme perd des cheveux avant l'apparition de la séborrhée sébacée — les alopécies pelliculaires disparaissent en quelque sorte dans le processus décalvant que détermine la séborrhée. Il est très difficile alors dans le complexus séborrhéique de déterminer la part du pityriasis et celle de la séborrhée.

A la vérité l'alopécie du pityriasis est curable, mais celle de la séborrhée n'est pas d'emblée incurable. Les cheveux caducs dans la séborrhée repoussent pour retomber de nouveau. D'autre part le nombre des hommes atteints de pityriasis et qui n'offriront jamais de séborrhée est très petit. Ceux-là, il semble, présentent à la longue le poil clairsemé un peu partout sur la tête et les tempes, sans montrer de calvitie vraie. La part des alopécies pelliculaires est difficile à faire chez l'homme, surtout parce que d'ordinaire il s'y mêle peu ou beaucoup de séborrhée.

L'alopécie pelliculaire *des sourcils* existe chez l'homme à peu près semblable à ce qu'elle est chez la femme, peut-être un peu moindre.

L'alopécie *de la barbe* n'existe pour ainsi dire pas, nous avons vu d'ailleurs que le pityriasis stéatoïde de ce siège était rarement très prononcé.

Le pityriasis de la moustache et l'alopécie qui l'accompagne sont plus intéressants, mais pour des raisons extrinsèques que je vais dire.

Les poils *de la moustache* tombent diffusément lorsqu'elle est atteinte de pityriasis stéatoïde. Il en tombe de 5 à 30 par jour pendant plus ou moins longtemps. Ordinairement cet état avec des exacerbations et des repos dure deux ou trois ans.

Jamais la moustache n'est détruite. Au maximum, elle perd un quart ou un tiers de ses poils les plus longs, qui se renouvellent et plus tard reprennent leur longueur. Après 4 ou 5 ans la moustache a de nouveau ses dimensions primitives. Cette alopécie n'est donc bien intéressante en soi ni pour le médecin. ni pour le malade.

Mais quelquefois le malade n'en juge pas ainsi. J'ai parlé chez la femme des états névropathiques qui ont l'alopécie pelliculaire pour prétexte. Presque toujours chez les névropathes, hommes, c'est l'alopécie de la moustache qui est l'occasion des phobies semblables.

Chez l'homme elles sont plus rares, et d'ordinaire moins prononcées que chez la femme, mais non pas toujours. J'ai sur ce sujet toute une correspondance émanant de la femme d'un de ces malades; elle est on ne peut plus typique. Cette dame m'écrit pour me dire que son mari à cause de la diminution qu'il redoute de ses moustaches, a perdu l'appétit et le sommeil. Il ne sort plus, a rompu toutes relations, etc. D'autres fois il sort, mais c'est pour dévisager tous les hommes qui passent et voir si leur moustache est plus volumineuse que la sienne. etc...!

Tout ce que j'ai dit des alopécies pelliculaires, chez les nerveuses, se reproduit de point en point pour les alopécies de la moustache, chez les nosomanes. Et la médiocrité de la cause n'en rend la névropathie que plus saisissante. Mais, après ce que j'ai déjà dit sur ce sujet, je crois que je n'ai pas besoin d'insister.

IV. — LES PITYRIASIS DES CHAUVES

Ils revêtent une physionomie particulière. Ce sont eux qui tiennent le plus de l'acné sébacée d'autrefois, de la séborrhée d'aujourd'hui. Ils y sont mêlés si intimement que les en séparer dans la description est impossible. Ils sont caractérisés par des festons squameux irréguliers, débris de cercles pityriasiques peut-être complets d'abord, mais partiellement disparus. Leur bord squameux est détaché et soulevé du côté du centre de la giration dont ils font partie. Et la squame au contraire est adhérente à la peau saine par son bord périphérique.

Sur des cuirs chevelus non soignés, la squame couvre non

seulement le bord d'un cercle, mais le cercle presque entier et la saillie squameuse est plus considérable. Les quelques cheveux qui demeurent en cette région traversent la squame et en maintiennent en place les diverses parties, même craquelées et séparées les unes des autres.

Au-dessous de la squame-croûte enlevée, on trouve souvent son empreinte marquée en rose assez vif sur le cuir chevelu. Ainsi sur un cuir chevelu atteint de la lésion dont je parle, quand on vient de le savonner et brosser, ou de faire à sa surface une vigoureuse friction alcoolique, toutes les squames ont disparu, mais leur trace rose a persisté et dessinera pour plusieurs heures leur forme et leurs festons sur lesquels d'ailleurs de nouvelles squames un peu plus minces se retrouveront dès demain.

J'ajoute que, sur certaines peaux congestives, une friction un peu vive, non seulement détache ces squames festonnées et les fait disparaître, mais amène à leur place une très fine rosée séreuse presque imperceptible, qui se retrouvera histologiquement parmi les éléments de la squame-croûte suivante et qui témoigne de la congestion dermique sous-jacente et de la tendance de l'épiderme à la spongiose eczématique. Nous avons étudié microscopiquement des faits semblables et nous les connaissons bien désormais.

En d'autres cas ces pityriasis figurés, communs sur la région médio-thoracique, mais qui n'existent dans cette forme, au cuir chevelu, que sur la peau du crâne des chauves et sont limités aux régions dénudées, ont pour caractéristiques habituelles d'être poly-micro-cycliques, chaque cercle est peu desquamant et cerné d'un mince liséré rouge nettement congestif. L'ensemble constitue un dessin ornemental, géographique. Chaque cercle est semé de points rouges irréguliers, qui signalent chacun un orifice folliculaire. Il est à noter que les follicules qui sont marqués ainsi d'un point rouge ne contiennent que des poils de duvet, non pas des cheveux. Jamais ces folliculites n'aboutissent à créer une pustule orificielle, ou le fait est au moins très rare. Ordinairement l'inflammation folliculaire se limite à un point rouge, un peu surélevé, rappelant nettement l'acné à son premier stade. C'est là l'*eczéma acnéique* ou le *pityriasis acnéique* des auteurs.

Ces pityriasis du vertex des chauves présentent quelquefois leur unité morphologique sous la forme, non d'une tache ou d'un cercle, mais d'un segment de très petit cercle, et ce segment est bordé d'une incisure en coup d'ongle, parfaitement décrite par E. Besnier dans son « eczéma parasitaire ». A la loupe, on observe que l'incisure en coup d'ongle est produite par la disparition de la couche cornée, soulevée par le processus exfoliatif. Sur ces points, sur ces incisures l'examen à la loupe montre toujours, sous la squame ou croûtelle de bordure, une surface épidermique superficiellement érodée et perceptiblement humide.

Je disais qu'en aucune forme de pityriasis la liaison de l'acné ou de la séborrhée et des maladies squameuses n'était plus étroite. On voit souvent ces petits cercles prendre naissance autour d'une pustulette acnéique sur le cuir chevelu, car les cuirs chevelus chauves et congestifs auxquels je fais allusion, présentent souvent de l'acné pustuleuse miliaire disséminée en même temps que des festons pelliculaires de petit diamètre. Ce sont des peaux démangeantes perpétuellement. Les démangeaisons du cuir chevelu provoquent chez le patient l'habitude du geste de grattage qui accompagnera désormais et définitivement certains actes de sa vie habituelle.

Vraiment, à ne parler que cliniquement, il est bien difficile de décider en semblable occurrence, s'il n'y a dans ces cas qu'une épidermite microbienne aussi accidentelle chez le sujet que le serait une inoculation de teigne, ou bien si cette inoculation est fatale et nécessaire sur un tégument ayant les qualités que leur offrent ces cuirs chevelus d'hommes gras et séborrhéiques à tendance congestive, ou si même il ne s'agit pas d'une tendance eczémateuse, localisée par l'état microbien, mais qui ne demande qu'à se manifester en un point du corps quelconque et à se généraliser.

Pour moi, me basant sur la thérapeutique du complexus dont je parle et aussi sur la forme histologique des lésions, je pense, mais je ne puis pas fournir une preuve absolue de mon opinion : que la cause première est l'état séborrhéique et l'infection séborrhéique, car le traitement par le soufre juge cette lésion et ses dérivés squameux dans l'intervalle de temps le plus bref.

Chez ces obèses, à peau irritable et perpétuellement congestionnée, les pullulations microbiennes dans l'épiderme provoquent facilement de l'exsudation séreuse inter-épidermique et sus-épidermique, *sans que ce phénomène ait forcément des caractères eczématiques*. Histologiquement ce ne semble pas de l'eczéma. Et cliniquement cela n'en a ni les réactions, ni la marche, ni l'intolérance thérapeutique, puisque je le répète, le soufre en est le médicament vraiment spécifique.

Où l'on voit nettement que cet état que je décris n'est pas en soi eczématique, c'est qu'on peut le voir survenir à côté d'un eczéma vrai ou réveiller un eczéma vrai chez un eczémateux en puissance. Et dans ce cas l'eczéma apparaît avec tous ses caractères, dont le premier sans doute est l'intolérance thérapeutique, et le second, je crois, sa diffusion, car il ne se cantonne ni aux régions chauves comme les pityriasis festonnés dont je parlais, ni au cuir chevelu ou aux régions pilaires comme les pityriasis en général, mais il envahit les oreilles, le cou, le front et les paupières, et se conduit dans la suite, non avec les mœurs d'un pityriasis (perpétuité sur place et curabilité apparente immédiate), mais avec les mœurs d'un eczéma (récidivant peut-être, mais à longs intervalles, au cours desquels la guérison semble absolue, guérison survenue à son heure et non sous l'influence immédiate d'une thérapeutique).

V. — LES PITYRIASIS DE LA CINQUANTAINE

J'ai dit que chez la femme le pityriasis durait, sans grandes modifications, jusqu'à la ménopause. Chez l'homme il est le plus souvent remplacé ou masqué par la séborrhée, qui fera la calvitie; et de vingt à quarante ans c'est la séborrhée qui présente chez lui le plus d'intérêt. Mais au moment où la séborrhée commence son stade régressif, le pityriasis reparaît.

C'est lui qui a ouvert la scène et c'est lui qui la quittera le dernier.

Son évolution est surtout remarquable chez ceux que la séborrhée n'a pas dépouillés de tous leurs cheveux, chez ceux qui à cinquante ans ne sont encore chauves qu'à demi.

A ce moment, le cuir chevelu qui depuis vingt ans avait montré des pellicules graisseuses adhérentes, ou bien des exsudats gras, va montrer de nouveau des pellicules sèches et caduques.

Peu à peu reparaît un pityriasis simple à squames furfuracées, assez minces, adhérentes, et c'est en général un pityriasis très prurigineux et par quelques-uns de ses caractères, eczématique. Il occupe non pas les parties décalvées, mais la couronne pariétale des cheveux qui sont demeurés. Ses caractères sont ceux du pityriasis simple, avec un peu de rougeur sous les squames; et si le prurit est excessif, un très léger degré de suintement est possible. On peut discuter si ce suintement est pityriasique ou eczémateux. Ce pityriasis prurigineux accompagne un semblable pityriasis des sourcils, de la moustache et de la barbe.

Partout il s'accompagne des mêmes symptômes : squames plates, sèches, minces, lamelleuses, adhérentes et pourtant caduques; prurit assez vif.

Les squames sont adhérentes, en ce sens qu'après un fort grattage, il en reste toujours de visibles, à demi exfoliées et non déhiscentes. Et pourtant elles sont caduques, car le grattage en détache perpétuellement des parcelles, et qu'on en observe même spontanément sur les vêtements à tout moment.

Le même pityriasis existe dans toute la barbe. On le trouve surtout marqué au-dessous du menton, où l'on observe même souvent des squames furfureuses épaisses, pouvant esquisser des circinations. Ce pityriasis excessivement tenace et d'un traitement difficile, dure des années sans rémission autre que des rémissions saisonnières partielles; il fait souvent partie du complexus étiologiquement difficile à préciser et que je vais présenter sous le nom provisoire de *Furfuration généralisée*.

VI. — FURFURATIO TOTIUS CORPORIS

Les faits dont je vais parler maintenant touchent encore à mon sujet, mais ils n'en dépendent pas exclusivement. Je les résumerai en ces termes :

Il existe des individus, non ichtyosiques, chez lesquels la fonction permanente qui renouvelle incessamment l'épiderme semble s'exercer avec excès sur toute la surface du corps. Ces malades présentent donc quelque chose qui semble être un pityriasis généralisé. Ce pityriasis n'est pas, suivant ma définition, un pityriasis vrai, *car on n'y trouve pas partout la spore de Malassez.* Sans doute, il s'accompagne de pityriasis vrai en ses lieux d'élection, mais comme il s'accompagne d'érythrasma dans la région cruro-scrotale, et d'intertrigo dans les plis inguinaux, etc. Ainsi, sur cet épiderme, toutes les épidermophyties se rencontrent concurremment, et ce n'est à aucune d'elles que peut être attribué le pityriasis léger de presque toute la surface du corps qui les accompagne; je dirai plus loin mon opinion sur la genèse de ces symptômes, mais je tiens d'abord à les décrire cliniquement, pour que l'on sache bien de quels cas je parle.

Ils s'accompagnent de toutes les localisations que nous connaissons déjà du pityriasis vrai, au cuir chevelu, à la barbe, à toutes les régions pilaires, à la région médiō-thoracique antérieure et à la région inter-scapulaire.

Je voudrais qu'on m'en permît, au lieu d'une description didactique, un tableau. Bien des malades, souvent revus, me serviront à faire, en réunissant les symptômes qu'ils présentaient, tous et chacun, un type clinique d'une réalité bien schématique à la fois et bien vivante. Il me semble que le souvenir en restera plus ainsi dans l'esprit du lecteur que celui d'une description sèche, froide et morte.

Ce sont des cas où l'état général de santé de l'individu, ou l'état général de sa peau semblent vraiment influer sur la durée, l'intensité, l'irréductibilité des lésions.

Voici, par exemple, un individu petit, court, de 50 ans,

à poils et à barbe drus, au moins un peu chauve, un peu obèse, « peaussu » comme on disait au XVIe siècle, c'est-à-dire à peau molle et flétrie, un peu pendante, les joues couperosiques avec un peu d'acné, le nez séborrhéique et un peu bourgeonnant. Il a été blond ou roux, il est demi-blanc. Il tousse, il crache, il est emphysémateux. L'ensemble est d'un homme à profession sédentaire chez qui la stabulation a en grande partie réalisé le type décrit plus haut. La peau de cet homme, ou du moins son épiderme, n'est presque nulle part tout à fait net. Presque partout, un examen attentif révèle des déchets visibles de cellules cornées. Dans les plis, même lavés, ces déchets s'accumulent et fermentent, dans les plis axillaires, dans les plis interdigitaux des pieds, dans les plis inguinaux. Il a de l'humidité et des fissures de la rainure interfessière, de l'humidité et de la rougeur des plis inguinaux. A la racine de la cuisse, se montrent les larges taches rouge sombre et finement desquamatives de l'érythrasma [1]. Le gland, mis à découvert, montre du smegma préputial en abondance. Sous les bras, quelquefois, les plis axillaires sont trop accusés, par suite de l'épaississement quasi condylomateux du corps papillaire du derme, et la peau est perpétuellement baignée de sueur. Les poils axillaires, examinés de près, forment des boucles composées de pinceaux de poils adhérents, tous compris dans une gangue sableuse jaune-paille. Ils ont l'air trempés dans de la colle.

Nous l'avons dit, cet homme est replet, son dos rond est lisse, un peu huileux, séborrhéique. En son centre existe une large tache polycyclique entourée de taches isolées de même sorte. Ces taches sont pityriasiques, de couleur rouge sombre, ou jaunes, ou café au lait. Symétriquement, entre les deux seins, une semblable tache, avec les mêmes particularités objectives, se retrouve. C'est le pityriasis médio-thoracique, que nous connaissons. Notons l'abondance de la sécrétion sudorale et l'odeur masculine exagérée de ce corps même au repos.

La barbe est remplie de pityriasis fin ; la moindre friction en fait tomber d'innombrables squames fines. Et ce pityriasis

[1] L'érythrasma peut exister aussi aux aisselles, et même sur la peau vague.

n'est pas cantonné seulement au-dessous du menton, dans les plis sous-mentonniers; il existe partout, jusqu'au devant des oreilles, et dépasse même de quelques millimètres les régions pilaires.

On retrouve ce pityriasis dans la moustache, avec des squames un peu plus grasses, tenaces, maintenues en place par les poils qui les traversent. Le même pityriasis, plus gras, se retrouve dans les sillons naso-géniens, où ses déchets prennent presque l'aspect d'une graisse concrète.

Le même pityriasis, enfin, se retrouve au cuir chevelu, qu'il garnit intégralement, couvrant même les surfaces chauves de segments de cercles roses et desquamatifs, et abondant sur les tempes, au point d'être presque visibles à tous yeux.

Enfin, si l'on examine en quelque point que ce soit la peau du tronc ou de la racine des membres, elle est farineuse et desquame finement.

A ce degré, de tels pityriasis sont presque indéracinables; les traitements donnent du soulagement aux malades. Mais la rapidité des récidives est telle, que les traitements, pour avoir une efficacité réelle, devraient être perpétuels.

Ce sont des malades *prurigineux* de tout le corps par *fermentation épidermique*. Leur épiderme, macéré de sueur, est infecté sur toute sa surface à perpétuité. Que l'on accole la peau à elle-même, comme il arrive spontanément dans les plis des aines ou dans les plis que l'obésité dessine sur le ventre, au-dessus des parties sexuelles, en quelques heures l'épiderme corné sera détruit et les couches épidermiques sous-cornées mises à nu, humides et roses.

Un nombre infini de conditions diverses peuvent agir sur de tels états ainsi constitués. Un excès de marche, de fatigue physique, peuvent doubler la production des squames, un déjeuner trop copieux ou des aliments indigérables doubler le prurit. Inversement, un bain sulfureux rendra la paix au malade pour quatre jours, et le bain simple pour vingt-quatre heures.

Je n'insiste pas. Ce tableau, que je viens de présenter, existe en clinique à un nombre d'exemplaires considérable; seulement, les traits en sont plus ou moins accentués que ceux que je viens de tracer.

Devant ces malades, qui sont d'observation quotidienne, les médecins ont généralement deux avis. Les uns disent : ce malade est un eczémateux, et ces diverses lésions sont de l'eczéma à l'état chronique et sous des formes bénignes. D'aucuns iront jusqu'à dire : Le malade présente un ensemble morbide de cause profonde, dont les lésions cutanées sont un phénomène, dont l'emphysème est un autre. Et ce sont deux traductions du même vice caché.

Aux premiers, je répondrai : Ces lésions n'ont aucunement la structure histologique de l'eczéma, elles ont la structure des pityriasis simples. Ces lésions n'ont aucunement la thérapeutique de l'eczéma, elles ont la thérapeutique des épidermites parasitaires. Mettez de la teinture d'iode diluée en frictions dures dans ces plis intertrigineux, sous ces aisselles, frottez toute cette peau avec des solutions de goudron très étendues ou des dilutions de sulfures alcalins, et, avec tous ces moyens, vous guérirez, au moins passagèrement, votre malade, avec ces moyens qui décupleraient un eczéma vrai.

Donc, le malade est peut-être un eczémateux; mais ce qu'il présente n'est pas de l'eczéma ordinaire.

Aux autres, qui disent : Cet état est la conséquence d'un vice caché qui détermine aussi bien l'emphysème pulmonaire que les lésions pityriasiques, je répondrai : Vous affirmez des choses que nous ignorons autant que possible. Et rien n'est plus contraire à la science saine que ces vaticinations sur des sujets mal éclaircis. *Bornons-nous à constater les coïncidences....*

Il semble certain que les obèses ont une infériorité de leur machine physique du fait de leur obésité; qu'ils doivent sans doute à cette obésité une infériorité de peau, une malfaçon permanente de leur couche cornée, favorisant les parasitismes; en fait, ces obèses sont généralement prédisposés aux pityriasis, aux intertrigos, à l'érythrasma.

Comment existe-t-il encore des médecins pour ne pas comprendre que cette façon de raisonner est plus logique que celle qui dit : Ces gens sont arthritiques; leur calvitie, leur obésité, leur emphysème, leurs lésions cutanées, tout découle de leur arthritisme. Et d'où découle leur arthritisme? Étaient-ils, en naissant, ce qu'ils sont aujourd'hui? Si le ciel les avait faits terrassiers au lieu de les faire magistrats, auraient-ils la même obésité, la même calvitie, le même emphysème et les mêmes pityriasis?

Mieux vaut un fait concret bien défini que mille synthèses fausses. Nous ne savons rien du mécanisme *général* qui crée un état semblable. Ayons donc la simplicité de le dire.

Nous croyons voir dans un cas comme celui que je viens de rappeler que toute la machine du patient est malade. Soignons tout ce que nous voyons malade. Faisons faire à notre *sujet* qui a de l'hyperchlorhydrie un traitement gastrique alcalin. Réglons-lui son régime alimentaire de façon à faire disparaître progressivement son obésité. Réglons son hygiène générale qui est celle d'un bœuf à l'étable. Faisons-lui faire l'exercice indispensable pour la combustion complète de ses déchets. Aidons-en l'évacuation par les urines et par les selles. Mais, pour Dieu, ne nous croyons pas obligés de donner un nom qui ne signifie rien à un état complexe que nous serions bien empêchés de définir.

Nous ne voyons que des symptômes. Leur observation et leur étude est profitable, mais les hypothèses faites à leur sujet n'auront de valeur que quand elles pourront être vérifiées.

Qu'importe, dira-t-on, le malade que vous nous décrivez est pour nous un type d'arthritique (je voudrais bien pouvoir faire le portrait clinique d'un homme qui ne serait pas arthritique), en quoi cela gêne-t-il le discours, que nous donnions ce nom au tempérament ainsi caractérisé?

Cela gêne le progrès de la recherche scientifique. Ainsi voyez le malade dont je parlais : l'étude microbienne montre son épiderme infecté autant qu'il peut l'être par le microbe commun à tous les pityriasis. L'odeur forte que sa peau exhale à tous les mouvements, l'odeur de ses aisselles, de ses plis intertrigineux, c'est l'odeur même de la culture microbienne qu'on en extrait, pure et innombrable. Il n'est pas possible de trouver sur la surface entière de son corps, un centimètre carré qui n'en fournisse au raclage cent exemplaires. L'épiderme corné en est farci, et dans les plis, les strates épidermiques alternent avec des couches microbiennes non interrompues.

Qu'est-ce que l'arthritisme vient faire en ceci ? Il vient empêcher l'observateur de faire cette recherche microbienne en lui faisant croire que la peau du patient s'exfolie parce qu'il a un tempérament qui le veut (ce qui sont des mots vides de sens). Si nous croyions encore que c'est Dieu qui tonne, l'idée ne pourrait pas nous venir d'étudier l'électricité atmosphérique.

Pour faire plaisir aux doctrinaires, admettons, dans le cas que nous avons choisi, que ce patient ait apporté en naissant un corps prêt à devenir chauve au cuir chevelu, emphysémateux aux poumons, pityriasique de la surface cutanée. Pourtant, quand nous aurons compris le mécanisme microbien de sa calvitie ou de son pityriasis, nous saurons mieux faire, je crois, la part exacte des causes inconnues qui peuvent aider à la genèse des états morbides qu'il présente. Car s'il existe une cause inconnue favorisant dans ce cas la pullulation microbienne épidermique, cette cause exerce son pouvoir par l'intermédiaire des excrétions cutanées. Il faut que la sueur, la graisse, ou la cellule épidermique elle-même soient devenues plus mangeables au microbe qu'elles ne le sont chez les hommes ordinaires.

Ainsi, pour autant que ce problème nous reste inconnu, au moins savons-nous quelles sont les premières inconnues qu'il faudra y déterminer si nous voulons augmenter nos connaissances sur ce point.

Pour résumer les faits de la discussion, on pourrait s'exprimer ainsi :

Dans certaines conditions pathologiques, après l'âge moyen de la vie, chez les obèses à peau grasse, on voit quelquefois les pityriasis prendre une intensité et une permanence qu'ils n'ont pas d'habitude, et l'on peut voir se produire une furfuration presque généralisée à tout le corps. Cet état de mauvaise nutrition générale du patient, dont chaque symptôme appelle un traitement particulier : réglementation d'hygiène, régime alimentaire, etc., semble influer sur la pullulation microbienne accessoire, qui partout et toujours se rencontre dans les pityriasis, et qui chez ces malades atteint un degré de développement prodigieux.

Cet état général de causes certainement complexes et très inconnu dans sa nature, semble influer sur la pullulation microbienne de la peau, en offrant au microbe, par l'intermédiaire de la sueur ou de la substance cellulaire elle-même, des matériaux utiles à sa nourriture, et favorisant sa multiplication dont le résultat est l'exfoliation de l'épiderme corné et l'exosérose à sa surface. Le type morbide que nous venons de décrire est presque toujours complexe, puisqu'il peut s'accompagner d'eczématisation intertrigineuse et d'érythrasma. Ce n'est pas seulement un pityriasis, puisque sur cette peau toutes les épidermophyties s'ensemencent côte à côte; et c'est pour cela que, voulant désigner ce complexus clinique qui s'offre souvent au médecin, je l'appelle *Furfuratio totius corporis.*

SECTION III

ÉTUDE BACTÉRIOLOGIQUE DU COCCUS POLYMORPHE DES PITYRIASIS

CHAPITRE XIII

LE COCCUS POLYMORPHE DES PITYRIASIS STÉATOÏDES

Si nous voulons comprendre la genèse des derniers cas cliniques dont la description précède, il nous faut, de toute nécessité, connaître mieux le coccus à culture grise dont l'anatomie pathologique nous a révélé la présence constante et la pullulation dans les squames et croûtes et dans le stade histologiquement vésiculeux des pityriasis stéatoïdes. Nous devons chercher à savoir ce qu'il est, quelles sont ses caractéristiques morphologiques, biologiques, culturales, de façon à le différencier des autres cocci de même famille. Nous devons enfin examiner quelle est sa fréquence à la surface de la peau humaine, saine ou malade, les différentes lésions dans lesquelles on le rencontre : rechercher quel peut être son rôle dans ces lésions et aussi quelles lésions il est possible de déterminer par son inoculation à la peau humaine. Tel sera l'objet de cette section du présent volume.

La première nécessité est de définir ce microbe de façon à permettre à chacun de le reconnaître. Or, la définition d'un microbe peut se faire de façon très différente. On peut reconnaître par exemple le pneumocoque aux résultats de son inoculation à la souris, on peut caractériser le bacille tuberculeux par ses méthodes de coloration, le bacille typhique par sa résistance à l'acide phénique, le streptocoque par sa morphologie, etc... ; ainsi toute méthode est bonne pourvu qu'elle soit *différentielle*.

Quand nous étudierons les caractères culturaux, morphologiques, biologiques et histo-chimiques du coccus à cultures grises nous verrons que sa définition est moins aisée qu'on ne le croirait sans étude. Aussi pour que chaque bactériologiste puisse être sûr de le retrouver quand il voudra je le caractériserai sans définition, en donnant simplement le moyen technique de le retrouver toujours. Ce moyen consiste à pratiquer, sur un milieu nutritif banal, l'ensemencement parcellaire des pellicules d'un pityriasis du cuir chevelu. J'ai déjà donné cette technique, mais je la rappelle.

On prépare quatre boîtes de Petri stériles contenant une mince couche de gélose-peptone glycérinée par exemple, et on stérilise, d'autre part, dans un papier, une brosse à crins durs.

Ceci fait, on choisit quelque patient à cheveux courts présentant un cas ordinaire de pityriasis, on incline sa tête au-dessus des boîtes de Petri, rapprochées l'une de l'autre, et un instant ouvertes, pendant qu'on brosse vigoureusement au-dessus d'elles, avec la brosse stérile, le cuir chevelu du patient.

Les boîtes refermées sont portées à l'étuve. En deux jours chaque parcelle pelliculaire, visible ou invisible, a donné lieu à une colonie ronde grise. Sur une seule de ces boîtes de Petri, il y aura, suivant les conditions de l'ensemencement, de cent à cinq cents colonies. Sur ce nombre on en comptera dix ou quinze plus ou moins étranges, spéciales, différentes des autres. Laissons celles-ci, toutes les autres seront semblables entre elles. Ce sont celles du coccus dont je veux parler.

Cette façon de le présenter a ceci de bon qu'elle indique d'emblée la façon dont on peut s'en procurer la culture. La suite va montrer que c'est entre tous le meilleur moyen de le désigner.

Ce coccus, « hôte habituel et parasite de la peau humaine » a été dans mon laboratoire le sujet d'une étude extrêmement fouillée et approfondie par M. le Dr A. Cedercreutz, de Helsingfors (1). On comprend que ce qui va suivre résume en partie les résultats qu'il a obtenus, bien que je laisse à chacun, dans mon laboratoire, la responsabilité des conclusions auxquelles il se croit conduit et que je puisse avoir sur quelques points des opinions un peu différentes de celles que je vois émettre.

1. Cultures. — Que l'on prenne, à la baguette de platine, une semence à dix colonies voisines pour en faire dix stries différentes sur des tubes de gélose-peptone pauvre (2), on aura le surlendemain dix cultures excessivement semblables en leurs caractères et d'après lesquelles je tracerai le tableau que voici:

La strie est devenue une colonie gris-blanchâtre, occupant toute la longueur du tracé de la baguette de platine, un peu plus large (3 millimètres) en bas qu'en haut (1millimètre 1/2), d'un gris uniforme. Cette culture a des bords finement sinueux, presque en dents de scie et souvent, tout le long de ses bords, se trouve un rang de fines colonies, en gouttelettes grises, dont beaucoup se fusionnent avec la colonie mère par les denticulations qui la bordent.

Sur un milieu, tel que la *gélose glycérinée* (4 pour 100), la

(1) A. Cedercreutz, Recherches sur un coccus polymorphe, hôte habituel et parasite de la peau humaine. *Travail du Laboratoire de la Ville de Paris à l'hôpital Saint-Louis*. Steinheil, éditeur, 1901.

(2)

Eau distillée	100 grammes.
Peptone.	1 gramme.
Gélose (agar-agar)	175 centigrammes.

culture prend un développement plus considérable. La strie devient plus large, plus épaisse. Dès le troisième jour elle exhale, si on débouche le tube de culture, une odeur nauséabonde d'acide butyrique rappelant l'odeur de la sueur fétide des pieds (*Coccus butyricus*. Sabouraud, 1896).

Sur *gélose glucosée*, la strie prend un développement encore supérieur à celui que je viens de signaler sur la gélose glycérinée. La culture garde sa même teinte, mais fait alors un relief notable sur le milieu et prend un aspect crémeux.

Sur *gélatine-peptone*, placée dans l'étuve à gélatine, la culture pousse avec une extrême lenteur et sans fournir de liquéfaction du milieu. Cette lenteur de développement tient à la basse température de l'étuve, nécessitée par le degré de fusion de la gélatine (21°).

Mais on peut observer avec plus de précision que ce microbe ne provoque pas de liquéfaction de la gélatine, en conduisant ces cultures dans l'étuve à 38°. La gélatine fond, il est vrai, mais le coccus s'y développe alors comme en un bouillon, avec une extrême rapidité, il y fait un trouble épais en quelques jours et si on abandonne la culture à la température extérieure, après ce temps, on retrouve, le lendemain, le milieu recoagulé ; donc la culture, même abondante, de *ce microbe ne liquéfie pas la gélatine.*

Le *bouillon peptone* ensemencé avec une trace d'une culture antérieure se trouble, en quelques heures. Après plusieurs jours, le dépôt épais et dense tombe au fond du vase, et à la longue le liquide, foncé de couleur, se clarifie.

La *pomme de terre* est pour ce microbe un mauvais milieu de culture. Ensemencé en abondance, il y fait une traînée grise, mince, souvent peu distincte.

Dans *le lait*, une trace de culture ensemencée n'amène, dans un laps de temps de dix jours, ni coagulation, ni transformation visible.

On peut inventer, pour ce microbe, tout milieu nutritif que l'on voudra, il pousse dans les plus différents, dès lors qu'on évite une alcalinité exagérée ou une acidité excessive, et qu'il y entre une trace d'azote albuminoïde, c'est-à-dire dès lors que ce milieu contient une part d'être ayant vécu, végétal ou animal. C'est donc l'un des microbes les moins difficiles et dont la culture est le plus aisée.

Aux caractères culturaux que je viens de résumer, il semblera bien qu'ils désignent très clairement l'espèce microbienne dont je parle, et qu'il soit impossible désormais de la rencontrer sans la reconnaître.

2. Morphologie. — Poursuivons cependant la description de ses caractères particuliers et étudions sa morphologie. Pour

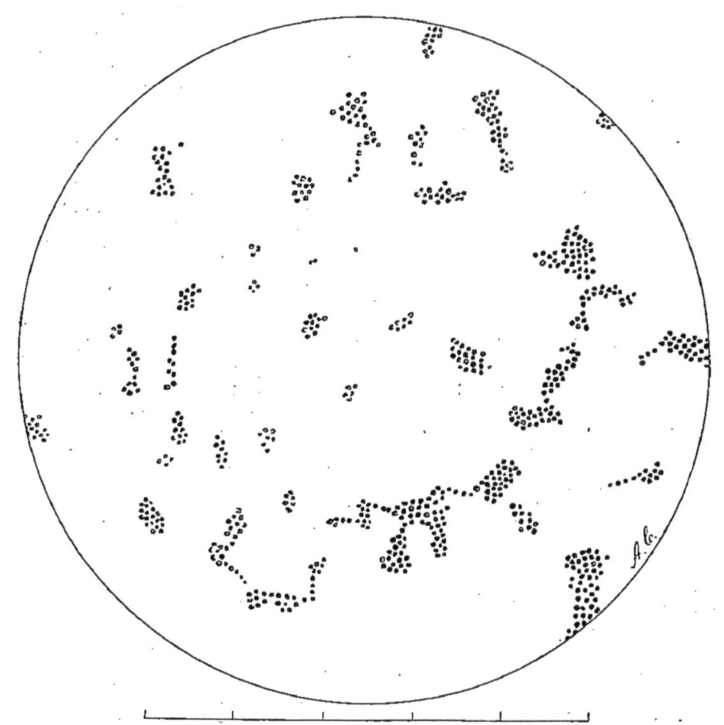

Fig. 65. — Le coccus polymorphe des pityriasis. (Échelle au 1/100 de millimètre) [1].

cela, il faut se servir de réactifs colorants qui peuvent, eux aussi, aider à déterminer la spécificité d'un microbe. Voyons ce que sont les réactions colorantes de celui-ci.

[1] Les fig. 65-71 ont été *relevées à la chambre claire et dessinées* par M. le Dr A. Cedercreutz. Le relevé a été fait à un grossissement triple de celui-ci; et ensuite le dessin a été photographiquement réduit des 2/3, ce qui assure à ces reproductions un grand caractère de véracité.

Tous les colorants usuels d'aniline le teignent, même les colorants de pouvoir tinctorial faible comme l'hématéine. Il est teint aussi bien par les colorants acides tels que l'éosine, la fuchsine, que par les colorants basiques, par toute la série des bleus de méthylène, des violets, etc. Coloré par le violet gentiane aniliné d'Erlich, il supporte, sans se décolorer, l'action de la liqueur *iodo-iodurée de Gram*. Il a donc les réactions histo-chimiques de tous les staphylocoques et ne présente aucune réaction spécifique qui puisse l'en différencier.

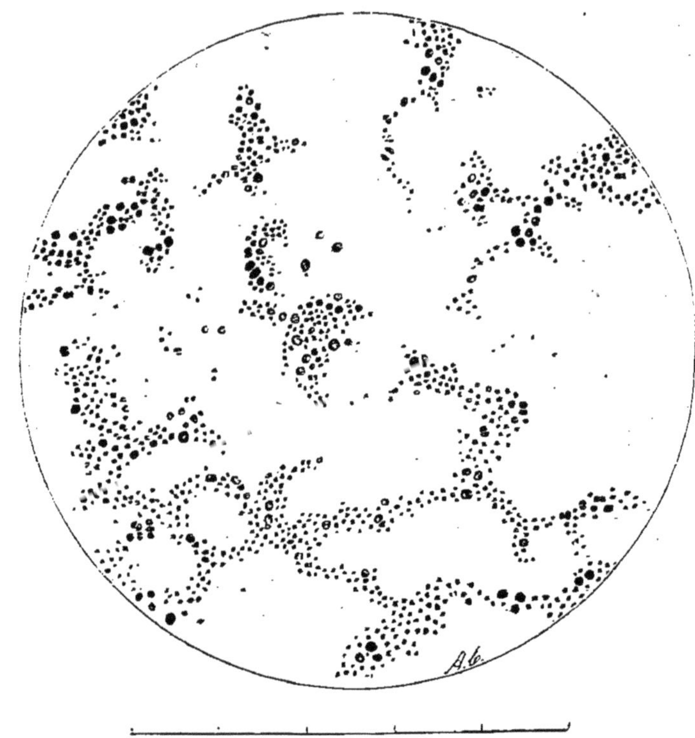

Fig. 66. — Le coccus polymorphe des pityriasis. (Échelle au 1/100 de millimètre.)

On a beaucoup insisté en ces derniers temps sur les colorations spéciales qui permettent de teindre, non seulement les cocci, mais leur enveloppe glaireuse invisible. On sait, en effet, que tous les microbes ont une gangue glaireuse plus ou moins distincte, épaisse et facilement colorable. Unna a cru que l'on pouvait distinguer les familles des staphylocoques entre elles par cette gangue, qui, suivant l'espèce staphylococcique, contiendrait les microbes par groupe de deux, de quatre, de six, de huit, ou au contraire par unités.

Ainsi les cocci tétraclimactériques[1] seraient contenus, qua-

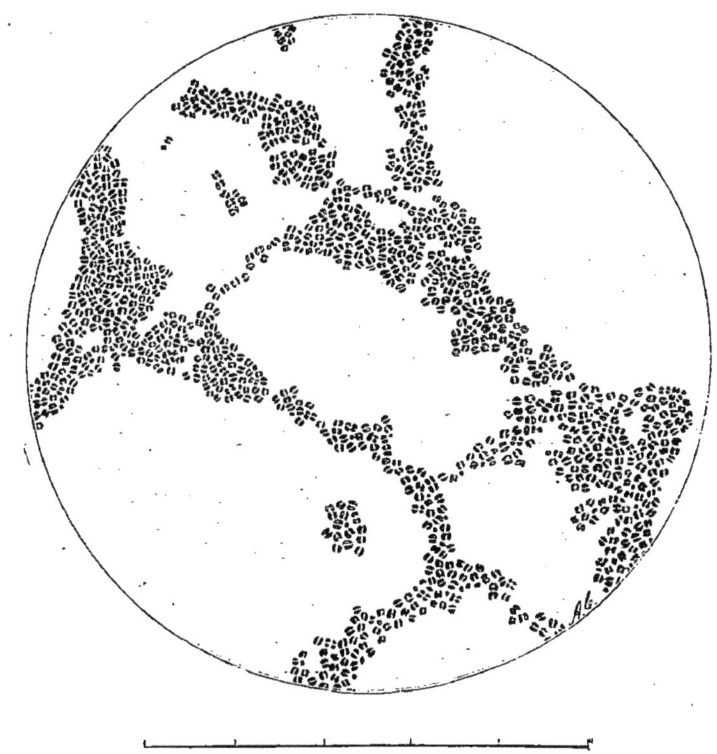

Fig. 67. — Le coccus polymorphe des pityriasis. (Échelle au 1/100 de millimètre.)

tre par quatre, dans une gangue commune, comme dans un péricarpe contenant quatre graines. Mais les recherches de Cedercreutz et les miennes propres n'ont aucunement confirmé cette manière de voir. Les groupes de cocci ne sont nullement définis par leur nombre dans une commune enveloppe. Et ce nombre est extrêmement variable, toujours, pour un coccus, lors même qu'il provient de la même culture. Et d'ailleurs, comme leur enveloppe glaireuse, quand les unités

(1) De χλιμακτηρ, échelon.

microbiennes se rapprochent, se confond, il est impossible de se baser sur un caractère qui est variable et qui ne saurait souvent être reconnu, même s'il existait.

Unna, lui-même, en disant que ces caractères ne pouvaient être reconnus que sur des cultures de quelques heures,

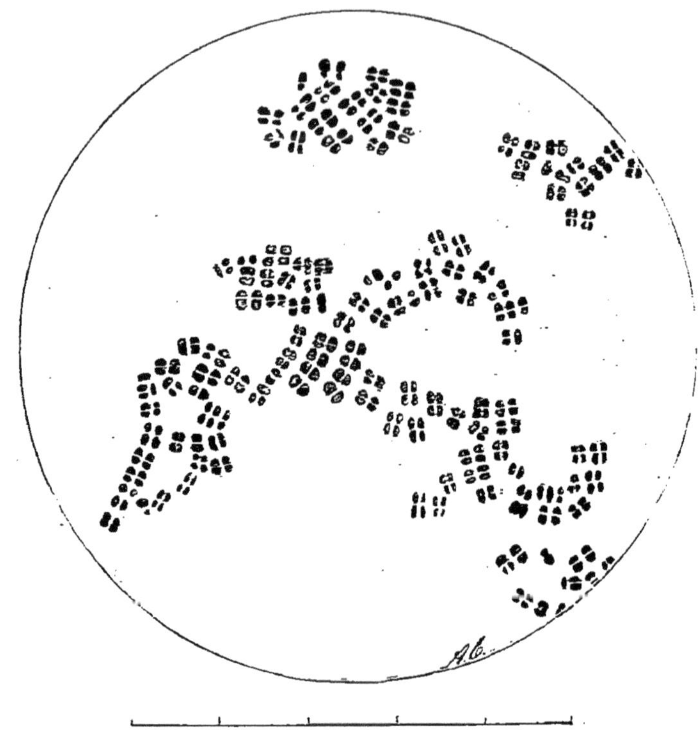

FIG. 68. — Le coccus polymorphe des pityriasis. (Échelle au 1/100 de millimètre.)

ensemencées ensemble, etc., montre bien la fugacité qu'il reconnaissait lui-même à ces groupements. A mon avis, ces caractères sont encore plus fugaces et encore plus quelconques que Unna ne l'a cru.

Ceci dit, examinons quels sont les caractères morphologiques de ce coccus.

Je crois fermement et sans risquer d'être démenti que jamais une étude d'un coccus quelconque n'a été poursuivie aussi longtemps et aussi loin que celle du coccus que nous étudions ne l'a été par Cedercreutz.

Or, nous allons le voir, ce coccus est extrêmement polymorphe, on pourrait donc d'autant mieux faire de ce polymorphisme un des caractères spécifiques de ce microbe que nul ouvrage d'ensemble ne souligne et ne figure aussi précisé-

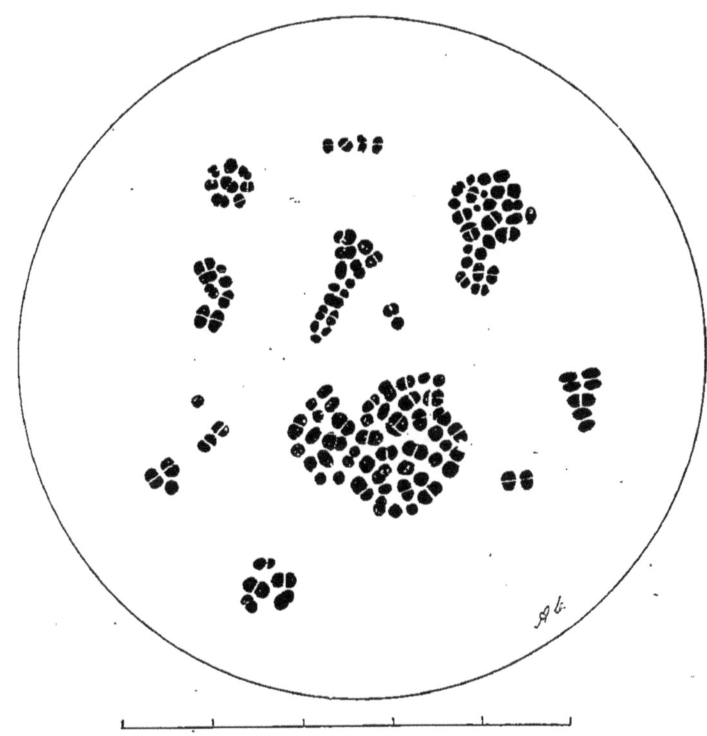

FIG. 69. — Le coccus polymorphe des pityriasis. (Échelle au 1/100 de millimètre.)

ment le polymorphisme d'aucune espèce de cocci. Mais ne nous hâtons pas trop de conclure.

Voici trois préparations (fig. 65, 66, 67), elles sont toutes faites avec des cultures de ce même microbe, sur le même milieu (gélose ordinaire) après le même temps d'étuve (vingt-quatre heures).

L'une se rapproche particulièrement des préparations données comme typiques des staphylocoques en général (fig. 65).

La seconde montre des grains gros et d'autres petits, en somme fort disparates au premier coup d'œil.

Quant à la troisième (fig. 67), elle représenterait, pour tout bactériologiste non prévenu un type net non de staphylocoque mais de tétragène.

Changez la nature du milieu de culture, l'âge de la culture, vous changerez la forme du microbe. Le voici transformé en

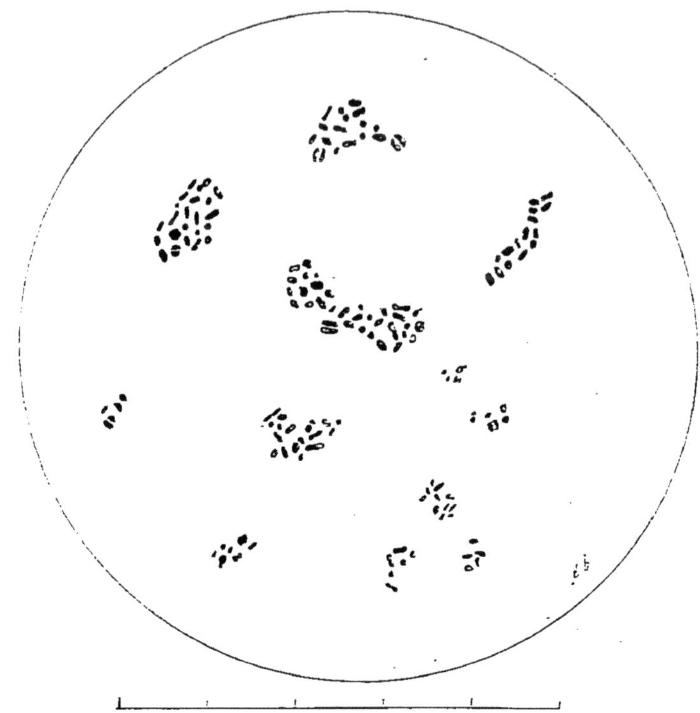

Fig. 70. — Le coccus polymorphe des pityriasis. (Échelle au 1/100 de millimètre.)

un énorme tétragène sur gélose glucosée (fig. 68) après quarante-huit heures d'étuve.

Après cinq jours, sur pomme de terre, il pourra fournir des diplocoques gros et difformes (fig. 69). Après huit jours, sur gélose-lait, des formes de toutes dimensions et de toute morphologie dont plusieurs nettement bacillaires (fig. 70).

L'âge aussi influe sur les formes que donne à ce coccus un même milieu chimique. Ainsi voit-on (fig. 71), lorsque la plupart des unités microbiennes sont mortes et ne prennent pour ainsi dire plus avec élection la matière colorante, sur une culture vieille de vingt jours en gélose ordinaire, quelques diplocoques monstrueux garder l'élection colorante caractéristique des protoplasmas vivants. Ce sont des formes de résistance et d'involution survivant à la mort des autres.

L'origine même d'une culture n'est pas négligeable, en ce qui concerne la morphologie de ses éléments. Une culture sur pomme de terre, une autre sur lait, une autre sur gélose glucosée, issues toutes trois d'un même germe, toutes trois repor-

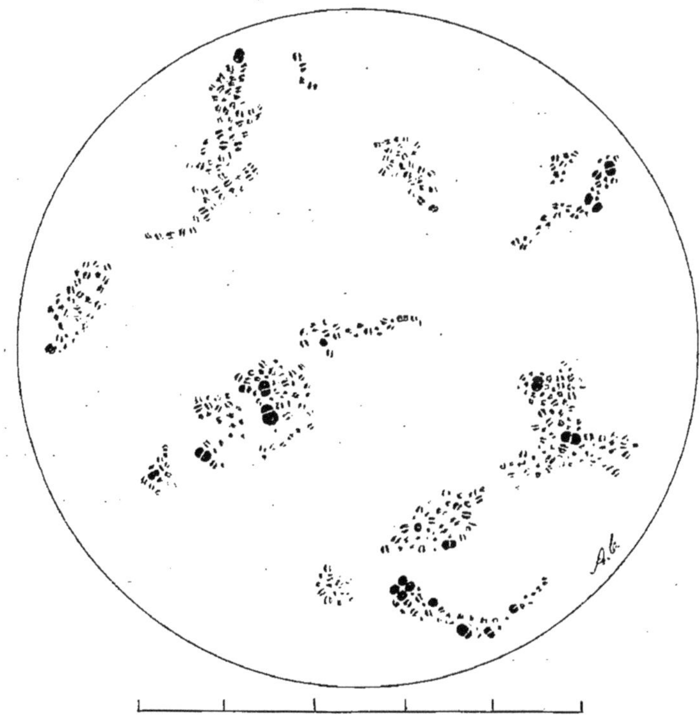

Fig. 71. — Le coccus polymorphe des pityriasis.
(Échelle au 1/100 de millimètre.)

tées ensemble sur gélose ordinaire, ne fourniront pas des cultures filles identiques, témoin les trois premières figures morphologiques données plus haut.

Ainsi voilà un coccus qu'on peut alternativement prendre pour un staphylocoque et pour un tétragène, qui dans la même culture sur gélose présentera des unités de diamètre variable du simple au double et au quadruple, qui sera successivement monocoque, diplocoque, en tétrades, etc.

Donc si sa qualité de coccus, désignant sa forme habituelle

ronde, peut lui être conservée, le seul qualificatif qui soit représentatif de ses formes est le qualificatif de « polymorphe » que lui a donné Cedercreutz.

Si les autres cocci gardaient par contre dans leurs cultures une morphologie qui soit à peu près constante, ce serait là, il faut en convenir, des caractères d'une spécificité peu discutable.

Car si nous résumons en une seule figure les diverses formes qu'on peut relever de ce coccus, nous trouvons d'abord des formes rondes variant entre 8/10e de μ et 7 μ ; des formes pseudo-bacillaires de 2 à 9 μ de long avec des variantes en forme d'haltères ; des formes ovales de 4 à 9 μ, d'un ovale régulier ou étranglées en leur milieu, des formes diverses en gourde, des formes diplococciques avec deux cocci égaux ou deux moitiés inégales en biscuits, en meringues, en double timbre, variant du simple au quadruple.

Enfin, ces éléments se divisant suivant leurs deux diamètres pour donner lieu à une tétrade, on peut voir la division suivant

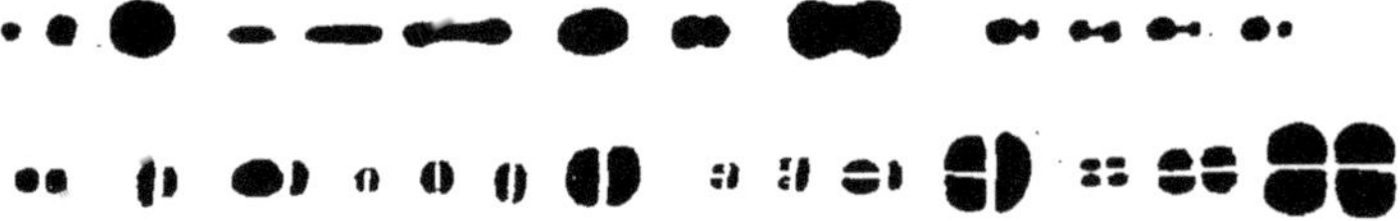

FIG. 72.

une direction rester incomplète et le coccus primitif n'avoir donné lieu qu'à trois éléments, deux petits et un gros resté indivis.

La figure ci-jointe (fig. 72) de Cedercreutz résume et met en relief toutes ces dissemblances, à un énorme grossissement, mais en gardant aux diverses formes leurs caractères et leurs dimensions relatives.

5° DISCUSSION DE LA SPÉCIFICITÉ DU COCCUS POLYMORPHE. — En regard des caractères que nous venons de présenter et qui sembleraient, à première vue, mettre hors de doute la spécificité de ce microbe, résumons maintenant les raisons qui font au contraire que toute affirmation de sa spécificité doive être réservée quant à présent.

Les caractères que nous avons donné des cultures du

« coccus polymorphe » sont dans la pratique parfaitement suffisants à le faire reconnaître quand, on connaît d'autre part sa provenance. Ils sont même, on peut le dire, assez constants. Mais si l'on fait varier les conditions de leur développement, soit comme milieux chimiques de culture, soit comme durée d'existence sur le même milieu, soit comme milieu d'origine et de passage, si l'on attend dans une culture l'apparition de ses formes de dégénérescence et de sénilité pour les réensemencer, si l'on fait varier la teneur acide ou alcaline du milieu, la température de l'étuve, etc., on arrivera à faire jouer peu à peu tous les caractères normaux, habituels, que j'ai donnés tout à l'heure à ces cultures, à ce point que aucun d'entre eux ne pourra plus être considéré comme permanent.

Prenons par exemple sa couleur grise très habituelle, très caractéristique, pratiquement et facilement reconnaissable à qui l'a bien vue. Des passages successifs sur gélose-urine la feront peu à peu virer au roux et au jaune. Si surtout on attend, sur une culture mère laissée dans l'étuve pour y vieillir, l'apparition des boutons ou tubercules de sénilité qui naissent souvent sur les vieilles cultures microbiennes (que tous les bactériologistes ont vus et connaissent sans les avoir jamais bien étudiés du reste pour aucune culture microbienne), ces boutons qui sont blanc crayeux, jaunes ou roussâtres, donneront souvent naissance à des cultures profondément dissemblables de la culture mère primitive dont elles sont issues.

A la vérité, ces cultures diverses obtenues par sélection, comme d'une race de chiens on en obtient une autre, disparaissent promptement et reviennent à leur couleur grise primitive, au moins d'ordinaire, après un nombre suffisant de réensemencements. Pourtant, si l'on songe que les cultures de staphylocoque doré perdent en deux générations leur coloration spéciale sur gélose glycérinée et qu'alors il faut la plus grande attention pour les distinguer de celles du coccus dont je parle, et qu'en somme pour le coccus doré comme pour ce coccus gris on peut arriver sans peine à des cultures de même teinte, indifférenciables à qui ne sait leur origine, on arrive à penser qu'un caractère tel que la teinte, et aussi facile à muer artificiellement, pourrait bien ne pas être un moyen de différenciation suffisant.

Après des expériences de ce genre on se convaincra bien plus aisément des ressemblances des staphylocoques entre eux que de leurs dissemblances.

Évidemment, sur gélose glycérinée, l'odeur butyrique des cultures du coccus polymorphe est d'une fétidité très reconnaissable, mais tous les cocci peuvent fournir de l'acide butyrique dans leur culture et une différence du plus au moins n'est pas spécifique.

La liquéfaction de la gélatine semble d'abord une réaction chimique très différentielle. Mais quand on cultive tous les échantillons de cocci à culture jaune que l'on peut extraire de lésions cutanées, on arrive aisément à en trouver dont le pouvoir de liquéfaction est presque nul. Et de même celui du coccus polymorphe n'est pas tout à fait nul, puisque après vingt jours on trouve certains tubes de gélatine cultivés à 38° qui ne se solidifient plus.

Et on ne peut pas essayer de prendre ce caractère comme critérium absolu, on ne peut pas dire que le coccus qui liquéfie la gélatine est une espèce et que celui qui ne la liquéfie presque pas en est une autre. Car entre ces deux types on pourra en placer qui la liquéfient plus ou moins et il faudrait donc admettre autant d'espèces qu'on pourrait trouver sur ce point de différences, alors que par tous autres moyens ces prétendues espèces seraient indifférenciables entre elles. Et d'ailleurs, raison péremptoire, ces différences s'observent aisément *entre cultures filles d'une même souche*.

Tous les cocci meurent à 60° après cinq minutes de chauffage. Ce n'est là encore qu'un moyen de les identifier entre eux, non d'en distinguer des espèces. Leur durée de vie dans leurs cultures ne peut être alignée en compte, car, pour le même microbe, la durée de vie est différente sur divers milieux. Lorsque j'ai particulièrement étudié ce microbe, en 1896, pour trouver un moyen d'en épurer les cultures premières du microbacille qu'il infeste généralement, j'avais observé que *sur milieu glycériné acide* sa mort survenait en vingt-six ou vingthuit jours. Cedercreutz, lui, a trouvé sur gélose ordinaire une survie habituelle, fréquente, de quarante à soixante jours et inversement, sur gélose glucosée, une mort rapide en douze jours.

Ce n'est pas encore là un moyen de différenciation valable entre deux espèces de cocci, d'autant plus que des variations s'observent dans le même sens, et presque exactement similaires avec les cultures de staphylocoques dorés.

Si, après ces considérations, nous envisageons les caractères morphologiques comme moyens de différenciation entre les cocci, nous songerons d'abord que de tous les moyens qu'ont employés les bactériologistes pour constituer un état civil à leurs microbes, c'est sûrement le plus sujet à caution.

On connaît des bacilles qui deviennent spirillaires (Metchnikoff), des bacilles qui deviennent arborescents (Hueppe), des cocco-bacilles de formes absolument quelconques, et quant aux formes variables que Cedercreutz a si parfaitement étudiées sur le coccus polymorphe et avec une si minutieuse patience, nous savons qu'il en existe de similaires dans les vieilles cultures de staphylocoques dorés, de tétragènes, etc.

Cedercreutz a rappelé, dans un tableau intéressant, les caractères différentiels entre les tétragènes et les staphylocoques. Il est aisé de voir que ces caractères sont bien loin d'être d'une précision suffisante. Et l'idée qui vient, après la lecture de Cedercreutz, c'est qu'un travail similaire au sien, fait sur le staphylocoque doré et sur les tétragènes, conclurait infailliblement sinon à une identité de tous entre eux, tout au moins à cette affirmation que nous sommes dans l'impossibilité de différencier scientifiquement les diverses espèces de cocci. Les seuls caractères qu'on ait ordinairement considérés comme absolus, tels que les réactions chimiques colorantes, sont d'un absolu encore un peu relatif. Et, en tous cas, la réaction de Gram laisse colorés tous les cocci uniformément. Ces méthodes appuieraient plutôt l'unité que la pluralité des staphylocoques, comme toutes les méthodes précitées.

Il y aurait encore à essayer de différencier les staphylocoques entre eux par la chimie biologique; mais l'exemple des réactions du bacille d'Eberth et des bacilles eberthiformes n'est pas pour encourager celui qui voudrait suivre cette voie. La difficulté seule d'une bonne observation est grande en ces matières. Songeons que, si au lieu d'ensemencer le coccus polymorphe dans le lait avec une baguette de platine, on l'ensemence à la pipette, par gouttes, on aura presque sûrement une coagulation du lait provoquée par l'acidité de la matière d'ensemencement, alors que la culture dans le lait ne provoque pas ordinairement de coagulation, même en 25 jours. Il est infiniment probable qu'en ces matières les réactions des divers cocci doivent être similaires et très peu différenciables.

Tant d'expériences n'amènent de certitude et même de probabilités nettes qu'en petit nombre, et ces probabilités, dont la somme ne fera pas une certitude, ne jugent point la question.

Beaucoup de ceux qui ne connaissent les microbes que par les livres, se doutent-ils qu'il soit si difficile de déterminer avec certitude leur identité ou leur spécificité différente ?

Ainsi le remarquable travail de Cedercreutz concernant le coccus dont nous parlons ici, ce travail qui devait établir pour ce microbe ses caractéristiques absolues et différentielles, n'est parvenu qu'à prouver que nous ne pouvions établir ces caractéristiques et que nous n'avions, pour le moment, aucun moyen sûr d'établir l'identité d'un microbe du genre coccus.

Nous venons de montrer les variations morphologiques par lesquelles ce coccus peut passer, suivant l'âge des cultures, suivant leur structure chimique, suivant même l'origine de la semence primitive qui leur a donné lieu, et les qualités qu'elle avait acquises par hérédité. Il existe semblablement de nombreuses variétés dans les caractères objectifs, macroscopiques de ces cultures, non seulement suivant les vicissitudes accidentelles ou volontaires par lesquelles ladite semence a passé : chauffage, dessiccation, etc. ; mais suivant que la culture a été ensemencée avec peu ou beaucoup de matière, et même pour des raisons impossibles à dire ; des cultures sur même milieu et provenant d'une même semence peuvent donner lieu à des cultures en strie de nuances un peu diverses, blanches, grises, jaune-brunâtres, non seulement sur deux cultures en tubes différents, mais sur la même strie d'un même tube et par des transitions insensibles.

Cette variabilité dans la couleur, la structure, dans la consistance même des colonies, consistance qui, suivant l'âge et le milieu, peut être molle, visqueuse ou sèche, la variabilité dans le pouvoir de liquéfaction de la gélatine ou de coagulation du lait, telles sont les conditions qui empêchent d'enfermer cette espèce microbienne dans une définition serrée, précise et différentielle.

Les procédés de coloration ne peuvent pas davantage nous servir ici, puisqu'ils sont identiques pour tous les cocci. On ne peut chercher des différences en ce qui concerne la vie sans air, tous les staphylocoques étant des aérobies stricts. Le coccus du pityriasis n'a pas de mobilité propre, autre que celle du mouvement brownien. Enfin, le pouvoir pathogène, on le sait, ne peut jamais servir à l'établissement des caractères d'une espèce microbienne, puisqu'il est variable pour toutes. Dans ces conditions, on comprend que toutes conclusions sur ce sujet puissent être posées sous une forme interrogative :

Le staphylocoque à culture grise est-il une espèce différente du staphylocoque doré? Et même y a-t-il plusieurs espèces de cocci?

Celles que l'on s'efforce de différencier sont-elles des espèces, ou des races, ou des variétés?

Sur quel caractère pourrait-on se baser pour cette différenciation?

Y a-t-il des staphylocoques et des tétragènes, ou bien les uns peuvent-ils fournir la forme des autres, et réciproquement?

Un ironiste pourrait même, dans ces conditions, se demander comment on peut être sûr de toujours étudier le même microbe, puisqu'il n'existe point de moyen absolu pour affirmer son identité....

Toute vérité humaine est contingente. C'est là le premier principe à connaître pour un chercheur. Il y a longtemps que Darwin a montré qu'il n'y a pas dans la nature une séparation absolue entre les espèces ; celle que nous y voyons, c'est nous qui la mettons entre elles.

La recherche de l'absolu est folle en soi, puisque, s'il y a un absolu, il a fait notre cervelle limitée. Il y a donc une vérité absolue, intangible, et une vérité incomplète et pratique. Pour établir celle-ci, la seule à laquelle nous puissions prétendre, il faut, après avoir étudié les faits de notre mieux, les catégoriser en cherchant la règle et non pas l'exception, en donnant comme croyables ceux qui ne sont que les mieux prouvés, et surtout en n'érigeant pas l'exception sur le même pied que la règle.

Voici un coccus dont la culture première, en partant du pityriasis, est invariablement grise sur gélose ordinaire. Peu nous importe qu'avec des artifices on puisse en obtenir des cultures brunes ou jaunes. La règle, c'est qu'elle soit grise.

Inversement, si l'on pratique la culture de l'acné nécrotique, la culture obtenue sera dorée. Ici encore, on peut faire que cette culture dorée devienne blanche ou grise, mais la règle est qu'elle soit dorée.

Gardons quand même le souvenir de ces mutations exceptionnelles, mais possibles, afin de ne point prendre au sérieux les différenciations innombrables que la fantaisie voudrait faire à l'infini entre les moindres variétés de la même espèce, mais que cela ne nous empêche pas d'admettre comme distincts les staphylocoques dorés et gris.

Je prends un exemple : on fait des métis de chien et de loup, de chien et de renard, de chevaux et d'ânes ; cela n'empêche pas les espèces chien, loup, renard, chevaux et ânes, d'être des espèces pour tout le monde, et les discussions à ce sujet d'être purement spéculatives. La discussion, sur ce point, n'a de raison d'être que dans les études théoriques très hautes et très larges, sur l'Espèce en général. Nous ne voulons point écrire d'autres « Considérations sur l'incertitude de la définition des espèces dans la famille des cocci ».

Pour nous, qui nous plaçons ici non pas au point de vue spéculatif, mais au point de vue de la pratique quotidienne, nous sommes forcés de croire à la spécificité du coccus du pityriasis, parce que jamais la culture qu'on en obtiendra ne sera dorée sans artifice et qu'elle sera toujours grise. Nous verrons inversement, que, quand une maladie due au staphylocoque doré, l'impétigo pustuleux de Bockhart, détermine un état pityriasiforme spécial, cette furfuration, consécutive à une dermite à staphylocoque doré, donnera un pityriasis à staphylocoque doré, ce qui confirme la dualité pratique, sinon essentielle, des deux types de staphylocoque.

La question n'est pas pour nous de savoir si ces deux staphylocoques sont nés originellement d'un individu unique. Leur différenciation est peut-être encore incomplète ; admettons que l'on puisse faire l'un avec l'autre artificiellement ; mais, dans le cas du pityriasis, leur différenciation est assez effectuée pour correspondre à des types cliniques différents, dans lesquels les caractères de l'espèce microbienne, que l'on devra rencontrer, peuvent être prévus à l'avance par le clinicien. Et cela doit nous suffire, puisque nous ne pouvons certifier plus.

CHAPITRE XIV

CE QU'EST LA FLORE DITE NORMALE DE LA PEAU HUMAINE

On voit que les problèmes posés au sujet du coccus à culture grise ne sont ni complètement résolus, ni très faciles à résoudre.

Mais il existe des questions bien autrement plus sérieuses au sujet de ce coccus. Elles concernent la part qu'il faut lui attribuer dans ce qu'on a coutume d'appeler la flore bactérienne *normale* de la peau. Pour en discuter il faut la connaître et ceci m'oblige d'ouvrir une parenthèse :

Comme en toutes matières peu étudiées, il règne en celles-ci nombre d'erreurs consacrées, courantes, apportées on ne sait par qui, mais dont la valeur, parce qu'on ne l'a jamais discutée, est devenue axiomatique.

Ainsi croit-on, en général, que la surface de la peau normale est très microbienne. Beaucoup de dermatologistes et même des dermatologistes éclairés se figurent qu'il serait impossible de poser une pointe de crayon sur une peau saine sans toucher un microbe... etc.... Ceci est de la pure fantaisie, en contradiction avec les faits. *A la surface de la peau saine les microbes sont rares.*

D'abord une distinction première est à établir, absolument nécessaire, entre ce que j'appellerai la *graine* microbienne et la *colonie* microbienne. Les graines microbiennes, les unités isolées à la surface de la peau sont assez fréquentes, mais les colonies microbiennes, les pelotons, les agglomérats microbiens se reproduisant et multipliant à la surface de la peau, cela n'existe pas, n'existe *jamais, excepté en des lésions cutanées visibles.*

Sur ces deux faits nous avons deux témoignages, l'un et l'autre absolus. Que l'on fasse une biopsie de peau saine et normale ayant par exemple 5 millimètres carrés de surface épidermique : on pourra très bien, dans toute la série des 100 ou 200 coupes microtomiques que l'on en fera, ne pas rencontrer *une seule unité* microbienne. Quand on examine 200 coupes semblables sans rencontrer même un coccus, on a raison de penser qu'une telle peau est infiniment peu microbienne.

Et quand on rencontre quelques cocci erratiques, où les trouve-t-on? On les trouve à l'orifice d'un follicule, disséminés, un, deux, ou trois, sans constituer un groupe actif en reproduction, mais seulement quelques graines éparses.

Jamais on n'en rencontre dans l'épaisseur de l'épiderme, jamais, non plus, dans la hauteur d'un follicule pilaire sain. On en trouve, je le répète, quelques unités disséminées, chacune solitaire à la surface de la lame cornée. Dans une biopsie, il n'est pas rare de rencontrer soit au cuir chevelu soit sur la peau saine, des séries de follicules pilaires, dont l'entonnoir orificiel même demeure stérile et ne montre aucun microbe.

Une autre série d'expériences vient corroborer celles-là : on peut, vingt fois de suite, toucher une peau saine avec la baguette de platine et ensemencer ensuite avec elle des tubes de culture sans obtenir *une colonie.*

Les idées fausses, sur ce point, nous sont venues des chirurgiens : les mains, la face palmaire des mains et la pulpe des doigts est souvent microbienne, et très microbienne. Il n'y a pour s'en convaincre qu'à appuyer les cinq pulpes digitales sur une boîte de Petri. Mais ce n'est pas parce que la peau des mains est spontanément infectée, c'est parce qu'elle est incessamment salie. Au contraire, la peau des régions qui échappent aux contacts avec l'extérieur est normalement et sans lavages beaucoup plus propre et moins microbienne.

Évidemment, si, sur une surface de dix centimètres, l'on racle la peau humaine pour ensemencer les déchets de l'épiderme corné que l'on aura prélevés, on obtiendra d'assez nombreuses colonies, sur les milieux de culture ensemencés avec eux, mais c'est parce qu'on aura condensé en un tas, des parcelles réparties sur une grande surface.

Il est, du reste, un moyen d'apprécier le nombre relatif des germes que contient une lamelle cornée. C'est de la promener à la surface d'un tube de culture, en frictionnant attentivement toutes ses faces sur le milieu de culture.

Avec une squame de peau normale, artificiellement produite et prélevée par grattage, on n'aura souvent aucune culture, ou bien une, deux, trois et, dans des cas rares, quatre colonies isolées, issues chacune d'une graine. Ainsi cette squame était stérile ou bien elle contenait une, deux, trois, ou quatre graines. Mais si la squame provient d'un pityriasis du cuir chevelu à squames grasses, plusieurs tubes de culture successifs, ensemencés à la file, avec une même squame, seront intégralement recouverts, sur toute leur surface, de colonies contiguës.

D'emblée, l'esprit comprend : qu'entre le nombre des semences apportées en chacune de ces deux expériences il y a une différence absolue; qu'il n'y a aucune comparaison à faire entre les deux épidermes expérimentés, quant à la vie microbienne à leur surface, pas plus qu'entre la flore d'un jardin et celle d'un désert.

Un autre mode de culture encore fournit des résultats identiques. C'est le brossage de la peau avec une brosse stérile au-dessus d'une large surface de milieu nutritif stérile (boîte de Petri), un instant découverte. Or, cette expérience, bien que laissant les surfaces nutritives exposées une seconde aux poussières atmosphériques, montre, par le nombre infime des colonies microbiennes obtenues, le nombre infime des germes que le brossage de la peau saine a pu prélever sur elle.

Ainsi tous les moyens d'expérimentation s'accordent entre eux pour démontrer les deux principes suivants qui demandaient à être précisés d'abord :

I. *La peau normale est excessivement moins microbienne qu'on ne le suppose généralement.*

II. *A la surface de la peau saine on ne trouve jamais de pelotons microbiens indiquant que la multiplication de leurs unités microbiennes s'est effectuée* in situ. *Les microbes que l'on rencontre à la surface de la peau saine y sont répartis par graines isolées, vivantes* (la culture le prouve) *mais inertes* (puisqu'elles demeurent à l'état de graines sans se multiplier).

Un autre fait digne de remarque c'est que sur 100 microbes isolés, trouvés dans les entonnoirs folliculaires de la peau saine, on peut dire globalement que 95 sont des cocci, que rien ne distingue des staphylocoques de toutes provenances, ni comme forme, dimension, ni comme réaction aux colorants usuels de laboratoire. Ainsi ajoutons-nous aux deux propositions précédentes, une troisième que voici :

III. *Les microbes que l'on trouve à la surface de la peau normale, par unités rares et dispersées, sont pour l'immense majorité des cocci d'aspect banal.*

Et quand on pratique la culture des squames prélevées par raclage sur la peau saine comme nous l'avons dit plus haut, les colonies obtenues sont ordinairement fort semblables entre elles ; ce sont des colonies du coccus à cultures grises que nous connaissons. A la vérité, entre ses colonies, on observe quelquefois une culture inattendue, de *penicillum*, une culture de levure rose, jaune serin, ou brune, ou encore une culture bacillaire. Mais ce sont là des exceptions, ce qui nous permet d'ajouter aux trois propositions précédentes la quatrième que voici :

IV. *Les cocci que l'on rencontre le plus fréquemment à la surface de la peau normale sont de culture trop fréquente et trop fré-*

quemment identique pour qu'on ne les considère pas comme des hôtes habituels de la peau humaine (Cedercreutz), tandis qu'on trouve, mais en unités rares et dissemblables, des espèces microbiennes ou mycosiques variées qui ne semblent être là où on les rencontre que par accident.

Ainsi donc la peau humaine est peu microbienne. Elle présente, de-ci, de-là, quelque graine de champignon ou de bactérie tombée là, où on la rencontre, au hasard d'un courant d'air ou d'un contact. Et le hasard qui préside à cette distribution fait que les espèces ainsi apportées sur la peau humaine sont aussi diverses qu'elles sont rares. Leur hétérogénéité montre bien qu'elles n'ont aucune particulière raison de se rencontrer où on les trouve.

Il n'en est pas ainsi pour un certain coccus ou des cocci d'espèce voisine, qui se rencontrent très fréquents et très fréquemment les mêmes, en sorte qu'on peut conjecturer qu'ils ne sont pas là par hasard, et qu'ils pourraient bien constituer seuls cette flore normale de la peau humaine que si peu de dermatologistes ont étudiée systématiquement.

Mais laissons cela et regardons ce que devient la flore bactérienne des déchets pathologiques de la peau humaine. Voici, survenue chez un obèse à peau fragile, ou un diabétique, cette inflammation épidermique des plis de l'aine et des aisselles que l'on appelle l'*intertrigo*. Ou bien voici une gourme d'enfant, qui couvre un petit visage de croûtes saillantes jaunes; ou bien encore voici un cuir chevelu rempli de pellicules : qu'allons-nous trouver comme flore microbienne dans ces déchets? Nous allons y trouver une flore microbienne prodigieusement féconde, et d'une exubérance de développement qui confond l'esprit.

Ainsi une squame d'intertrigo pourra être recouverte d'une litière microbienne continue, formée de milliers d'unités côte à côte. La croûte de l'impétigo de l'enfant montrera des agglomérations mûriformes de cocci, faisant un banc ininterrompu disposé horizontalement dans la croûte comme une stratification géologique (fig. 41 *bis*). Enfin la squame du pityriasis stéatoïde montrera ce que nous savons pour l'avoir déjà vu (fig. 41).

Ainsi en arrivons-nous à une cinquième proposition très remarquable à ajouter aux précédentes :

V. *Inversement à l'état presque amicrobien de la peau saine, les déchets pathologiques de la peau : squames, croûtelles croûtes, etc., sont en général prodigieusement microbiens. Et les microbes ne s'y rencontrent pas par unités isolées, mais par pelotons indiquant chacun, qu'un nombre considérable de germes sont nés sur place d'un germe unique.*

Et aux exemples qui précèdent, j'ajouterai, comme témoin déjà connu, le cylindre de la séborrhée grasse que j'ai étudié dans le volume précédent [1].

Mais la peau normale au voisinage d'une lésion microbienne ne peut plus garder sa pureté relative. Cela est logique et l'événement le confirme. Cet épiderme qui ne contenait qu'à des intervalles distants des graines microbiennes isolées, va recevoir par frottement, contact et dissémination mécanique, une multitude de germes, issus de la région voisine, où, dans une lésion active, fleurissent des espèces microbiennes multipliées. L'*asepsie spontanée*, toujours relative, mais réelle, *de la peau saine tient à son intégrité*. Cette intégrité perdue en un point, la peau devient septique sur une surface immense autour du point contaminé.

Voici une expérience facile à répéter à ce propos et tout à fait convaincante. J'ai montré en 1892 (et Besançon et Griffon, en 1897, l'ont démontré de nouveau et plus parfaitement) que lorsqu'une lésion est faite ou habitée par le streptocoque, la culture en pipette dans du bouillon ou du sérum-bouillon mettait ce microbe en évidence avec certitude, dans un laps de temps de 12 heures, quelque rare que fût la semence dans la lésion.

En se servant de ce moyen, on démontre que la lésion de

(1) Ce qui précède ne signifie pas que toute lésion de la peau, une fois faite, devienne invariablement microbienne. Ainsi un très grand nombre de lésions vésiculeuses attribuées à l'eczéma, les lésions squameuses du psoriasis, les squames de l'ichthyose simple, les vésicules histologiques du pityriasis rosé, ne montrent (sauf exception) aucun microbe, ou simplement à leur surface les unités microbiennes séparées, les graines que la peau saine peut montrer pareillement. La formule précédente (V) est donc vraie en général *parce que la plupart des pustules, des squames et des croûtes ont une origine externe, parasitaire*, et que beaucoup d'autres s'infectent secondairement.

l'impétigo vulgaire de l'enfant à croûte sigillaire (fig. 56) est constamment habitée par le streptocoque.

Mais on démontre, de plus, que la peau saine de l'enfant, au voisinage d'une lésion d'impétigo semblable, est couverte de graines de streptocoque à lointaine distance, à ce point que si l'impétigo, comme il arrive, a créé des lésions au visage, aux mains et aux chevilles, il devient difficile de trouver cinq centimètres carrés de la peau du corps où la culture des produits épidermiques de raclage ne révèle la présence de quelques graines streptococciques.

Ceci est plein d'enseignements généraux, car le streptocoque quoi qu'on en ait pu dire, n'est pas du tout un hôte banal de la peau humaine; il n'y existe, sans avoir créé de lésions, qu'autour de lésions effectivement streptococciques et par *essaimage*. Il n'existe, avec l'apparence d'un hôte inoffensif, qu'après s'être développé dans une lésion parfaitement offensive d'où il a été semé au loin. Et cette règle, facile à mettre en évidence par l'exemple du streptocoque, sera vérifiée par toute autre lésion microbienne.

J'ai dit tout à l'heure que sur les coupes de la peau saine on ne trouvait guère que des cocci isolés et en très minime quantité, mais quand il s'agit d'une peau séborrhéique, dont telle région sera infectée de microbacilles à ce point que chaque follicule en contiendra des myriades, on comprend bien que la peau saine des alentours montrera en surface une dissémination du microbacille; et l'un des résultats les plus démonstratifs de cette infection en surface c'est l'inoculation à distance des graines ainsi répandues. On trouve, hors des régions séborrhéiques, un cocon témoin, même en des régions que l'infection séborrhéique massive régionale épargne toujours.

Ainsi voit-on semblablement, un enfant dont le visage est couvert d'impétigo, s'inoculer *aux doigts* la tourniole phlycténaire qui est la lésion streptococcique des épidermes cornés épais, et faire sur tout le corps, à l'occasion du moindre traumatisme, une nouvelle lésion streptococcique.

La diffusion de ces germes épars s'opère avec une abondance et une continuité dont seule la loi de conservation des espèces. dont elle relève, nous donne d'autres exemples. Il est incroyable de retrouver sur la peau saine de la jambe ou du ventre d'un enfant, des streptocoques venus de sa lésion d'impétigo du visage. Pourtant cela est. Ainsi voit-on les plantes couvrir de leur pollen ou de leurs semences, des kilomètres carrés autour d'elles.

Nous arrivons avec ces expériences à une sixième proposition corrélative de la précédente et que j'énoncerai ainsi :

VI. *Lorsqu'en un point du tégument cutané de l'homme, s'est fait un centre de pullulation microbienne, ce centre de pullulation devient un centre de dissémination et de colonisation. Alors les microbes que cette lésion primaire a multipliés, on peut les retrouver, à l'état d'unités et de graines inertes, sur toute la surface de la peau, quand bien même elle est restée saine.*

Et cette proposition s'enchaîne à son tour à la suivante, son corollaire.

VII. *C'est ainsi que s'expliquent dans les dermatoses parasitaires, les points d'infection seconde, même au loin du point d'infection premier.*

Les inoculations de trichophytie cutanée accessoire chez les petits teigneux, l'impétigo des mains et des pieds chez les enfants atteints d'impétigo de la face, et encore mieux les furonculoses généralisées, sont des exemples cliniques manifestes de cette dernière proposition. Les faits qui précèdent montrent jusqu'à l'évidence que la loi qui préside à la conservation des espèces vivantes s'exerce pour les microbes sur la peau de l'homme et avec les mêmes particularités connues en tous les règnes et pour toutes les espèces. Le nombre des germes est sans limite ; mais pour un germe qui se développe (celui qui fait dans la peau de l'homme une lésion nouvelle), il y en a mille qui meurent sans avoir pu se reproduire (ceux que la culture retrouve partout sur la peau restée saine, loin de la lésion dont ils sont nés).

Parmi les propositions que je viens d'établir, il en est une qui me paraît de toute première importance, car elle explique des multitudes de faits vrais et contradictoires observés par nombre de bactériologistes. On trouve en certains auteurs l'opinion suivante : « Le streptocoque est sinon constant à

« la surface de la peau humaine, du moins assez peu rare pour « que sa présence n'y ait aucune signification. »

Je ne donne d'ailleurs cet aphorisme que comme exemple. On l'a reproduit dans les mêmes termes pour tous les microbes que l'on peut rencontrer sur la peau humaine. Eh bien, on peut dire d'avance, quand on a examiné un sujet et qu'on a trouvé sur son visage, son nez, sa bouche, ses oreilles, des lésions streptococciques avérées (impétigo vrai) que sur la peau entière de son corps, le streptocoque se retrouvera à l'état de graines.

Et l'on peut encore retourner cette proposition et en induire la proposition nouvelle que voici : Tout sujet présentant du streptocoque sur la peau saine, a fait récemment ou fait encore en quelque point, une lésion infectée de streptocoques qui a nourri et semé à la surface du corps entier des germes de ce microbe.

Et cela est vrai, car inversement il y a de très nombreux cas où l'on ne rencontre aucun streptocoque à la surface de la peau du corps de l'homme. Et c'est quand le sujet n'a présenté ni sur sa peau, ni autour de son nez, ni autour de sa bouche, des lésions d'où l'essaimage de graines streptococciques ait pu s'effectuer.

Si l'on applique ce qui précède au staphylocoque, « hôte habituel de la peau humaine », à celui que l'on rencontre par graines isolées, plus ou moins rares ou fréquentes, mais à la surface de toute peau humaine, n'est-on pas conduit à se dire que les graines ainsi disséminées doivent provenir d'un foyer microbien, d'une lésion métropolitaine, et que cette lésion doit être excessivement fréquente et banale, puisqu'il n'y a guère de peau humaine sur laquelle on ne le rencontre.

Alors on est amené à considérer que presque toute lésion squameuse spontanée de la peau et du cuir chevelu lui fournit un abri et un lieu de pullulation ; que surtout le pityriasis à squames grasses, si commun, en est infesté par millions ; que chacune de ses squamules, si fragile, en est couverte sur ses deux faces et en est farcie dans son épaisseur. Et l'on se dit que cette lésion, tellement fréquente et tellement banale que presque tout individu en présente au moins une forme bénigne, se trouve remplir précisément et en excès les conditions que nous avons vu réaliser par l'impétigo à streptocoques pour l'ensemencement streptococcique de la peau saine.

Ainsi comprendrons-nous à l'aide de faits établis et d'une filiation logique absolue, comment les cocci, que nous avons vus si abondants dans les squames de pityriasis, *doivent* se retrouver, proportionnellement au développement de leur cité mère, à la surface de tout le corps.

Et comme les pityriasis sont de toutes les lésions cutanées épidermiques les plus fréquentes, ainsi s'explique, que l'on retrouve le coccus à cultures grises, comme « hôte le plus habituel de la peau humaine », dans la flore *dite* normale de la peau saine. Ainsi se trouve-t-on conduit à énoncer une proposition assez singulière et qui conclut des précédentes.

VIII. Si, en dehors des germes tombés accidentellement à la surface de la peau humaine, les microbes habituels que l'on y rencontre, n'y existent qu'à l'état de graines errantes, venues d'un centre actif de pullulation; si ce centre microbien est toujours une lésion visible et n'existe jamais sur la peau saine, on en peut conclure que : *l'épiderme de la peau saine est normalement aseptique et qu'il n'y a pas de flore cutanée normale.*

En somme, les microbes que l'on peut rencontrer sur le tégument y ont deux localisations différentes. Ils sont dans l'épiderme ou déposés à sa surface. S'ils sont inclus dans son épaisseur, ce sont des parasites actifs, créant des lésions cutanées visibles. S'ils sont déposés à sa surface, cela ne veut pas dire qu'ils y vivent en saprophytes, *car ils ne pullulent pas du tout,* mais qu'ils y vivent de la vie latente des graines, quand elles ne rencontrent pas les conditions nécessaires à leur germination.

De ces graines déposées à la surface de la peau, les unes sont quelconques et alors elles proviennent d'un contact de hasard.

D'autres correspondent aux espèces microbiennes qui sont pathogènes sur l'homme..., et, dans ce cas, elles proviennent de lésions microbiennes actives, centres de multiplication, d'où le microbe a essaimé pour venir tomber sur la peau saine comme sur le sol une graine mûre.

Ainsi la peau sera microbienne à proportion de l'étendue des lésions microbiennes qu'elle présente en une région quelconque de sa surface, et les microbes que l'on trouvera nombreux et fréquents sur la peau saine seront ceux qui chez l'homme font les lésions les plus fréquentes, ou les habitent. Et c'est ainsi que le plus fréquent à la surface de la peau humaine sera le coccus à culture grise, qui a pour centre de développement et pullulation les pityriasis.

Gardons-nous toutefois de la théorie, voyons les choses comme elles sont, non comme une logique artificielle voudrait qu'elles fussent. L'épiderme humain est-il quelquefois sain sur toute sa surface? N'est-ce pas là une possibilité théorique constamment fausse dans le détail.

Il n'y a pas, en réalité, un homme qui ne présente, ou bien sur son cuir chevelu des pellicules, ou au centre du visage un rudiment d'infection séborrhéique, ou dans la région pilaire pubienne, ou dans le creux intermammaire, dans la barbe, les sourcils, la moustache, des traces de pellicules faciles à mettre en évidence par le brossage au-dessus d'une surface lisse et polie. On dira pourtant sa peau saine, et, dans ces régions, son épiderme corné ne le sera pas tout à fait. Son intégrité a cessé avec la squame, et presque toute squame est largement habitée par le coccus à cultures grises. Dès lors que la peau sera infectée en un point, c'est-à-dire habitée par des *colonies* microbiennes, la peau des régions voisines sera couverte de *graines*.

Ainsi la peau, normalement stérile en théorie, n'est-elle jamais totalement stérile en fait, parce qu'elle n'est jamais en toutes régions tout à fait normale.

CHAPITRE XV

LE ROLE DU COCCUS POLYMORPHE DANS LA PATHOLOGIE CUTANÉE SON INOCULATION EXPÉRIMENTALE

Si l'on ne veut pas à tout prix édifier une théorie et torturer les faits pour qu'ils y rentrent, le rôle du coccus polymorphe dans la pathologie dermatologique apparaîtra comme des plus difficiles à déterminer.

Il est facile et faux, ce me semble, de faire de lui l'auteur responsable d'une dermatose définie, et beaucoup n'y ont pas manqué : on l'a donné comme causal de la scarlatine (Class, 1899) et de l'eczéma (Unna, 1892).

Mais il me semble également facile et faux de lui refuser, par avance, toute valeur, dans quelque dermatose que ce soit. De telles idées sont dogmatiques ; elles me semblent établies par avance dans le cerveau de l'auteur qui les formule, ce sont des idées qui dépendent de la direction d'esprit de celui qui les énonce et non pas des faits soumis à son étude et à son jugement.

Nous allons au milieu des faits complexes que nous connaissons désormais chercher à nous faire une opinion.

Nous savons d'abord que le coccus à culture grise, qui pullule à profusion dans les squames des pityriasis stéatoïdes, fournit constamment des graines éparses sur la peau saine des pityriasiques, mais on le retrouve dans un grand nombre d'affections cutanées autres que le pityriasis.

On l'y retrouve non pas par graines isolées, mais sous cette forme d'agglomérats qui affirme sa pullulation sur place. Il a vraiment une prédilection pour les excreta humains, pour l'urine (1), pour la sueur, pour les déchets épithéliaux (2).

Il pullulera de même dans les vessies atteintes de cystite,

(1) *Micrococcus ureæ* (Leube), *Merista ureæ* (Prasmowski).

(2) Welch (1891), Bamman (1892), Remlinger (1896), etc. Voir pour la bibliographie de ce microbe le travail déjà cité de Cedercreutz.

dans les vaginites dites catarrhales, c'est-à-dire non gonococciques; on le retrouvera semblablement dans les failles et les craquelures de l'*ichtyose histrix*, et en foule dans les macérations épidermiques intertrigineuses de tous sièges. Sur la peau humaine malade, ce microbe semble partout. J'ai dit combien il était difficile d'en éviter la culture, lorsqu'on tente d'obtenir celles du microbacille séborrhéique. Et, en effet, c'est lui qui infecte les orifices folliculaires atteints de séborrhée et qui constitue l'infection secondaire quasi normale de la tête des comédons. Si un pli de la peau humaine demeure fermé trop longtemps, de l'intertrigo s'y déclare, et, dans les déchets épidermiques, c'est encore le coccus à cultures grises qui s'y retrouvera en quantité.

En somme, les moindres déchets cutanés, les moindres squames cornées, pourvu qu'elles ne soient pas trop aérées et pas trop sèches, suffisent à assurer sa culture.

J'ai décrit à la surface du visage des séborrhéiques [1] une furfuration, à peine perceptible, même quand on éclaire la peau du sujet en jour frisant, et dont les squamules sont couvertes de cocci en pullulation. Ainsi, et s'il est vrai de dire que, quand la peau est saine, elle est amicrobienne en surface comme en profondeur, il faut ajouter, comme je l'ai fait, ce correctif que, sauf exception, dès qu'elle est altérée en surface, elle devient très microbienne aussitôt. Et on peut ajouter que, dans l'immense majorité des cas, le microbe qui profite de ces déchets, c'est le coccus à culture grise.

Mais, dira-t-on, si ce microbe vient nécessairement s'ajouter à toute lésion de l'épiderme corné, si la moindre squame suffit à le faire vivre et pulluler, comment croire qu'il possède quelque action pathogène dans le pityriasis stéatoïde. Il s'y rencontre comme ailleurs, et sans aucun pouvoir nocif.

Aussi dois-je ajouter encore à ce qui précède qu'il y a des lésions cutanées dans lesquelles on ne le rencontre pas. Ainsi on ne le rencontre pas dans la teigne amiantacée d'Alibert; on ne le rencontre pas davantage, encore moins même, si l'on peut dire, dans le psoriasis ou dans le pityriasis rosé de Gibert.

(1) *Les Maladies séborrhéiques*, p. 99.

Je ne nie pas qu'on ne puisse, dans tous ces états, en rencontrer des graines isolées à la surface, là, comme sur la peau saine, à côté des taches morbides; encore dois-je dire que j'ai examiné des centaines de coupes de psoriasis avant de trouver au sein d'*une* lésion *un seul* diplocoque, deux unités microbiennes!

A ce sujet, il est des fautes possibles de technique conduisant à des conclusions erronées, et je dois les signaler expressément. Quand on s'adresse au raclage de la peau, pour chercher sa flore microbienne, et à la culture de ce raclage, on obtiendra presque toujours, de toute peau, même psoriasique, quelque culture de coccus à cultures grises. Il en sera de même d'une peau présentant du pityriasis rosé de Gibert, par exemple, et l'on pourrait dire avec vérité apparente, que le coccus à cultures grises *peut s'extraire* du psoriasis ou du pityriasis rosé de Gibert *comme* du pityriasis simplex.

Et pourtant, ce serait un abus de mots et le contraire de la vérité, car, sur des centaines de coupes des deux premières affections que je viens de nommer, les colorations microbiennes ne montreront pas *un seul* individu microbien, alors que la même coupe de pityriasis stéatoïde en montrera *des myriades*.

La culture est donc en ceci une méthode trompeuse car, comme elle multiplie à l'infini les semences recueillies, si l'on pratique ces cultures sans une méthode rigoureuse, destinée à démontrer, par le nombre des colonies, le nombre des unités microbiennes recueillies, on sera porté à croire, en toute fausseté, à l'universelle et égale diffusion du coccus à cultures grises à la surface de toute peau humaine. Dans ces cas, comme dans beaucoup d'autres, s'adresser aux seules méthodes bactériologiques, sans le contrôle des méthodes histologiques, c'est s'exposer à des erreurs graves.

Si donc le coccus à cultures grises se rencontre dans des lésions cutanées d'espèces diverses, on ne peut pas dire pourtant qu'il existe dans toutes, et il faut même dire que cette absence absolue *dans les coupes* du psoriasis est tout à fait surprenante et ne doit jamais être oubliée.

Ce qui semble le plus sûr, c'est qu'il n'y a pas une peau

humaine à la surface de laquelle on n'en puisse trouver des graines, et que le moindre traumatisme augmente ses chances de pullulation.

Il y a des peaux spontanément humides, qui, par ce seul fait, assurent la pullulation de ces cocci à leur surface. Ainsi les lésions intertrigineuses des orteils ont pour cause première l'éphidrose, et pour moyen, le microbe.

Il y a des peaux mal nettoyées, dont les déchets s'accumulent. La malpropreté, surtout chez les hyperidrosiques, devient la cause de la pullulation microbienne.

Il y a d'autres peaux qui se nettoient difficilement, ordinairement à cause d'un flux glandulaire exagéré : ainsi les peaux séborrhéiques. A leur surface, la pullulation microbienne s'y fera de suite.

Aussi la culture du microbacille dans la séborrhée est-elle difficile, presque uniquement à cause de la difficulté d'écarter de ses cultures celle du coccus à culture grise.

Ai-je dit que sur la plupart des hommes, un grand savonnage, surtout s'il s'accompagne de frictions au gant de crin, bien loin de nettoyer la peau, assure pour plusieurs jours la pullulation du microbe dans les moindres écailles cornées soulevées; et que cet état anormalement microbien de la peau ne s'atténue, en quelques jours, qu'après la réfection d'un épiderme corné lisse. C'est une expérience que j'ai faite trop de fois pour que j'en doute. Et elle aurait bien des conséquences au point de vue chirurgical. Les expériences de Massol (de Genève) sont absolument confirmatives des miennes sur ce point.

Ainsi donc, toutes ou presque toutes les effractions épidermiques provoquent la pullulation du coccus à culture grise, qu'elles soient traumatiques ou morbides, et morbides de cause interne ou externe. Ce qu'il faut ajouter pourtant, c'est que le pouvoir d'effraction de ce microbe sur une peau saine est quasi nul. Ainsi nous le voyons en surface de plusieurs vésicules et n'y pénétrant presque jamais. Le coccus à culture dorée y semble pénétrer plus souvent.

Les vésicules histologiques du pityriasis rosé ne le contiennent pas, les vésicules eczématiques vraies pas davantage.

Il faut des déchets ouverts pour qu'il les envahisse: ainsi les débris d'épiderme macéré de l'intertrigo, les squames et croûtes de l'eczéma. Mais, dans l'immense majorité des cas, quand on voit des pustulations neuves fermées, staphylococciques (fig. 75, 76), elles ont le staphylocoque doré pour cause.

C'est pour cette raison que ce microbe, presque *inerme*, est presque partout et exclusivement un agent d'infection secondaire. Il se superpose à la spore de Malassez, et commence à infecter la peau, en vivant d'abord dans les déchets du premier parasite, de même qu'il infecte l'épiderme altéré des orifices folliculaires séborrhéiques, et parvient à faire, grâce au microbacille préalable, les pustulettes d'acné polymorphe, etc.

Il est possible que, dans l'intertrigo vulgaire, il en soit ainsi et qu'il y ait, avant lui, un premier parasite. Je n'ai pas poussé assez loin l'étude des intertrigos pour avoir des certitudes sur ce point. Il est possible, au contraire, que le traumatisme qui fait la macération épidermique permette à elle seule l'intrusion du microbe dans l'épiderme hydraté et disloqué.

Donc le coccus à culture grise n'est pas plus le parasite du pityriasis que celui de l'eczéma. *Il n'est jamais le premier en rien et il est le second de tous.* Quand on le trouve seul sur la peau, c'est qu'il a poussé sur un épiderme traumatisé. Est-ce à dire que son action pathogène est nulle? Non, elle existe; mais elle est très faible.

Inoculations expérimentales. — La série des inoculations pratiquées avec ce microbe par Cedercreutz, a mis sa nocuité en valeur d'une admirable façon. Les premières inoculations, en grande masse, faisaient mourir les petits animaux. Mais Cedercreutz constate une faute dans ses premières expériences, car l'inoculation de bouillon stérile amène, chez les mêmes animaux, aux mêmes doses, l'amaigrissement et la mort dans un délai analogue. Alors il prend pour ses inoculations les cultures en milieu solide; il les racle, les délaie dans de l'eau physiologique, et les inocule, et les animaux ne meurent pas.

Donc, le coccus à culture grise est incapable de créer une infection générale, ni par voie sous-cutanée, ni par voie sanguine. De même l'inoculation de la surface de la peau, par piqûre, ne fournit aucun résultat; mais l'inoculation des orifices folliculaires sur la peau de l'homme amène, à peu près invariablement, la naissance d'une pustulette, les piqûres té-

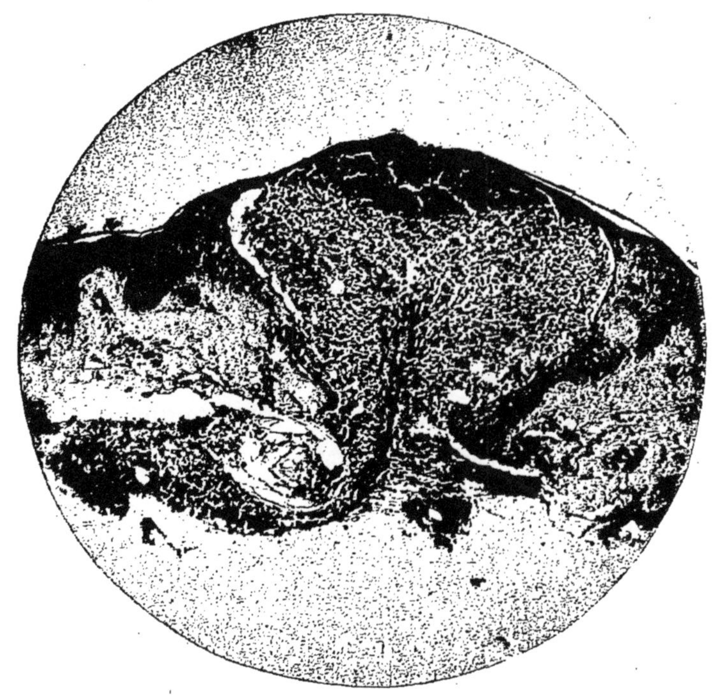

Fig. 75. — *Pustulette d'inoculation du coccus à culture grise.* (D'après Cedercreutz.)

moins ne déterminant rien de semblable. Et cette pustulette est pleinement identique aux pustulettes de l'acné polymorphe avec cette différence que, dans celles-ci, le traumatisme a été fait par le microbacille, tandis qu'on l'a réalisé là expérimentalement.

Enfin, dans cette pustulette, le coccus à culture grise s'est développé en amas, sous la coupole de la pustule, exactement comme le staphylocoque doré dans l'impétigo pustuleux. (Voir fig. 76.)

Donc, quand on se place dans des conditions expérimentales et qu'on parvient à faire créer une lésion à ce microbe, elle est semblable à la lésion de son *chef de groupe*, à la lésion du staphylocoque doré. C'est là une autre ressemblance du coccus à culture grise et des cocci des impétigos; elle vient encore appuyer la réalité du rôle de ce microbe dans la fausse stéatisation, dans l'impétiginisation (histologique) de la squame des pityriasis qui crée la variété des pityriasis à squame graisseuse.

Si maintenant je résume ce que nous savons du coccus polymorphe à cultures grises, je puis le faire en un très petit nombre de propositions.

α. Ce microbe est excessivement fréquent à la surface de la peau humaine, en dehors même de tout pityriasis apparent, même en dehors des régions pilaires, même sur des peaux saines.

β. Ce microbe, très fréquent à la surface de toute peau humaine, certainement trouve dans la desquamation de la peau un aliment facile, car ses besoins sont très grossiers; il cultive presque sur toute matière quelconque et sur tous milieux usuels de culture.

γ. Et même, chose certaine, on le trouve pullulant dans des états squameux de la peau, qu'il ne détermine certainement pas lui-même : *ichtyose histrix,* squames d'eczéma.

δ. Son innocuité pour l'animal et pour l'homme est extrême.

ε. Sur l'homme, tout ce qu'on peut créer avec lui, c'est une pustulette minime, promptement abortive, et qui disparaît sans laisser de trace.

ζ. Quand on sait tout cela et qu'on examine les lésions, non pas celles où il habite, mais *celles où il pullule*, il est facile de reconnaître que, partout où on le rencontre en multiplication, sa présence s'accompagne soit visiblement (intertrigo), soit invisiblement (pityriasis stéatoïde) du phénomène de l'*exosérose*. Or, ce phénomène existe au plus haut degré dans les impétigos qui, tous, ont pour cause des cocci analogues à celui-ci.

Donc, sans conclure d'une façon absolue, puisque l'on ne peut encore reproduire expérimentalement *tous* les phénomènes dont j'ai parlé, et sans préjuger, d'autre part, de ce que l'avenir nous apprendra, en limitant l'énoncé de nos opinions aux faits étudiés, on peut croire et, jusqu'à plus ample informé, *on doit croire que* le coccus à culture grise, que nous savons déjà pouvoir produire spontanément des pustules typiques, et à qui on les fait produire à volonté, est capable, dans certaines conditions, de déterminer sur la peau une sorte d'impétiginisation sourde, dont les caractères impétigoïdes ne sont reconnaissables qu'à l'examen histologique.

Le plus souvent, le rôle de ce microbe est secondaire (pityriasis). Dans certains cas, il peut être primitif (intertrigo) (?); mais, dans ce cas, il doit être favorisé par des causes adjuvantes, sans lesquelles il ne semble pas pouvoir produire une effraction de la couche cornée.

C'est pourquoi, à côté du pityriasis, j'ai dû ranger des furfurations et des desquamations généralisées, qui, d'après ma définition, ne sont plus des pityriasis, puisqu'on n'y rencontre pas la spore de Malassez, mais qui s'en rapprochent par des analogies extrêmement frappantes, étant infectées en abondance par le même staphylocoque qui contribue pour plus de moitié à faire les symptômes objectifs des pityriasis à squames apparemment grasses.

SECTION V

ÉTUDE DIFFÉRENTIELLE DU PITYRIASIS

Un pityriasis normal et simple, après ce que nous avons appris, ne peut plus être confondu avec une séborrhée franche, avec un eczéma typique ou avec un psoriasis de caractères nets ou avec l'un quelconque des impétigos.

Pourtant les régions frontières, entre ces diverses entités morbides, sont très peu et très mal connues encore, et c'est elles que nous allons parcourir maintenant.

Ce n'est pas là une étude exclusivement doctrinale, quoique la doctrine en doive profiter; c'est une étude que nous ferons comme toujours clinique, anatomique et bactérienne, et si je connaissais d'autres moyens de la parfaire, je ne manquerais pas d'y recourir; en aucune question scientifique trop de lumière n'est à craindre. Ce qu'on appelle d'ailleurs la doctrine en tous sujets, c'est seulement la conclusion momentanée la plus haute à laquelle conduit l'étude analytique des faits particuliers envisagés un à un, et la synthèse qui les relie le plus logiquement les uns aux autres. Comme conclusion finale de l'étude qui va suivre, j'établirai donc quelle doit être la place doctrinale du pityriasis dans la nosographie dermatologique générale.

CHAPITRE XVI

ÉTUDE DIFFÉRENTIELLE DU PITYRIASIS VRAI ET DES IMPÉTIGOS FURFUREUX

L'histoire du pityriasis nous avait préparés à envisager comme très étroits ses rapports avec la séborrhée, le psoriasis et l'eczéma. Mais sauf le nom que lui avait donné Amatus Lusitanus (impetigo sicca) aucun rapport n'avait été remarqué entre les pityriasis et les impétigos.

Pourtant après ce que nous avons appris [1], la première étude différentielle à faire entre le pityriasis et les états morbides analogues doit être à coup sûr entre lui et l'impétigo. Nous allons voir qu'elle sera encore fertile en surprises.

Lorsque j'ai étudié le rôle du coccus à cultures grises dans le pityriasis à squames stéatoïdes, j'ai montré tous les rapprochements à faire entre ce coccus et ceux qui font les impétigos, et entre les impétigos eux-mêmes et les pityriasis stéatoïdes au point de vue de la figuration de leur lésion et de leur structure anatomique.

(1) Voir pp. 374, 380, 399, 449, 505.

Il ne s'agit plus seulement de montrer les ressemblances profondes de ces deux groupes morbides, au premier abord si dissemblables, mais il me faut maintenant distinguer certaines formes cliniques, communément attribuées au pityriasis, et qui sont des impétigos larvés pityriasiformes.

C'est l'étude des furfurations du visage et leur concomitance avec les impétigos communs qui commence à faire réfléchir le clinicien sur ce sujet, ensuite c'est l'étude de la phase terminale des impétigos du cuir chevelu et sa ressemblance objective avec le stade d'état du pityriasis à croûtelles ; enfin ces rapprochements font comprendre les résultats expérimentaux obtenus par l'inoculation sur la peau humaine du coccus du pityriasis. Ce sont les faits que je dois étudier maintenant.

I. — LES LÉSIONS FURFUREUSES DU VISAGE DANS L'IMPÉTIGO COMMUN

Il y a deux types morbides connus sous le nom d'impétigo en dermatologie.

Le premier est la « gourme vulgaire » de l'enfant. Il est caractérisé par l'éruption ordinairement discrète et située d'abord sur le visage ou les mains de phlyctènes claires, plates, rarement durables, très vite rompues, donnant lieu à l'effusion d'une quantité de sérum limpide, qui se coagule en croûtes ambrées saillantes et rocheuses, ou plates à bords surélevés comme un sceau de cire « croûtes sigillaires » (voy. fig. 56, 58, 59). Cette infection épidermique, ordinairement subaiguë, rendue plus durable par l'apparition successive de lésions nouvelles, peut s'accompagner d'une infection similaire des muqueuses voisines, impétigo des commissures buccales, impétigo narinaire, et l'on voit souvent une infection chronique des muqueuses, causer des récidives multiples d'impétigo du visage.

C'est le *streptocoque* qui est le microbe causal de l'impétigo vrai ou *contagiosa* dont je viens de présenter la description sommaire.

Il est bien remarquable que les lésions croûteuses de cet impétigo s'accompagnent presque toujours de taches fur-

furfureuses concomitantes du visage. D'abord les lésions de l'impétigo, comme beaucoup de lésions épidermiques, se terminent par une phase de dessiccation, au cours de laquelle, les croûtes tombées, la lésion n'est plus représentée que par une tache desquamative, bordée d'une collerette d'épiderme corné desquamant. Mais ce n'est pas cette tache consécutive à l'évolution d'une lésion normale dont je veux parler.

Il y a vraiment, parmi les lésions exsudatives et croûteuses de l'impétigo commun, des lésions desquamatives, qui ne sont cliniquement ni exsudatives, ni croûteuses, à aucun moment, mais qui sont desquamatives exclusivement, depuis leur début jusqu'à leur terminaison. Ce sont de petits placards variant de dimension à peu près comme les lésions impétigineuses vraies qu'ils accompagnent ; on les trouve souvent disposés à l'orifice narinaire de l'un ou des deux côtés, et sur la région latérale du menton ou sur les joues. Ils s'observent le plus fréquemment à la fin de l'éruption impétigineuse, quand les lésions sont en décroissance manifeste de nombre, se reproduisent moins abondamment, moins vite et moins grosses.

Une fois l'esprit éveillé sur ce fait de façon que toute éruption impétigineuse soit examinée à ce point de vue, les faits cliniques s'accumulent et se corroborent. On peut voir qu'il existe, dans l'impétigo commun, toute une échelle de lésions qui vont du furfur simple en petites plaques limitées, jusqu'à la lésion orbiculaire, exsudative, à croûte ambrée.

On observe, nous l'avons vu, des impétigos annulaires, dont l'exsudation est si pauvre, qu'elle ne se traduit pas au dehors. Elle sèche sous l'épiderme corné, qui s'exfolie en pellicules à peine plus épaisses que des pellicules vulgaires de pityriasis circiné et qui présentent, nous le savons, la même structure histologique (fig. 57). Et ces lésions en collerette sont pleinement identiques à des pityriasis orbiculaires du cuir chevelu ou à certaines lésions des pityriasis médio-thoraciques figurés.

On sait que ce premier impétigo, streptococcique, s'accompagne de lésions croûteuses des plis, de lésions fissuraires du pli rétro-auriculaire par exemple, et des commissures buccales (perlèche banale). On trouve encore entre ces lésions plus ou moins exsudatives ou sèches et les simples taches furfuracées du visage tous les stades intermédiaires. En sorte qu'après un temps d'observation, si l'on observe surtout ces éruptions chez les enfants, plus fréquemment atteints d'impétigo que les adultes, on arrivera à conclure que l'*impétigo commun à croûte nummulaire comporte trop fréquemment des lésions pityroïdes mélangées à ses lésions propres pour que ce mélange soit le résultat du hasard.*

D'autre part, dans tous les livres dermatologiques depuis le XVIIIe siècle, on trouve mentionnées parmi les éruptions furfuracées, celles de plaques furfuracées du visage. C'est un herpès furfureux dans de Roussel, Alibert, Duchêne-Duparc, Baumès, c'est ce qu'Alibert appelait aussi dartre volante, c'est ce que la dermatologie des vingt dernières années appelle *pityriasis simplex du visage.*

C'est un type clinique mieux décrit par les médecins d'enfants que par les dermatologistes. Ainsi en trouve-t-on de bonnes descriptions dans d'assez médiocres livres [1]. Nos plus modernes traités de dermatologie n'en font qu'une variété du pityriasis capitis. Et dans la pensée des modernes cette assimilation est complète.

Or, le pityriasis du visage est d'une contagiosité parfaitement nette dans les milieux scolaires, ce qui paraît dès l'abord bien étonnant pour un pityriasis simple, dont la contagiosité n'est point si frappante, habituellement.

En outre rien n'est plus passager que les lésions du « pityriasis » du visage, et c'est encore là un caractère évolutif en contradiction avec ceux du pityriasis vrai dû à la spore de Malassez. Et de fait, les examens microscopiques extemporanés ne l'y montrent que très rarement, et seulement chez des enfants portant d'autre part du pityriasis capitis avéré. Enfin s'il y a une chose évidente cliniquement dans l'histoire du pityriasis vrai, c'est sa prédilection pour les régions velues. Or, ces furfurations du visage ne s'observent pour ainsi dire jamais chez l'adulte, mais toujours chez l'enfant à l'âge scolaire, âge où le pityriasis capitis n'est pas commun, et dans la région la plus glabre de tout le corps.

H. CAILLAUT, Pityriasis. *Traité pratique des maladies de la peau chez les* . Paris, 1859, Section VI, Pityriasis, p. 199.

De tous ces caractères étrangers au pityriasis vrai, le plus hostile à toute assimilation des furfurs du visage au pityriasis du cuir chevelu, c'est l'épidémicité. Pour moi qui observe souvent le milieu scolaire, elle ne peut faire le *moindre doute.*

Unna a décrit de même (1) une éruption furfuracée du visage chez les enfants des écoles de Hambourg; il a nettement vu son caractère contagieux, mais il l'appelle *eczéma sec* et l'attribue à un coccus d'infection secondaire, n'ayant pas suivi les techniques capables de lui dénoncer la véritable origine de ces lésions.

Tout récemment Salmon et Lévy (2) ont relaté une semblable épidémie de furfurations du visage, dont il m'a été donné d'être aussi témoin, dont j'ai vu plus de 200 cas dans la même école et dont j'ai pu vérifier l'origine sur un grand nombre d'enfants.

Chez très peu de ces enfants on voyait de l'impétigo vrai, mais l'écoulement chronique du nez était commun ainsi que la lésion épidermique angulaire des commissures buccales connue en France sous le nom de perlèche ; autour du nez et de la bouche un épiderme rose légèrement furfureux. Des taches desquamatives figurées, très superficielles se distribuaient au hasard sur le visage, évoluant rarement vers le type exsudatif et gardant presque toujours un même type furfureux simple.

J'affirme que c'est là un *impétigo pityroïde*, non pas un *pityriasis vrai*, au sens bactériologique que j'ai donné à ce mot, dans ce livre. L'histoire de ce type morbide, soit qu'il accompagne l'impétigo, soit qu'il le suive ou encore qu'il évolue sans impétigo concomitant reconnaissable, est main-

(1) Cet auteur termine son avant-dernier mémoire, en parlant de l'infectiosité de l' « eczéma ». Il dit avoir vu à Hambourg une extension épidémique de certaines formes d' « eczéma sec ». Cette épidémie avait commencé par l'augmentation du nombre ordinaire des cas de *pityriasis alba faciei* chez des enfants et adultes. Sur 695 enfants d'une école, 234 furent atteints, au front, aux joues, à la bouche, au menton, au cou, aux épaules, aux bras et même au tronc. Le coccus trouvé fut celui du type Schildt. (P. G. Unna, Versuch einer botanischen Klassification der beim Eczem gefundenen Kokkenarten nebst Bemerkungen über ein natürliches System der Kokken überhaupt. *Monatshefte für prakt. Dermat.*, 1900, vol XXXI.)

(2) Épidémie scolaire de dartre volante ou pityriasis simple. *Bulletin méd.*, 1903, n° 32.

tenant étudiée dans mon laboratoire depuis deux ans, et pour moi elle est désormais certaine (1).

Je la reprendrai dans mon suivant volume avec l'histoire des impétigos. Je la résume ici brièvement :

Les muqueuses de l'enfant sont très souvent infectées de streptocoques à l'état chronique, et cette infection ne se traduit que par du catarrhe permanent. Rien n'est plus fréquent que ce catarrhe nasal chez l'enfant. Au réveil, ses narines sont remplies de croûtes jaunes qu'il mouche. Toute la journée son nez coule, et autour de l'orifice nasal se fait de l'infection cutanée d'aspect furfureux, infection qui est *streptococcique*.

Une fois créé ce type spécialisé d'*impétigo furfureux*, c'est sous cette forme qu'il se reproduira, et au lieu d'une épidémie d'impétigo commun on aura une épidémie de furfurations du visage, une épidémie de « dartre volante ». Peu à peu, et par adaptation du parasite au milieu, la contagiosité de l'affection suivra d'abord une marche croissante, et les cas s'en multiplieront, puis après un acmé, surviendra la décroissance progressive du nombre et de l'intensité des cas, exactement comme dans toute épidémie, et particulièrement dans toute épidémie d'impétigo. L'épidémie disparue, resteront quelques cas sporadiques presque permanents et dont le caractère contagieux sera tellement atténué que beaucoup d'observateurs n'en seront nullement convaincus, de ceux qui n'auront pas suivi l'épidémie alors disparue.

Qu'on me pardonne d'avoir insisté quelque peu sur ce type morbide très peu et très mal connu quoique très fréquent. Il touche, au moins par sa symptomatique, à notre sujet : les pityriasis. Ce n'est pas que ces furfurations impétigineuses soient de même espèce et de même nature que le pityriasis vrai. Je répète qu'elles en diffèrent au contraire spécifiquement et essentiellement, puisqu'elles sont streptococciques, alors que le pityriasis simplex ou stéatoïde ne l'est jamais et puisqu'elles ne montrent pas dans leur squame la présence de la spore de Malassez que les pityriasis montrent toujours. Mais cette différenciation n'est faite aujourd'hui par personne.

(1) Le travail analytique de G. Ferret (de Barcelone) fait sur ce sujet dans mon laboratoire ne sera publié que dans quelques mois.

Unna rattache ces furfurations à l'eczéma sec (dû à l'un de ses morocoques). Brocq et Audry en font l'un comme l'autre une « séborrhéide » et c'est à côté du pityriasis capitis ou simplex qu'ils le placent comme une simple variété régionale. Audry même, après avoir traité des pityriasis capitis, ajoute expressément que tout ce qu'il en a dit doit s'entendre aussi des pityriasis du visage. Je ne crois pas que personne, à part Salmon (dont le travail a été fait dans mon laboratoire), ait parlé de leur contagiosité et de leur origine impétigineuse.

Chez l'enfant il existe deux espèces de furfuration en placard à localisation au visage : l'une trichophytique, l'autre streptococcique, toutes deux peuvent être farineuses ; mais la première est toujours nettement circinée au moins sur une partie de ses contours, l'autre (streptococcique) n'est jamais nettement circinée.

Chez l'adulte, il existe, au front et sur les tempes d'une part, et dans le sillon naso-génien d'autre part, des furfurations vraiment pityriasiques. De ces dernières j'ai déjà parlé en temps et lieu. Au front et sur les tempes, ces dartres farineuses peuvent être des inoculations accessoires de pityriasis vrai. La spore de Malassez s'y rencontre alors et non le streptocoque. C'est une forme clinique assez rare que je ne fais que mentionner.

II. — RAPPORTS DES ÉRUPTIONS DE PUSTULES FOLLICULAIRES AU CUIR CHEVELU AVEC LES PITYRIASIS

Au cuir chevelu, principalement au cuir chevelu de l'enfant, il existe une éruption extrêmement banale, fréquente et d'un intérêt majeur. Elle peut exister sous des formes très différentes de durée et d'intensité, mais elle garde toujours ses mêmes lésions élémentaires. Et cette lésion élémentaire est une pustulette d'un jaune verdâtre en forme de coupole ou de bouclier dont le centre est percé par un cheveu. C'est une pustule ordinairement née à l'orifice d'un follicule, quoique ce caractère soit inconstant.

Cette éruption, mal distinguée de l'impétigo, même par Bokchart qui l'étudia monographiquement le premier et à laquelle on a conservé le nom d'impétigo de Bockhart (impétigo staphylogène de Unna), n'est bien connue, en France du moins, et bien différenciée de l'impétigo à croûtes nummulaires, dont j'ai parlé d'abord, que depuis les travaux de Griffon-Balzer et les miens (1897-1899) [1].

C'est un des prototypes dermatologiques, c'est une des lésions-mères que mon prochain volume étudiera en tous détails. Je n'en parlerai ici qu'en ce qui peut avoir quelque rapport avec le pityriasis. Disons donc que le premier impétigo à croûtes nummulaires (*impétigo contagiosa* de T. Fox) (fig. 56, 58), est plus fréquent au visage et aux régions glabres, tandis que l'impétigo à pustules péripilaires (*impétigo pustuleux de Bockhart*) (fig. 74), est plus fréquent aux régions pilaires et spécialement au cuir chevelu.

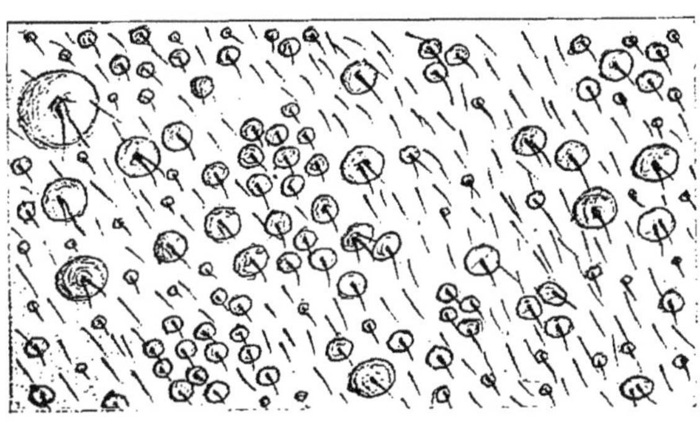

Fig. 74. — *Éruption d'impétigo pustuleux du cuir chevelu.* (Schéma).

Donc, l'impétigo de Bockhart est caractérisé par des pustulettes folliculaires orificielles, plus ou moins nombreuses, apparaissant sur une région plus ou moins large du cuir chevelu. Elles naissent toutes ensemble ou presque; en augmentant elles font sur la peau une saillie hémisphérique, souvent ombiliquée au niveau de l'émergence du cheveu. Arrivées à leur maximum de développement, elles sèchent peu à peu sans s'ouvrir; la croûte à laquelle elles donnent lieu n'est que la pustule sèche et aplatie, qui finalement est rejetée comme une écaille méniscoïde à la surface.

L'éruption constituée par cette lésion élémentaire peut avoir

[1] Voir dans la *Pratique dermatologique*, t. II. Sabouraud, art. *Impétigo*, et art. *Folliculite*.

tous les degrés de confluence. Elle est plus ou moins fugace ou récidivante, localisée, généralisée, le plus souvent régionale. Ordinairement discrète, elle peut couvrir le cuir chevelu entier de milliers de pustules, de même elle peut couvrir les avant-bras entiers de pustules très fines, d'un millimètre de diamètre.

Quand cette éruption est discrète et formée de grosses pustules, cet impétigo n'a vraiment rien qui puisse évoquer l'idée d'un pityriasis. Mais, multipliez-en les éléments à l'infini, supposez mille pustulettes grosses chacune comme un grain

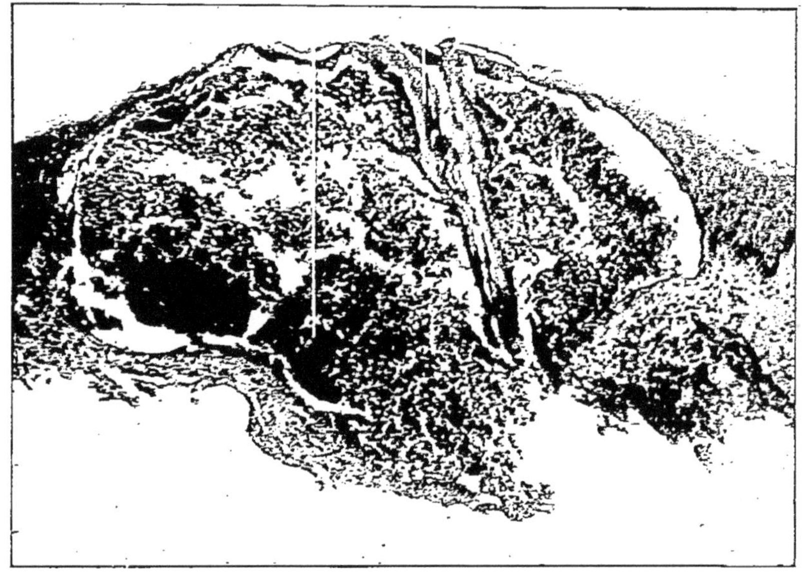

FIG. 75. — *Coupe axiale d'un élément d'impétigo pustuleux de Bockhart.*

de mil, quand elles sècheront, la croûtelle aplatie que chacune fournira sera comme une squame, et cette éruption à son déclin sera pityriasiforme autant que possible, je dis à l'œil nu tout au moins, et nous allons voir qu'il en est de même à l'examen microscopique. J'ajoute que dans ces formes, même en plein stade d'état, les pustulettes ne sont pas reconnues sans un examen attentif.

La pustule de l'impétigo de Bockhart (fig. 75) présente la

forme d'une toupie d'enfant dont l'axe est le cheveu et le follicule pilaire autour desquels la pustule s'est développée.

Elle est formée d'une coupole supérieure, faite de l'épiderme corné et sous laquelle sont rangés, presque sur un même plan

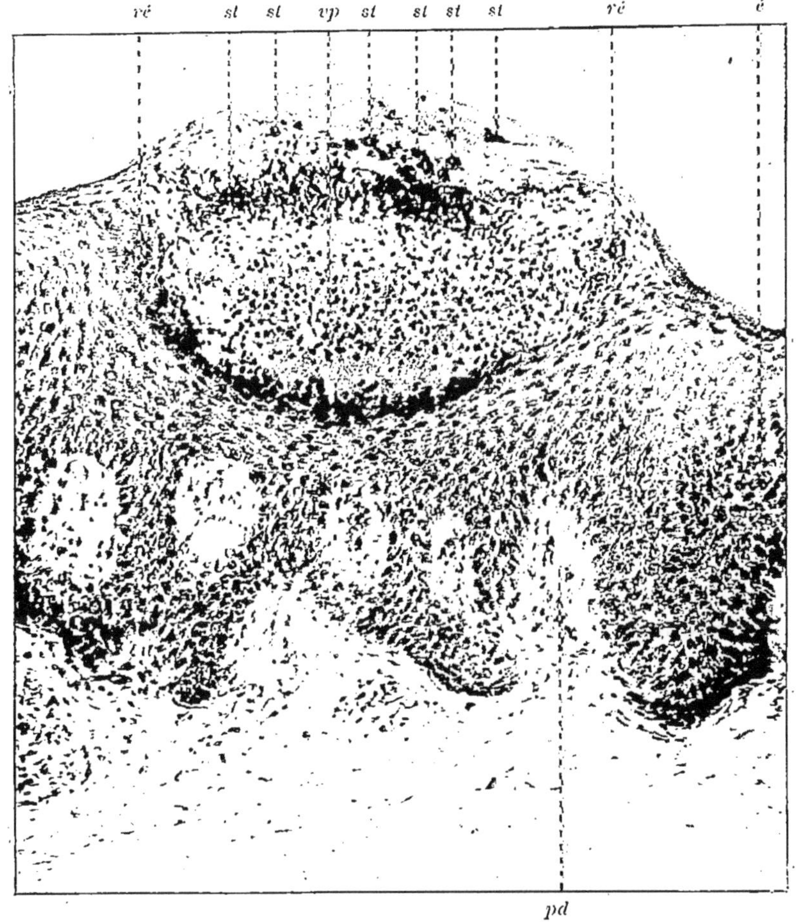

FIG. 76. — *Coupe verticale d'un élément d'impétigo de Bockhart, staphylococcique.* (Cette coupe m'a été envoyée par Unna en 1897 comme vésicule eczématique morococcique.)

st, st. agglomérats staphylococciques. — *re*, réfection épidermique sous la vésico-pustule. *vp*, vésicopustule. — *é*, épiderme. — *pd*, papille dermique.

horizontal, les agglomérats mûriformes des staphylocoques, cause de la pustule.

Souvent ce segment de la pustule est occupé par du sérum

clair et pur dans lequel les paquets microbiens s'observent seuls.

Au-dessous, la cavité pustuleuse est remplie de leucocytes et souvent l'extrémité inférieure de la pustule a pénétré à travers le derme et montre un point de sphacèle conjonctif qui, lors de la guérison de la lésion, se traduira par une cicatricule à l'orifice pilaire. La pustule est traversée de haut en bas par le follicule, dissocié de l'épiderme voisin par la suppuration qui l'entoure.

Telle est la pustule périfolliculaire typique, mais elle peut n'être que rudimentaire, et il s'en faut de beaucoup qu'elle atteigne toujours à un pareil développement. Alors elle sera incluse dans l'épiderme dont elle n'aura point dissocié les couches profondes. Et si dans ces formes atténuées on en peut trouver fréquemment qui n'ont plus gardé l'orifice pilaire pour point de développement, elles gardent pourtant leur forme et leur structure anatomique, on y retrouve leur coupole claire, leurs pelotons microbiens, leur contenu leucocytaire, etc.

Peu à peu la lésion, refoulée en haut par l'ascension des couches cellulaires épidermiques sous-jacentes, s'aplatit et s'étale, pour prendre la forme lenticulaire d'une simple squame un peu épaisse en son centre. La fig. 76 est la coupe verticale d'un élément d'impétigo pustuleux staphylococcique, déjà un peu vieilli; trois signes montrent son déclin. D'abord sa forme aplatie, lenticulaire, méniscoïde. La lésion de l'impétigo quand elle débute, prend sur une coupe une forme losangique à grand axe vertical et, à mesure qu'elle vieillit et qu'elle approche de son stade d'expulsion, elle s'aplatit, son grand axe devient transverse. *Ainsi la forme d'une pustule change avec son âge, comme change la forme d'une cellule épidermique, d'abord allongée ensuite aplatie.* Le deuxième signe qui montre le déclin de cet élément, c'est la stratification de noyaux morts de leucocytes, formant une bande horizontale en travers de la pustule. Quand une pustule est jeune, elle est remplie de leucocytes également tassés. Quand elle vieillit, les noyaux leucocytaires s'agglomèrent en une couche horizontale pendant que leur protoplasma liquéfié donne à la *pustule leucocytaire* un aspect de *vésicule séreuse* et beaucoup moins leucocytaire.

Enfin le troisième signe, qui indique la mort de cette pustule et son éviction prochaine, c'est la réfection des couches épidermiques plates au-dessous d'elle. Il se refait, sous elle, un

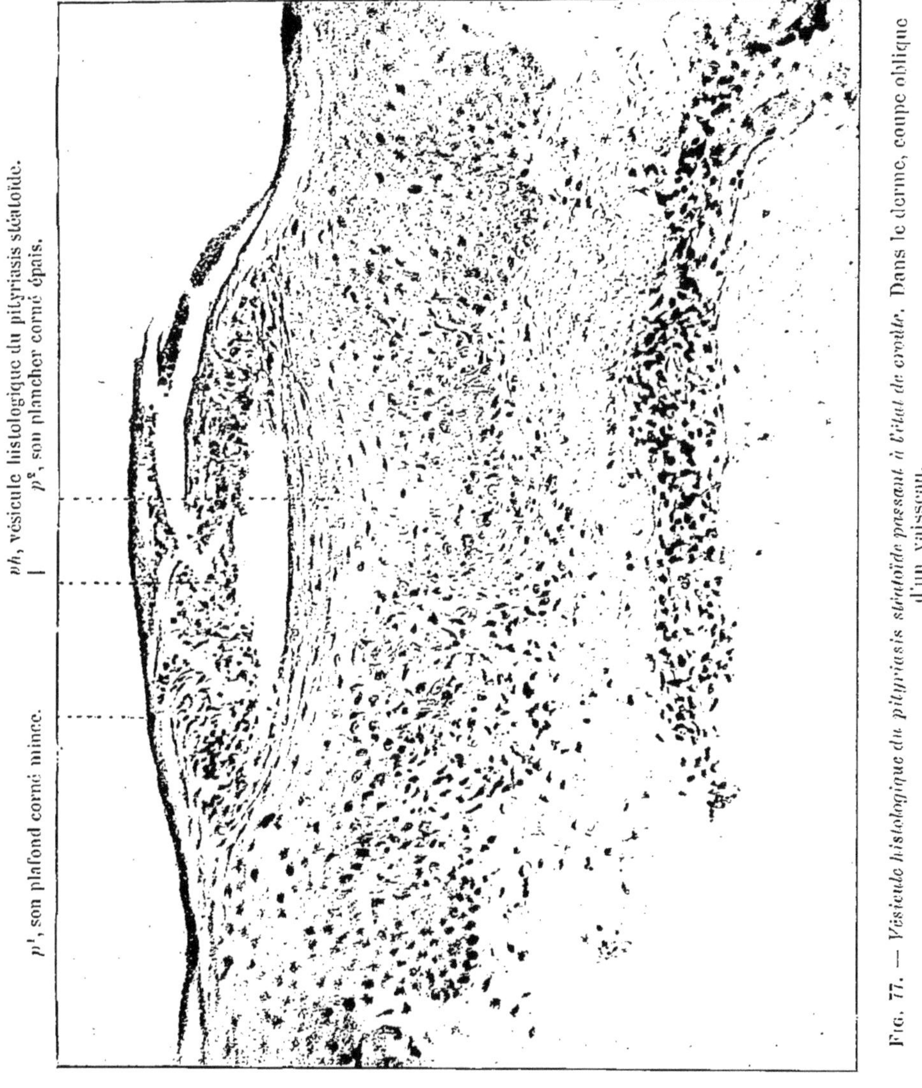

Fig. 77. — *Vésicule histologique du pityriasis stéatoïde passant à l'état de croûte.* Dans le derme, coupe oblique d'un vaisseau.

épiderme corné au niveau duquel s'opérera la déhiscence de la pustule, devenue croûtelle.

Supposons cette transformation parachevée, cette pustule

sera rejetée de l'épiderme et s'en détachera sous forme d'une croûtelle lenticulaire très aplatie mais dans laquelle on retrouvera (je me le suis prouvé maintes fois) tous les éléments con

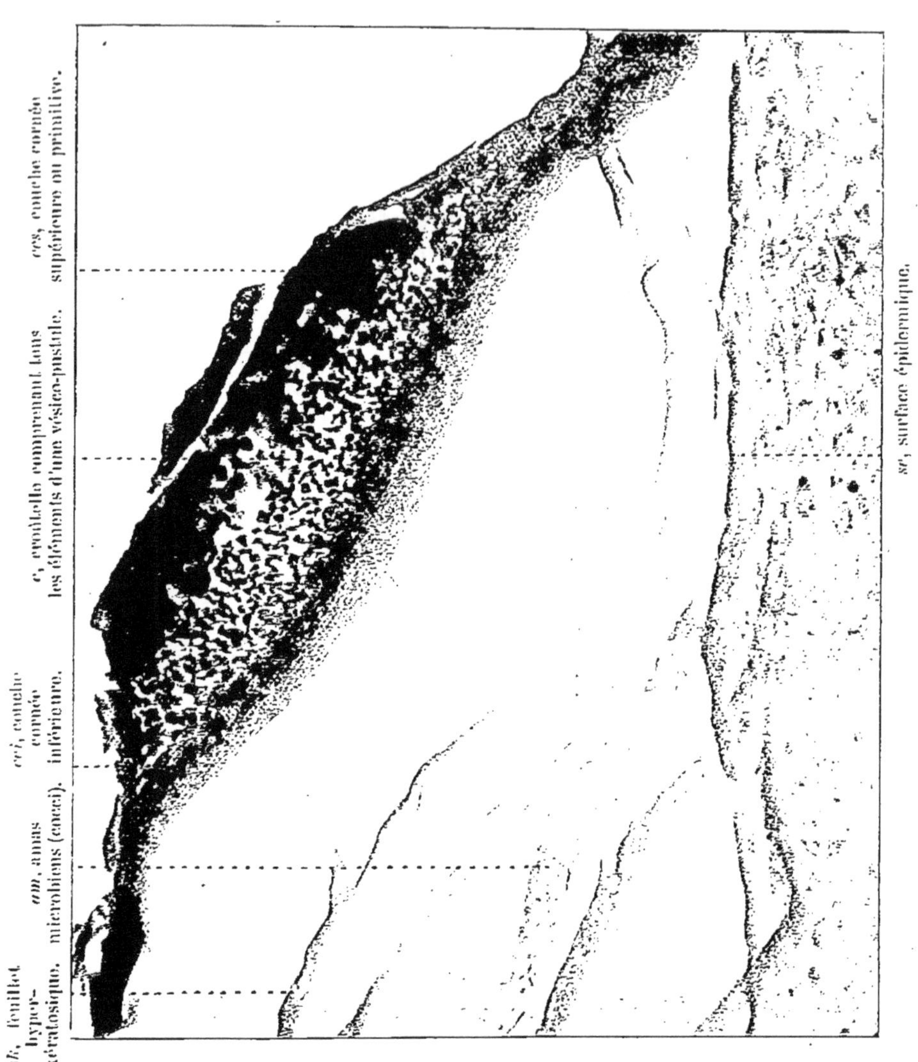

FIG. 78. — *Croûtelle en voie d'exfoliation dans le pityriasis stéatoïde.* Croûtelle faite d'une vésicule histologique du type que représente la figure 77 et contenu entre deux couches cornées *ccs* et *cci*.

stitutifs de la pustule à son stade d'état. On trouvera donc son plafond corné intact, le contenu séro-leucocytaire de la pustule, coagulé d'un seul bloc, et limité par un plancher épais, que la réfection épidermique aura fait au-dessous de la pustule.

On croirait, n'est-il pas vrai, que cet impétigo miliaire est celui dont le stade d'exfoliation est représenté par la figure 78. Eh bien non, les figures 77 et 78 ne proviennent pas d'un impétigo, *ce sont des préparations provenant de pityriasis stéatoïdes*.

Elles représentent au stade d'exfoliation la vésicule histologique sous-cornée du pityriasis stéatoïde, celle que la figure 55 représente au stade d'état.

Voilà, il me semble, une nouvelle et singulière rencontre qui vient corroborer étrangement tous les rapprochements faits déjà entre les pityriasis à infection staphylococcique secondaire, à croûte histologiquement impétigoïde, et les impétigos cocciques.

Ainsi la ressemblance formelle singulière que prend aux yeux du clinicien la croûtelle de l'impétigo de Bockhart à pustules miliaires, avec la squame grasse du pityriasis stéatoïde, n'est pas seulement une ressemblance grossière et objective. C'est une ressemblance histologique et bactériologique qui va presque à l'identité. Dans les deux cas la croûtelle est faite des mêmes éléments, disposés dans le même ordre, à ce point qu'un dermatologiste bien au courant de cette question pourrait ne pas savoir distinguer une coupe de l'une de ces lésions d'une coupe de l'autre, si on les lui choisissait dans le but de l'embarrasser.

III. — RÉSULTATS COMPARÉS DE L'EXPÉRIMENTATION SUR LE COCCUS POLYMORPHE ET SUR LE STAPHYLOCOQUE DORÉ

Les impétigos ont une flore microbienne qui ne comprend que des cocci. J'ai refait, après Bockhart et Unna, l'étude de l'impétigo pustuleux ou folliculite orificielle; après Leroux, Besançon et Griffon et beaucoup d'autres, l'étude de l'impétigo à croûtes nummulaires. Mon avis à leur sujet est très formel et explicite. L'impétigo de Bockhart est dû au staphylocoque doré, l'impétigo commun au streptocoque.

On a pu nier l'origine streptococcique de l'impétigo commun. A mon avis on l'a nié quand on a confondu les deux impétigos ou quand on n'a pas su obtenir en série. de l'impétigo commun, la culture du streptocoque qui, en l'absence de techniques précises, n'est pas d'une obtention très facile.

Peu importe. Ce qui importe c'est que, de l'avis de tous les bactériologistes, tous ces impétigos ont des cocci pour origine.... C'est donc l'avis unanime des bactériologistes, chose rare, qui place les cocci des impétigos ou au moins celui

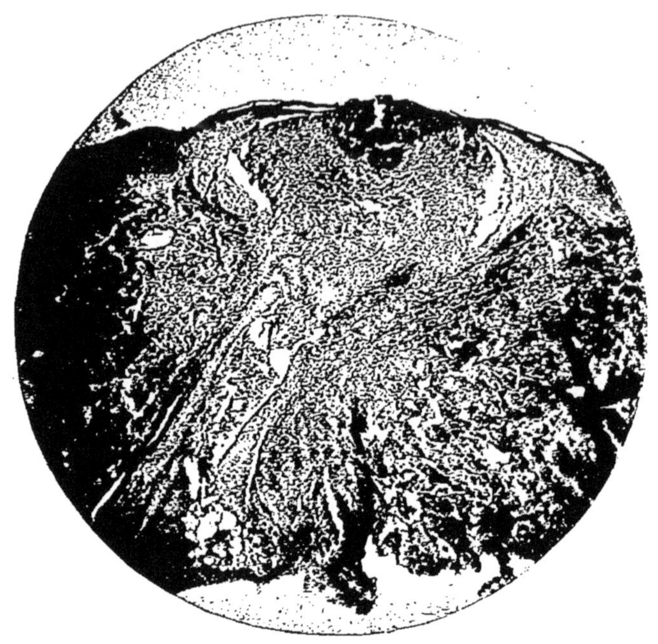

FIG. 79. — Une des *pustules obtenues* par Cedercreutz sur lui-même *par l'inoculation du coccus polymorphe* dans le follicule pilaire.

de l'impétigo de Bockhart à côté du coccus des pityriasis stéatoïdes; et il est impossible de ne pas rapprocher de ce premier fait cet autre que les lésions des impétigos staphylococciques sont presque identiques à celles des pityriasis stéatoïdes.

N'oublions pas les résultats expérimentaux obtenus par Cedercreutz (p. 75 et fig. 79) [1].

Toutes les fois qu'une inoculation du staphylocoque à

[1] Voir p. 509.

cultures grises donne un résultat positif sur l'homme, c'est qu'on l'a inoculé dans un orifice folliculaire. Et la lésion obtenue est toujours une pustule d'impétigo de Bockhart type. C'est la même pustule en forme de toupie d'enfant dont le segment supérieur contient les agglomérats microbiens. Et cette pustule aura, soit en ce qui concerne son siège : autour du follicule, son développement : annulaire et péri-folliculaire, soit en ce qui concerne sa profondeur : intra-dermique, son action sur le tissu conjonctif : nécrose, sa structure cytologique : afflux de leucocytes à noyau polylobé, microphages, des caractères constants et absolus (1).

Les paquets microbiens, staphylocoques à cultures grises, y sont dans la même forme, avec le même développement, à la même place que les staphylocoques à culture dorée occupent dans la pustule de l'impétigo de Bockhart, type du genre.

Aucune différence ne peut être relevée entre les deux pustules, elles sont identiques. Il est inutile d'y chercher des différences qui seraient imaginaires, aucun bactériologiste à l'examen comparatif des deux lésions n'en saurait trouver.

Il n'y a qu'une conclusion à tirer de ce fait, c'est que *le staphylocoque gris qu'on trouve dans les squames du pityriasis a pour lésion expérimentale la lésion que produit spontanément le staphylocoque doré, type du groupe des staphylocoques.*

Quand on a réfléchi sur ces faits, la parenté morphologique de la vésico-pustule des impétigos miliaires du cuir chevelu et de la croûtelle du pityriasis stéatoïde prennent une signification vraiment plus haute que celle que leur concédait leur simple similitude apparente. Après tant de raisons, antérieurement exposées, qui m'ont fait rapprocher ces types morbides l'un de l'autre, celle-ci me paraît exceptionnellement valable. Tant de ressemblances entre les impétigos et les pityriasis stéatoïdes, tant de caractères objectifs (impétigo furfureux), anatomiques (exosérose, vésicule histologique du pityriasis stéatoïde) et microbiennes ne peuvent être une série de rencontres de hasard.

(1) Comparer les fig. 75 et 79 à la fig. 75.

CHAPITRE XVII

ÉTUDE DIFFÉRENTIELLE DU PITYRIASIS ET DE LA SÉBORRHÉE

La différenciation du pityriasis et de la séborrhée est le but précis des deux premiers volumes de cet ouvrage [1]. Il peut donc sembler inutile de lui consacrer dans celui-ci un chapitre particulier. Pourtant cette question est si difficile, et les plus récents auteurs qui en ont écrit y ont apporté si peu de lumière, que je juge utile de la résumer, de façon qu'il ne reste dans l'esprit du lecteur aucune obscurité, de celles du moins qu'on peut à présent faire disparaître.

Les erreurs et les obscurités en ce sujet ont pour cause première l'absence de définitions précises ou, ce qui est identique, la variété des définitions du même mot.

Il y a des dermatologistes qui emploient encore le mot de séborrhée sans le définir, et le mot de séborrhée a cinq ou six acceptions courantes en dermatologie, à ne compter que celles qu'ont adoptées ou créées les maîtres, et en négligeant les acceptions individuelles qu'ont choisi des dermatologistes plus obscurs.

1° Le mot SÉBORRHÉE (*sebum*, ῥέω) est traduit exactement par « flux de sebum ». Il désigne donc strictement le *symptôme* que constitue l'*hypersécrétion sébacée*;

2° Par une extension naturelle, on a d'autre part nommé séborrhée, non plus le symptôme mais *la maladie* que caractérise plus particulièrement ce symptôme de l'hypersécrétion sébacée;

3° Par une extension plus grande du même terme, d'autres auteurs ont désigné non plus seulement le flux *sébacé*, mais bien : *toute exhalaison de graisse à la surface de la peau*, d'où qu'elle vienne, des glandes sébacées, ou des glandes sudoripares ou de l'épaisseur de l'épiderme. Ici il ne s'agit plus

(1) Sur ce sujet, voir *Les Maladies séborrhéiques*, *passim* et particulièrement p. 154, 165, 256.

d'une maladie mais d'un symptôme, et d'un symptôme infiniment plus commun et moins bien défini que le premier;

4° Par une erreur anatomique qui a été relevée en son lieu, Hebra, croyant que les squames du pityriasis étaient de la graisse concrète, a désigné, nous le savons, sous le nom de séborrhée tous les états squameux protopathiques, que la squame soit nettement grasse ou non, d'où en cette langue de Hebra, la possibilité logique d'une *séborrhée sèche*. C'est depuis lors que le mot de séborrhée a été appliqué confusément à une foule d'états squameux;

5° Il en est résulté pour beaucoup de dermatologistes l'impossibilité d'une définition quelconque du mot séborrhée, (ou du moins l'impossibilité de toute autre définition qu'une définition négative), à cause du nombre, de l'amplitude, et des disparates des types morbides dans lesquels une exhalaison grasse ou apparemment grasse se produit à la surface de la peau. C'est cette tendance d'esprit que schématise la phrase d'un clinicien d'aujourd'hui : « La séborrhée, pour moi, c'est « tout ce qui n'est pas nettement de l'eczéma ou du psoriasis »;

6° Enfin des élèves de Hebra, définissant avec leur maître la séborrhée, par la squame, ont précisé sous le nom familial de séborrhée, avec un qualificatif adjoint, divers types morbides secondaires et accessoires. Telle la *Seborrhœa corporis de Duhring*, etc.

On comprend dès lors les incertitudes de tous les dermatologistes de notre époque; ils ne savent à quelle définition de la séborrhée se rattacher. Ils ne savent même pas comment comprendre les textes des auteurs qui ont employé ce mot et qui n'ont pas donné la définition précise qu'ils lui attribuaient.

Pendant ce temps, les définitions différentes du même mot s'ajoutent les unes aux autres sans que jamais on puisse retrancher du sujet les unes ou les autres. Il s'ensuit que, dans les congrès ou les sociétés savantes, toute discussion sur la séborrhée devient une logomachie indicible!

Cependant depuis vingt ans, peu à peu, les pityriasis *secs* (séborrhée sèche de Hebra) ont été retranchés de la séborrhée, tandis qu'au contraire, la plupart des auteurs rattachent encore à la séborrhée les pityriasis gras (Piffard, van Harlingen, Audry, 1903).

Au début du présent ouvrage, et pour des raisons déduites au cours du précédent volume, la *séborrhée* y a été définie par le *flux de sébum*, c'est-à-dire au sens le plus strict et le plus étroit. Et j'ai appelé en outre de ce nom *la maladie* dont ce symptôme est la caractéristique éminente.

Mes raisons principales sont surtout celles-ci : que la *séborrhée* ainsi définie a : 1° une lésion élémentaire objective particulière : le cylindre gras que l'expression fait sourdre des pores sébacés :

2° Une lésion anatomique constituée : α) par ce même cylindre séborrhéique dont la structure est constante, et β) par l'évolution atrophique de la papille pilaire et hypertrophique de la glande sébacée, sous-jacente au cocon séborrhéique ;

3° Enfin une expression microbienne uniforme : le microbacille séborrhéique, hôte permanent et cause première du cocon séborrhéique, qu'il habite en culture pure.

La séborrhée ainsi définie est un type morbide fréquent, d'intensité variable, mais dont l'évolution clinique obéit à des lois générales déterminées.

Ce type, qu'on peut observer pur, peut se mêler à plusieurs autres pour constituer ces dermatoses mixtes dont Devergie fut le premier à reconnaître l'existence et dont l'étude des complications de la séborrhée fournit la démonstration la plus nette et la plus parfaite.

Dans ces conditions, et lorsqu'on a défini nettement la séborrhée par sa lésion élémentaire « le cocon séborrhéique », il devient aisé d'exclure de la séborrhée vraie ou sébacée une foule d'états considérés à tort comme séborrhéiques uniquement parce qu'ils peuvent se superposer à la séborrhée, ou encore les maladies qui s'accompagnent d'un état gras de la peau, lorsque cet état n'a pas l'*hyper-écrétion sébacée* pour cause.

Ces prémisses une fois posées nettement, voyons comment doit s'opérer la délimitation des frontières communes à la séborrhée et aux pityriasis.

Les cas typiques de séborrhée telle qu'elle vient d'être

définie et les cas de pityriasis simplex à squames sèches ne présentent vraiment aucun caractère commun. On a peine à

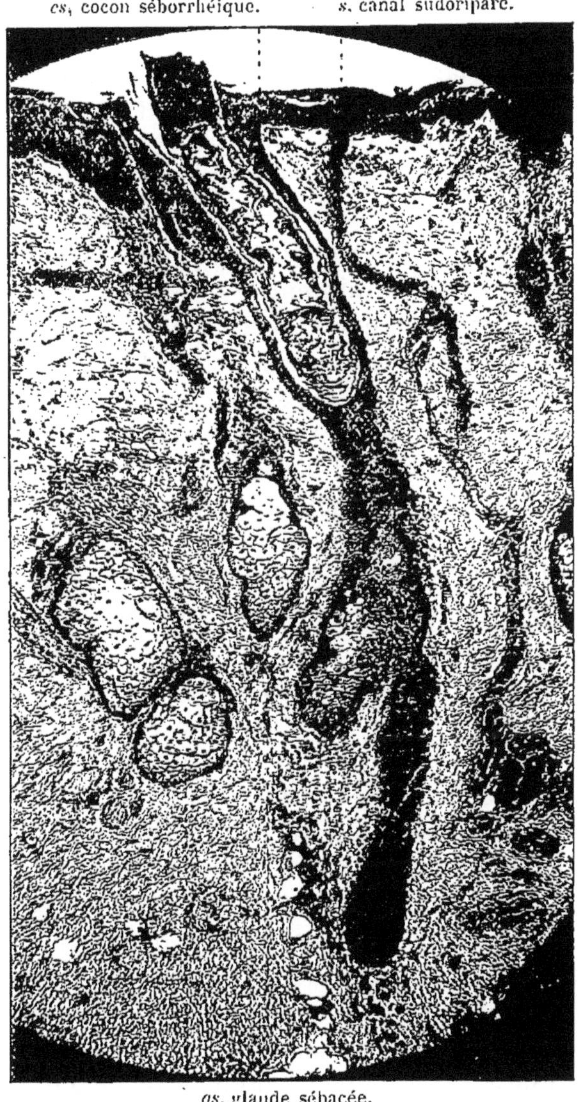

Fig. 80. — *Lésion complète de la séborrhée microbacillaire.* — Remarquer en surface une exfoliation perceptible de la couche cornée.

concevoir comme possible l'identification qu'en avait voulu faire Hebra. Il n'y a plus à insister désormais sur cette erreur.

Elle reposait surtout sur l'existence de cas mixtes qui ne sont pas ce qu'on appelle des *faits de passage*, mais bien de simples *mélanges de deux infections univoques, faisant ensemble une dermatose composée.*

Il y a des pityriasis *pré*-séborrhéiques, des pityriasis *sur*-séborrhéiques et même, quoique le fait soit plus rare, des pityriasis *post*-séborrhéiques ; d'après notre définition des mots, il ne peut y avoir de *pityriasis séborrhéiques.* De très nombreux cas de pityriasis ne s'accompagnent et ne s'accompagneront jamais de séborrhée. Ce sont les pityriasis à squame sèche gardant cette forme indéfiniment.

On peut trouver inversement des séborrhées qui ne s'accompagnent de desquamation à aucun degré. Le fait est plus rare : pour le plus grand nombre, les séborrhées s'accompagnent au moins microscopiquement d'un léger degré de desquamation. Cela est aisé à comprendre : d'abord, l'épiderme corné de surface est en exfoliation perpétuelle, ce phénomène s'exercera naturellement même chez les séborrhéiques.

En second lieu, le cocon séborrhéique comporte à l'orifice pilaire un étranglement, une sorte de goulot au-dessus duquel les couches kératosiques qui font le cocon se soudent à celles de l'épiderme corné du voisinage [1]. Lorsque l'effusion du cocon se produit, l'épiderme corné se rupture en collerette autour de l'orifice pilaire, autre phénomène qui donne lieu à une apparence de desquamation.

Enfin rien n'est plus commun que l'association du pityriasis *vrai* à la séborrhée *vraie* :... *pityriasis sur-séborrhéique.*

Je suppose que sur un jeune homme ou une jeune femme perdant abondamment des cheveux on observe : 1° des cheveux spontanément gras et caducs ; 2° un cuir chevelu recouvert d'écailles jaunes, molles, épaisses, légèrement adhérentes à la peau et grasses au toucher. Voilà vraiment les cas dont l'analyse clinique est difficile et dont la place nosographique au point de vue doctrinal doit être discutée.

Des cliniciens en nombre immense rangent encore ces types morbides dans les séborrhées vraies, et en font des

(1) Nous avons attiré sur ce point l'attention du lecteur dans notre premier volume, *Les Maladies séborrhéiques*, p. 208, note 1.

séborrhées huileuses et squameuses; erreur d'observation et erreur de doctrine.

Reconnaissons d'abord que rien n'est plus apparemment

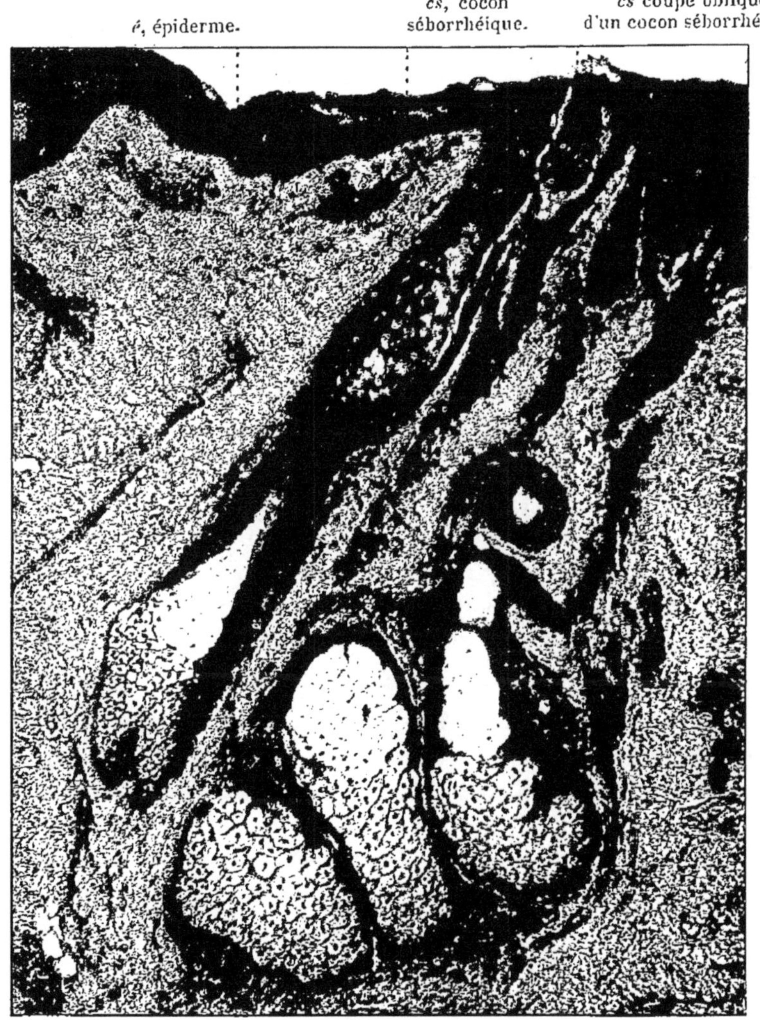

Fig. 81. — *Lésion de séborrhée microbacillaire.*

justifié par la clinique que cette erreur. Les cheveux des patients sont et gras, et ils tombent comme dans la séborrhée *sébacée vraie*. Les squames grasses, molles et jaunes, quoiqu'un peu écailleuses, donnent au doigt la sensation onctueuse d'une graisse concrète. Comment ne pas être frappé de l'analogie entre ces faits et ceux où la séborrhée est nettement huileuse. Devant la clinique, il y a entre ces deux cas une différence de degré, non pas de nature. C'est la même maladie à deux âges ou sous deux formes. « Nous ne pou-

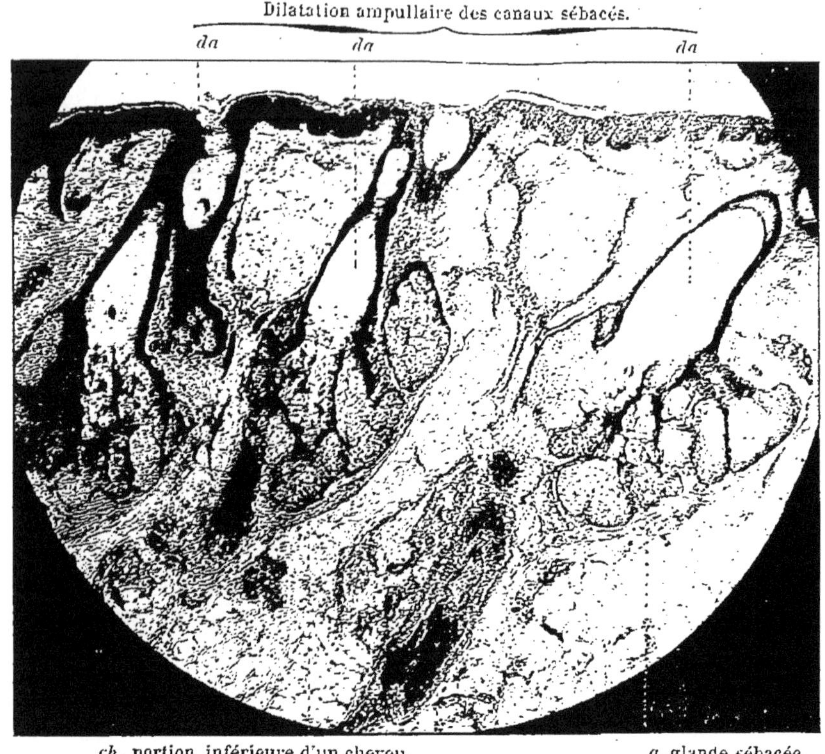

ch, portion inférieure d'un cheveu. *g*, glande sébacée.

Fig. 82. — *Coupe du cuir chevelu, région du vertex dans un cas de calvitie effectuée.*

vons nous accorder avec Sabouraud lorsqu'il déclare que ces pityriasis n'ont rien à voir avec la séborrhée. » (Audry). Ainsi ont pensé Fox, van Harlingen, etc., etc.

C'est précisément parce que la clinique seule est incapable de concevoir la vérité sur ce point, qu'il faut recourir à l'étude anatomique et bactérienne de la question.

Et d'abord ce sont les cas les plus typiques et les plus accusés qu'il faut soumettre à cette analyse, ensuite les cas mixtes et intermédiaires, et voilà ce que l'on constate :

1° Les cas types de séborrhée fluente ou huileuse ont leur lésion élémentaire invariable, et c'est une lésion intra-folliculaire. Dans la séborrhée les lésions épidermiques de surface sont nulles ou négligeables;

2° La lésion séborrhéique élémentaire est l'habitat d'une colonie microbienne très particulière, toujours identique et identiquement placée, colonie pure d'un microbacille ayant ses caractères (fig. 83). Inversement, les cas types de pityriasis gras ne comportent aucune lésion folliculaire, si ce n'est un bouchon corné orificiel, conique, qui n'a rien de commun avec le cylindre séborrhéique, ni sa localisation, ni sa forme, ni sa structure, ni son microbe (fig. 38, 39, 44, 52). Non seulement, donc, la lésion du pityriasis n'est pas la même que la lésion élémentaire de la séborrhée, mais elle n'a même pas le même siège. Car la vraie lésion du pityriasis stéatoïde est une lésion de surface. Trois phénomènes la déterminent.

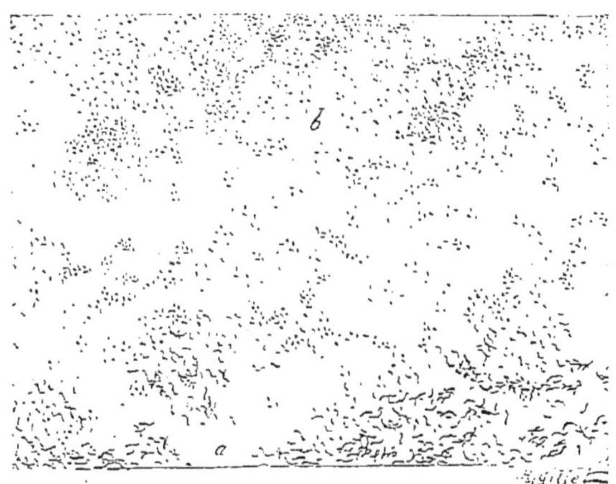

FIG. 83. — *Microbacille de la Séborrhée.* Préparation extemporanée.

1° Un phénomène d'hyperkératinisation, qui fait la squame visible, et une dyskératinisation, qui fait que les cellules cornées, en s'exfoliant par litières, conservent leur noyau jusqu'à leur phase exfoliative;

2° Un phénomène d'exsudation leucocytaire (exocytose), qui conduit jusque dans la couche cornée et dans la squame des leucocytes migrateurs;

3° Un phénomène d'exsudation *séreuse* (exosérose), qui se produit à la surface de l'épiderme en exfoliation, de telle façon que le sérum exsudé s'insinue dans la trame alvéolaire de la squame et s'y coagule par blocs de dimensions variables.

De ces trois phénomènes il résulte une squame épaisse, jaune et molle. D'où vient que cette squame apparaît grasse au toucher et aux réactions chimiques (éther, éther de pétrole, etc.). Nous avons envisagé ce phénomène en son lieu, et nous avons dit que la graisse décelable n'était pas en plus d'abondance dans les lames épidermiques des squames stéatoïdes que dans l'épiderme corné normal, au contraire, mais que ces croûtes comprenaient toujours du sérum, qui doit contenir des graisses solubles et des liquides albuminoïdes riches en graisse larvée.

La bactériologie des pityriasis stéatoïdes diffère essentiellement de celle de la séborrhée sébacée vraie. Les pityriasis ne montrent jamais de microbacille séborrhéique, à moins qu'il n'y ait coexistence de la squame du pityriasis et du cocon séborrhéique, ce qui est très loin d'être la règle (pityriasis sur-séborrhéique). Ils montrent, au contraire et toujours, avec des variantes insignifiantes, la flore même que nous avons vu caractériser tous les pityriasis.

Ainsi donc, si le seul examen clinique est incapable de différencier les pityriasis à squames grasses d'une séborrhée vraie, le doute ne peut persister après l'enquête anatomique et bactérienne.

Et si tant d'auteurs ont persisté à ranger parmi les états séborrhéiques les pityriasis à squames grasses, c'est que l'anatomie de ces squames est ignorée de tout le monde, étant ébauchée ici pour la première fois, et que dans l'inconnaissance où l'on était de la structure de ces squames, on se les figurait forcément comme des lames kératinisées *imbibées de graisse, d'une graisse d'origine sébacée ou sudoripare.*

C'est sur cette hypothèse controuvée que s'appuient les auteurs qui font des pityriasis gras des séborrhées. Elle s'appuie, en outre, pourtant sur la fréquente concomitance des pityriasis à squame grasse et de la séborrhée sébacée vraie.

Ce sont deux états qui sont très loin de coexister toujours, mais ils coexistent fréquemment. Dans ce cas, d'ailleurs, sans s'aider du laboratoire et même du microscope, le clinicien peut s'en rendre parfaitement compte au moyen d'un artifice de thérapeutique.

L'application, chaque soir, d'une pommade pyrogallique, savonnée chaque matin, fait disparaître le pityriasis à squame grasse. Quand au-dessous de ce pityriasis, une séborrhée sébacée existe, l'acide pyrogallique fixé sur les graisses de la tête du comédon et transformé en pyrogallate alcalin par les savonnages, se trouve marquer d'un point noir les orifices folliculaires, dilatés par le cylindre séborrhéique. Et si l'on presse entre deux ongles le cuir chevelu, on fait sourdre des orifices pilo-sébacés le cylindre séborrhéique, parfaitement visible à l'œil nu, même quand ses proportions sont minimes, si l'on prend soin de l'éclairer en jour frisant.

De tout ce que nous venons de résumer, il s'ensuit que la limite à établir entre le pityriasis et la séborrhée n'est pas difficile à tracer d'une façon sûre.

Même s'il existe des *hyperhidroses* huileuses, ce processus est et doit demeurer étranger à la *séborrhée*. Les phénomènes différents méritent des noms différents; et l'hyperhidrose huileuse est si étrangère à la séborrhée, que je ne l'y ai jamais rencontrée.

La séborrhée, flux glandulaire, n'est pas squameuse; le pityriasis, exfoliation épidermique, est caractérisé par la squame. La squame peut être sèche, humide ou apparemment grasse ou vraiment grasse, sans cesser d'appartenir au pityriasis. Même quand ce pityriasis recouvre une séborrhée, on retrouve aisément, sous la squame pityriasique, la lésion séborrhéique élémentaire. Il s'agit là seulement d'une superposition de deux dermatoses.

Ainsi l'anatomie, bien loin de rapprocher le pityriasis des séborrhées sébacées, les éloigne l'une de l'autre bien plus que le clinicien ne pouvait l'imaginer. Le clinicien doit savoir désormais et par avance qu'il existe, en ce sujet, une cause d'erreur qui n'a jamais été expressément relevée.

On a confondu avec la séborrhée sébacée, c'est-à-dire avec un *processus hypersécrétoire glandulaire*, les pityriasis à squames grasses, nées d'un *processus exfoliatif accompagné de suffusion séreuse* dia-épidermique. La clinique, en tombant dans cette erreur, a donc été victime d'une simple apparence sensorielle. La confusion de ces deux types morbides est le résultat d'une erreur de la vue et du tact. Quand cette erreur est éclaircie, le sujet n'en garde pas d'autre. Lors même que ces deux processus morbides coexistent, l'épreuve thérapeutique du pyrogallol en permet le diagnostic clinique avec une précision expérimentale.

CHAPITRE XVIII

DIFFÉRENCIATION DU PITYRIASIS ET DU PSORIASIS

Je différencierai maintenant les pityriasis des psoriasis.

Le psoriasis est une dermatose dont j'ai souvent parlé déjà et dont l'importance est capitale, non seulement parce qu'elle existe fréquemment au cuir chevelu, mais encore parce qu'elle présente des liens de parenté indiscutables avec le pityriasis, et parce que ces liens n'ont jamais été précisés.

Dans ces conditions, et le psoriasis se rattachant manifestement par ses symptômes aux maladies desquamatives dont ce livre tente l'histoire, je dois donner à la description symptomatique, évolutive et anatomique du psoriasis un développement suffisant pour que le diagnostic différentiel du pityriasis avec lui ne puisse jamais faire aucun doute.

Or, nulle part dans les livres dermatologiques existants, on ne trouve aucun moyen sûr pour appuyer ce diagnostic différentiel. C'est donc là encore une étude qui est toute à faire et qui ne peut pas être brève.

§ I. — TABLEAU SYMPTOMATIQUE ET ÉVOLUTIF DU PSORIASIS

Le psoriasis, dans l'état actuel de nos connaissances, ne peut être défini que par description. C'est une maladie caractérisée par une éruption disséminée de taches rondes, rouges, intégralement recouvertes par une squame sèche, épaisse et friable, adhérente. C'est une maladie chronique, paroxystique, récidivante, qui, dans un petit nombre de cas, s'accompagne d'arthropathies chroniques progressives.

1. Type normal. — Le psoriasis débute d'ordinaire au cours de la seconde enfance. Il est rare de le voir survenir avant dix ans, mais au contraire on en a vu commencer pendant tout le cours de l'âge moyen, jusqu'à quarante et cinquante ans.

Rien ne l'annonce que l'apparition d'une tache en tout semblable à celles qui peuvent succéder et se succéderont désormais d'ordinaire, rares ou nombreuses, sur toute région du corps du patient. Décrivons donc d'abord cette lésion élémentaire :

C'est une minuscule tache de 2 à 3 millimètres de diamètre, irrégulière, presque dès sa naissance recouverte d'une squame jaune, mince, tectiforme, un peu conique, peu adhérente; quand on l'enlève avec une aiguille, on trouve sous elle une peau rose, sèche. Cette tache grandit; en vingt-quatre heures elle a doublé de dimension. Elle est nettement ronde dès qu'elle a 4 ou 5 millimètres de diamètre. A ce moment, la squame qui la recouvre et qui n'a pas cessé d'augmenter d'épaisseur, fait à la surface de la peau une surélévation très perceptible aux doigts. Cette squame est aride, rugueuse; son adhérence à la peau est devenue bien plus considérable. Quand on la soulève et qu'on l'enlève d'une seule pièce, on amène presque infailliblement à la surface de la lésion mise à nu une *très fine* rosée sanglante, un pointillé hémorragique, que d'aucuns ont donné comme caractérisant le psoriasis. La squame détachée, épaisse, cartonnée, n'est pas flexible; pliée, elle se casse. Elle est friable et se dissocie aisément, toujours sous la forme de squames lamelleuses, micacées, brillantes, intriquées les unes dans les autres et feutrées. Ces squames écrasées donnent au doigt une sensation savonneuse caractéristique. A l'œil même, elles simulent une mince écaille de savon. Quand ce clivage est opéré sur place, et que la squame a perdu sa surface aride tout en restant attachée à la peau par sa face profonde, sa surface moirée donne à l'œil la sensation d'une tache de bougie tombée sur la peau.

La lésion du psoriasis a donc par elle-même, comme on le voit, des caractères spéciaux différentiels. Non seulement la squame du psoriasis, mais la surface de la peau sous la

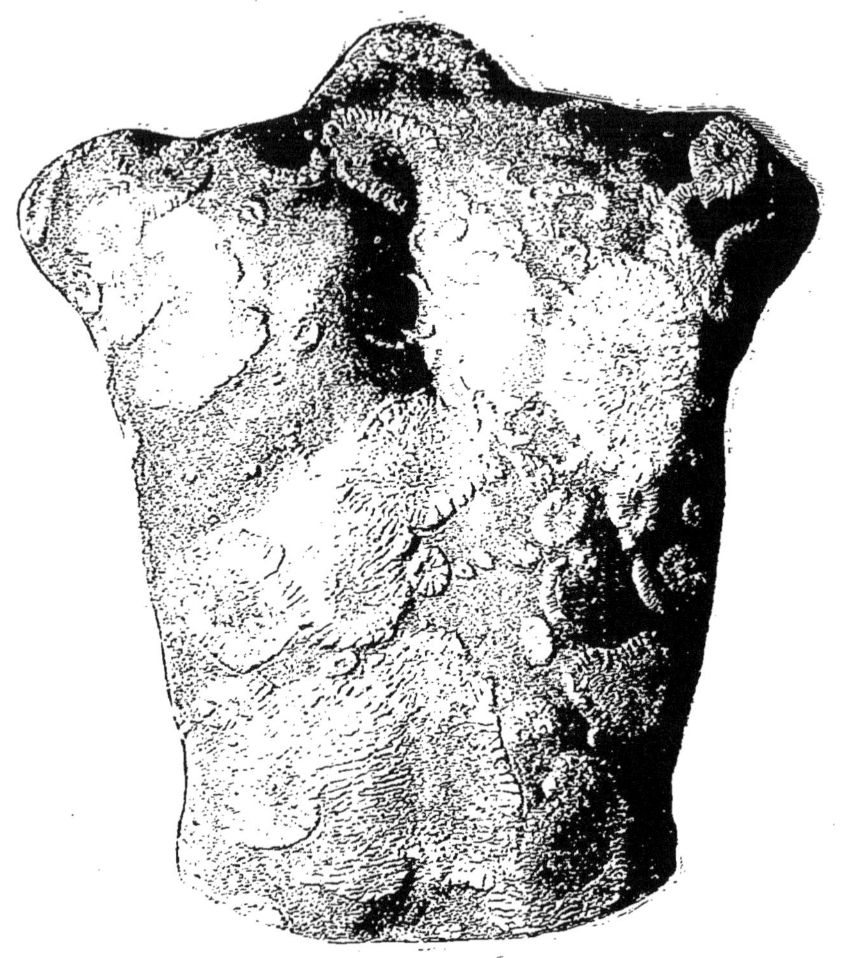

Fig. 84. — *Psoriasis figuré floride.* — Lèpre commune de Willan.

squame, elle aussi, est caractéristique. Elle est d'abord d'un rouge foncé un peu jaune; elle est tomenteuse; sa surface n'est pas plane mais un peu rugueuse, et cet aspect s'exagère à mesure que la lésion vieillit et que ses caractères s'accusent. Enfin nous savons que cette surface présente un fin pointillé sanglant quand on sépare la squame de la peau. Tous ces caractères sont spéciaux, et quelque objection que l'on ait pu faire à l'autonomie essentielle du psoriasis, il est certain que cette maladie a pris dans la dermatologie une place à part. Ses symptômes et son évolution lui ont conquis, pour ainsi dire sans lutte, le rang d'une maladie spécifique, autonome. Ce fut l'une des premières entités morbides discernées par les auteurs dermatologiques et décrites comme distinctes. Rien que cela indique combien ses caractères objectifs sont tranchés, et son évolution ne l'est pas moins. Nous le verrons tout à l'heure.

Très souvent le psoriasis débute par quatre taches plus ou moins symétriques, occupant les saillies des genoux et des coudes. Chacune est faite ordinairement d'un semis de taches petites qui se confondent pour former dans la suite un placard d'abord polycyclique et de bords ensuite plus diffus.

On a vu des psoriasis garder cette forme localisée sans jamais s'étendre. Ce sont les cas les plus bénins d'une maladie qui est d'habitude beaucoup moins discrète. En effet, on voit souvent apparaître à la fois, en vingt points distincts du corps, des taches identiques aux premières, souvent même bien davantage, et chacune peut grandir jusqu'à prendre un diamètre de 3 à 4 centimètres. Quelquefois une tache guérit partiellement, prenant la forme d'un segment de cercle qui peut continuer à grandir et à se déplacer, guérissant par un bord et s'étendant par l'autre.

Ailleurs des taches voisines se fusionnent en grand nombre; elles confondent leurs bords qui se pénètrent et leurs croûtes qui se réunissent. Ainsi se forment les placards psoriasiques dont la surface peut, en plusieurs années, couvrir la peau presque entière du patient, ne laissant que quelques îlots de peau saine, que l'on appelle « îlots de réserve ».

Lorsque des taches psoriasiques s'agglomèrent ainsi en placards, ces placards se coupent souvent de plicatures qui deviennent fissuraires, parce que la peau en ce point est devenue épaisse, pachydermique.

2. Types divers. — Les lésions psoriasiques ont pour la

face externe des membres et les saillies de flexion : coude et genou, une prédilection évidente, en général tout au moins. Et l'on voit des psoriasiques chez qui toutes les régions des plis de flexion sont préservées, comme on le voit aussi chez les ichthyosiques.

Mais cette règle subit des exceptions, et le plus souvent ces exceptions sont des inversions du type ordinaire ; les plis de flexion et la face interne des membres sont atteints et les coudes et les genoux sont préservés, mais tout cela sans régularité absolue.

Quoiqu'on ait pu dire avec assez de vérité qu'il n'y a guère de dermatose moins polymorphe que le psoriasis, les taches psoriasiques peuvent être recouvertes de squames-croûtes plus jaunes et plus grasses, au toucher, qu'elles ne le sont d'ordinaire. Ce sont surtout ces formes en taches rondes à squames-croûtes jaunes et grasses qui n'affectent pas les localisations typiques du psoriasis et que l'on peut voir survenir aux plis de flexion ou sur la face interne des membres.

Pour beaucoup d'auteurs, ces placards psoriasiques jaunes sont le lien et le trait d'union entre le psoriasis vrai et l'eczéma séborrhéique de Unna du type commun, entre le psoriasis en goutte de bougie, et la *Corona seborrhœica* par exemple.

Nous verrons plus loin ce qu'il faut penser de ces ressemblances.

Il y a des psoriasis de gravité très différente. On en voit qui envahissent la presque totalité de l'individu et le couvrent comme d'un vêtement écailleux.

Un autre psoriasis ne gardera sur le patient que le nombre de lésions suffisantes pour attester son existence, une dizaine de taches disséminées qui restent torpides.

Il y en a dont les squames restent minces toujours et, même non soignées, ne prennent pas de développement. D'autres, au contraire, chez qui les squames prennent une épaisseur énorme. Et toujours l'individu chez qui le psoriasis affecte un type particulier reproduit des lésions du même type, où qu'il les fasse. Son psoriasis est festonné partout, ou bien en corymbes partout, annulaire partout (fig. 85), ou bien c'est partout le psoriasis à squames jaunes.

Étant donnée la longévité extrême de cette affection, les malades les plus heureux sont ceux qui passent trois ans, cinq ans, dix ans même, sans voir la maladie se réveiller, sans voir naître une seule tache nouvelle. On voudrait être sûr que le traitement, bien pratiqué, a été dans ces cas la cause du long sursis donné au malade par la maladie. Et le fait est que ces cas se rencontrent surtout dans la classe riche n'ayant rien négligé pour se débarrasser de cette affection rebelle.

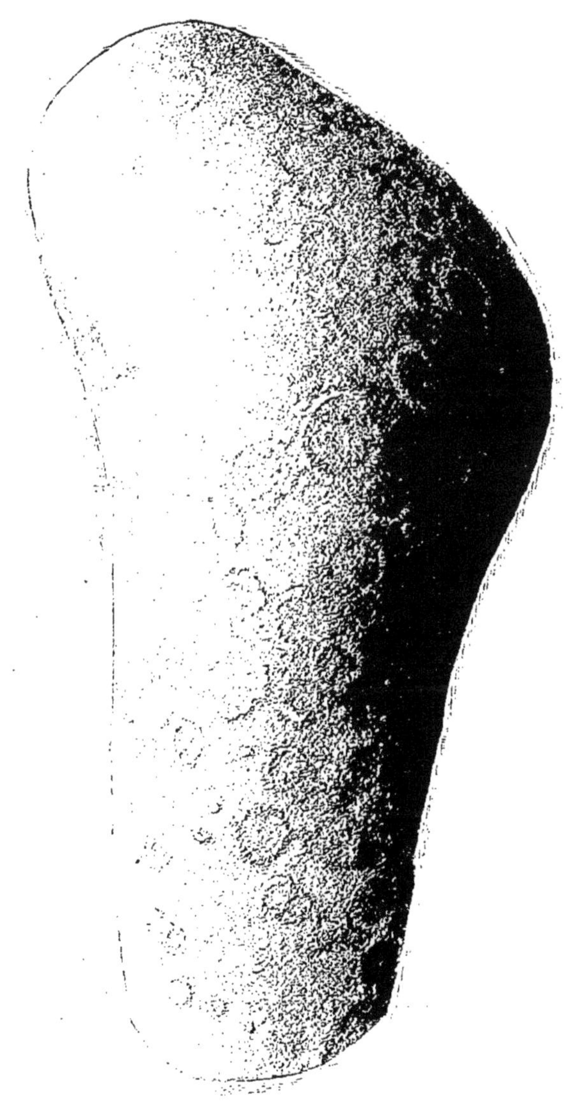

FIG. 85. — *Psoriasis à lésions annulaires.*

D'autres patients sont encore parmi les heureux. Ils ne présentent que dix ou douze taches chaque année, sans plus, et chacune reste de grandeur médiocre.

Il faut ajouter d'ailleurs, contrairement à ce que nous avons dit au sujet de la forme objective du psoriasis qui, sur un même sujet, reste la même, que la marche d'abord bénigne d'un cas donné n'implique pas pour la suite l'assurance que sa bénignité persistera. On voit des psoriasis d'abord bénins devenir graves, et des psoriasis d'abord florides devenir atones. Ce dernier cas est rare, au moins avant la vieillesse.

Le psoriasis procède ordinairement par poussées, et des intervalles de temps énorme peuvent séparer deux poussées de psoriasis chez le même individu [1].

Il semble que l'âge atténue d'ordinaire le psoriasis, bien qu'on en rencontre encore chez le vieillard.

Il existe toute une série de cas de psoriasis qui n'ont aucune tendance à la généralisation. Ce sont les psoriasis à distribution nerveuse. Après des traumatismes nerveux, ou même sans cause connue, on voit des gens présenter un psoriasis limité au trajet et aux branches du sciatique poplité externe par exemple, ou du nerf cubital, ou de tel autre rameau nerveux. Dans ces cas, ce sont des éruptions psoriasiques plus torpides que le psoriasis vulgaire. Aucune lésion faite ne s'efface, mais ordinairement il s'en produit peu de nouvelles.

Sans qu'on puisse invoquer une distribution nerveuse exclusive, en beaucoup d'autres psoriasis on observe des localisations régionales. Il y a des psoriasis à peu près limités aux mains, aux pieds, au visage.

Beaucoup de grands psoriasiques présentent des lésions unguéales sur lesquelles je reviendrai tout à l'heure, mais en dehors de ces faits il y a des cas de psoriasis unguéaux typiques, s'accompagnant de si peu de lésions cutanées visibles

(1) J'en ai deux exemples qui sont topiques.

L'un est d'un homme, psoriasique avéré, qui, ayant pris une part active dans la Commune de Paris en 1871, fut envoyé à Nouméa où il demeura jusqu'à l'amnistie. A peine fut-il arrivé en Nouvelle-Calédonie que son psoriasis intense disparut. A son retour en France, en 1878, son psoriasis reparut sans délai et a persisté depuis.

Le second est d'un ouvrier atteint de psoriasis grave et à qui mon maître Vidal conseilla, de s'embaucher dans une usine d'huile minérale. Tant qu'il demeura dans cette usine, où il travaillait aux manipulations de l'huile de naphte il ne vit plus une tache de psoriasis nouvelle et les anciennes disparurent. Mais il quitta l'usine après six ans, qu'on peut dire cliniquement avoir été pour lui consacrés à se guérir. Son psoriasis reparut dans une forme un peu atténuée, et il continua d'évoluer.

que le médecin est conduit par l'aspect des ongles à rechercher les lésions cutanées dont on ne lui parle pas.

Dans l'ensemble des cas de psoriasis pourtant, tous ces cas atypiques de psoriasis régionaux, de psoriasis unilatéraux, de psoriasis suivant les trajets nerveux, font un pourcentage extrêmement restreint.

Les auto-inoculations ou, pour ne rien préjuger des causes du phénomène, la multiplication des taches psoriasiques sur des gens déjà psoriasiques sous l'influence nette des traumatismes, est très fréquente au contraire.

Tous les psoriasis ne semblent pas réinoculables au porteur, ceux que j'ai vu l'être étaient sur-séborrhéiques (fig. 101) [1].

5. Psoriasis unguéal. — L'ongle psoriasique est connu en dermatologie, comme l'ongle eczématique, comme l'ongle favique ou trichophytique. Ce sont là en somme les quatre onychoses qui sont seules classées pour le clinicien. On a voulu différencier les deux premières des deux dernières en disant que les onycho-*mycoses* des teignes commencent par le bord libre de l'ongle et progressent vers sa racine, tandis que les onychoses du psoriasis et de l'eczéma semblent marcher de la matrice unguéale vers le bord libre de l'ongle. Mais cette règle est souvent peu vérifiable.

Voici comment je décrirais les altérations psoriasiques des ongles.

I. A un premier degré, la table externe de l'ongle, qui a gardé sa couleur et son aspect luisant, est criblée de trous sans profondeur, disposés le plus souvent en rangées longitudinales à peu près régulières. En même temps l'épaisseur de l'ongle s'est augmentée et la substance de l'ongle est devenue poreuse.

II. A un second degré, cette substance poreuse est devenue friable, elle a été, peu à peu, partiellement éliminée au dehors. Il s'ensuit un évidement du corps de l'ongle, au-dessous de la table externe conservée.

Cet évidement peut avoir fait disparaître un tiers, la moitié,

[1] *Les Maladies séborrhéiques*, p. 108.

les deux tiers de l'ongle. Si l'individu atteint cherche à nettoyer ses ongles, toute la partie friable est éliminée, et il s'ensuit une cavité recouverte par la table externe de l'ongle.

Si l'individu ne prend aucun soin de ses ongles, les déchets unguéaux et les poussières s'accumulent dans la cavité que recouvre la table externe. La table externe elle-même, n'étant plus adhérente au doigt, présente une tendance progressive à

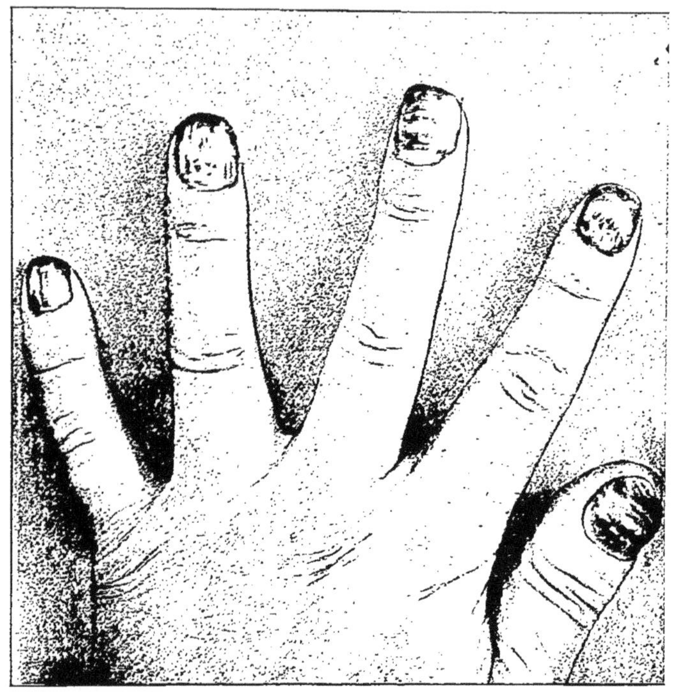

Fig. 86. — *Psoriasis des ongles.* (Photographie de la collection Brocq-Sottas.)

se recourber en griffe. Sa surface devient de moins en moins régulière. Non seulement les trous qu'elle présentait ont augmenté de nombre, mais l'ongle est strié transversalement de plis courbes, ostréacés, présentant un aspect d'imbrication.

III. A un troisième degré c'est l'*onychogryphose*. L'ongle, bossué et difforme, présente la courbure d'une griffe de carnassier. Toute sa masse a pris un aspect rocheux, la table externe elle-même a perdu ses qualités de poli et de brillant, elle est terne. Cet ongle, ordinairement un peu douloureux, est très souvent friable et pourrait par le grattage être émietté en poussières.

Sa matrice ordinairement demeure intacte. De même sa sertissure épidermique latérale. Les complications inflammatoires, comme on disait autrefois, les infections secondaires, sont rares dans le psoriasis.

La phalangette a très souvent subi une hypertrophie et une déformation globuleuse, portant sur la totalité de sa masse, et non pas sur la région péri-articulaire comme dans le rhumatisme noueux. Le doigt prend donc l'aspect d'une baguette de tambour. Et cet aspect avec celui de l'ongle raccourci dans sa hauteur, parce qu'il est replié, recourbé en griffe et rocheux, font un ensemble très caractéristique et que l'on ne saurait oublier.

Toutefois, je dois le dire, je ne crois pas qu'on puisse sur l'aspect des ongles, diagnostiquer d'une façon ferme le psoriasis. On voit de semblables déformations progressives de l'ongle accompagner l'évolution de l'eczéma, et sans que l'eczéma de la matrice unguéale existe toujours, pour faire faire le diagnostic différentiel.

Les trous borgnes de la table externe de l'ongle existent pareillement dans les ongles « peladiques ». Je n'ai jamais vu, même dans les pelades les plus graves, un ongle prendre l'aspect des onychoses psoriasiques de second et de troisième degrés. Mais la pelade unguéale, s'il est permis de s'exprimer ainsi, affecte très bien la forme des altérations psoriasiques unguéales du premier degré.

Enfin il existe dans la clinique dermatologique, d'assez nombreux cas d'onychose de nature indéterminée, constituant à elle seule une histoire morbide cutanée, ne s'accompagnant d'aucune dermatose connue et décrite, et ces cas pour le moment n'ont leur place nosographique nulle part.

4. Psoriasis du cuir chevelu. — Au cuir chevelu le psoriasis affecte les mêmes différentes formes que sur tout autre point du corps, mais il est incontestable que plusieurs de ces formes y copient si exactement certains pityriasis figurés, que le diagnostic objectif peut demeurer quasi impossible.

Presque toujours cependant le psoriasis du cuir chevelu peut être diagnostiqué aisément, par suite de la coexistence d'un psoriasis du corps, dont les localisations et les symptômes ne peuvent laisser place au doute.

Il me semble que l'on peut décrire le psoriasis du cuir chevelu en quatre variétés dont les différences sont du reste purement formelles.

1re *forme.* — **Psoriasis en taches rares.** — On trouve quelquefois un très petit nombre de taches psoriasiques petites ou moyennes, chacune recouverte exactement d'une squame-croûte plâtreuse, semblable à un placard d'argile blanchâtre desséchée, que le grattage émiette, mais qui est très adhérente au cuir chevelu. L'adhérence naturelle de la squame du psoriasis est renforcée au cuir chevelu par la présence des cheveux qui la traversent. Ils la traversent du reste toujours *normalement*, et ne sont jamais couchés par elle sur la peau.

Sous la squame, la peau est aride, de surface comme un peu rugueuse; la rosée sanguine qu'on observe sous la squame psoriasique du corps, manque très souvent au cuir chevelu.

L'absence de la flore spéciale du pityriasis et de toute flore microbienne perceptible est le meilleur moyen de diagnostic entre le pityriasis et ce psoriasis. Dès qu'il existe un doute, le médecin doit examiner son patient nu, des pieds à la tête, et particulièrement aux régions d'élection du psoriasis.

2e *forme.* — **Psoriasis en grande plaque unique.** — On observe assez souvent le psoriasis au cuir chevelu sous la forme d'un grand et unique placard, ordinairement situé sur les régions pariétales, quelquefois dans la fosse occipitale. C'est un placard rugueux, aride, faisant une saillie notable au-dessus de la peau saine du voisinage, et à la surface duquel les squames s'accumulent.

L'épaisseur des squames dépend des soins que le sujet prend de lui-même; quelquefois, malgré une surélévation de la plaque qui indique l'épaississement considérable de l'épiderme malade, la production de squames est peu abondante; j'ai maintes fois vu de tels placards de psoriasis, pour moi, histologiquement, indéniables, être diagnostiqués : eczéma, lichénification, névrodermites, etc., par des médecins éminents.

L'extension progressive de ce placard est souvent lente mais peut l'amener à des dimensions considérables ; d'abord rond il prend dans la suite une forme quelconque, mais de bords constamment très nets.

3e *forme.* — **Psoriasis en nappe.** — Le développement de la forme précédente, et d'une façon générale le développement de tout psoriasis du cuir chevelu, peut conduire à la formation d'un psoriasis en nappe occupant ou à peu près le cuir chevelu tout entier.

On peut voir, sauf quelques îlots de réserve, où la peau apparaît saine, le cuir chevelu tout entier couvert d'une carapace plâtreuse, plus ou moins grise, raboteuse ou mamelonnaire, tout à fait sèche, extraordinairement adhérente à la peau et que les cheveux traversent sans que, ni leur direction normale, ni leur croissance, en paraisse éprouver une gêne quelconque.

Il est remarquable de voir un psoriasis, ainsi localisé au cuir chevelu depuis des années, s'y cantonner presque exclusivement et ses placards dessiner les limites du cuir chevelu avec régularité. Pourtant le psoriasis montre une élection bien moins marquée que le pityriasis pour les régions pilaires. Il franchit ses bornes beaucoup plus souvent et va tracer sur le front des festons et des segments de cercle ayant une disposition très analogue à celle de la « corona seborrhœica » pityriasique.

Cliniquement ce psoriasis en diffère par l'aridité de la squame, son adhérence, *l'hypertrophie épidermique et la congestion dermique, permanente, sous-jacente à la squame*, enfin et surtout la permanence sans régression de l'état psoriasique et par les localisations autres et démonstratives de la maladie. Mais il faut convenir que, par leurs symptômes objectifs et par la limitation aux frontières des régions pilaires, les deux maladies présentent quelquefois des ressemblances fort étroites.

L'anatomie pathologique nous montrera pourtant qu'il n'y a pas entre le pityriasis et le psoriasis de faits de passage et qu'il est toujours possible de distinguer un pityriasis psoriasiforme, d'un psoriasis pityroïde.

4e *forme.* — **Les psoriasis à squame grasse.** — A propos de la quatrième forme qu'on peut cliniquement admettre du psoriasis et qui existe d'ailleurs au cuir chevelu et sur le corps, la confusion est bien plus facile cliniquement. Pour les cliniciens du moment présent c'est un type morbide de classification tout à fait incertaine.

C'est un groupe de psoriasis *à squame humide ou grasse*; la moderne école française a fait avec lui les *séborrhéides psoriasiformes*. Le nom de séborrhéide psoriasiforme est presque toujours donné à des *psoriasis authentiques* (1).

Les taches grandes ou petites ont invariablement, au cuir chevelu du moins, un fond d'hyperhémie permanente que le pityriasis montre bien rarement. Mais sur ce fond rouge ou rose, les squames prennent au toucher et à la vue les caractéristiques habituelles des pityriasis stéatoïdes. Ce sont des squames feuilletées, facilement déhiscentes, spontanément brisées en parcelles. Chacune des parcelles pressées pendant deux jours dans un double de papier soie y fait une tache huileuse; elle donne à l'écrasement entre les doigts une sensation onctueuse; de plus et quand on détache la squame de la peau, on trouve au-dessous d'elle cette moiteur à peine visible et sur laquelle nous avons tant insisté à propos des pityriasis stéatoïdes. Ce type psoriasique peut montrer des taches squameuses dont le diagnostic *clinique*, quand la rougeur dermique est très peu marquée, serait impossible si ces taches existaient seules.

Pourtant, et même cliniquement, le diagnostic est possible, au moins d'ordinaire. Toute lésion de ce genre au cuir chevelu et qui s'accompagnera de quelques semblables lésions du corps, en des régions où le pityriasis figuré ne s'observe pas, par exemple de lésions du bras, de la jambe, des reins, du cou, du fourreau de la verge, etc., est un psoriasis certain. Cette

(1) Il n'est que juste de remarquer que Brocq a toujours affirmé la proche parenté de beaucoup de ses séborrhéides avec le psoriasis. La plupart des séborrhéides, dit-il, *se rapprochent plus du psoriasis que de toute autre dermatose.*

affirmation sera toujours confirmée par la structure histologique de la lésion (¹).

Très souvent, lors même que les lésions du corps ont pour siège les régions que choisit le pityriasis circiné, elles sont beaucoup plus nettement psoriasiques (fig. 101) que les lésions du cuir chevelu.

Toutes les variétés de psoriasis que l'on rencontre au cuir chevelu ont entre elles des intermédiaires, mais je crois que tous les cas peuvent trouver place dans l'un des quatre groupements dont la description vient d'être faite. On comprend, je suppose, qu'il est facile et inutile de créer autant de rubriques spéciales que l'on rencontre de cas particuliers.

Il est à mon sens bien plus intéressant de savoir rapidement où classer un cas que l'on rencontre et d'affirmer *en sécurité* que tel cas appartient au psoriasis et tel autre non.

C'est ce que l'un des suivants chapitres nous apprendra.

5. Symptômes fonctionnels du psoriasis. Les arthropathies. — Le psoriasis n'a pas de symptômes fonctionnels qui lui soient propres, on pourrait dire qu'il n'a que les symptômes fonctionnels de ses complications. Les taches psoriasiques, même au moment où elles se produisent, ne s'accompagnent de prurit que quand un exercice violent a provoqué de la sudation. Les vieux placards psoriasiques, comme le psoriasis des doigts, de la paume des mains et de la plante des pieds, ne sont douloureux que parce qu'ils s'accompagnent d'un état fissuraire et papillomateux qui ne fait qu'accessoirement partie du psoriasis et qui seul est douloureux.

Et si l'on voit certains vieux psoriasis invétérés devenir prurigineux, on doit se demander s'il ne s'agit pas de prurigos séniles entés sur un psoriasis qui toujours, auparavant ne démangeait pas.

Je ne parle que pour mémoire de l'impotence fonctionnelle relative que produisent les plaques psoriasiques fissuraires ou

(¹) Des pityriasis figurés stéatoïdes peuvent quelquefois s'observer en toutes régions (type *Eczéma parasitaire de Besnier*, fig. 1 de ce volume). Mais il s'agit alors d'une poussée subaiguë passagère, non pas de lésions rares et fixes.

les onychoses quand elles sont très accentuées et très nombreuses. On conçoit que pour un ouvrier de métier manuel, dix ongles à demi décollés, saignants, soient quotidiennement l'occasion de mille traumatismes douloureux.

Mais en dehors de ces troubles fonctionnels, il en est un autre, à la fois plus rare et plus important, constitué par les arthropathies dites psoriasiques.

La forme la plus fréquente des arthropathies psoriasiques revêt celle du rhumatisme noueux des mains; c'est d'ordinaire une arthrite sèche déformante, avec ankylose progressive, produite, à ce qu'il semble, non par soudure osseuse mais par ossification ligamenteuse et capsulaire. Les polyarthrites psoriasiques peuvent se produire à toutes les articulations et faire du malade un infirme.

Le psoriasis est une maladie de la peau vague non pas une maladie folliculaire. Elle respecte le follicule à peu près invariablement, et parmi les symptômes fonctionnels du psoriasis, un caractère négatif, très important du psoriasis au cuir chevelu, est la conservation intégrale de la chevelure.

Les psoriasiques en général ne sont pas chauves, et quand ils le sont, ils ne le sont pas du fait de leur psoriasis. On peut voir des gens garder l'intégralité de leur chevelure, malgré une croûte psoriasique, épaisse d'un doigt, couvrant presque comme un casque l'intégralité de leur cuir chevelu.

En général un psoriasis, même intense, est compatible avec la santé apparente la plus parfaite.

Le psoriasique n'est ni un obèse, ni un chauve, ni un séborrhéique, ni un variqueux. Sa peau, en dehors des lésions psoriasiques, est parfaitement saine, non pelucheuse. Le psoriasis ne s'accompagne pas ordinairement de pityriasis.

En dehors des arthropathies, qui elles-mêmes sont rares, aucune tare visible quelconque n'accompagne le psoriasis d'une façon assez fréquente pour qu'il y ait lieu de la mentionner. C'est surtout quand cette règle subit une exception, qu'on voit le psoriasis prendre des caractères objectifs ou évolutifs anormaux.

Ainsi c'est chez les pityriasiques et chez les séborrhéiques que les psoriasis prennent des localisations aux plis de flexion, inverses à leur type habituel. C'est chez des pityriasiques et des eczémateux que les psoriasis font une croûte stéatiforme, et dans ces cas aussi que les squames psoriasiques reposent sur un épiderme humide. C'est chez les séborrhéiques congestifs et variqueux, c'est chez les alcooliques, c'est chez les trop bien nourris, que le psoriasis prend ses formes rouges les plus tenaces et les plus intraitables.

Un dernier mot sur la perpétuité du psoriasis chez ceux qui en sont victimes. On a dit : « le psoriasis est une maladie que nous ne guérissons pas ». Et on l'oppose souvent à des maladies cutanées qui sont réputées guérir mieux que lui.

Je ferai à ce sujet deux remarques. La première, c'est que dans la clientèle de ville les guérisons de psoriasis, ou du moins les longs intervalles de santé sans récidives, sont beaucoup plus fréquents que dans la clientèle hospitalière.

Et j'ai vu ainsi des psoriasis, soignés par mes maîtres, avoir passé des périodes de 5 à 10 ans sans récidive. Beaucoup d'eczémateux, de peladiques, d'acnéiques voudraient pouvoir en dire autant. Et ceci m'amène à ma seconde remarque :

Que le psoriasis, en ce qui concerne sa perpétuité sur le même malade, ne fait pas exception à la règle qui voudrait que nous guérissions toutes les maladies cutanées, mais justifie au contraire la règle qui veut que nous ne guérissions presque aucune des grandes dermatoses d'une façon sûre, complète et définitive.

On est pityriasique, psoriasique, on est eczémateux, on est peladique, comme on est syphilitique, c'est-à-dire qu'on reste en butte aux atteintes de la maladie pendant un cycle d'années considérable. Et il nous est beaucoup plus possible de guérir une lésion syphilitique, une plaque ou une atteinte de pelade, d'eczéma ou de psoriasis, que d'en empêcher les nouvelles atteintes quand des causes, que nous ignorons pour la plupart, font reparaître la maladie 10 mois ou 10 ans après la disparition de tout symptôme.

II. — PATHOGÉNIE DU PSORIASIS

On a beaucoup écrit sur la cause du psoriasis et rien qui soit définitif [1].

Les uns voient dans le psoriasis une maladie microbienne, et se basent sur la nummularité des lésions et leur progression excentrique; sur la structure de sa lésion histologique sur la multiplication des taches autour des régions où elles demeurent permanentes; sur les réinoculations au porteur et sur une inoculation expérimentale, cas de Destot.

Dans cette opinion, les arthropathies sont accidentelles, ou toxiniques, et les psoriasis suivant les filets nerveux sont des lésions psoriasiformes, mais non psoriasiques, ou bien montrent que la peau névralgiée ou « névritée » est plus inoculable.

Les autres voient dans le psoriasis une maladie nerveuse, et disent :

1° Le psoriasis n'est pas contagieux;

2° Il est souvent héréditaire;

3° On n'y trouve pas de microbe, et toute lésion circinée n'est pas microbienne;

4° Même anatomiquement, rien dans le psoriasis n'implique absolument une lésion microbienne;

5° La multiplication des lésions n'appuie pas plus l'idée d'une origine externe pour le psoriasis que pour l'eczéma;

6° Un traumatisme localise un eczéma imminent comme un psoriasis. Le cas de Destot est douteux et unique;

7° Les polyarthrites s'expliquent par la même intoxication qui ferait les taches psoriasiques.

Enfin, le traitement a servi d'argument aux deux opinions.

Je ne crois pas d'abord que personne se figure connaître le microbe du psoriasis. Pour tout le monde, si la maladie est de cause microbienne, le microbe en est inconnu. Ce n'est pas une raison pour nier le microbe, puisque la lésion de la

(1) « *Was psoriasis ist, weiss bis heute noch kein Mensch.* » (Auspitz.)

varicelle, de la variole ne nous montrent pas non plus de microbes [1]. Mais la lésion histologique du psoriasis n'affirme pas à elle seule la présence de microbes que l'on n'y voit pas.

Premièrement et cela est incontestable; le microbe manque. Déjà, quand il existe, on le discute; que dire de lui quand on ne le voit pas? Et il est certain que jamais lésion cutanée ne fut moins microbienne que la lésion du psoriasis.

2° La forme circinée de la lésion n'est pas davantage l'affirmation de sa nature parasitaire. Quoi qu'on en ait dit, la nummularisation d'une lésion n'est pas du tout une preuve de son infection. Et les placards circinés d'eczéma peuvent être aussi peu microbiens que les eczémas non circinés. Je ne sais pas ce qui fait la nummularisation des uns, alors qu'elle ne se rencontre pas chez d'autres; mais ce que je sais bien, c'est qu'ils sont aussi peu microbiens l'un que l'autre et mêmement microbiens.

3° Ce qui appuie le plus l'hypothèse du psoriasis maladie microbienne, c'est sa guérison par les goudrons, l'acide pyrogallique et chrysophanique, c'est-à-dire par les mêmes agents réducteurs qui, seuls, agissent dans les maladies parasitaires les plus invétérées, comme les Trichophyties exotiques de l'Extrême-Orient, le Tokelau et les Caratés. Il y a là un fait qui est indéniable, et si le goudron de cade aide à la kératinisation dans beaucoup de maladies non parasitaires, ce qui me paraît certain, on ne peut dire la même chose ni de l'acide pyrogallique, ni surtout de l'acide chrysophanique. Le *naturam morborum* me paraît ici très justifié.

4° En outre, quand une lésion de psoriasis est effacée par le traitement et non tout à fait guérie, sa réapparition sous forme de 3 ou 4 points isolés sur la surface de l'ancienne lésion est un fait extrêmement suggestif en faveur de l'hypothèse parasitaire. Car si cette lésion était microbienne et le microbe non entièrement détruit, et que, sur la surface de l'ancienne tache, il en restât seulement 3 ou 4 graines, la

(1) Je ne parle que des lésions dont j'ai vérifié personnellement l'amicrobisme. Chacun sait qu'il y en a bien d'autres qui sont assurément microbiennes, et où aucune méthode d'examen ne saurait pour le moment déceler aucun microbe.

lésion se régénérerait par ces 3 ou 4 points, comme on voit qu'elle le fait.

5° Le point faible de la théorie microbienne du psoriasis, c'est l'existence des psoriasis localisés à la région de distribution sur la peau d'un rameau nerveux défini. Dire que, sur un terrain préparé par une névralgie ou une névrite, le parasite poussera mieux, est une explication qui semble faite pour les besoins de la cause et qui aurait elle-même besoin de beaucoup d'explications. On peut dire que ces psoriasis à distribution nerveuse ne sont pas des psoriasis vrais, mais des pseudo-psoriasis. Même si on l'admet, et l'histologie rend cette nouvelle hypothèse difficile, il n'en demeure pas moins acquis, au profit de la théorie du *psoriasis-maladie nerveuse*, qu'un trouble de l'innervation peut créer, sinon le psoriasis, du moins une maladie qui n'en peut être objectivement distinguée.

6° Enfin, même en comparant les polyarthrites du psoriasis aux pseudo-rhumatismes infectieux et aux arthrites blennorrhagiques, il faut convenir que nous sommes bien loin de pouvoir comprendre le détail de leur genèse, quelque hypothèse pathogénique que l'on fournisse du psoriasis.

7° Tous ces arguments, qui rendent l'hypothèse microbienne une théorie jusqu'ici médiocre du psoriasis, ne font pas la théorie inverse plus séduisante.

Supposer que le psoriasis est une forme d'intoxication de la peau ou une réaction sur la peau d'une intoxication médullaire et les arthropathies de même (!), c'est là une série d'hypothèses dont le plus grave tort peut-être c'est qu'en les supposant vérifiées, nous ne comprendrions encore rien à l'origine de tout cela et au mécanisme par lequel agirait cette cause première ignorée [1].

En somme, nous ne savons rien sur ce sujet, comme sur tant d'autres. Et je considérerais comme un des plus beaux sujets d'investigation, pour un chercheur désireux de se consacrer à unc étude monographique prolongée, l'étude clinique

[1] J'en dirai autant de l'opinion de Verroti qui fait du pityriasis une maladie de cause toxique causée par une dépuration urinaire insuffisante. Voir la note de la page 562.

et expérimentale du psoriasis. Cette maladie, bien comprise, nous en ferait vraisemblablement comprendre bien d'autres.

III. — ANATOMIE PATHOLOGIQUE DU PSORIASIS

L'anatomie du psoriasis doit nous arrêter maintenant, et une étude superficielle ne peut pas nous suffire ; il nous faut les moyens d'établir entre le pityriasis, l'eczéma et le psoriasis, un diagnostic certain, raisonné, sans discussion possible.

Ce n'est pas que le psoriasis-type soit une maladie fréquente du cuir chevelu ; au contraire, il y est rare. Mais à côté du psoriasis-type il y a la quantité cliniquement nombreuse des *psoriasides*, des lésions dont l'évolution, l'anatomie, la bactériologie font des psoriasis atypiques, mais certains. On peut désigner d'avance le psoriasis comme le sujet des grandes discussions dermatologiques prochaines.

Pour cette raison et plusieurs autres, il faut donc, maintenant que nous avons étudié cliniquement le psoriasis-type, l'étudier anatomiquement et bactériologiquement, et montrer à quel point l'anatomie et la bactériologie viennent en aide à la clinique pour certifier un cas de psoriasis cliniquement douteux.

Après quoi, ayant dégagé les deux grandes particularités du psoriasis vrai, il faudra les rechercher dans les lésions atypiques, et dans les soi-disant faits de passage, qui semblent cliniquement relier le psoriasis aux pityriasis.

Le sujet est d'un intérêt qu'il est à peine besoin de mettre en évidence. Je crois qu'il est possible d'apporter de la lumière dans cette obscurité, un certain ordre dans ce désordre et d'augmenter largement la somme des faits connus en ce chapitre.

Avant de commencer l'étude anatomique et bactérienne du psoriasis, j'insiste sur ce fait que personne n'a mis en valeur, et qu'il est indispensable d'écrire en toutes lettres.

Il y a, dès à présent, le moyen de dire à coup sûr d'une lésion dermatologique qu'elle appartient au psoriasis ou qu'elle n'en fait pas partie. Cette proposition est capitale. Dès à présent, en étudiant un par un les types cliniques nommés aujourd'hui « eczéma séborrhéique » par Unna, « séborrhéides » par Brocq, Audry, Hallopeau et leurs élèves, séborrhées (!?) par la dermatologie courante, celle qui se parle mais qui ne s'écrit pas, il est possible, dis-je, de démontrer et d'affirmer que la moitié de ces types cliniques ressortissent au psoriasis et n'ont de commun avec les pityriasis ou avec les eczémas qu'une ressemblance de forme extérieure. Une foule de propositions secondaires découleront de cette première, quand cette première sera prouvée.

Ainsi le psoriasis ne sera plus la maladie uniforme et uniformément inguérissable que l'on sait : on le guérit dans un grand nombre de ses cas; l'incurabilité qu'on lui attribue uniformément n'est vraie que pour sa forme sèche, et ses formes stéatoïdes sont peut-être les plus nombreuses.

Il faut cesser de considérer, comme on l'a fait jusqu'ici, le psoriasis comme une entité morbide unique, monomorphe et sans variétés. Rien n'est plus faux, rien n'est plus contraire aux lois connues de la dermatologie générale et aux faits particuliers.

Autour de l'eczéma vésiculeux, il y a les eczémas secs, les eczémas rouges, etc., etc....

Autour du pityriasis type, il y a les pityriasis humides et les pityriasis à squames stéatoïdes, etc.

Autour de la séborrhée, il y a les acnés.

Et autour du psoriasis il n'y aurait rien, nous aurions toujours affaire à une dermatose immuable, toujours semblablement écailleuse et sèche !... Combien cela est invraisemblable, surtout lorsqu'on pense à la prodigieuse ressemblance formelle existant entre certains « soi-disant eczémas séborrhéiques nummulaires » ou certaines séborrhéides psoriasi*formes* et le vrai psoriasis que chacun connaît.

Unna, qui a le plus particulièrement étudié ce sujet par les moyens expérimentaux, les seuls qui peuvent aujourd'hui permettre de créer une nosographie, Unna, dis-je, est parti du pityriasis pour y adjoindre progressivement tout l'eczéma et le plus possible du psoriasis. Cela fut naturel de sa part, car il croyait connaître l'élément causal de l'eczéma et du pityriasis ; et ainsi il diminuait dans son esprit la part qu'il fallait faire à l'inconnu en ces sujets. Il en est résulté que le psoriasis s'est à tort trouvé limité à ceux de ses cas qui n'étaient pas niables, tous ceux dont l'attribution au pityriasis pouvait être discutée étant reportés à l'eczéma séborrhéique ou vrai.

Et comme toujours, quand une question est ainsi préjugée, elle devient incompréhensible. Le psoriasis, au contraire, doit être pour l'avenir la maladie d'étude par excellence. C'est par elle qu'on pourra essayer d'aborder, par des moyens nouveaux, l'étude des dermatoses squameuses. Ce qu'on peut dire dès à présent, c'est qu'après avoir décrit, dans le psoriasis, les cas typiques, ordinaires, classiques qui sont tout le psoriasis des livres dermatologiques actuels, il reste une bonne moitié du sujet à étudier et à décrire : *tous les eczémas séborrhéiques nummulaires psoriasiformes que j'ai étudiés étaient des psoriasis.* Presque toutes les soi-disant séborrhéides ayant tendance à envahir le corps et les membres (excepté les pityriasis figurés médiothoraciques qui dans de rares cas peuvent se généraliser) sont encore des psoriasis. Dans ces conditions il faut considérer que le psoriasis est le chapitre dermatologique qui, dans les vingt années prochaines, va s'agrandir et se développer, aux dépens de l'eczéma d'une part, et surtout aux dépens de l'ancien eczéma séborrhéique de Unna, démembré, et des séborrhéides d'aujourd'hui.

L'anatomie pathologique du psoriasis comporte à étudier deux points qui sont aussi importants et aussi caractéristiques l'un que l'autre, et dont la présence connexe est nécessaire et suffisante pour affirmer le diagnostic.

C'est d'abord ce que nous appellerons *la lésion histologique élémentaire* du psoriasis; et en second lieu *la disposition de cette lésion histologique*, sa répartition dans les écailles qui recouvrent les lésions du psoriasis. Tels sont les deux chapitres qu'il faut écrire. Ces deux caractères constituent ce qu'on peut appeler la *formule histologique cutanée du psoriasis*, et cette formule est constante.

La lésion histologique élémentaire du psoriasis (fig. 87) a été décrite pour la première fois, dans un travail de W. J. Munro (de Sydney), travail exécuté dans mon laboratoire en 1897-98. Cette lésion est un type particulier mais éclatant du mode de réaction épidermique que j'ai appelée « Exocytose ».

Supposez en un point épidermique une érosion n'intéressant exactement que la couche cornée, et dans cette érosion un

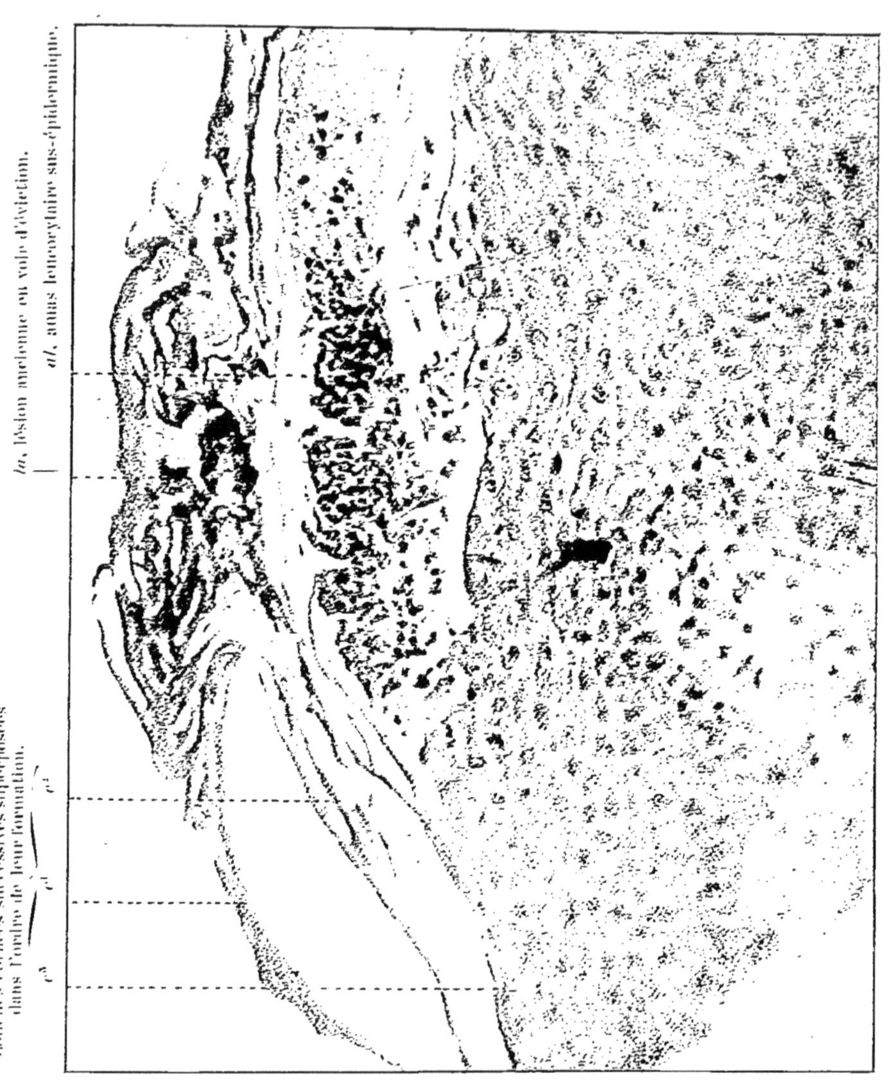

Fig. 87. — *Lésion histologique élémentaire du psoriasis (al).*

groupe de globules blancs venus là par *exocytose*. Telle est la lésion histologique élémentaire, la lésion microscopique du psoriasis (fig. 87). Mais pour faire la lésion macroscopique, la lésion objective du psoriasis, il faut supposer sur une surface ronde de quelques millimètres, une vingtaine ou une trentaine de lésions histologiques, réparties à quelque distance l'une de l'autre.

Et ces lésions, non seulement coexistent, mais se succèdent un grand nombre de fois sur la même place, en sorte qu'une lésion commencée ne guérit pas; ajoutons encore que ces petits abcès microscopiques, à fleur de peau, provoquent une réaction intense et progressivement plus intense autour d'eux. De là, une rénovation épidermique plus active, par conséquent une intense formation de couches cornées.

Les micro-abcès de la surface se trouvent donc perpétuellement exfoliés et inclus entre la couche cornée née avant eux, et la couche cornée qui leur a été postérieure en date.

Tantôt les micro-abcès se sont succédé au même point, indéfiniment, et la croûte contient des séries verticales d'agglomérats leucocytaires (fig. 99). Tantôt ils se sont produits en divers points de l'épiderme, et alors ils se succèdent dans l'épaisseur de l'écaille, en ordre dispersé et quelconque.

Telle est la formule histologique du psoriasis, et dans le psoriasis il n'y a aucune autre lésion ayant la valeur de celle-là, en ce sens qu'aucune autre ne paraît primaire à celle-là. Tout le reste : l'hyperkératose elle-même, et surtout l'hyperacanthose, la prolifération épithéliale des bourgeons interpapillaires, la congestion, l'œdème et l'inflammation dermique, tout cela dont certains auteurs ont voulu faire des caractéristiques du psoriasis paraît bien constituer de simples lésions secondaires à distance, sans valeur dans la détermination anatomique du psoriasis, car ces lésions histologiques sont banales et *n'ont aucune personnalité* (1).

(1) Il vient de paraître dans les *Annales de dermatologie et de syphiligraphie* (octobre 1903), un travail du Dr Verrotti, assistant du Pr de Amicis, à Naples, sur l'histopathogénie du psoriasis. Après avoir étudié l'urologie de trois malades psoriasiques, l'auteur est arrivé à cette conclusion que le processus psoriasique est l'expression de l'auto-intoxication acide; l'activité du psoriasis dépendant du degré d'acidhémie et d'altération rénale.

Les lésions histologiques cutanées justifient pour Verrotti la conception d'une toxhémie présidant à leur production; pour lui, les lésions dermiques sont *primitives*, les lésions épidermiques, *secondaires*. Il croit que l'antériorité des lésions dermiques est suffisamment prouvée par l'existence autour

Reprenons chacun des points que nous venons d'énoncer et établissons-le d'une façon précise et certaine.

des lésions psoriasiques d'une zone de congestion à distance, au-dessous d'un épiderme encore sain (le même phénomène existe pourtant autour de toute lésion cutanée microbienne.) Il croit avoir remarqué que les troubles vasculaires sont visibles d'abord en profondeur et ensuite en surface (?). Ainsi le psoriasis débute comme un processus congestif fluxionnaire du derme, déterminant de l'œdème péri-nucléaire dans les cellules épidermiques, et une multiplication cellulaire, dont le résultat dernier serait la parakératose.

Quant à ce qui est pour moi la lésion élémentaire du psoriasis, voici ce qu'en dit Verrotti :

« *Érosions épidermiques.* — Pour Munro et Sabouraud, la lésion primaire « ou initiale du psoriasis est une érosion de la couche cornée qui, une fois « remplie d'éléments migrateurs, constitue un abcès (abcès miliaire épider- « mique).

« Dans la zone périphérique de la tache A » (celle qui présentait les phénomènes épidermiques les plus accentués). « j'ai rencontré *un petit nombre « de fois*, en examinant de très nombreuses coupes, une érosion de la couche « cornée, et dans la zone moyenne, sous les squames parakératosiques, je « l'ai vue remplie d'éléments migrateurs. Les *rares érosions circonscrites*, au « lieu de devoir être rapportées à l'action pathogène de parasites inconnus, « comme le soutiennent les deux auteurs susnommés, *ne sont autre chose « que le résultat de la diminution de la cohésion entre les éléments cornés les « plus superficiels, résultant d'altérations des couches dermo-épidermiques sous- « jacentes, à leur début.* »

Je ne puis m'attarder longuement à critiquer ce travail. D'abord, l'hyperacidité urinaire, à Paris du moins, existe 95 fois sur 100 urines examinées au hasard, le psoriasis relativement à l'hyperacidité se trouve donc bien rare. On rencontre le psoriasis chez des enfants à urine neutre ou normalement acide (obs. pers.). Quant à la partie histologique de ce travail (fondée seulement sur trois biopsies), je crois que les figures qui vont suivre me dispenseraient même de la discuter. Considérer les nids leucocytaires du psoriasis comme rares, alors qu'*ils existent dans tout psoriasis*, et que les plus minimes lésions psoriasiques, du moment que l'œil les reconnaît, les montrent; considérer ces lésions comme passivement produites par la tension vasculaire sous-épidermique, ce sont des affirmations qui paraîtront insuffisamment appuyées à tous ceux qui étudieront les figures ci-contre. Car ces explications n'expliquent ni la localisation sous-cornée ou superficielle constante de ces agrégations leucocytaires qui n'existent jamais *au sein de l'épiderme*, ni leur répétition, ni leur constance, ni leur rythme, ni la physionomie étonnamment spéciale qu'en reçoivent les squames psoriasiques pour l'histologiste. Enfin, lorsque la tension vasculaire dermique existe si marquée dans l'eczéma, pourquoi la suffusion dia-épidermique qui s'y produit est-elle séreuse et non leucocytaire si l'effusion leucocytaire dans le psoriasis est purement passive?

Mes conclusions pathogéniques sont d'ailleurs beaucoup plus réservées que celles que me prête mon honorable contradicteur, et que celles auxquelles il se croit lui-même conduit. La photographie montre pourtant que mes affirmations, qui sont des affirmations de fait, ne reposent sur aucune « idée pathogénique préconçue » et que les particularités histologiques que j'affirme être constantes dans le psoriasis et spéciales au psoriasis, ne sont pas « mises en haut relief parce qu'elles viennent à l'appui d'une hypothèse étiologique déterminée ». Les photographies ci-contre montrent seulement que l'auteur n'a pas reconnu la valeur des faits que Munro et moi avons affirmés il y a quatre ans.

I. Lésion histologique élémentaire du psoriasis. — Comme toujours, pour observer dans sa forme caractéristique une lésion élémentaire, il faut l'observer près de sa naissance; par conséquent, pour vérifier ce qui suit, il faut s'adresser à des lésions commençantes de psoriasis, aussi fines que possible, lorsqu'elles ont trois millimètres de diamètre, qu'elles apparaissent sous la forme d'une tache rouge à peine visible, recouverte d'un petit chapeau corné très peu adhérent et que la biopsie doit respecter.

Sur de telles biopsies qui peuvent être minuscules, il sera aisé de contrôler la description qui va suivre, car les phénomènes suivants sont constants.

A la surface de l'épiderme, ordinairement sous une écaille préformée (car la lésion, à son début premier, est très difficile à reconnaître assez tôt pour que la biopsie précède la squame), on trouve une dépression de la surface épidermique, et, dans cette dépression en nid d'oiseau, on trouve de 20 à 200 cellules migratrices et davantage, agglomérées très près à près.

Ces cellules migratrices sont déjà, pour la plupart, réduites à leur seul noyau, leur protoplasma étant déjà mort et liquéfié. Le tassement de ces leucocytes est remarquable. Ces noyaux se touchent presque tous; ils sont aussi près à près que dans une pustule staphylococcique, par exemple.

Souvent l'écaille qui fait le toit de cette micro-pustule contient, dans son épaisseur, de semblables nids de leucocytes agglomérés, vestiges d'une lésion semblable et antérieure. Souvent aussi l'épiderme sous-jacent montre des leucocytes en migration se dirigeant vers la cavité du micro-abcès psoriasique où il va rejoindre ceux qui y sont déjà réunis (fig. 88).

De même, dans le derme sous-jacent, on trouve souvent des agglomérats de leucocytes, constituant le rudiment de l'œdème leucocytaire dermique, qui sous-tend perpétuellement les lésions vieilles de psoriasis.

Ordinairement la lésion élémentaire du psoriasis se trouve située juste au-dessus d'une papille. Et c'est au sommet de cette papille que les leucocytes ont franchi l'épiderme,

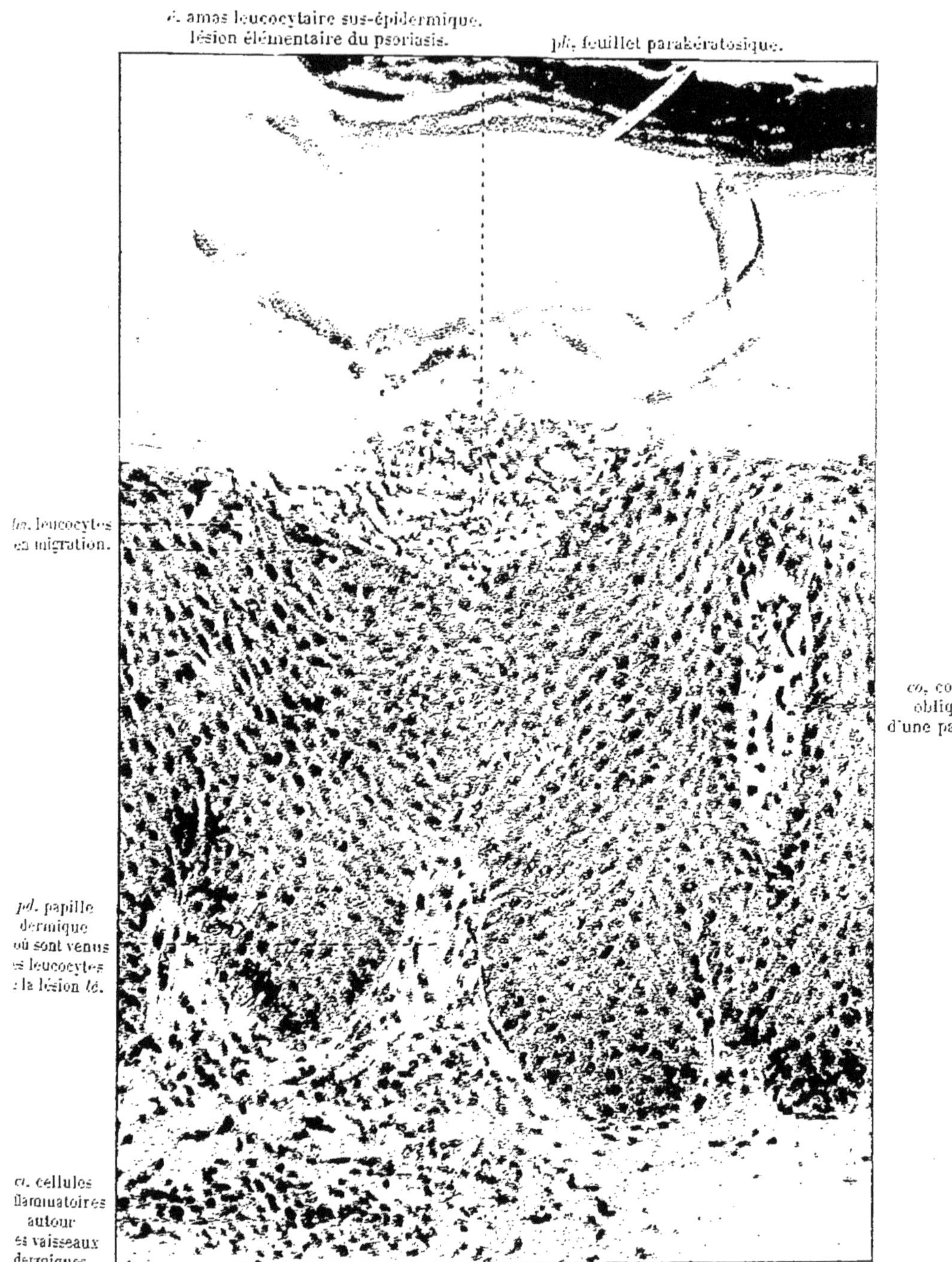

…. 88. — *Psoriasis guttata.* — Coupe verticale passant par une lésion élémentaire de psoriasis *(lé)* caract… par un amas de leucocytes agglomérés en un point un peu déprimé, de la surface de l'épiderme. — … écaille parakératosique qui faisait le plafond de la lésion *lé* et que la section microtomique a surélevée.

pour aller former à sa surface le petit agglomérat caractéristique.

La figure 89 précise tous ces points ; on y retrouve la lésion histologique élémentaire, (*lé*) assez proche d'un orifice sudoripare, (*os*) exactement au-dessus d'une papille dermique (*pd*). Dans l'épaisseur de l'épiderme, on trouve des leucocytes en migration (*lm*) se dirigeant vers la collection déjà formée. Le tout est surmonté d'une écaille faite de tissu épidermique parakératosique (*pk*).

J'insiste sur un point de détail pour éviter une erreur que l'énorme grossissement de ces préparations pourrait rendre facile. Ces nids leucocytaires sont minuscules, *infimes*. La cavité épidermique qui la contient peut ne pas avoir 20 μ, deux centièmes de millimètre de diamètre. Rien donc de comparable comme volume aux plus fins abcès intra-épidermiques auxquels l'impétigo staphylococcique de Bockhart puisse donner lieu. Il y a bien là une lésion élémentaire que le siège *exclusif en surface de l'épiderme* et la dimension *minime* font infiniment spéciale, et dont je ne connais l'équivalent dans aucune dermatose quelconque.

Non seulement, avec un peu de soin, il est aisé de surprendre une lésion élémentaire psoriasique, mais, dans une étude suivie de la question, on peut presque la voir naître sous ses yeux, et, en tous cas, la surprendre avant qu'elle ne soit complète. Voici (fig. 90) la lésion histologique du psoriasis au moment où elle est en voie de se constituer. Au-dessous de quelques débris épidermiques (*dé*) dissociés par le rasoir, on trouve un épiderme fermé par une couche cornée à peine parakératosique et presque normale (*cc*). Immédiatement au-dessous de cette couche cornée, est une lésion histologique élémentaire de psoriasis ; elle présente ceci de spécial que les leucocytes ne sont pas collectés en une seule congrégation, mais inclus par groupe de 3 (*vi*) à 10 (*vi'*) dans des vacuoles distinctes entre les cellules épidermiques refoulées. Il est certain, par les exemples précédents, que ces vacuoles vont s'unifier en une cavité, dans laquelle se réuniront les globules blancs. Remarquons aussi que ces leucocytes sont pour la plupart des leucocytes à noyau tréflé (*vi*). Cette lésion histologique élémentaire du psoriasis, au contraire des précédentes, n'est pas au-dessus d'une papille dermique,

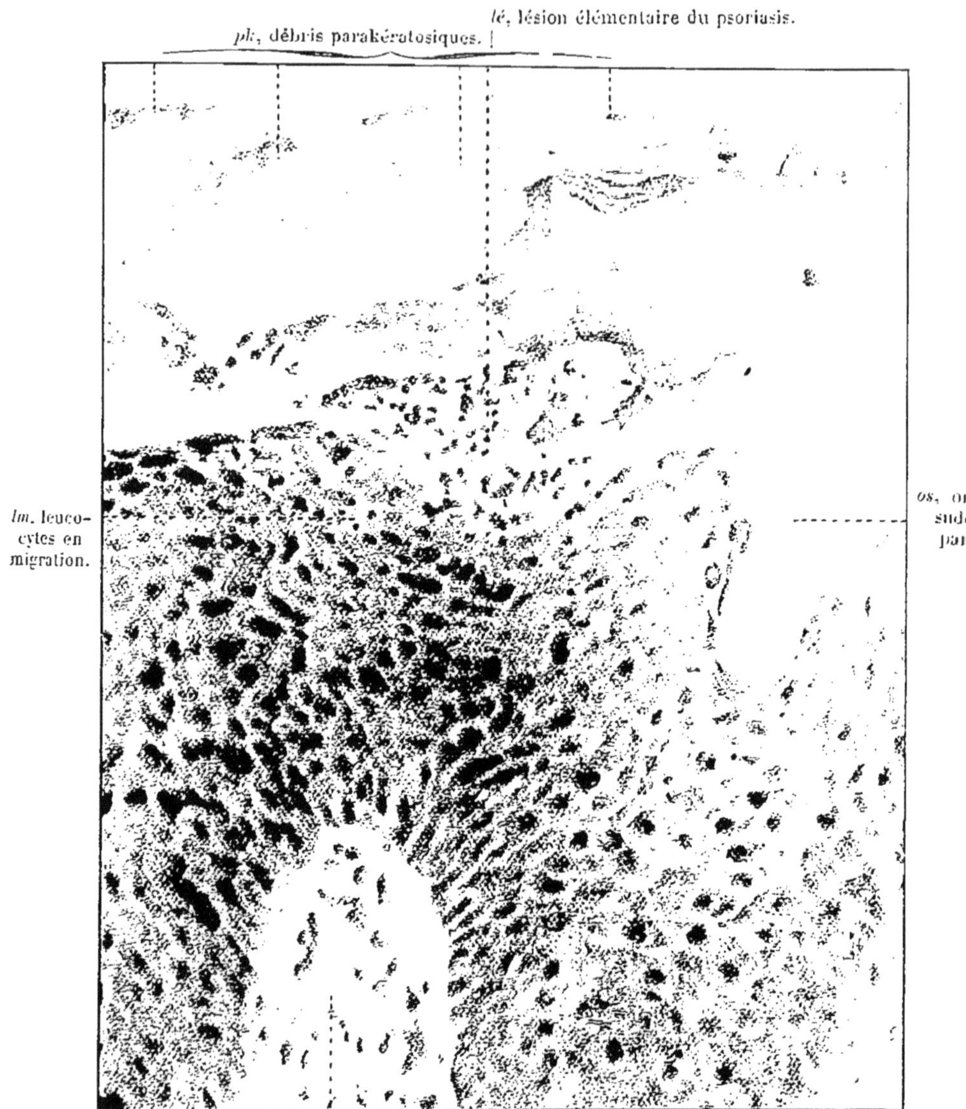

Fig. 89. — *Lésion élémentaire du psoriasis commun* (*lé*). — *os*, orifice sudoripare un peu anormal. — *pd*, papille dermique. — *lm*, leucocytes en migration. — *pk*, parakératose.

mais, au contraire, exactement entre deux d'entre elles.

Laissons de côté tout ce qui est hypothèse causale pour le

moment, ne suivons et n'observons que les faits. L'agglomérat de leucocytes, qui constitue la lésion histologique

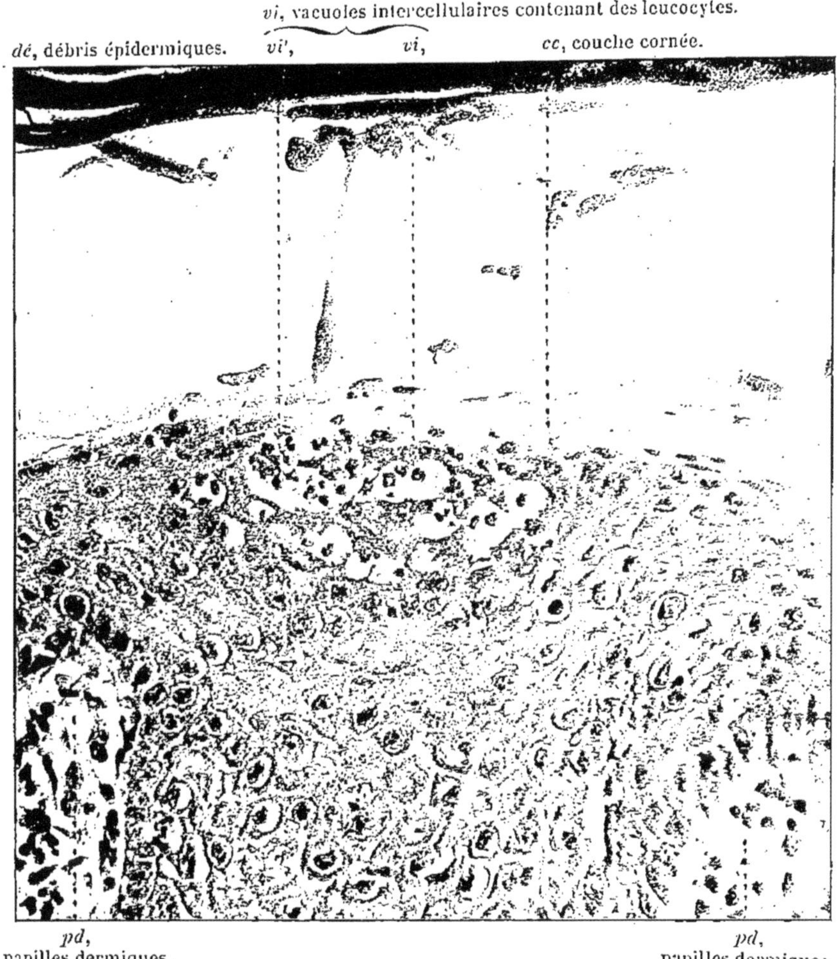

FIG. 90. — *Lésion élémentaire de psoriasis à son debut.*

dé, débris épidermiques cornés. — *vi*, vacuole intercellulaire contenant trois leucocytes polynucléaires. — *vi'*, vacuole semblable à la précédente mais contenant un plus grand nombre de leucocytes. — *cc*, couche cornée. — *pd*, papilles dermiques.

primaire et élémentaire du psoriasis, est bien le centre de toutes les autres lésions qu'on peut rencontrer dans le psoriasis. Il est impossible d'objecter, en effet, que l'on rencontre cette lésion sous une épaisse couche cornée, laquelle, d'après sa situation, ne peut pas ne pas avoir été antérieure en date

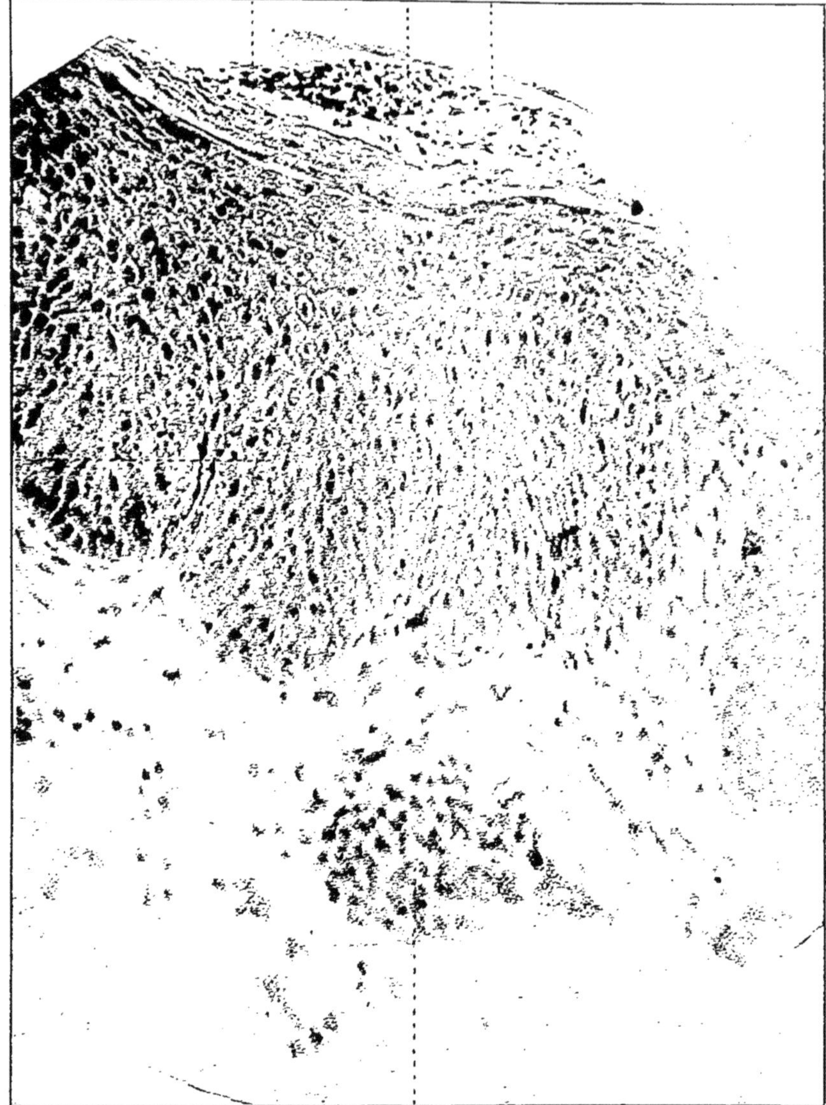

Fig. 91. — *Psoriasis. — Lésion élémentaire.*

lé, micro-abcès d'évolution presque terminée, contenu entre la couche cornée antérieure à lui (*ca*) et la couche cornée postérieure à lui et beaucoup plus épaisse (*pk*) présentant au point *pk* une parakératose évidente. — *a*, hyperacanthose d'inflammation de voisinage. — *iv*, infiltration leucocytaire périvasculaire dans le derme. Remarquer la ressemblance de cette figure avec la fig. 77, pityriasis. Une très grosse différence les sépare, l'épaississement de l'épiderme au-dessous de la lésion psoriasique, la réaction hyperacanthosique, et dans celle-ci l'absence de tout microbe.

au micro-abcès qu elle recouvre. Cette couche cornée n'est

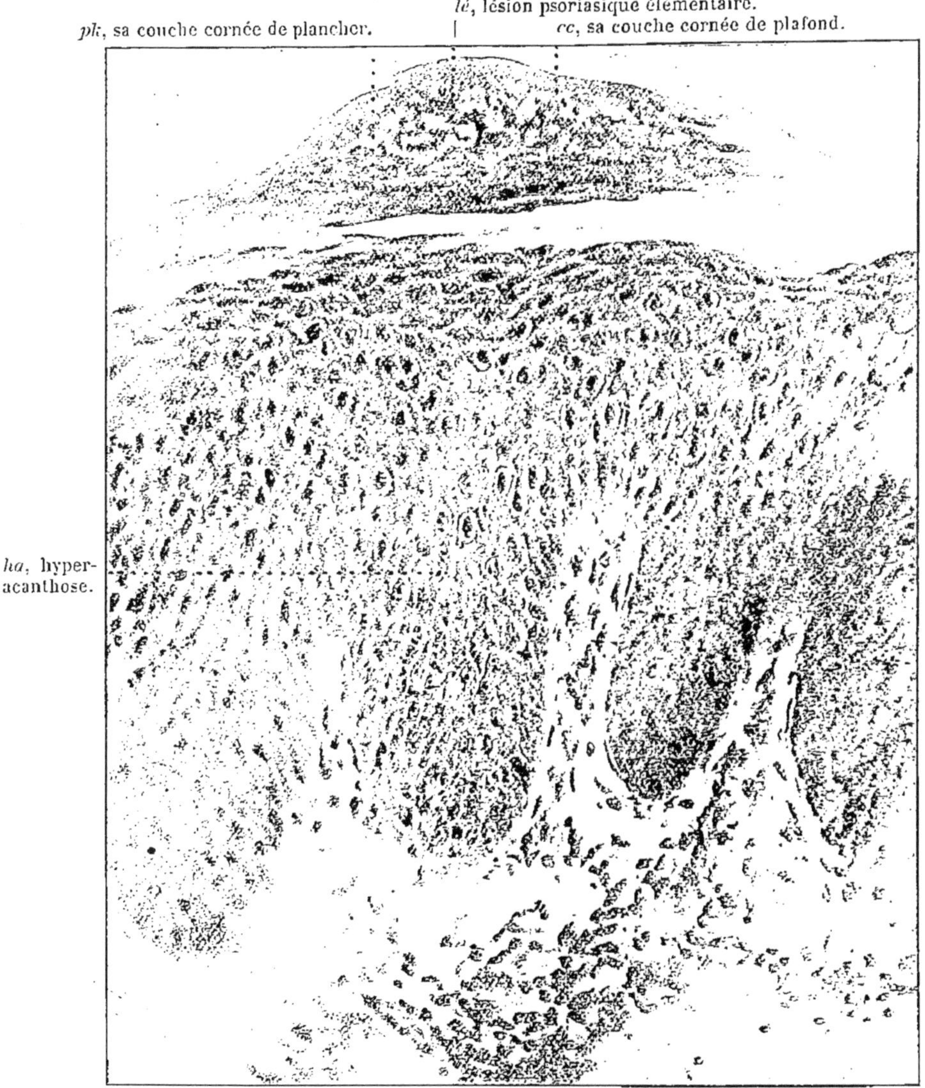

FIG. 92. — *Lésion élémentaire du psoriasis en voie d'exfoliation.*

La lésion *lé* est comprise entre *cc*. couche cornée normale, et *pk*, couche de rénovation. *ha*. hyperacanthose. — *id*. infiltration dermique leucocytaire.

épaisse ainsi que quand elle est elle-même consécutive à un micro-abcès supérieur et antérieur à elle.

En effet, quand on a la chance de surprendre une lésion histologique primaire du psoriasis, une lésion qu'*aucune autre ne précède*, et quand on a étudié cette lésion au moment où elle s'exfolie, il est aisé de se rendre compte (fig. 91) que son plafond, que forme la couche cornée antérieure à elle (*ca*), est de la minceur de la couche cornée normale, tandis que son plancher est fait d'une très épaisse couche d'hyper et de parakératose, évidemment consécutive au micro-abcès (*lé*) en voie d'exfoliation. De même l'acanthose (*a*) et l'épaississement de l'épiderme en masse, sont des phénomènes consécutifs à l'évolution du micro-abcès (*lé*); de même l'infiltration périvasculaire du derme (*iv*).

Ces faits recevront tous une confirmation absolue de la figure suivante (fig. 92). On y retrouve la même lésion élémentaire (*lé*), mais, au moment où, son évolution terminée, elle va se détacher de l'épiderme. Son plafond (*cc*) a l'épaisseur de la couche cornée normale; son plancher, au contraire, présente une large épaisseur de couche cornée parakératosique (*pk*). L'épiderme présente aussi de l'épaississement en masse, résultant de l'hyperacanthose (*ha*), et le derme est infiltré de cellules inflammatoires (*id*) suivant les vaisseaux.

Telle est la lésion élémentaire histologique du psoriasis, de son premier début à sa fin. Les exemples photographiques ci-contre dispensent de plus de détails et fournissent, je crois, la preuve complète des affirmations énoncées ici [1].

Il nous reste à examiner maintenant non plus la lésion histologique en elle-même, mais comment sa multiplication et sa répétition créent la lésion macroscopique, la lésion objective caractéristique de la maladie.

II. La lésion clinique du psoriasis est constituée par une multitude de lésions histologiques élémentaires. — Ainsi, nous venons de le voir, chaque lésion histologique élémentaire du psoriasis n'a qu'une durée éphémère: elle naît par exocytose, se constitue à l'état de lésion adulte, et est

[1] Je répète que toutes les photographies insérées dans cet ouvrage n'ont subi *aucune* retouche.

refoulée hors de la peau par la rénovation, au-dessous d'elle, de la couche cornée au niveau de laquelle elle s'était constituée. Et il ne peut en être autrement; il n'y a pas de lésion superficielle de l'épiderme qui soit durable, parce que l'épiderme se renouvelle et se répare incessamment.

Pourtant la lésion du psoriasis non traitée est permanente. Comment cela peut-il se faire? C'est que la lésion histologique élémentaire est multiple et qu'elle renaît incessamment. C'est ce que nous allons prouver maintenant.

Voici une figure (93) déjà plus complexe que les précédentes. Nous y voyons d'abord, à la surface de l'épiderme, une lésion active, vivante, (*lv*), telle que nous l'avons décrite, recouverte d'une mince couche cornée. Elle est encore en voie d'accroissement, car nous voyons (en *el*) se produire encore l'exode leucocytaire, l'exocytose qui l'agrandira. Tout le reste de l'épiderme ne nous présente rien d'intéressant, ou du moins rien de nouveau. Le nouveau et l'intéressant, c'est la croûte qui nous le montre.

Juste au-dessus de la lésion en activité (*lv*), nous trouvons, dans l'épaisseur de l'écaille cornée qui la surmonte, une semblable lésion morte (*lm*). C'est un amas considérable de leucocytes, beaucoup plus large même que la lésion (*lv*) qui lui a fait suite.

Il est évident que, quelques jours avant la biopsie, la lésion morte (*lm*) était au lieu et place de la lésion vivante (*lv*); mais ce n'est pas tout. Si nous considérons la croûte à un étage encore plus élevé, nous y trouvons, exactement dans la même ligne verticale, une lésion antérieure (*la*) qui se prolongeait (en *la'*) au delà même de l'extrémité correspondante de la lésion (*lm*). Ainsi la lésion, encore en activité, vient de se reproduire successivement trois fois à quelques jours d'intervalle et à la même place. La croûte, à ne l'envisager que grossièrement, contient plus de litières de tissu corné que d'amas nucléaires; mais, d'après tout ce que nous savons, ce sont pourtant ces amas leucocytaires qui sont la lésion primaire, et leur enrobement entre des couches cornées est un processus secondaire en date et secondaire en valeur, qui ne représente, dans la lésion, que la manière dont la physiologie de l'épiderme lui permet de se défendre contre elle.

Donc la squame épaisse. l'écaille du psoriasis. présente le

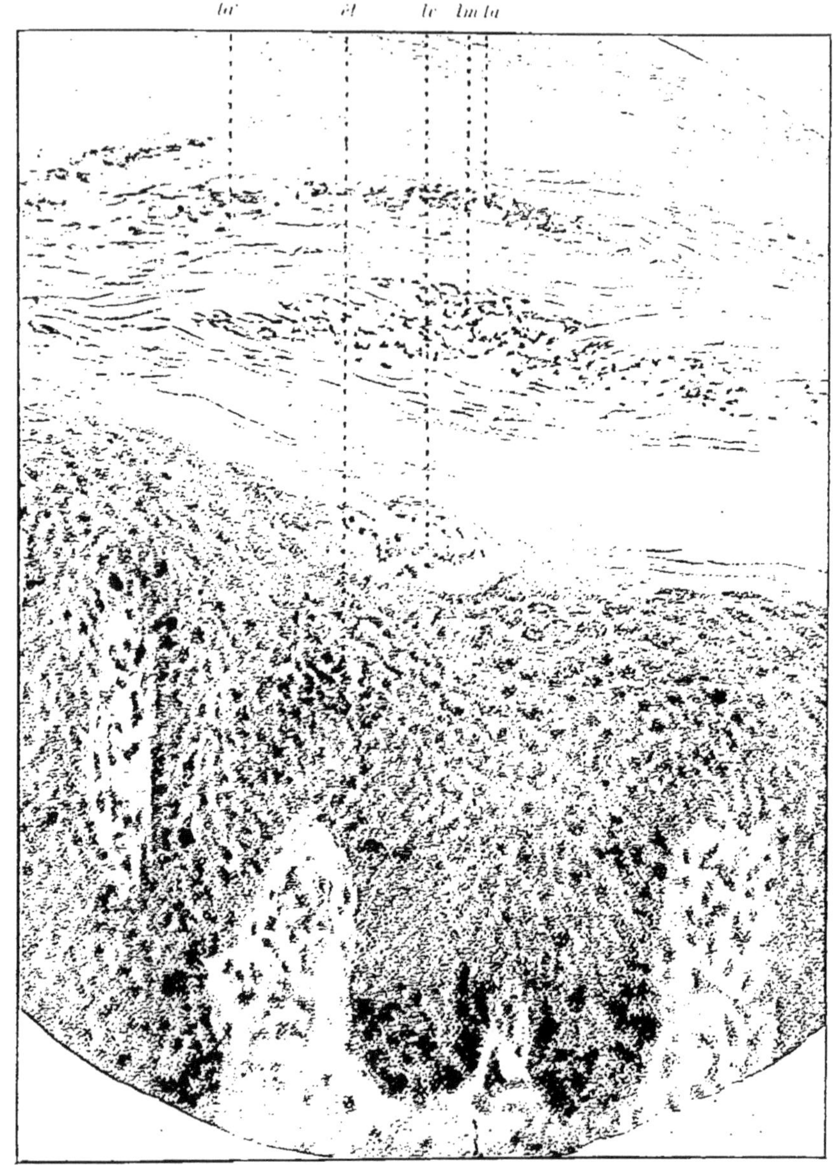

Fig. 95. — *Coupe d'une peau et d'une squame psoriasique.*

l. exocytose, exode leucocytaire vers la lésion. — *lv*, lésion vivante en accroissement. — *lm*, lésion morte incluse dans la squame. – *la*, lésion encore antérieure en date à la précédente et plus large *(la')*.

plus haut intérêt. Le seul examen de la peau sous-jacente ne peut, au plus, montrer que les lésions en activité aujourd'hui. C'est dans la squame psoriasique que l'on trouve à l'état de vestige, mais de vestige indéniable et très net, les lésions cutanées, en activité les jours précédents. L'écaille, située au-dessus d'une lésion psoriasique, montre combien de fois cette lésion s'est reproduite sur la même place. Et ce témoignage est absolu, indiscutable. Nous comprenons donc dès lors très bien le processus de physiologie pathologique qui donne lieu à l'écaille au-dessus de la lésion du psoriasis.

Mais il est encore un point qu'il faut mettre en lumière : c'est que ces lésions, que nous venons d'examiner une par une, existent sur la même tache psoriasique en très grand nombre.

Voici, par exemple (fig. 94), une photographie prise sur la même coupe que la figure (93) précédente et à côté d'elle.

Nous y reconnaissons la lésion *lv* en activité et, dans la croûte au-dessus d'elle, deux îlots de leucocytes superposés indiquant que c'est au moins pour la troisième fois que la lésion histologique du psoriasis se reproduit au point *lv*.

Mais, à côté de cette première lésion histologique, nous en trouvons une autre, une lésion commençante (*lc*) affleurant la surface épidermique. Et, si nous regardons la croûte au-dessus d'elle, nous trouvons (lm^1) un îlot leucocytaire, preuve que cette lésion, à une date un peu différente de la première, s'est pourtant, comme elle, déjà produite, avant de se reformer aujourd'hui au même point (*lc*).

A côté de cette lésion *lc*, nous trouvons une troisième lésion vivante lv^2, qui s'était déjà produite une fois, il y a quelques jours. Et nous en trouvons aussi dans la croûte en lm^2 le résidu leucocytaire.

Une autre lésion morte lm^3 est en train de se reproduire de même en lv^3.

Donc cette coupe, qui représente une épaisseur de un ou deux centièmes de millimètre, sur trois millimètres de long, présente côte à côte quatre lésions histologiques élémentaires, et la croûte sous-jacente prouve que ces quatre lésions se sont chacune reproduites, les unes deux fois, les autres trois

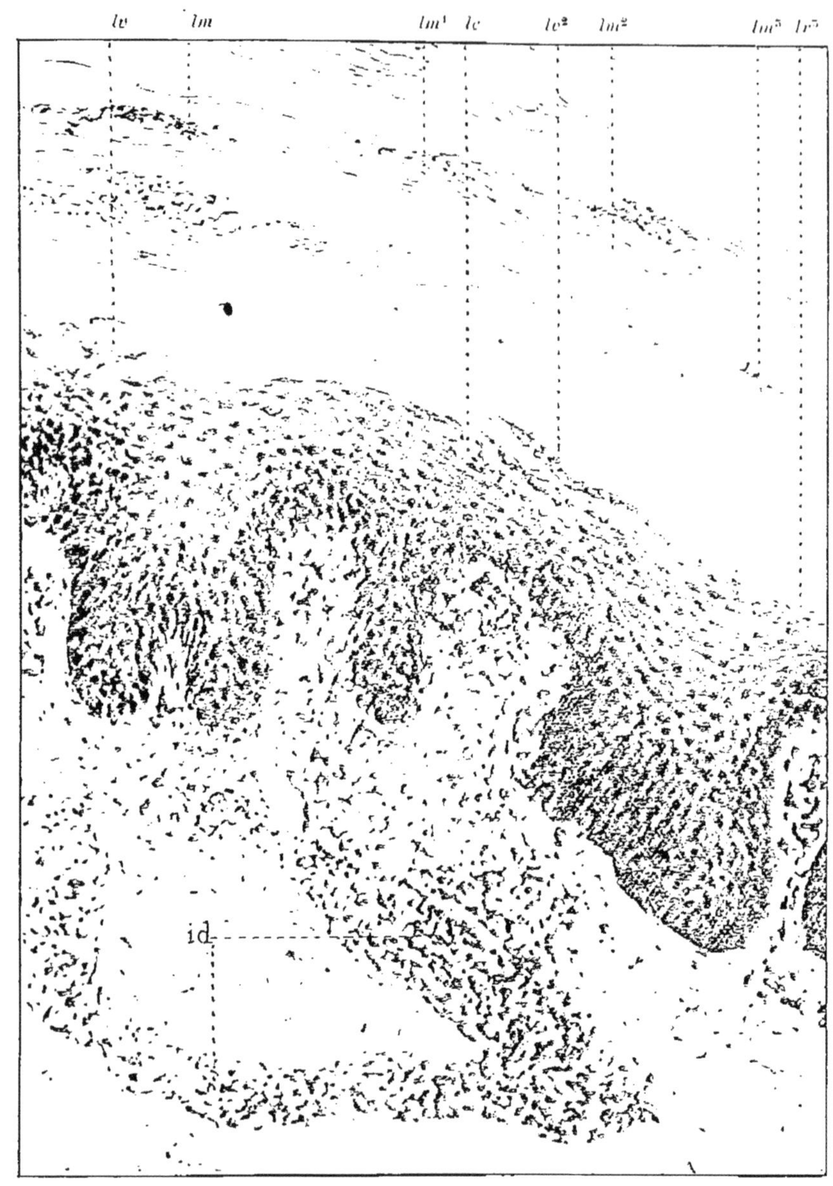

Fig. 94. — *Coupe de psoriasis.*

lv, lésion élémentaire déjà figurée dans la préparation précédente. — *lm*, deux nids leucocytaires superposés indiquant que la lésion *lv* s'est reproduite au même lieu deux fois de suite. — *lc*, lésion commençante. — *lm*¹, nid leucocytaire correspondant à une lésion de même siège. — *lv*², autre lésion psoriasique élémentaire. — *lm*², nid leucocytaire indiquant qu'une semblable lésion a évolué antérieurement au même point. — *lv*³, lésion histologique commençante. — *lm*³, nid leucocytaire correspondant à une lésion de même siège et de date antérieure. — *id*, infiltration dermique leucocytaire très abondante qui occupe aussi le corps des papilles et qui dans le derme dessine le trajet d'un vaisseau.

fois au moins, en quelques jours, et à des dates très proches.

Ces exemples ne sont pas des exceptions, ce sont des règles, et, chose plus étrange, des règles auxquelles je ne connais pas d'exception, du moins dans les lésions jeunes du psoriasis.

Voici une autre coupe (fig. 95) dépendant d'une biopsie pratiquée sur un autre malade. Nous y retrouvons les mêmes nombreuses lésions histologiques élémentaires, évoluant conjointement.

En *lc* est une lésion commençante, du type que nous a fait étudier en détail la figure 90. C'est une lésion vacuolaire sous-cornée, dans laquelle commencent d'arriver les globules blancs.

En *la* est une lésion un peu plus avancée, mais encore de développement incomplet, car, au-dessous d'elle, on distingue une abondante migration leucocytaire, arrivant du sommet de la papille sous-jacente, par exocytose.

En la^1, semblable lésion en activité, au-dessous d'une énorme squame $lé^1$, laquelle témoigne qu'une lésion beaucoup plus grosse a évolué au même point peu de jours auparavant.

En la^2, autre lésion active. Comme la lésion *la*, celle-ci est sous-tendue par une migration leucocytaire abondante venant de la papille sous-jacente. L'ensemble de cette lésion était recouverte par un feuillet hyperkératosique, dont les débris se voient encore à l'angle de la figure.

La figure 96 est une coupe d'une autre pièce provenant d'un autre malade. On voit toutes les particularités signalées plus haut. La coupe de la squame, dans les manœuvres du montage, s'est froissée et est devenue méconnaissable. Mais l'épiderme montre, en *la*, une lésion active, de dimension très petite, et, en la^1, une autre lésion histologique plus grosse, également en activité.

En *os*, on pourrait croire qu'il existe un orifice folliculaire. En regardant plus attentivement, on s'aperçoit que ce prétendu orifice folliculaire est l'orifice du canal d'une glande sudoripare dont on retrouve plus bas une coupe oblique, et, plus bas encore, un tronçon.

Cette coupe, dans sa partie gauche, présente une particularité ; la croûte (en *le*) montre des nids leucocytaires, traces de lésions épidermiques passées, et l'épiderme n'en montre aucune trace. Ainsi la squame peut donner la preuve absolue

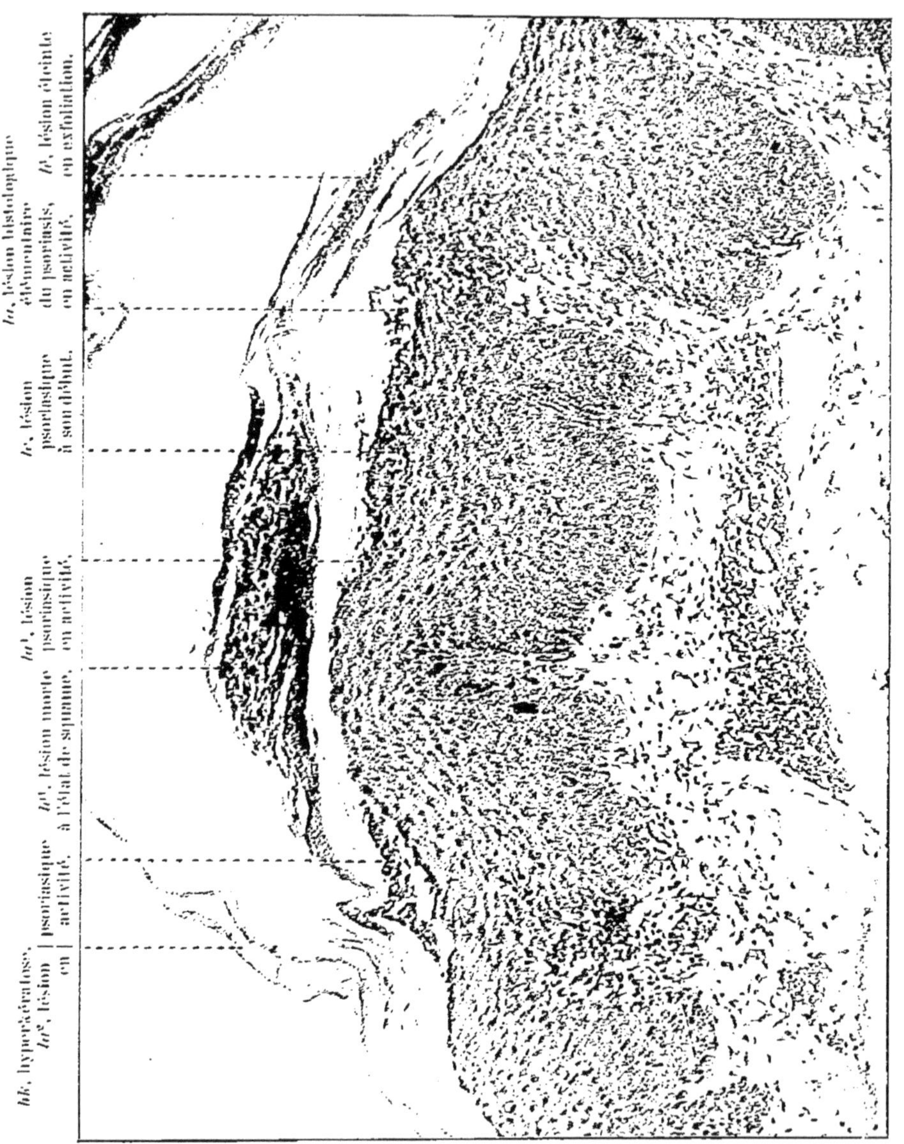

Fig. 95. — *Coupe verticale à travers une papule de psoriasis.*

de lésions dont l'épiderme ne montre plus rien. Du reste, bien qu'au-dessus de cette squame aucune lésion n'existe plus dans l'épiderme, il garde la trace des lésions passées. On trouve tous les bourgeons papillaires (*bp*) doublés de volume par

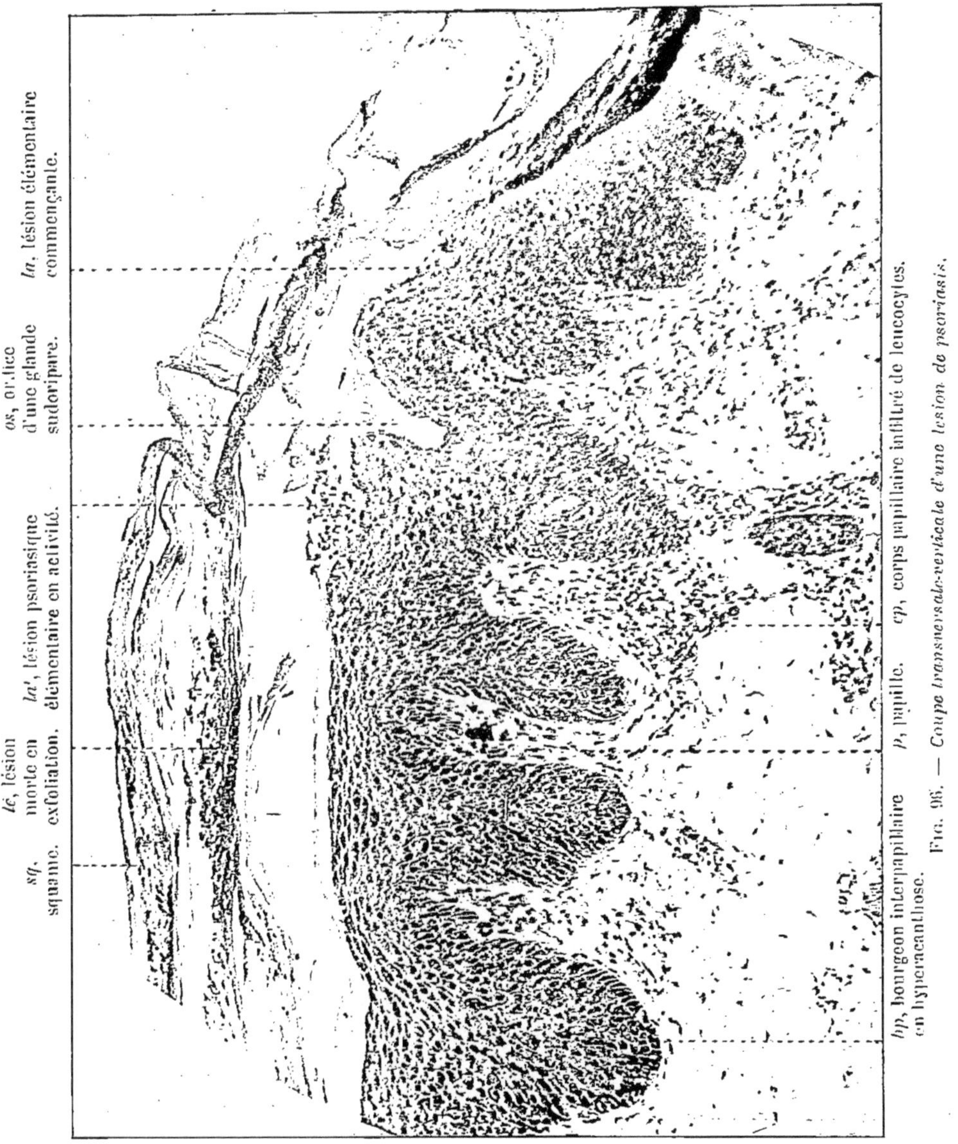

FIG. 96. — *Coupe transversale-verticale d'une lésion de psoriasis.*

hyperacanthose, et le corps papillaire (*cp*) est le siège d'une infiltration leucocytaire que le derme aussi montre en divers points, et, j'insiste sur ce fait, spécialement au-dessous des lésions épidermiques en activité (*cp*).

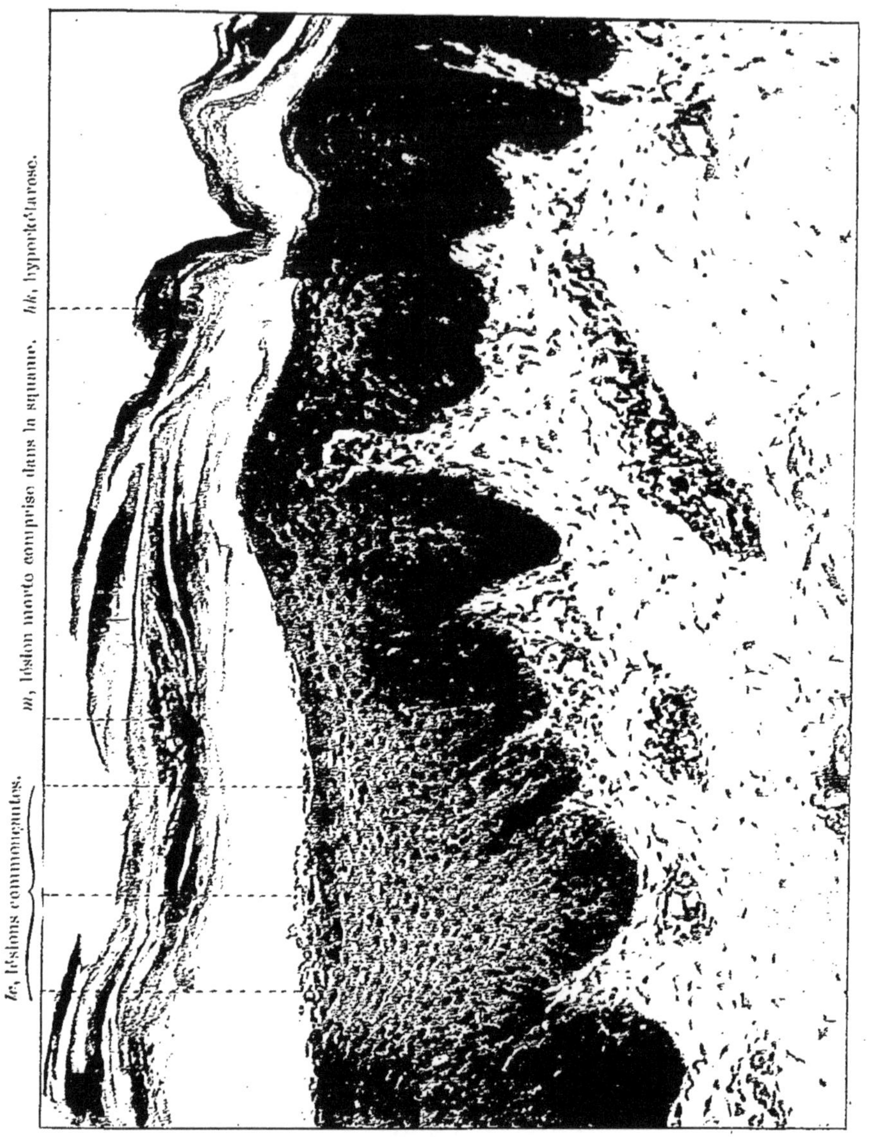

Fig. 97. — *Lésion de psoriasis en activité.*

hk, squame hyperkératosique de surface. — *lc*, lésion psoriasique élémentaire en exfoliation. — *lm*, lésion superficielle en acte au moment même où la biopsie a été faite. Très légère infiltration périvasculaire intradermique.

III. Histologie de la squame psoriasique. — Si, par la pensée, on relie tous les faits que nous avons établis point par point, on se rendra compte de l'absolue singularité de toutes les lésions psoriasiques et de chacune d'elles prise à part.

α. La lésion histologique élémentaire du psoriasis est spéciale, à cause de son siège au niveau de la lame cornée, à cause de sa nature leucocytaire, à cause de son exiguïté même, qu'aucune lésion d'autre sorte (qui soit connue) n'a jamais montrée.

β. La seule répartition de cette lésion élémentaire, en surface de l'épiderme, et sur des points épidermiques très voisins les uns des autres, est aussi caractéristique.

γ. Enfin la squame-croûte du psoriasis, détachée de sa lésion, montée seule comme une biopsie, coupée microtomiquement, et examinée comme une pièce histologique, ne ressemblera à aucune autre croûte, et permettra, dans tous les cas, le diagnostic le plus certain, le plus absolu. Il semble que tout cela soit bien digne de remarque et mérite bien d'être exposé une fois d'une façon nette et précise. Quand on songe qu'un ouvrage de la valeur de l'histopathologie de Unna donne encore comme signes histologiques diagnostiques du psoriasis, la parakératose, l'infiltration leucocytaire du corps papillaire et des tuniques vasculaires du derme, un simple coup d'œil sur les préparations photographiques qui précèdent suffit pour souligner ces erreurs et mettre la vérité en évidence [1].

Supposons que, dans ces préparations, l'épiderme et le derme nous soient cachés; supposons que la squame seule existe, elle toute seule serait encore reconnaissable, cela est certain. Et quelle que soit son épaisseur, quel que soit l'âge des lésions qu'elle condensera et résumera en son épaisseur, il en sera encore et toujours de même (fig. 99).

Voici une squame-croûte, prélevée encore sur un malade, qui n'était aucun des précédents, et choisie seulement pour son épaisseur et son intégrité. Elle a été montée comme on eût fait d'une biopsie, coupée de même, et en voici le détail. Il est possible qu'elle paraisse d'abord un simple fouillis de lames cornées parakératosiques et de leucocytes. Mais, après tout ce

[1] Si l'on se reporte à la page 275 du *Traité des maladies de la peau* (texte) de Leloir et Vidal, on y trouvera le dessin suivant très exact d'une lésion qui, après celle qu'on vient de voir, doit évidemment être caractérisée : psoriasis ;

que nous savons, quand on l'examine avec soin, le détail de sa structure est, à la fois, des plus complexes et des plus simples.

On voit, en il^1, un îlot leucocytaire fait de centaines de noyaux de cellules agglomérés. Et alors, en parcourant de l'œil cette figure de haut en bas, on retrouve, en il^2, un second étage, signalé par un deuxième amas leucocytaire, séparé du premier par un plancher de matière cornée. Et ainsi de suite, un troisième, un quatrième, un cinquième. Au total six générations successives d'une lésion de même siège, six fois passagère et six fois récidivante.

Et, à droite de cette lésion, on ne rencontrera, dans toute

mais, d'après Unna (qui l'avait offerte aux auteurs), elle représente un « eczéma séborrhéique du *coude* ». A ce propos les auteurs ajoutent en note la remarque suivante que je trancris textuellement :

« Fait intéressant, cette squame ferme, cornée, renferme çà et là des amas

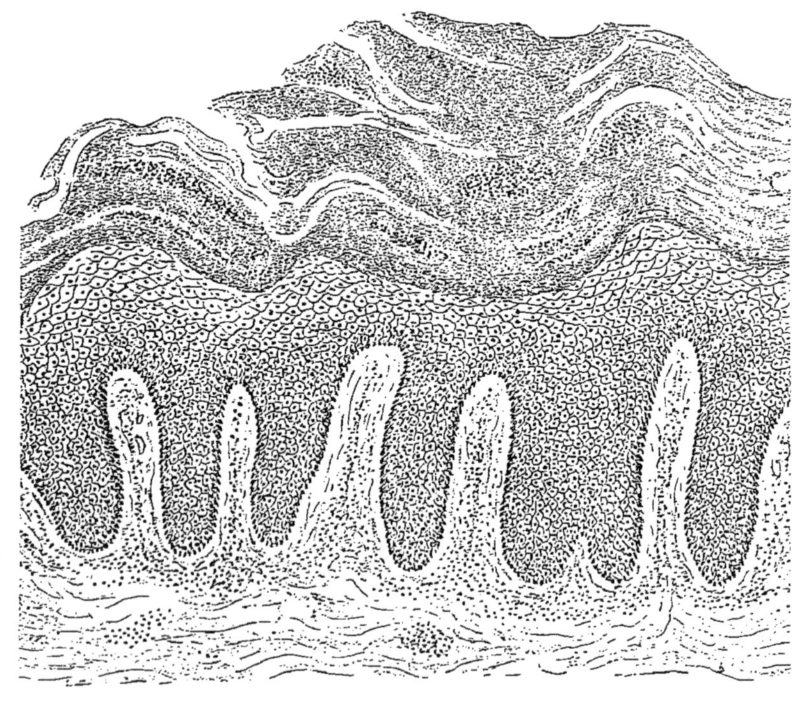

FIG. 98.

« de noyaux fragmentés provenant peut-être d'une dégénération nucléaire « des cellules cornées. Unna y insiste et pense qu'on ne peut expliquer ce « fait (en l'absence de cellules migratrices) que par cette dégénération. »

l'épaisseur de la squame, que de la parakératose simple,

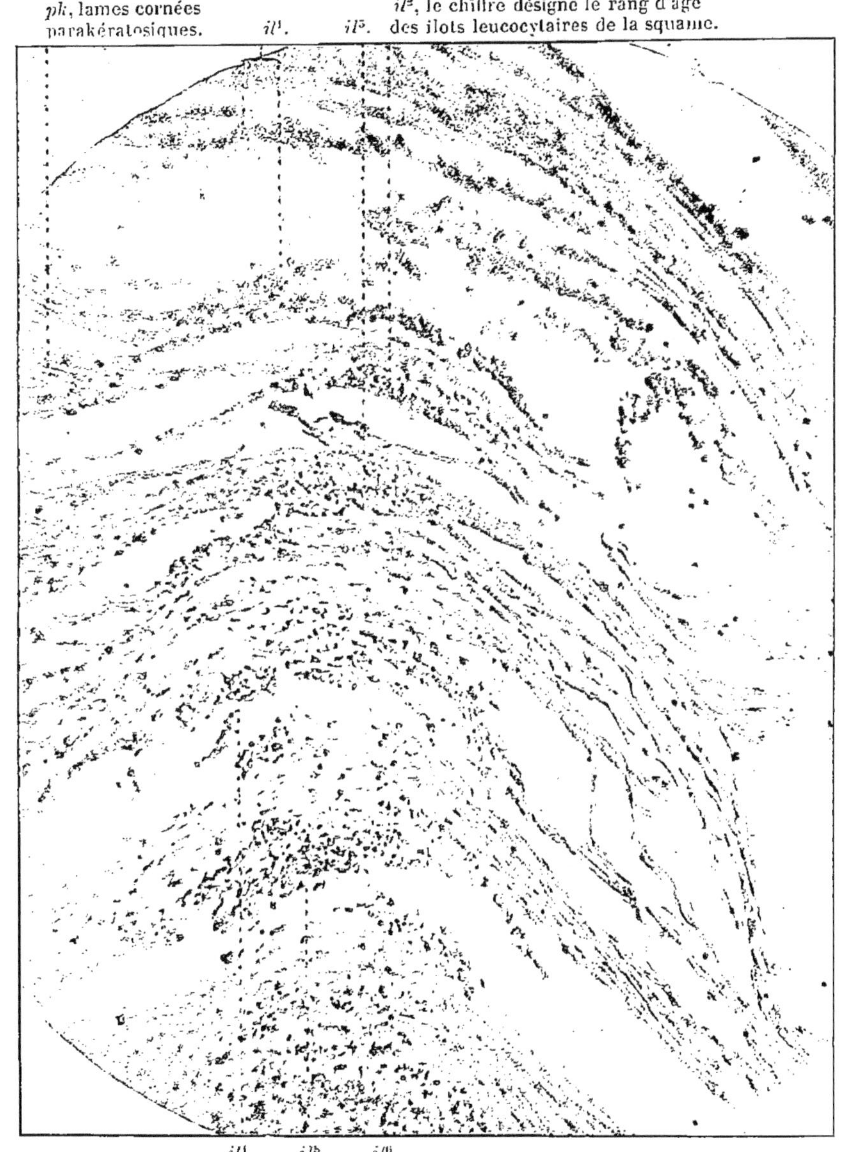

Fig. 99. — *Coupe d'une écaille normale de psoriasis.*

pk, lames cornées parakératosiques. — *il*[1], ilot leucocytaire inclus dans la squame. — *il*[2], deuxième ilot leucocytaire séparé du premier par un plancher de parakératose. — *il*[3], troisième ilot, etc. — *il*[4], quatrième ilot, etc. — *il*[5], cinquième ilot, etc. — *il*[6], sixième ilot, etc.

des lames cornées irrégulièrement semées de noyaux.

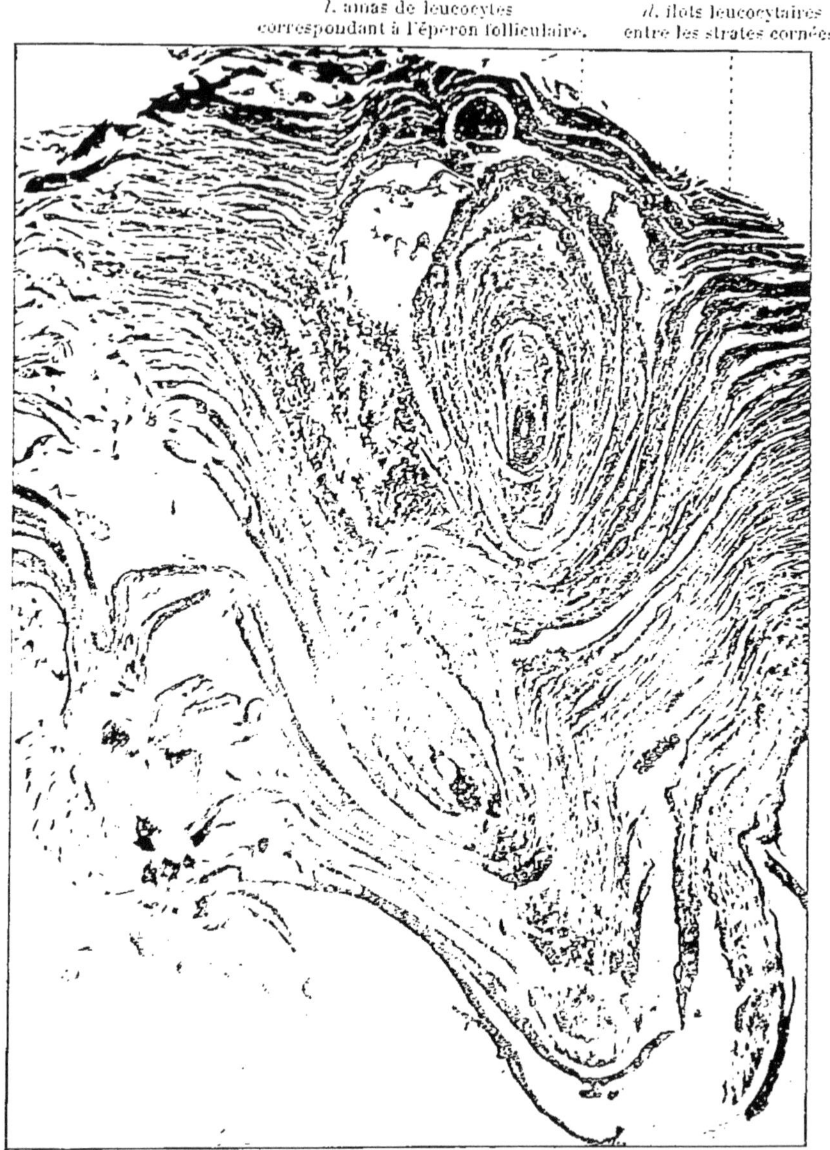

FIG. 100. — *Squame-croûte du psoriasis au niveau d'un follicule pilaire.*

Voici une autre squame-croûte (fig. 100) prélevée au-dessus d'un follicule. Elle présente en raison de ce fait une conformation toute spéciale. Autre point particulier : elle comprenait (à droite et au-dessus du point *l*) deux blocs séreux nés là par exosérose et dont un seul est resté enclavé dans la préparation (gros segment de cercle teinté en noir), l'autre ayant quitté sa place dans les manipulations du montage de la préparation.

Malgré ces anomalies diverses la squame-croûte de ce psoriasis garde ses caractères fonciers indubitables. Partout, principalement en *il*, on retrouve les îlots leucocytaires successifs enchâssés entre les strates cornées successives et un énorme amas leucocytaire existe en *l*, correspondant à l'éperon latéral du folliculaire pilaire, point où nous avons vu tant de fois l'exocytose (fig. 27) et l'exosérose (fig. 21) se montrer particulièrement.

En vérité, il faut le répéter sans crainte de contradictions : Anatomiquement rien n'est plus spécial que la lésion du psoriasis. Elle est tellement spéciale que l'examen microscopique, à lui seul, suffit à éviter toute erreur. Bien plus, la squame, qui la recouvre, est aussi caractéristique que la lésion même. Elle suffit à elle seule à faire affirmer le diagnostic. Je ne crois pas que dans toute la série dermatologique il existe une squame ou une croûte aussi caractéristique de la maladie qui la produit.

Tel est donc le psoriasis-type, le seul que la clinique connaisse sous ce nom. Mais à côté du psoriasis-type il en est une foule de variétés, aujourd'hui classées parmi les eczémas séborrhéiques, par Unna et ses élèves, et parmi les séborrhéides par Brocq, Hallopeau, Audry [1] dans l'École française.

Si les séborrhéides de cette école ne contenaient que des

[1] Dans le quatrième volume de la *Pratique dermatologique* qui vient de paraître, l'article PSORIASIS de Audry prêterait à la discussion comme son article SÉBORRHÉE-SÉBORRHÉIDES, mais cette discussion ne peut être ici que fort écourtée.

Pour cet auteur, les effusions leucocytaires à la surface de l'épiderme ne sont pas caractéristiques du psoriasis. Elles y sont seulement *fréquentes*, mais « l'interprétation qui s'impose à leur sujet » c'est qu'elles sont accidentelles et résultent d'infections secondaires.

En ce qui concerne leur constance, je maintiens ce que je viens de dire et que les photographies ci-contre démontrent je crois surabondamment. Il est possible (quoique difficile) de rencontrer des coupes de psoriasis sans nids leucocytaires. Ainsi l'on pourrait, dans les coupes précédentes, trouver des points (fig. 96, partie gauche, etc...) qui montrent l'hyperacanthose psoriasique sans effusion leucocytaire. Le phénomène d'effusion leucocytaire

psoriasis atypiques, il serait facile de se comprendre, mais comme cette classe renferme en même temps des pityriasis classiques, des eczémas vrais de forme sèche, et une foule d'éruptions classées par chaque école sous des noms divers, particulièrement le Pityriasis rosé et les éruptions similaires, etc., il faut donc chercher à préciser ce qui, dans la classe des séborrhéïdes, appartient à des psoriasis différents du psoriasis normal. Cela est facile. Si l'on envisage les deux caractères qui résument sa physiologie pathologique, ce sont :

1° Ce fait que l'exocytose qui crée ses lésions sus-épidermiques s'exerce suivant un mode particulier, c'est-à-dire par très petits points séparés, multiples, sur la surface qui est psoriasique pour notre œil nu, et, en outre, que cette exocytose ne s'accompagne presque jamais d'exosérose. Chaque nid leucocytaire arrive à ne plus être qu'une agglomération de noyaux secs, sans aucune trace de ce sérum coagulé en blocs ronds qui fait les croûtes spongieuses consécutives à l'exosérose.

Dans le psoriasis donc, l'exocytose est si l'on peut dire sèche et se produit en un très grand nombre de petits points, isolés, très près à près;

rythmique existe toujours et dans tous les cas, mais il est intermittent, par conséquent à certains moments il manque. On ne peut pas dire non plus qu'il n'existe que dans les vieilles lésions. Les figures 88, 91 et 92 font foi du contraire. Dans les vieilles lésions, ce phénomène est au contraire un peu moins commun quoique constant.

Dire que ces micro-abcès superficiels proviennent d'infections secondaires est une hypothèse entièrement gratuite. Que peuvent être des infections secondaires créant des micro-abcès *amicrobiens pour tous nos moyens d'investigation?*

Ce n'est pas le cas de psoriasis « rupioïde (?) » du dos de la main dont parle Audry qui peut être apporté dans ce débat. La croûte « *sur ses bords* » se montrait farcie de staphylocoques et de streptocoques. Il s'agit trop évidemment d'un psoriasis impétiginisé, ce qui est rare partout, sauf sur les mains, région exposée aux infections accidentelles. On ne pourrait escompter cet accident pour expliquer les micro-abcès psoriasiques, où l'on ne rencontre ni staphylocoques, ni streptocoques, ni aucun microbe.

D'ailleurs l'hypothèse qui donne pour origine à ces micro-abcès une infection secondaire n'explique en aucune façon leur *reproduction rythmique* dont tant de figures et particulièrement la figure 90 témoignent si nettement. A-t-on vu jamais dans une dermatose quelconque une infection microbienne commune faire de si petits abcès, récidivant si régulièrement? Je n'insiste pas. Je crois que les préparations ci-jointes ruinent ces hypothèses mieux qu'aucun discours.

2° Le second caractère des lésions psoriasiques élémentaires, c'est que l'évolution totale de chacune d'elles, est très brève, mais qu'elle se répète incessamment. Et comme chaque poussée d'exocytose crée, par réaction autour d'elle, une épaisse couche de parakératose, il s'ensuit que chaque microabcès leucocytaire, enchatonné entre deux lames cornées, dont l'une mince (son plafond), l'autre très épaisse (son plancher), constitue dans la croûte un étage distinct de tous les autres qui le suivent ou le précèdent. Mais ce processus s'étant accompli de même, en tous les points d'une même croûte, celle-ci se trouve partagée finalement en une série de stratifications horizontales, dont chacune représente une série synchrone de lésions histologiques élémentaires.

Dans le psoriasis, par conséquent, *une croûte est le compendium résumant l'évolution d'une foule de lésions histologiques élémentaires. On trouve sur une même ligne horizontale celles qui ont existé et évolué ensemble dans le temps, et, sur une même ligne verticale, celles qui ont successivement pris naissance au même point de l'épiderme.*

Une croûte psoriasique a donc la précision d'un graphique; c'est le passé de la lésion, enregistré, avec son lieu et sa date relatifs, dans la lésion que l'on examine.

IV. — VARIÉTÉS DU PSORIASIS

Je connais trois variétés de psoriasis, dont deux sont des mélanges avec des maladies de type voisin.

1° Car le psoriasis normal peut évoluer sur une séborrhée : *psoriasis sur-séborrhéique*;

2° Le psoriasis normal peut donner lieu, ou sa lésion, à une eczématisation plus ou moins accusée : *psoriasis eczématisé.*

Enfin, il existe un psoriasis complètement perdu parmi les séborrhées, les séborrhéïdes, les eczémas séborrhéiques. Il est cliniquement constitué par des lésions nummulaires à squames graisseuses. Histologiquement c'est un psoriasis dont les lésions histologiques élémentaires sont confluentes.

Je dois prouver l'existence de ces trois types dont les deux premiers sont, au sens strict que Devergie a donné à ces mots, des dermatoses *composées*, et dont le troisième seul représente une variété du type normal.

Encore est-il juste de reconnaître que, dans le cas que j'en

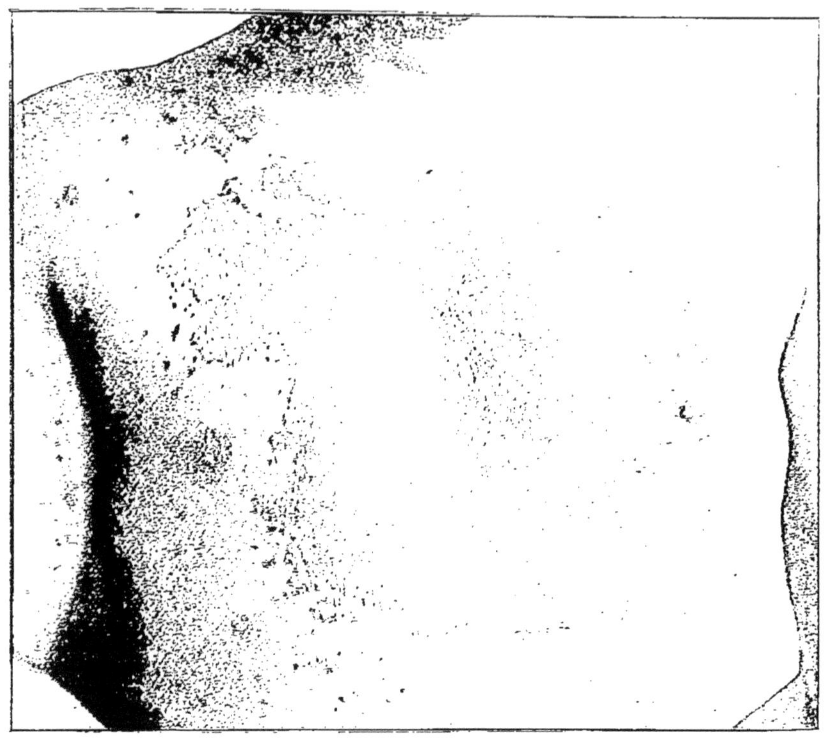

FIG. 101. — *Psoriasis sur-séborrhéique.*

ai examiné par biopsie, la lésion de la séborrhée existait sous-jacente aux lésions du psoriasis, et que j'ignore si ce type peut se rencontrer pur de mélange. J'envisagerai chacun de ces types séparément.

PSORIASIS SUR-SÉBORRHÉIQUE. — Il existe un psoriasis sur-séborrhéique, dont j'ai eu l'occasion de parler déjà.

En voici la figuration sur le malade (fig. 101); c'était une éruption en grandes aires confluentes présentant une margination polycyclique des bords, par confluence des surfaces primitivement distinctes. Le diagnostic de psoriasis pouvait cliniquement se faire :

α. Par la surface immense que la lésion recouvrait sans interposition d'îlots de réserve;

β. Par la congestion profonde du derme que la compression ne décolorait pas entièrement;

γ. Par la nature sèche des écailles, qui présentaient au plus haut point le caractère micacé classique des écailles de psoriasis;

δ. En outre, par la persistance de la lésion, en dépit de traitements nombreux qui eussent au moins amendé un pityriasis marginé de même siège;

ε. Enfin, si l'on examinait complètement le malade, on retrouvait en d'autres points du corps des taches psoriasiques évidentes aux sièges d'élection de la maladie normale.

La biopsie faite sur la poitrine fournit entre autres la figure suivante (fig. 102) dans laquelle la dualité des lésions est claire et nette.

On trouve, en *lé*, et on trouvait aussi, à droite de *pk*, des lésions élémentaires typiques de psoriasis. En *lé*, on reconnaît comme d'habitude son plafond mince, son plancher épais, et, entre deux, la collection leucocytaire caractéristique. Il s'agit là d'une lésion au stade d'exfoliation spontanée.

De même, en *pk*, on trouve des litières de parakératose au-dessus d'un éperon folliculaire, lui-même couronné de feuillets hyperkératosiques. Au milieu de la figure, sortant d'un orifice folliculaire tronqué, se voit un cocon séborrhéique, *cs*, du type parfait que nous connaissons comme la lésion élémentaire de la séborrhée, avec ses alvéoles irrégulières (*cc*, *cs*) remplies de micro-bacille, et revêtues d'une série de lamelles kératosiques emboîtées.

Rien n'est plus typique qu'une telle image, elle présente, dans l'espace le plus restreint, côte à côte, la lésion élémentaire de deux maladies, d'un type clinique, anatomique et bactériologique distinct. Je ne sais si, lorsque Devergie inventa le mot et l'idée des *dermatoses composées*, il pensa jamais qu'on pût

(1) Voir les *Maladies du cuir chevelu*, t. I, p. 108.

donner de sa conception une démonstration plus schématique et plus serrée.

J'ai dit ailleurs [1] que ces psoriasis, d'ailleurs parfaitement

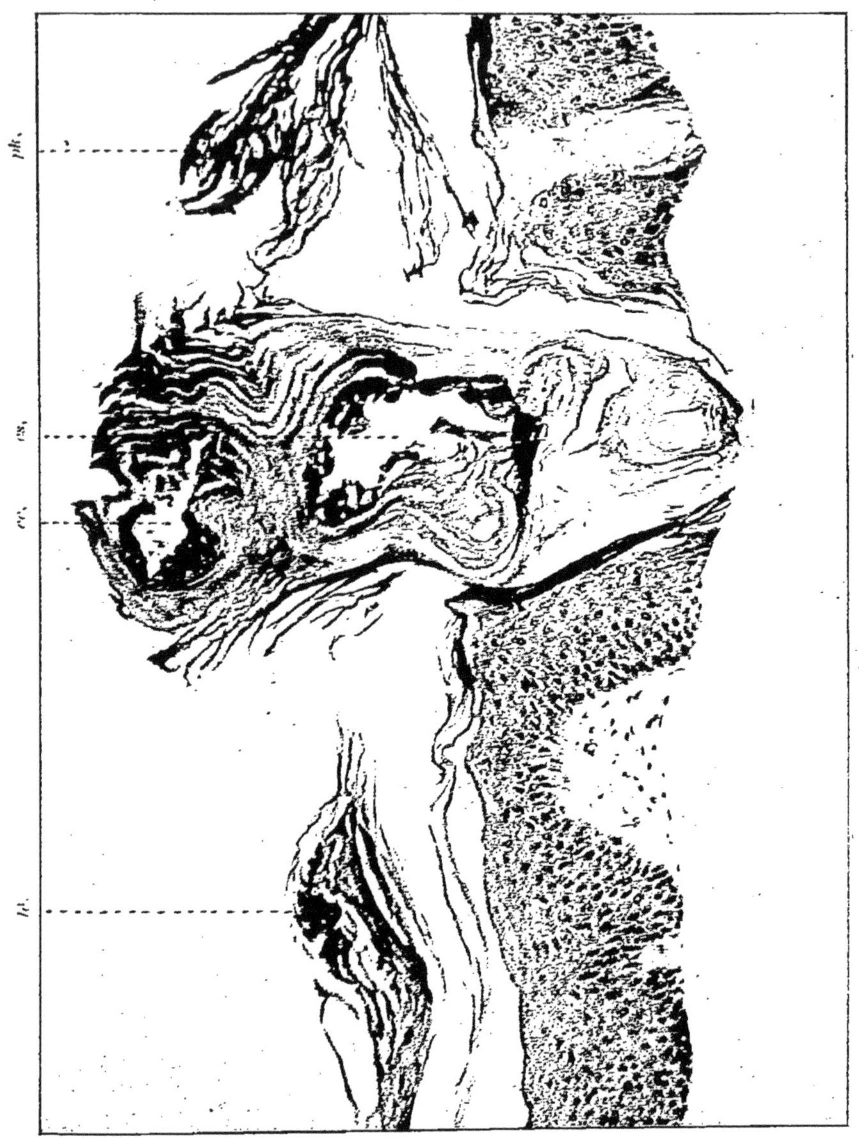

Fig. 102. — *Psoriasis sur-séborrhéique.* — *lé*, lésion élémentaire du psoriasis, dans sa forme typique au moment où elle s'exfolie spontanément de la peau et devient squame. — *pk*, parakératose au voisinage d'une autre lésion élémentaire que la figure ne comprend pas. — *cs*, cocon séborrhéique typique avec, en *ce*, ses alvéoles remplies de colonies microbacillaires compactes.

typiques en tous leurs symptômes, ne présentaient de spécial

(1) *Maladies du cuir chevelu*, t. I, p. 108.

que d'habiter sur une peau grasse et d'être autographiques, c'est-à-dire de faire naître sur la peau du patient autant de lésions psoriasiques nouvelles qu'on y produisait de traumatismes ouvrant la couche cornée.

De fait, le mélange de lésions séborrhéiques pourrait faire croire que les écailles du psoriasis devaient dans ce cas donner à nos sens l'idée d'une matière grasse. Mais, cette idée ne s'est nullement vérifiée : la peau était grasse, et la squame, sur elle, était sèche.

Du reste, l'écaille psoriasique, ayant sa structure typique, devait logiquement se présenter au toucher avec ses caractères habituels.

II. Psoriasis eczématisé. — L'eczématisation du psoriasis semblera rare aux cliniciens d'aujourd'hui, parce que, dans la dermatologie, existe comme une conspiration tacite pour écarter du psoriasis toutes les formes atypiques et pour les nommer d'un autre nom. Pourtant c'est chose fréquente. J'en présenterai d'abord l'histologie pathologique. Avec ce que nous savons déjà des croûtes de structure analogue à celle-ci, nous comprendrons mieux l'aspect que peut revêtir cette forme clinique devant l'examen objectif.

En voici (fig. 103) la croûte caractéristique : les *éléments* psoriasiques en occupent toute la partie supérieure ; on trouve, en 1 *l*, la première lésion caractéristique, puis, en 2 *l*, la seconde, la troisième en 3 *l*, la quatrième en 4 *l*, etc. Et toutes, autant par leur superposition régulière que par la structure histologique de chacune, par leur plancher épais, par leur plafond mince, par leur centre, fait de noyaux leucocytaires, toutes, dis-je, affirment la nature psoriasique de la maladie.

Mais, à côté et au-dessous de ces lésions histologiques types, l'aspect de la croûte devient tout autre.

Au lieu d'une exocytose *sèche*, voici qu'une exosérose concomitante s'est produite, on va retrouver le groupe leucocytaire, effusé hors de la peau, mais égrené au milieu des blocs de sérum coagulé d'une spongiose, caractéristique de l'eczématisation.

Dès lors, pour que cette dernière lésion reprît ses caractères psoriasiques, il faudrait, par la pensée, en chasser l'exosérose atypique: alors la lésion se condenserait, les noyaux leucocytaires semés dans toute l'épaisseur de l'épanchement séreux se rapprocheraient jusqu'à se toucher, et l'on retrouverait le petit bloc de noyaux lobés, tassés l'un contre l'autre, entre un plafond mince et un plancher épais.

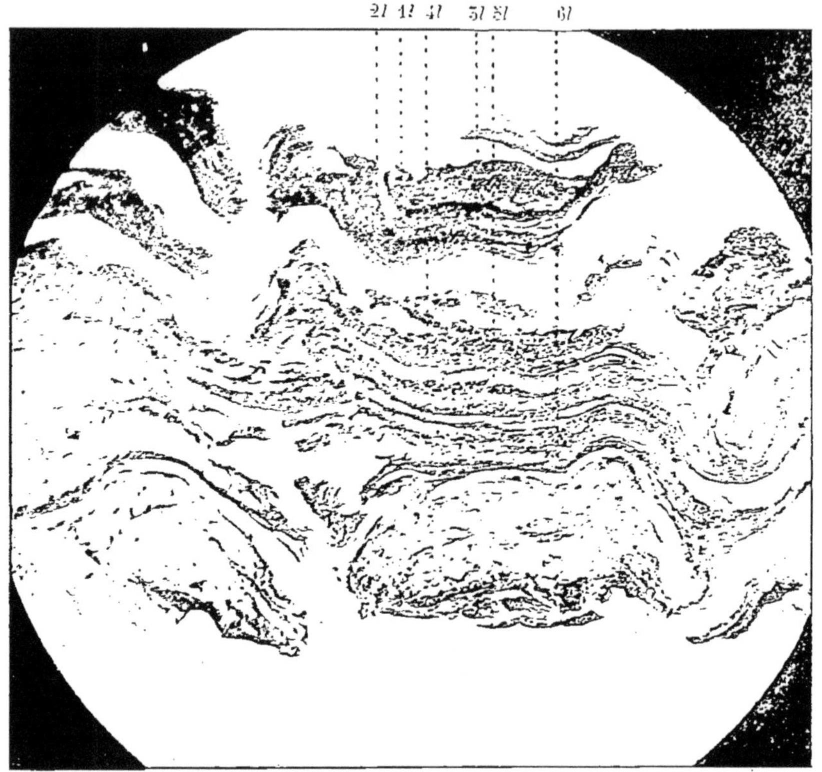

Fig. 105. — *Psoriasis eczématisé.* — Coupe verticale d'une squame-croûte.

C'est donc une lésion histologique élémentaire du psoriasis, troublée dans son évolution par une effusion séreuse atypique.

La croûte, ainsi faite, devient plus jaune, plus grasse aussi, (nous eussions pu le prévoir) et moins adhérente que l'écaille psoriasique typique. C'est-à-dire qu'elle se rapproche singulièrement de la croûte du pityriasis à squame stéatoïde. Et, en effet, c'est l'un des eczémas séborrhéiques de Unna, l'une des séborrhéides de Brocq et Audry. Dans ce cas, il s'agissait de croûtes discoïdes graisseuses sur une peau rougie. La croûte occupant ce pli transversal de la région de l'occiput qu'on voit s'accuser chez les personnes à nuque grasse.

Le malade portait au bras des placards demi-eczématiques demi-psoriasiques, dont les squames indiquaient toutes, à la coupe histologique, un stade eczématique derrière le stade psoriasique primitif.

Naturellement, le diagnostic fait trois fois sur le malade, l'avait classé « séborrhéique » et sa lésion avait été nommée séborrhéide : c'était un psoriasis. Me basant sur des recherches antérieures, j'avais affirmé la nature psoriasique de ces lésions que l'anatomie pathologique et la bactériologie négative vinrent confirmer.

III. Psoriasis a squames stéatoïdes. — Histologiquement : *psoriasis à lésions élémentaires confluentes.*

Voici le type clinique tel qu'il fut observé :

Homme, 25 ans, séborrhéique du corps, séborrhée concomitante du vertex, encore peu alopécique, blond-roux de poil ; peau marquée de taches de rousseur. Corps replet, système vaso-moteur facilement excitable.

Il existait sur le corps un seul placard squameux, sur le fourreau de la verge, une tache écailleuse sèche, mais recouverte de squames ternes et nullement micacées.

Au cuir chevelu, un grand placard de cinq centimètres de diamètre, ovale, de fond rouge, couvert de squames jaunes, molles, petites, facilement déhiscentes. Aucune apparence micacée ; chaque squame molle, grasse en apparence au toucher et à la vue ; chaque squame petite, de trois millimètres de diamètre environ, toutes égales obliquement, posées, adhérentes par un bord, libres par l'autre.

La biopsie en fut faite, et voici une coupe caractéristique à tous points de vue (fig. 104).

Il s'agissait d'un cuir chevelu séborrhéique, je l'ai dit; le centre de la figure se trouve donc occupé par une coupe oblique de deux follicules pilaires conjugués, l'un et l'autre occupés par un cocon séborrhéique (*cs*).

La surface épidermique est entièrement recouverte d'une

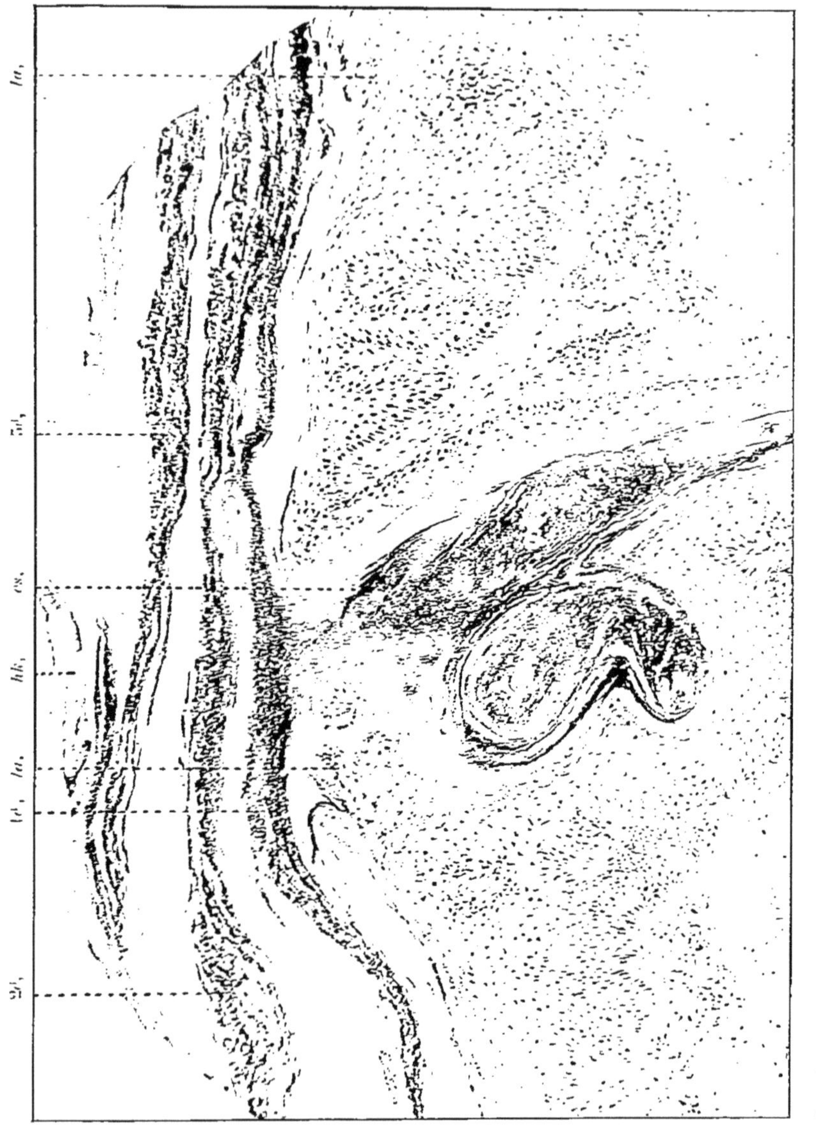

Fig. 404. — *Psoriasis sur-séborrhéique à squame stéatoïde.* — *cs*, deux cocons séborrhéiques accouplés. — *la*, lésions histologiques du psoriasis en activité actuelle. — 1er *é*, 1er étage de la squame-croûte. — 2e *é*, 2e étage de la squame-croûte. — 3e *é*, 3e étage de la squame-croûte. — *hk*, hyperkératose.

écaille épaisse, faite de trois couches distinctes, ayant tendance à se séparer l'une de l'autre.

Ces trois couches sont trois étages de lésions psoriasiques

élémentaires typiques, mais fusionnées par leurs bords, c'est-à-dire confluentes.

Chaque étage de la squame est donc fait d'une litière compacte de globules blancs, morts, réduits à leur noyau, au-dessus d'une épaisse couche cornée parakératosique. Tantôt cette couche leucocytaire est épaisse, tantôt elle est mince, suivant qu'on envisage le centre ou le bord d'une lésion histologique élémentaire, mais il n'y a presque pas de points où cette couche leucocytaire soit discontinue. Et chacune de ces couches est semblable.

On distingue donc un premier étage, (1 *é*), un second, (2 *é*), un troisième enfin, (3 *é*), recouvert par place d'un feuillet hyperkératosique (*h p*).

Enfin, quand on regarde l'épiderme, on est étonné de n'y plus rencontrer que deux lésions actives (*la*) limitées, petites, rentrant tout à fait dans le type psoriasique normal.

Les squames de ce psoriasis ne pouvaient donc ressembler aux squames psoriasiques usuelles, puisque, histologiquement, elles s'en distinguaient.

Et, en effet, on reconnaissait au doigt cette consistance spéciale de pâte feuilletée grasse, plus fréquente dans le pityriasis que dans le psoriasis, et qui était due, dans ce cas, à l'abondance et à l'épaisseur des amas cellulaires *mous* entre les couches cornées rigides.

Je note que ce psoriasis, qui avait alors six mois d'existence, et que personne n'avait exactement diagnostiqué et nommé, devint par la suite un psoriasis des plus typiques.

Evidemment, on assista ici à ce que Brocq a appelé : la *psoriasisation* d'une séborrhéide, mais la raison dans ce cas est simple, c'est que cette séborrhéide, comme beaucoup d'autres, était, dès l'origine, un psoriasis, en dépit de ses caractères d'abord un peu hétérodoxes.

De même, dans son enseignement oral, Tenneson soutenait que beaucoup d'eczémas se nummularisaient en vieillissant et devenaient des psoriasis avérés; il faudra savoir si cette *psoriasisation* clinique n'est pas une apparence extérieure, chez un psoriasis atypique, reprenant, par la suite, un type normal.

En tout ceci, je crois que, pour des esprits non prévenus, la lumière qu'apporte en ce sujet l'anatomie pathologique, pour être incomplète encore sur les causes des phénomènes observés, n'en est pas moins des plus éclatantes.

N'importe qui, observant scrupuleusement les caractères histologiques des psoriasis vrais, retrouvera ces caractères, partout où ils existent, et observera qu'ils existent dans nombre de types cliniques, à tort catalogués sous le nom d'eczémas séborrhéiques nummulaires, du seul fait de leur localisation inaccoutumée, ou de la couleur jaune, ou de l'apparence graisseuse de leur squame.

Etant données les particularités étrangement saisissantes de l'histologie du psoriasis, on les retrouvera, même déformées, partout où elles existent. Et quand on poursuivra, paisiblement et longuement, cette recherche dans le groupe immense et confus des séborrhéides, on se rendra compte que le type psoriasis verra ses frontières s'agrandir considérablement dans les années qui vont suivre.

On pourra dès lors penser avec justesse que l'un des critériums de diagnostic du psoriasis en clinique a été sa résistance infinie aux agents médicamentaux, et que toute maladie, même squameuse, même nummulaire, quand elle guérissait, était classée hors du psoriasis. Et l'on pensera, je l'ai dit, que presque toutes les maladies, même les plus graves, ont, en dehors de leurs formes malignes, ordinairement, des formes curables ou spontanément bénignes; qu'il peut, contrairement à la théorie, se rencontrer tout un groupe de psoriasis curables sans récidives, de psoriasis à squame-croûte d'apparence graisseuse, et même de psoriasis à croûte partiellement séreuse; que le problème, en tous cas, reste pendant, et qu'il serait tout à fait prématuré de déclarer l'enquête close sur ce point, avant qu'elle ait été scientifiquement ouverte.

IV. Étude histologique comparée du pityriasis-rubra-pilaire. — Pour achever de montrer à la fois à quel point la lésion histologique du psoriasis est caractéristique de l'espèce morbide, et à quel point, en l'absence de ce critérium, la clinique faisait des confusions sur le sujet, je montrerai quelle est la lésion du *pityriasis-rubra-pilaire.* On sait l'histoire de ce remarquable type morbide, et comment, après avoir été vu et mal décrit par Devergie, il fut reconnu par E. Besnier qui en fit l'objet d'une très remarquable monographie, en 1889.

La clinique d'aujourd'hui, celle qui fait tant de séborrhéides avec des psoriasis vrais, fait du pityriasis-rubra-pilaire une

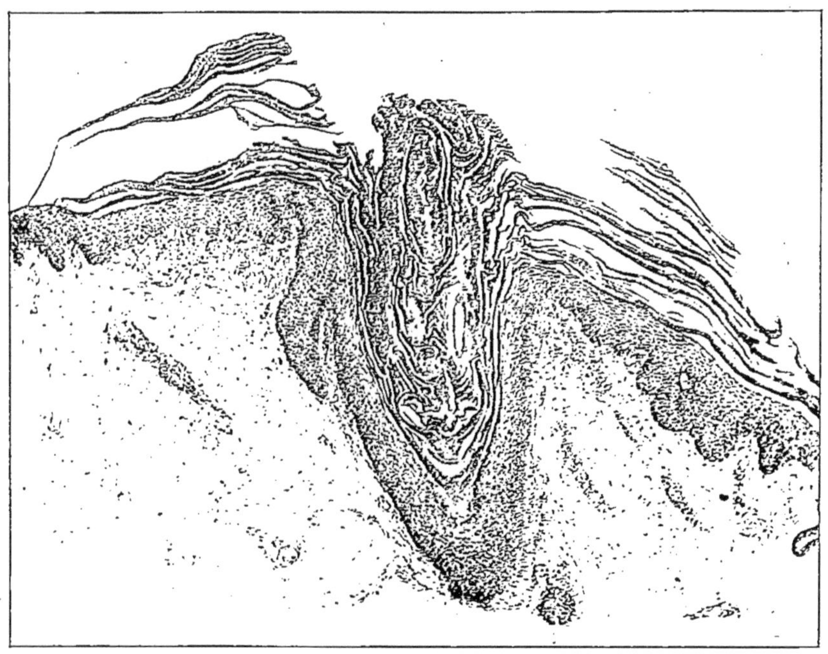

FIG. 105. — *Lésion histologique élémentaire du pityriasis-rubra-pilaire.* — Lésion sèche pseudo-séborrhéique.

variété de psoriasis. Il est possible que *la clinique* rattache le pityriasis-rubra-pilaire au psoriasis. Mais ce qu'il y a de certain, c'est que l'histologie donne au pityriasis-rubra de Besnier des caractéristiques différentes de celles des psoriasis, et très particulières [1].

[1] A propos de la figure ci-contre (fig. 105) je montrerai quelle difficulté un histologiste consciencieux peut éprouver avant de certifier qu'une lésion, rencontrée par lui, dans une maladie donnée, est bien LA lésion de CETTE maladie. Dans le mémoire de E. Besnier, l'étude histologique a été faite par L. Jacquet qui conclut que le pityriasis-rubra est caractérisé par de l'hyperkéra-

Voici la coupe d'une de ces lésions folliculaires du pityriasis-rubra-pilaire qui sont particulièrement visibles sur le dos des premières phalanges des doigts, mais qu'on peut aisément retrouver sur le corps des patients atteints de cette maladie. C'est un cocon de matière cornée, extraordinairement analogue au cocon séborrhéique microbacillaire, et contenant, comme lui, des logettes anfractueuses et contournées. Ces logettes ne contiennent pas de microbacilles, bien entendu, puisqu'il ne s'agit point d'une maladie séborrhéique vraie. Ce cocon *sec* est rattaché par son sommet à l'épiderme de la surface par une série de lamelles hyperkératosiques dont on voit très nettement sur la figure 105 que le cocon kératosique est le centre.

Dans toute cette lésion et dans sa squame, nulle apparence d'émission leucocytaire par points distants ou même en nappes; on ne voit même pas dans toute la squame un seul leucocyte.

La lésion anatomique du pityriasis-rubra-pilaire est donc tout à fait spéciale et ne ressemble en aucune manière à celle du psoriasis, ni comme localisation, puisqu'elle est folliculaire, ni comme structure, puisqu'elle ne comprend aucun leucocyte sorti de l'épiderme par exocytose. Ce n'est donc pas même un psoriasis à localisations folliculaires; *ce n'est pas un psoriasis du tout*. Au contraire, c'est une maladie spéciale et dont la lésion élémentaire histologique est on ne peut plus différente de toute autre.

Si l'on voulait jouer sur les mots, ce serait là vraiment une « séborrhée sèche » et *histologiquement* (la définition que j'ai donnée de la séborrhée sébacée, huileuse, étant admise), le pityriasis-rubra-pilaire ne pourrait avoir une meilleure définition.

En fait, c'est une maladie propre et autonome; sa microbiologie est toute à faire si elle en a une. Si l'on se basait sur l'extrême ressemblance de sa lésion élémentaire avec celle de la

tose de la surface épidermique. C'est la lésion qu'on attribuait au psoriasis pareillement jusqu'en 1898. C'est l'opinion que l'on se fera au microscope tant qu'on n'obtiendra pas une coupe *centrale* de la lésion folliculaire du pityriasis-rubra. Et du moment où on l'a obtenue, on comprend une fois de plus que *cette hyperkératose est une lésion accessoire, autour d'une lésion folliculaire axiale qui seule est importante*: mais il faut que le microscope rencontre cette lésion axiale, pour que l'histologie ne consacre pas une erreur.

séborrhée microbacillaire, on devrait admettre qu'il existe dans les anfractuosités du cocon une colonie microbienne incolorable. C'est évidemment l'hypothèse qui cadre le mieux avec les faits déjà connus, mais ce n'est qu'une hypothèse.

De fortes colorations, avec les couleurs basiques d'aniline les plus mordantes, fournissent des *amas colorés* dans les anfractuosités du cocon sec, et ce sont les derniers points qui résistent aux décolorations artificielles. Mais, sur ces préparations, l'examen microscopique le plus attentif de ces amas colorés les montre diffus et ne peut y déceler la moindre unité microbienne. Je comparerais l'aspect de ces *amas colorés* à ceux que montrent les préparations extemporanées faites avec les cultures des microbes *dits invisibles* parce que leurs dimensions sont moindres que celle de l'onde lumineuse. Il est possible que l'invisibilité du microbe présumé du pityriasis-rubra ait les mêmes raisons. En l'absence d'animal d'inoculation, c'est un problème qui restera sans solution.

V. — BACTÉRIOLOGIE DU PSORIASIS

Un des faits les plus étonnants dans l'histoire de l'eczéma séborrhéique de Unna, c'est qu'il ait rangé, dans son eczéma séborrhéique et à côté du pityriasis à squame stéatoïde, des psoriasis très typiques, lorsque l'on songe à l'absolue différence de flore microbienne qui existe entre ces deux types morbides. C'est sur ce point que je veux insister maintenant, car il achève de donner au psoriasis sa physionomie véritable, presque unique dans la dermatologie.

Le psoriasis est, *pour le moment*, le type le plus admirable et le plus parfait de la maladie amicrobienne. On peut dire ce qu'on voudra contre cette affirmation, la taxer d'excès ou d'erreur, je la soutiens de la façon la plus formelle. Et j'ajoute ce fait, qui, à lui seul, peut sembler un certificat de véracité, c'est au cours de l'examen des coupes de ma septième biopsie de psoriasis que j'ai trouvé la première coupe, restée d'ailleurs unique et qui m'a montré, dans l'épaisseur d'un micro-abcès, *un seul exemplaire d'un diplocoque*.

Notons-le bien, je ne veux pas dire que le psoriasis soit une maladie non-microbienne ; je suis persuadé du contraire ; mais je soutiens, de la façon la plus nette et la plus affirmative, que l'on n'y rencontre, on peut dire jamais, aucun microbe commun de la peau, aucun bacille ou aucun coccus colorable *dans l'épaisseur des squames ou des croûtes* et le plus souvent même à leur surface.

Aucune squame, aucune croûte que je connaisse, même dans les affections qui ne paraissent que secondairement microbiennes, n'est plus dénuée d'éléments microbiens que celles du psoriasis. Et c'est pourquoi, je le répète, je trouve si extraordinaire que Unna, qui avait donné du psoriasis, avec tout le monde, une formule histologique incomplète et avait figuré ses caractéristiques sans les comprendre (fig. 98), ait décrit et dessiné des lésions psoriasiques dans le cadre de son eczéma séborrhéique, alors que celui-ci est une maladie des plus abondamment microbiennes qui soient, inversement au psoriasis qui ne l'est jamais.

Il y a, en ce sujet, une source d'erreur que je tiens à relever expressément. J'ai dit quelque part que j'avais trouvé des cocci *sur une surface* psoriasique. Cedercreutz, dans son travail, sorti de mon laboratoire, a présenté un exemplaire du coccus des pityriasis, extrait semblablement d'un cas de psoriasis, comme, du reste, un autre exemplaire sorti d'un cas de pityriasis rosé de Gibert. De tels propos peuvent grandement émouvoir le lecteur et, lorsqu'il manque de culture bactériologique, lui paraître antinomiques et contradictoires.

C'est ici qu'il faut faire explicitement la différence fondamentale entre l'examen direct d'une lésion et sa culture. Il n'y a, entre ces deux moyens de recherche, aucun point de ressemblance, et, en attribuant à l'un le résultat fourni par l'autre, on s'expose à faire des erreurs complètes.

Faites deux cents coupes sériées d'une lésion de psoriasis, grosse comme une lentille, et examinez-les avec soin, vous avez certainement les plus grandes chances de ne rencontrer, même en surface, aucun microbe. Et, en tout cas, vous êtes *certain* de ne rencontrer, dans l'épaisseur de la croûte psoriasique, aucune colonie, aucun agglomérat microbien, et même aucun élément microbien isolé, même si l'écaille psoriasique dont il s'agit est vieille, et a eu, en apparence, toutes les chances possibles d'être souillée. Quand on a examiné exclusivement, pendant quelques mois, des squames et des lésions de pityriasis, qui sont toujours farcies de microbes, et qu'on passe ensuite à l'examen des squames du psoriasis, on est frappé de voir cette absolue dissemblance entre elles.

Il est pourtant certain que si l'on prend, surtout par raclage, mais même par soulèvement, des écailles entières représentant une lésion totale de psoriasis, et qu'on les plonge dans un tube de bouillon stérile, le tube ne restera pas stérile, au moins d'ordinaire. Il m'est arrivé de pouvoir exécuter cette opération avec des squames de trois millimètres d'épaisseur et de trois millimètres carrés sans donner lieu à aucune culture. Mais ce fait négatif si éloquent est difficile à reproduire [1].

Naturellement, puisque le *coccus gris* est le plus fréquent des microbes que l'on trouve à la surface de la peau saine, c'est encore lui que l'on rencontrera le moins rarement sur les écailles psoriasiques. Mais on l'y trouve, comme à la surface de la peau saine, à l'état de graine isolée, accidentelle, si rare que l'examen histologique de la lésion ne le montre pas.

Ainsi, l'un des moyens les plus rapides de se rendre compte si une lésion pityriasiforme, une soi-disant séborrhéide, est ou non un psoriasis vrai, c'est d'en faire une préparation extemporanée par frottis. On trouvera dans la préparation, de-ci, de-là, des agglomérats de noyaux de polynucléaires serrés les uns contre les autres, et aucun microbe dans l'étendue de la préparation. Ces deux signes appuieront déjà, pour un histologiste, l'idée de la nature psoriasique de la lésion, bien qu'à la vérité elle ne puisse être certifiée que par la coupe de la croûte montrant, avec l'histologie si particulière du psoriasis, l'absence absolue dans les déchets épidermiques de tout microbe visible.

En conséquence, et pour terminer ce résumé de la question, on peut dire : à l'heure présente, les lésions histologiques du

[1] Il n'est réalisable et par exception qu'avec le psoriasis à squames sèches.

psoriasis sont parmi les mieux différenciées de la dermatologie tout entière.

La structure des écailles dont les lésions sont toujours recouvertes, la présence dans ces écailles de nids leucocytaires séparés les uns des autres par des bandes horizontales de tissu corné parakératosique, sont vraiment caractéristiques de l'affection. Le mode de formation des agglomérats de leucocytes, exactement au niveau de la lame cornée, quand une biopsie superficielle en rend témoin l'observateur, est encore plus convaincant et d'une nature plus probante et plus définitive.

Enfin un troisième ordre de caractères vient certifier la spécificité psoriasique de la croûte ou de la lésion que l'on examine : c'est son absolue pureté. Ni comme infection primitive constante, ni même comme infection secondaire accidentelle, on ne trouve *dans les coupes*, par aucune méthode de coloration, aujourd'hui connue, aucun microbe reconnaissable, de quelque forme qu'il soit. Ce caractère si particulier, bien que négatif, ajoute à la physionomie des lésions du psoriasis un trait de toute importance et que personne n'a mis en lumière suffisamment.

Pour terminer, rappelons en outre dans ce très bref résumé, que les lésions du psoriasis, à peine modifiées, se retrouvent dans un grand nombre de lésions cutanées, surtout classées aujourd'hui par l'École française comme *Séborrhéides* après l'avoir été comme Eczéma séborrhéique, et que c'est là un point qui demande impérieusement de nouvelles recherches. Ce sera l'origine de la révolution à venir qui achèvera de détruire et la classe des séborrhéides et l'eczéma séborrhéique du même coup.

En attendant, et pour conclure ce chapitre, on peut dire qu'après lui il sera désormais facile de séparer des pityriasis les psoriasis, par leur double caractère anatomique et a-bactérien, et que cliniquement cette séparation n'est pas faite.

CHAPITRE XIX

ESSAI DE DIFFÉRENCIATION DU PITYRIASIS ET DE L'ECZÉMA

Me voici parvenu au point le plus difficile que la question du pityriasis comporte encore : aux rapports qui existent entre le Pityriasis tel que je l'ai défini, et l'Eczéma. C'est une question qui s'est posée à tous les dermatologistes modernes. Tous ou à peu près tous l'ont résolue, mais diversement, ce qui laisse la question posée.

Je ferai remarquer d'abord que, pour différencier deux dermatoses, il faut pouvoir donner une définition précise de chacune d'elles, ou tout au moins fournir de chacune un caractère spécifique quelconque, pourvu qu'il soit facile à retrouver et qu'il soit permanent. Or, ceci manque pour l'eczéma. Ainsi Unna décrit comme lésion élémentaire de l'eczéma une *pustule*, pendant que l'École française fait essentiellement de l'eczéma une maladie *vésiculeuse*, et, en outre, en tous pays les dermatologistes admettent qu'il y a des eczémas *secs*.

Il ne rentre pas dans le cadre de ce volume d'étudier en lui-même l'eczéma, qui doit trouver sa place naturelle dans le suivant. Pourtant il est impossible de passer ici sous silence les rapports étroits qui relient le pityriasis aux eczémas. Je demanderai donc au lecteur de considérer ce chapitre comme un chapitre d'attente que, dans l'avenir, j'amplifierai à sa mesure, et que je devrai sans doute corriger en plusieurs points.

Il faut étudier successivement les deux faces du sujet; on doit l'envisager cliniquement d'abord, ensuite l'étudier microscopiquement.

I. — ÉTUDE CLINIQUE

Il existe des formes morbides cliniquement intercalaires entre les pityriasis et l'eczéma. Brièvement j'en distinguerai de trois sortes :

I. *Il y a des cas où les lésions pityriasiques sont figurées, et cliniquement sèches*, mais où la loupe montre sous les squames-croûtes une moiteur perceptible (que cette lésion siège d'ailleurs au cuir chevelu, à la poitrine, sur un point quelconque); il y a des cas, dis-je, où ces lésions cliniquement sèches deviennent manifestement humides et *passent* avec quelques phénomènes inflammatoires, tension, chaleur locale et prurit, *à l'état* nettement *exsudatif*.

Au début on a pu voir les lésions sèches, et, en un stade suivant, les lésions *devenir* humides. Mais lorsque cet état exsudatif est amorcé, les lésions qui vont naître maintenant, naîtront à la fois pelliculaires et humides, sans que les deux stades se succèdent, mais au contraire ils coexistent.

Pourtant la parenté entre les lésions sèches et humides continuera d'apparaître, surtout en ce fait que certaines régions, comme le vertex, peuvent montrer des lésions sèches, tandis que d'autres, comme la surface des tempes derrière les oreilles, montrent en même temps des lésions similaires mais humides.

Ce premier type clinique que j'envisage est presque toujours fait de lésions figurées. Les placards peuvent être de forme variable, ronds, ovales, ou même allongés et à bords irréguliers, mais ces bords sont visibles ; leur état inflammatoire et celui de la lésion qu'ils circonscrivent tranchent sur la peau du voisinage qui a gardé sa couleur et son calme.

II. Dans un deuxième type, la réalisation de l'état eczémateux humide commence de même, au-dessous de lésions pityriasiques sèches ordinairement figurées, mais au lieu de se limiter aux régions envahies par le pityriasis, aux régions pilaires pour lesquelles les pityriasis vrais ont tant de préférence, les lésions figurées exsudatives les dépassent, quelquefois excessivement, et couvrent des régions entières, le cou, la poitrine, les premiers segments des bras, quelquefois le torse entier, de placards nouveaux ayant d'ailleurs à très peu près les caractères des « pityriasis enflammés » du premier type que nous avons décrit.

Je dirai que ces lésions, quoique visiblement exsudatives, sont le plus souvent plutôt humides que mouillées, et pour parler clairement (avec un léger degré de schéma) je dirai que ces lésions tant qu'elles gardent une figuration sont beaucoup moins abondamment exsudatives que les placards d'eczéma diffus peuvent l'être.

N'oublions pas de rappeler les préférences de ces types morbides pour les régions à peau fine, moite et grasse, ces régions au niveau desquelles Roussel disait, en 1778, que la graisse et le sérum concrescible sont exhalés plus abondamment. Ce sont surtout les plis naturels, les plis du cou, les aisselles, les plis du coude, du jarret, les plis sous-mammaires, le pli ombilical, le pli transverse hypogastrique, les plis inguinaux, cruraux, fessiers, en somme les régions « à intertrigo ».

Et très souvent, dans ces localisations intertrigineuses, les lésions se limitent aux points d'accolement de la peau à elle-même, pendant que sur les surfaces planes du voisinage les lésions, irrégulièrement disséminées, sont plus petites, plus fines et plus sèches.

Ainsi ce deuxième type de lésions humides, ayant paru procéder d'un pityriasis, se distingue du premier par son extension plus grande, et à des régions que le pityriasis vrai respecte pour ainsi dire toujours.

Néanmoins son apparition, son développement sont toujours assez lents, et l'intensité de ses symptômes fonctionnels médiocre. Son évolution est subaiguë.

III. Un troisième type clinique est bien différent des précédents. C'est pourrait-on dire *un eczéma aigu né à l'occasion d'un pityriasis.*

Je rappellerai la vivante description qu'en a fait Tenneson en quelques lignes :

« Un individu a, depuis son enfance, des « pellicules dans « les cheveux. Un jour, le cuir chevelu s'échauffe; les squa- « mes sont plus abondantes, plus épaisses et plus grasses ; de « la rougeur apparaît en lisière ; un degré de plus, et ce cuir « chevelu lui-même devient rouge et suintant. L'eczéma « gagne les tempes, les oreilles, et s'étend de là dans toutes « les directions. Au bout de quelque temps, la poussée « s'éteint ; le suintement et la rougeur disparaissent partout ; « et le malade se retrouve comme avant, avec de la séborrhée « sèche, sans rougeur du cuir chevelu. »

Ici la dissémination des lésions nouvelles en placards d'abord secs, ensuite humides, ou de placards humides d'emblée mais de contours limités, n'existe plus. Il n'y a plus de figuration apparente des lésions. Les placards où les lésions papulo-vésiculeuses et suintantes sont le plus denses se rejoignent à la peau saine sans limites exactes par une série de zones transitionnelles où les lésions élémentaires sont de plus en plus espacées.

Ici encore — autre différence — l'exsudation peut être excessive, toute une région devient suintante uniformément et, laissée à elle-même, se recouvre de croûtes jaunes et plus ou moins épaisses et grasses. C'est une maladie aiguë n'ayant plus aucun caractère de l'état morbide chronique dont elle est issue un jour comme par accident. Ses symptômes fonctionnels sont proéminents et intenses. Il y a de la chaleur locale, du prurit forcené, un suintement considérable. Bref, rien qui rappelle en aucune façon le pityriasis d'origine. Et les deux types morbides qui se sont succédé paraissent aussi étrangers l'un à l'autre que l'érysipèle suraigu, né un jour sur un ulcère de jambe atone, est symptomatiquement distinct de l'ulcère autour duquel il est venu évoluer.

Il est enfin à remarquer que du premier au dernier de ces types la nature de l'écoulement se modifie. Dans les premiers types il semble une graisse qui *se fige* en croûtes jaunâtres et opaques. Dans le dernier, l'écoulement reste jaune et concrescible, mais il évoque beaucoup moins l'idée d'une graisse. Ses croûtes jaune-ambré, plus claires, sont cassantes et cristallines, tandis que les croûtes des premiers types s'écrasent comme une graisse à demi-figée.

Il serait facile de multiplier les descriptions de types cliniques intercalaires à ceux qui précèdent, mais je trouve que cela nuirait à la clarté de l'exposition des faits que je poursuis. Et dans ce sujet, si obscur de quelque façon qu'on essaye de le comprendre et de l'étudier, la clarté me paraît le premier besoin de la pensée. C'est pourquoi je limiterai là l'exposé des faits cliniques établissant un rapport entre le pityriasis et l'eczéma. Il y en a bien d'autres, mais ceux que je viens de rappeler sont les principaux.

Si ces faits étaient rares on pourrait moins se préoccuper d'eux. Le dermatologiste s'habitue en effet, et peut-être trop, à ces exemples de familiarité mutuelle entre des dermatoses même très diverses, qui amènent souvent deux maladies, cataloguées comme très différentes, à voisiner sur le même malade. Mais, si la règle est de voir un pityriasis, quelle que soit sa forme objective, ne pas conduire à un stade exsudatif, cependant l'exception dans laquelle on voit le pityriasis y conduire est presque tout près de balancer la règle.

Des maîtres en dermatologie ont négligé de noter ces rapports : ainsi Willan, ainsi Hebra ; mais nos dermatologistes du XVIIIe siècle les connaissaient ; Roussel rapprochait l'*herpes siccus* (nos pityriasis) de l'*herpes squamosus, humide*. Lorry décrivait dans son porrigo, à côté des pityriasis secs et gras, des types morbides à phase inflammatoire et humide. Unna, en décrivant son eczéma séborrhéique, n'a donc fait, suivant la remarque de Tenneson, que *retrouver* ces rapports très étudiés avant lui par une série de maîtres oubliés.

Donc, ce rapport entre les dermatoses suintantes et les pityriasis existe certainement et il reste à préciser, c'est ce que nous allons chercher à faire.

IV. *Règles cliniques pour différencier l'eczéma du pityriasis.* — Avant de nous adresser à nos ordinaires moyens d'information : à l'anatomie et à la bactériologie, je voudrais donner quelques règles cliniques utiles, quoique très grossières, pour différencier en pratique un pityriasis d'un eczéma.

Au contraire du pityriasis, dont les limites régionales sont étroites et très rarement dépassées, qui montre pour les régions pilaires une élection extrêmement marquée, l'eczéma, lui, ne connaît pas de frontières. Tandis qu'un pityriasis, ordinairement, laisse en bordure du cuir chevelu un liséré sain d'un centimètre qu'il n'envahira pas, ou que s'il dépasse le cuir chevelu il ne le dépassera que d'un centimètre, pour tracer autour de lui un ourlet régulier ; l'eczéma, au contraire, ne paraît aucunement influencé par la nature de la région. Né sur le cuir chevelu, en quelques heures il peut envahir la peau du cou derrière les oreilles ou la peau des joues sur une largeur d'un travers de main.

Ce seul caractère, que les anciens donnaient souvent comme pathognomonique, est en effet très étranger au pityriasis et très spécial à l'eczéma.

Les meilleurs auteurs donnent, comme limitation clinique entre le pityriasis et l'eczéma, le suintement visible [1]. En pratique cela n'est pas contestable, pourtant nous avons vu qu'examinés à la loupe, la plupart des pityriasis montrent sous leur squame une moiteur. Et l'anatomie, nous allons le voir expressément tout à l'heure, montre l'extrême difficulté qu'il y aurait à placer là le critérium différentiel des deux maladies.

Cliniquement aussi la rougeur perceptible à l'œil sous les squames appartient à l'eczéma : *Fundus macularum rubicundior*, disait Lorry. Et tous les autres symptômes inflammatoires : tension, prurit et surtout chaleur locale, accompagnent la rougeur. Mais ce critérium est plus boiteux encore que le précédent, car entre le degré de la rougeur sous-jacente au bord d'une circination accusée de pityriasis stéatoïde et celle d'un placard d'eczéma diffus, torpide au cuir chevelu, il n'y a souvent pas de différence perceptible.

Ainsi et comme toujours, quand on veut établir une différenciation de l'eczéma avec l'un des types morbides circonvoisins, on peut dire que *ses mœurs évolutives* le caractérisent plus que son aspect objectif, tout particulièrement ses allures brusques, fantasques, sans règles. Et cela est d'autant plus saisissant, quand on la compare avec le pityriasis : maladie réglée et dont l'évolution est toujours chronique.

C'est cette évolution chronique et muette du pityriasis qu'il faut toujours avoir présente à l'esprit quand il s'agit d'en différencier l'eczéma.

Rappelons-nous donc d'abord que le pityriasis sec peut exister et demeurer sec sur un cuir chevelu, pendant des années, sans rien changer de ses caractères, mais que le plus souvent un pityriasis sec subit au cours des années une transformation graduelle amenant ses squames sèches à prendre un aspect apparemment gras.

(1) Voir Besnier, *Pratique dermatologique*, t. II, p. 118 et note 1.

Nous savons d'autre part et en troisième lieu que cet aspect gras est surtout une apparence fournie par une exsudation séreuse intercellulaire infiltrant la squame. Or, cette exsudation que le microscope montre, l'œil ne la voit pas. Supposons qu'elle augmente au point de devenir visible, nous aurons le premier des types cliniques que nous venons de présenter tout à l'heure....

Voici la question posée. Devons-nous voir, entre le pityriasis apparemment gras et le pityriasis visiblement humide, une différence essentielle, alors que pour le microscope tous les deux sont exsudatifs et que le second l'est seulement plus que le premier?

Il semble infiniment plus logique de n'admettre entre eux que des différences de degré sans aucune différence spécifique.

Mais si l'on raisonne ainsi, on pourra raisonner de même en comparant le premier et le deuxième des types morbides dont nous venons de raconter l'histoire, et encore entre le deuxième et le troisième. Et si nous faisons cela nous suivons exactement le chemin que Unna a parcouru depuis le pityriasis sec jusqu'à l'eczéma vrai vésiculeux, en faisant de ces deux extrêmes, quasi inverses, encadrant tous les cas intermédiaires, les deux pôles d'une seule et même entité morbide : *Janus bifrons*.

Si les faits nous conduisent à cette synthèse, il faudra bien l'accepter. Mais il faut que les faits nous y conduisent. Nous allons dans cette enquête prendre d'abord pour guide comme toujours l'anatomie des lésions eczématiques pour la comparer à celle des pityriasis.

II. — ÉTUDE ANATOMIQUE DE L'ECZÉMA

Pour cela, il faut encore choisir entre trois méthodes de travail. L'une consisterait à suivre la filiation clinique des cas de pityriasis humides et à étudier anatomiquement des cas de plus en plus eczématiformes, suintants, et de moins en moins pityriasiformes, squameux. Une seconde méthode prendrait pour objet d'étude des eczémas chroniques en évolution, sans demander qu'ils aient eu pour point de départ un pityriasis. Une troisième méthode, écartant les cas de pityriasis à phase humide, écartant de même les eczémas chroniques que leur chronicité a pu compliquer de processus réactionnels seconds ou d'infections secondes, irait chercher, pour les étudier, des cas d'eczéma aigu, débutant, pour examiner quelle en est la lésion première. Cette lésion jeune aura, ou non, les caractères de la vésicule histologique du pityriasis stéatoïde que nous connaissons. C'est là ce que nous allons faire.

Au contraire, c'est la deuxième de ces méthodes que Unna a suivie, à tort à mon avis, car une enquête *analytique* ne doit pas commencer par étudier des cas complexes.

Du reste, il est, comme toujours, excessivement difficile d'abord, même en cherchant à biopsier une lésion naissante, de ne pas tomber sur une lésion déjà vieille. Et ce n'est qu'après l'étude microscopique de la lésion élémentaire, obtenue par accident, qu'on finit par la reconnaître à son premier jour et la biopsier (1).

1. La vésicule eczématique. — Voici une lésion extraite du dos d'un doigt chez un eczémateux atteint d'eczéma aigu, non traumatique, non pityriasique d'origine. Je donne exprès cette figure pour montrer à quel point il est difficile en histologie de trouver la préparation qui sera celle qu'on cherche. Car l'épiderme corné, au point *pk*, montre une parakératose qui correspond très probablement à une lésion autre, située à côté de celle qu'on observe, ou à une lésion antérieure en date à la vésicule sous-jacente. Rien que ce fait montre qu'on ne saurait se baser sur une telle biopsie pour conclure. Il en est ainsi vingt fois, pour une où l'examen d'une coupe conduit à une conclusion ferme.

Cette coupe (fig. 106) présente un autre vice. Elle ne passe pas par le milieu de la vésicule *v*, elle la coupe latéralement.

(1) Unna n'a pas échappé, je crois, à une autre cause d'erreur. Plusieurs de ses biopsies ont été faites sur les *avant-bras* de gens à métier *manuel* atteints d'eczémas *traumatiques*. Il est ainsi bien difficile de faire la part du traumatisme dans les lésions observées et aussi des infections qui s'ensuivent.

Ceci peut nous conduire à une autre erreur : nous voyons que le sommet de la vésicule respecte deux ou trois rangs de cellules sous-cornées, et nous pourrions conclure que la vésicule eczématique, débutant par les couches profondes, n'at-

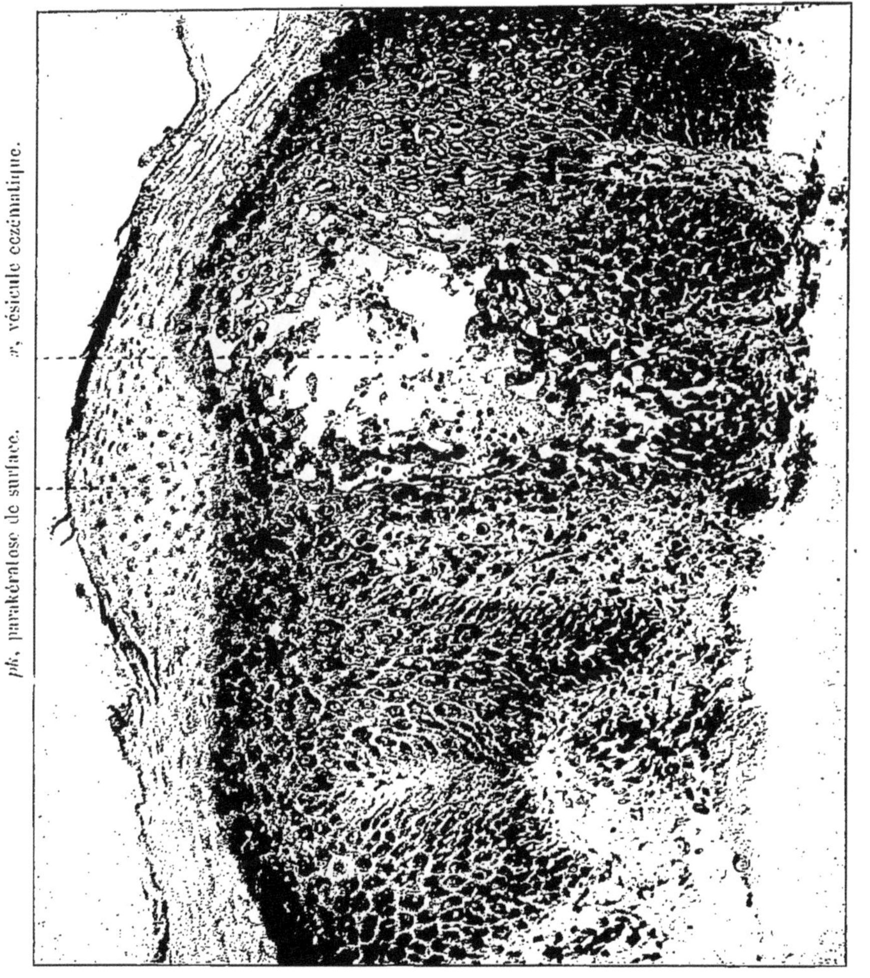

Fig. 106. — *Coupe verticale (non centrale) d'une vésicule d'eczéma aigu.*

teint pas les couches superficielles d'emblée, au contraire des vésicules histologiques du pityriasis, mais il se pourrait que la vésicule en coupole dépassât l'épiderme corné par son sommet, tandis qu'une coupe latérale comme celle-ci n'y atteindrait pas.

Remarquons toutefois la dislocation épidermique autour de

la vésicule, et au-dessous d'elle l'infiltration séreuse entre toutes les cellules épidermiques du voisinage, séparant les cellules l'une de l'autre, et créant ce que Unna avait nommé l'état spongoïde de l'épiderme.

En choisissant avec un peu plus de précaution la pièce à

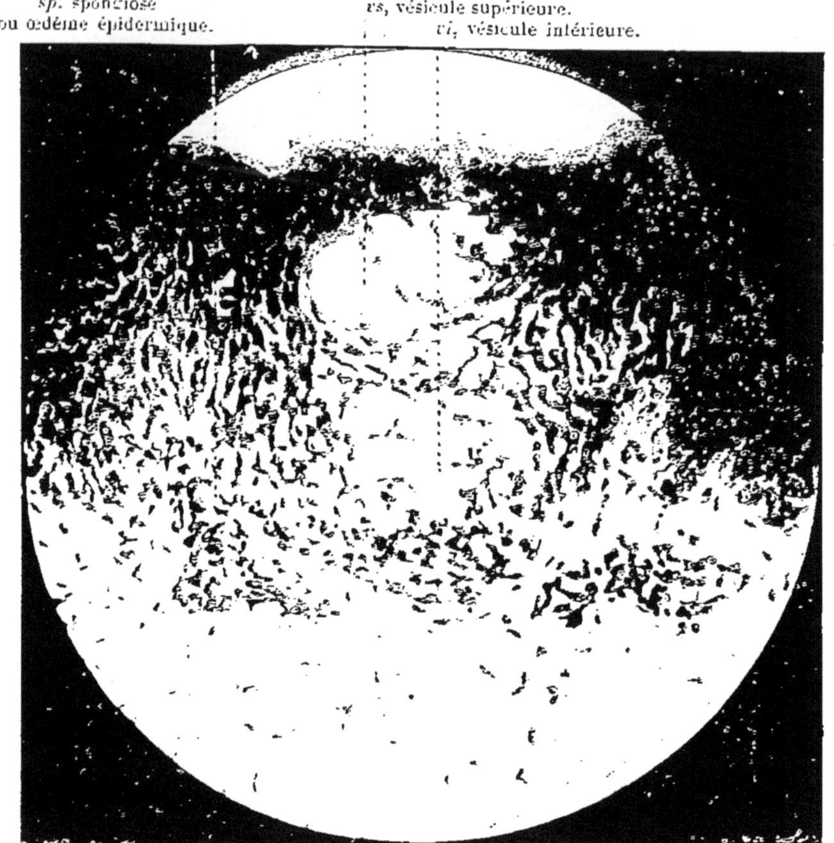

Fig. 107. — *Coupe verticale et centrale d'une vésicule d'eczéma aigu.*

biopsier, nous tomberons sur des lésions bien plus caractéristiques et probantes (fig. 107).

Ici la surface de la peau est entièrement saine ; il n'y existe aucune effraction ni aucun débris quelconque d'une lésion antérieure à celle qui occupe le centre de la figure. Cette lésion est une vésicule, et même une vésicule double, en sablier, faite d'une partie supérieure *vs*, et d'une partie inférieure *vi*, vraisemblablement créées l'une après l'autre par deux poussées séreuses dia-épidermiques.

Les coupes voisines de celle-là montrent qu'elle est bien

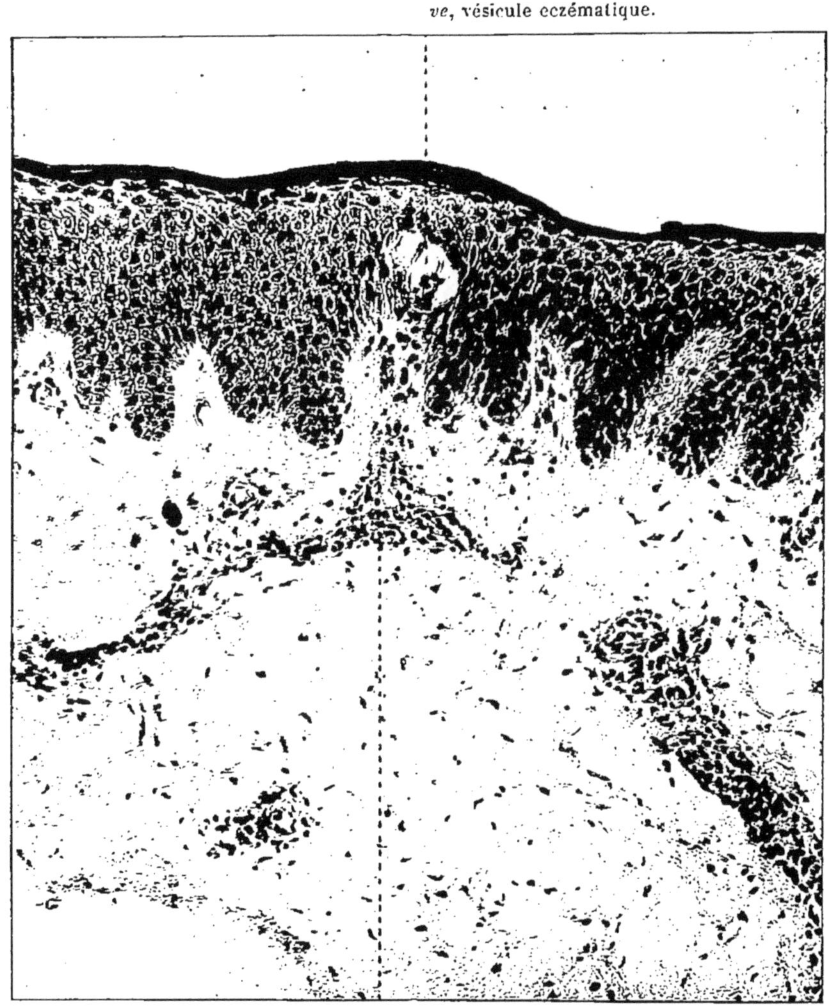

FIG. 108. — *Coupe verticale, axiale, d'une vésicule eczémateuse en voie de formation.*

dans l'axe de la vésicule, et pourtant la vésicule supérieure *vs* n'atteint pas la surface de l'épiderme. Elle en est séparée par quatre ou cinq rangs de cellules épidermiques intactes. Ceci est à retenir. Car il n'y a nul doute que la lésion ici n'ait commencé par la profondeur. La suffusion séreuse qui a disloqué l'épiderme, au-dessous et autour de la vésicule, n'arrive pas jusqu'aux couches supérieures de l'épiderme; tandis que, nous nous le rappelons, les lésions histologiquement vésiculeuses du pityriasis se présentent comme d'emblée sous-cornées, venues se faire au contact de la colonie microbienne contenue dans les débris squameux de la surface. Ici, pas de microbes, ni dans la vésicule, ni autour d'elle.

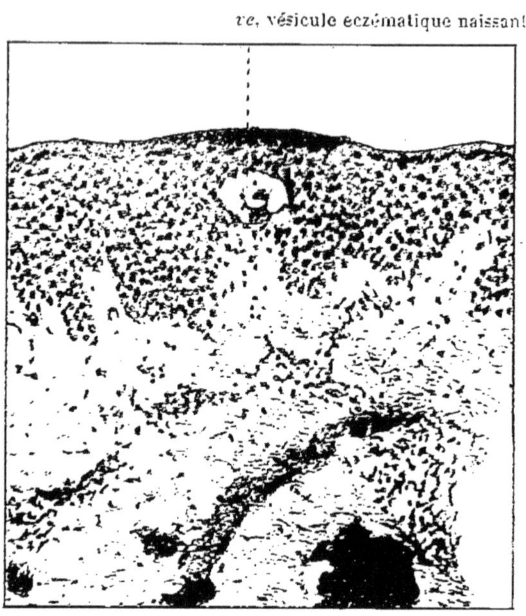

Fig. 109. — *Coupe verticale d'une vésicule eczématique en voie de formation.*

Avant de surprendre une vésicule eczématique au moment où elle se produit, il faut beaucoup de temps et de patience. Un jour pourtant on arrive à la rencontrer : la voici (fig. 108). De prime abord elle vérifie ce que nous pensions, à savoir que la vésicule eczématique naît, non pas en surface de l'épiderme, mais en profondeur, immédiatement au-dessus de la couche génératrice.

A ce moment, la vésicule se produit par refoulement des cellules épidermiques voisines, en dissociant leurs filaments d'union, dont les plus solides brident encore la vésiculette déjà formée et la partagent en travées. Enfin on voit au-dessous de la vésicule *ve*, le vaisseau dermique *v*, avec sa branche ascendante papillaire, qui va fournir la suffusion séreuse au-dessus d'elle, et verser dans la vésicule les rares leucocytes qu'on y trouvera.

Tous ces caractères s'observent, non seulement dans les préparations voisines de celle-là (fig. 109), mais dans des pièces différentes fournies par d'autres eczémas aigus. On y retrouve la vésicule naissante ordinairement située dans l'épiderme, au-dessus d'une papille dermique. Et la vésicule, qui est bien loin d'atteindre d'emblée les couches épidermiques cornées, est située à la base de l'épiderme, au niveau de ses couches cellulaires profondes.

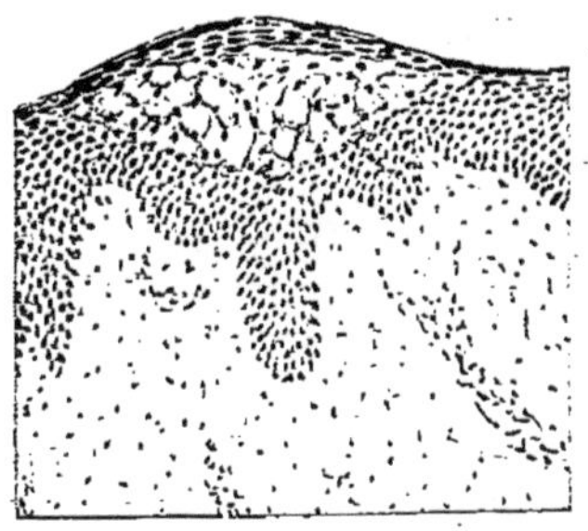

Fig. 110. — *Foyer de spongiose eczématique, en voie d'élimination.* (Photographie d'une aquarelle.)

Mais l'eczéma aigu, son nom l'indique, est d'une rapidité d'évolution extrême. Du jour au lendemain, pour notre œil, les lésions changent d'aspect. Aussi est-il bien plus facile, même dans un eczéma aigu, de biopsier des lésions complexes que les plus simples que nous venons d'examiner. Je vais résumer par trois figures typiques les principaux tableaux objectifs que m'a fournis l'histologie de l'eczéma.

Voici d'abord (fig. 111) une lésion double. En surface de l'épiderme une croûtelle reste adhérente. Elle a la forme d'une coupole régulière. C'est une vésicule histologique intacte, sans trace d'effraction, et contenant, *sans aucun microbe*, une plus grande quantité de leucocytes que la vésicule d'eczéma ordinaire, laquelle est séreuse, les exemples précédents le montrent.

Cette croûtelle, qui est une vésicule morte, *vm*, au moment où l'ascension épidermique la rejette au dehors, présente, comme toute lésion épidermique à ce stade, un plafond mince et un plancher épais au niveau duquel se fera bientôt la déhiscence de la lésion morte.

II. Spongiose. — Le corps de l'épiderme, à droite de la figure, est sain ; au-dessous de la vésicule *vs*, il est infiltré par du sérum diffusément (*sp*), et, dans cet état, nommé spongoïde par Unna (spongiose de E. Besnier). Ainsi cette double lésion ne s'est pas produite à la fois, mais chacune de ses parties à quelques jours ou heures d'intervalle. La première suffusion séreuse s'était collectée sous forme d'une vésicule, la deuxième ne se collecte pas et dissocie incom-

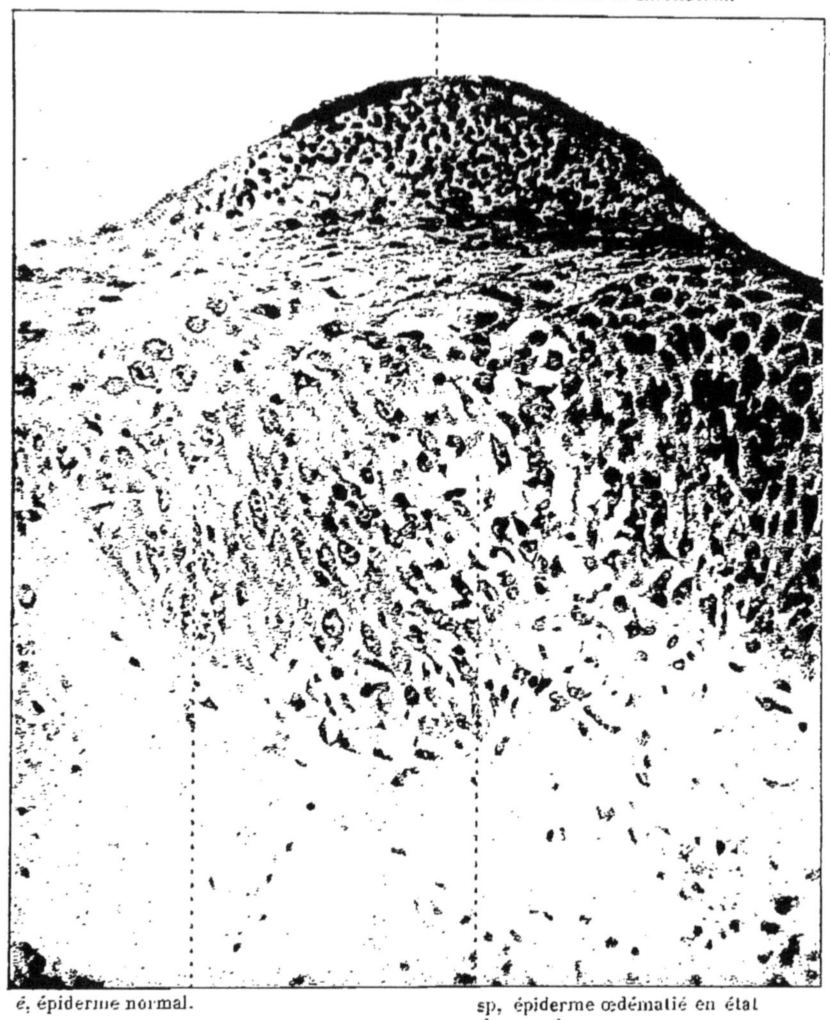

Fig. 111. — *Coupe verticale axiale de deux lésions superposées dans l'eczéma.* — Vésicule morte (*vm*) en éviction, au-dessus d'un épiderme en spongiose (*sp*).

plètement les cellules épidermiques. Du reste, si cette suffusion s'arrête, le sérum se coagulera entre les cellules épidermiques, lesquelles suivront tant bien que mal leur évolution ordinaire. Peu à peu cet îlot de spongiose profonde continuera de monter en surface avec l'épiderme lui-même; aussi rencontrera-t-on souvent dans les biopsies d'eczéma la figure

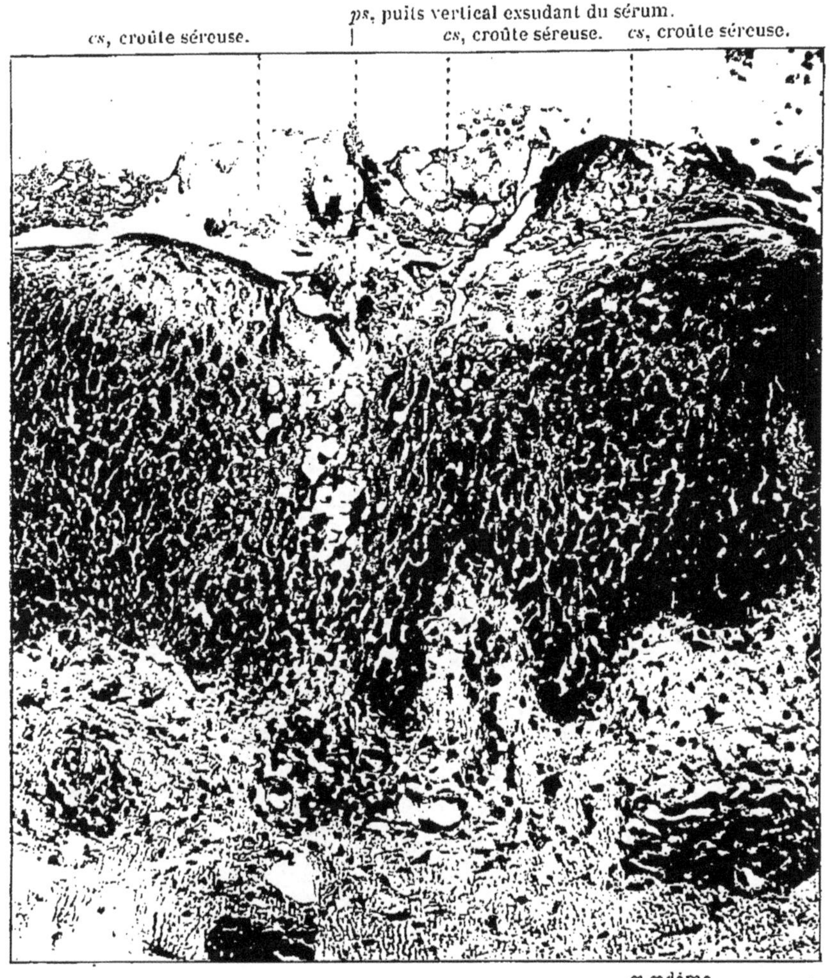

Fig. 112. — *Coupe au niveau d'un des puits séreux (ps) qui font l'exsudation eczématique continue.*

que représente le dessin schématique de la figure 18 et la figure 110.

III. Puits d'exsudation séreuse transépidermique. — Voici une autre lésion complexe d'eczéma aigu, au stade d'état (fig. 112). Toute la masse de l'épiderme, d'ailleurs hypertrophiée, est infiltrée de sérosité intercellulaire séparant les cellules les unes des autres. Le même œdème existe dans le derme au niveau des vaisseaux du corps papillaire.

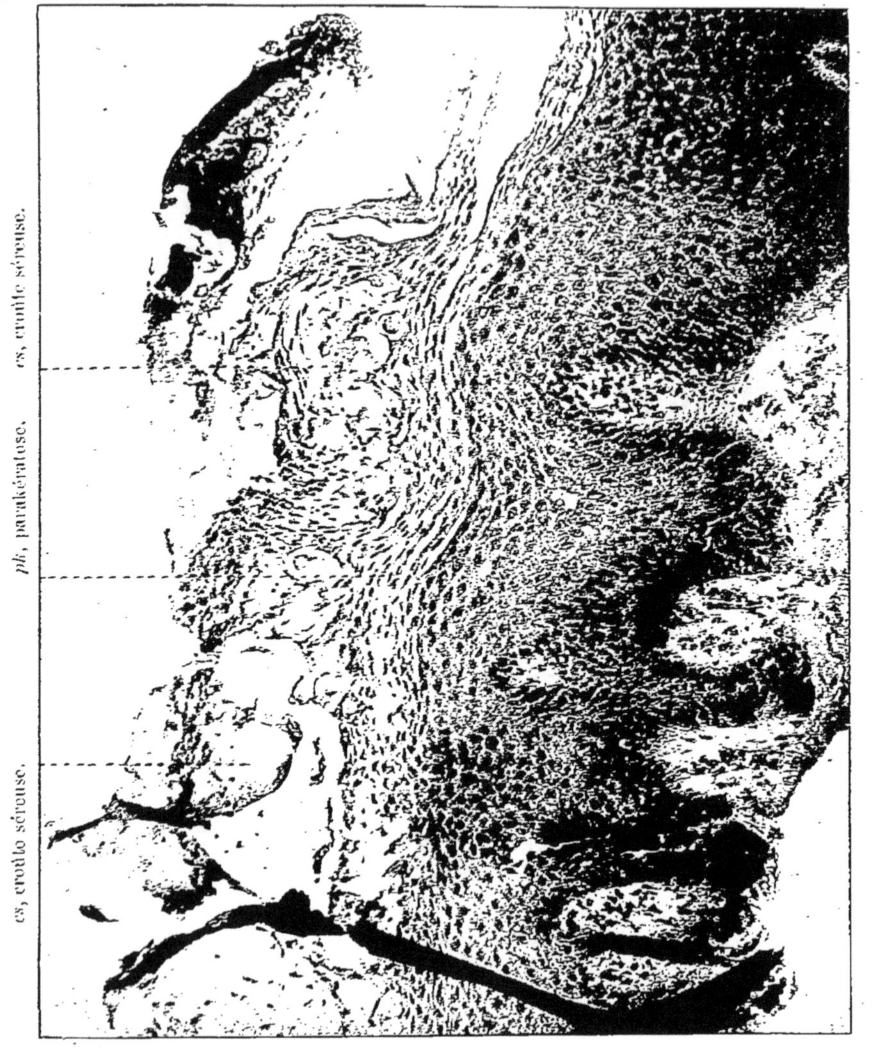

Fig. 115. — *Une croûte dans l'eczéma aigu.* — Elle est faite de coagulums séreux (*cs*) enchâssés entre des lits d'hyper et de parakératose constituant la charpente de la croûte

En *ps*, s'est fait un puits vertical transépidermique amenant en surface d'une façon permanente un flux de sérosité, qui se coagule en surface (*cs*). La croûte tout entière (*cs*) est d'ailleurs faite de petits caillots séreux juxtaposés, coagulés l'un près de l'autre, pendant que la kératose s'effectuait tant bien que mal et par saccades, entre les différents actes successifs de l'exsudation.

IV. Croute eczématique. — Voici enfin une croûte eczématique dans l'eczéma aigu (fig. 115). C'est un amoncellement de coagulums séreux comme les précédents. Ils sont ronds parce que chacun représente une vésicule intercellulaire. Entre ces masses rondes, en effet, on aperçoit des noyaux plats. C'est tout ce qui reste des cellules épidermiques entre lesquelles la suffusion séreuse s'est effectuée. Et ces masses coagulées déjà emprisonnées dans ce réseau de cellules épidermiques aplaties sont en outre encapsulées entre des litières de cellules cornées incomplètement mûres et ayant gardé leur noyau en bâtonnet (parakératose). Et comme toujours, au-dessous d'un corps étranger en voie d'expulsion, il se fait une couche cornée d'une épaisseur excessive, au niveau de laquelle des traits de fracture horizontaux indiquent que la déhiscence de la croûte va se faire.

N'est-il pas extraordinaire, quand on voit l'énormité de ces lésions, de trouver au-dessous d'elles l'épiderme rénové en totalité, à peine épaissi, et, sauf un îlot de spongiose à droite de la figure, redevenu quasi normal?

V. Résumé. — Telles sont, dans leur ensemble, les lésions ordinaires de l'eczéma aigu, vésiculeux, suintant, croûteux. Si l'on voulait conclure de là et poser les bornes respectives de l'eczéma aigu et du pityriasis on pourrait dire : *Au contraire du pityriasis stéatoïde qui est une impétiginisation et se caractérise par une spongiose ou une vésiculation histologique sous-cornée, l'eczéma aigu, vésiculeux a pour lésion élémentaire, première en date, la vésiculation histologique ou la spongiose* DES COUCHES PROFONDES DE L'ÉPIDERME. *Ainsi les processus anatomiques sont différents et presque inverses dans l'eczéma et le pityriasis histologiquement vésiculeux.* On pourrait encore ajouter que les pityriasis sont toujours microbiens, très microbiens, mêmement microbiens, que la situation de leurs microbes explique les lésions qui évoluent autour d'eux, enfin que les vésicules histologiques du pityriasis comme celles des impétigos contiennent des leucocytes en abondance, tandis que les vésicules eczématiques, à leur naissance et souvent pendant leur durée entière, n'en contiennent pour ainsi dire pas [1].

Ainsi la lésion de l'eczéma, qui ne montre à son début aucun microbe en elle ou autour d'elle, qui ne montre de microbes vivants que dans les déchets des lésions passées, au moment où l'épiderme va les rejeter hors de lui, ou qui n'en montre que dans des pustules d'impétigo sus-eczématique, d'infection seconde, la lésion de l'eczéma, dis-je, s'opposerait ainsi en tous ses caractères anatomiques évolutifs et microbiens à la lésion du pityriasis.

Mais de telles propositions concernent des faits si importants pour la dermatologie, qu'elles ne peuvent être consenties qu'à titre de schéma provisoire d'une vérité insuffisamment établie.

L'observateur doit se rendre compte que les lésions cataloguées comme eczématiques sont innombrables et cliniquement très différentes entre elles, que pour chacune il faut trouver la préparation péremptoire, définitive, à côté de laquelle les préparations insignifiantes et sans valeur doctrinale sont légion, qu'il peut passer mille fois, sans la rencontrer, tout à côté d'elle et inversement, sans le vouloir, accorder trop de valeur à des préparations qui montrent des faits accidentels ou secondaires.

L'observateur doit penser que tout ou presque tout dans l'eczéma reste à étudier : les eczémas *nummulaires*, *folliculaires* (?), et la multitude des cas versés uniformément sur le tas des *séborrhéides eczématisées* sans même qu'elles aient eu un pityriasis vrai pour origine.

Ces considérations doivent rendre prudent et empêcher d'accepter sans réserves les conclusions précédentes. Même après les recherches dont l'exposé vient d'être fait, et beaucoup d'autres qui pourraient être représentées ici par cinquante

[1] Cette dernière règle souffre quelques exceptions, sans que ces exceptions soient expliquées par des infections microbiennes secondaires de la vésicule eczématique.

clichés que j'ai en mains quand j'écris, la nature intime de l'eczéma demeure profondément mystérieuse. Est-ce une dermatose microbienne dont nous ne colorons et ne cultivons pas le microbe? Est-ce un simple processus réactionnel de la peau, tout à fait banal et que peuvent provoquer tantôt un parasitisme superficiel (pityriasis eczématisé), tantôt un traumatisme externe, tantôt un ébranlement nerveux ou une toxhémie ou une toxidermie d'origine interne? Autant de points que les préparations précédentes ne peuvent nullement permettre de déterminer.

RAPPORTS RÉCIPROQUES DES PITYRIASIS, DES SÉBORRHÉIDES ET DES ECZÉMAS

Je ne puis abandonner ce sujet sans l'envisager encore sous une autre face. L'École française qui a créé le mot et le groupe des séborrhéides, admet toujours, à côté de ce groupe, le groupe eczéma. L'un n'a point remplacé l'autre. Je dois donc chercher dans le groupe des séborrhéides, à côté des cas qui se rapportent au pityriasis, ceux qui se rapportent à l'eczéma, et montrer que le nom de séborrhéide recouvre encore bien d'autres cas cliniques que ce livre n'a pas étudiés du tout et dont on aurait donc tort d'y chercher la description.

Si l'on essaie, au moyen de l'anatomie pathologique, de sélectionner par espèces les diverses formes morbides confusément dénommées aujourd'hui *séborrhéides eczématisées* ou *psoriasiformes*, on y trouve d'abord un nombre énorme de lésions rondes à squames grasses sur fond rouge et infiltré qui sont des psoriasis tout à fait certains. On trouve ensuite des eczémas vrais, vésiculeux, consécutifs à des pityriasis vrais, mais dans lesquels la lésion première pityriasique ne couvrait souvent pas la *centième partie* de la surface que l'eczéma vrai, vésiculeux, est venu envahir. Et dans ces cas il faut admettre que le pityriasis n'a été que la cause très occasionnelle d'une réaction cutanée prête à se produire spontanément, le déclic d'un mécanisme tout monté,... ou bien que le pityriasis a été l'occasion traumatique d'une infection eczématique secondaire que nous ne savons pas reconnaître et voir.

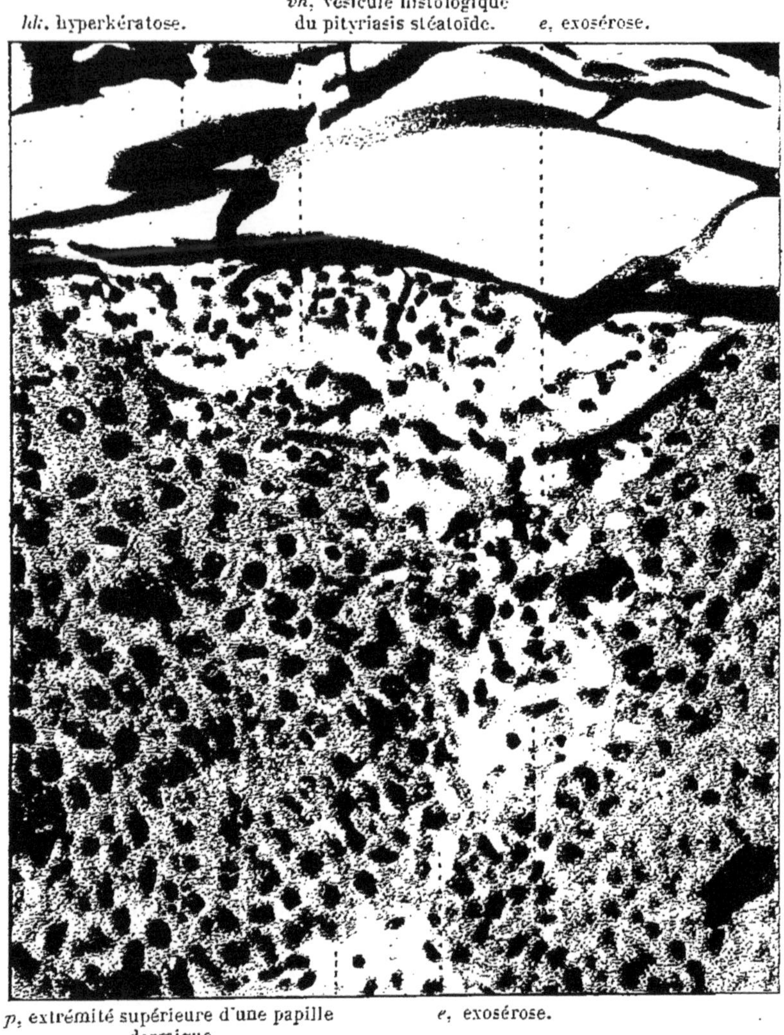

FIG. 114. — *Eczématisation* (spongiose profonde) *commençante au-dessous d'une vésicule histologique de pityriasis.*

On trouve ensuite d'autres cas où le pityriasis gras de la surface non seulement crée au-dessous de lui la vésiculation histologique sous-cornée que nous connaissons (fig. 114), pour l'avoir déjà rencontrée (*vh*), mais amorce visiblement un commencement de réaction exoséreuse dans la profondeur (*e*) au-dessus des papilles pilaires (*p*). Et cette spongiose profonde ne saurait être pour le moment distinguée de la spongiose eczématique, même quand elle s'accompagne comme ici d'exode leucocytaire marqué.

Il semble que l'on assiste ici à ce processus qui transforme un pityriasis apparemment sec (et déjà histologiquement vésiculeux) en une lésion légèrement suintante, et que cette lésion doive s'appeler « un pityriasis eczématisé ».

Mais comment faut-il comprendre cette eczématisation? Est-ce la toxine microbienne qui la détermine accidentellement comme toute autre cause irritative pourrait le faire, ou bien faut-il admettre avec Unna que cet eczéma local est d'origine microbienne *comme tout eczéma*? Enfin cette spongiose profonde n'est-elle que l'exagération accidentelle, très légère, de l'exosérose, normale dans le pityriasis gras,... autant de mots, autant d'idées différentes, entre lesquelles je ne veux pas choisir. Il s'agit d'une question singulièrement complexe et dans laquelle il serait puéril d'espérer toucher la vérité d'un seul coup. Lorsque j'étudierai l'eczéma et les maladies exsudatives, c'est une question que je reprendrai.

Toutes ces catégories de faits étant écartées, si l'on cherche ce qui reste encore de cas cliniques compris sous le vocable séborrhéides, il en reste encore beaucoup. Même si l'on retranche de cette classe les pityriasis secs, les pityriasis à squames stéatoïdes, les pityriasis histologiquement vésiculeux, les psoriasis atypiques à squames grasses, les pityriasis, cause occasionnelle d'un eczéma aigu, et les pityriasis déterminant de l'eczématisation légère sous leurs taches, ce qui résume tous les cas que nous connaissons désormais, il reste encore une foule de faits cliniques qui ne sont pas caractérisés. Je voudrais le montrer par quelques exemples.

I. La teigne amiantacée d'Alibert. — La teigne amiantacée décrite par Alibert est un processus eczématiforme qui passe cliniquement par une première phase de suintement jaune roussâtre, d'odeur désagréable, et par une deuxième phase de dessiccation. Les couches squamo-croûteuses emboîtées qui couvrent alors le cuir chevelu, comme d'une calotte, sont

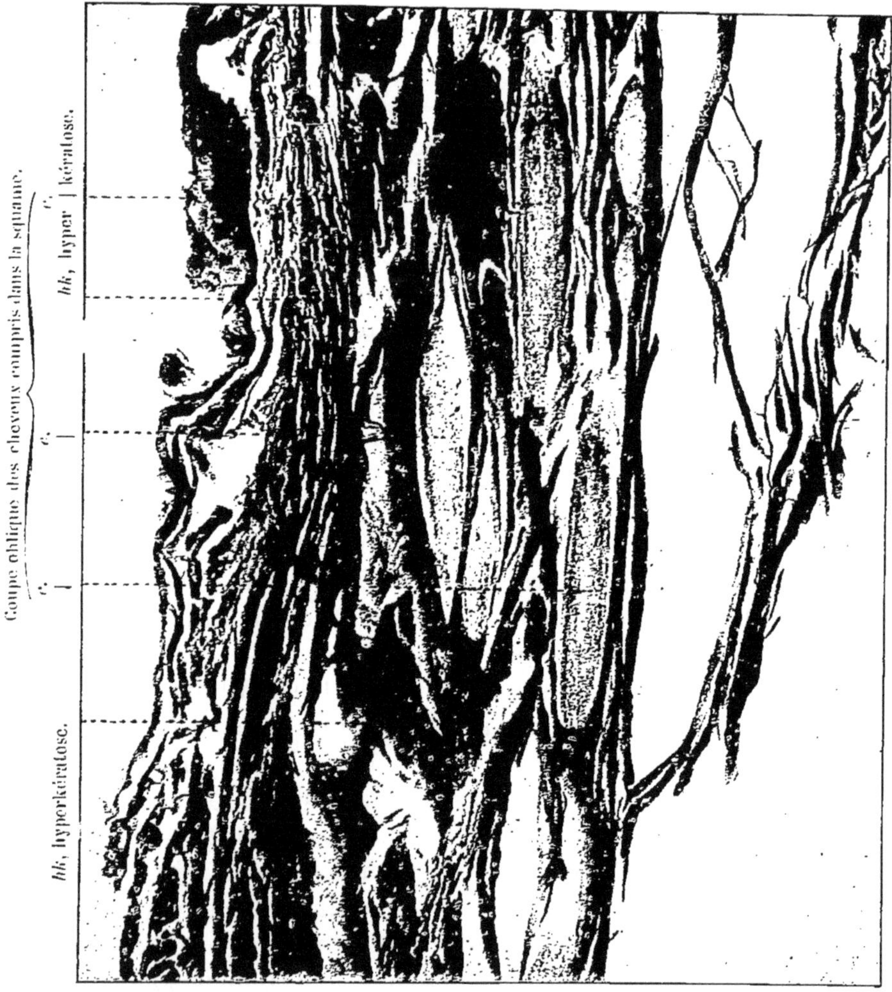

Fig. 115 [1]. — *Coupe oblique de la squame-croûte dans la fausse teigne amiantacée d'Alibert.*

lamelleuses, molles, blanchâtres et « amiantacées ». Les che-

[1] Cette figure est la photographie excellente d'une pièce gauchement coupée. Je la présente parce que je n'en ai pas de meilleure. Il est évident que pour être compréhensible aisément, cette pièce devrait montrer non pas la coupe oblique et biaise des cheveux *c*, *c*, mais leur coupe longitudinale; on aurait alors une figure dont la structure générale serait celle des figures 20 et 21 multipliée par le nombre des follicules et des cheveux.

veux sont couchés sur la tête et compris dans la squame, en sorte que si on les soulève, on soulève avec eux une écaille plus ou moins large et longue, très analogue à une écaille de poisson. Ce processus peut s'observer sans phase première exsudative. Il se produit ordinairement au vertex et surtout pendant la seconde enfance. Il est très chronique quand on l'abandonne à lui-même, et très facile à guérir définitivement quand on le traite avec un peu de soins et de suite. C'est l'un des innombrables types cliniques confondus parmi les séborrhéides et même parmi les pityriasis. Voici les lésions histologiques dont il s'accompagne :

Les cheveux sains sont couchés horizontalement, emboîtés, séparés et accolés par des lames cornées dont la kératose semble parfaite, mais entre lesquelles il n'est pas rare de trouver des îlots de sérum coagulé, évidemment arrivé là par exosérose.

Le mécanisme de formation des couches cornées et des amas séreux est exactement indiqué par la figure 20 empruntée aux processus de la teigne tondante à petites spores. Dans la teigne à petites spores, ce processus est localisé autour des cheveux malades infiltrés de parasites. Mais ici pas de parasites, pas de microbes, un processus qui semble avoir évolué aseptiquement. Appeler cette lésion une séborrhéide n'est pas nous la faire comprendre, l'appeler eczéma ne signifiera quelque chose qu'après une définition de ce mot, l'appeler pityriasis au sens étroit qu'il faut donner à ce terme est une erreur, car je n'y ai trouvé ni la spore de Malassez, ni aucun parasite quelconque. De plus, cette lésion, lorsqu'elle est bien traitée (par les goudrons), disparaît en quelque six semaines pour ne jamais revenir. Ce ne sont pas là les mœurs des pityriasis ni celles des eczémas en général. Voilà donc une question qui reste pendante.

II. Le pityriasis rosé de Gibert, dont j'ai parlé déjà à propos de l'historique des questions qui sont traitées dans ce volume, n'est pas une dermatose unique en son genre ; c'est le type *princeps*, chef d'un groupe morbide étroit, que Brooke et Brocq ont tendance à rattacher aux séborrhéides. Je n'insiste pas sur les caractères qui tendraient à faire expressément

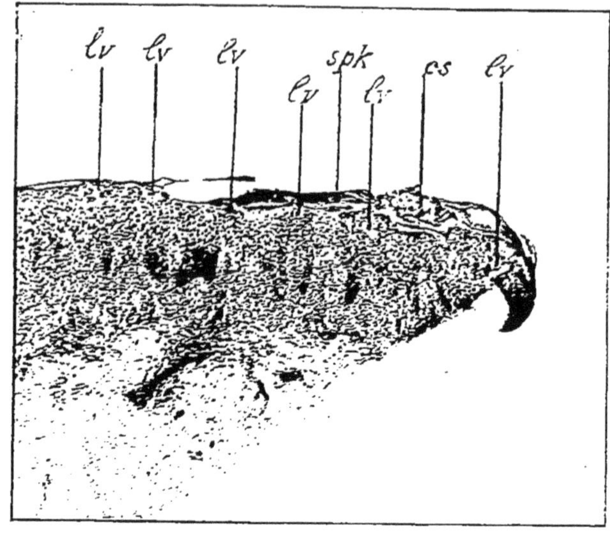

Fig. 116. — *Vue d'ensemble d'une coupe transversale de l'ourlet d'une efflorescence dans le pityriasis rosé de Gibert.*

lv, lésion vésiculeuse histologique. — *spk*, débris parakératosiques.

distinguer ce groupe de celui des pityriasis et des sébor-

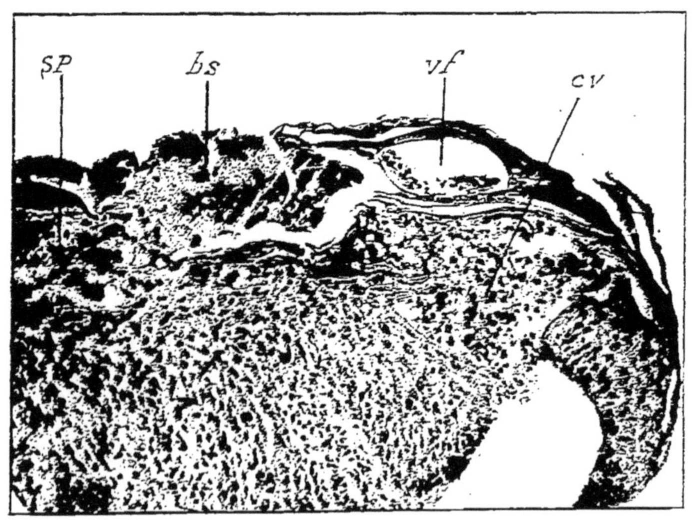

Fig. 117. — *Détail d'une partie de la figure précédente.*

cv, vésicule en évolution. — *vf*, vésicule morte en éviction. — *bs*, bloc séreux faisant croûtelle.

rhéides. Ce sont des affections, qui, bien loin d'avoir leur région préférée au cuir chevelu, respectent la tête, qui évoluent à la façon d'un exanthème subaigu, sans fièvre, et qui paraissent ne pas récidiver....

Mais si au lieu de considérer les mœurs de ces dermatoses spéciales, on regarde surtout leurs caractères objectifs, et l'évolution de chaque tache, on sera frappé des ressemblances entre elles et les pityriasis circinés médio-thoraciques par

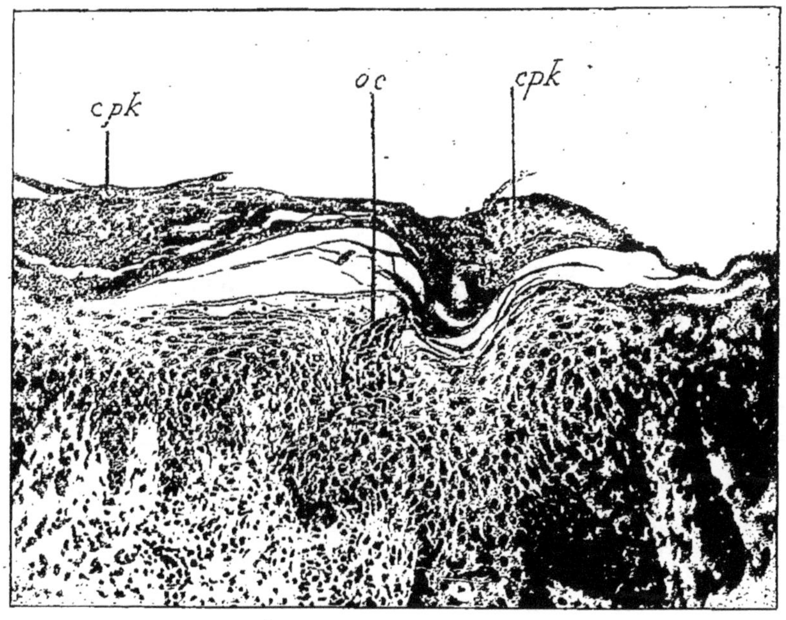

Fig. 118. — *Une vésicule histologique* (*oc*) attenant à une squame (*cpk*) *dans le pityriasis rosé.*

exemple. Et lorsqu'on pratiquera l'examen anatomique des efflorescences on restera stupéfait des ressemblances singulières existant entre ces lésions et celles des pityriasis figurés à squames grasses.

L'ourlet circulaire des taches du pityriasis rosé est criblé de vésicules histologiques ordinairement imperceptibles à l'œil nu et qui existent sur six à huit de front dans la seule largeur de l'ourlet (fig. 116, *lv*) de chaque efflorescence. Chose encore bien remarquable, ces vésicules sont absolument superficielles, recouvertes d'une seule couche cornée, quand il n'existe pas au-dessus d'elle de débris épidermiques provenant de lésions semblables et antérieures en date.

Ces vésicules, comme celles du pityriasis à squames grasses, peuvent être assez grosses, à la limite de la visibilité à l'œil nu (fig. 117) : d'autres sont excessivement petites. Toutes n'ont

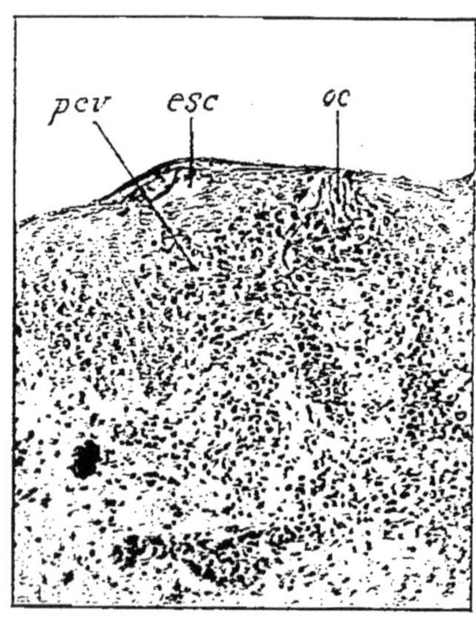

Fig. 119. — Dans les *vésicules histologiques du pityriasis rosé* (*oc*) les cellules épidermiques détachées s'orientent verticalement.

En *esc*, se voit le bord d'une vésicule voisine. — En *pcv*, une infiltration leucocytaire de l'épiderme.

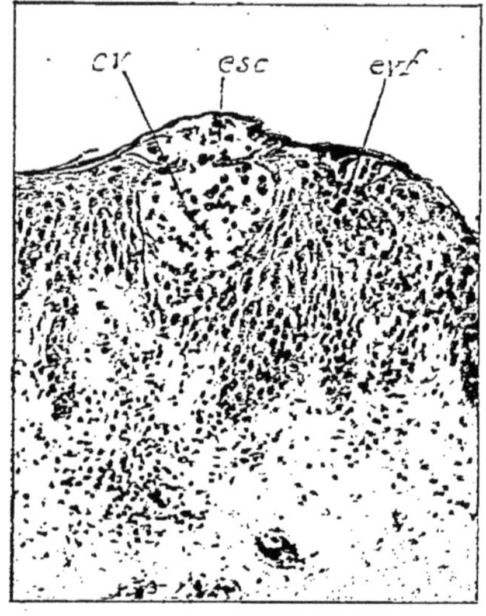

Fig. 120. — *Vésicule du pityriasis rosé de Gibert.* — Elle présente un diaphragme au niveau de la couche cornée.

cv, cavité vésiculaire. — *esc*, son étage supérieur. — *cvf*, élément vésiculeux voisin.

pour plafond que la couche cornée. Et quelques-unes (fig. 118) sont comme appendues à une squame en exfoliation. *oc*, *cpk*.

Un caractère particulier est à relever, visible dans les figures 118 et 119. Lorsque les vésicules du pityriasis rosé se forment, l'inondation séreuse détache des cellules épidermiques qui demeurent flottantes en la cavité vésiculaire et s'orientent verticalement au sommet, une pointe en haut. Je n'ai jamais vu cela dans les pityriasis vrais et toujours dans quelques-unes des vésicules de chaque lésion de pityriasis rosé examiné. Enfin, un caractère bien spécial des vésicules du pityriasis rosé, c'est qu'elles ne contiennent *que des leucocytes mononucléaires*.

Il est bien évident que ce fait étrange, constant, à ce qu'il m'a semblé, correspond à quelque chose de particulier dans la

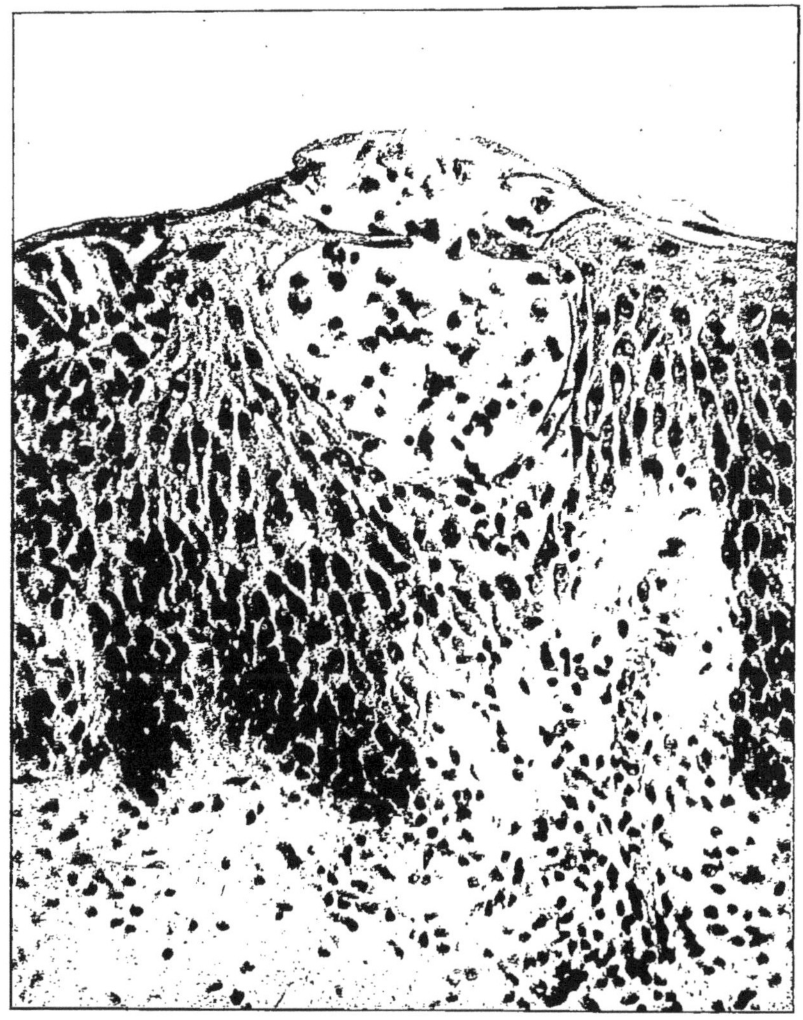

Fig. 121. — *Vésicule histologique du pityriasis rosé.* — Leucocytes mononucléaires dans sa cavité. Œdème épidermique autour d'elle.

nature de la maladie, car c'est la seule vésicule que je connaisse de ce type (fig. 120 et 121). Mais l'explication en reste à donner. La vésicule du pityriasis rosé, comme celle du pityriasis stéatoïde, a très peu de tendances à rompre son mince couvercle ; on observe cependant des vésicules dans lesquelles le liquide a dissocié deux couches cornées l'une de l'autre pour s'effuser entre elles (fig. 121).

En somme, et à voir d'ensemble les ressemblances histologiques du pityriasis rosé et du pityriasis à squame stéatoïde, on les pourrait croire de même famille. Pourtant deux différences considérables les séparent. Les pityriasis stéatoïdes sont constamment microbiens et montrent la symbiose du coccus à culture grise et de la spore de Malassez, tandis que le pityriasis rosé de Gibert ne montre jamais aucun microbe, ni dans la cavité de ses vésicules, ni auprès d'elles ; et même ses déchets superficiels de lésions mortes sont en général aussi peu microbiens que possible. Enfin la présence quasi exclusive des leucocytes mononucléaires dans la cavité des vésicules du pityriasis rosé, alors que ces leucocytes n'ont point de pouvoir phagocytaire, tendrait à faire croire que l'absence des microbes dans le pityriasis rosé est non seulement une apparence mais une réalité. Cette opinion comme l'opinion inverse serait hypothétique, je n'insiste pas.

Voici donc encore une lésion très analogue à celle des pityriasis vrais, et qui pourtant doit en être distinguée. Il y en a bien d'autres.

III. Efflorescences circinées, pityroïdes de nature indéterminée. — J'ai vu évoluer maintes fois, sur les bras et les épaules de jeunes gens et de jeunes filles, une éruption récidivante, tenace et pourtant très superficielle, d'efflorescences circinées, squamulaires, chacune d'évolution brève, que Tenneson appelait pseudo-eczémas à titre provisoire, et qui, par tous, est maintenant appelée séborrhéide comme tant d'autres épidermatoses. Voici ce que la biopsie m'y a montré : sur un épiderme intact, déjà intégralement revenu à la normale, une croûte entre deux minces lames cornées, croûte séro-leucocytaire, faite de gros blocs séreux ronds séparés de travées cornées et contenant de très rares leucocytes. Pas un microbe... (fig. 122).

Si l'on appelle eczéma toute lésion amicrobienne, c'est un

eczéma; je ne sais pas pourquoi c'est une séborrhéide; je sais seulement que cela n'est pas un pityriasis, au sens précis que j'attache à ce mot.

Je ne continuerai pas plus longuement. Il me suffit d'avoir

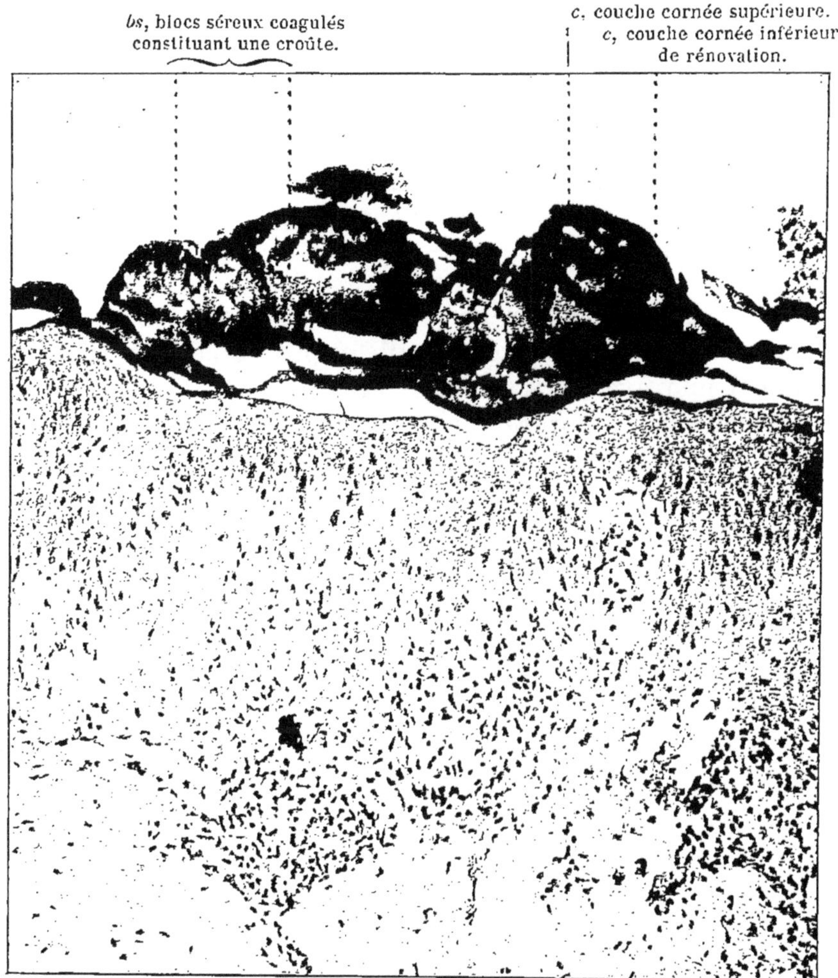

Fig. 122. — *Efflorescence circinée, squamulaire, d'évolution brève, sur le bras d'une jeune fille.*

montré qu'il existe à côté des pityriasis et en dehors d'eux, une foule de formes morbides disparates, confondues presque toutes il y a peu d'années sous le nom d'eczémas, et que l'on confond presque toutes, aussi uniformément, aujourd'hui sous le nom de séborrhéides.

Ce que sont ces types morbides, je l'ignore, et je me garderais d'en fournir une classification; mais je sais que ce ne sont pas des pityriasis et je fournis les caractères qui les en distinguent pour éviter toute confusion.

CHAPITRE XX

LA SYNTHÈSE QUE UNNA A PRÉSENTÉE DES PITYRIASIS ET DES ECZÉMAS

Avant de terminer ce livre par la synthèse doctrinale à laquelle il conduit, je crois utile et profitable de rappeler celle que Unna avait cru pouvoir établir des mêmes éléments et utile aussi d'en présenter très librement la critique.

Cette critique, il me semble que mes travaux me donnent le droit de la faire. Elle ne touchera en aucune façon à l'homme lui-même, mais à son œuvre.

Aucune critique ne serait capable d'ailleurs de diminuer la haute estime qu'une vie, aussi laborieuse que celle de Unna, mérite de la part de tous, et même si l'on supposait que nulle des conclusions de Unna ne doive lui survivre, il serait encore puéril de penser que le vrai travail qui les a précédées mourrait avec elles. Rien ne se perd du fruit que produit nécessairement un pareil labeur.

Il ne s'agit pas de refaire ici l'historique des travaux de Unna, je l'ai fait à sa place; il s'agit, je le répète, d'en présenter la critique, de montrer comment des observations, qui ont été pour la plupart d'une vérité parfaite, ont pu conduire leur auteur à des conclusions erronées. On peut être, on le verra, un très bon observateur et un logicien moins parfait.

L'œuvre de Unna peut être étudiée en cinq points, tous connexes du sujet traité ici.

1° Le premier concerne l'établissement de son « eczéma séborrhéique ».

Le 2e concerne son rattachement à l'eczéma en général.

Le 3e concerne la question de la séborrhée dans l'eczéma séborrhéique.

Le 4e la question du psoriasis dans l'eczéma séborrhéique.

Le 5e la question de l'impétigo dans l'eczéma.

I. — LA QUESTION DE L'ECZÉMA SÉBORRHÉIQUE

A mon avis, le point de départ des travaux de Unna était admirablement choisi. Il fallait de toute nécessité partir du pityriasis simplex, car là était l'unité morbide reconnue et consentie pendant des siècles par toute la dermatologie d'autrefois et dont tous les types morbides analogues dérivaient apparemment.

Mais au lieu d'étudier en soi et exclusivement les cas les plus typiques de ce pityriasis willanique qui n'est jamais ni gras, ni humide, Unna en étudia indifféremment tous les cas qui s'en présentaient.

Naturellement il y trouva deux microbes : la spore de Malassez (son bacille-bouteille) et le coccus à cultures grises. Il ne sut auquel attribuer la paternité des lésions dans lesquelles on les rencontrait et laissa la question indécise. Comme toujours, quand il n'a pas rencontré la vérité, il l'effleura, et la toucha presque.

Il a écrit en propres termes cette remarque, que plus un pityriasis est sec, plus la spore de Malassez est abondante et le nombre des cocci restreint, tandis que plus les squames du pityriasis se trouvaient grasses ou humides, et plus le nombre et la pullulation des cocci s'accroissaient.

Nulle part pourtant l'idée ne lui vient de comparer la lésion histologique des mycoses épidermiques sèches et du pityriasis capitis sec. Et il ne songe nulle part à identifier leur processus. Un jour il comprendra pourtant que le pityriasis sec n'a rien qui le rapproche de son eczéma séborrhéique. Et il ira jusqu'à le considérer comme un *avant-stade* (1) de la maladie,

(1) Dans l'un de ses derniers mémoires, il se demande si l'unité actuelle du catarrhe séborrhéique sera maintenue « ou bien si les catarrhes secs

sans songer à y voir cette mycose simple que tout indique et que des infections secondaires diversifient à l'infini.

La pensée de Unna ne lui permettait pas de s'arrêter aux formes simples de la maladie, parce qu'elles ne lui semblaient pas offrir autant d'intérêt que les complexus qui en dérivent. Ainsi fut-il entraîné à étudier d'une façon plus particulière les pityriasis circinés gras et humides du front et de la poitrine. Aussitôt il y retrouve en amas innombrables les cocci du pityriasis, et ceux-ci absorbent de plus en plus toute son attention. La spore de Malassez y existe toujours, aussi énigmatique, mais c'est le coccus qui pullule davantage, c'est lui qui est en action, c'est lui le microbe causal. Et voilà l'histoire du morocoque dotée de son premier chapitre (1).

Jamais, pour ainsi dire, il ne vint à la pensée de Unna que ce morocoque pût être un staphylocoque (2). A chaque ligne il écarte cette idée; ces « pelotons mûriformes » du morocoque sont pour lui tout à fait autre chose que les « grappes » des *staphylocoques* de Rosenbach et il leur trouve une multitude de signes différentiels évidents, déjà tirés de l'existence de la coque glaireuse qui enveloppe tous les cocci (3), etc., etc.

« purement desquamatifs sont à regarder seulement comme des avant-cou- « reurs d'une nature particulière » auxquels la *séborrhagie* s'ajoute comme conséquence d'une infection mixte d'où le catarrhe séborrhéique résulterait. C'est ce qu'il espère prouver expérimentalement.

(1) UNNA, Die Färbung der Mikroorganismen in Horngewebe. *Mon. f. p. Derm.*, 1891, Bd. XIII, S. 225, 286, 400; Künstliche Erzeugung des Ekzems u. d. Alop. pityrodes. *Mon. f. p. Derm.*, 1892, Bd. XIV, S. 415 und 465.

(2) « Il est frappant que le morococcus, malgré sa présence aussi abon- « dante, ait échappé à l'attention jusqu'à présent, mais cela s'explique par « ce fait qu'il a été bien vu, mais pris pour le staphylococcus albus, d'où « on tirait la conclusion qu'il était permis de le négliger. » (*Loc. cit.*, p. 141.)

« Abstraction faite de cette méprise qui a bien retardé l'étude de l'eczéma, « on ne peut méconnaître qu'elle consacra l'erreur tout à fait répandue que « le staphylococcus albus et aureus sont toujours présents sur la peau saine. »

Je souligne la phrase suivante à mon avis de tous points véridique et excellente : « C'est une idée aussi fausse que celle qui veut que l'épiderme « loge une quantité innombrable de saprophytes. Certes ces saprophytes « existent bien sur l'épiderme en grand nombre, mais presque toutes leurs « espèces sont passagères *et se rencontrent en individus isolés.* » (*Loc. cit.*, p. 141. *Mémoire de* 1893, traduit par Hodara, 1894 et maintes fois cité.)

(3) « Le morococcus se distingue du staphylococcus par sa fine mais « ferme enveloppe muqueuse qui forme le grain régulier des amas, et la « tendance à la formation de diplococci, tetra ou octococci et même de « cocci gigantesques et finalement de grandes masses d'aspect mûriforme « qui trahissent l'existence du morococcus déjà à un faible grossissement. » (*Loc. cit.*, p. 142.)

Cette différenciation si incomplète et, pour dire le mot, si fictive, Unna ne la remettra plus jamais en question, de 1892 jusqu'en 1900, et ce sera pour lui la base de toute une doctrine immense.... C'est toujours la bactériologie des œuvres de Unna qui est, dans les édifices qu'il construit, l'occasion des premières lézardes.

Au contraire, l'anatomie pathologique des pityriasis gras et humides, sans être complète, est très nettement étudiée. Les principaux faits sont tous décrits, les croûtes, *fibrineuses* au lieu d'être sèches, et les vésicules histologiques sous-cornées des pityriasis humides avec les pelotons *morococciques* à leur sommet (1).

Si Unna n'avait pas été trop dirigé par ses idées préconçues, s'il pouvait s'empêcher de projeter sa personnalité sur les faits qu'il examine, il semble qu'il eût dû dès lors conclure aux ressemblances de ce processus avec les impétigos que par lui et par ses élèves il avait déjà étudiés. Mais l'orientation de sa pensée était complète dès son mémoire de 1887 (son premier mémoire), à ce point que les derniers travaux nés dans son laboratoire reprennent pour les justifier les idées exprimées après les quelques premiers mois qu'il avait consacrés à ce gigantesque sujet.

Dès 1887, il disait au Congrès de Washington : « Il n'y a « donc pas un eczéma mais une série d'eczémas, évoluant sui- « vant des types divers, dont les symptômes cliniques, les « caractères anatomiques, le pronostic et le traitement sont « aussi variables que les organismes qui les provoquent (2) ». Ainsi, déjà de 1887 à 1890 Unna croit que tous les eczémas sont des maladies d'origine externe, microbiennes, ou dans

(1) Dans son mémoire de 1893, Unna signale, dans l'eczéma séborrhéique, de l'œdème épithélial avec *spongiose* qui se fait d'abord *sous l'épiderme corné* et peut y créer de véritables vésicules par refoulement.
« Ces cavités sont situées toujours auprès de la couche cornée et s'agran- « dissent de haut en bas vers le corps papillaire sans jamais le dépasser. « Ce sont des vésicules par refoulement. » (*Loc. cit.*, p. 135.)
Le contenu de ces vésicules... « consiste en sérum et en une quantité « modérée de leucocytes et d'une substance fibrineuse qui remplit dans la « croûte et déjà au-dessous d'elle les cavités avec de grands îlots fibrineux « homogènes. »

(2) *Loc. cit.*, p. 726. — Texte cité en 1893 par Philippson, *Ann. de dermat.*, p. 694.

son idée première, mycosiques. Et déjà perce sa conception de la pluralité des eczémas causée par une pluralité de parasites, qu'il reprendra et qu'il croira démontrer en 1900.

Dès les premières années que Unna consacra à ces études, les pityriasis se rattachaient à ce qu'il appelait dès lors l'eczéma. Et cet eczéma, il n'en fournissait qu'une définition par *a priori*, en disant que *tous les eczémas devaient être des catarrhes microbiens* de l'épiderme [1].

II. — LA QUESTION DE L'ECZÉMA EN GÉNÉRAL

Après avoir créé l'eczéma séborrhéique, Unna ne pouvait se dispenser d'étudier l'eczéma en général, pour savoir ce en quoi il différait de l'eczéma séborrhéique. Pour l'apprendre, Unna s'adressa non pas à l'eczéma aigu vésiculeux simple, mais aux dermites chroniques manouvrières. Il y a là, il me semble, une erreur de logique grave.

La question des dermites traumatiques n'est pas du tout une question tranchée. Nous ignorons la part de l'eczéma dans leur genèse (Unna lui-même en discutera assez confusément plus tard). Il me semble que l'eczéma, entre toutes les entités morbides nées de l'œuvre willanique, a des frontières très peu délimitées; pour étudier un eczéma qui fût pour tout le monde un eczéma, ce n'est pas à une dermite de l'avant-bras chez une cuisinière qu'il aurait fallu s'adresser.

Même en supposant cette dermite de nature eczématique, sa chronicité a dû permettre à sa surface des infections secondaires que l'observateur s'expose à prendre pour primaires, et causales des troubles anatomiques circonvoisins. Ce fut ce qui arriva. A la surface de cette dermite existaient de très fines pustulettes qui furent excisées et examinées. Leur sommet contenait des paquets mûriformes de cocci, *donc des morocoques*; donc l'eczéma en général était morococcique comme l'eczéma séborrhéique....

[1] Je passe sur la démonstration expérimentale du pouvoir eczématigène du morocoque. Je retrouverai tout à l'heure ces faits, en parlant des rapports de l'eczéma de Unna avec les impétigos.

Ces conclusions ne semblent-elles pas par trop extensives, basées sur des faits insuffisamment établis?

J'ai retrouvé, en 1899, une dermite traumatique des bras chez une laveuse, et, dans la biopsie que j'en ai faite, les pustulettes très exactement décrites et figurées par Unna [1]. Seulement la culture faisait de ce soi-disant morocoque un staphylocoque doré et par conséquent ces pustulettes n'étaient pas lésions élémentaires d'eczéma, mais d'impétigo staphylococcique vulgaire.

Ainsi Unna me paraît s'être égaré de plus en plus; il suivait son idée directrice (ce qui est un processus nécessaire de l'esprit), mais en dépit des faits, ce qui est fâcheux et devait accumuler des erreurs.

Ainsi et tout d'abord Unna eût dû reconnaître le pityriasis *sec, willanique*, comme une mycose de flore spéciale. Il ne le fit pas.

En second lieu il eût dû reconnaître dans le pityriasis gras une transformation impétigineuse larvée du pityriasis sec. Il l'érigea au contraire en espèce morbide, en créant au staphylocoque qu'on y rencontre un « état civil » artificiel.

Enfin et quand Unna trouvera un vrai impétigo à staphylocoques dans une dermite traumatique, au lieu que cette rencontre lui ouvre les yeux, elle ne fait que l'aveugler davantage et l'enfoncer plus avant dans son erreur d'interprétation. Cette fine pustule staphylococcique lui apparaît comme la vésicule eczématique microbienne qu'il avait dès l'abord supposée certaine avant toute recherche.

Ainsi le morocoque, non seulement était à tort extrait de sa classe naturelle : les staphylocoques, mais comme Unna croyait reconnaître les morocoques, sans culture, à la seule vue de leurs paquets mûriformes, les staphylocoques les plus authentiques, les staphylocoques dorés devenaient pour lui, faute de culture, des morocoques. Entre vingt exemples je citerai celui de l'acné nécrotique dont les pelotons staphylococciques furent décrits par Unna comme formés de morocoques et qui donnent toujours à la culture le staphylocoque *doré*.

(1) SABOURAUD, Étude anatomique et bactérienne de l'impétigo. *Ann. de dermat.*, janvier, mars, avril 1900.

Ainsi en arrive-t-il toutes les fois qu'on néglige dans une enquête le concours de tous les modes d'information en accordant à un seul une confiance aveugle.

Pourtant, les dernières figures précédentes montrent qu'il y a dans l'eczéma autre chose que ce qu'y a vu Unna. Il y a la vésicule, amicrobienne pour tous nos moyens d'investigation, et cette vésicule n'est pas une pustule et elle ne contient ni staphylocoques, ni morocoques, ni leucocytes. Mais pour la trouver il n'eût pas fallu s'adresser à un eczéma chronique et par conséquent infecté, mais à un eczéma vésiculeux aigu typique, c'est-à-dire ne pas aborder un sujet si colossal par les phénomènes les plus complexes qu'il puisse montrer, mais au contraire par les plus simples.

Du reste, même aujourd'hui l'eczéma est encore un ensemble dermatologique informe et indéfini; il est donc possible que certains états, communément désignés sous ce nom, soient en fait des pustulations miliaires extensives.... Mais si l'état vésiculeux aigu, passager et récidivant qui est resté depuis Willan l'eczéma de la Dermatologie internationale est un type morbide que l'expérimentation démontre amicrobien, vésiculeux et non pustuleux, c'est à tort qu'on y rattache une pustulation miliaire, qui, dans l'état de la science dermatologique actuelle, doit être rattachée aux maladies essentiellement pustuleuses et aux épidermites suppuratives.

Ainsi tout ce que nous voyons nous démontre que les faits vrais, observés avec une très grande patience et une très grande précision par Unna, n'ont pas reçu de lui l'explication simple et logique qu'ils comportaient, et qu'il leur en a donné une autre que les recherches ultérieures ne justifient pas.

Il va sans dire qu'une fois ces premières constatations faites, Unna ne les renouvela pas pour tous les types cliniques de l'eczéma qu'il rencontra. Ainsi sur la foi des dermites impétigineuses traumatiques dont il avait examiné les lésions, il supposa forcément « morococciques » beaucoup de lésions vraiment eczémateuses cette fois, mais vésiculeuses et non microbiennes.

D'ailleurs, une fois son opinion faite, Unna appliquait naturellement sa bonne volonté à la confirmer, au lieu de passer son temps, suivant le conseil de Pasteur, à essayer lui-même de la détruire dans le but d'essayer sa solidité.

Ainsi Unna recherchait, au sein des eczémas, les lésions d'infection seconde avec autant de soin que Brocq, Veillon et moi, avec beaucoup d'autres, nous en mettions à les éviter lorsque nous nous préparions aux grandes discussions du Congrès de 1900 sur ce point. Il allait même jusqu'à supposer les lésions microbiennes qu'il ne voyait pas, et rien de plus naturel, car dans le pityriasis humide la vésiculation s'effectue au-dessous des masses microbiennes. Il s'ensuit que partout où l'on rencontre une vésiculation, on peut supposer, au-dessus d'elle, une masse microbienne inexistante, qui aurait été abrasée dans les manœuvres histologiques....

Ainsi se fonda cette synthèse colossale et cet édifice un peu monstrueux de l'Eczéma Morococcique, maladie microbienne polymorphe et univoque, qui commençait au pityriasis pour finir au prurigo, qui englobait les grandes dermatoses suintantes, les impétigos, et même jusqu'au psoriasis....

III. — L'ECZÉMA SÉBORRHÉIQUE ET LA SÉBORRHÉE

Chemin faisant, lorsqu'il avait étudié les pityriasis gras du cuir chevelu, Unna n'avait pas pu ne pas rencontrer la séborrhée sébacée. Et il la rencontra très sûrement puisque les dessins mêmes qu'il a fournis sur ce sujet la démontrent, mais il la rencontra sans la reconnaître et la nommer.

Je rappelle que pour Unna la séborrhée sébacée n'existe pas, c'est toujours pour lui une hyperhidrose huileuse. Le microbacille, contenu dans le canal *sébacéo*-pilaire, ne s'accordant pas avec cette idée d'une *sueur* grasse, puisque sa situation exclut tout rapport avec les glandes *sudoripares*, Unna vit cette lésion et ce microbe sans comprendre. Il mentionne sa fréquence dans les états gras du cuir chevelu, et la triade qu'il forme avec le coccus des pityriasis gras et la spore de Malassez, mais sans conclure. Encore ici il effleure la vérité sans la voir, tant son idée préconçue le conduit. Il dira : « ce bacille ressemble beaucoup au bacille de l'acné », mais l'idée ne lui viendra pas, même à titre d'hypothèse. que ce puisse être le même. Et comme il ne savait pas en faire la culture, il ne put se prouver son identité avec le bacille de la séborrhée sébacée du visage et des acnés qui la suivent.

Très simplement d'ailleurs et en savant sincère, Unna attendait que l'avenir fît à chacun de ces microbes sa part causale dans les complexus où on les rencontre.

IV. — L'ECZÉMA SÉBORRHÉIQUE DE UNNA ET LE PSORIASIS

Le psoriasis, en cette série de problèmes abordés tous par Unna et qui reçurent tous de lui une solution, est celui qui reçut en partage la plus étrange.

La ressemblance des taches de psoriasis, quand leurs squames sont grasses, avec les taches de pityriasis circinés, parut toujours à Unna si grande, qu'il ne consentit jamais à croire à leur dissemblance de nature.

Et cela est d'autant plus aisé à comprendre que, dès ses premières publications, Unna ayant fait entrer déjà dans le cadre de son eczéma séborrhéique un certain nombre de psoriasis. cette limite une fois franchie, il n'en existait plus aucune entre les psoriasis gras et les psoriasis secs.

Pourtant à l'examen des squames, Unna, qui s'attendait toujours à y rencontrer le morocoque, ne le rencontrait jamais. Tous les élèves du laboratoire de Unna ont gardé le souvenir de ces recherches infructueuses et de l'étonnement que le maître concevait de leur insuccès.

Mais chez Unna la fascination qu'exerce l'hypothèse préalable fut telle, ici encore, qu'il passa outre aux résultats négatifs de l'expérimentation. Comme on obtient aisément la culture du coccus à cultures grises en partant d'une squame de psoriasis comme de toute autre, Unna se contenta de ce semblant de preuve et des psoriasis avérés devinrent le *status psoriasiformis* de son eczéma séborrhéique.

Une fois de plus le maître de Hambourg frôla la vérité

anatomique sur le sujet sans s'y arrêter. Il vit et décrivit les strates de débris nucléaires contenus entre les litières de tissu corné dans le *status psoriasiformis* de son eczéma [1]. Mais il ne s'y arrêta pas. Il ne chercha pas ce qui pouvait produire une formule histologique aussi singulière. L'idée ne lui vint pas d'une émission de leucocytes en surface, ou si elle lui vint ce fut pour l'éliminer. Et, en effet, cette formule histologique nouvelle eût différencié le psoriasis de l'éczéma séborrhéique, ce qui eût été contraire à « l'idée préconçue »; et d'instinct l'esprit du novateur ne s'y arrêta pas plus qu'à tous les autres faits qui contredisaient sa théorie.

Cette sorte d'obsession, cettte main-mise de l'hypothèse sur l'esprit de Unna, est restée incomprise de plusieurs de ses commentateurs ou de ses adversaires [2].

Ceux-ci n'ayant rien inventé, ne conçoivent pas quelle est la puissance dangereuse de l'auto-suggestion sur le cerveau des inventeurs. Pourtant nous avons vu le même phénomène avec Hebra. On le retrouverait chez tous les maîtres. La part de l'auto-suggestion est plus grande ou moindre chez chacun, mais nul n'y échappe. Le public qui s'en aperçoit en rit sans y rien comprendre. C'est un rôle facile.

(1) Voir la note de la p. 580, et la figure 98.

(2) Rien n'est plus aisé à faire que la critique acerbe de Unna, et ses détracteurs n'y ont pas manqué. Ainsi Philippson (*Ann. de dermat.*, 1895). Pourtant en bien des points, si l'on voit dans le mémoire de Philippson non la diatribe en elle-même, mais la succession des faits qu'il expose, on est souvent bien plus frappé de la véracité de Unna que de ses contradictions successives. Ainsi en ce qui concerne le traitement de l'eczéma séborrhéique, Unna parlant en 1888, le soufre lui paraît le médicament spécifique de l'eczéma séborrhéique avec le pyrogallol, la chrysarobine et la résorcine, l'ichtyol et l'acide salicylique, tous mordants et réducteurs énergiques, constituant une thérapeutique bien éloignée de celle que peut permettre l'eczéma en général, et contribuant singulièrement à individualiser l'entité clinique qu'il vient de créer. Or, cela est tout à fait vrai, tant que Unna parle de son premier eczéma séborrhéique, c'est-à-dire du pityriasis gras. Puis en 1890, au Congrès de Birmingham (Nature et traitement de l'eczéma. *Annales de dermat.*, 1890) quand il définit l'eczéma « un catarrhe parasitaire chronique de la peau avec desquamation, démangeaison et tendance à l'exsudation et à la production de lésions inflammatoires accentuées », alors le soufre n'en est plus le spécifique, mais il parle d'un nombre de remèdes considérable, parmi lesquels les topiques anodins (plomb, zinc) des eczémas aigus ordinaires. Cette évolution d'esprit est extrêmement intéressante à suivre au point de vue psychologique. *Mais elle est bien plus frappante aux yeux de tous qu'aux propres yeux de Unna.*

V. — L'ECZÉMA DE UNNA ET L'IMPÉTIGO

Une des choses les plus singulières en cette histoire, c'est que Unna qui, l'un des premiers, a étudié les impétigos, n'ait pas reconnu encore la méprise singulière qu'il a faite en attribuant des pustulations staphylococciques à l'eczéma.

Pourtant, quand on considère l'anatomie qu'il attribue à la vésico-pustule de l'eczéma, on se demande celle qu'il accordera à l'impétigo staphylococcique, à la pustule épidermique commune.

Il y a plus de sérum et moins de leucocytes dans celle de l'eczéma que dans celle de l'impétigo pustuleux, dit-il. Et ce fait dépend uniquement, dans la pustule staphylococcique, de son âge au moment où on l'extirpe !... En fait, après les travaux de Unna, il ne reste presque aucune part aux impétigos si l'on accepte l'attribution qu'il a faite des pustulations miliaires à l'eczéma. Et ici encore éclate l'insuffisance des techniques bactériologiques du laboratoire de Hambourg. L'impétigo contagieux, l'impétigo à streptocoques a été étudié par Unna et Schwenter Trachler, sans qu'ils en aient extrait la culture du streptocoque, dont la présence y est constante et facile à démontrer, en série constante, quand on se sert des techniques qui conviennent. Et de même, Unna a pu attribuer toute une épidémie de plus de cent cas d'impétigo furfureux du visage à un coccus en grappe, alors qu'il suffit de la culture en bouillon sérum en pipettes pour y révéler la constance du streptocoque qu'il n'y a jamais rencontré !...

Vers 1899, une foule de travaux ayant été exécutés en tous pays, à Breslau, à Londres, à Budapesth, à Paris, dans le but de retrouver le morocoque de Unna, personne ne put l'identifier d'une façon certaine, et la conclusion presque universelle fut que ce microbe devait être un coccus blanc ou gris que tous les bactériologistes connaissaient depuis des années, mais qu'il était impossible d'y voir autre chose qu'une espèce ou variété de staphylocoque.

Sans doute cette poussée d'opinion amena Unna à reprendre cette question de la pluralité des cocci. Mais il est possible que le maître de Hambourg, considérant l'immensité de l'eczéma tel qu'il l'avait créé et la disparité de certaines de ses parties : eczéma vésiculeux, pityriasis, psoriasis, fut ramené, par les lois mêmes de son esprit, qui font qu'il ne peut plus se soustraire à la domination de ses propres hypothèses, à l'une de celles qu'il avait émises dès 1887, à savoir : que les variétés d'eczéma devaient avoir pour cause des variétés de microbes.

Et c'est ainsi que prirent naissance les vingt-trois variétés de morocoques qu'il crut différencier au Congrès international de Paris, en 1900. Je ne le suivrai pas encore sur ce terrain, qui s'éloigne trop du nôtre (1).

(1) 1° UNNA, Versuch einer botanischen Klassification der beim Eczem gefundenen Kokkenarten nebst Bemerkungen über ein natürliches System der Kokken überhaupt. *Monatshefte für prakt. Derm.*, 1900, vol. XXXI, p. 1 et 65.

Cet article, dont le développement est considérable, est conçu de la manière suivante : une introduction, dans laquelle l'auteur rappelle la classification admise, jusqu'ici, des différents cocci trouvés dans l'eczéma, expose les nécessités d'un système naturel de classification des cocci d'après le mode de « cytose » des différents cocci.

L'auteur étudie ensuite les phases différentielles de la croissance des microbes, leur multiplication par division, division à un degré ou à plusieurs degrés, le mode principal de division des différentes espèces. Il passe ensuite en revue (chap. IV, V, VI, VII, VIII, IX) la longue série des microbes, leurs modes de multiplication avec les anomalies possibles. Il en vient ensuite à la manière de les étudier, de les colorer, et donne leur terminologie et nomenclature. C'est la partie générale A.

Dans la partie spéciale B, l'auteur dit quel est le matériel nécessaire à cette étude, comment on obtient les cultures définitives des différents microbes trouvés dans l'eczéma, établit l'ordre et la classification des cultures définitives et termine par la description de quelques types isolés.

2° UNNA, Ueber die ätiologische Bedeutung der beim Ekzem gefundenen Kokken, 1900. *Monatshefte f. prakt. Derm.*, p. 213 du volume XXXI de la collection.

Considérant comme établie la valeur étiologique de l'élément microbien dans l'eczéma, Unna se demande s'il y a pour chaque type particulier d'eczéma différentes espèces microbiennes, ou si certains microbes causent toutes les différentes sortes d'eczéma. D'après ses travaux actuels, il ne saurait décider entre les deux : on peut trouver le même microbe et ses variétés ou degrés dans les différentes localisations régionales d'un même eczéma et dans les différentes espèces d'eczéma. Un peu plus loin il donne le tableau des différentes associations microbiennes qu'on peut trouver dans un eczéma, en les dénommant suivant les noms qu'il leur a donnés dans sa classification (A et B, de l'article précédent).

Puis il explique longuement comment, par des expériences sur les animaux, il a corrigé les résultats ci-dessus obtenus dans les recherches *statistico-biologiques*. Ces résultats corrigés sont les suivants : parmi les 23 cocci isolés de la peau eczématique, il a trouvé 12 *saprophytes* et 11 espèces de *parasites*, dont 5 seulement sont réellement capables de déterminer l'eczéma

Le seul de ces cocci qui ait une importance, dans l'histoire du groupe morbide que nous étudions, serait, parmi les 25 espèces dénommées, l'ancien premier morocoque de Unna,

ou quelque chose de semblable : types : Jens, Schildt, Jöhnk, Traubel-Paas Neufang, ainsi nommés du nom des malades qui en furent trouvés porteurs.

Unna rend compte ensuite de ses inoculations à l'homme. Les microbes des types TRAUBEL et NEUFANG paraissent les plus certains excitateurs causals de l'eczéma, mais il faut toujours tenir compte du degré de virulence (Stüfe) du microbe.

3° UNNA. Die parasitäre Natur des Ekzems. *Deutsche medicinal Zeitung*, n° 69, 1900 (Rapport présenté au Congrès international de dermatologie de Paris, en 1900).

La bactériologie ne saurait progresser indépendamment de la clinique et de l'anatomie pathologique. Ses découvertes *doivent* vérifier l'expérience clinique et, en même temps qu'elle contrôle cette dernière, elle doit l'expliquer, et réciproquement les phénomènes morbides doivent correspondre aux faits bactériologiques. Comment donc certains bactériologues (Scholz et Raab) peuvent-ils dire que le même terrible staphylocoque pyogenes aureus et l'albus qui peuvent causer : abcès, furoncles, phlegmons, endocardite, ostéomyélite, pyohémie, etc., peuvent aussi être cause de cette maladie si bénigne qu'on appelle l'eczéma, dont personne ne meurt et que des nourrissons eczémateux peuvent conserver des mois avec une santé resplendissante?

Il semble donc que les bactériologistes n'ont pas encore su distinguer les caractères propres des microbes rencontrés constamment et séparer ceux de l'eczéma et ceux de l'impétigo vulgaire. Unna s'élève contre la légende de l'ubiquité et de l'universalité du *staphylococcus pyogenes aureus*. Il cite alors le travail précédemment analysé (*Essai de classification botanique de microbes trouvés dans l'eczéma*), fait en partie avec la collaboration de Moberg. Il rappelle qu'il a établi l'existence de 5 espèces de microbes (ne comprenant pas le staphylo- ni le streptocoque) (?) se divisant en 25 types (12 saprophytes, 11 parasites) provenant de l'examen bactériologique de 74 cas d'eczéma. Ces 5 groupes portent les noms suivants :

1° Monaden; 2° dyaden; 3° tetraden (ceux-ci sont confondus généralement avec les staphylocoques); 4° oktaden; 5° hekkaidecaden. Unna donne le tableau synoptique des 25 espèces de cocci trouvés dans l'eczéma et parmi lesquels les cocci *Neufang* et *Traubel-Paas* sont les vrais déterminants de l'eczéma. Leur inoculation sur les animaux ou sur l'homme a toujours donné les résultats suivants : 5 symptômes cardinaux histo-bactériologiques de l'eczéma.

1° *Parakeratose* mit Bildung von Schuppen und leukoserösen Krusten;

2° Bildung von *serösen* Bläschen und *spongoïdem* Status de Stachelschicht;

3° *Acanthose* mit Mitosenbildung in der Stachelschicht;

4° Proliferation der Brüdegewebszellen in der obersten Kutisschicht;

5° Bildung maulbeerförmiger Drüsen von Kokken in den leukoserösen Krusten.

Les 74 cas d'eczéma examinés ont donné lieu à 200 cultures; aucune ne contenait le staphylocoque ni le streptocoque. (Ceci est une question de principe. Ils ne s'y trouvaient pas parce que l'auteur croyait en différencier les cocci qu'il avait trouvés dans l'eczéma.) *La morphologie de Neufang ou Traubel-Paas diffère peu de celles de ces derniers, ce qui expliquerait l'erreur des bactériologues.* Mais l'inoculation aux hommes a toujours donné : une éruption papulo-vésiculeuse prurigineuse, les vésicules ne sont jamais devenues purulentes, l'exanthème papulo-vésiculeux n'a jamais donné naissance à de la folliculite ni à l'impétigo purulent, ni à des furoncles; l'eczéma s'étendait parfois spontanément avec les mêmes lésions. Les microbes

devenu dans sa classification de 1901 le *typus Schildt*. C'est celui qui déterminerait l'eczéma sec, — entendez : les pityriasis.

Nous le connaissons..., mais je constaterai simplement que, parmi ces vingt-trois espèces de cocci, le staphylocoque doré comme le coccus à cultures grises se rencontrent forcément, qu'ils voisinent (1). Et qu'ainsi, en dépit des barrières artificielles que Unna avait élevées entre la pustule de l'impétigo et la soi-disant pustule d'eczéma, leurs parasites comme leurs lésions se rapprochent de nouveau, par la force même des choses, jusqu'à se confondre.

Ainsi, bien qu'il ait dit explicitement le contraire, bien qu'il n'ait certainement pas voulu donner au mot eczéma cette amplitude sans cesse grandissante, Unna en venait forcément à y comprendre aussi les impétigos. Et cela est fatal, nécessaire. Bien que, dans son opinion, celui des vingt-trois morocoques qui fait le pityriasis et le coccus qui est le staphylocoque doré de toute la bactériologie, soient essentiellement différents, pour nous, après ce que nous avons appris, ce sont des frères ou des cousins germains.

Beaucoup de mes adversaires m'ont reproché de ne tenir aucun compte des enseignements de la clinique, je serais mal venu à faire à Unna le même reproche. Pourtant une théorie qui confond l'eczéma, le psoriasis et les pityriasis dans un ensemble dont l'impétigo ne peut plus se distinguer davantage est-elle conciliable avec l'observation de tous les jours? Les cliniciens qui ont été les théoriciens les plus audacieux, ceux qui avec Hardy soudaient ensemble les pityriasis, les

trouvés dans ces nouveaux placards d'eczéma étaient les mêmes que ceux des placards primitifs, et inoculés redonnaient les mêmes symptômes.

L'eczéma type Neufang est moins prurigineux mais plus rouge et plus douloureux que l'eczéma type Traubel-Paas.

Dénominations données par l'auteur à ces types morbides :

I. Monoclimactericus eczematis vivescens (Neufang).

II. Diclimactericus eczematis albus *flavus* (Traubel).

III. Triclimactericus eczematis tenuis (Schildt).

(1) Après l'étude morphologique que nous avons donnée du coccus polymorphe de Cedercreutz, on peut se rendre compte que la différenciation admise par Unna entre ses vingt-trois espèces de cocci d'une part, et de l'autre entre ceux-ci et les staphylocoques blancs et dorés est non seulement insuffisante, mais *illusoire*.

eczémas et les impétigos en distrayaient au moins le psoriasis....

Unna, s'il lit ces lignes, me pardonnera ma franchise. Je n'ai pas à m'en excuser. Le respect que je professe pour ses admirables qualités et pour son extraordinaire « capacité à prendre de la peine », qui pour Carlyle constituait le génie, ce respect ne doit pas s'étendre jusqu'à celles de ses conceptions scientifiques qui ne résistent pas à l'examen direct des faits et à l'expérimentation.

Mon étude n'englobe pas, à loin près, tous les faits dont Unna a parlé. Il peut donc espérer qu'après plus de travail et d'étude je me rallierai à ses conceptions [1], mais comme les faits que j'ai déjà vus ne peuvent se concilier avec sa théorie, je le dis. Et comme au contraire ils s'accordent entre eux pour constituer une synthèse toute différente de la sienne, concordante aux faits vrais qu'il a vus, et aussi à ceux qu'il a négligés, cette synthèse je la présente; elle va suivre. À côté de la sienne, elle est étroite et simple, ses proportions sont limitées, mais la vérité n'est ni petite ni grande, elle est ou n'est pas.

[1] Tout récemment Unna a publié encore un travail considérable (art. *Eczéma* du *Handbuch de Mracek*, 1902), mais il ne me paraît pas apporter d'éléments nouveaux à la discussion et ne touche que de loin et par places à mon sujet. De même les derniers travaux sortis du laboratoire de Unna ces dernières années :

Bender, Bockhart und Gerlach, Experimentelle Untersuchungen über die Ætiologie des Eczems. *Monatshefte f. prakt. Dermat.*, 1901, vol. XXXIII, p. 149.

Bockhart, Untersuchungen über die parasitäre Natur des Eczems und die Staphylotoxin. *Monatshefte für prakt. Dermat.*, vol. XXXIII, p. 421.

J'aurai à reprendre leur sujet en traitant de l'eczéma et des impétigos dans le volume suivant de cette série.

MES CONCLUSIONS

LA DOCTRINE DES PITYRIASIS

Après avoir étudié mon sujet avec toutes les ressources cliniques, histologiques et bactériologiques dont j'ai pu disposer, je me trouve conduit aux conclusions suivantes :

Il existe une maladie localisée presque absolument aux régions pilaires, spécialement de la tête, avec localisation importante médio-thoracique et moins importantes en toutes régions pilaires; maladie chronique caractérisée uniquement par la squame sèche, déhiscente, sans réaction inflammatoire sous-jacente d'aucune sorte, maladie très analogue par sa desquamation, sa superficialité, sa perpétuité aux mêmes points, sa diffusion lente, ses récidives après guérison apparente, etc., à la mycose épidermique de la peau glabre connue sous le nom de *Pityriasis versicolor*.

Le PITYRIASIS CAPITIS, considéré par Willan comme la maladie représentative par excellence du groupe des affections simplement desquamatives, avait été placé par lui à côté du pityriasis versicolor pour les raisons que je viens d'énumérer.

Tous nos moyens actuels d'investigation, quand on les interroge sans parti pris, font du Pityriasis capitis une mycose due à un épidermophyte particulier, jusqu'ici incultivable, découvert par Malassez, appelée par lui « spore » et auquel conviendrait le nom de *Pityrosporum Malassezii*.

Ainsi s'accuse encore la ressemblance du *Pityriasis capitis* avec le *Pityriasis versicolor*, mycose due à un épidermophyte particulier, jusqu'ici incultivable, découvert par Eichstedt et nommée par Robin *Microsporum furfur*.

En son type normal et habituel, le Pityriasis capitis ne montre aucune réaction inflammatoire autre que la squame ; ni rougeur, ni exsudation ; mais, en de très nombreux cas, on le voit se transformer en un type clinique différent, qui peut d'ailleurs se montrer d'emblée sans la précession d'un pityriasis sec.

Cet autre type est le PITYRIASIS, « apparemment gras », à squames apparemment grasses ou STÉATOÏDES. Devant l'étude anatomique et bactérienne, ce second type apparaît comme le résultat d'une infection staphylococcique de surface, surajoutée à l'infection pityriasique première.

L'apparente stéatisation de la squame est, en réalité, histologiquement, une « impétiginisation », c'est-à-dire une infiltration séreuse de la squame sèche au fur et à mesure de sa formation.

La transformation du pityriasis sec en pityriasis stéatoïde faussement appelé « séborrhée squameuse », apparaît donc comme le résultat d'une infection secondaire du pityriasis sec. Sa flore en conséquence se trouve constamment complexe. Elle comprend, outre la spore de Malassez, un coccus en pullulation active.

Le Pityriasis *sec* ou *stéatoïde* peut d'ailleurs exister au-dessus d'une Séborrhée grasse microbacillaire. Ce processus, qui est fréquent au début ou au cours de la calvitie masculine, est donc, comme le pityriasis stéatoïde lui-même, un exemple de dermatose composée. Et quand le pityriasis stéatoïde et la séborrhée coexistent, l'infection devient triple, car cet état morbide a la flore du pityriasis sec : spore de Malassez, les cocci qui font le pityriasis stéatoïde et le microbacille séborrhéique, les deux premiers habitant surtout les squames de la surface, le troisième exclusivement le follicule pilaire.

Les Pityriasis ont été confondus, en général et diversement, soit avec la Séborrhée, avec laquelle ils n'ont que des rapports fréquents de concomitance, soit avec le Psoriasis, soit avec les Eczémas. Ils ont un rapport très important et qui n'a jamais été signalé avec les Impétigos. Car si le substratum nécessaire de la transformation stéatoïde des squames du pityriasis est forcément le Pityriasis simplex ou sec qui se présente à nous comme une mycose chronique de l'épiderme corné, la quasi-impétiginisation chronique de sa squame par une infection staphylococcique rapproche étonnamment la pathogénie du pityriasis stéatoïde de celle des impétigos.

Le Psoriasis est une dermatose de cause externe probable, qui a de très grandes ressemblances objectives et évolutives avec les pityriasis.

Elle a cependant avec les pityriasis des dissemblances très caractéristiques. Sa généralisation possible, son absence ordinaire de toute élection pour les régions pilaires, enfin la spécialité très grande de ses symptômes objectifs suffisent en général à l'en faire distinguer par les cliniciens. Pourtant l'expérience anatomique prouve qu'un très grand nombre de psoriasis sont actuellement rattachés aux pityriasis ou, comme on dit, aux *Séborrhéides* sous le nom de séborrhéides psoriasiformes, ou noyés au sein de l'Eczéma séborrhéique par l'École allemande.

Le psoriasis est l'un des types morbides les plus parfaitement délimités par l'anatomie pathologique et la bactériologie, en sorte qu'il est facile de circonscrire cette entité dermatologique et de rectifier ses frontières, actuellement très fausses.

Anatomiquement, le psoriasis est constitué par un phénomène extrêmement particulier, l'*exocytose*, c'est-à-dire l'effusion de groupes leucocytaires à la surface de l'épiderme; cette exocytose se produisant en des points multiples placés très près l'un de l'autre. Cette lésion élémentaire existe dans toutes les variétés de psoriasis et n'existe pas hors du psoriasis, du moins avec les mêmes caractéristiques très spéciales.

L'existence de nids leucocytaires entre d'épais lits de squames cornées, telle est la définition *de la croûte psoriasique*; l'effusion à la surface de l'épiderme de groupements leucocytaires peu importants, mais très proches et très récidivants sur place, telle est la définition anatomique de la *lésion psoriasique* primordiale *dans l'épiderme*. Et tout le reste paraît lésion secondaire et, relativement à la première, négligeable.

La bactériologie du psoriasis est toute à faire, mais le caractère négatif, l'*absolu amicrobisme de la lésion* du psoriasis pour tous nos moyens actuels d'investigation est tellement constant, qu'il est caractéristique. En sorte que l'anatomie pathologique, en montrant les amas leucocytaires distincts dans la squame du psoriasis, et l'examen bactériologique toujours négatif de cette squame, sont deux moyens concordants d'affirmer la nature psoriasique d'une lésion quand elle est douteuse.

(Il va sans dire que la structure même de la lésion psoriasique appuie extrêmement l'hypothèse de l'origine microbienne du psoriasis et que nos constatations sur l'absence de microbes dans la squame ou dans la lésion ne signifient rien, sinon l'absence de microbes *communs*. Et c'est en ce seul caractère négatif que la bactériologie peut, pour le moment, nous servir.)

Le pityriasis a été confondu dans l'Eczéma ou avec l'Eczéma. Nous ignorons la nature de l'eczéma. La différenciation entre ces deux types morbides ne peut donc être que clinique et anatomique. Cliniquement, l'eczéma s'accompagne toujours de phénomènes inflammatoires et fonctionnels étrangers au pityriasis. Anatomiquement, l'eczéma est caractérisé par le phénomène de l'*exosérose* créant un œdème épidermique, une vésicule par refoulement, ou bien un flux séreux de surface.

Il y a donc, entre l'eczéma et le pityriasis infecté dit *stéatoïde*, un point de contact très important créé par le phénomène de l'exosérose.

Mais dans le pityriasis stéatoïde, l'exosérose forme des vésicules sous-cornées (histologiques), ou bien l'infiltration séreuse de la squame pityriasique sèche, au fur et à mesure de sa formation en surface de l'épiderme.

Jusqu'à plus ample informé, il semble que l'exosérose, dans l'eczéma, crée la vésicule eczématique ou l'œdème, d'abord dans la profondeur du corps muqueux de Malpighi, et que le phénomène n'atteigne les couches épidermiques superficielles que secondairement, tandis que l'exosérose, en rapport avec les infections de surface : impétigos, pityriasis stéatoïde, produit d'emblée une vésiculation superficielle et sous-cornée.

De toutes façons il faut reconnaître que les points de contact des pityriasis et des eczémas sont très serrés, ce qui explique l'erreur qui a fait des pityriasis un eczéma rudimentaire ou abortif. La flore staphylococcique du pityriasis stéatoïde et ses rapports anatomiques avec l'eczéma (exosérose), expliquent à merveille l'erreur de Unna, qui a voulu faire de l'eczéma une maladie microbienne. La réaction exoséreuse de l'épiderme aux cocci du pityriasis est à rapprocher de celle des impétigos : *C'est une impétiginisation.* Unna l'a rapprochée de l'exosérose des eczémas et en a fait *une eczématisation.*

Après toutes les constatations exposées en ce livre avec leur documentation et leurs preuves, il me semble indubitable que j'ai fourni non seulement une doctrine claire et précise du pityriasis, infiniment plus adéquate aux faits que les doctrines qui en font une difformité congénitale, une séborrhée, un eczéma ou un psoriasis, mais que j'ai donné, avec sa définition propre, celle des deux états morbides avec lesquels on l'a le plus souvent confondu en théorie : séborrhée, ou en fait, psoriasis. J'ai ainsi atteint partiellement, il me semble, le but que je me proposais en commençant et qui était non seulement de définir et de délimiter le pityriasis entre les entités morbides, dont les frontières touchent aux siennes, mais de montrer pourquoi on l'a tant de fois confondu avec les entités morbides qui sont ses riveraines. Ainsi ai-je montré et puis-je prouver que la plupart des séborrhéides psoriasiformes de l'École française et du *status psoriasiformis* de l'eczéma séborrhéique de l'École allemande sont des psoriasis certains.

Il reste, après ce travail, bien des questions litigieuses, dont je désire rappeler les principales.

Les limites entre l'exosérose des pityriasis et l'exosérose dans l'eczéma sont encore incertaines. Où commence l'eczématisation des pityriasis, où finit leur impétiginisation? Je crois avoir précisé beaucoup la question, mais non pas de façon qu'il ne reste point d'obscurité dans le sujet. Dans le volume qui suivra, et qui étudiera l'eczéma en lui-même, j'espère préciser davantage la première documentation que j'ai pu donner ici sur le sujet.

D'autre part, si l'on compare le pityriasis à limites étroites que j'ai étudié ici à la classe immense et si mal définie des séborrhéides, même si l'on fait entrer dans le cadre des psoriasis la plupart des séborrhéides dites psoriasiformes, et si l'on fait largement la part de l'eczéma dans les complications habituelles des pityriasis, même en rappelant les divers types morbides qui sont des dermatoses composées (infections mixtes séborrhéiques et pityriasiques), il reste hors de tous ces types morbides bien des cas cliniques non classés.

Ainsi et d'abord cette dermatose étrange connue sous le nom de *teigne amiantacée* depuis Alibert ; ainsi d'autre part tout un groupe nosologique dont le *pityriasis rosé de Gibert* est le type représentatif le plus connu, etc.

Il existe ensuite toute une série d'eczémas (?) circinés ou en placards dont on ignore complètement la nature vraie, et qui vraisemblablement sont des dermatoses multiples ayant pour tous liens communs les ressemblances de leur objectivité.

Il y a ces anciennes séborrhéides rouges de Brocq, ses parapsoriasis d'aujourd'hui qui, de l'avis de leur auteur, ne sont pas des psoriasis et qui ne rentrent pas davantage dans le cadre de l'une quelconque des maladies diverses que nous avons étudiées ou que nous avons discutées.

Enfin, quand bien même toutes ces questions seraient éclaircies, il resterait encore bien des types dermatologiques, des éruptions du corps et des bras, finement desquamatives, en collerette, circinées ou polycircinées amicrobiennes, des soi-disant eczémas figurés à larges festons, élégants, pétaloïdes, en somme, une grande quantité d'*êtres* dermatologiques ou de formes morbides, dont la nature et le sens nous sont pour le moment tout à fait inconnus.

Mon étude des pityriasis ne comprend qu'un tiers à peine des faits cliniques innombrables et disparates réunis en France sous le nom de Séborrhéides, et en Allemagne sous le nom d'Eczéma séborrhéique. Mais, entre les faits que je réunis, j'ai montré les liens profonds, les ressemblances de nature, la similitude foncière, et j'ai montré qu'ils constituent une entité morbide autonome. Cette synthèse, si petite soit-elle, me paraît préférable à la grande synthèse en face de laquelle elle se pose, et qui réunit un nombre immense de types morbides hétérogènes, et *non étudiés* histologiquement, pour donner à tous le même nom commun de « séborrhéides », procédé qui n'a aucune logique raison d'être.

Une doctrine scientifique est toujours fausse, au moins partiellement. Cependant elle est toujours nécessaire, car, suivant le mot d'Aristote : « Il n'y a de science que du général ». Je présente ces conclusions sans les supposer immuables et définitives, simplement comme les plus logiques, et les plus adéquates aux faits dont j'ai démontré l'existence....

SECTION V

THÉRAPEUTIQUE

CHAPITRE PREMIER

THÉRAPEUTIQUE GÉNÉRALE DES PITYRIASIS

La thérapeutique des pityriasis est un problème complexe dans lequel entrent en jeu divers facteurs d'importance discutable.

Ces facteurs sont :

1. La nature individuelle de l'organisme entier du patient.
2. La nature individuelle de la peau du malade.
3. La nature exogène, parasitaire, de la maladie.

Après eux nous envisagerons la nature des médicaments que l'on doit employer dans le traitement des pityriasis.

I. — CONSÉQUENCES THÉRAPEUTIQUES A DÉDUIRE DE LA NATURE INDIVIDUELLE DE L'ORGANISME DU MALADE

Il est probable que les différences que l'on observe entre les traits de physionomie des hommes existent pareillement entre leurs divers organismes ; de là pour la vieille clinique des groupements plus ou moins arbitraires et de définition impossible, des divers types de tempéraments ou de diathèses.

Mais ces types divers — diathésiques — si nombreux pour les vieux auteurs, si nombreux même pour Bazin, tendent à disparaître de la nosographie précisément parce qu'ils sont impossibles à définir. « L'arthritisme français », comme disent les étrangers, me paraît le plus tenace vestige d'un état d'esprit antérieur au nôtre. Les autres « diathèses » ne sont plus considérées par le plus grand nombre que comme des états infectieux larvés : syphilis, scrofule, pouvant se réveiller sous l'influence de causes occasionnelles.

En ce qui concerne le pityriasis, l'absence de causes générales qu'on puisse invoquer dans sa genèse a été reconnue par beaucoup, même au temps où l'on supposait des diathèses au-dessous de chaque dermatose. Nous avons vu Cazenave et Devergie se refuser à reconnaître quelque état morbide général que ce soit au-dessous du pityriasis. D'autres auteurs ont voulu faire du pityriasis simplex (le type du genre) le résultat d'une malformation congénitale, ce qui est une autre façon de lui refuser une cause diathésique [1].

Il est vrai que pendant ce temps Bazin voyait dans les pityriasis des manifestations de l'*arthritis* et de l'*herpétis*. L'herpétisme est mort, mais nombre de gens croient encore dire quelque chose en attribuant le pityriasis simplex à l'arthritisme.

En fait la nature diathésique de la maladie, qu'on la reconnaisse ou qu'on la nie, est pratiquement laissée de côté par la

[1] Sauf aux yeux de ceux qui font des diathèses précisément des vices congénitaux, non pas des vices acquis.

thérapeutique. Pourtant quelques médecins préfèrent traiter encore la cause interne supposée du pityriasis, au hasard de leur théorie; toutefois, leur médicamentation est toujours anodine, ce qui leur permet de satisfaire à leurs principes sans nuire à leur malade.

Ceci n'est pas à dire qu'un sujet qui présente du pityriasis ne puisse rien présenter d'autre que le médecin ait à traiter.

Que de fois il est aisé de trouver chez un malade, qui vient consulter pour un très léger désordre de son épiderme, un désordre infiniment plus important de son foie, de son intestin, ou de tel autre organe, malade sans que le patient en ait conscience : « Il faut, disait Besnier [1], traiter le malade selon « les indications qui résultent de son état constitutionnel, ou « des conditions accidentelles dans lesquelles il est placé...; « *mais cela sans aucune idée préconçue ou systématique et en se* « *basant sur ce que réclame la situation de chaque malade en par-* « *ticulier.* »

Ces mots sont exactement ce que j'aurais voulu dire, aussi je prends la liberté de les répéter. En d'autres termes, traiter un malade pour le vice intérieur *qu'on suppose* au-dessous d'un pityriasis, c'est faire de la médecine divinatoire. Mais se baser sur l'origine purement parasitaire du pityriasis pour négliger d'examiner l'état général de son malade n'est pas davantage faire œuvre de médecin.

Le pityriasis ne paraît être la *conséquence* d'aucun trouble organique quelconque, mais il peut s'en accompagner pourtant, et dans ce cas le médecin ne doit pas le laisser passer inaperçu.

Les états morbides que l'on rencontre avec le plus d'évidence et de fréquence, chez les gens qui viennent consulter pour des pityriasis, sont, à ce qu'il m'a semblé, des états morbides du tube digestif. Je relève particulièrement les dyspepsies hyperchlorhydriques, les entérites muco-membraneuses, ou muqueuses chez la femme et la constipation avec ou sans hémorroïdes.

L'obésité est certainement parmi les plus fréquents états qui sous-tendent, si je puis m'exprimer ainsi, les furfurations généralisées de l'épiderme chez l'homme, et parmi elles les

[1] *Notes de Kaposi*, 2e édit., t. II, p. 201.

pityriasis vrais, aussi bien que les intertrigos et l'érythrasma. Je note aussi les troubles hépatiques comme fréquents. Ils sont fréquents aussi chez les obèses. Enfin, chez les jeunes gens, un état d'anémie semi-chlorotique, même chez les hommes, m'a paru accompagner plusieurs fois les pityriasis figurés gras et la *corona seborrhœica*; c'est une remarque que Hebra et son école avaient faite aussi.

De ces remarques que je signale, je me refuse, bien entendu, à tirer une conclusion doctrinale quelconque. Rien ne serait plus anti-scientifique, à mon avis, et englober indistinctement tous ces états sous le nom d'arthritisme ne me les ferait ni mieux reconnaître, ni mieux comprendre.

Chacun de ces états doit être traité, l'obésité tout particulièrement quand elle existe, mais je ne puis à propos des pityriasis entrer dans le détail des traitements de tant d'états disparates, qui souvent en ont plusieurs. La seule remarque générale que je me permette de faire, c'est que la ténacité et l'intensité du pityriasis et de tous états furfureux de l'épiderme, chez ceux qui se suralimentent chroniquement, doivent rendre le médecin très attentif de ce côté. Et de toutes façons cela ne peut nuire aux malades que l'on règle leur régime alimentaire quand il est détestable, ce qui n'est pas rare.

II. — CONSÉQUENCES THÉRAPEUTIQUES A DÉDUIRE DE LA NATURE INDIVIDUELLE DE LA PEAU

Il est absolument certain que la peau de divers malades réagit diversement aux mêmes médicaments, à mêmes doses. Le même médicament aux mêmes doses, utile à certains téguments, en laisse certains indifférents et nuit à d'autres. Cela est une vérité que dix médicaments communément employés en dermatologie peuvent mettre hors de doute.

Ces variations ne sont pourtant pas telles qu'elles ne permettent l'établissement d'une moyenne, autour de laquelle oscillent les divers cas particuliers, et un observateur attentif, ordinairement tout au moins, se rendra compte qu'une peau qu'il examine doit être plus ou moins résistante que la normale.

Les anamnestiques peuvent être en ceci de quelque utilité; un tégument qui a présenté de l'eczéma même bien longtemps en deçà ne doit jamais être traité avec un médicament traumatisant, aux mêmes doses qu'une peau normale.

Ainsi il est possible de réduire l'aléa que tout cas nouveau présente, mais non de le faire disparaître. Aucun dermatologiste ne peut se vanter d'avoir toujours évité de causer à ses malades des dermites artificielles. Ces faits, dont on réduit le nombre, mais que l'on ne peut éviter toujours, sont, dans la pratique journalière de la dermatologie, la préoccupation constante du médecin.

Pourtant beaucoup de médecins n'ont aucun égard à cette cause d'erreur thérapeutique. Par devers eux ils gardent cette notion que, sur cent malades, il y aura trois ou cinq cas qui réagiront détestablement à une thérapeutique habituellement bonne. Dautres médecins formulent les mêmes médicaments à deux ou trois doses progressives et font pratiquer au malade quelques essais de chacun. D'autres encore en prescrivant une dose qu'ils peuvent croire dangereuse ou d'effet trop actif avertissent le malade de ce qui peut survenir. Il demeure entendu entre eux que les conclusions thérapeutiques auxquelles a été conduit le médecin sont passibles d'une réserve qui est la tolérance de la peau du patient, et que si le traitement est suivi de tel ou tel premier symptôme d'irritation, le traitement sera suspendu.

Les dermatologistes, qui sont des maîtres en thérapeutique, sont ceux qui ont le plus développé ce sens de la mesure exacte du dosage de chaque médicament pour un cas donné, ceux qui s'habituent par la pratique à peser en eux-mêmes ce que doit avoir de résistance aux médicaments un épiderme présentant tel et tel caractère objectif.

III. — CONSÉQUENCES THÉRAPEUTIQUES A DÉDUIRE DE LA NATURE PARASITAIRE DE LA MALADIE

Tous les microbes sont sensibles *in vitro* aux antiseptiques, et même on peut dire qu'ils y sont très peu résistants. En fait, jamais la question ne se pose si tel antiseptique est capable de tuer tel parasite, ils sont tous théoriquement capables de tuer tous les microbes. Ainsi, dans la thérapeutique dermatologique, la nature, la dose et le mode d'application d'un antiseptique dépendent bien plus de la tolérance de la peau que de la résistance du microbe à la destruction.

Ça été une chose curieuse que la faillite des antiseptiques dans le traitement des maladies parasitaires. On fondait sur eux des espérances colossales. Ils n'ont presque rien donné. Le raisonnement sur lequel on s'appuyait pour croire à leur efficacité semblait logique, et il l'était grossièrement, mais les facteurs du problème que l'on négligeait étaient plus importants que ceux dont on tenait compte.

La thérapeutique dans les maladies parasitaires lutte contre un être vivant *au sein d'un autre*. Il faudrait tuer l'un et respecter l'autre. C'est ce qu'il est presque impossible de faire. Le contraire est facile et se produit souvent. Viser le microbe et blesser la peau qui le contient est un fait journalier dans la thérapeutique dermatologique.

Il est d'ailleurs aisé de comprendre que des cellules hautement différenciées comme celles de l'épiderme sont infiniment plus fragiles qu'un être unicellulaire comme le microbe, et qu'elles se reproduisent infiniment moins vite et moins abondamment. En outre, les conditions de la vie cellulaire ayant, dans toute la série vivante, les ressemblances les plus étroites, un topique capable de mettre un microbe en danger de mort aura bien des chances de nuire aux cellules du tissu vivant qui l'entourent et de les tuer avant lui.

Cette vue plus complexe et plus juste des choses est celle à laquelle l'expérience thérapeutique a conduit. Alors des esprits chagrins ont accusé la bactériologie de n'avoir pas tenu ce que d'aucuns avaient cru qu'elle pouvait promettre! L'homme veut toujours rendre la nature coupable de l'imbécillité de son raisonnement.

Si l'on résume ce qui précède, on verra surgir toute seule cette seule conclusion : que, dans le traitement de chaque affection microbienne de la peau, *la tolérance du tégument pour le médicament qu'on emploie* reste la première chose et souvent la seule chose importante. En fait, la peau, après tout traumatisme, se refait toute seule suivant des processus déterminés qui ont leurs lois. Ce sont ces lois qu'il faut connaître pour ne jamais les transgresser.

Je vais chercher à dire ce que j'en sais, et ce que j'ai vu est certainement bien différent de ce qu'on croit en général.

A. Contre quelle sorte de dermatoses parasitaires les antiseptiques peuvent être utiles. — Les antiseptiques n'ont une valeur quelconque que dans le traitement des maladies cutanées dans lesquelles le parasite est cantonné dans le seul tissu corné. Ainsi la gale, le pityriasis versicolor, la trichophytie épidermique, l'érythrasma.

En dehors de ces cas, dès lors que l'épiderme est entamé plus profondément ou dépassé, si le cas ne comporte pas une intervention chirurgicale, une exérèse des parties malades, toute la thérapeutique se borne à protéger les processus de défense que la peau met en jeu spontanément pour retrouver son intégrité. Les antiseptiques appliqués dans ce cas sont au moins inutiles et ils peuvent être très nuisibles.

Un seul correctif existe à cette opinion, c'est qu'un très grand nombre de lésions épidermiques sont beaucoup plus superficielles que le médecin ne le croit généralement, et qu'au moins à un moment de leur évolution elles sont localisées à la surface de l'épiderme. Dès lors à ce moment elles peuvent bénéficier d'une thérapeutique active.

Inversement les conclusions qui précèdent sont aggravées presque toujours en ceci que les follicules pilaires, bien que revêtus de tissu corné, sont inaccessibles aux agents thérapeutiques presque dès leur orifice, en sorte que même dans des maladies parasitaires superficielles et aisément curables, les follicules, à cause de leur revêtement corné, sont envahis par le parasite, et qu'étant inaccessibles, ils peuvent indéfiniment conserver et préserver de toute destruction les graines d'une maladie parasitaire. En sorte que des maladies curables théoriquement deviennent incurables du fait de récidives incessantes qui ont cette seule cause.

Dans les processus épidermiques superficiels, la défense

spontanée de l'épiderme a deux moyens. L'extrême résistance de la cellule épidermique qui *dans aucune infection connue de moi n'est envahie par un parasite*, car tous les parasites que l'on observe dans l'épiderme sont intercellulaires. Et en second lieu la perpétuelle ascension de l'épiderme qui rejette au dehors les couches cornées mortes et les couches cornées envahies. Et cette ascension normale est amplifiée dans beaucoup de cas pathologiques où la barrière cornée s'épaissit au-dessous de la lésion (1).

Ainsi peut-on prévoir que tout médicament qui gênera la kératinisation, dans une maladie parasitaire superficielle, fera le jeu du microbe contre le patient ; ainsi se fait-il que la plupart des antiseptiques reconnus utiles dans le traitement des dermatoses sont en même temps et d'abord des *agents protecteurs de la fonction kératogène*. Tous les goudrons précisément favorisent la transformation cornée épidermique. Leur valeur antiseptique est inférieure à celle de beaucoup de médicaments qui, pratiquement et même dans les épidermatoses parasitaires, valent beaucoup moins qu'eux.

Ainsi s'explique encore cet autre fait que les goudrons peuvent être utiles dans beaucoup de maladies de nature différente parce qu'une meilleure kératinisation est nécessaire dans beaucoup de maladies épidermiques, quelles que soient d'ailleurs leur nature et leur origine.

B. Pérennité des infections épidermiques même superficielles. — A toutes les considérations précédentes j'en ajouterai quelques-unes touchant la pérennité des infections épidermiques, même les plus superficielles.

Le pityriasis simplex, le pityriasis versicolor, l'érythrasma et le psoriasis, nous le savons maintenant, même quand ces maladies donnent lieu à une réaction profonde, ont pour siège les couches épidermiques les plus superficielles. Cependant l'expérience montre qu'elles sont toujours d'une durée très longue, pour quelques-unes indéfinie, et que même pour certaines une thérapeutique très active ne peut pas arriver

(1) Par exemple nous avons fait remarquer cette hyperkératose au-dessous de chaque lésion *élémentaire* du psoriasis.

dans tous les cas à conduire le malade à une définitive guérison.

Ce fait a trop servi à la vieille école dermatologique pour mettre en doute l'origine parasitaire de toute épidermatose chronique; nous avons vu Hardy se servir de cet argument pour nier l'origine exogène du pityriasis versicolor.

Aujourd'hui le même argument sert contre l'origine parasi taire du pityriasis simplex et du psoriasis.

Or, l'expérience du pityriasis versicolor montre que les épidermatoses parasitaires sont très difficilement curables, *même localisées à la couche cornée épidermique et même, pour parler plus exactement, à des déchets de matière cornée superposés à l'épiderme resté intégralement sain.* On les guérit assez vite en apparence, souvent même par des traitements bénins, mais elles sont incessamment renaissantes même après des traitements intensifs.

J'ai donné l'une des raisons anatomiques expliquant ces récidives, c'est qu'il reste des parasites vivants dans le follicule pilaire. Là demeure la graine qui reproduira la maladie. Mais il y a peut-être à cette pérennité de maladies si superficielles causées par des parasites qui sont chacun faciles à tuer par des parasiticides peu violents, il y a peut-être, dis-je, des causes que nous ne connaissons et ne comprenons pas. Car la même pérennité existe dans le psoriasis, qui en général respecte le follicule, et dans lequel les récidives partent pourtant le plus souvent de la surface des taches antérieurement traitées et guéries.

On s'est demandé maintes fois comment pouvaient survivre des espèces animales ou végétales très rares, et qui demandent pour vivre des conditions rarement réalisables. Pourtant il en disparaît très peu.

Il n'est pas impossible de penser que si les règles de diffusion, à la surface de la peau saine, que nous avons rappelées à propos de toutes les maladies cutanées parasitaires, et l'accoutumance d'une espèce microbienne à un tégument sur lequel elle a vécu, peuvent rendre sa vie et sa pullulation plus faciles, il pourrait y avoir inversement des téguments offrant en abondance à telle espèce microbienne ses matériaux spéciaux de vie et de reproduction, à ce point qu'aucune thérapeutique destructive ne puisse parvenir à son but. Et ces conditions naturelles au malade survivraient forcément à toute thérapeutique extérieure. Mais cela est encore du domaine de l'hypothèse.

La loi de conservation des espèces ne peut pas ne pas s'appliquer aux microbes comme à tous les êtres vivants. Mais cette loi reconnue et certaine ne doit pas servir à dissimuler les énigmes qui demeurent dans notre sujet.

C. Empirisme fondamental de la thérapeutique dermatologique usuelle. — La médecine d'il y a vingt ans aurait volontiers admis que chaque maladie microbienne devait être guérie par un antiseptique particulier. Et elle aurait volontiers supposé que la thérapeutique de l'avenir serait calquée sur ce que nous savons du mode d'action spécifique du mercure et de la quinine. Le contraire est advenu, au moins en ce qui concerne les maladies cutanées. Non seulement chaque maladie n'a pas son médicament, mais *plus la thérapeutique se précise et plus elle devient exclusivement symptomatique.*

Ainsi il n'y aura pas un médicament du psoriasis, un autre du pityriasis versicolor ou du pityriasis simplex, il y aura des médicaments de la squame, de quelque nature qu'elle soit.

Le médicament devra être changé suivant que la squame sera grasse ou sera sèche, et non pas suivant sa cause qui pourra varier, sans entraîner de variations thérapeutiques correspondantes.

De même s'il n'y a aucune rougeur sous-jacente à la squame, le traitement sera différent de ce qu'il devra être, si la squame enlevée montre de la congestion du derme sous-jacent, etc. ainsi c'est presque toujours le symptôme qui guide la thérapeutique.

Il est curieux et un peu déconcertant de constater ainsi qu'en usant d'un petit nombre de médicaments et en sachant bien les manier on pourrait obtenir d'excellents résultats thérapeutiques en ignorant tout de la maladie qu'on a traitée, même son nom. C'est ce qui a facilité la voie à beaucoup d'empiriques en tous temps.

Ainsi dans tous les états morbides que nous avons envisagés, quelle que soit leur nature, il faut faire abstraction de toute doctrine quand on parle thérapeutique et en revenir aux définitions symptomatiques les plus élémentaires. Nous avons vu trois sortes d'états symptomatiques : la squame sèche, la squame grasse, et l'humidité sous la squame ; à ces trois états correspondront trois médications.

Ainsi et en faisant la part de la généralité d'un schéma, on peut dire qu'à la squame sèche correspond le traitement par les goudrons, à la squame grasse le traitement soufré, aux squames humides les traitements par les antiphlogistiques et décongestifs.

Celui qui ne saurait que cela ferait déjà des essais de thérapeutique qui ne seraient pas trop maladroits.

CHAPITRE II

TRAITEMENT DE CHAQUE FORME MORBIDE DES PITYRIASIS

Laissant de côté toutes les raisons générales qui peuvent conduire à modifier la thérapeutique en un cas donné, je vais envisager désormais les traitements particuliers que je considère comme les meilleurs dans chaque type de pityriasis. Je crois que cette méthode, qui est la plus simple, sera pour cette raison la meilleure.

I. — LES PITYRIASIS DE L'ENFANT

Pratiquement, chez l'enfant, on peut distinguer les pityriasis diffus et les pityriasis figurés. Contre les premiers, j'utilise surtout les lotions et, contre les seconds, surtout les pommades.

A. Pityriasis diffus. — Ils sont le plus souvent secs, et

contre eux je me sers avec prédilection des alcools faibles, faiblement iodés.

1.	Alcoolat de lavande	20 grammes.
	Alcool à 60°	275 —
	Teinture d'iode fraîche	5 —

Je connais peu de lotions plus simples, d'un emploi plus commode, pouvant être plus longtemps continuées sans inconvénient et donnant des résultats plus parfaits.

Quand il s'agit d'un pityriasis très léger ou d'un cuir chevelu très sensible, sujet aux poussées d'impétigo de Bockhart ou de furonculose, j'emploie des lotions de décapage :

2.	Sous-borate de soude . . . . 3 à	4 grammes.
	Eau distillée.	500 —

ou encore des lotions sulfureuses faibles :

3.	Sulfure de potasse	1 gramme.
	Eau distillée.	300 grammes.
	Teinture de benjoin . . . . 1 à	3 —

B. Les pityriasis figurés, en taches nummulaires, de l'enfant, sont en général très gras et les déchets épidermiques à leur surface paraissent comme pâteux; les pommades soufrées simples, ou soufrées et mercurielles, sont de celles qui arrêtent le plus vite la production de nouvelles taches et qui enrayent le plus vite l'alopécie causée par les taches préexistant au traitement.

Je cite pour mémoire :

4. Le *cérat soufré du Codex*.

Les pommades soufrées au 1/10, au 1/20, au 1/40 ;

Les pommades au soufre et cinabre :

5.	Soufre précipité. . . . . }	ãã 1 gramme.
	Cinabre . . . . }	
	Vaseline.	30 grammes.
	Essence de verveine (pour parfumer). .	Q. S.

sans oublier les pommades au goudron du type que j'ai déjà tant de fois recommandé contre les états séborrhéiques et que j'aurai encore tant d'occasions de recommander contre les états squameux du cuir chevelu :

6.	Huile de cade.	}	àâ 10 grammes.
	Lainine		
	Vaseline.		
	Soufre précipité.	}	àâ 1 gramme.
	Cinabre		
	Résorcine		

Dans les cas où le processus morbide date de longtemps et a comme reconstitué la calotte du nourrisson, avant tout autre traitement on peut appliquer une pommade de décapage que voici et dont l'effet est excellent :

7.	Sous-carbonate de potasse		2 grammes.
	Cérat de Galien.	}	àâ 15 —
	Vaseline		

et quand le décapage est opéré, on agit avec les préparations indiquées plus haut.

II. — LES PITYRIASIS DE L'ADOLESCENT

Les pityriasis des adolescents, plus encore que les pityriasis des enfants, bénéficient des pommades complexes du type que je viens de formuler (6). Et, ici encore, je ferai une différence entre les pityriasis diffus et les pityriasis figurés.

Ce sont surtout les pityriasis figurés du type de la *corona seborrhœica*, par exemple, qui doivent être traités par les pommades cadiques, soufrées, mercurielles, car il semble qu'avec elles un seul massage de chaque tache produise plus d'effet que vingt lotions. Et ces applications doivent être continuées telles, jusqu'à la disparition intégrale de la tache épidermique que laisse l'ablation des écailles ou squames.

Si une pommade de ce genre était mal supportée, on supprimerait le soufre de sa formule, elle resterait encore très active, et l'on pourrait encore diminuer les doses de ses composants.

Contre les pityriasis furfureux diffus des adolescents je préfère les lotions, surtout chez les filles, chez qui des applications de pommade sont très difficiles. On peut faire des émulsions cadiques faibles, auxquelles on peut utilement ajouter quelque peu de teinture d'iode.

8.	Alcool à 60°	180 grammes.
	Teinture de Quillaya	20 —
	Huile de cade	2 —
	Teinture d'iode	XX gouttes.

ou si l'on veut, sur une tête à tendance eczématique, éviter l'effet de l'alcool, une émulsion sans alcool du type suivant :

9.	Teinture de Quillaya	20 grammes.
	Huile de cade	2 —
	Eau chaude	75 —

Si ces médicaments sont employés correctement, sans excès, avec une brosse étroite et par friction bien appuyée, si d'autre part l'émulsion cadique est bien faite (chose exigible et malaisément obtenue), on aura des résultats vraiment excellents.

Mais il faut se rappeler toujours que de tels états sont chroniques ou récidivants; aussi après le premier traitement faut-il suivre pendant de longs mois un traitement simple, fait de lotions alcooliques légères appliquées à intervalles plus ou moins distants et réguliers. On conseillera par exemple :

10.	Résorcine	1 gramme.
	Acide salicylique	1 —
	Sublimé	30 centigrammes.
	Alcool à 60°	250 grammes.
	Alcoolat de mélisse	20 —

Ces frictions de formule simple peuvent être faites plus ou moins dégraissantes, suivant le degré de stéatisation clinique des squames.

11.	Liqueur d'Hoffmann	200 grammes.
	Eau distillée	50 —
	Nitrate de potasse	50 centigrammes.
	Coaltar saponiné . . . . }	ââ 25 grammes.
	Alcoolat de lavande . . . . }	

Dans les cas rares où la chronicité et le prurit sont très marqués, lorsque les émulsions faibles d'huile de cade n'auront pas suffi, on y associera l'huile de bouleau, comme il suit :

12.	Huile de bouleau . . . . Huile de cade	} ââ 5	grammes.
	Teinture de Quillaya	60	—
	Alcool à 60°	220	—

ou bien on se servira d'émulsions d'huile de cade par le jaune d'œuf, formulées par exemple :

13.	Jaune d'œuf. . . . . Huide de cade.	} ââ 2 à 6	grammes.
	Décoction de Panama.	80	—
	Alcool à 90°.	10	—

(VIGIER.)

Dans les cas les plus intenses, on est obligé d'agir avec des pommades cadiques ou des émulsions demi-fluides du type de celle-ci :

14.	Jaune d'œuf	n° 1.	
	Huide de cade désodorisée . . . . 10 à	40	grammes.
	Extrait fluide de Panama	10	—

(CAVAILLÈS.)

Ces émulsions demi-solides étant contenues dans des tubes à couleur, ce qui en facilite les applications et diminue les occasions de taches et de salissures.

De tels médicaments peuvent être grossièrement essuyés, avec une boulette d'ouate hydrophile, aussitôt après leur application. Sur une peau squameuse, les pellicules en retiennent une suffisante quantité pour que l'effet thérapeutique se produise.

III. — PITYRIASIS ET ALOPÉCIES PELLICULLAIRES DE L'HOMME

Chez l'homme, le pityriasis est si intimement soudé à la séborrhée qui détermine la calvitie, qu'il est très difficile de faire la part de l'alopécie de cause pityriasique. On ne la mesure guère que chez les hommes qui garderont leur pityriasis toute leur vie sans devenir chauves. Or, chez eux la chevelure s'éclaircit peu à peu, mais les cheveux tombés, pour la plupart, se remplacent indéfiniment.

Tant que le jeune homme présente du pityriasis sec, poudreux ou furfureux, l'alopécie est tellement peu marquée qu'on peut dire qu'elle n'existe pas. Elle commence avec les pityriasis à squames grasses pour se prononcer bien davantage lorsque les déchets squameux jaunes deviendront *boueux* avant de devenir huileux et tout à fait fluides, comme il arrive dans la séborrhée.

Mais le stade des pityriasis squameux gras et jaunes, qui peut durer toute la vie sexuelle de la femme, est chez l'homme un stade transitoire qui dure rarement de trois à cinq ans, entre quinze et vingt ans d'ordinaire, ou bien entre vingt et vingt-cinq ans.

Il semble que la chevelure de l'homme, qui est à coup sûr moins facilement caduque que celle de la femme, soit presque insensible à l'évolution des pityriasis gras et ne tombe que quand la séborrhée vraie se substitue à eux sournoisement.

Ainsi le traitement des pityriasis gras chez l'homme est uniquement le traitement de la lésion superficielle, de la squame, et il n'y a pas à se préoccuper de l'alopécie.

Le traitement du pityriasis gras chez l'homme n'est pas une simple question de nettoyage. Autrement des savonnages y suffiraient, et ils ne parviennent à les faire disparaître qu'en apparence. Il faut y employer au contraire des médicaments fort actifs, et les y employer longuement.

Comme je l'ai dit plus haut, l'aspect clinique des lésions guide la thérapeutique. A la squame très sèche conviennent les sulfureux. A la squame plus épaisse, les goudrons dont l'action est renforcée par l'addition d'acide salicylique, pyrogallique ou chrysophanique. Contre les squames grasses les goudrons conviennent encore à l'élément squameux, mais il faut y adjoindre le soufre dirigé contre l'élément gras.

Contre les pityriasis furfureux de l'homme, dans les consultations externes des hôpitaux ou des cliniques, le plus simple est de prescrire des bains sulfureux, un par semaine dans les cas ordinaires. On dit au patient d'apporter une bouteille et de la remplir de l'eau du bain (Vidal). Par ce moyen simple et ingénieux le sujet peut faire deux fois dans la semaine un savonnage du cuir chevelu à l'eau sulfureuse. Combien d'hommes, qui se seraient soumis à cette simple pratique, auraient perpétuellement rendu impossible le développement d'un pityriasis gras du cuir chevelu et de la séborrhée vraie, sa suite ordinaire!

On peut aussi prescrire des frictions fréquentes, à chaque toilette matinale par exemple, avec une brosse douce, et des émulsions d'huile de cade déjà formulées plus haut ou de coaltar.

Ainsi :

15.	Huile de cade (émulsionnée par Q. S. de teinture de Panama).	6 grammes.
	Eau distillée chaude.	300 —

ou bien :

16.	Coaltar saponiné du Codex	50 grammes.
	Alcool à 60°	250 —

Contre les cas plus tenaces, plus récidivants, plus prurigineux, ou de plus intense développement, il faut toujours en arriver aux pommades, et c'est encore la pommade cadique de formule moyenne qui est le plus souvent indiquée.

17.	Huile de cade.	ââ 10 grammes.
	Lainine	
	Vaseline.	
	Bioxyde jaune Hg.	1 gramme.

On peut la renforcer d'ailleurs par l'addition de résorcine, d'ichtyol, d'acide pyrogallique, à la dose d'un gramme, si l'on veut doubler son action.

C'est encore la même pommade qu'il faut employer dans les pityriasis gras, avec addition de soufre à même dose (1 gramme) ou à dose plus forte (3 grammes) et d'acide chrysophanique à dose toujours faible (0 gr. 30 à 0 gr. 60).

Ces moyens d'action intense mais d'emploi difficile ne doivent, dans le pityriasis sans séborrhée, être utilisés qu'au début d'un traitement, pour faire mieux et plus vite que ne ferait n'importe quel autre moyen.

Si l'on emploie l'huile de cade naturelle dans ces pommades, il faut conseiller de les appliquer le soir; on les savonnera à la toilette du lendemain matin, et l'odeur du goudron sera ainsi sans inconvénient.

On peut employer les huiles de cade désodorisées [1] et alors l'application des pommades se fait le matin. On en essuie l'excès aussitôt avec une boulette d'ouate hydrophile. Le soir on peut savonner. On évite ainsi toute maculature des linges et des oreillers.

Mais cet inconvénient est ordinairement signalé par ceux qui n'ont pas compris les techniques d'application et qui enduisent leur cuir chevelu en une seule fois de la quantité de pommade suffisante pour dix.

Lorsque toute trace de pellicules a disparu, le traitement devient plus facile mais doit être continué. On prescrira des savonnages fréquents avec des savons de goudron très gras, ou des savons sulfureux. L'eau du lavage peut être additionnée de sulfures alcalins en petite quantité. On trouve dans le commerce des poudres sulfureuses sèches ou des tablettes comprimées, dont une très petite quantité rend suffisamment sulfureuse l'eau nécessaire à des lavages de tête.

Dans les cas de pityriasis à squames très grasses, il y a toujours avantage à prescrire des savonnages quotidiens et à les prescrire le soir, parce qu'ils débarrassent la tête de la sueur stagnante fournie par les exercices physiques et la chaleur du jour. Le matin, le patient garde utilement l'habitude des frictions avec des liquides alcooliques. Ce peuvent être des lotions dites simples, contenant à dose faible un antiseptique variable : résorcine, formol ou même sublimé.

En voici quelques exemples.

18.	Bichlorure Hg	30 centigrammes.
	Acide acétique cristallisable	V gouttes.
	Alcool à 90°	300 grammes.

ou bien :

19.	Résorcine	un gramme.
	Alcool à 60°	300 grammes.

[1] L'huile de cade peut se désodoriser par divers moyens dont le plus employé est la distillation au bain de sable à 250 à 300 degrés. C'est le résidu de distillation que l'on emploie : c'est donc une poix de cade.

ou enfin :

20.	Formol au 1/40e	1 gramme.
	Alcool à 90°.	300 grammes.

On a pourtant avantage à incorporer à ces liquides un goudron émulsionné, quand on est sûr que l'émulsion en sera bien faite.

La teinture de Quillaya (1) émulsionne le dixième de son poids d'huile de cade ; en se basant sur ce fait, il sera aisé de prescrire une émulsion cadique stable et de l'ajouter à une formule simple comme celles qui précèdent et dont elle double l'effet.

Tous ces médicaments agissent à la fois contre le pityriasis et contre l'alopécie qui en résulte, et il n'y a presque jamais lieu de traiter d'une façon particulière l'alopécie pelliculaire chez l'homme. Le cas échéant, on se servirait des méthodes et formules dont nous parlerons plus loin à propos des alopécies pelliculaires de la femme, chez qui elles sont au contraire très fréquentes et qui acquièrent chez elle une importance très grande.

IV. — TRAITEMENT DES PITYRIASIS DE LA FEMME

L'alopécie pityriasique de la femme est si fréquente qu'avant tout examen, quand une jeune femme vient consulter au sujet d'une alopécie, c'est celle-là que l'on doit s'attendre à trouver, surtout si les crises d'alopécie périodiques augmentent pendant la saison chaude, et si la malade accuse ses cheveux d'être devenus gras depuis qu'ils tombent.

On regarde et l'on trouve l'un des quatre états suivants très distincts. Entre les cheveux sur la peau on trouve :

(1) La teinture de Quillaya est d'emploi plus facile parce qu'elle est toujours prête, mais l'extrait fluide de Panama a un pouvoir d'émulsion beaucoup plus considérable. Un bon extrait fluide est fait à parties égales d'extrait aqueux ou hydro-alcoolique de Panama, de glycérine pure à 30°, et d'eau distillée (Vigier). On peut utiliser aussi la simple décoction d'écorce de Quillaya faite avec 10 grammes d'écorce pour 200 grammes d'eau distillée, réduite à 100 grammes par l'ébullition, dont le pouvoir d'émulsion est très grand et qui fournit des émulsions très stables.

1° Ou bien un pityriasis à squames furfureuses grises presque imperceptiblement grasses ;

2° Ou bien un pityriasis à grosses squames grasses et jaunes ;

3° Ou bien un pityriasis gras et jaune, mais dont les déchets sont *boueux* et non pas squameux, apparemment :

4° Ou enfin une séborrhée grasse du vertex avec alopécie localisée au sommet de la tête, suivant le type de la calvitie masculine.

De ces quatre états le dernier a été étudié ailleurs [1]. Il n'appartient pas aux pityriasis, mais à la séborrhée microbacillaire. Je ne m'occuperai donc ici que du traitement des autres types morbides et je les étudierai par ordre.

A. Pityriasis furfureux de la femme. — Il est très peu alopéciant ; ordinairement la patiente consulte pour les démangeaisons qu'il occasionne et pour obvier à la laideur des pellicules répandues à travers les cheveux, beaucoup plus que pour l'alopécie qui dans cette forme est peu marquée.

Dans ces conditions, si le pityriasis est abondant et la malade pressée d'obtenir un résultat, il vaut mieux recourir d'emblée à des pommades ou à des émulsions demi-solides, ainsi une pommade :

21.		
	Résorcine	1 gramme.
	Turbith minéral	1 —
	Huile de cade	} āā 10 grammes.
	Lainine	
	Vaseline	

à laquelle, si les squames sont adhérentes et tenaces, on peut ajouter soit de 0 gr. 75 à 1 gramme d'acide pyrogallique, soit de 0 gr. 15 à 0 gr. 50 d'acide chrysophanique.

Une telle pommade doit être appliquée en très petite quantité et très durement (toujours) sur tout le cuir chevelu, raie par raie. Mais elle oblige à des nettoyages chaque lendemain. On les pratiquera avec un liquide dissolvant des graisses, et la formule de ce liquide variera suivant la solidité du tégument que l'on traite.

[1] Voir *les Maladies séborrhéiques*, p. 243 et 328.

En voici trois exemples dont la puissance de nettoyage est progressive, mais qui sont de plus en plus offensants pour la peau.

22. I.	Alcool à 90°	}	
	Éther officinal	}	āā 100 grammes.
	Eau distillée.	}	
23. II.	Liqueur d'Hoffmann		300 grammes.
24. III.	Liqueur d'Hoffmann.		250 grammes.
	Benzine cristallisable		50 —
	(ou xylol purifié, même dose).		

Ces liquides sont toujours employés par gouttes (V à X gouttes) sur des boulettes d'ouate hydrophile, avec lesquelles on pratique dans chaque raie une friction dégraissante. Plus de liquide dégraisse moins et salit davantage les cheveux.

Certaines femmes, et le nombre en augmente, prennent l'habitude des savonnages fréquents du cuir chevelu, suivant l'usage anglais et américain. Dans ces conditions, elles peuvent, dans leur traitement, préférer aux pommades les émulsions demi-solides dont voilà une bonne formule :

25.	Jaune d'œuf	n° 1.
	Huile de cade . . . . 30 à	40 grammes.
	Teinture de Panama.	10 —

Ces émulsions sont faciles à étendre sur la peau par un massage destiné à faire pénétrer le topique dans l'épiderme. Le lendemain de son application, un savonnage les enlève ; savonnage que l'on pratique soit au jaune d'œuf employé comme savon, soit à la décoction de bois de Panama (100 grammes par litre) additionnée d'une noisette de sous-carbonate de soude par litre, soit enfin avec un savon simple ou médicamenteux. De toutes façons dans ces traitements, dès lors que l'on emploie les pommades, les savonnages (un par semaine) sont le plus souvent recommandables. Pour les éviter, il faudrait que les traitements fussent exécutés d'une façon impeccable, ce qui n'a pas toujours lieu.

Ces traitements bien dosés ont pour eux une admirable rapidité d'action. En quinze jours, en trois semaines, l'état pelliculaire a disparu complètement, et le médecin n'a plus qu'à entretenir le bon état de l'épiderme renouvelé.

Lorsque le pityriasis furfureux est de moindre intensité, ou que la patiente ne dispose pas du temps nécessaire, on peut négliger l'emploi des pâtes ou pommades et avoir recours aux seuls liniments d'application bien plus facile. Du reste, ce traitement par les médicaments liquides peut être utilement préconisé après une, deux ou trois semaines de traitement plus actif par les pommades.

Les liquides employés peuvent être ramenés à trois types :

Il y a les solutions sulfureuses :

	Polysulfure de potassium.	5 grammes.
	Teinture de benjoin.	10 —
	Eau distillée.	250 —
26.	(Filtrer et agiter.)	(VIDAL.)

ou encore :

27.	Sulfure de potasse	)
	Teinture de benjoin.	} ââ 2 grammes.
	Eau distillée.	200 —
		(VIGIER.)

très rapides d'action, très énergiques, faciles d'emploi, mais ayant contre elles leur odeur bien connue mais désagréable.

Il y a d'autre part les lotions cadiques déjà mentionnées :

28.	Teinture de Quillaya.	60 grammes.
	Goudron de cade	6 —
	F. s. a. une émulsion, ajouter peu à peu en agitant :	
	Eau distillée chaude, Q. S. pour faire. .	300 —
		(LECLERC.)

ou bien :

29.	Huile de cade.	100 grammes.
	Décoction de Quillaya (1 kilogramme pour 1 litre d'eau).	30 —
	Jaune d'œuf.	n° 1.
	Eau distillée, Q. S. pour faire.	300 grammes.
		(BALZER.)

Celles-ci sont très pratiques, d'un usage très facile et comportant, comme on le voit par les exemples qui précèdent, la possibilité d'incorporer l'huile de cade à toutes doses.

Mais les émulsions sont toujours d'une préparation aléatoire, elles peuvent paraître parfaitement liées un jour et être dissociées le lendemain; ce sont des formules dont on ne peut guère confier l'exécution à toutes mains, et quelques-unes obligent le médecin à désigner le pharmacien capable de les exécuter, obligation à laquelle le médecin ne devrait jamais être astreint.

On emploie les émulsions avec une boulette d'ouate hydrophile. Les émulsions faibles ne comportent aucun nettoyage pour en enlever les traces ou l'odeur quand elles ont agi. Ce dernier point est subordonné à la tolérance de la malade ou de son entourage.

De toutes façons, ces traitements obligent à rapprocher les savonnages usuellement pratiqués du cuir chevelu. La règle est de ne pas conserver le cheveu gras et par conséquent de le savonner quand il l'est devenu.

Il y a un troisième type de médicament à employer contre les pityriasis furfureux : ce sont les lotions résorcinées, salicylées, savonneuses. Elles peuvent être fortes comme les suivantes :

30.	Eau de Cologne	150 grammes.
	Savon mou de potasse	50 —
	Résorcine	5 —
		(VIDAL.)

31.	Acide salicylique }	ââ 5 grammes.
	Résorcine }	
	Alcool à 90°	150 —

Alors on les applique avec des boulettes d'ouate hydrophile. Ou bien elles sont faibles :

32.	Acide salicylique }	ââ 2 grammes.
	Résorcine }	
	Alcool à 60°	300 —

et alors on peut incorporer les médicaments actifs à des lotions du type de celles que nous indiquerons tout à l'heure et qui sont plus particulièrement dirigées contre l'alopécie des pityriasis. Elles peuvent être appliquées à la brosse.

Parmi ces trois types de médicaments liquides, je préfère les liniments cadiques comme les plus actifs, malgré leur odeur, qui d'ailleurs dans les émulsions faibles est légère et peut être aisément couverte par l'essence d'amandes amères ou de mélisse et verveine mélangées. Je trouve à ces lotions cet avantage que leur effet dure plus longtemps que celui de toutes autres.

Les lotions sulfureuses sont plus nauséabondes et me paraissent facilement irritantes ; l'état pelliculaire qu'elles détruisent, elles paraissent le provoquer, en sorte qu'on ne peut ni en interrompre l'emploi, ni même en écarter de plus en plus les applications. Ce qui me fait rejeter les lotions du dernier type, c'est surtout leur insuffisance. Elles ne peuvent pas à elles seules constituer un traitement et n'ont qu'un rôle adjuvant, accessoire, dans les lotions dites « de repousse », qui ne sont plus dirigées contre le pityriasis, mais contre l'alopécie qui en résulte.

A ce sujet encore, il faut dire que les lotions sulfureuses et cadiques, actives contre les pityriasis, ont également une très grande puissance contre les alopécies qui les accompagnent; je cite surtout les lotions cadiques comme les plus actives en cela. Et nous verrons plus loin que les médicaments capables de provoquer la renaissance des cheveux tombés n'ont souvent aucun pouvoir contre la chute des cheveux longs de la même tête.

De toutes façons un pityriasis, qu'il soit du type furfureux ou de tout autre, est par essence chronique et récidivant ; les traitements actifs qui précèdent devront donc être repris à intervalles plus ou moins distants et si possible à intervalles réguliers.

Dans les cas bénins, après une période de traitement actif, on est souvent amené à alterner, sur un cuir chevelu, l'une des lotions du type précédent avec d'autres ayant moins d'inconvénients, plus aisées d'application et ayant à la fois moins d'action contre le pityriasis et plus d'action sur la croissance des cheveux nouveaux.

Ainsi, par exemple, dans un cas moyen de pityriasis furfureux, on pourrait conseiller à la patiente de faire par semaine trois applications médicamenteuses, une lotion cadique :

33. Huile de cade	3 à	6 grammes.
Teinture de Quillaya	30 à	60 —
Eau distillée		300 —
Essence d'amandes amères (pour parfumer)		Q. S.

et deux autres dites « d'entretien ».

Exemple :

34. Résorcine	1 gramme.
Alcool à 60°	300 grammes.
Formol commercial	1 gramme.
Extrait de violettes	30 grammes.

ou bien :

35. Chlorure double d'ammoniaque et de mercure	60 centigrammes.
Résorcine	1 gramme.
Éther officinal	ãâ 25 grammes.
Alcoolat de lavande	
Alcool à 90°, Q. S. pour faire	300 —

Toutes ces applications, sauf les applications cadiques légères, peuvent être moins souvent pratiquées en hiver et doivent être reprises pendant la saison chaude à titre préventif.

J'ai beaucoup insisté sur le traitement de cette sorte de pityriasis (furfureux), non qu'il soit le plus fréquent, mais parce qu'il précède les formes dont je vais étudier le traitement à cette heure et parce que je crois que s'il était mieux traité, quand on le rencontre, on préviendrait sa transformation en l'un des types suivants, plus difficiles à traiter et à vaincre.

B. Pityriasis a squames molles, jaunes et grasses. — Dans cette forme, si l'état pityriasique est peu intense, on peut s'en tenir aux traitements précédents, mais plus son intensité se prononce et plus il faut, de nécessité, recourir aux pommades; et plus l'état gras des squames et des cheveux est prononcé, plus la pommade employée devra comprendre une part de soufre considérable.

On a beaucoup dit et l'on répète encore que traiter un état graisseux par des pommades est une grossière erreur thérapeutique. Cet argument *a priori* est un argument de théoricien qui ne tient pas un instant devant l'expérience clinique. J'ai eu l'occasion d'insister sur ce point en parlant de la thérapeutique des séborrhées, je n'y reviendrai pas ici.

On traitera donc, au début au moins, les pityriasis à squames jaunes et molles par des pommades. Plus l'élément squameux sera prédominant, plus le médicament employé devra comprendre d'huile de cade; plus l'apparence grasse sera prononcée, plus il faudra incorporer de soufre au médicament.

Voici un exemple de pommade pour un pityriasis légèrement gras et très squameux :

36.	Huile de cade	} ââ 10 grammes.
	Lainine	
	Vaseline	
	Cinabre	1 gramme.
	Soufre précipité	50 centigrammes.

et une pommade pour un pityriasis d'apparence très grasse et très peu squameuse :

37.	Soufre précipité	5 grammes.
	Cinabre	1 gramme.
	Huile de cade	} ââ 5 grammes.
	Lainine	
	Vaseline	20 —

De telles pommades supposent toujours des nettoyages dits « à sec » (formules 22, 23, 24) ou des savonnages, le lendemain. Et tout le temps qu'ils durent, le cuir chevelu doit toujours être maintenu dans un grand état de propreté.

Un pityriasis à squames grasses, quand on l'a traité et qu'il récidive, reprend d'ordinaire les mêmes caractères qu'il présentait. Il est donc utile, quand le premier traitement qu'on a institué l'a fait disparaître, lorsqu'on passe à la période de surveillance et d'entretien des résultats acquis, de revenir une ou deux fois par mois à l'application de la pommade. Ainsi, par exemple, après six semaines d'un traitement actif, comprenant par semaine trois applications de pommade et trois nettoyages, on passe à une période dans laquelle on fait deux applications de pommade par mois et deux savonnages (un savonnage le lendemain de chaque application de pommade).

Durant cette période, on fait, trois fois par semaine, des

applications à la brosse d'une lotion d'entretien simple ou complexe (formules 34 ou 35, par exemple), mais dont le pouvoir dégraissant sera mesuré d'après le degré apparent de graisse des squames du pityriasis que l'on a fait disparaître.

Ainsi la liqueur suivante :

38.	Alcool à 60°	200 grammes.
	Éther officinal	}
	Alcoolat de lavande	} āā 25 —
	Coaltar saponiné	}
	Teinture de jaborandi	}

sera évidemment moins dégraissante que celle-ci :

39.	Liqueur d'Hoffmann	250 grammes.
	Coaltar saponiné	} āā 25 —
	Alcoolat de romarin	}

et l'on pourra formuler des lotions bien plus dégraissantes encore comprenant du tétrachlorure de carbone, de l'éther de pétrole, de la benzine, etc., en variables proportions.

Plus un pityriasis est gras, plus les saisons de traitement actif devront être prescrites rigoureusement chaque année pour en éviter les récidives. En général un mois de traitement intensif au mois d'août ou de septembre est très utile et peut être nécessaire.

C. Pityriasis gras a déchets boueux. — Ce pityriasis est ordinairement sur-séborrhéique, mais dans une mesure variable ; il est donc assez rare chez la femme. C'est le type dans lequel il faut le lavage des déchets à la benzine ou au xylol pour se rendre compte de sa nature squameuse qui, cliniquement, n'apparaît pas avec évidence. Cette espèce morbide est à traiter presque exclusivement par le soufre.

Ce n'est pas à dire qu'une pommade qui, en même temps que du soufre, contiendrait de l'huile de cade, ne serait pas plus active, mais l'ennui d'employer un produit aussi malodorant n'est pas compensé dans ce cas par un bénéfice proportionnel. L'huile de cade pourra d'ailleurs être réservée pour un second traitement. On l'emploiera alors en liniment à 2 pour 100, comme il a été indiqué plus haut (formule 28).

Un traitement de début peut se faire avec des pommades,

des lotions ou des poudres. J'en donnerai très peu d'exemples, parce qu'on pourra en retrouver beaucoup d'autres dans la thérapeutique des *Maladies séborrhéiques.*

Les pommades soufrées peuvent être épaisses; elles sont ainsi plus faciles à étendre au point précis que l'on veut toucher (taches isolées de pityriasis circinés).

40.	Cérat de Galien	30 grammes.
	Soufre précipité	3 —

ou bien si l'on veut une pommade un peu plus molle :

41.	Cérat de Galien	āā 15 grammes.
	Vaseline	
	Soufre précipité	3 —

Les lotions oscillent plus ou moins autour du type consacré de la lotion de Vidal.

42.	Soufre précipité	āā 10 grammes.
	Alcool à 90°	
	Eau distillée	āā 50 —
	Eau de roses	

Les poudres sont ordinairement des mélanges de poudres inertes végétales ou minérales avec du soufre précipité.

J'ai retrouvé dans de vieux formulaires les mélanges suivants, le premier prescrit aux blondes, le second aux brunes :

43.	1.	Farine d'avoine légèrement torréfiée	35 grammes.
		Soufre précipité	15 —
44.	2.	Charbon végétal	15 grammes.
		Poudre d'écorce de bourdaine	20 —
		Soufre précipité	15 —

Il faut préférer les poudres minérales aux poudres végétales dans ces mélanges; on se sert alors de talc, d'oxyde de zinc, de ceyssatite, de terre fossile de Sommières, mélangé au soufre dans des proportions variables. Dans ces poudres, il ne faut jamais employer le soufre sublimé, qui est jaune serin; le soufre précipité est plus blanc et, à cause de cela, préférable.

Il existe dans le commerce de petits soufflets insufflateurs dont on peut très utilement se servir pour l'application des poudres.

Les poudres ont cet avantage qu'on peut en faire deux ou trois applications à quelques jours d'intervalle sans qu'un nettoyage parfait soit indispensable. Aussi est-ce un bon traitement de voyage ou de villégiature chez autrui. Mais ce n'est qu'un traitement d'exception, car, sauf le cas de séborrhée grasse, vraie et pure, dont je ne parle pas ici, en ayant traité ailleurs ([1]), le traitement par les poudres est comme le traitement par les lotions soufrées, inférieur au traitement par les pommades.

Plus ou moins vite d'ailleurs, on passe à des lotions d'entretien et de « repousse », à des traitements-toilette d'application plus facile. Ces médicaments liquides doivent avoir des excipients très dégraissants pour remplir leur rôle. En voici des formules progressives :

45.	Liqueur d'Hoffmann	270 grammes.
	Alcoolat de lavande	30 —
	Résorcine	1 gramme.
46.	Alcool à 90°	150 grammes.
	Acétone	50 —
	Éther officinal	100 —
	Formol commercial	1 gramme.
	Essence de mirbane pour parfumer	Q. S.
47.	Éther officinal	100 grammes.
	Benzine cristallisable	50 —
	Alcool à 60°	150 —
	Ammoniaque liquide	5 —
	Essence de verveine pour parfumer	Q. S.

Cette dernière très mordante.

On peut indéfiniment en supposer d'autres. Le plus souvent ces formules d'entretien doivent comprendre un des médicaments dont l'action sur la croissance des cheveux semble réelle.

La pilocarpine.
La quinine.
La caféine.
Les sels de potasse et de soude, etc.

C'est ce que nous allons examiner dans le paragraphe suivant.

Pour clore celui-ci, je voudrais résumer en peu de mots ma

([1]) *Les Maladies séborrhéiques*, p. 328.

façon de penser générale sur le traitement local du pityriasis gras chez la femme.

Ce traitement comprend trois indications :

La première de détruire le pityriasis. La seconde est, après le premier traitement, d'entretenir le cuir chevelu en bon état et d'empêcher les récidives du pityriasis. La troisième vise l'alopécie.

Les premiers moyens thérapeutiques qui font disparaître l'état pelliculaire ont toujours tendance à arrêter ou diminuer l'alopécie pelliculaire ; mais, sauf l'huile de cade, n'ont guère de pouvoir actif sur la croissance des cheveux nouveaux.

La troisième indication consiste donc à tenter de provoquer la repousse des cheveux tombés. Et dans l'alopécie pelliculaire, comme les anciens l'avaient remarqué déjà, faire apparaître de nouveaux cheveux et les faire croître est presque toujours possible.

D. Les alopécies de la femme. — Les alopécies de la femme, pour le clinicien qui étudie leur thérapeutique, peuvent se ramener à deux types : celles qui s'accompagnent de pityriasis gras, et celles qui surviennent sans pityriasis apparent.

De toutes façons, la thérapeutique en est simple. On pourrait presque dire que *tous les médicaments que l'on emploiera seront utiles et provoqueront une repousse qui ne se serait pas produite sans eux.*

Cela est singulier et véridique ; les femmes qui ont chroniquement perdu des quantités de cheveux pour une cause quelconque et dont le cuir chevelu ne présente pas de lésions de surface, peuvent avoir bénéfice à se servir de toutes les lotions dites excitantes de toutes formules. Toutes ont à leur actif des guérisons très certaines. Et j'irai jusqu'à affirmer que ce ne sont pas là des coïncidences et que le malade a bénéficié de leur action quels que soient leurs composants.

Ceci revient à dire que, dans beaucoup de cas où l'alopécie semble plus sous la dépendance d'un état général que d'un état local pityriasique ou autre, il semble que les papilles demeurent dans une sorte de stupeur qui ne cessera pas toute seule et qu'il faut pourtant très peu de chose pour faire cesser.

Dans ces conditions, tout ce qui activera la circulation dermique provoquera la rubéfaction du cuir chevelu, sera utile, depuis les massages et le brossage à sec, jusqu'aux lotions les plus compliquées.

Pourtant mon expérience me fait dire que le massage sans topique et le brossage à sec, que j'ai systématiquement essayés, sont très loin de m'avoir donné les résultats que beaucoup de topiques peuvent fournir. Et j'ajouterai encore que ces topiques, quand ils sont de structure chimique différente et qu'on en alterne l'emploi, donnent de meilleurs résultats qu'un même topique, quel qu'il soit, employé seul.

Enfin, après d'autres, je pense que les applications de topiques, lorsqu'elles comprennent une part de mécano-thérapie et qu'elles sont faites par massage ou brossage dur, sont plus profitables que les mêmes applications pratiquées avec une boulette d'ouate hydrophile mouillée du topique et sans friction dure d'aucune sorte.

Les formules à employer peuvent être tellement différentes que j'hésite à en établir quelques-unes. En voici pourtant dont le type est modifiable à l'infini.

48. I.	Liqueur d'Hoffmann	200	grammes.
	Alcool camphré	āā 25	—
	— de lavande		
	Eau distillée	50	—
	Nitrate de potasse	50	centigrammes.
	Formol commercial	1	gramme.
49. II.	Acétone	100	grammes.
	Alcool à 90°	100	—
	Ammoniaque liquide	5	—
	Eau distillée	50	—
	Caféine	50	centigrammes.
	Extrait de violettes	30	grammes.
	Teinture de capsicum	15	—
50. III.	Chlorhydrate de quinine	50	centigrammes.
	Alcool à 90°	250	grammes.
	Tétrachlorure de carbone	25	—
	Teinture de pyrèthre	15	—
	Teinture de romarin	10	—
51. IV.	Acide acétique cristallisé	2	grammes.
	Alcool à 90°	270	—
	Résorcine	1	gramme.
	Teinture de mélisse	20	grammes.
	Teinture d'arnica	10	—
	Formol au 1/40°	1	gramme.

Si la repousse tarde à se produire, on peut toujours se servir utilement de pilocarpine. J'ai dit ailleurs ce que je pensais de cette substance, de son pouvoir limité et de sa valeur pourtant certaine. Mon premier volume contient une foule de formules où elle est utilisée ; en voici une :

52.	Chlorhydrate de pilocarpine	50	centigrammes.
	Eau de roses.	50	grammes.
	Alcool à 90°	200	—
	Éther officinal	ãã 25	—
	Alcoolat de lavande.		

Les résultats sont des plus intéressants à suivre. Après une période plus ou moins longue, mais qui n'excède pas deux mois et demi, on voit les cheveux nouveaux apparaître. Je dirais que la finesse de leur diamètre dépend de la durée antérieure de l'alopécie. Quelquefois ils sont tellement fins qu'ils sont frisottants comme des poils de laine et dans presque tous les cas ils sont non seulement plus fins que les cheveux de la même tête, mais nettement plus fins que les cheveux nouveaux qui surviennent après une alopécie accidentelle aiguë, suite d'état infectieux.

Ils repoussent ainsi très nombreux, mais lentement ; toutefois, si le traitement est continué, leur pousse continue régulièrement, et j'en ai vu souvent atteindre après quinze mois de traitement une longueur de 11 à 12 centimètres.

Je [illegible] comme certain que les plus beaux succès sont obten[illegible] chez les femmes qui ne craignent pas que le brossage vigoureux amène la chute des cheveux longs et que les femmes pusillanimes, évitant la partie mécanique de leur traitement, ont des résultats souvent très médiocres. Il me semble d'autre part certain que les traitements suivis ordinairement d'un si beau résultat, en ce qui concerne l'apparition de nouveaux cheveux, ne donne rien ou peu de chose en ce qui concerne l'arrêt de la chute.

Ainsi se trouve heurtée de front une de ces affirmations qu'on trouve souvent énoncées en ce sujet, à savoir : « qu'il « est toujours possible d'enrayer la chute, et le plus souvent « impossible de faire repousser des cheveux nouveaux ». Chez la femme c'est beaucoup plus souvent le contraire qui est véridique.

Pourtant il est rare qu'au cours d'un traitement bien fait la chute des cheveux augmente, ordinairement elle continue sans que le taux des cheveux qui tombent soit trop élevé. Et c'est souvent quand le traitement est cessé que les crises alopéciques se reproduisent, ce qui justifie ce que j'ai dit de la longue durée de ces états morbides [1].

En somme et si l'on veut en peu de mots formuler une juste opinion sur les alopécies de la femme, de celles qui semblent relever d'un état général plus que d'un pityriasis, il faut dire : que ce sont des états qu'il faudrait considérer comme très ordinairement curables s'ils n'étaient très récidivants; qu'ils obligent les patientes à des soins trop perpétuels pour que ces soins soient toujours bien exécutés; et que ces raisons font que les résultats à la fin sont souvent médiocres. Mais j'établis en pratique une différence absolue entre les alopécies de la femme et celles de l'homme, même avant d'avoir examiné leur nature. Car 9 fois sur 10 chez l'homme il s'agit d'une calvitie en voie de formation, et dont les progrès s'accuseront plus ou moins vite au cours des années, presque en dépit de la thérapeutique la mieux conduite, tandis que 9 fois sur 10 chez la femme, même si l'on n'arrive pas à la reconstitution intégrale d'une chevelure, ce qui est en effet la règle, on obtient, en général, d'assez beaux résultats pratiques pour permettre par avance un optimisme relatif et un pronostic réconfortant.

Il va sans dire qu'il existe pourtant quelques cas que rien ne distingue des autres en apparence, et dans lesquels le pronostic se trouve déçu, soit par la rechute immédiate des cheveux nouveaux, soit par l'arrêt de leur croissance, soit par l'excès de chute des cheveux longs continuant en dépit du traitement.

J'ai dit que ces alopécies pouvaient s'accompagner d'un état général plus ou moins marqué, soit d'anémie simple par grossesses ou lactations répétées, ou évolution de fibromes utérins et hémorragies ou métrite chronique, ou entérite

[1] P. 440 et suiv.

muco-membraneuse, coliques hépatiques, etc., etc. J'en ai vu accompagner des constipations rebelles et des ptoses intestinales, ou des états nerveux asthéniques. Bien entendu, il faut que ces causes, quand elles sont reconnues, soient traitées, même si leur action dans l'alopécie est douteuse.

Je crois — je l'ai dit — que dans ces cas l'alopécie est sous la dépendance de l'état général, bien plus que sous la dépendance de la cause même de l'état général, et que tout ce qui relève les forces de la malade, l'engraisse quand elle a maigri et rétablit la fonction perturbée ou abolie, sert au résultat final, en relevant l'état général. Car il semble que la papille pilaire soit chez la femme beaucoup plus sensible que chez l'homme aux plus faibles désordres généraux de l'organisme.

E. Sclérose folliculaire post-alopécique chez la femme. — Je viens de voir que la repousse des cheveux dans ces alopécies de longue date chez la femme montrait des cheveux fins, lanugineux et frisottants. Cet état accompagne toujours une atrophie en évolution du follicule qui produit de tels cheveux.

Il semble que cette atrophie scléreuse des follicules, depuis longtemps déshabités, se produise presque toujours quoique très lentement. C'est elle qui crée à la longue ce cercle alopécique du vertex des vieilles femmes, cercle placé un peu en avant du point de l'alopécie *en tonsure* de l'homme.

C'est une surface de 5 à 10 centimètres de diamètre dont l'alopécie se prononce d'année en année, jusqu'à devenir complète. Quand elle sera complète, les follicules auront le plus souvent disparu, sauf un ou deux, de-ci, de-là, d'où sortiront des cheveux gros et solides ou frisottants et atrophiques.

Il faut arriver à temps pour enrayer ce processus par les mêmes moyens que j'ai préconisés plus haut pour les alopécies de la femme. Comme à la fin, la cicatrice des follicules est totale, à ce degré, aucune amélioration n'est possible.

Cet état existe chez l'homme pour les mêmes causes, et suivant la même progression. Et il semble qu'il puisse survenir même en l'absence de séborrhée grasse, sur des cuirs chevelus qui ne deviendront jamais chauves qu'en ce point.

F. Alopécies des nosomanes. — En soi les alopécies des nosomanes se traitent naturellement par les mêmes moyens que toutes autres, mais pourtant je tiens à dire un mot de la conduite générale que je crois utile de tenir dans leur traitement.

Avant tout quand le médecin rencontre un cas où le sujet paraît donner à son alopécie une importance que le nombre de cheveux caducs ne semble pas légitimer, il faut cesser d'interroger le patient et lui déclarer qu'il n'a pas avoué ce qui dans son état est principal, c'est-à-dire les symptômes nerveux dont il souffre.

Si par hasard le médecin se trompe, le malade dès ses premières réponses le remettra dans la bonne voie. Mais si le médecin a deviné juste, et ce sera dans le plus grand nombre des cas, le malade, interdit de voir ses idées fixes devinées et de voir que rien n'échappe de son état à l'œil du médecin, aura acquis d'un seul coup une telle confiance en lui qu'il sera prêt à accepter comme bon tout traitement venant de lui et toutes ses paroles comme vérité. Or, cela est indispensable. Je ne crois pas qu'il puisse exister dans ces états nerveux très communs de guérison sans suggestion. Et il n'y a pas de suggestion possible pour un malade tant qu'il n'est pas soumis comme un enfant avec un peu de crainte et beaucoup de respect à l'autorité morale de son médecin. Il va sans dire que les malades les plus suggestionnables ne sont pas les plus intelligents et que la suggestion résulte de la différence de niveau intellectuel, scientifique et moral entre le suggestionnant et le suggestionné. Tout cela est entendu. Qu'on sache toutefois que, sur ces malades, l'empire du médecin est la condition absolue de la guérison et même dans les mauvais cas la condition du calme rendu à ces cervelles surmenées.

Ce surmenage a toujours des causes : préoccupations d'avenir, querelles intimes, chagrins d'argent, soucis professionnels, amaigrissement. Ces causes, il faut tâcher de les supprimer. L'éloignement de ces causes de souci, l'interruption du travail et l'engraissement sont les premières conditions à réaliser.

Si cet état va jusqu'à l'insomnie, il faut rétablir le sommeil artificiellement (bromure, valériane) pendant une ou deux semaines et affirmer que si le malade fait ce qu'on lui dit, le sommeil continuera à être bon par la suite.

Si l'isolement du malade est impossible, il faut dresser quelqu'un de son entourage à le réconforter quand il en est besoin, et que tout l'entourage du malade conspire pour créer autour de lui une atmosphère douce et éviter à sa sensibilité tous les heurts évitables. Il faut que tous autour du malade, comme le médecin, trouvent à chaque examen un progrès léger. « Il y a des cheveux qui tombent, soit, mais il en repousse en quantité, etc. »

Les alopécies pelliculaires étant grandement, sinon totalement, curables, lorsque l'état de nosomanie du patient est accidentel, sa nosomanie s'effacera peu à peu au fur et à mesure que l'amélioration du cuir chevelu progressera.

Malheureusement, sauf des cas qui sont purement accidentels et qui proviennent chez le malade d'une suractivité cérébrale excessive à quelque propos qu'elle ait eu lieu, la plupart de ces phobies correspondent à des tares nerveuses familiales et héréditaires que le médecin améliore mais ne guérit pas. Dans les plus mauvais cas pourtant il peut rendre de très grands services au malade non seulement en le soutenant longtemps par l'espoir de la guérison progressive de l'alopécie, mais en le guidant dans l'œuvre de sa rééducation mentale par suggestion. La plupart de ces nerveux sont demi-conscients de leur état. Ils connaissent leur phobie pour une phobie, mais ils ne peuvent y échapper, ni aux doutes qu'elle leur fait concevoir sur leurs sensations, ni aux angoisses qu'elles provoquent.

Le médecin peut détendre et éloigner les crises d'angoisse, aider le malade à se reconquérir, à ne plus douter de ses propres sensations quand elles le rassurent, et enfin à redevenir peu à peu le maître de son cerveau.

V. — LES PITYRIASIS HORS DU CUIR CHEVELU

Je ne parlerai ici que du traitement du pityriasis des sourcils, de la barbe, de la moustache et du sillon naso-génien, enfin des pityriasis figurés médio-thoraciques, me réservant de traiter ensuite des furfurations épidémiques du visage chez les enfants, des furfurations intertrigineuses et généralisées des obèses qui ne sont pas des pityriasis vrais répondant à la définition stricte que j'ai donnée aux pityriasis.

A. Pityriasis des sourcils. — Les sourcils se comportent devant la thérapeutique exactement comme le cuir chevelu dont ils semblent être un prolongement à distance. Donc pour plus de détails on se reportera au traitement du pityriasis du cuir chevelu, et je résumerai ce qui les concerne particulièrement en peu de mots :

Les sourcils montrant le plus souvent un pityriasis à squames très grasses et très jaunes sont justiciables du traitement soufré plus que de tout autre. Une pommade bien appliquée par massage et nettoyée le lendemain à l'eau savonneuse est parmi les meilleurs traitements ; c'est l'un de ceux qui font le plus vite disparaître les pellicules et qui arrêtent le plus vite l'alopécie sourcilière.

Il est remarquable de voir le sourcil supporter le soufre, en général, bien mieux que la moustache. On peut appliquer, par exemple, des pommades au 1/10e ou même au 1/5e ; des pâtes soufrées sont admirablement tolérées par le sourcil :

53.	Soufre précipité		3 grammes.
	Huile de cade	} àâ	5 —
	Lainine		
	Vaseline		20 —

mais il faut s'attendre au début à une chute très abondante des poils du sourcil. Cela est de règle. La repousse est le plus souvent bonne, quelquefois médiocre, sans que les raisons de ce fait puissent être prévues. Je crois pourtant que quand la région *sur*-sourcilière est infectée de séborrhée vraie le pronostic de l'alopécie doit être plus réservé.

On peut parvenir à la guérison sans soufre chez les patients dont la peau ne supporte pas ce médicament. Voici un exemple des topiques à employer :

54.	Bioxyde rouge Hg	2 grammes.
	Résorcine	2 —
	Acide salicylique	2 —
	Vaseline	30 —

On peut employer les mercuriaux, la résorcine, l'acide salicylique et aussi l'ichthyol ensemble ou séparément et chacun à doses diverses :

55. Ichthyol . . . . 2 grammes.
Acide salicylique . . . . 1 gramme.
Vaseline . . . . 30 grammes.

Longtemps après la guérison apparente du pityriasis, la peau garde une tendance à en reproduire les squames. Aussi les premiers traitements peuvent-ils utilement être suivis de lotions quotidiennes des sourcils, soit goudronneuses, comme :

56. Huile de bouleau . . . . } àà 4 grammes.
Huile de cade . . . . }
Teinture de Quillaya . . . . 100 —
Éther officinal . . . . 100 —

soit sans goudron, et alors on emploiera des préparations résorcinées, salicylées, etc.

57. Résorcine . . . . } àà 5 grammes.
Acide salicylique . . . . }
Sublimé . . . . 50 centigrammes.
Alcool à 60° . . . . 500 grammes.

Dans quelques cas particulièrement rebelles, j'ai obtenu d'excellents résultats de benzine faiblement iodée.

58. Benzine rectifiée . . . . 50 grammes.
Teinture d'iode . . . . XX gouttes.

Les pityriasis vraiment chroniques aux sourcils sont ceux qui accompagnent la séborrhée grasse intense du visage.

B. Pityriasis de la barbe. — Je ne les ai jamais vus très marqués que chez les sujets obèses à peau suractive dont j'ai longuement parlé plus haut. Dans les furfurations généralisées, je le dirai plus loin, les meilleurs topiques sont les sulfureux alcalins.

On peut user alors de la lotion de Vidal :

59. Polysulfure de potassium . . . . 5 grammes.
Teinture de benjoin . . . . 10 —
Eau distillée . . . . 250 —

Filtrer et agiter.

ou de celle moins forte de Vigier :

60.	Sulfure de potasse	} àà	1 gramme.
	Teinture de benjoin		
	Eau distillée		100 grammes.

On peut avoir recours aux émulsions cadiques très faibles :

61.	Huile de cade	1 gramme.
	Teinture de Quillaya	10 grammes.
	Eau distillée	100 —

Dans les cas simples, les lotions alcooliques suffisent, pourvu que le degré de leur alcool soit faible :

62.	Alcool à 60°	250 grammes.
	Coaltar saponiné	50 —

63.	Alcool à 60°		200 grammes.
	Éther officinal	} àà	50 —
	Eau distillée		
	Résorcine		150 centigrammes.

Des savonnages aux savons de goudron suffisent souvent quand leur usage, ainsi que je l'ai remarqué, ne fait pas apparaître de la trichorrexie noueuse; mais le savon est un palliatif, il empêche l'état pityriasique d'atteindre un degré visible, rien de plus, et un jour passé sans toilette ramène les démangeaisons et les pellicules.

C. Pityriasis de la moustache. — Ce sont ordinairement des pityriasis squameux jaunes, remplissant la moustache de débris épidermiques détachés. Quelque degré qu'ils atteignent, je préfère les traiter par les lotions alcooliques de degré faible, car les pommades fortes sont ici mal supportées et les pommades faibles n'ont pas de résultats meilleurs que les lotions.

On peut être amené à compliquer les traitements chez les nosomanes que ces questions préoccupent plusieurs heures par jour; mieux vaut les occuper à des traitements complexes que de leur laisser suivre leur fantaisie le plus souvent malheureuse; mais, en général, voici les types d'applications que je conseille :

64.	Alcool à 60°	250 grammes.
	Savon mou de potasse	25 —
	Résorcine	1 gramme.
	Eau de lavande	25 grammes.

65.	Alcool à 60°	500 grammes.
	Acide salicylique	1 gramme.
	Bichlorure Hg.	20 centigrammes.
	Essence de mirbane	X gouttes.

ou les lotions goudronnées faibles :

66.	Alcool à 60°	250 grammes.
	Coaltar saponiné	50 —

ou bien

67.	Alcool à 90°	} ãã 100 grammes.
	Eau distillée	
	Huile de cade	2 —
	Émulsionnée par teinture de Panama.	Q. S.

D. Les pityriasis du sillon naso-génien, le plus souvent séro-croûteux, se traitent de préférence par le soufre en suspension dans l'alcool :

68.	Alcool à 60°	50 grammes.
	Soufre précipité	7 —

ou en pommade :

Cérat soufré (*Codex*).

Si le soufre est mal toléré, on lui adjoint l'oxyde de zinc et l'on diminue sa dose :

69.	Oxyde de zinc	5 grammes.
	Soufre précipité	1 gramme.
	Vaseline	30 grammes.

Lorsque l'état est amélioré, les alcoolats formulés pour le pityriasis de la moustache (64-67) peuvent être utilement employés.

E. Les pityriasis du corps (pityriasis figurés, médio-thoraciques). — Ils sont extrêmement faciles à réduire et à faire momentanément disparaître, mais ils sont très récidivants, et alors le patient les garde souvent sur lui pendant des années.

Contre une poussée passagère tout réussit : les pommades

soufrées, mercurielles, les émulsions de goudrons, les savonnages aux savons médicamenteux, les lotions alcooliques simples. Le difficile est de combiner après leur disparition un traitement toilette très simple qui s'oppose à leur retour perpétuel.

Voici un exemple de traitement, entre mille autres qui peuvent réussir. On applique le soir :

70.	Vaseline	30 grammes.
	Cinabre	1 gramme.
	Soufre précipité	ãã 30 centigrammes.
	Acide salicylique	

On savonne le matin au savon d'ichtyol ou de naphtol soufré.

Puis, quand les grosses lésions ont disparu, on traite comme l'*érythrasma* ou le *pityriasis versicolor* par les lotions alcooliques faibles, faiblement iodées ; par exemple tous les jours on frictionne les deux régions médiothoraciques avec une boulette d'ouate hydrophile mouillée de :

71.	Alcool à 60°	300 grammes.
	Teinture d'iode fraiche	15 —
	Essence de verveine pour parfumer	Q. S.

Ce sont des traitements à suivre longuement, mais l'expérience clinique en ces matières conduit plutôt à des traitements bénins longuement continués et faciles à exécuter, qu'à des traitements pénibles et brefs, car les traitements brefs et violents blanchissent la peau d'une infection microbienne chronique, mais, sitôt la médication cessée, la maladie reparaît. En outre, beaucoup de gens acceptent d'ajouter tous les jours deux minutes de soins spéciaux simples au temps qu'ils passent à leur toilette, et n'accepteraient aucunement des applications de pommades compliquées, salissantes, obligeant à des savonnages après chacune d'elles.

LES FURFURATIONS NON PITYRIASIQUES DU VISAGE ET DU CORPS

Le pityriasis se trouvant défini, suivant moi, par la spore de Malassez, il peut y avoir des furfurations non pityriasiques; c'est, par exemple, la furfuration du visage des acnéiques, l'impétigo furfureux et épidémique du visage chez l'enfant; ce sont les furfurations intertrigineuses et même généralisées des gens qui font de l'obésité et de la suralimentation chronique.

Puisque la description de ces états a trouvé place accessoirement dans ce volume, je dois indiquer au moins sommairement leur thérapeutique.

1° Furfuration du visage des acnéiques. — J'ai étudié ailleurs la furfuration diffuse du visage des séborrhéiques [1]. Le meilleur moyen de la traiter est de lui appliquer le traitement de la séborrhée microbacillaire sous-jacente à elle, car la séborrhée est sa cause provocatrice et, cette cause disparue, la furfuration qui lui faisait suite disparaît aussi.

Pourtant ces furfurations de l'épiderme de surface chez les acnéiques signalent souvent une peau sensible à toutes les injures extérieures. Et, les traitements de la séborrhée obligeant souvent à des applications irritantes, les premiers essais de traitement d'une séborrhée semblent souvent doubler la furfuration sur-séborrhéique. Dès lors, il arrive souvent que le médecin soit obligé d'alterner sur ces visages un traitement actif par les sulfureux et un traitement calmant. Ainsi, par exemple, une lotion soufrée la nuit, et le jour très peu de la crème suivante essuyée (à sec avec de l'ouate hydrophile) aussitôt mise :

72.	Oxyde de zinc	6 grammes.
	Vaseline	
	Lanoline	āā 10 —
	Eau de roses	

Sur un visage de femme, légèrement poudré après cette application, l'irritation du traitement est très calmée et paraît très peu.

Je n'insiste pas davantage sur cette furfuration accessoire de la séborrhée qui, en pratique, a une très minime importance.

(1) *Les Maladies séborrhéiques*, p. 99.

2° Impétigo furfureux du visage des enfants. — L'impétigo furfureux, contagieux, épidémique des enfants en a bien davantage.

Voici en général comment il doit être traité :

1° Ajouter à l'eau de toilette du visage une cuillerée à soupe par litre de coaltar saponiné;

2° Appliquer sur les dartres furfureuses l'un des topiques suivants :

73.	Tanin à l'éther	50 centigrammes.
	Calomel	50 —
	Vaseline	20 grammes.

ou bien :

74.	Glycéré d'amidon neutre	20 grammes.
	Résorcine	20 centigrammes.

L'un et l'autre médicament par massage assez prolongé, mais sans excès de médicament.

La pommade au tanin et calomel me paraît préférable pour les régions vraiment épidermisées : joues, oreilles, front; le glycéré d'amidon résorciné, meilleur pour les lèvres, les orifices narinaires, en un mot les demi-muqueuses.

Sur ces points d'ailleurs, aux commissures buccales, siège de la perlèche, et dans les angles des narines on peut être conduit, par la ténacité des lésions, à employer des topiques beaucoup plus actifs, et même le nitrate d'argent au 1/5e ou au 1/10e en badigeonnages répétés.

J'attache beaucoup d'importance au traitement des muqueuses elles-mêmes, qui me paraissent la source constante d'où procèdent toutes ces éruptions, leur contagion, leurs récidives [1]. La désinfection du nez me paraît presque toujours facile maintenant, après m'avoir longtemps semblé impossible à réaliser. Le moyen qui réussit le mieux est, comme souvent, des plus simples. Il faut faire pratiquer au petit malade des humages lents avec un verre à bordeaux d'eau tiède légèrement salée (eau physiologique). Pour les

[1] Je signale particulièrement, comme cause de diffusion de la perlèche dans les écoles, les échanges entre enfants de porteplumes qui sont constamment mâchonnés par l'un et par l'autre.

enfants, c'est après un dressage un peu long qu'ils parviennent à exécuter ce manège: mais, lorsqu'on arrive, avec un peu de patience, à faire pratiquer, tous les jours une fois, cette toilette intérieure du nez, le résultat est saisissant : la disparition des écoulements muqueux chroniques du nez est presque immédiate. Si l'enfant avale l'eau salée de lavage du nez, la chose m'a paru sans aucun inconvénient. Je tiens ce mode de traitement des catarrhes de la muqueuse nasale de L. Jacquet.

La désinfection de la bouche, probablement parce qu'elle doit comprendre celle des amygdales, est pratiquement moins réalisable. L'eau chloratée au 1/1000ᵉ m'a donné quelques bons résultats. Les lavages de bouche et bains de bouche avec l'eau de Vals ou l'eau de Vichy m'ont semblé aussi valables.

3° Les furfurations intertrigineuses. — Elles s'éloignent considérablement de mon sujet, puisque l'apparent intertrigo du pli rétro-auriculaire, le seul dont la localisation confine au cuir chevelu, est *toujours* de l'impétigo streptococcique. Mais, comme il est fréquent qu'un malade se plaigne à la fois d'un pityriasis du cuir chevelu et d'intertrigo des aisselles et des aines, il faut pourtant que le médecin sache quel traitement accessoire conseiller pour ces régions, après avoir formulé le traitement du pityriasis du cuir chevelu.

L'intertrigo des aisselles bénéficie surtout du traitement suivant :

D'abord, lavages deux fois par jour avec de l'eau chaude additionnée par litre d'une cuillerée de coaltar saponiné.

Cette proportion peut être élevée énormément quand le cas se montre rebelle : 1 cuillerée de coaltar saponiné pour 3 à 5 d'eau est sans inconvénient.

On peut formuler de même des lotions alcooliques très actives :

75.	Eau distillée	ãã 50 grammes.
	Coaltar saponiné	
	Alcool à 60°	300 —

Si, d'un jour à l'autre, les plis de l'aisselle se couvrent de déchets épithéliaux macérés, on savonne rigoureusement avant la friction coaltarée.

Dans l'intervalle des frictions, on peut passer une mince couche de

76.	Vaseline.	30 grammes.
	Calomel.	30 centigrammes.
	Oxyde de zinc.	5 grammes.

sur toute la surface de l'aisselle et poudrer avec poudre de talc, par exemple.

Il est rare que ces moyens ne suffisent pas. Dans ces cas, on en arriverait à traiter l'intertrigo des aisselles comme celui des aines dont je vais parler maintenant.

L'*intertrigo des aines* est beaucoup plus tenace et plus fréquent que celui des aisselles. Ordinairement j'ai recours à des applications quotidiennes rigoureuses de

77.	Teinture d'iode fraîche	20 grammes.
	Alcool à 60°.	180 —

ou de

78.	Acide picrique.	1 gramme
	Eau distillée	300 grammes.

Dans les deux cas, on laisse sécher, puis on applique la pommade précédemment formulée (76) et l'on poudre.

Les savonnages fréquents au savon blanc ordinaire (savon vierge de Marseille) sont nécessaires.

Quand il s'est produit des fissures au fond du pli intertrigineux, on les traite une par une par des applications au pinceau de

Baume du Commandeur. (VIDAL.)

qui ont, en général, bien vite fait de les sécher [1].

(1) L'intertrigo n'est pas toujours une maladie seulement locale. Il est souvent sous la dépendance d'un état cutané général, ce qu'indique la concomitance de plaques d'eczéma vrai en diverses régions. Il doit être considéré alors comme un eczéma des plis et traité comme tel d'une façon plus douce et plus prudente.

4° LES FURFURATIONS GÉNÉRALISÉES. — J'ai dit, en en parlant, ce que je pensais de leurs origines multiples; c'est donner, en même temps, leurs indications de traitement.

Le plus immédiatement nécessaire est de se préoccuper du traitement local, d'autant que le traitement général peut être fort délicat à formuler avec certitude.

On ordonnera des bains sulfureux à demi-doses, 50 grammes de *polysulfure de sodium solide* dans un bain de 300 litres d'eau tiède. Il est bon d'y ajouter 150 grammes de gélatine pure du commerce, fondue à l'avance dans 10 litres d'eau très chaude.

Dans ce bain, sera fait un savonnage soigneux et méthodique de tout le corps et particulièrement de chaque pli.

Au sortir du bain, les plis seront pansés avec une pommade au calomel et à l'oxyde de zinc (76), essuyée aussitôt mise, et poudrée avec une poudre minérale.

Deux bains de ce genre par semaine assureront la tranquillité du patient. S'ils ne suffisent pas, on prescrira chaque jour une friction douce de tout le corps avec l'émulsion cadique à 2 pour 100 de Leclerc (28), ou bien avec

79.		
	Coaltar saponiné	āā 50 grammes.
	Eau distillée	
	Alcool à 60°	300 —

Ces deux frictions ne doivent jamais être faites au gant de crin, mais avec un gant de molleton de flanelle ou de tissu éponge très doux.

Quant au traitement général, il suffira de se reporter à ce que j'en ai dit plus haut pour le formuler adéquat aux besoins généraux du malade, sans qu'on puisse se flatter de pouvoir aucunement mettre le doigt sur la cause première qui a créé un tel état et qui peut-être est variable suivant les cas.

VII. — LES PITYRIASIS ECZÉMATISÉS ET LES ECZÉMAS PITYROÏDES

Bien que réservant pour le suivant volume la question des maladies exsudatives et particulièrement des eczémas, je dois dire, dès à présent, quelques mots de la thérapeutique des pityriasis eczématisés. Nous avons vu combien entre les phénomènes anatomiques propres aux pityriasis à squame grasse et ceux qui semblent propres à l'eczématisation, la limite demeurait incertaine. En sera-t-il de même en ce qui concerne la thérapeutique du sujet ?

Souvent, en effet, l'eczématisation des pityriasis réserve des surprises au médecin, et l'aléa thérapeutique reste pour eux plus considérable que pour les pityriasis non compliqués.

Pourtant, en pratique, il est assez facile d'établir entre les deux types morbides et les thérapeutiques qui leur correspondent une ligne de démarcation.

Tant que les phénomènes d'eczématisation gardent la figuration nette qu'ils tiennent des pityriasis qui ont existé à leur origine, ils doivent être traités comme les pityriasis qui les précédaient, et à peine avec un peu plus de prudence.

Dès lors qu'ils perdent cette figuration et que l'eczématisation régionale devient diffuse, elle cesse de pouvoir être traitée comme un pityriasis et ne relève plus que de la thérapeutique, beaucoup plus prudente, de l'eczéma. Avec cette règle, il est rare que l'on fasse des erreurs thérapeutiques grossières.

Il est pourtant bien entendu que la règle que je viens d'énoncer est une règle de pratique dont il ne faut déduire aucune doctrine. Non seulement je ne crois pas que tous les eczémas figurés, nummulaires, en placards, etc., soient des pityriasis transformés, mais je crois tout le contraire.

Je crois que les eczémas figurés, nummulaires, en placards (non compris les eczémas psoriasiformes de certains auteurs, qui sont presque tous des psoriasis exsudatifs), n'ont rien de commun, comme nature, avec les pityriasis. En dehors des faits que j'ai étudiés dans ce volume, il reste à étudier une immense quantité de faits de dermatoses figurées exsudatives ou même exfoliatives qui ne sont pas des pityriasis. Je l'ai dit, la classe immense des séborrhéides actuelles de l'École française ne présente aucune unité, et elle devra être démembrée. J'en ai étudié une part dont j'ai rétabli l'autonomie : *pityriasis*, et les pityriasis peuvent donner lieu à de l'*eczématisation* sous-jacente à eux. Ceci fait deux chapitres à extraire du bloc des séborrhéides. Il y en a un troisième, celui des *psoriasis atypiques stéatoïdes*, que j'affirme encore exister confondus parmi les séborrhéides. Mais, en dehors de ces trois points, sur lesquels je puis apporter quelque lumière, tous les autres restent confus pour moi. Parmi eux, spécialement les *eczémas figurés*, qui n'ont pas un pityriasis pour origine.

La plupart des eczémas figurés sont infiniment plus tolérants aux médicaments que les eczémas diffus. On arrive ainsi à traiter beaucoup d'eczémas figurés par des topiques qui conviennent aussi aux pityriasis, par le soufre, par exemple. Et des auteurs en ont inféré l'identité de nature des pityriasis et de tous les eczémas figurés.

Si l'on se rappelle ce que j'ai écrit au début de cette section du présent volume, on sera moins étonné de cette identité de traitement, et l'on sera moins porté à en induire pour tous les types morbides qui peuvent se traiter d'une façon similaire une parité de nature et d'origine.

J'ai dit et je répète que, dans l'état des choses, nos médications s'adressent au trouble anatomique bien plus qu'à sa cause. De même que les pityriasis secs se traiteront comme des psoriasis, de même les pityriasis humides, à croûtes grasses, se traiteront comme les eczémas figurés exsudatifs à croûtes grasses. Et il n'y a pas plus à supposer une identité de nature entre les pityriasis humides et tous les eczémas figurés qu'entre les pityriasis gras et les séborrhées.

Limiter les conclusions d'une expérience à ce qu'elle prouve, dans la mesure où elle le prouve, est toujours le point délicat de la médecine expérimentale. La thérapeutique des eczémas sous-pityriasiques et des eczémas pityroïdes a fourni à beaucoup d'auteurs des conclusions qu'elle ne légitime en aucune façon.

Donc, et pour en revenir à notre première formule de direction thérapeutique : en général, les eczémas figurés sous-pityriasiques ou post-pityriasiques sont à traiter comme des pityriasis. Ils supportent les goudrons, les mercuriaux, les sulfureux et le soufre.

Le soufre, particulièrement, si hostile aux eczémas ordinaires et qui provoque l'apparition d'eczémas traumatiques sur les téguments prédisposés, comme on le voit trop après la frotte des galeux, guérit beaucoup d'eczémas figurés à croûte grasse nés au-dessous d'un pityriasis.

Le *cérat soufré frais du Codex* est un excellent type des préparations utiles dans ces formes morbides. Mais on en a multiplié les formules indéfiniment, et il serait encore possible de le faire plus.

En général, les formules que l'on propose (pommades soufrées au 1/10e), me paraissent à l'usage être trop fortes; je n'y introduis le soufre qu'au 1/20e ou au 1/40e; je ne trouve pas que leur action en soit notablement diminuée, et leurs inconvénients possibles me paraissent l'être beaucoup.

80.	Soufre précipité.	4 grammes.
	Cold-cream	35 —
	Acide salicylique	75 centigrammes.

(AUDRY.)

Je signale la pommade suivante, qui est de Ricord, et que

81.	Cérat soufré	30 grammes.
	Turbith minéral.	1 gramme.
	Goudron	4 grammes.

(RICORD.)

j'ai déjà mentionnée à propos de la thérapeutique des séborrhées. Et je dois insister à son sujet sur un point particulier.

Le goudron simple qu'elle contient (goudron de pin maritime) me paraît très inférieur à l'huile de cade dans le traitement des pityriasis, et très supérieur à l'huile de cade dans les pityriasis eczématisés.

Le goudron de pin maritime me paraît avoir une particulière indication autour des orifices naturels : ainsi dans les eczématisations limitées *autour du nez, des lèvres*, à la *marge de l'anus* et *dans le conduit auditif externe.*

Dans un cas d'eczéma pityroïde des deux conduits auditifs externes, mettez d'un côté la pommade suivante :

82.	Goudron liquide purifié . . . . 2 à	4 grammes.
	Lanoline	20 —
	Calomel.	50 centigrammes.

et de l'autre :

83.	Huile de cade vraie. . . . . . . 2 à	4 grammes.
	Lanoline	20 —
	Calomel.	50 centigrammes.

cela suffira pour établir nettement à vos yeux la valeur comparative des deux goudrons dans de tels cas.

Les intertrigos, les eczématisations de l'anus, bénéficient extrêmement aussi des applications de goudron, même employé pur, et je ne connais rien qui soulage aussi vite les démangeaisons quelquefois si intolérables du *podex*.

84.	Goudron liquide purifié. . . . . }	ââ 20 grammes.
	Beurre de cacao . . . . }	

Ainsi, en résumé, les eczématisations sous-pityriasiques et pityroïdes se traitent par les mêmes moyens que les pityriasis à squames-croûtes grasses.

Il n'en est pas de même quand l'eczéma, même né au-dessous d'un pityriasis avéré, cesse de présenter une limitation, une figuration perceptible, et quand on voit ses placards *se diffuser*.

Alors, autour de chaque placard, apparaissent irrégulièrement et en quantité d'autant plus grande qu'on examine la peau plus près des placards prurigineux, des multitudes d'éléments vésiculeux, dont beaucoup d'abord « entre cuir et chair », semblent papuleux et ne s'ouvrent pas au dehors. D'autres, nettement vésiculeux, se rompent et fournissent une goutte séreuse promptement coagulée en un cristal d'ambre.

Dès lors, il semble que le pityriasis n'a été que la cause occasionnelle de l'eczéma qui va suivre. Ce n'est plus une simple complication née au-dessous d'un placard microbien, c'est une maladie nouvelle et extensive ayant d'autres raisons de se développer que l'influence d'un simple placard de pityriasis préalable.

Alors la thérapeutique ne peut plus être brutale; elle doit être douce, sous peine de doubler les lésions en quelques jours, et il faut user des émollients, des antiphlogistiques jusqu'au rétablissement à la normale de la température locale, toujours surélevée. On emploiera ensuite les substitutifs, s'ils sont tolérés, les applications de nitrate d'argent au 1/10e, par exemple, etc. Je ne veux pas empiéter trop sur la thérapeutique de l'eczéma, et je ne continue pas davantage.

VIII. — LE PSORIASIS DU CUIR CHEVELU

Devant la thérapeutique, le psoriasis du cuir chevelu se présente comme un pityriasis qui aurait une résistance double aux médicaments.

Après ce que nous connaissons de la thérapeutique du pityriasis, rien n'est donc plus simple que de créer une bonne thérapeutique du psoriasis. Bien que ce sujet ne soit qu'accessoire en ce volume, comme j'ai dû y consacrer une place importante à la symptomatique et à l'anatomie du psoriasis, je dois dire quelques mots de sa thérapeutique. Et cela est d'autant plus légitime, quand on connaît la ressemblance étrange des réactions des pityriasis et des psoriasis aux agents thérapeutiques.

Donc les médicaments qui guérissent une tache ou un placard de psoriasis sont les mêmes que nous avons vus guérir un pityriasis diffus ou circiné.

Au premier rang ce sont les goudrons : le traitement du psoriasis par l'huile de cade est l'un des premiers que l'étudiant en dermatologie voit appliquer à l'hôpital. En second lieu les dérivés pyrogénés : l'acide pyrogallique, et aussi la chrysarobine ou l'acide chrysophanique qui en est extrait. Autrefois on aurait pu penser, la squame du psoriasis étant presque toujours sèche, que jamais, pour ainsi dire, le soufre n'aurait d'utilisation dans sa thérapeutique. Et en effet. Mais quand on rencontre ces taches ou placards à squame jaune et grasse, actuellement confondus dans les séborrhéides psoriasiformes, et qu'il faut rattacher désormais au psoriasis au nom de l'anatomie pathologique, le soufre doit être utilisé dans leur traitement.

Ainsi se trouve vérifié de la façon la plus absolue ce que j'ai dit plus haut, que la thérapeutique, dans les maladies squameuses, se basait toujours sur leurs caractères objectifs sans tenir aucun compte de leur nature intime.

Dans la thérapeutique dermatologique, l'adage hippocratique : *naturam morborum curationes ostendunt* se trouve donc, très souvent, conduire à des conclusions erronées.

J'ai déjà signalé ce fait d'expérience que le cuir chevelu supporte les médicaments en général à une dose double de celle que la peau glabre peut tolérer. Si l'on tient compte de ce fait que pour un psoriasis on peut doubler aisément les doses des médicaments employés contre un pityriasis, on se rendra compte de ce que doit être le taux des pommades ou lotions qui conviennent au psoriasis du cuir chevelu.

Les plus fortes préparations que je conseillais contre les pityriasis rebelles deviendront ici les premières doses *d'essai* à utiliser.

Les pommades ou pâtes m'ont toujours semblé infiniment plus pénétrantes et plus actives que les lotions. C'est par elles que je commencerai.

Voici une pommade utilisable d'emblée contre des taches psoriasiques du cuir chevelu

85.	Huile de cade.	āā 10 grammes.
	Vaseline	
	Lainine.	
	Acide pyrogallique	1 gramme.
	Acide chrysophanique..	50 centigrammes.

et qui le plus souvent réussira parfaitement.

Si l'huile de cade ne peut être acceptée par le malade, voici une bonne préparation à utiliser :

86.	Vaseline jaune	50 grammes.
	Chrysarobine. . . . . 1 à	5 —
	Ichthyol. . . . . 5 à	20 —
	Extrait de violette pour parfumer .	Q. S.

(HODARA.)

mais les doses chrysophaniques m'en paraissent trop élevées.

Chez les malades qui refusent de se servir de l'huile de cade à cause de son odeur pénétrante, on peut encore utiliser ces pâtes à l'huile de cade désodorisée dont on commence à avoir dans le commerce quelques bonnes marques ; les pommades mercurielles ordinairement sont tolérées à merveille et donnent aussi de bons résultats.

Voici la formule d'une pommade

87.	Précipité rouge Hg.	3 grammes.
	Baume du Pérou.	1 gramme.
	Axonge fraîche.	30 grammes.

qui peut être utilisée sur des psoriasis de date récente. Et la dose considérable de bioxyde rouge qu'elle contient quand cette pommade n'est pas appliquée sur de trop grandes surfaces ne donne lieu à aucun inconvénient.

Il faut préférer comme plus actives les préparations salicylées, pyrogalliques et chrysophaniques [1]. En voici une de Menahem Hodara très active :

88.	Chloroforme	} ââ 25 grammes.
	Glycérine.	
	Chrysarobine.	} ââ 250 centigrammes.
	Ichthyol	
	Acide salicylique	

Même quand on ne peut pas employer le goudron de cade dans le traitement d'un psoriasis du cuir chevelu, les pommades me paraissent d'un effet plus sûr et plus rapide que les médicaments liquides. Après tout ce que nous avons dit, on se trouve donc conduit à des formules du genre de celle-ci :

89.	Précipité rouge.	} ââ 1 gramme.
	Acide pyrogallique	
	— salicylique	
	— chrysophanique	30 centigrammes.
	Vaseline	30 grammes.

[1] Tous les médicaments contenant de l'acide chrysophanique comportent divers inconvénients que je rappelle.

1° L'acide chrysophanique est pour la muqueuse conjonctivale un poison violent créant une conjonctivite intense pour le moindre contact. Il faut donc recommander aux patients qui font usage d'une préparation qui en contient de se laver les mains après chaque application et d'éviter de se toucher les yeux.

2° La peau elle-même peut tolérer très mal les applications de chrysarobine. On peut voir des érythèmes chrysophaniques de deux à quatre semaines suivre des applications faites à doses trop élevées, ou produites sur des téguments qui ne tolèrent l'acide chrysophanique à aucune dose.

3° Enfin l'acide chrysophanique est un produit tinctorial comme son nom l'indique. Il teint les cheveux d'un roux éclatant, mais il faut des semaines d'application pour que ce phénomène se produise d'une façon qui soit visible à tous les yeux.

La peau est teinte en rouge orangé et cette teinte bien plus rapidement acquise que celle des cheveux est assez persistante.

dont les doses peuvent varier dans une très large proportion autour de celles que je donne comme modèle.

Une nécessité technique des traitements du psoriasis, c'est l'application *par massage* des médicaments que l'on a choisis. Si l'on réfléchit à la difficulté de pénétration des médicaments à travers l'épiderme sain et que l'on pense ensuite à la structure feuilletée, cornée, dense des squames de psoriasis, la recommandation qui précède ne paraîtra pas inutile.

En outre, et au fur et à mesure que le traitement décape la surface malade, il faudra ne pas négliger de détacher par grattage ou au peigne fin toutes les squames mortes qu'on peut enlever, de façon que la suivante application du médicament pénètre le plus profondément possible la surface encore malade.

Plus un psoriasis couvre un cuir chevelu de ses lésions, plus il faut réunir dans le médicament que l'on formulera tous les topiques dont l'action est nette contre le psoriasis en général. J'ai dit ailleurs le bien que je pense dans la thérapeutique dermatologique des préparations complexes, je n'y reviendrai pas ici.

J'affirme que les médecins qui savent allier tous ces médicaments auxiliaires dans une même pommade, en haussant leurs doses jusqu'aux limites qu'impose la tolérance de la peau des patients, peuvent obtenir des résultats dix fois plus rapides et plus solides que ceux que permettraient d'obtenir chacun des médicaments employés pris isolément.

Voici et à titre de simple exemple une de ces pommades complexes :

90.		
	Acide pyrogallique	1 gramme.
	— salicylique	1 —
	— chrysophanique	50 centigrammes.
	Résorcine.	1 gramme.
	Ichthyol	1 —
	Turbith minéral	1 —
	Huile de cade	ãã 15 grammes.
	Lanoline	

Le psoriasis, au cuir chevelu ou sur le corps, peut être surséborrhéique, j'en ai donné des exemples convaincants (1).

(1) Voir ce vol. p. 587, et *Les Maladies séborrhéiques*, p. 108.

Dans ces cas, l'incorporation du soufre aux topiques employés donne des résultats excellents. C'est surtout quand les squames du psoriasis deviennent jaunes, feuilletées, graisseuses, dans le type que les auteurs français décrivent sous le nom de séborrhéides psoriasiformes et qui fut le premier psoriasis rattaché par Unna à son eczéma séborrhéique, que le soufre devient un médicament utile. C'est encore à des pommades cadiques de structure complexe que je l'incorpore, et beaucoup des incompatibilités posologiques que la théorie indique, pratiquement sont négligeables.

Plus que les pityriasis encore, les psoriasis obligent, lorsqu'on peut les croire guéris à une période de surveillance, car il est très fréquent de les voir récidiver, soit en un point quelconque du cuir chevelu, soit sur les plaques déjà traitées, et dont quelques-unes peuvent présenter une incroyable résistance à l'action des topiques médicamenteux.

Lors donc que l'on peut croire guéries des plaques de psoriasis que l'on a traitées, lorsque leur place même n'est plus signalée par la teinte congestive qui les sous-tend toutes et toujours, on cesse le traitement actif que l'on pratiquait, mais on fait continuer journellement des frictions avec un liquide encore actif comme celui-ci par exemple :

91.	Acide chrysophanique.	30 centigrammes.
	Huile de cade	6 grammes.
	Émulsionnée par teinture de Quillaya	Q. S.
	Alcool à 60°, Q. S. pour faire	300 grammes.

ou encore :

92.	Alcool à 90°	300 grammes.
	Chrysarobine. . . . . 15 à	30 centigrammes.

et ce ne sera que deux ou trois mois plus tard que l'on remplacera de tels liquides par de plus simples, du type de ceux que l'on continue longuement après guérison apparente du pityriasis.

Même après un traitement aussi patiemment conduit, il faut prévoir et surveiller les récidives possibles, comme toujours dans le psoriasis, et ne pas hésiter si le moindre point nouveau se représente à le détruire par des applications locales fortes, d'autant plus facilement supportées par le malade qu'elles seront nécessaires sur une surface plus limitée.

Résumé. — Si je voulais résumer en peu de mots les règles générales qui ont servi à tracer l'essai de thérapeutique que l'on vient de lire, je dirais :

On peut faire d'excellente thérapeutique dermatologique avec une quinzaine de médicaments, parce qu'on arrive à très bien connaître ce qu'on peut demander à chacun et ce que chacun ne donne pas. En outre, ce devrait être un axiome thérapeutique qu'en les additionnant on multiplie leurs effets. On les diversifie également à l'infini, on aiguise leur action, on l'atténue à volonté, non seulement par un dosage intelligent, mais par l'adjonction de mordants ou de calmants interposés, à doses justes.

Ainsi comprise l'éducation thérapeutique du médecin dermatologiste se trouve extrêmement simplifiée, le nombre des médicaments qu'il doit obligatoirement connaître se trouvant des plus limités, et chaque jour donnant plus d'aisance au maniement qu'il en fera. La thérapeutique dermatologique ainsi comprise reste empirique, cela est vrai, mais son empirisme a néanmoins des règles et ces règles sont peu nombreuses, aisées à connaître et tout à fait impératives.

Dans ces conditions, celui qui voudra les suivre n'aura pas à retenir par centaines des formules qu'il appliquerait forcément au hasard, mais il déduira ses prescriptions d'un petit nombre de formules mères qu'il saura varier suivant les caractères extérieurs et les mœurs des types morbides qu'il rencontrera.

TABLE DES MATIÈRES

PREMIÈRE PARTIE

HISTOIRE DU PITYRIASIS

DEUXIÈME PARTIE

ÉTUDE DU PITYRIASIS

SECTION I

ÉTUDE ANALYTIQUE DE LA LÉSION ÉLÉMENTAIRE DU PITYRIASIS

SECTION II

ÉTUDE ÉVOLUTIVE DU PITYRIASIS

SECTION III

ÉTUDE BACTÉRIOLOGIQUE DU COCCUS POLYMORPHE DES PITYRIASIS

SECTION IV

ÉTUDE DIFFÉRENTIELLE DU PITYRIASIS

SECTION V

THÉRAPEUTIQUE

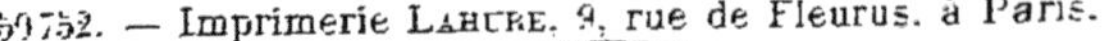

59752. — Imprimerie LAHURE, 9, rue de Fleurus, à Paris.

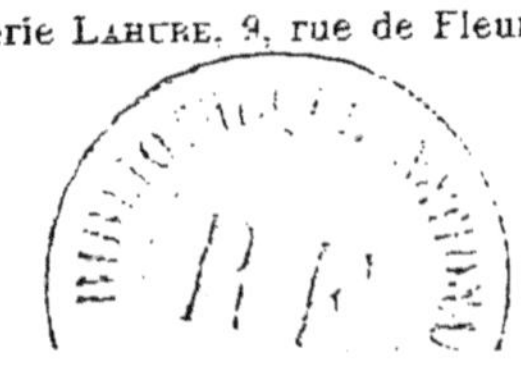

www.ingramcontent.com/pod-product-compliance
Ingram Content Group UK Ltd.
Pitfield, Milton Keynes, MK11 3LW, UK
UKHW022316190726
13856UKWH00001B/45